The ESTES/AAST
Emergency Surgery Course Handbook

[翻訳] The ESTES/AAST
緊急手術コース ハンドブック

編訳

東京科学大学救急災害医学分野 教授
森下 幸治

A Practical Reference
in Expecting
the Unexpected

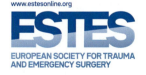
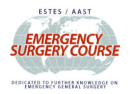

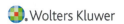

ぱーそん書房

This is a translation of the ESTES/AAST Emergency Surgery Course Handbook, 1st edition.

Copyright © 2023 European Society for Trauma and Emergency Surgery (ESTES) and the American Association for the Surgery of Trauma (AAST).

All rights reserved.

Published by arrangement with Wolters Kluwer Health Inc., USA, through Japan UNI Agency, Inc., Tokyo

Wolters Kluwer Health did not participate in the translation of this title and therefore it does not take any responsibility for the inaccuracy or errors of this translation.

　本書には、医薬品の適応や用法・用量、副作用などが記載されていますが、改訂されている可能性がありますので、それぞれの添付文書情報などを確認することをお勧めします。本書の医薬品情報に関しては、著者、編集者、訳者、出版社はいかなる保証も行わないほか、本書の内容から生じる人身または財産への傷害および／または損害に対しても一切の責任を負いません。

翻訳者一覧

編 訳

森下　幸治 （東京科学大学救急災害医学分野　教授、同病院救命救急センター　センター長）

翻訳者 （掲載順）

森下　幸治 （東京科学大学救急災害医学分野　教授、同病院救命救急センター　センター長）

中堤　啓太 （東京科学大学病院救命救急センター）

高山　渉 （東京科学大学救急災害医学分野　医学部内講師、同病院救命救急センター　医局長）

伊良部真一郎 （聖隷浜松病院外傷救急外科　部長）

伊藤　香 （帝京大学医学部外科学講座Acute Care Surgery部門　病院准教授）

澤村　直輝 （湘南藤沢徳洲会病院外科 / 救急総合診療部　医長）

髙田　直和 （帝京大学医学部外科学講座Acute Care Surgery部門）

輿石　佳那 （聖路加国際病院消化器・一般外科）

小島　光暁 （東京科学大学救急災害医学分野　講師、同病院救命救急センター　副センター長）

佐藤　武揚 （東北大学病院高度救命救急センター　病院講師）

西村　哲郎 （大阪公立大学大学院医学研究科救急医学　准教授）

窪田　忠夫 （沖縄県立中部病院外科）

松島　一英 （Associate Professor of Surgery, Department of Surgery, University of Southern California）

横山　和樹 （弘前大学医学部附属病院消化器外科）

袴田　健一 （弘前大学大学院医学研究科消化器外科学講座　教授）

岡田　一郎 （日本医科大学付属病院高度救命救急センター　講師）

吉岡　義朗 （聖隷浜松病院外科）

内野　隼材 （Surgical and Interventional Sciences, McGill University）

益子　一樹 （日本医科大学千葉北総病院救命救急センター / ショック・外傷センター　講師）

舘野丈太郎 （大阪大学医学部附属病院高度救命救急センター）

織田　順 （大阪大学大学院医学系研究科生体統御医学講座救急医学　教授）

室野井智博 （島根大学医学部Acute Care Surgery講座　講師）

松岡　義 （慶應義塾大学医学部救急医学）

内田健一郎 （大阪公立大学大学院医学研究科救急医学　准教授）

伊澤　祥光 （自治医科大学救急医学講座　准教授）

永嶋　太 （公立豊岡病院但馬救命救急センター　センター長・部長）

山元　良 （慶應義塾大学医学部救急医学）

長尾　剛至 （東京都立墨東病院高度救命救急センター　医長）

神田　智希 （帝京大学医学部救急医学講座）

比良　英司 （島根大学医学部Acute Care Surgery講座　准教授）

村上　壮一 （北海道大学病院先端医療技術教育研究開発センター　副センター長 / 消化器外科Ⅱ）

松本 紘典 （愛媛大学大学院医学系研究科救急医学講座）

向 井 直 樹 （愛媛大学医学部附属病院救急科）

菊 池 　 聡 （愛媛大学大学院医学系研究科救急医学講座　准教授）

佐 藤 　格 夫 （愛媛大学大学院医学系研究科救急医学講座　教授）

齋 田 　文 貴 （東京科学大学病院救命救急センター）

藤 田 　晃 浩 （福岡大学病院救命救急センター）

小 崎 　良 平 （国立病院機構災害医療センター救命救急科）

翻訳　推薦の言葉

　1960年代の米国では、外傷によるpreventable trauma deathの多発が社会問題となっていました。これを受け、The American College of Surgeons（ACS；米国外科学会）が中心となり、外傷システムや外傷センターの整備、外傷診療の質の保証に取り組み、世界の範となる外傷診療体制を築き上げました。

　その後、手術を要する外傷症例の減少に伴い、2005年にThe American Association for the Surgery of Trauma（AAST；米国外傷外科学会）が外傷のみならず緊急外科手術全般を包含する新たな外科領域としてAcute Care Surgeryを提唱しました。この動きに呼応する形で、2010年頃にはThe European Society of Trauma and Emergency Surgery（ESTES；欧州外傷救急外科学会）が中心となり、非外傷緊急外科手術を系統的に教授するトレーニングコースが開催され、これが後のEmergency Surgery Courseの礎となりました。

　さらに、米国では外傷以外の緊急外科手術症例の死亡率が高いことが課題となっており、2022年にはACSが外傷医療体制整備で培った手法を活用し、死亡率の改善を図るためにEmergency General SurgeryのOptimal Resourcesを定め、体制が整った施設の認定を開始しました。

　このように、欧州および米国ではEmergency General Surgeryに対する取り組みが積極的に進められており、その一環として2013年より、AASTとESTESの共催によるEmergency Surgery Courseが開催されています。

　Emergency Surgery Courseは、豊富なエビデンスに基づき、系統的に展開される非常に有意義な研修コースです。ぜひ受講し、日々の救急外科診療に役立てて頂きたいと思います。本ハンドブックは、そのEmergency Surgery Courseの公式テキストとして位置づけられており、充実した内容であるとともに、非外傷緊急外科診療の世界的標準を提示するものとなっています。ぜひ、一読頂きたいと思います。

　2025年4月吉日

独立行政法人国立病院機構 災害医療センター　院長

大友　康裕

翻訳 序文

　わが国では、現在、道路交通環境の整備や車両の安全性の向上などにより、交通事故などによる外傷症例は減少している。しかし、その一方で少子高齢化が急速に進み、65歳を超える高齢者の緊急手術の症例も今後は増加することが予想されている。こうした非外傷の一般外科緊急手術（Emergency General Surgery；EGS）のニーズに伴い、今後は日本でもEGSの質の評価、EGS教育プログラム、EGSのガイドラインの作成など、社会に貢献できるシステムの構築が重要となる。

　EGSの世界標準の教育コースとして、欧州外傷救急外科学会（European Society for Trauma & Emergency Surgery；ESTES）と米国外傷外科学会（American Association for the Surgery of Trauma；AAST）が共同で開発したEmergency Surgery Course（ESC）があり、わが国でも日本Acute Care Surgery学会が主体となり2023年から開催し、EGSに関する診断方法や治療方法（手術方法も含む）、周術期管理を講義やディスカッションで学んでいる。このコースの理解を深めるためにコースの開発者が中心となり作られたのが本書である。

　この度、ESCのテキストである「The ESTES/AAST Emergency Surgery Course Handbook」の翻訳本を出版することができた。原著にはX線・CT・MRI画像や術中写真、最近のエビデンスも多く掲載されている。その素晴らしい内容に引きこまれながら、400頁にわたる良書の翻訳には時間はかかったものの、できるだけわかりやすい文章になるよう作業を進めてきたつもりである。翻訳頂いた先生方に改めて感謝申し上げます。

　また、株式会社ぱーそん書房の山本美惠子氏に厚く御礼を申し上げます。

　本書が、今後の日本の緊急手術において良質の医療の提供に貢献できれば望外の喜びである。

　　2025年4月吉日

東京科学大学救急災害医学分野　教授

森下　幸治

| 原著 | 序　文

　緊急外科治療を必要とする患者への最適なマネジメントは、世界的な課題となっています。

　高齢化が進むにつれて手術の必要性が増加し、外科的負担も拡大しています。複数の研究では、緊急一般外科（EGS）の入院患者における死亡率が10 〜 20％で、病院間での死亡率のばらつきが大きい（最大で10倍の差がある）ことが問題となっています。

　こうした高い罹患率と死亡率を踏まえ、患者ケアの質と一貫した迅速性への対処が必要であり、そのためには統一された治療ガイドラインの普及という教育的取り組みが不可欠です。

　「ESTES/AAST緊急外科コースハンドブック：予期せぬ事態への実践的リファレンス」は、欧州外傷・緊急外科学会（ESTES）と米国外傷外科学会（AAST）の協働によって作成されました。この緊急外科コースとハンドブックの目的は、緊急一般外科の当直医にとって実践ですぐに役立つ知識を提供することです。

｜原著｜緊急外科コース運営委員会

Dr. Gary Alan Bass, Ireland/United States
Dr. Raul Coimbra, United States
Dr. Jose J. Diaz Jr, United States
Dr. David V. Feliciano, United States
Dr. Abe Fingerhut, France
Dr. Hayato Kurihara, Italy
Dr. Ari Leppaniemi, Finland
Dr. Isidro Martinez Casas, Spain
Dr. Shahin Mohseni, Sweden
Dr. Nancy Parks, United States
Dr. Andrew B. Peitzman, United States
Dr. Stephanie Savage, United States
Dr. David Spain, United States
Dr. Nicole A. Stassen, United States
Dr. Jonathan Tilsed, United Kingdom
Dr. Eric Voiglio, Monaco

｜原著｜執筆者一覧

Ananya Anand, MD, MSc
Department of Surgery
Stanford Health Care
Stanford, California

Eva Barbosa, MD, MSc, FACS
Head of the Complex Abdominal Wall Unit
Department: General Surgery
Centro Hospitalar Universitário de São João
Porto, Portugal

Gary Alan Bass, MD, MBA, PhD, FEBS (EmSurg)
Assistant Professor of Surgery
Division of Traumatology, Surgical Critical Care and Emergency
  Surgery
Perelman School of Medicine at the University of Pennsylvania
Philadelphia, Pennsylvania

Matthew Benns, MD
Program Director, General Surgery
Associate Professor
Department of Surgery
University of Louisville School of Medicine
Louisville, Kentucky

Alan Biloslavo, MD, FACS
General Surgery Department
Cattinara University Hospital, ASUGI
Trieste, Italy

Scott C. Brakenridge, MD, FACS
Associate Professor of Surgery
Department of Surgery
University of Washington School of Medicine
UW Harborview Medical Center
Seattle, Washington

Karen Brasel, MD, MPH
Professor and Vice Chair
Assistant Dean
Department of Surgery
Oregon Health & Science University
Portland, Oregon

Alexandra Briggs, MD, FACS
Assistant Professor of Surgery
Division of Trauma and Acute Care Surgery
Department of Surgery
The Geisel School of Medicine at Dartmouth
Dartmouth Hitchcock Medical Center
Lebanon, New Hampshire

Miloš Buhavac, MD
Assistant Professor
Trauma Medical Director, John A. Griswold Trauma Center
Medical Director of the Trauma/Surgical ICU
Surgical Critical Care Fellowship Program Director
Departments of Surgery, Trauma, Critical Care, and Acute Care
  Surgery
Texas Tech University Health Sciences Center
Lubbock, Texas

Clay Cothren Burlew, MD, FACS
Program Director, SCC & TACS Fellowships
Division of GI, Trauma, and Endocrine Surgery
Department of Surgery
University of Colorado School of Medicine
Aurora, Colorado

Martina Ceolin, MD
Surgeon
Department of Surgery, Emergency Surgery and Trauma Section
IRCCS Humanitas Research Hospital
Rozzano, Milano, Italy

Osvaldo Chiara, MD
Professor of Surgery
Head of Emergency Surgery and Trauma
Department: Surgical Pathophysiology and Transplantation
University of Milan—ASST Niguarda
Milan, Italy

Stefania Cimbanassi, MD
Assistant Professor of Surgery
Deputy Director of Emergency Surgery and Trauma
Department: Surgical Pathophysiology and Transplantation
University of Milan—ASST Niguarda
Milan, Italy

Jamie J. Coleman, MD, FACS
Associate Professor of Surgery
Department of Surgery
University of Louisville School of Medicine
Louisville, Kentucky

Mackenzie R. Cook, MD
Assistant Professor of Trauma, Critical Care and Acute Care Surgery
Department of Surgery
Oregon Health & Science University
Portland, Oregon

Andrea Costanzi, MD
Director General and Minimally Invasive Surgery Unit
San Leopoldo Mandic Hospital, Merate
ASST Lecco
Lecco, Italy

Marie Crandall, MD, MPH, FACS
Professor of Surgery
Division Chief, Acute Care Surgery
Associate Chair for Research
Department of Surgery
Program Director, General Surgery Residency
University of Florida College of Medicine Jacksonville
Jacksonville, Florida

Jennifer Knight Davis, MD, FACS
Trauma Director, Jon Michael Moore Trauma Center
Department of Surgery
West Virginia University School of Medicine
Morgantown, West Virginia

Kimberly A. Davis, MD, MBA, FACS, FCCM
Professor of Surgery
Chief of the Division of General Surgery, Trauma, and Surgical Critical Care
Department of Surgery
Yale School of Medicine
New Haven, Connecticut

Bogdan Diaconescu, MD, PhD
General Surgery Consultant
Clinical Emergency Hospital
Associate Professor at Anatomy Department
"Carol Davila" University of Medicine and Pharmacy
Bucharest, Romania

Jose J. Diaz Jr, MD, CPE, CNS, FACS, FCCM
Professor of Surgery, Epidemiology, and Public Health
Surgery Quality Officer
University of Maryland Medical Center Chief
Division Acute Care Surgery & Program Director Acute Care Surgery Fellowship
Program in Trauma
University of Maryland School of Medicine
Baltimore, Maryland

Linda Ding, MD
Trauma and Acute Care Surgeon
Providence Regional Medical Center
Everett, Washington

David T. Efron, MD
Medical Director and Chief of Trauma
Professor of Sugery
Department of Surgery
University of Maryland School of Medicine
RA Cowley Shock Trauma Center
University of Maryland Medical Center
Baltimore, Maryland

Tanya Egodage, MD, FACS
Assistant Professor of Surgery
Department of Surgery
Cooper Medical School of Rowan University
Cooper University Health Care
Camden, New Jersey

Fernando Ferreira, MD
Associate Professor of Surgery
Director of Upper GI Surgery and Complex Abdominal Wall Unit
Department of General and Emergency Surgery
Pedro Hispano Hospital
Local Health Unit of Matosinhos (ULSM)
The Faculty of Medicine of the University of Porto
Matosinhos, Portugal

Douglas Fraser, MD, FACS
Associate Professor of Surgery
Division Chief, Trauma Surgery, Surgical Critical Care & Emergency General Surgery
Program Director, ACS Fellowship Trauma Medical Director, UMC Trauma
Chair, ACS Nevada Committee on Trauma
Kirk Kerkorian School of Medicine at UNLV
Las Vegas, Nevada

Joseph Galante, MD, MBA, FACS
Professor of Surgery
Department of Surgery
University of California Davis School of Medicine
Associate Chief Medical Officer, Procedural Areas
Medical Director, Perioperative Services
Trauma Medical Director
UC Davis Health
Sacramento, California

Laura N. Godat, MD, FACS
Associate Professor of Clinical Surgery
Division of Trauma, Surgical Critical Care, Burns and Acute Care Surgery
Department of Surgery
University of California San Diego School of Medicine
San Diego, California

Nicole Goulet, MD, FACS
Surgical ICU Medical Director
Division of Trauma, Acute Care Surgery, Surgical Critical Care
Department of Surgery
NYU Grossman School of Medicine
NYU Langone Health
Brooklyn, New York

Emanuel Guerreiro, MD
Chief General Surgery
Department of Surgery
Institution Pedro Hispano Hospital
Oporto, Portugal

Chrissy Guidry, DO, MSc, FACS
Assistant Professor of Surgery, Trauma & Critical Care
Department of Surgery
Tulane Medical School
New Orleans, Louisiana

Oscar D. Guillamondegui, MD, MPH, FACS, RCS (glasgow)
Professor of Surgery
Carol Ann Gavin Directorship
Chief, Division of Acute Care Surgery
Department of Surgery
Vanderbilt School of Medicine
Vanderbilt University Medical Center
Nashville, Tennessee

Tobias Haltmeier, MD, FACS
Department of Visceral Surgery and Medicine
Inselspital, Bern University Hospital
Bern, Switzerland

Jennifer L. Hartwell, MD, FACS, CNSC
Section Chief, Emergency General Surgery
Division of Acute Care Surgery
Department of Surgery
University of Kansas Medical Center
Kansas City, Kansas

Paul P. Healy, FRCS, MCh, MBChB
Specialist Registrar in General Surgery
Royal College of Surgeons in Ireland
Dublin, Ireland

Sharon Henry, MD, FACS
Anne Scalea Professor of Trauma Surgery
University of Maryland School of Medicine
Director of Wound Healing and Metabolism in the Program in Trauma
University of Maryland School of Medicine
R A Cowley Shock Trauma Center
University of Maryland Medical Center
Baltimore, Maryland

Vanessa P. Ho, MPH, MPH, FACS
Associate Professor of Surgery and Population and Quantitative
    Health Sciences
Department of Surgery
Case Western Reserve University School of Medicine
Metro Health Medical Center
Cleveland, Ohio

Mark H. Hoofnagle, MD, PhD
Assistant Professor
Section of Acute and Critical Care Surgery
Department of General Surgery
Washington University School of Medicine
St. Louis, Missouri

Jonathan Imran, MD
Fellow
Department of Surgery
Perelman School of Medicine at the University of Pennsylvania
Philadelphia, Pennsylvania

Angela M. Ingraham, MD, MS
Assistant Professor of Surgery
Division of Acute Care and Regional General Surgery
University of Wisconsin–Madison
Madison, Wisconsin

Lillian S. Kao, MD, MS, FACS
Professor and Chief, Division of Acute Care Surgery
Vice Chair of Quality
McGovern Medical School at UTHealth Houston
Houston, Texas

Dennis Y. Kim, MD, MMEd, FRCSC, FACS
Trauma Medical Director
Island Health Trauma Services
Victoria, British Columbia, Canada

Lisa Marie Knowlton, MD, MPH, FACS, FRCSC
Assistant Professor of Surgery
Section of Trauma, Acute Care Surgery, and Surgical Critical Care
Department of Surgery
Stanford University School of Medicine
Stanford, California

Ara Ko, MD, MPH
Assistant Professor
Department of Surgery
Stanford University School of Medicine
Stanford, California

Lucy Zumwinkle Kornblith, MD, FACS
Assistant Professor of Surgery
Department of Surgery
University of California San Francisco School of Medicine
Zuckerberg San Francisco General Hospital
San Francisco, California

Rosemary A. Kozar, MD, PhD
Professor of Surgery
Co-director of the Shock Trauma Anesthesia Research Center
University of Maryland School of Medicine
Baltimore, Maryland

Hayato Kurihara, MD, FACS, FEBS (EmSurg)
Director, Emergency Surgery Unit
Adjunct Professor, General Surgery Residency Program
State University of Milan
Fondazione IRCCS Ca' Granda Ospedale Maggiore Policlinico
Milan, Italy

Joël L. Lavanchy, MD
Attending Surgeon
Department of Visceral Surgery and Medicine
Inselspital, Bern University Hospital and University of Bern
Bern, Switzerland

David H. Livingston, MD, FACS
Wesley J. Howe Professor of Surgery
Chief, Division of Trauma and Surgical Critical Care
Department of Surgery
Rutgers–New Jersey Medical School
Newark, New Jersey

Tudor Marinescu, MD, PhD
Chief of Surgery Department
"Dr. Victor Babes" Foundation–General Hospital
Assistant Professor at Anatomy Department
"Carol Davila" University of Medicine and Pharmacy
Bucharest, Romania

Enrico Marrano, MD
General Surgeon
Emergency Surgery Unit
Hospital Parc Taulí
Sabadell
Barcelona, Spain

April E. Mendoza, MD, MPH, FACS
Assistant Professor of Surgery
Director of MGH Nutrition Support Team
Division of Trauma, Emergency Surgery, and Surgical Critical Care
Department of Surgery
Massachusetts General Hospital
Harvard Medical School
Boston, Massachusetts

Shahin Mohseni, MD, PhD
Associate Professor of Surgery
Department of Surgery
Orebro University Hospital
Faculty of School of Medical Sciences
Orebro University
Orebro, Sweden

Sean F. Monaghan, MD, FACS
Assistant Professor of Surgery
Division of Trauma, Critical Care, and Acute Care Surgery and
    Division of Surgical Research
Department of Surgery
Warren Alpert Medical School of Brown University
Rhode Island Hospital
Providence, Rhode Island

Michela Monteleone, MD, OU
General Surgery
San Leopoldo Mandic Hospital
ASST Lecco
Lecco, Italy

Sarah A. Moore, MD, FACS
Assistant Professor
Department of Surgery
University of New Mexico School of Medicine
Albuquerque, New Mexico

Nathan T. Mowery, MD, FACS
Professor of Surgery
Program Director, Surgical Critical Care Fellowship
Program Director, Acute Care Surgery Fellowship
Director, Clinical Research, Acute Care Surgery
Wake Forest School of Medicine
Wake Forest Medical Center
Winston-Salem, North Carolina

Matthew D. Neal, MD, FACS
Roberta G. Simmons Associate Professor of Surgery
Director, Trauma and Transfusion Medicine Research Center
Department of Surgery
University of Pittsburgh School of Medicine
Pittsburgh, Pennsylvania

Ram Nirula, MD, MPH, FACS
D. Rees and Eleanor T. Jensen Presidential Chair in Surgery
Department of Surgery
Chief, Division of General Surgery
University of Utah
Salt Lake City, Utah

Nancy A. Parks, MD, FACS
Associate Clinical Professor
Department of Surgery
UCSF Fresno School of Medicine
Fresno, California

Bruno M. Pereira, MD, MSc, PhD, FACS, FCCM
Full Professor of Surgery
Vassouras University
General Surgery Residency Program Director
Campinas Holly House
Director, Acute Care General Surgery Program
Brazilian College of Surgeons
Academic Director, Terzius Institute
CEO, Surgical Group
São Paulo, Brazil

Dorin Popa, MD, PhD, FEBS MIS
Senior Consultant
Department of Surgery
University Hospital Linköping
Linköping, Sweden

Rafael G. Ramos-Jimenez, MD
Department of Surgery
UPMC Presbyterian Shadyside
Pittsburgh, Pennsylvania

Samuel Wade Ross, MD, MPH, FACS
Assistant Professor of Surgery
Division of Acute Care Surgery
Department of Surgery
Wake Forest School of Medicine
Pediatric Trauma Medical Director
Atrium Health Carolinas Medical Center
Charlotte, North Carolina

Nathália Sampaio, MD
General Surgery Residency Program
Campinas Holly House
São Paulo, Brazil

Stephanie A. Savage, MD, MS, FACS
Medical Director, Emergency General Surgery
Professor, Acute Care and Regional General Surgery
University of Wisconsin School of Medicine and Public Health
Madison, Wisconsin

Morgan Schellenberg, MD, MPH, FRCSC, FACS
Assistant Professor of Surgery
Division of Acute Care Surgery
Keck School of Medicine of USC
LAC+USC Medical Center
Los Angeles, California

Beat Schnüriger, MD
Head Acute Care Surgery Team
Department of Visceral Surgery and Medicine
Inselspital, Bern University Hospital
University of Bern
Bern, Switzerland

David Silver, MD, MPH
Department of Surgery
University of Pittsburgh Medical Center
Pittsburgh, Pennsylvania

David A. Spain, MD, FACS
David L. Gregg, MD Professor
Chief of Acute Care Surgery
Trauma Medical Director, Stanford Healthcare
General Surgery Program Director
Department of Surgery
Stanford University School of Medicine
Stanford, California

Andrea Spota, MD
General Surgery Consultant
Tissue Bank and Therapy/Trauma Team
ASST Grande Ospedale Metropolitano Niguarda
Milan, Italy

Nicole A. Stassen, MD, FACS, FCCM
Professor of Surgery
University of Rochester School of Medicine and Dentistry
Director, Kessler Family Burn Trauma Intensive Care Unit
Director, Surgical Critical Care Fellowship
Rochester, New York

Michael Sugrue, MB BCh, BAO, MD, FRCSI, FRACS
Surgeon
Department of Surgery
Letterkenny University Hospital
Donegal Clinical Research Academy
Donegal, Ireland

Dzhendov Todor, MD
University Hospital Linköping
Linköping, Sweden

Marina Troian, MD
Attending Surgeon
Department of General Surgery
ASUGI San Giovanni di Dio Hospital
Gorizia, Italy

Sonlee West, MD, FACS
Trauma Medical Director
Chief, Division of Acute Care Surgery
Associate Professor
Department of Surgery
University of New Mexico School of Medicine
Albuquerque, New Mexico

Noel G. Williams, MD, FRCSI, FRCS(Gen), FASMBS
Rhoads-Harrington Professor in Surgery
Director, Metabolic and Bariatric Surgery
Department of Surgery
Perelman School of Medicine at the University of Pennsylvania
Philadelphia, Pennsylvania

Salina M. Wydo, MD, FACS
Program Director, Surgical Critical Care
Associate Director, Trauma/Surgical ICU
Department of Surgery
Cooper Medical School of Rowan University
Cooper University Hospital
Camden, New Jersey

Brian S. Zuckerbraun, MD, MBA, FACS
Henry T Bahnson Professor of Surgery
Chief, Division of General and Trauma Surgery
University of Pittsburgh School of Medicine
VA Pittsburgh Healthcare System
Pittsburgh, Pennsylvania

目　次

1　なぜ、緊急一般外科コースか？　　　　　　　　　　　　　訳：森下　幸治
"Why an Emergency General Surgery Course?"　Ara Ko, Ananya Anand, and David A. Spain　　1

2　緊急外科症例に対する初期診療と蘇生　　　　　　　　　　訳：中堤　啓太
Initial Assessment and Resuscitation of the Emergency Surgery Patient　Beat Schnüriger, Joël L. Lavanchy, and Tobias Haltmeier　　3

3　急性腹症の評価　　　　　　　　　　　　　　　　　　　　訳：高山　渉
Evaluation of the Acute Abdomen　April E. Mendoza, Douglas Fraser, and Nancy A. Parks　　11

4　内科的集中治療室（MICU）および胸部心臓集中治療室（CTICU）における一般外科的な問題　　　　　　　　　　　　　　　　訳：伊良部真一郎
General Surgery Issues in the MICU and CTICU　Lisa Marie Knowlton, Jennifer Knight Davis, and Clay Cothren Burlew　　18

5　腹腔内敗血症　　　　　　　　　　　訳：伊藤　香、澤村　直輝、髙田　直和、興石　佳那
Abdominal Sepsis　Scott C. Brakenridge, Mackenzie R. Cook, and David H. Livingston　　31

6　緊急外科における画像診断　　　　　　　　　　　　　　　訳：小島　光暁
Imaging in Emergency General Surgery　Sarah A. Moore and Stephanie A. Savage　　42

7　栄　養　　　　　　　　　　　　　　　　　　　　　　　　訳：佐藤　武揚
Nutrition　Jennifer L. Hartwell and Rosemary A. Kozar　　59

8　手術室（一般的なセットアップ、アプローチと切開）　　　訳：西村　哲郎
Operating Room (General Setup, Approaches, and Incisions)　Fernando Ferreira, Eva Barbosa, and Emanuel Guerreiro　　66

9　緊急一般外科におけるダメージコントロール　　　　　　　訳：窪田　忠夫
Damage Control in Emergency General Surgery　Andrea Spota, Stefania Cimbanassi, and Osvaldo Chiara　　78

10　腹部コンパートメント症候群とopen abdomen　　　　　　　訳：松島　一英
Abdominal Compartment Syndrome and the Open Abdomen　Bruno M. Pereira, Nathália Sampaio, and Michael Sugrue　　89

11　腸閉塞症　　　　　　　　　　　　　　　　　　訳：横山　和樹、袴田　健一
Bowel Obstruction　Andrea Costanzi, Michela Monteleone, Alan Biloslavo, and Marina Troian　　99

12　腸間膜虚血　　　　　　　　　　　　　　　　　　　　　　訳：岡田　一郎
Mesenteric Ischemia　Hayato Kurihara, Enrico Marrano, and Martina Ceolin　　111

13　緊急外科における消化管出血　　　　　　　　　　　　　　訳：吉岡　義朗
Gastrointestinal Hemorrhage in Emergency Surgery　Nicole A. Stassen and Linda Ding　　123

14　急性膵炎　　　　　　　　　　　　　　　　　　　　　　　訳：内野　隼材
Acute Pancreatitis　Mark H. Hoofnagle, Nathan T. Mowery, and Jose J. Diaz Jr　　132

15 **胆道疾患** 訳：益子 一樹 148
Biliary Tree Disease　Tanya Egodage, Laura N. Godat, and Lillian S. Kao

16 **消化管穿孔** 訳：舘野丈太郎、織田 順 160
Peptic Ulcer Disease　Kimberly A. Davis, Jamie J. Coleman, and Nicole Goulet

17 **急性虫垂炎** 訳：室野井智博 174
Acute Appendicitis　Shahin Mohseni and Dennis Y. Kim

18 **小腸・大腸の炎症性疾患** 訳：松岡 義 180
Inflammatory Disease of the Small Bowel and Colon　Brian S. Zuckerbraun, Sean F. Monaghan, and Samuel Wade Ross

19 **肛門／直腸救急疾患** 訳：室野井智博 206
Anorectal Emergencies　Bogdan Diaconescu and Tudor Marinescu

20 **血管緊急** 訳：内田健一郎 218
Vascular Emergencies　Alan Biloslavo, Marina Troian, Andrea Costanzi, and Michela Monteleone

21 **壊死性軟部組織感染症** 訳：伊澤 祥光 233
Necrotizing Soft Tissue Infections　Sharon Henry, Sonlee West, and Alexandra Briggs

22 **腹部のヘルニア** 訳：永嶋 太 249
Abdominal Wall Hernias　Dorin Popa and Dzhendov Todor

23 **複雑性肝腫瘤** 訳：山元 良 258
Complex Liver Masses　Ram Nirula and Miloš Buhavac

24 **Acute care surgeryにおける産婦人科領域** 訳：長尾 剛至、神田 智希 273
Obstetric and Gynecologic Considerations in Acute Care Surgery　Karen Brasel and Chrissy Guidry

25 **胸部の緊急疾患** 訳：比良 英司 284
Thoracic Emergencies　Morgan Schellenberg and Joseph Galante

26 **食道緊急疾患** 訳：村上 壮一 295
Esophageal Emergencies　David T. Efron, Matthew Benns, and Lucy Zumwinkle Kornblith

27 **外科的合併症と Surgical rescue** 訳：松本 紘典、向井 直樹、菊池 聡、佐藤 格夫 306
Surgical Complications and Surgical Rescue　Oscar D. Guillamondegui, Salina M. Wydo, and Nicole A. Stassen

28 **肥満外科手術における合併症** 訳：齋田 文貴 319
Complications of Bariatric Surgery　Gary Alan Bass, Jonathan Imran, Paul P. Healy, and Noel G. Williams

29 **創傷治癒合併症** 訳：藤田 晃浩 326
Complications of Wound Healing　David Silver, Rafael G. Ramos-Jimenez, and Matthew D. Neal

30 **特発性腹腔内出血** 訳：小崎 良平 334
Spontaneous Hemoperitoneum　Angela M. Ingraham, Vanessa P. Ho, and Marie Crandall

CHAPTER 1

なぜ、緊急一般外科コースか？

訳：森下 幸治

2012年、米国外傷外科学会(American Association for the Surgery of Trauma；AAST)は緊急一般外科(emergency general surgery；EGS)を定義するための取り組みを開始した。患者評価と成果に関する専門委員会は、EGS患者を「一般外科の範囲内の疾患に対して緊急外科的評価（手術的または非手術的）が必要な患者（入院患者または救急部門の患者）」と定義した。EGSは、胃腸疾患、胆道疾患、ヘルニア、皮膚および軟部組織の感染症、大腸直腸疾患、血管疾患、心胸部疾患、急性蘇生が必要な状態を含む臨床状態を包括するものとされた。EGS患者の最適な治療と管理は、世界的な健康課題となっている。

国内の入院サンプル(nationwide inpatient sample；NIS)の10年間のデータに基づくと、毎年300万人以上の患者がこれらの状態の1つ以上に苦しんでおり、50%以上が緊急入院を必要とし、1/4以上が入院中に手術を受けている。これは全国における入院の7〜8%を占め、EGSに関連した診断に関する年間の医療費は280〜380億ドルと推定されている。今後、全国の費用見積もりは2060年までに45%増加すると予測されており、これは主に高齢人口によるものである。人口における発生率に関しては、EGSに関連した疾病の負担は、怪我、新たな糖尿病やがんの診断、心疾患による入院や脳卒中の発生など、ほかの公衆衛生問題を上回っている。

2016年に英国の王立外科医学院の依頼で、ナフィールド信託は国民保健サービス(National Health Service；NHS)の154病院のデータに関する分析を行い、高リスクの緊急患者の22%が大きな一般外科手術を受けたことが明らかになった。手術を受けた患者のうち、30日以内の病院内死亡率は10%以上で、病院間のばらつきが大きかった。最近のスコットランドでの1年間のEGS診断関連入院の研究では、すべてのEGS入院の最大25%が手術を必要とし、75歳以上の患者では全死亡の最大20%と高い死亡率が報告されている。さらに、世界保健機関(World Health Organization；WHO)および低・中所得国のほかの調査から得られたデータは、EGSによる疾病の負担がすべての死亡および障害調整生存年の1〜3%を占めると推定している。

EGS患者は複雑な集団であり、その半数は60歳以上で、大多数が併存疾患をもっている。その結果、緊急手術を受ける患者の半数が少なくとも1つの術後合併症を経験する。また、予定手術を受ける患者と比較して、EGS患者は、

手術前に医療の最適化が行えず、医療関連の合併症の高い発生率に影響している。より重大な術後の合併症として、30日の再入院率を最大6%に認め、再入院時に17%が別の手術を必要とした。さらに、EGS患者はケアの断片化により脆弱になる可能性があり、最大17%のEGS患者が最初の入院とは異なる病院に再入院し、その結果、より悪い結果となった。

このように高い罹患率と死亡率をもつ集団に対しては、EGSケアのばらつきに対処し、管理の不一致を解消することが不可欠となる。診療とその後の結果のばらつきは全世界でみられる。2012年の英国のデータでは、異なるNHS病院で緊急腹腔鏡手術を受けた患者の死亡率が3.6〜41.7%まで変動していることが示された。2015年の米国の緊急腹腔鏡の監査でも、EGS患者の管理における実践と基本的な基準への遵守に大きなばらつきがみられた。米国の2010年のNISデータによると、リスク調整後でも全国の病院間で重要な結果のばらつきが存在する。具体的には、高い死亡率の病院と低い死亡率の病院の死亡率の差は大きく、これはEGSのケアとプロセスの質における施設間の違いに起因する可能性がある。結果のばらつきは診療パターンの不一致を反映しており、世界中のEGS患者を管理する外科医の間で統一された治療ガイドラインを開発し普及させる必要があることを示唆している。

EGSの状態は広範囲にわたるようにみえるが、一般外科医が対応できる一般的な手術が7つあり、これによりすべてのEGS症例の85%を管理できる。これには大腸切除、小腸切除、消化性潰瘍の手術、探索的腹腔鏡検査、胆囊摘出術、虫垂切除術、および癒着の切開が含まれる。EGS状態の正確な診断と適時な介入は重要であり、これにより救命することができる。これから続く章は、非外傷緊急手術を行う外科医のために書かれており、EGSにおける一般的な問題に幅広く触れることを目的としている。私たちは、読者にEGSの対応を担当する外科医が必要とする意思決定能力を磨くための知識を提供できることを望む。

文献

Gale SC, Shafi S, Dombrovskiy VY, Arumugam D, Crystal JS. The public health burden of emergency general surgery in the United States：a 10-year analysis of the Nationwide Inpatient Sample 2001 to 2010. J

Trauma Acute Care Surg. 2014；77(2)：202-208. doi：10.1097/TA.0000000000000362

Havens JM, Olufajo OA, Cooper ZR, Haider AH, Shah AA, Salim A. Defining rates and risk factors for readmissions following emergency general surgery. JAMA Surg. 2016；151(4)：330-336. doi：10.100 l/jamasurg.2015.4056

McCord C, Ozgediz D, Beard JH, et al. General surgical emergencies. In：Debas HT, Donkor P, Gawande A, et al., eds. Essential Surgery：Disease Control Priorities. 3rd ed. Volume 1. The International Bank for Reconstruction and Development/The World Bank；2015. Chapter 4.

McCoy CC, Englum BR, Keenan JE, Vaslef SN, Shapiro ML, Scarborough JE. Impact of specific postoperative complications on the outcomes of emergency general surgery patients./Trauma Acute Care Surg. 2015；78(5)：912-918；discussion 918-919. doi：10.1097/TA.0000000000000611

McCrum ML, Cannon AR, Allen CM, Presson AP, Huang LC, Brooke BS. Contributors to increased mortality associated with care fragmentation after emergency general surgery. JAMA Surg. 2020；155(9)：841-848. doi：10.1001/j amasurg.2020.2348

Ogola GO, Crandall ML, Shafi S. Variations in outcomes of emergency general surgery patients across hospitals：a call to establish emergency general surgery quality improvement program. J Trauma Acute Care Surg. 2018；84(2)：280-286. doi：10.1097/TA.0000000000001755

Ogola GO, Gale SC, Haider A, Shafi S. The financial burden of emergency general surgery：National estimates 2010 to 2060. J Trauma Acute CareSurg. 2015；79(3)：444-448. doi：10.1097/TA.0000000000000787

Saunders DI, Murray D, Pichel AC, Varley S, Peden CJ；Emergency Laparotomy Network. Variations in mortality after emergency laparotomy：the first report of the UK Emergency Laparotomy Network. Er J Anaesth. 2012；109(3)：368-375. doi：10.1093/bja/aesl65

Shafi S, Aboutanos MB, Agarwal S Jr, et at；AAST Committee on Severity Assessment and Patient Outcomes. Emergency general surgery：definition and estimated burden of disease. J Trauma Acute Care Surg. 2013；74(4)：1092-1097. doi：10.1097/TA.0b013e31827elbc7

Shafi S, Aboutanos MB, Brown CV, et al.；American Association for the Surgery of Trauma Committee on Patient Assessment and Outcomes. Measuring anatomic severity of disease in emergency general surgery. J Trauma Acute Care Surg. 2014；76(3)：884-887. doi：10.1097/TA.0b013e3182aafdba

Spain DA, Miller FB, Education and training of the future trauma surgeon in acute care surgery：trauma, critical care, and emergency surgery. Am J Surg. 2005；190(2)：212-217. doi：10.1016/j.amjsurg.2005.05.014

Watson R, Crump H, Imison C, Currie C, Gaskins M. Emergency general surgery：challenges and opportu nities. 2016. Research Report. Nuffield Trust.

Wohlgemut JM, Ramsay G, Jansen JO. The changing face of emergency general surgery. Ann Surg. 2020；271(3)：581-589. doi：10.1097/SLA.0000000000003066

CHAPTER 2

緊急外科症例に対する初期診療と蘇生

訳：中堤 啓太

症例提示

76歳、女性。腹部全体の痛みと8時間続く嘔吐を主訴に、救急車にて救急外来に来院した。

患者は意識清明であった。身体所見では、腹部正中に手術痕があり、腹部全体の膨隆と左下腹部に腹膜刺激症状を認めた。qSOFAスコアは2（収縮期血圧95mmHg、呼吸数28回/分、酸素飽和度86%）。動脈乳酸値3.4mmol/L。Nasal high flowによる酸素投与（10L/分）を開始し、晶質液1,500mLを投与すると、収縮期血圧は110mmHgまで改善した。既往歴は、20年前の大腸癌に対する左側結腸切除術と約60年前の開腹虫垂切除術であり、アレルギー歴はない。癒着性小腸閉塞症が疑われたため、経鼻胃管を挿入したところ、700mLの胃液の排液を認めた。血液培養を行い、抗菌薬の経静脈投与を開始した。

Secondary survey（二次評価）で、患者はBMIが32の中等度肥満であり、慢性高血圧のためβ遮断薬を、2型糖尿病のためメトホルミンを服用していることを確認した。胸部および腹部の造影CT検査では、径が4cmまで拡張した小腸ループと腹腔内遊離液を認めた。さらに、ループ遠位の腸管径移行部において、壁肥厚と脂肪織濃度上昇、腸管気腫を認めた。

〈質問〉
どのような診断が考えられるか？
〈回答〉
絞扼性小腸閉塞症

患者の同意のもと、入院4時間半後に試験開腹術が行われ、切除を要する小腸壊死を伴った癒着性小腸閉塞の診断に至った。

はじめに

緊急外科症例、特に緊急開腹手術が必要な患者の治療において、迅速かつ体系的なprimary survey（初期評価）と蘇生は重要である。これらの患者を早期に適切に評価することは、治療方針の早期決定につながり、転帰に直結する。病歴聴取と入念な身体診察はprimary surveyの基本であり、これらの臨床所見は外科治療方針の決定に大きな影響を与える。待機手術とは対照的に、緊急外科症例では開腹手術の準備のための蘇生とプレリハビリテーションの時間が限られている。初期診療において、診断と蘇生を同時に行う必要がある。さらに、迅速な手術介入が術後転帰を改善するうえで重要である。この点は、急増している生理的予備力の乏しい高齢者の緊急外科症例において、特に重要である。高齢者はフレイル（虚弱）を伴い、複数の合併症を抱えていることが多い。さらに高齢者は、発症から遅れて来院することが多く、大きな生理的ストレスに耐えながら、それを補う能力が限られている。

Primary survey

緊急外科が対象とする患者層は、幅広い急性疾患を呈する。本章では急性腹症のprimary surveyに焦点を当てる（第3章「急性腹症の評価」参照）。ここで述べた原則は、敗血症治療や、膿胸や軟部組織感染におけるソースコントロール管理などの、同様の病態生理学的な反応や治療経過を伴ったほかの臓器系にも応用できる。原則として、このような急性疾患症例は、迅速な治療介入と原因疾患の診断を同時に行う体系的なprimary surveyを必要とする。初期診療において、治療の後に診断が行われることも少なくない。疾患の原因臓器と全身性の続発症の評価を同期的に行い、それに応じた治療を施行し、再評価する（図2.1）。実際には以下のことが行われる。

1. 出血のスクリーニングと循環動態の判定
2. 蘇生の開始と、敗血症のスクリーニングを含めた迅速なprimary survey

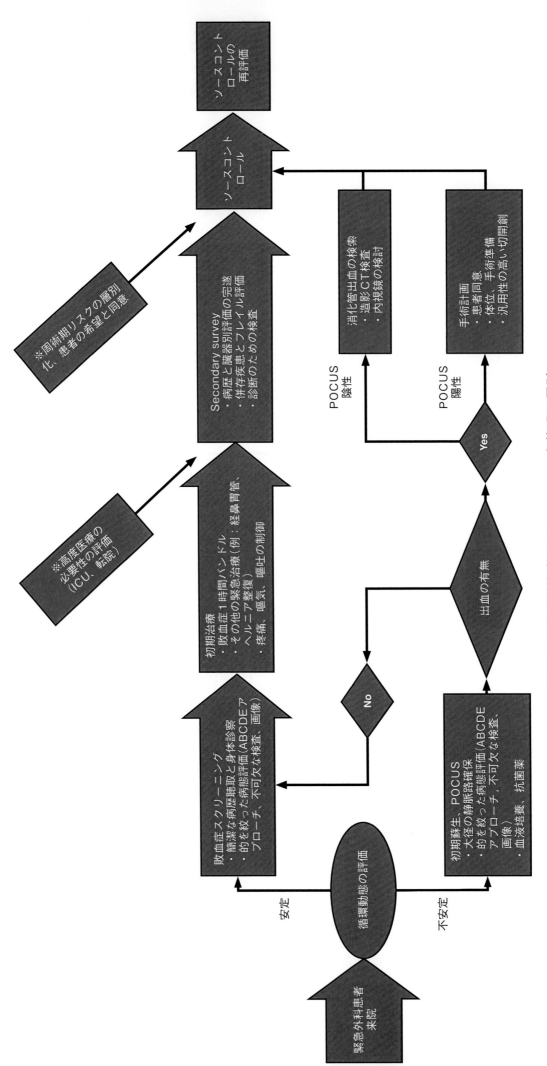

図2.1 緊急外科患者のprimary surveyと管理の原則

3.緊急治療介入の開始
4.包括的な臓器別評価を含んだsecondary survey
5.ソースコントロール
6.ソースコントロールの再評価

敗血症のスクリーニングを含めた primary survey

Advanced Trauma Life Supportと同様に、緊急外科症例におけるprimary surveyの目標は、生命に対する緊急性の高い疾患を特定し治療することであり、多くの場合、特定の診断なしに経験的に治療が行われる。気道確保後、次に優先されるのは、患者の低血圧の原因である出血源を特定し、コントロールすることである。失血は、診断のついていない緊急外科患者の生命を脅かす主な要因である。出血をコントロールするか、出血を除外した後に、原疾患の全身への影響を判断し、初期治療の緊急性を評価する。Primary surveyには、簡潔な病歴聴取と身体診察が含まれる。これによって、実践的な診断と、初期治療介入の同時開始が可能となる。すべての緊急外科症例において、出血と敗血症の有無を判断しなければならない。ほかのショックの原因としては、緊張性気胸、肺塞栓症、心原性ショックなどが挙げられる。敗血症と敗血症性ショックは、緊急外科に入院する症例の最大20%を占め、高い罹患率と死亡率を伴う。特に高齢者において高い。有効なスコアを用いた敗血症のスクリーニングは、primary surveyにおいて必須である。

簡潔な病歴聴取

病歴聴取の極意は、患者の「病状をすべて伝えたい」という気持ちと、医師の「必要な情報を短時間で得たい」という気持ちのバランスをとることである。したがって、スキームを利用することは有用であり、時間の節約にもなる。

・主訴
・OPQRST［Onset（発症機転）、Provocation/Palliation（寛解因子/増悪因子）、Quality（性状）、Region/Radiation（部位/放散の有無）、Severity（重症度）、Time（時系列）］
・既知の診断
・過去の治療介入

簡潔な身体診察

身体診察は、病態に関する基本情報を得られるとともに、所見に基づく初期治療介入につながる。初期身体診察は、体系化された臓器別の方法で行う必要がある。
・Airway（気道）
特に小腸閉塞が疑われる患者においては、誤嚥のリスクを評価する必要がある。嘔気・嘔吐を伴った患者に対して、経鼻胃管による胃の減圧と内容物の吸引は必須である。吐血や大量の上部消化管出血を伴った患者においても、予見的に胃管治療を行うべきである。

血行動態が不安定な患者や神経学的異常を認める患者は、気管挿管が必要な場合がある。気道確保と迅速な麻酔導入の必要性を早期に評価すべきである。
・Breath（呼吸）
呼吸数と呼吸様式を評価する。典型的なクスマウル呼吸（深く頻回な呼吸）は、代謝性アシドーシスを示している可能性がある。糖尿病ケトアシドーシスや敗血症による乳酸アシドーシス、腎不全は、代謝性アシドーシスの一般的な原因である。腹部膨満や腹部コンパートメント症候群（abdominal compartment syndrome；ACS）により呼吸が障害されることもある。誤嚥性肺炎が疑われる場合は、早期の抗菌薬治療が必要である。呼吸に非特異的な異常を認める場合は、常に肺塞栓症を考慮すべきである。
・Circulation（循環）
心拍数と血圧の評価は、緊急外科患者のprimary surveyにおいて極めて重要である。頻脈は、非特異的ではあるが、循環血漿量の低下、疼痛、または心房細動を反映している可能性がある。収縮期血圧が100mmHg未満、または平均血圧が65mmHg未満の場合は、輸液による蘇生が必要である。出血が疑われる場合、低血圧の患者には赤血球と新鮮凍結血漿、血小板をバランスよく輸血するか、可能であれば全血を投与する必要がある。利用可能であれば、凝固のポイントオブケア評価としてトロンボエラストグラフィ（TEG）は、凝固の即時検査として、血液製剤輸血の指針となる。脈圧（収縮期血圧-拡張期血圧）の低下は、前負荷減少に伴う心拍出量低下による、循環血漿量減少性ショックを示すことがある。循環血漿量が低下した患者では、尿量および乳酸値やベースエクセスなどの循環指標をモニタリングすることが推奨される。
・Disability（神経機能）
意識レベルはグラスゴー・コーマ・スケール（Glasgow Coma Scale；GCS）スコアで評価する。反応の3つのカテゴリー（運動、言語、開眼）が評価される。GCSスコアの範囲は3〜15点。昏睡はGCSスコア3点と定義される。
・Examination（検査）
Primary survey中の臨床検査は、主訴と関連した臓器にフォーカスする。腹部の診察は、視診と触診からなる。瘢痕の有無と位置から患者の手術歴を推測する。瘢痕と腹壁ヘルニアの好発部位（心窩部、臍部、鼠径部）を評価する。メドゥーサの頭（Caput medusae）は門脈圧亢進症でみられる臍周囲門脈シャントである。臍周囲（Cullen徴候）または両脇腹（Grey-Turner徴候）の変色は、重症急性膵炎または後腹膜血管破裂（腹部大動脈瘤破裂）を疑う。触診により、局所性腹膜炎、またはびまん性腹膜炎を評価する。イレウスの診断における腹部聴診の診断精度は高くない。したがって、ルーチンの腹部聴診は推奨されない。

表2.1 SOFAスコア

システム	スコア				
	0	1	2	3	4
呼吸 PaO₂/FiO₂、 mmHg(kPa)	≧400 (53.3)	<400 (53.3)	<300 (40)	<200 (26.7) +呼吸補助	<100 (13.3) +呼吸補助
凝固 血小板×10³/μL	150	<150	<100	<50	<20
肝臓 ビリルビン mg/dL(μmol/L)	<1.2 (20)	1.2〜1.9 (20〜32)	2.0〜5.9 (33〜101)	6.0〜11.9 (102〜204)	>12.0 (204)
循環 平均動脈血圧	≧70mmHg	<70mmHg	ドパミン<5μg/ kg/分 または ドブタミン(任意 の容量)	ドパミン5.1〜15 または アドレナリン≦0.1 または ノルアドレナリン ≦0.1μg/kg/分	ドパミン>15 または アドレナリン>0.1 または ノルアドレナリン >0.1μg/kg/分
中枢神経 グラスゴー・ コーマ・スケール	15	13〜14	10〜12	6〜9	<6
腎臓 クレアチニン mg/dL(μmol/L)	<1.2 (110)	1.2〜1.9 (110〜170)	2.0〜3.4 (171〜299)	3.5〜4.9 (300〜440)	>5.0 (440)

PaO₂：動脈血酸素分圧、FiO₂：吸入酸素濃度

(Adapted from Springer：Springer. Vincent et al. The SOFA(Sepsis-related Organ Failure Assessment) score to describe organ dysfunction/failure. On behalf of the Working Group on Sepsis-Related Problems of the European Society of Intensive Care Medicine. Intensive Care Med. 1996；22：707-710 and From Singer M, Deutschman CS, Seymour CW, et al. The third international consensus definitions for sepsis and septic shock(Sepsis-3)．JAMA. 2016；315（8）：801-810.)

SOFAスコア

　2016年に、敗血症および敗血症性ショックの国際コンセンサス定義第3版(Sepsis-3)が発表され、その中で敗血症は"感染に対する宿主の反応異常による生命を脅かす臓器不全"と定義された。臨床の場では、敗血症を定義する指標としてSOFA(sequential organ failure assessment)スコアが提案された。以前の敗血症の定義は、全身性炎症反応症候群(systemic inflammatory response syndrome；SIRS)の基準に基づいていたが、Sepsis-3では、SIRS基準は、感染のない患者を含む多くの入院患者にしばしば認められるものの、現在の敗血症の定義の一部である宿主反応の調節異常を必ずしも表すものではないと報告されている。さらに、SOFAスコアを用いた院内死亡率の判定は、SIRS基準よりも優れている。

　SOFAスコアは、呼吸、循環、肝臓、凝固、腎臓、中枢神経を含む6つの臓器別スコアに基づいている。個々の臓器のスコアを合計してSOFAスコアを算出する(表2.1)。

　敗血症は、感染に対する宿主の反応異常による生命を脅かす臓器不全と定義され、臓器不全はSOFAスコアがベースラインから2点以上上昇した場合と定義される。敗血症性ショックの定義には、平均動脈血圧65mmHgを保つために昇圧薬を必要とし、かつ血清乳酸値が2mmol/L(18mg/dL)を超える症例が、敗血症性ショックと定義される(第5章「腹腔内敗血症」参照)。

　動脈血酸素分圧(PaO₂)/吸入酸素濃度(FiO₂)比や平均

動脈圧のようなSOFAスコアの基準は、敗血症患者の初期管理では必ずしも利用できない。病院前、救急外来、外科病棟の患者のために、quick SOFA(qSOFA)スコアが開発された。このスコアには、精神状態の変化、収縮期血圧が100mmHg以下、呼吸数が22回/分以上という3つの基準のみが含まれる。感染症が疑われる患者は、qSOFAスコアの2つ以上の基準が存在する場合、転帰が不良になる可能性が高い。qSOFAスコアが2つ以上であれば、臓器不全のさらなる精査、治療の拡大、集中治療室(intensive care unit；ICU)入室のための評価が推奨される。

　臨床研究において、SOFAスコアは治療に対するアウトカム指標としてますます使用されるようになってきている。

初期治療

　敗血症は医学的緊急事態であるという考え方は、敗血症が疑われる患者を臨床管理するうえで最も重要である(第5章「腹腔内敗血症」参照)。このような重症患者には、緊急のprimary surveyと、輸液による蘇生を含めた治療が必要であり、さらには、ソースコントロールを徹底し、臨床検査を行い、血液動態をより正確に測定していかなければならない。早期発見と適切な即時管理が転帰を改善する。

敗血症 1 時間バンドル

　2018年、Surviving Sepsis Campaignはガイドライン

表2.2 治療バンドルの各要素の推奨度とエビデンス

治療バンドル	推奨度とエビデンス
乳酸値の評価。初回値が2mmol/Lの場合、再評価を行う	弱い推奨、質の低いエビデンス
抗菌薬投与の前に血液培養を採取する	最良慣行
広域抗菌薬の投与	強い推奨、中程度のエビデンス
低血圧、乳酸値≧4mmol/Lの症例に、30mL/kgの晶質液を迅速に投与する	強い推奨、質の低いエビデンス
輸液蘇生を施行したにもかかわらず平均血圧が65mmHg以下の低血圧症例に昇圧薬を開始する	強い推奨、中程度のエビデンス

（Adapted from Levy MM, Evans LE, Rhodes A. The surviving sepsis campaign bundle：2018 update. Crit Care Med. 2018；46（6）：997-1000.）

と敗血症1時間バンドルを更新した。最初の1時間以内に開始することを意図した2018年のバンドルの詳細を表2.2に示す。蘇生が完了するまでに1時間以上かかることもあるが、乳酸測定や血液培養のための採血、輸液や抗菌薬の投与、重度の低血圧の場合は昇圧薬の開始など、蘇生と治療はすべて直ちに開始されなければならない。高流量酸素（15L/分）の投与と正確な尿量測定の実施とともに、これらの治療法は「Sepsis six」の基準を構成し、複数の専門機関から支持されている。

これらの介入、特に早期敗血症治療バンドルの時間依存性については、現在も引き続いて議論されていることには注意を要する。これらの治療の推奨のエビデンスは中程度の質であり、最近の研究でも、治療バンドルの時間依存性と死亡率の直接的な関係は立証されていない。さらに、例えば不必要な輸液を行った場合などには、この治療バンドルは害を及ぼす可能性もある。したがって、この重症患者群に対するすべての介入は、綿密なモニタリングと、慎重かつ反復的な評価が必要である。

その他の緊急手術前治療

腹部敗血症患者の術前治療には、敗血症1時間バンドルだけでなく、ヘルニア嵌頓の整復やイレウス患者への経鼻胃管挿入による誤嚥性肺炎予防などの手技も含まれる。意識清明な患者への経鼻胃管挿入は、機械的腸閉塞患者の胃を空にする最も安全な方法である。このような単純な治療介入は、根治的な外科的介入を遅らせることなく、救命につながるものである。特筆すべき点として、誤嚥性肺炎は、外科患者の院内死亡の30％と関連があると報告されている。

さらに、急性期薬物療法を検討し、可能な限り早期に開始すべきである。適切な鎮痛や、嘔気・嘔吐の予防は、患者の転帰を改善する。緊急手術患者の多くは高齢者であり、合併症も多い。このような虚弱な患者群では、薬理学的な抗凝固療法が施行されていることが多く、術前に拮抗薬投与について考慮する必要がある。一方、急性腸間膜虚血患者では、可能であれば早期の血行再建と、壊死腸管の切除を計画したうえで、早期のヘパリンによる抗凝固療法を開始すべきである（第12章「腸間膜虚血」参照）。

ICU入室と高次医療機関への搬送の検討

緊急外科患者の評価の初期段階で、より高度な治療が必要となる可能性を考慮する。高齢、高BMI、合併症の存在は、緊急外科患者の予定外のICU入室の危険因子である。理想的には、緊急手術が予定されている重症患者は、外科医、麻酔科医、集中治療医を含む多職種チームによって評価されるべきである。計画的再手術を含めたダメージコントロール戦略の可能性、人工呼吸、腎代替療法などの予想される術後治療、および長期にわたる集中治療の必要性を含めて、外科治療方針について、可能な限り術前に患者および患者の親族と話し合うべきである。

Secondary survey

Secondary surveyの目的は、病歴や既知の診断に基づいて、Primary surveyと初期治療が同時に開始された緊急外科患者の急性疾患を落ち着かせることである。さらに、臨床検査が完遂され、補助的診断（血液検査や画像診断）が追加されなければならない。併存疾患やフレイルが治療計画や個々のリスクに与える影響を注意深く評価する必要がある。

病歴と臓器別評価の完遂

Primary surveyで聴取した病歴を包括的にまとめるには、AMPLEが役に立つ。

Allergies：薬物、食事、造影剤、ラテックスなどのアレルギー歴
Medication：免疫抑制薬や抗凝固療法に特に注意を払う
Past medical history：病歴
Last oral intake：最終食事歴
Events surrounding the begin of the complaints：主訴にかかわる病歴

合併症と手術適正

欧米諸国では社会の高齢化が進んでおり、緊急外科患者の平均年齢も上昇している。高齢になると、合併症の

可能性も高くなる。合併症を評価するためのスコアは複数ある。その中でも、米国麻酔科学会（American Society of Anesthesiologists；ASA）スコアは、臨床的にも科学的にも最もよく使われている。ASAスコアは、1941年に発表され、1963年に実際に使われるようになった。ASAスコアは合併症の分類に基づいて患者の手術前後のリスクを層別化することを目的としている。このスコアには、1（健康な人）〜5（手術を行わなければ生存が期待できない瀕死の患者）の5つのクラスがある。その他のよく使用されるスコアとして、併存疾患が死亡率に及ぼす影響を表した、Charlson Comorbidity Index（CCI）がある。CCIは1987年、Mary E. Charlsonが10臓器系の併存疾患を複合スコアとしてまとめたものである。このスコアに基づくと、CCIスコアが1〜2、3〜4、5以上の場合、1年死亡率はそれぞれ26%、52%、85%と予測される。しかし、CCIは緊急外科患者を対象として検証されておらず、診断に至っていない併存疾患をもつ患者への適用には限界がある。

フレイル（虚弱）

フレイルとは、加齢に伴う患者の全身状態の低下と定義でき、有害な結果に対する脆弱性の増大と回復力の低下を特徴とする。フレイルの概念には身体的側面と心理的側面の両方が含まれるため、フレイルの評価は困難である。そのため、さまざまな評価方法が提案されてきた。2012年、Morleyらは以下のフレイル評価基準をまとめた（表2.3）。

リスクの層別化

すべての外科的介入において、患者の予想されるメリットとリスクは、常に評価されなければならない。手術の潜在的な有益性の定量化は、治療チームの経験と知識に基づく。個々の患者の合併症および死亡のリスクは、リスクカリキュレータを用いて評価することができる。最も包括的なリスクカリキュレータの1つに、American College of Surgeons National Surgical Quality Improvement Programリスクカリキュレータがあり、430万件以上の手術データで検証された21の患者変数を用いている。

患者の希望と治療の最終目標

医学的見地から手術の適応が明らかであっても、患者はその適応を理解する必要があり、インフォームド・コンセントを行わなければならない。意思決定能力のある患者の手術を受けないという決断は尊重されるべきである。インフォームド・コンセントを行う能力がない患者の場合、外科医は患者の最善の利益のために行動し、可能であれば患者の親族をこの決定に関与させるべきである。

血液検査

臨床検査は、診断の確定や重症度の決定に有用である（急性膵炎患者におけるリパーゼ値の上昇、腹腔内感染患者における白血球数）。しかし、広範な臨床検査は、急性疾患の臨床像を混乱させる偶発的所見をもたらすこともある。

緊急外科患者における基本的な検査には、全血球計算、グルコース、電解質、肝機能検査、クレアチニン、血中尿素窒素酵素を含む生化学検査、血清リパーゼまたはアミラーゼ、凝固パラメータの評価、血液型および交差適合検査、血液ガス分析、尿分析などが含まれるべきである。血液培養、便検査、内分泌検査、栄養状態の測定などのさらなる検査は、特定の疾患を鑑別するうえで行われる。

画像診断

鑑別不能な腹痛を有する高齢者集団における早期かつ閾値の低い画像診断の重要性は、いくら強調してもし過ぎることはなく、救急医学に関する文献上でも強く強調されている。しかし、画像検査が救命のための介入を遅らせることはあってはならず、初期蘇生と同時に行われるべきである。

Primary surveyでは、point of care ultrasound（POCUS）により、遊離腹水（出血、腹水など）に関する有用な画像を得ることができる。さらに、経験豊富な医療者であれば、下大静脈の直径と肺水腫に基づき、循環血漿量の状態を超

表2.3　フレイル評価

	質　問	1ポイント	0ポイント
倦怠感	この4週間で、どのぐらいの時間、疲れを感じることがあるか。	ほとんどの時間	時々
負荷	補助具を使わず、1人で10段の階段を休むことなく上るのに困難があるか。	はい	いいえ
歩行	補助具を使わず、1人で数百メートル歩くのに困難があるか。	はい	いいえ
疾病	高血圧、糖尿病、がん、慢性肺疾患、心臓発作、うっ血性心不全、狭心症、関節炎、脳卒中、腎臓病と診断されたことがあるか。	5つ以上の疾病	4つ以下の疾病
体重減少	1年前と比較して、着衣時の体重がどの程度変化したか。	5%を超える体重減少	5%未満の体重減少

フレイルスコアは、0点＝最良から5点＝最悪まであり、フレイル（3〜5点）、プリフレイル（1〜2点）、頑健（0点）の患者を表す。
（Adapted from Morley JE, Malmstrom TK, Miller DK. A simple frailty questionnaire（FRAIL）predicts outcomes in middle aged African Americans. J Nutr Health Aging. 2012；16（7）：601-608.）

表2.4　外科的ソースコントロールの遅延

ソースコントロール手術 までの時間	指　標
即時	出血性ショック（大動脈瘤破裂、脾破裂など）
≦6時間	重症の腹部敗血症、敗血症性ショック（消化管穿孔、絞扼腸管を伴うイレウス、嵌頓ヘルニア、腹部 コンパートメント症候群、中毒性巨大結腸症など）
6～12時間	敗血症に至ってはいないが、腹膜炎を伴った重症の腹腔内感染（早期の消化管穿孔、術後縫合不全、 膿瘍や穿孔を伴った虫垂炎、胆石症）
12～24時間	絞扼を伴っていないイレウス、腹膜炎を伴っていない腹腔内感染（膿瘍や穿孔を伴っていない虫垂炎、 胆石症、異物誤飲）

音波で評価することができる。さらに、非外傷症例においては、胸腹水採取（腹腔内膿瘍など）、肝胆道系評価（肝内・肝外胆道拡張、胆嚢壁肥厚、マーフィー徴候）、腸蠕動、胃の容積などを評価することが可能である。胆嚢炎や虫垂炎の患者に対しては、腹部超音波検査（Abdominal ultrasonography；AUS）で確定診断が可能である。なお、AUSの質は、施行者の経験や患者の特徴（例：肥満、皮下気腫）に大きく左右される。

　Secondary surveyでは、臨床状態や疑われる診断により、さらなる画像診断が行われる。特に、重篤な患者では、（腎機能にかかわらず）造影CT検査が推奨される。

　造影剤腎症（contrast-associated acute kidney injury；CA-AKI）は、ヨウ素を含む造影剤の投与後に起こることがある。通常、造影剤投与24～48時間後に軽度の血清クレアチニン上昇が認められる。ほとんどのCA-AKI患者は乏尿とはならないが、腎疾患を併存している患者では乏尿が発現することがある。CA-AKIは通常一過性で、ほとんどの患者はベースラインの腎機能に戻る。外科的救急疾患を伴った重症患者では、画像診断に基づく正確な診断の利点がCA-AKIのリスクを上回るため、画像診断のために造影剤の使用を躊躇すべきではない。

ソースコントロールの緊急性

　大動脈・脾動脈瘤破裂、特発性脾臓破裂などによる非外傷性出血性ショックは、即時開腹手術の適応である。このような患者に対しては、外傷治療と同様の治療方針が適用される。しかし、敗血症性の急性腹症では、管理は異なる。即時試験開腹手術が適応となる腹膜炎を伴う外傷性急性腹症とは対照的に、非外傷性急性腹症患者には治療早期における輸液蘇生と抗菌薬の投与が有効である。とはいえ、最初の蘇生に続いて敗血症性ショックを引き起こす可能性のある感染性の病巣を迅速に制御する必要がある。

　Sepsis-3ガイドラインによれば、ほとんどの症例で、診断後6～12時間以内にソースコントロールを施行できれば、十分な効果があるようであった。一方で、なんらかの理由で腸間膜虚血を起こしている患者（嵌頓ヘルニア、腸管が絞扼される可能性のある癒着性小腸閉塞、腸間膜動脈閉塞など）は、"時は腸なり"であるため、早期に手術を行うべきである（表2.4）。さらに、敗血症に関連した全身性の病態生理学的変化は、適切な感染源管理がなされないまま時間が経過するにつれて不可逆的になるというエビデンスが増えつつある。

まとめ

　緊急外科患者は、さまざまな急性疾患を呈する。そのため、迅速かつ体系的なPrimary surveyと蘇生が重要である。実際には、以下のようなことが行われる。

1. 出血のスクリーニングと循環動態の判定
2. 蘇生の開始と、敗血症のスクリーニングを含めた迅速なprimary survey
3. 緊急治療介入の開始
4. 包括的な臓器別評価を含んだsecondary survey
5. ソースコントロール
6. ソースコントロールの再評価

　術後の転帰を改善するためには、治療介入の緊急性を意識することが重要である。

　診断と治療を同時に進行することが望ましい。このことは、緊急外科患者の中で最も急増しているグループである、生理的予備力の乏しい高齢者においてはさらに重要である。

文　献

Becher RD, DeWane MP, Sukumar N, et al. Hospital volume and operative mortality for general surgery operations performed emergently in adults. Ann Surg. 2020;272(2)：288-303.

Bilimoria KY, Liu Y, Paruch JL, et al. Development and evaluation of the universal ACS NSQIP surgical risk calculator：a decision aid and informed consent tool for patients and surgeons. J Am Coll Surg. 2013；217(5)：833-842.e831-e833.

Debas HT, Gawande A, Jamison DT, Kruk ME, Mock CN. Essential surgery：disease control priorities. In：Debas

HT, Donkor P, Gawande A, et al., eds. Essential Surgery : Disease Control Priorities. 3rd ed. Volume 1. The World Bank ; 2015.

Dellinger RP, Levy MM, Rhodes A, et al. Surviving sepsis campaign : international guidelines for management of severe sepsis and septic shock : 2012. Crit Care Med. 2013 ; 41(2) : 580-637.

Diaconescu B, Uranues S, Fingerhut A, et al. The Bucharest ESTES consensus statement on peritonitis. Eur J Trauma Emerg Surg. 2020 ; 46 : 1005-1023.

Freund Y, Lemachatti N, Krastinova E, et al. Prognostic accuracy of sepsis-3 criteria for in-hospital mortality among patients with suspected infection presenting to the emergency department. JAMA. 2017 ; 317(3) : 301-308.

Lavanchy JL, Holzgang MM, Haltmeier T, et al. Outcomes of emergency abdominal surgery in octogenarians : a single-center analysis. Am J Surg. 2019 ; 218(2) : 248-254.

Levy MM, Evans LE, Rhodes A. The surviving sepsis campaign bundle : 2018 update. Crit Care Med. 2018 ; 46(6) : 997-1000.

Morley JE, Malmstrom TK, Miller DK. A simple frailty questionnaire(FRAIL) predicts outcomes in middle aged African Americans. J Nutr Health Aging. 2012 ; 16(7) : 601-608.

Onwochei DN, Fabes J, Walker D, et al. Critical care after major surgery : a systematic review of risk factors for unplanned admission. Anaesthesia. 2020 ; 75(Suppl 1) : e62-e74.

Roger C, Morel J, Leone M. Low level of evidence in Surviving Sepsis Campaign guidelines : should we throw the baby out with the bathwater? Anaesth Crit Care Pain Med. 2020 ; 39(4) : 491-492.

Sartelli M, Catena F, Abu-Zidan FM, et al. Management of intra-abdominal infections : recommendations by the WSES 2016 consensus conference. World J Emerg Surg. 2017 ; 12 : 22.

Sartelli M, Chichom-Mefire A, Labricciosa FM, et al. The management of intra-abdominal infections from a global perspective : 2017 WSES guidelines for management of intra-abdominal infections. World J Emerg Surg. 2017 ; 12 : 29.

Sartelli M, Guirao X, Hardcastle TC, et al. 2018 WSES/SIS-E consensus conference : recommendations for the management of skin and soft-tissue infections. World J Emerg Surg. 2018 ; 13 : 58.

Seymour CW, Gesten F, Prescott HC, et al. Time to treatment and mortality during mandated emergency care for sepsis. N Engl J Med. 2017 ; 376(23) : 2235-2244.

Singer M, Deutschman CS, Seymour CW, et al. The third international consensus definitions for sepsis and septic shock (Sepsis-3). JAMA. 2016 ; 315(8) : 801-810.

Tolonen M, Coccolini F, Ansaloni L, et al. Getting the invite list right : a discussion of sepsis severity scoring systems in severe complicated intra-abdominal sepsis and randomized trial inclusion criteria. World J Emerg Surg. 2018 ; 13 : 17.

van de Groep K, Verhoeff TL, Verboom DM, et al. Epidemiology and outcomes of source control procedures in critically ill patients with intra-abdominal infection. J Crit Care. 2019 ; 52 : 258-264.

CHAPTER

3

急性腹症の評価

訳：高山 渉

症例提示

68歳、男性。激しい腹痛を主訴に救急外来を受診した。受診約8時間前に痛みは突然起こり、最初は心窩部を中心とした痛みであったと話している。その後痛みは急速に腹部全体へ広がった。救急外来来院時には特に痛みの最強点は存在せず、腹部全体に痛みがあった。

これまでに一度の胆汁性嘔吐、および食欲不振の自覚があった。定期的な病院受診はないものの、特に既往はなく、長期の喫煙歴がある。

救急外来では、患者の心拍数 130bpm の頻脈で、血圧 95/72mmHg、呼吸数 22/分、体温 37.1 ℃であった。顔は青白く呼吸努力が強かった。動けず、膝を曲げてベッドの上に横たわっていた。腹部は平坦で特に手術痕は認めなかった。聴診上は腸雑音減弱を認めた。

打診上は鼓音であり、軽い触診に対しても痛みを伴っていた。腹壁は硬く緊張を認めた。直腸診では正常で茶色軟便の付着のみで腫瘤の触知はなかった。直腸診のために横を向くのも困難であった。WBC：17,000/mm^3、バンド：31％、Hb：17g/dL、血小板数：196,000/mm^{3}であった。3.1mmol/L の低カリウム血症を除いてほかの電解質は正常であった。

腎機能障害が目立ち（BUN：41mg/dLおよびCr：2.4mg/dL）、乳酸値は 4.4mmol/Lと上昇していた。

〈 質 問 〉

診断は何か？ そして、この患者管理における優先事項は何か？

〈 回 答 〉

この患者は敗血症性ショック状態であり、感染源は腹腔内であると考えられる。救急外来では、低血圧と頻脈を認め、呼吸の仕事量増加、急性腎障害、乳酸アシドーシスを伴っていた。腹部所見は腹膜炎に一致しており、この患者管理の優先事項は、輸液による迅速な蘇生開始と緊急手術である。手術開始が遅れることは避けなければならないが、麻酔導入に伴う急性代償不全、さらには心停止などを防ぐために十分な血管内ボリュームを必要とする。輸液投与中に、経鼻胃管と尿道カテーテルが留置され、広域スペクトラムの抗菌薬が投与された。胸部X線写真では、両側の横隔膜の下に遊離ガスを認めた。患者の血圧は 3 L の点滴で改善し、開腹手術のために手術室に運ばれた。

はじめに

緊急手術は米国内の全入院患者の11％を占め、全手術死亡率の約半数を占めている。緊急開腹術の死亡率は特に高く、全体の14〜20％と推定される。したがって、急性腹症に対して経験豊富な外科医による迅速かつ繊細な評価が必要となる。この評価は、詳細な病歴と身体検査から開始する必要があり、これらの臨床所見が評価の基礎となる。病歴と身体検査に有用な補助検査として、臨床検査や画像検査が含まれる。病歴、身体検査、検査値、および画像検査の結果を総合すると、緊急手術が必要な患者と、手術以外で管理できる患者を迅速に特定することができる。

管理の原則

病 歴

詳細な患者の病歴は、外科医に短期間で重要な情報を提供することとなり、残りの評価を行ううえでの基礎となる。病歴については現病歴から始まり、その後に過去の病歴、手術歴、と続く。病歴を聞き出すときは、さまざまな腹腔内疾患、胸部疾患、内科疾患についても腹痛の原因となりうることを念頭に置く必要がある（表3.1・3.2）。

現病歴

新しい患者を評価する際、外科医は患者の腹痛に焦点を当てたオープンクエスチョンから始める。より焦点を絞った質問をする前に、患者に自分の言葉で痛みを説明して

表3.1　急性の腹痛―腹痛の原因は痛みの場所により異なる

右上腹部痛	胆道系疾患：症候性胆石症 　急性胆嚢炎、総胆管結石、胆管炎、胆石性膵炎 肝炎 右下葉肺炎
心窩部痛	膵炎 消化性潰瘍 胆道系 胃炎 心筋虚血
左上腹部痛	消化性潰瘍 胃炎 脾臓系：梗塞や破裂
臍周囲痛	小腸疾患 近位結腸疾患 初期虫垂炎
右下腹部痛	虫垂炎 炎症性腸疾患 憩室炎 婦人科系：子宮外妊娠 　卵巣捻転または嚢胞 　骨盤炎症性疾患 　卵管卵巣膿瘍 腎結石症（同側の鼠径部に放射状に広がる）
下腹部正中	結腸閉塞 膀胱閉塞 子宮系
左下腹部痛	憩室炎 婦人科系：子宮外妊娠 　卵巣捻転または嚢胞 　骨盤炎症性疾患 　卵管卵巣膿瘍 腎結石症（同側の鼠径部に放射状に広がる）

表3.2　腹痛の腹部以外の原因

心臓関連	心筋梗塞
肺	下葉肺炎や肺梗塞
血管系	解離性胸部大動脈瘤
内分泌系	糖尿病ケトアシドーシス
血液系	鎌状赤血球症、Henöch-Schonlein紫斑病
免疫系	結節性多発性動脈炎、全身性狼瘡

もらうことから始めることが重要となる。オープンクエスチョンとクローズドクエスチョンのバランスにより、外科医は最初の鑑別診断の範囲を広く保ち、誘導的な質問を回避しつつ、効率的に病歴を聴取することが可能となる。

発症機転

　腹痛がどのようにして始まったのか患者に説明してもらう。腹痛のタイミングと進行度を特定すると、痛みの根底にあるプロセスに関する多くの情報が得られる。例えば激しい痛みかつ突然発症であれば、消化性潰瘍の穿孔、腹部大動脈瘤の破裂、子宮外妊娠の破裂など、緊急介入が必要となる可能性が高いプロセスを示唆している。緩徐な始まり方の痛みの原因としては、急性胆嚢炎、憩室炎、腸閉塞の悪化などの炎症あるいは感染症による傾向がある。

痛みの箇所と放散

　痛みの場所と、それが時間経過とともにどのように放散、または移動するかにより、痛みの病因について重要な洞察が得られる。局所的な痛みの典型例には、右上腹部の痛みとして現れる胆道系疾患の病態や、左下腹部の痛みとして現れる急性憩室炎などがある。放散する痛みも病態を示唆する可能性が高い。胆道系疾患の痛みは一般に右肩甲骨領域に放散し、膵炎による痛みは背中に放散し、尿管結石による痛みは脇腹から鼠径部に放散する。

　痛みの移動も重要なポイントである。最も典型的な例は臍周囲の痛みとして始まり、その後右下腹部に広がる急性虫垂炎がある。これは、初期の虫垂炎では虫垂自体のみが炎症を起こしており、この炎症が臍周囲領域への関連内臓痛として認識されるためである。炎症が虫垂から周囲の壁側腹膜に広がると、痛みは右下腹部痛として局所的に出現してくる。

痛みの性状

　痛みは、内臓痛と体性痛の2つの大きなカテゴリーに分類される。内臓痛は、基礎となる内臓（腸、胆管系、肝臓）の膨張によって引き起こされるため局所を特定するのは困難だが、漠然と上腹部正中線（上腹部の構造から）、臍周囲領域（小腸、虫垂、および近位結腸から）または下腹部（結腸、子宮、または膀胱から）に分類される。この痛みは、拡張した臓器が腸閉塞や胆管系の結石などの遠位障害物に対して収縮するため、本質的に断続的であることもあれば、疝痛のようなものであることもある。内臓痛はほかに、穿孔性消化性潰瘍の灼熱痛や解離性大動脈瘤のときのような引き裂かれるような痛みもある。内臓痛が持続的かつ進行性に腹膜炎を引き起こすこともある。体性痛は壁側腹膜の炎症により引き起こされ、局所またはびまん性腹膜炎として現れることもある。びまん性腹膜炎では、腹部全体に痛みがあり、痛みの箇所を特定できないとされる。

関連症状

　痛みに関連する症状について患者へ確認することは重要である。一般的な例として、発熱、食欲不振、嘔気・嘔吐、下痢、便秘、排便習慣の変化、黄疸、下血、肛門からの出血などがある。これらの症状はそれぞれ、鑑別診断を絞り込む際に有用である。例えば、嘔吐であれば嘔吐の性質（胆汁性か血性か）と嘔吐のタイミングについての聴取が重要となる。腹痛発症後から始まった嘔吐は外科的要因によって引き起こされる可能性が高く、一方、初期症状が嘔吐である患者は胃腸炎の可能性が高くなる。嘔吐のタイミングも重要である。

　痛みの直後に始まる嘔吐は、胆道疝痛の発作または小腸近位部の腸閉塞が原因である可能性があり、一方、大腸閉塞の場合、痛みが始まってから数日が経過するまで嘔吐し

ないことも多い。

痛みの軽減因子と増悪因子

食事や肉体的な活動が腹痛にどのような影響を与えるかという点も診断に有用である。

食事により痛みが改善される場合は、通常、消化性潰瘍疾患によるものが多く、逆に、胆道疝痛、膵炎、腸閉塞などは、経口摂取により増悪する。横になることを好み、ベッドにぶつかるだけで痛みを訴える場合は、腹膜炎を患っている可能性が高い。また、膵炎では、直立姿勢で前かがみになっている方が痛みが少ない場合もある。

既往歴

現病歴を聴取したら、それまでの既往も収集することが不可欠となる。過去の病歴は、現在の鑑別診断を絞り込み、患者の全体的な身体的予備力を評価するうえでも重要な情報となる。例えば、既知の血管疾患または発作性心房細動のある患者は、腸間膜虚血のリスクが考えられる。慢性閉塞性肺疾患、うっ血性心不全、肺高血圧症などの病状のある患者は、基礎疾患の経過を含め周術期管理に留意する必要がある。女性患者の場合には産科および婦人科の既往歴を含めることが重要であり、出産可能年齢の女性では妊娠を常に除外する必要がある。

過去の手術歴についても詳しく聴取する必要がある。腹腔鏡下にRoux-Y再建（胃空腸吻合）を受けている患者であれば、術後の辺縁潰瘍であったり、内ヘルニアなどの合併症リスクがある可能性がある。過去の腹部手術により、患者は癒着性腸閉塞のリスクも伴う。

また、患者の現在服用している**薬**についても聴取する必要がある。これらの多くは、疾患発生率だけでなく、薬剤により影響が起こる可能性もある。例えばNSAIDsの慢性使用は消化性潰瘍のリスクが上がり、抗凝固療法は出血を助長させる可能性がある。緊急手術介入の前に薬の拮抗が必要な場合もある。β遮断薬を内服している患者は、腹腔内感染や敗血症があっても頻脈を示さない可能性もある。また、慢性的にステロイドを服用している患者は、特に敗血症性ショック合併の際に、創傷治癒遅延や急性副腎不全による低血圧を示す可能性が考えられ、侵襲が加わる分、より多くのステロイドを投与する必要がある。

家族歴は、患者が発症するリスクが高い潜在的な疾患に関する情報を得るうえで重要である。癌の家族歴、特に一親等の血縁者や若年で癌と診断された患者の家族歴は特に重要となる。近親者の凝固関連や麻酔関連の遺伝的問題も、外科的介入をするうえでは重要となる。タバコ、アルコール、違法薬物に焦点を当てた**社会歴**では、メタンフェタミンを大量使用している患者のアルコール離脱、心筋症、心不全など、関連症状をモニタリングする必要がある。**性嗜好歴**から、性感染症や骨盤炎症性疾患の危険因子が明らかになる場合もある。

緊急手術の場合、時間的猶予がなく、介入前に患者の併存疾患などを評価することができない場合もある。それでも可能な範囲で評価を行うことが重要である。個人の普段の生活レベルに応じた運動耐容能、歩行状態、労作性狭心症、または呼吸困難に関する情報は、麻酔チームと外科チームとが周術期ケアを提供するうえで**必要な情報**となる。また、外科医がそれらの情報をもって、総合的に手術結果や現実的な予後について患者とその家族へアドバイスできるようになる。

身体診察

病歴の収集が完了すれば、外科医は患者の腹痛の原因については大まかに把握し（**図3.1**）、さらに身体診察により、鑑別診断がさらに確実なものとなる（**表3.3**）。患者の外観を注意深く観察し、差し迫った状況を表す苦痛や顔面蒼白、発汗などに注意する。バイタルサインについても、救急外来来院後、または点滴投与後のバイタルサインに変化があれば、患者の状態把握のうえで重要な情報となる。経鼻胃管や尿道カテーテルが挿入されている場合は量や性状を監視する。精神状態の変化や無気力などは、特に高齢者の場合の敗血症の重大な徴候である。胸部聴診では、胸水、無気肺、または痛みに伴う肺拡張の低下が認められる場合もある。また、心拍数やリズムにより、腸間膜塞栓のリスクを上げる不整脈や全身性炎症に伴う頻脈がつかまる可能性もある。

腹部をfocusとした身体所見として、視診、聴診、打診、触診の順番で行われる4ステップで構成される。

視　診

まず、腹部、両側腹部、鼠径部を露出し注意深く検査を行う。患者の呼吸パターンと呼吸に伴う腹壁の動きに注目すると、腹膜炎により呼吸中にほぼ動かない硬い腹壁を認める場合もある。過去の手術による瘢痕や、後腹膜出血と一致する斑状出血や側腹部血腫、表在性蜂窩織炎など、皮膚の変化にも注意が必要である。これらの所見はより深部の病状を表している可能性がある。特に鼠径部の隆起はヘルニアの可能性もあり、皮膚変化は腸の絞扼を示唆する徴候である。腹部が著しく膨張し、脇腹が膨らむ、臍周囲の静脈が拡張している場合には肝疾患も疑われる。

聴　診

次のステップは、腸雑音を聴くことである。打診や触診は腸雑音の周波数を変える可能性があるため、打診や触診の前に行うべきである。イレウスの場合、腸音は消失または活動低下し、部分的な小腸閉塞の場合は活動亢進あるいは高音になる場合もある。腹部大動脈瘤のある患者では

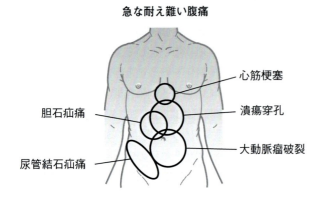
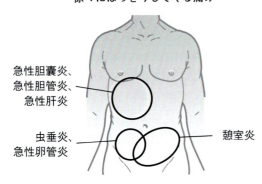
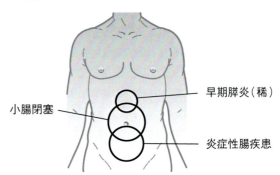

図3.1 痛みの場所と性質は急性腹症の鑑別に役立つ
(From Peitzman AB, Yealy DM, Fabian TC, C. W Schwab CW, Guyette FX, Seamon MJ, Zuckerbraun BS. The Trauma Manual. 5th ed. Wolters Kluwer；2020. Figure 52.1.)

表3.3 身体検査における所見

サイン	身体的所見	関連する診断
Murphy徴候	右上腹部の深い触診で深呼吸が止まる（痛みのせいで）	急性胆嚢炎
Iliopsoas徴候	右股関節の他動的過伸展に伴う痛みあり	急性虫垂炎（後腹膜寄りの炎症）
Rovsing徴候	左下腹部を触診すると右下腹部に痛みあり	急性虫垂炎
Obturator徴候	右股関節屈曲の内旋時に痛みあり	急性虫垂炎（骨盤寄りの炎症）

心窩部で雑音を聴取するケースもある。腸雑音のみでは特定診断に至る感度、特異度共に不十分である点には注意が必要である。

打診

適切な打診により、腹水や腫瘤、あるいは腸や遊離ガスによる膨張を伴う鼓音が判明する場合がある。腹膜炎患者においては、軽度の打診でもびまん性の痛みを伴う。

触診

痛みの強い部位から離れたソフトな触診から始める必要がある。これに耐えられるようであれば詳細な触診に進んでいく。触診により、腹壁緊張があるか、硬さ、圧痛の程度が判断できる。意図しない腹壁の緊張や硬さは腹膜炎の所見である。直聴診も行い、宿便、腫瘤、血便、潜在的な骨盤内腫瘤や悪性腫瘍の有無も評価する。ストーマのある患者に対しては、ストーマが開通していて狭窄がないかについても評価する。

腹痛のある女性患者に対しては、骨盤の炎症性疾患、付属器腫瘤、またはその他の病状に関連する重大な子宮頸部に付随した圧痛があるかどうかを判断する必要があり、入念な骨盤診察も重要となる。

診察の補助となる検査

病歴と身体診察が急性腹症のprimary surveyの基本的な部分となるが、臨床検査、画像所見はそれらを裏づける重要な補助的検査であると位置づけられる。

臨床検査（血液検査）

臨床検査は、疑わしい診断に関して重要な情報を追加されることになり、根底の異常をある程度定量化することが

できる。検査結果が異常である場合、臨床診断を裏づけるのには有用であるが、結果が正常な場合にほかの臨床診断が否定されるわけではないという点は重要なポイントである。例えば突然発症の激しい腹痛を訴える患者において臨床診断が腹膜炎であった場合、仮に白血球数（WBC）やほかの検査が正常であっても、外科的精査が必要となる。このような場合には、正常な検査結果に安心せず、手術介入などを遅らせるべきではない。臨床介入の遅れによって患者予後を悪くする結果になりうる。急性腹症の患者評価において、全血球計算（complete blood count；CBC）が非常に役立ち、特にWBCの変化は感染症の一般的なサインであり、外科医の鑑別リストをより強固なものにする。例えば、急性腹症で発熱、頻脈を患う患者において、WBCが20,000mm³以上であれば、穿孔性の憩室炎・虫垂炎、壊疽性胆嚢炎、あるいは穿孔性潰瘍などの診断の可能性が高まる。また、急性の腹痛と下痢を認める患者においてWBCが50,000mm³と著明に上昇していた場合であれば、中毒性巨大結腸症を伴う*Clostridium difficile*感染の可能性が高まる。腹腔内出血や消化管出血が考えられる患者では、ヘモグロビン（Hb）の推移が重要となる。腸閉塞などにより血液が濃縮されるケース、あるいは重篤な脱水によりHbが結果的に上昇してみられる場合もある。血小板数は、炎症の強い患者において反応性に上昇する例もあり、慢性肝疾患の患者では低下する傾向が強い。

急性腹症の患者では、電解質や腎機能関連の数字についても把握する必要がある。胃液や腸液の喪失は、低K血症、脱水、急性腎障害などを引き起こす可能性があり、血糖値の顕著な上昇は、未診断の糖尿病を示唆する。胆道系や膵の病変を示唆する既往歴や身体所見がある患者に対しては、肝胆道系酵素やリパーゼを把握する必要がある。典型例として、胆石の既往、上腹部の強い圧痛、発熱、WBC上昇、リパーゼの上昇を認める場合、それらのすべてが胆石性膵炎の診断で説明が可能である（第14章「急性膵炎」参照）。

さらに、臨床検査のデータは、蘇生とその反応性（灌流）の適切性を評価するうえで有用な可能性がある。例えば、心筋梗塞の既往がある患者で、各種採血検査結果は軽度な上昇のみあったとしても、重度の腹痛および乳酸値の上昇があれば、腸間膜虚血の典型的な例とも考えられ、手術の準備を急ぐ必要がある。腸管虚血に対して外科的処置と蘇生輸液を適切に受けると、乳酸値は正常へ戻っていくはずである。ただし、乳酸値レベルが正常かつ臨床上疑われている部位と虚血の部位が一致していたとしても、ほかに病変がある可能性も考えることは重要である（第12章「腸間膜虚血」参照）。

急性腹痛を呈する患者では、尿検査および毒物検査のために尿を採取する必要があり、出産可能年齢のすべての女性に対して、primary survey時に妊娠検査を確認する必要がある。

熟練の臨床医は、適切な診断に到達するためにさまざまな診断ツールを使用する。検査値は、患者の症状と合わせた診断ツールの1つである。

画像検査

高度な画像技術は、過去数十年にわたって急速に進化した。現在の画像処理は重要な情報を提供し、多くの診療分野で診断精度が向上している（第6章「緊急外科における画像診断」参照）。例えば、術前のCTの使用が増加したことにより、過去数年間で虫垂切除術の陰性率が低下した。このような進歩はあるが、画像検査は依然として詳細な病歴、身体検査のあくまで補助として考慮することが重要である。現在使用されている最も一般的な画像は、単純X線、超音波、CT、および磁気共鳴画像法（MRI）である。

単純X線検査

単純X線写真は依然として急性腹症で有用だが、より高度な画像技術が出てきたことにより、単純X線の役割は限定的となっている。腹膜炎患者で腹腔内遊離ガスの判別に有用である。だいたいのシチュエーションにおいてX線撮影はCTスキャンよりもすぐに実行できるため外科的な介入を迅速に選択することができる。さらに、状態不安定で搬送が危ない患者についても、ベッドサイドでポータブル撮影を行うこともできる。

X線は腹部膨満患者にも有用で、小腸閉塞、結腸イレウス、腸管の捻転などが判別できる場合もある。

超音波検査（エコー）

エコーの大きな利点は持ち運びが可能であり、患者を放射線にさらすことなく繰り返し行えることにある。胆道系の異常、腹部大動脈瘤破裂や出血の早期発見、または妊娠や妊婦の虫垂炎などに最適な検査と言える。これらの利点はあるが、超音波は依然として施行医の技量による。

CT検査

ここ数十年で、CT技術は広く利用できる検査となった。撮影も高速化し非常に高い解像度となりより詳細を診断できるようになった（図3.2-A・B）。このため、腹腔内病変を疑う患者にとっては、ほとんどの例でまずCTを撮るようになった（図3.3）。CTの欠点としては、搬送、被ばく、急性腎障害や造影剤誘発性腎症を引き起こす造影剤の問題などがあり、原則安定している患者に撮影される必要がある。

MRI

急性腹症のprimary surveyにおけるMRIはかなり限

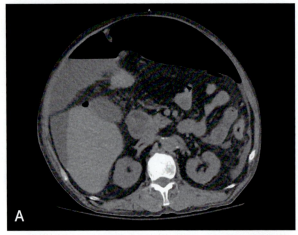
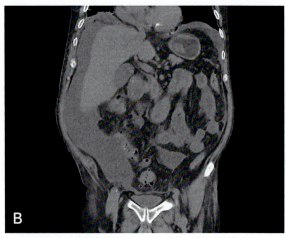

図3.2　十二指腸潰瘍穿孔患者、腹腔内遊離ガス(A)および右側結腸溝に限局した腹水(B)がみられる

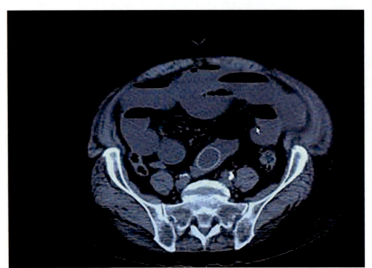
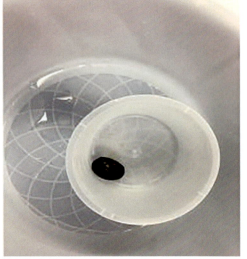

図3.3　胆石によるイレウス(左)と胆石摘出(右)

定的な使用となる。MRIは時間によって使用できない病院も多く、時間もかかり、一部の患者には(ペースメーカーや不安/閉所恐怖症などの理由で)撮影することもできない。ただし、腹部症状が安定している患者に対してはMRIが有用な場合もある。超音波で検出できないような虫垂炎疑いの妊婦の場合、CTによる被ばくと無駄な虫垂切除術のリスクを回避するためにMRIを撮影することがある。磁気共鳴胆管膵管造影(magnetic resonance cholangiopancreatography；MRCP)は、内視鏡的逆行性胆管膵管造影(endoscopic retrograde cholangiopancreatography；ERCP)の明確な適応がない総胆管結石の鑑別にも役立つ。

特殊な状況

特定の患者集団では、急性腹症を評価する際に追加の対応が必要になることもある。

妊娠中の患者

産科以外の外科手術は全妊娠の約2%で行われており、妊娠中の最も頻度の多い外科的緊急手術として急性虫垂炎がある(第24章「Acute Care Surgeryにおける産婦人科領域」参照)。急性虫垂炎の診断は、妊娠し腫大した子宮や生理学的変化により複雑となる。虫垂穿孔患者の約36%で胎児喪失を伴うと言われており、虫垂炎診断を正確に確認することが重要となる。また、妊娠中患者に(誤診断で)虫垂切除術を施行した場合にも胎児喪失の可能性が伴うとされる。したがって、最初に選択すべき画像検査は超音波となる。診断が困難な場合には、感度/特異度の高いMRIを使用する。MRIが利用できない場合は、腹部/骨盤CTが選択されるが、米国産科婦人科学会により決められた胎児の放射線被ばくの許容量内に収めるよう努める。腔鏡下虫垂切除術は妊娠中でも安全に施行可能である。妊娠中の緊急手術の原因として二番目に多いのは胆道系疾患である。妊娠中は胆管症状の再発がよく認められるため、腹腔鏡下胆嚢摘出術が安全かつ確実ではある。産科医と連携して管理し、妊娠24週以上の生存可能な妊娠では胎児モニタリングを利用する必要がある。

高齢の患者

　人口の高齢化が進む中、急性腹症を患う高齢患者は特に課題を抱えている。高齢患者は重篤な併存疾患を抱えている場合も多く、日常の生活レベルや体力の低下に伴い死亡率も高くなる。American College of Surgeons Risk Calculatorやフレイル指数などのスコアリングシステムは、リスク層別化に有用である。しかし、緊急手術は術前の時間的猶予がないものの重症度が高い場合も多いだけに、治療目標（最終的なゴール）については術前によく話し合う必要がある。外科的介入の必要性などを決定する前に緩和ケア相談などに進むことはほぼない。したがって、外科医は、手術前および入院期間全体を通じて、治療のリスクベネフィット、選択肢および、機能回復の可能性について患者とその家族と話し合う必要がある。また、一方で手術ではなく、緩和ケアという選択肢も本人、家族へ説明することで、必要のない侵襲的な処置が行われなくなる可能性もある。

まとめ

　急性腹症の評価は、徹底的かつ焦点を絞った病歴と身体検査に基づいて行われるべきである。正しい診断評価への有用な補助検査として、臨床検査や画像検査が含まれる。急性腹症の患者に対してはprimary survey中に点滴や抗菌薬などによる併行した蘇生が必要となる。得られたすべての診療情報を総合し、外科医は患者の診断および手術介入の必要性について適切な評価を得ることとなる。

文　献

ACOG Committee Opinion Number 775：Nonobstetric Surgery During Pregnancy. Obstetr Gynecol. 2019；133（4）：e285-e286.

Arkenbosch JHC, van Ruler O, de Vries AC. Non-obstetric surgery in pregnancy（including bowel surgery and gallbladder surgery）. Best Pract Res Clin Gastroenterol. 2020；44-45：1-7.

Baimas-George M, Yelverton S, Ross SW, Rozario N, Matthews BD, Reinke CE. Palliative care in emergency general surgery patients：reduced inpatient mortality and increased discharge to hospice. Am Surg.2021；87（7）：1087-1092.

Bickley LS, Szilagyi PG, Hoffman RM, Soriano RP. Bates' Guide to Physical Examination and History Taking. 13th ed. Lippincott Williams & Wilkins；2021. Print.

Diegelmann L. Nonobstetric abdominal pain and surgical emergencies in pregnancy. Emerg Med Clin N Am. 2012；30（4）：885-901

DuBose JJ, Lissauer M, Maung AA, et al. Pneumatosis Intestinalis Predictive Evaluation Study（PIPES）：a multicenter epidemiologic study of the Eastern Association for the Surgery of Trauma. J Trauma Acute Care Surg. 2013；75（1）：15-23.

Gans SL, Pols MA, Stoker J, Boermeester MA. Guideline for the diagnostic pathway in patients with acute abdominal pain. Dig Surg. 2015；32：23-31.

Havens JM, Neiman PU, Campbell BL, Croce MA, Spain DA, Napolitano LM. The future of emergency general surgery. Ann Surg. 2019；270（2）：221-222.

Joseph B, Zangbar B, Pandit V, et al. Emergency general surgery in the elderly：too old or too frail? J Am Coll Surg. 2016；222：805-813.

Lameris W, van Randen A, van Es HW, et al. Imaging strategies for detection of urgent conditions in patients with acute abdominal pain：diagnostic accuracy study. BMJ. 2009；339：b2431.

Moore LR, Todd SR. Common Problems in Acute Care Surgery. 2nd ed. Springer International Publishing；2017. Web.

Nateson S, Lee J, Volkamer H, Thoureen T. Evidence-based medicine approach to abdominal pain. Emerg Med Clin N Am. 2016；34：165-190.

Panebianco NL, Jahnes K, Mills AM. Imaging and laboratory testing in acute abdominal pain. Emerg Med Clin N Am. 2011；29：175-193.

Pearl JP, Price RP, Tonkin AE, Richardson WS, Stefanidis D. SAGES guidelines for the use of laparoscopy during pregnancy. Surg Endosc. 2017；31：3767-3782.

Pisano M, Allievi N, Gurusamy K, et al. 2020 World Society of Emergency Surgery updated guidelines for the diagnosis and treatment of acute calculus cholecystitis. World J Emerg Surg. 2020；15：61.

Silen W, Cope Z. Cope's Early Diagnosis of the Acute Abdomen. 21st ed./revised by William Silen. Oxford University Press；2005. Print.

To KB, Kamdar NS, Patil P, et al. Acute care surgery model and outcomes in emergency general surgery. J Am Coll Surg. 2019；228：21-28.

Wagner M, Tubre DJ, Asensio JA. Evolution and current trends in the management of acute appendicitis. Surg Clin N Am. 2018；98：1005-1023.

CHAPTER 4

内科的集中治療室(MICU)および胸部心臓集中治療室(CTICU)における一般外科的な問題

訳：伊良部 真一郎

症例提示

大動脈弓部置換術後8日目の67歳、男性。臨床経過で、ST上昇型心筋梗塞(ST-elevation myocardial infarction；STEMI)と心停止を合併し、大動脈内バルーンパンピング(Intra-aortic balloon pumping；IABP)留置を必要としている。ICUチームから、過去24時間にわたる腹部膨満の増悪と、WBCが28,000mm³に上昇し、乳酸値が7.0g/dLに上昇しているという懸念について連絡があった。腹部・骨盤CTAでは明らかな血管内血栓症は認めず、腸間膜血管は開存しているように見える。しかし、回腸末端付近に虚血を示唆する腸管壁の斑状造影不良域を認めた。

〈質問〉
診断と最適なアプローチは？

〈回答〉
腸管虚血は外科的検索を必要とし、おそらく切除が必要となる。

はじめに

手術介入を必要とする腹腔内疾患はICU患者の4％で発生し、一般外科医への紹介は20％に上る。内科的集中治療室(medical intensive care unit；MICU)または胸部心臓集中治療室(cardiothoracic intensive care unit；CTICU)での急性腹症の診断は、挿管、鎮静、認知症、併存疾患、気を散らせる病気や手術などの要因により困難である。最も一般的な病因は腸管虚血、腸穿孔や腸閉塞、胆嚢炎、または栄養チューブ、血管塞栓術、治療的内視鏡/結腸鏡検査などの処置に関連した合併症である。術後の死亡率は40％以上で、最も一般的な死因は腸間膜虚血と結腸虚血である。これらは、診断や治療が遅れたり、見逃されたりする最も一般的な腹部の病態でもある。死亡率が最も高いのは、腹部コンパートメント症候群(abdominal compartment syndrome；ACS)のために減圧術を必要とする患者、または栄養チューブ合併症のために手術を必要とする患者である。

腸虚血

腸虚血は小腸または大腸に影響を与える可能性があり、動脈閉塞、静脈閉塞、動脈血管攣縮など、腸の血流を減少させるあらゆるプロセスによって引き起こされる可能性がある(第12章「腸間膜虚血」参照)。敗血症、敗血症性ショック、腸梗塞、穿孔、死亡などの臨床結果が生じる可

能性があるため、急性症状を呈している患者には迅速な評価が必要である。小腸に影響を及ぼす虚血は腸間膜虚血と呼ばれるが、大腸に影響を及ぼす虚血は結腸虚血または虚血性大腸炎と呼ばれる。

腸への主な血液供給は上腸間膜動脈(superior mesenteric artery；SMA)と下腸間膜動脈(inferior mesenteric artery；IMA)である。SMAは十二指腸近位を除く小腸を支配する。SMAとIMAは結腸への血液供給を共有する。静脈血は上腸間膜静脈(superior mesenteric vein；SMV)と下腸間膜静脈(inferior mesenteric vein；IMV)を通って還流し、門脈循環に流入する。腸はまた、腹腔動脈幹の分枝からの側副血行も受ける。虚血を起こしやすい「分水嶺」領域には、脾屈曲部(Griffiths点は左上行結腸動脈とDrummond辺縁動脈の間の動脈供給部)、および直腸S状部(Sudeck点はIMAからの最後のS状結腸動脈枝が上直腸動脈からの分枝と接続する動脈供給部)が含まれる。

急性腸間膜虚血とは、動脈血供給の閉塞性ないし非閉塞性途絶、または静脈流出の閉塞に起因する突然発症の小腸の血流低下を指す。閉塞性の動脈血流途絶は急性塞栓症または血栓症が原因であり、一般的にはSMAまたはその分枝に影響を与える。静脈血栓症は、SMV、IMV、脾静脈および門脈などの腸流出路の閉塞に起因する。非閉塞性腸間膜虚血(non-occlusive mesenteric ischemia；NOMI)は低流量状態の結果であり、最も一般的には低心拍出量または昇圧薬の使用による血管収縮が原因である。さらに、腸管の固定付着部(癒着、腸間膜欠損など)の周囲を腸が

表4.1　腸虚血の病因

　　心臓病
　　大動脈手術
　　末梢動脈疾患
　　血液透析
　　血管収縮薬
　　血栓症（後天性、遺伝性）
　　血液量減少
　　炎症／感染症
　　腸絞扼による部分的虚血

回転したり（軸捻転など）、ヘルニア内の腸管内容の嵌頓および絞扼は、動脈および静脈の両方の閉塞を伴う腸管虚血を引き起こす可能性がある。

　腸管の虚血性障害は、細胞の代謝に必要な酸素と栄養素の供給が不十分な場合に生じる。腸管障害は組織低酸素と再灌流の両方によって生じる。再灌流障害は、一定期間の虚血後の血流回復後に発生し、フリーラジカルや虚血損傷の有毒な副産物が放出され、多系統臓器不全を引き起こす可能性がある。慢性腸間膜虚血は通常、腸間膜動脈のアテローム性動脈硬化症患者で発症するため、ここでは説明しない。特定の危険因子は腸虚血を起こしやすくする（表4.1）。

　腸虚血を呈する患者では、腹痛が最も一般的な症状である。これは身体診察所見とは「不釣り合いな痛み」と表現される場合がある。急性結腸虚血は、直腸出血または血性下痢を伴う場合がある。腸虚血が進行し全層性腸梗塞が発症すると、腹部が著しく膨張し腹膜刺激症状が現れることがある。患者は、血清乳酸値の上昇を伴う、顕著な白血球増加症および代謝性アシドーシスを発症する可能性がある。乳酸値が正常であっても、潜血陽性便や血便が存在しなくても、腸虚血の可能性は否定できないことに注意することが重要である。腸虚血の疑いのある患者の場合、腹部のCT血管造影（CT angiography；CTA）が最適な検査である（図4.1）。画像検査は、重症患者の敗血症や代謝性アシドーシスの悪化の原因として腸間膜虚血を特定するのに役立つ。腹膜炎または明らかな腸穿孔（例えば、腹部画像上の腹腔内遊離ガス像）を呈する患者の場合は、緊急での開腹検索を施行する必要がある。診断が疑わしい場合には、大腸内視鏡検査またはS状結腸鏡検査により虚血性大腸炎の診断が得られることがある。

　腸虚血の初期管理には、輸液蘇生、血行動態のモニタリングとサポート、電解質異常の修正、疼痛管理、ほとんどの状況下での全身抗凝固療法、および広域抗菌薬投与が含まれる。経鼻胃チューブ（nasogastric tube；NGT）を使用して胃腸の減圧を行う。腸間膜動脈閉塞、静脈閉塞、NOMIによる急性腸虚血の患者には、患者が活動性に出血している場合を除き、血栓の形成と増殖を防ぐために全身抗凝固療法を開始する。腹部の探索が必要な患者の場合、新しい血栓の形成を防ぐために、通常、抗凝固療法が周術期に開始され、手術中および手術後にも継続される。直ちに広域抗菌薬療法を開始する。

　腹部の術前CTAは、虚血の可能性がある領域や腸間膜血管内の血栓や塞栓の存在を評価するのに役立つ。このような状況では、血管内アプローチまたは開腹観血的アプローチによる血行再建について血管外科医と話し合う必要がある。臨床的に腸虚血の疑いが強い患者は、速やかに試験開腹術を行う必要がある。目標は、根本的な原因を治療して腸の血流をできるだけ早く回復することである。例えば、急性腸間膜動脈塞栓症では塞栓除去を伴う開腹術を必要とする。

　周囲の腸の虚血を引き起こす捻転または機械的閉塞のある患者の場合、腸を戻したり、癒着を解除したり、虚血領域を切除したりする必要がある。明らかな虚血の領域は、生存可能な断端まで切除する必要がある（図4.2）。腸

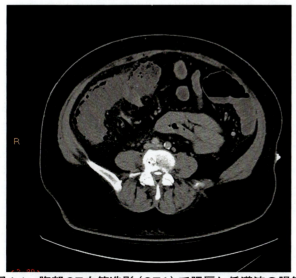

図4.1　腹部CT血管造影（CTA）で肥厚し低灌流の腸管や気腫像を呈することがある

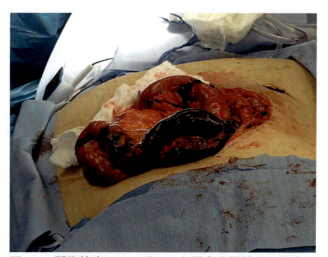

図4.2　開腹検索では、明らかな腸虚血領域を切除する必要がある

疑わしい領域は温存してセカンドルック手術で再評価する場合がある。

梗塞や腸穿孔が疑われる患者では手術を遅らせてはならない。腸虚血を伴う重症患者では、腸を非再建のままで、陰圧補助閉鎖（vacuum-assisted closure；VAC）で腹部開放管理とし、腸のさらなる検索のために24〜48時間後に手術室に戻る。この「セカンドルック」開腹術は、虚血や壊死領域の拡大を除外することを目的としている。臨床的判断に加えて、レーザー蛍光血管造影法（Spy Eliteなど）などの補助機能も腸壁灌流の判定に役立つ。蛍光色素（例えば、インドシアニングリーン、0.2〜0.5 mg/kg）を患者にボーラス投与で静脈内注射し、少し遅れて、近赤外レーザー光を使用すると色素が蛍光を発し、組織の血流状態の評価が可能になる。

このアプローチにより、血行再建後に待機期間をおくことが可能であり、初回手術では虚血境界とみなされた腸管が温存可能となる場合がある。さらに、このダメージコントロールアプローチは、腸吻合術はもちろんのこと、これ以上の長時間の手術に耐えられない衰弱した患者の蘇生を継続するために、より迅速にICUに戻ることができる。病因にかかわらず、急性虚血性腸疾患の死亡率は依然として高く、時には60％を超えることもある。より良好な予後への鍵は、注意深く観察し早期に介入することである。

重症急性膵炎または壊死性膵炎

重症患者における重度の急性または壊死性膵炎の最も一般的な病因は閉塞性胆道疾患であり、症例の約40％を占める（第14章「急性膵炎」参照）。その他の一般的な病因には、アルコール乱用、処置［内視鏡的逆行性胆管膵管造影（endoscopic retrograde cholangiopancreatography；ERCP）］、腹部外傷、解剖学的異常（例：膵管癒合不全）、高トリグリセリド血症、または特発性の理由が含まれる。

急性膵炎は、
①臓器不全や局所的および全身的な合併症がないことを示す軽症の急性膵炎
②48時間以内に解消する一過性の臓器不全および/または局所的または全身的な合併症を特徴とする中等症の膵炎
③1つまたは複数の臓器に影響を及ぼす持続的な臓器不全を特徴とする重症急性膵炎
に分類できる。

古典的な症状である背部への放散痛を伴う上腹部痛は、ICU患者では常に明らかであるとは限らない。したがって、頻脈、低血圧、または腹腔内の異常が疑われる患者の場合、臨床医の鑑別診断には膵炎が含まれる必要があり、血清リパーゼを含む肝機能検査と腹部の横断的な画像検査を施行する必要がある。

急性膵炎の重症度を分類するスコアリングシステムがいくつか開発されている。

表4.2 Ranson基準

入院時に存在	48時間後に検出
年齢＞55歳	カルシウム＜8.0mg/dL
WBC＞16,000	ヘマトクリット値の10％以上の減少
血糖値＞200mg/dL	低酸素血症（PaO$_2$＜60mmHg）
AST＞250IU/L	BUNの5mg/dL以上の上昇
LDH＞350IU/L	塩基欠乏＞4mEq/L
	輸液過剰＞6L

1〜2項目＝死亡率 1 %
3〜4項目＝死亡率15%
5〜6項目＝死亡率40%

表4.3 SIRSスコア

以下の項目に2つ以上合致
体温＞38.3℃または＜36.0℃ 心拍数＞90回/分 呼吸数＞20回/分またはPaCO$_2$＜32mmHg WBC＞12,000/mm^{3}または＜4,000/mm^{3}または未成熟（桿状核球）＞10%

膵炎の重症度とそれに関連する死亡リスクは、古典的にはRanson基準を使用して推定される（表4.2）。重症膵炎はRanson基準を3項目以上満たす場合、または患者がショック状態である場合と定義される。ただし、一般的に膵炎の重症度は、持続的な臓器不全の有無（48時間以上）により最も簡単に特徴づけられる。Ranson基準は使われ続けているが、最近のメタ分析では、このスコアは重症度の予測因子として劣っていたと報告されている。APACHE（Acute Physiology and Chronic Health Examination）IIスコア、CT重症度指数（Balthazarスコア）、全身性炎症反応症候群（Systemic Inflammatory Response Syndrome；SIRS）スコアなど、ほかに多くのスコアリングシステムが存在する。SIRSスコアはベッドサイドで簡単に計算でき、SIRSの存在は死亡率の上昇と関連しているため、多くの人がこのスコアを支持している（表4.3）。ある検証研究では、死亡率は入院時から持続性SIRSがあった患者では25％、入院時SIRSはあったが持続的ではなかった患者では8％、SIRSではなかった患者では0％であった。

臨床的重症度は、早期の体液喪失、臓器不全、およびSIRSスコア要素を評価する臨床検査によって示される。定期的な腹部CTは、腹痛が解消していない患者、生化学マーカーが改善していない患者、または全身性の臨床症状の悪化を示している患者を評価するのに役立つ。これらのより重篤な症例では、画像評価することにより、膵周囲浮腫、体液貯留の存在、および壊死領域を特定することができる（図4.3）。軽症膵炎の患者のほとんどは保存的治療で回復する一方、重症膵炎は死亡率が15％を超えることに注意することが重要である。ショックまたは臓器不全の徴候を示した患者は、モニター監視下の治療室または集中治

4. MICUおよびCTICUにおける一般外科的な問題

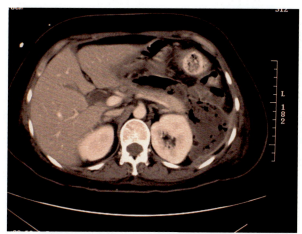

図4.3　腹部CT画像により感染性液体貯留などの急性膵炎の続発症を検出できる

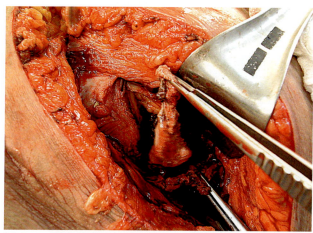

図4.4　観血的壊死切除術は、小網を介した前方アプローチ、または写真に示すように第12肋骨左側方後腹膜アプローチを介して施行できる

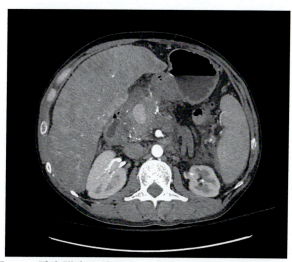

図4.5　重症膵炎の続発症に破裂と出血の可能性がある仮性動脈瘤がある。血管内治療での止血が適応となる

療室（ICU）への入院が適応となる。重症膵炎患者の初期管理には、継続的なモニタリング、輸液蘇生、および疼痛管理が含まれる。すべての重症患者と同様に、酸素化を含むバイタルサインのモニタリングが重要である。患者には、NGTまたは経鼻空腸チューブを介して経腸的に栄養を与えることができる。患者が経腸栄養に耐えられない場合、または目標摂取量が達成されない場合は、7日以内に補助的経静脈的栄養を行う必要がある。

　膵炎は劇的なSIRS症候群を引き起こす可能性がある。非壊死性膵炎は、支持療法と非手術的管理で治療する必要がある。感染が証明されていない場合、抗菌薬による治療は有効ではない。膿瘍や感染の証拠がない限り、急性期には液体貯留に対しドレナージすべきではない。急性壊死性貯留と被包化壊死（walledoff necrosis；WON）はどちらも最初は無菌だが、治療介入すると感染する可能性がある。膵壊死または膵外壊死があり、入院後7～10日経過しても症状が悪化するか改善しない場合は、感染を疑う必要がある。感染壊死が疑われる患者では、CTガイド下穿刺吸引（偽陰性率が高い）よりも経験的抗菌薬治療が優先される。

　壊死をきたした患者の場合、膵臓の壊死領域の境界が明瞭となるまで時間を置くことで、温存可能な膵臓の切除を最小限に抑えることができる。低侵襲戦略から始めるステップアップアプローチは、死亡率の低下につながる。患者のほぼ1/3は、感染性貯留の経皮的ドレナージによって治療できる。感染した壊死が被包化されるよう、最初の発症から4週間後まで介入を遅らせるためにあらゆる試みを行う必要がある。追加のデブリードマンが必要な場合は、経胃的に壊死性貯留に到達する内視鏡的デブリードマンを施行できる。胃から壊死性貯留に容易にアクセスできない場合や、さらに壊死組織の追加デブリードマンが必要な場合には、腹腔鏡補助下後腹膜デブリードマン（videoscopic-assisted retroperitoneal debridement；VARD）や腹腔鏡下外科的デブリードマンなどの低侵襲手術オプションが代替手段となる。開腹膵壊死切除術は、合併症率や死亡率が高いが、低侵襲治療に抵抗性の場合に検討されることがある（図4.4）。

　膵炎のために大規模な蘇生を受けている患者は、ACSを発症するリスクがある。ACSの発症は、腹部膨満、尿量の減少、膀胱内圧の上昇、換気困難や気道内圧の上昇などによって示される場合がある。治療として即時の外科的減圧術が選択されるが、ベッドサイドの超音波検査（US）で著明な腹腔内液体貯留が認められる場合は、経皮的ドレーン留置も選択肢となる。腹部蘇生に伴う腹水をドレナージしても腹腔内圧が有意に低下せず、臓器障害が回復しない場合は、減圧開腹術を実施する。膵臓の外科的デブリードマンを受ける患者では、腹腔内出血や後腹膜出血、さらには感染の併発などの合併症が発生する可能性がある。長期にわたって仮性嚢胞や膵液瘻が形成されるほか、内臓静脈血栓症や仮性動脈瘤などの血管合併症が発生する可能性がある（図4.5）。これらの後遺症を特定し、管理するには画像検査による経過観察が必要である。最終的には、重症膵炎を患っている人は内分泌および外分泌機能不全のリスクに

無石性胆囊炎

　無石性胆囊炎は、典型的には入院中の重症患者、特に重症外傷や心血管治療を受けた患者、骨髄移植後の免疫抑制状態の患者にみられる。無石性胆囊炎患者が外来診療で訪れることは滅多にない（第15章「胆道疾患」参照）。無石性胆囊炎は胆囊のうっ滞と虚血によって生じ、胆囊壁に局所的な炎症反応を引き起こす。後天性免疫不全症候群（acquired immunodeficiency syndrome；AIDS）などの一次感染症は無石性胆囊炎を引き起こしやすいが、通常、無石性胆囊炎はほかの重大な生理学的破綻事象に続発して発生する。胆囊のうっ滞や膨張が起こり、虚血や最終的には壊死を引き起こす可能性がある。*Escherichia coli*、*Enterococcus faecalis*、*Pseudomonas*、*Klebsiella*属、*Proteus*属、*Bacteroides fragilis*などの腸内病原体による感染が一般的である。稀に胆囊壁の壊疽や穿孔がみられる場合がある。

　重症患者では、原因不明の敗血症の出現が、大本となる無石性胆囊炎の最初の指標となることがある。典型的な徴候や症状には、発熱、腹痛、白血球数（WBC）増加、肝機能検査の上昇などがある。身体診察では、右上腹部の圧痛、右上腹部の腫瘤触知、稀に黄疸を認めることがある。進行した症例では、胆囊の膨張または結合組織の炎症により総胆管の外因性圧迫が引き起こされ、高ビリルビン血症を伴うMirizzi型症候群が引き起こされることがある。病歴と症状は結石性胆囊炎にみられるものと類似しており、発熱、触診に圧痛を伴う重度の右上腹部の痛み、およびMurphy徴候陽性（右上腹部の触診中に吸気時に誘発される痛み）を伴う。臨床検査は通常非特異的である。腹部超音波検査（abdominal ultrasonography；AUS）を施行すべきであり、もしそれでも診断が未確定であれば腹部造影CTを撮像する（表4.4）。USや腹部CTでも診断が不明瞭な安定した患者には、肝イミノ二酢酸スキャンを補助的に使用できる。

　無石性胆囊炎の初期治療は、輸液による蘇生と広域抗菌薬の投与である。典型的な抗菌薬レジメンは、グラム陽性菌、グラム陰性菌、および嫌気性菌をカバーする必要がある。患者の臨床状態が全体的に悪化している場合、透視ガイド下で経皮的胆囊ドレナージ処置が必要になることがある。経皮的胆囊瘻造設術で胆囊を減圧すると、局所の炎症と全身状態の両方が改善する。胆囊瘻チューブの失敗率は通常低いが、出血、敗血症、胆汁性腹膜炎、気胸、腸穿孔、胆囊の二次感染、カテーテルの脱落などの合併症が発生する可能性がある。

　胆囊瘻チューブは効果的であり、胆囊摘出術よりも侵襲性が低いため、手術に耐えられない可能性のある重症患者に対して好まれるアプローチである。再発性胆囊炎の全体的なリスクは低い。いったん、無石性胆囊炎が治まると、胆石や胆泥が併発していなければ、胆囊摘出術は通常必要ない。患者の症状が重度（壊疽、気腫、胆囊穿孔など）、経皮的ドレナージ後48時間以内に臨床的に改善しない場合、少数の患者に緊急胆囊摘出術が必要となることがある。全体として、無石性胆囊炎患者の10％未満で穿孔が発生し、胆囊腸瘻、膿瘍形成、または汎発性腹膜炎を伴う遊離腹腔内穿孔を引き起こす可能性がある。治療が遅れた場合、無石性胆囊炎による死亡率は最大75％に上る。

*Clostridium difficile*感染症

　*Clostridium difficile*感染症（*Clostridium difficile* infection；CDI）は、入院関連の感染性下痢の主な原因である（第18章「小腸・大腸の炎症性疾患」参照）。CDIは主に結腸に影響を及ぼし、そこで外毒素が腸細胞の細胞骨格を破壊し、密着結合を開いて腸内腔への液体の放出と最終的な細胞死を引き起こす。芽胞を形成するグラム陽性菌によって産生されるこれらの毒素も、激しい炎症反応を引き起こし、結腸壁への好中球浸潤を引き起こす。CDIは、劇症型全大腸炎、全身性炎症、敗血症、および死に至る可能性がある。

　CDIは、発生率と重症度の両方が上昇している。素因には抗菌薬の使用、通常はフルオロキノロン、セファロスポリン、クリンダマイシンが含まれ、これらはCDIの入院症例の90％以上に関与している。逆に、抗菌薬に関連する下痢の大部分はCDIによって引き起こされるものではない。ほかの素因には、高齢、免疫抑制、胃腸手術、炎症性腸疾患、入院などが含まれる。プロトンポンプ阻害薬（proton pump inhibitor；PPI）やH$_2$遮断薬などの胃酸抑制薬もCDIのリスク増加と関連している可能性がある。1日に3回以上の排便がある患者、便中の血液や粘液、および/または腹痛がある患者では、CDIの診断を考慮する必要がある。患者の約30％が発熱し、患者の50％以下にWBC増加を認める。中毒性巨大結腸症では下痢が起こらないこともある。

　CDIの診断は、臨床所見と*Clostridium difficile*抗原お

表4.4　無石性胆囊炎の画像診断の特徴

超音波または腹部骨盤CT
胆囊壁肥厚（＞3mm）
エコー下でのMurphy徴候
胆囊周囲液体貯留／漿膜下浮腫
胆石の欠如
拡張胆囊
粘膜の剝離
壁内ガス
高濃度胆汁（胆泥）
胆囊の拡張（＞5cm）

4. MICUおよびCTICUにおける一般外科的な問題

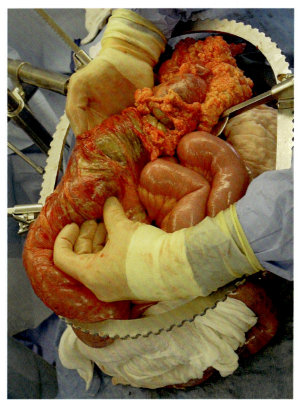

図4.6 劇症型 C.difficile 大腸炎は虚血、穿孔、持続する臓器不全のため結腸全摘術を必要とする場合がある

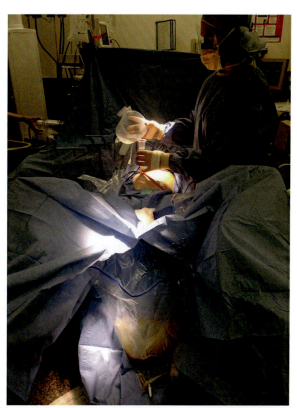

図4.7 C.difficile 大腸炎に対し、ループ回腸瘻造設術後、8LのGoLytelyで順行性洗浄が施行される

よび毒素の陽性反応の組み合わせに基づいて行われる。臨床症状はさまざまだが、最大10％の症例が重症または「劇症」とみなされる。Dallalらによって提案された独自の層別化では、心拍数＞120回／分、桿状核球＞30％、人工呼吸器使用、重度の乏尿、および昇圧薬の必要性を伴うものを劇症型としており、この患者のサブセットでは、死亡率は50％を超えている。S状結腸鏡検査を受けた患者では、CDI大腸炎患者の50％にのみ偽膜が存在する可能性がある。歴史的なCDIの治療の基礎には、抗菌療法、誘発性の抗菌薬の中止、および臓器のサポートが含まれる。CDIの入院患者に対する抗菌薬治療の選択肢には、メトロニダゾールの静脈内投与、バンコマイシンの経口投与、および顕著なイレウス患者に対するバンコマイシン注腸が含まれる。新しい治療法として、治療不応性CDIの厳選された患者に対する糞便移植が注目されている。提案されている糞便移植の適応として、薬物療法に抵抗性の患者、適切な抗菌治療を完了した後に2回の再発が記録されている患者、また、潜在的な適応として1週間の適切な治療後に症状の軽減が得られない患者が含まれる。

CDIの外科的管理は、顕著な臨床症状の悪化、腹膜炎、またはショックを患っている患者にのみ行われる。終端回腸瘻造設術を伴う結腸切除術は最終的な外科的治療であり、穿孔、虚血、またはACSのある患者に必要となる（図4.6）。完全な臓器不全に陥る前に早期に発見された患者の場合は、腹腔鏡下ループ回腸瘻造設術による結腸温存手術と術中の大量結腸洗浄を考慮する必要がある。新しく作成

したループ回腸瘻からの8Lのポリエチレングリコール腸管洗浄剤を用いた術中順行性洗浄は、粘膜表面からの毒素の根絶を目的としている（図4.7）。

術後、患者は順行性バンコマイシン注腸で10日間治療される。これまでのシリーズでは、劇症大腸炎で結腸全摘術を受けた患者の死亡率が35～80％であり、生存者は永久回腸瘻造設術を必要とすることが多いことが示されている。ループ回腸瘻造設術および結腸洗浄を受けた患者の死亡率は、この選択された患者集団において平均20％と報告されている。

消化性潰瘍疾患／上部消化管出血

急性上部消化管出血(acute upper gastrointestinal hemorrhage；急性UGIB)は、消化性潰瘍(peptic ulcer deseases；PUD)疾患の最も一般的な合併症である。ほかの合併症には、穿孔、穿通、幽門狭窄などがある（第13章「緊急外科における消化管出血」、第16章「消化管穿孔」参照）。PPIの導入、*Helicobacter pylori*の同定とその治療により、消化性潰瘍は主に内科的に管理される疾患となった。急性UGIBの場合、患者に心血管病歴があるかどうかに応じて、ヘモグロビン(Hb)を7～9g/dLに維持するように制限輸血戦略を試みるべきである。高リスクの特徴を伴う出血性潰瘍患者には、高用量PPI療法を3日間静脈投与し、その後経口PPI療法を1日2回14日間実施し、その後1日1回の投与に減量する。肝硬変による食道静脈瘤や

胃静脈瘤の場合は、抗菌薬と血管収縮薬の投与が推奨される。ピロリ菌の存在を調査し、検出された場合には治療することと、除菌の記録を作成することが推奨される。

急性UGIBの場合、内視鏡検査は24時間以内に行う必要があり、熱凝固術と硬化剤の注射が推奨される。高リスクな患者に対する内視鏡治療ではクリップによる止血が推奨される。その他の内視鏡介入として、食道静脈瘤の結紮や胃静脈瘤に対する組織接着剤などがある。非常に早期（12時間未満）の上部消化管内視鏡検査は、目標指向型蘇生にもかかわらず持続する血行動態の不安定、吐血、経鼻胃管の血性排液、または抗凝固療法を中止できないという高リスク臨床所見がある場合に考慮されるべきである。内視鏡による出血制御の再試行は、以前に成功した場合にのみ推奨される。CTAは、特に不明瞭なUGIBの出血源を特定するのに役立つ重要な手段であり、血管造影と同等である。内視鏡による出血制御の試みが失敗した場合は、経カテーテル血管造影塞栓術を考慮する必要がある。

歴史的には、外科的治療が症候性PUDの治療の主流だった。胃酸抑制薬の進歩により、外科的介入は急性および慢性合併症に対してのみ行われるようになった。急性穿孔は、重度の腹痛の急激な発症、頻脈、腹膜炎を伴い、死亡率は30％にも及ぶ。患者には通常、発熱とWBC増加症があり、腹部単純X線写真またはCT画像で腹腔内遊離ガス像が存在するかもしれない（図4.8）。大網パッチによる治療が推奨される（図4.9）。巨大潰瘍は、多くの場合、幽門側胃切除術とBillroth I法またはII法などの切除と再建を必要とし、しばしば、この手術に迷走神経切断術が付加される。穿孔性PUDの保存的治療は、手術リスクが非常に高い患者で腹腔内への造影剤漏出がない場合にのみ考慮すべきであり（図4.10）、経鼻胃減圧、絶飲食、完全静脈栄養による治療を開始する前に、上部消化管造影透視検査を追加で実施し、漏出が確実に封じ込められていることを確認する。

PUDの慢性合併症としての幽門狭窄は、一般に十二指腸潰瘍または幽門部潰瘍と関連している。この状況では、必ず胃癌を除外する必要がある。患者は膨満感、嘔気・嘔吐、早期満腹感、食欲不振、体重減少を示す。積極的な内科的管理により、この状態を逆転させる可能性がある。しかし、1〜2週間の集中的治療にもかかわらず効果が得られない場合は、内視鏡的拡張術を検討する。外科的治療の適応には、NSAIDsの使用を中止できないこと、内科的治療計画に耐えられないこと、PPI治療中の疾患の再発

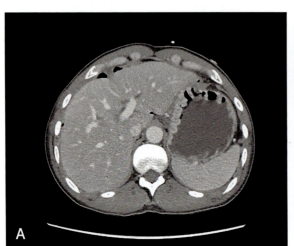
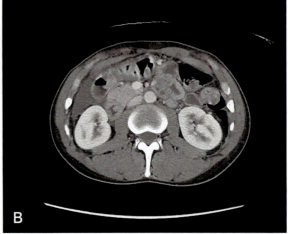

図4.8　穿孔性消化性潰瘍のCT画像では、腹腔内遊離ガス像（A）や腹水（B）が描出されることがある

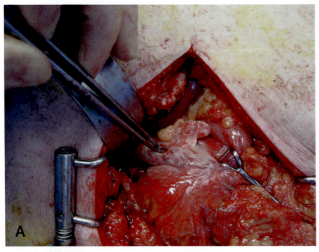
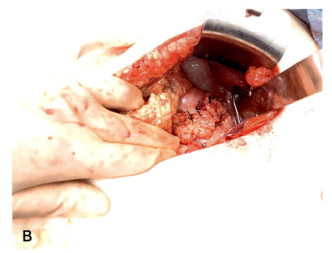

図4.9　開腹手術で、小さな穿孔性潰瘍が同定され（A）、一般にGrahamパッチと呼ばれる大網パッチで修復できる（B）

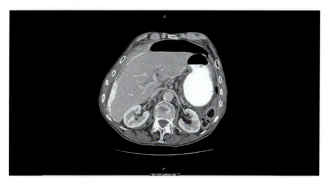

図4.10 CT画像での、穿孔性消化性潰瘍からの漏出像は非手術的治療の禁忌である

/持続などが含まれる。外科的管理には、幽門形成術を伴う主迷走神経切断術、幽門側胃切除術を伴う主迷走神経切断術、または胃亜全摘術を伴う主迷走神経切断術が含まれる。再建方法には、Billroth I法、Billroth II法、Roux-en-Y法などがある。

腹部コンパートメント症候群

腹部コンパートメント症候群（ACS）と腹腔内圧上昇（intra-abdominal hypertension；IAH）は、腹腔内に制限された腹腔内圧の上昇によって引き起こされる（第10章「腹部コンパートメント症候群とopen abdomen」参照）。この圧力の上昇は、心臓、肺、腎臓、消化管、肝臓、および中枢神経系の機能障害につながる。このコンパートメントにはある程度の弾性があるが、この空間の内容物の容積が増加すると、空間内の圧力も同様に上昇する。入院患者の安静時の腹腔内圧は5～7mmHgであり、BMIの影響を受ける。世界腹部コンパートメント症候群学会はIAHをGrade I：IAP（intra-abdominal pressure，腹腔内圧）12～15mmHg、Grade II：IAP 16～20mmHg、Grade III：IAP 21～25mmHg、Grade IV：IAP＞25mmHgの段階的疾患プロセスと定義した。ACSはIAHが引き起こした末端臓器機能障害の集合である。一般に、ACSではIAPが20mmHg以上となるが、末端臓器機能障害はより低いIAPで起こることがある。

重篤な患者に起こりうる合併症として、ACSは外科的原因でも非外科的原因でも引き起こされる可能性があり、急性期の問題としても慢性期の問題としても発生しうる。ACSは、腹部の原発性の病態と、腹部以外の原因による続発性に分類することもできる。ACSの急性原因は、腹腔内または後腹膜出血、腹膜炎または腹腔内膿瘍、膵炎、イレウスによる腸拡張、腸閉塞または偽閉塞、腹部手術後の緊密な筋膜閉鎖、大きなヘルニアの修復または縮小、および熱傷などである。ACSの慢性原因には、腹腔内腫瘍または後腹膜腫瘍、肝不全または悪性腫瘍による腹水、妊娠、肥満などが含まれる。ACSの二次的な原因は、高い呼気終末陽圧による人工呼吸器のサポート、大量の輸液蘇生、腹臥位、腹膜透析などがある。

IAHに起因する末端臓器の機能不全は、多くの臓器系に影響を与えうる。心血管への影響は、①大静脈の圧迫による心臓への前負荷の減少、および②腹部大動脈の圧迫による全身血管抵抗の増加による後負荷の増加、である。IAHによる呼吸への影響は、腹腔内圧の上昇が横隔膜を越えて胸部に伝わると発生する。1回換気量が減少し、胸腔内圧が上昇するにつれ呼吸不全は悪化する。腎臓の灌流が低下し、尿量が減少する。消化管の吸収と運動性が損なわれる。肝機能が低下し、直接的な肝細胞障害も発生しうる。

ACSの診断は必ずしも簡単ではない。腹腔内圧の上昇と臓器機能への直接的な影響の組み合わせによって診断される。重篤な患者では、臓器不全が敗血症、心機能不全、急性腎障害、急性呼吸窮迫症候群など、ほかの病因と間違われる可能性があるため、ACSの徴候や症状が見逃される可能性がある。腹腔内圧の上昇を示唆する身体検査所見には、腹部の膨満や筋性防御が含まれる。しかし、患者の最大40％では身体検査は信頼できない。ほかの徴候として、使用されている換気モードに応じて必要な圧力または容積の増加など人工呼吸器サポートの必要性の増加がある。乏尿や栄養不耐も臓器機能不全の徴候である可能性がある。

ACSを確実に診断できる画像検査はない。単純X線写真では、腸ループの拡張が示される場合がある。USでは、腹水の存在または増加が示される場合がある。CT画像では、腸浮腫や虚血、膵炎、腹腔内出血、大静脈の平坦化など、腹圧の上昇につながる、または腹圧の結果として生じる腹部の病態が示される場合がある。これらの所見はいずれもACSを診断するものではないが、重症患者の診断に必要な情報を追加する。IAPの測定は、依然としてIAHを診断するための最も正確な手段である。膀胱に生理食塩水を注入しクランプした後の尿道カテーテルからのIAP測定が最も一般的に使用される。ただし、尿道カテーテルが使用できない場合（膀胱破裂など）、経鼻胃チューブ（NGT）または腹腔内カテーテルを介した直接測定が代替手段となる。

IAHがACSに進行する前の予防的な取り組みはIAHの治療の第一選択である。腹腔内敗血症、腸閉塞、および出血制御時の輸液過剰は、IAHの主な原因である。この過剰な体液を効果的に利尿させるのは難しい場合があり、先制的に過剰輸液を回避する。IAHを早期に検出し、誘発事象を緩和し、治療することで、末端臓器機能不全への進行を防ぐことができる。ACS（すなわち、IAHと臓器機能不全の徴候）を認める患者には、減圧開腹術の施行が推奨される（図4.11）。著明な腹水を伴う患者には、ベッドサイドでの経皮的ドレーン留置がIAPを有意に低下させ開腹術を回避できることがある。多くの場合、減圧術により心肺機能への影響が速やかに解消され、尿量の増加が得られる。2013年世界腹部コンパートメント症候群学会による非侵

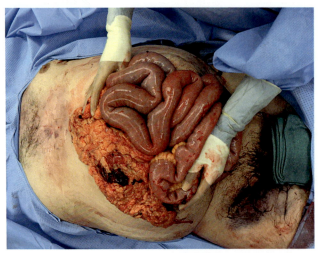

図4.11 減圧開腹術により浮腫状腸管と腹水が体外に出され、その結果として患者の生理機能が改善される

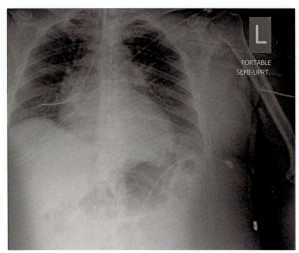

図4.12 Dobhoffチューブ留置後、肺への不適切な挿入がないことを確認するために単純X線を撮影する必要がある

表4.5 腹腔内圧上昇（IAH）と腹部コンパートメント症候群（ACS）の管理の推奨

治　療	推奨 （あり、なし、提案）	コメント
鎮静と鎮痛	提案する	最適な痛みと不安の軽減の達成を提案する
神経筋遮断	提案する	一時的手段としての短時間の試行
体位	提案する	体位によってIAP（腹腔内圧）が上昇する可能性がある
経鼻胃管／大腸減圧	提案する	IAH/ACSの存在下で胃または結腸が拡張している場合に十分行う
蠕動促進薬	提案する	ネオスチグミンは単純な手段に反応しない結腸イレウスに使用される
負または中立の体液バランス	提案する	蓄積する正の体液バランスを回避するプロトコル
利尿薬	推奨なし	この介入を支持する根拠が不足している
腎代替療法	推奨なし	この介入を支持する根拠が不足している
アルブミン	推奨なし	この介入を支持する根拠が不足している
ダメージコントロール蘇生	提案する	大量出血に対する血漿／赤血球の輸血強化
腹腔穿刺	提案する	明らかな腹水が存在する場合、減圧開腹術の回避に有用な可能性

襲性および低侵襲性治療に関する管理の推奨を表4.5に示す。

MICU患者における長期の腸管アクセス

早期の完全経腸栄養（total enteral nutrition；TEN）は、重症患者にとって、特に感染性合併症の軽減において重要である（第7章「栄養」参照）。経腸栄養の特定の種類や、投与経路が胃、十二指腸、小腸のどこかはそれほど重要ではなく、上部消化管の病変がない限り、これらの各経路での経腸栄養の認容性は同等であると考えられる。栄養のための経腸アクセスは、複数の手段を通じて得ることができる。NGTは、一般的に胃の減圧のために留置されるが、胃の運動性が確保され排液量が減少すると、経腸栄養にも使用できる。Dobhoffチューブまたはより長い経鼻腸チューブは幽門を超えたアクセスを提供し、胃運動が低下した患者に特に有利である。肺または胸腔への誤挿入

を防ぐために、使用前にX線写真で留置位置の確認を行う（図4.12）。長期間のアクセス（通常は4〜6週間を超えるアクセスの必要性を指す）は、胃瘻チューブまたは空腸瘻チューブを使用することが最適である。胃瘻チューブは、ICUのベッドサイドで経皮的に留置することも、外科的に留置することもできる。

挿管された患者の場合、安全な留置を妨げるような腹部外科手術の既往がない限り、最初の留置はベッドサイドで試みる。上部消化管内視鏡により、腹壁の透過照明を使用して胃の位置を確認する（図4.13）。経皮内視鏡的胃瘻造設術（percutaneous endoscopic gastrostomy；PEG）の標準的な方法では、左上腹部に留置される。繰り返し内視鏡検査により、外側のボルスター／留め具を調整し、フランジが胃内で適切に引き上げられていることを確認する必要がある。外部ファスナーの位置（つまり、PEGのボルスターの3cm）を毎日記録する必要がある。ボルスターの高さが変化している場合は、チューブの偶発

4. MICUおよびCTICUにおける一般外科的な問題　27

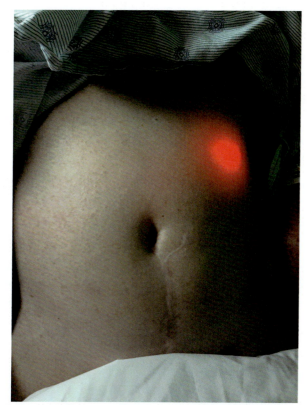

図4.13　腹壁からの透過光により経皮内視鏡的胃瘻造設術（PEG）に先立ち胃の位置を確認する

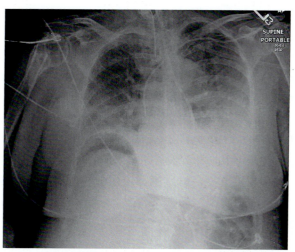

図4.14　PEG留置直後の腹部単純X線では偶発的に腹腔内遊離ガス像を認めることがある

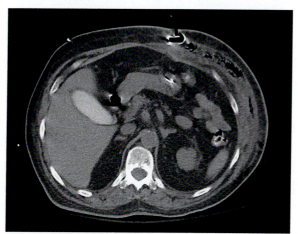

図4.15　PEG留置後、チューブがフランジ（とチューブ栄養）とともに皮下組織に迷入することがある

的な操作に注意する。高さが低い場合、例えば3cmではなく1〜2cmになっている場合、チューブがフランジ（およびチューブ栄養）と皮下組織内に迷入している可能性がある。もし高さが高い場合、胃からの漏出を防ぐためにチューブをぴったりと引き上げる必要があるかもしれない。PEGチューブは、多くの場合、最初の挿入後12時間は厳重な管理下に置かれる。患者は、PEG留置直後の腹部単純X線写真に腹腔内遊離ガス像がみられる場合があるが、それ単独で警戒すべきではない（図4.14）。空腸栄養チューブは通常手術室で留置され、長期の遠位側栄養経路を提供する。

経腸アクセス後の合併症には、チューブの事故抜去や詰まりなどある（図4.15）。瘻管が完成している患者の場合、フォーリーカテーテルを瘻孔から挿入留置することで完全抜去後の瘻管を一時的に管理できる。胃内容の吸引と、ベッドサイドでの単純X線による造影検査での確認は施行するべきである。稀にPEGチューブが誤って横行結腸を通して胃内に留置されることがある。CT画像により手術が判断される。空腸瘻チューブがねじれたり折れ曲がったりすると腸閉塞を引き起こす可能性があり、検査結果を注意深く監視し、腸管機能を意識することが重要である。

定期的な創傷ケアと検査により、蜂窩織炎や膿瘍形成の発症を監視する。

MICUでの管理を受ける術後患者

場合によっては、手術を受けた患者は、関連する併存疾患や手術介入に至った基礎的な医学的診断のいずれかに関連して、MICUの医師によって管理されることがある。MICUでの術後患者の一次管理につながる病因は多岐にわたるが、患者の術後経過は比較的単純なはずである。MICUの集中治療医は、術後急性期の蘇生の詳細、標準的な術後ケア、および潜在的な術後合併症を認識している必要がある。

MICU到着に際して、患者の評価にはいくつかの重要な要素が含まれる。
①現在の生理学的状態の判定
②昇圧薬、蘇生、および推定失血量（estimated blood loss；EBL）を含む手術経過の全体像
③保留中の画像検査または診断
④過去の病歴
である。

生理学的に極限状態でMICUに到着した患者の場合、蘇生によって組織灌流が最適化され、正常体温が確保され、凝固障害が補正される必要がある。晶質液または適応があ

れば血液製剤による初期容量負荷は最初の手段であり、適切な前負荷が確保された後に血管収縮薬を使用する。

通常、蘇生の目標には、動脈血塩基欠乏または血清乳酸の正常化が含まれる。急性蘇生中の尿量の低下は血液量減少に関連している可能性が高いため、利尿薬を投与すべきではない。血液粘弾性検査［トロンボエラストグラフィ（TEG）またはトロンボエラストメトリー（ROTEM）］によって血液製剤の輸血を調整し、投与する血液製剤を必要な製剤のみに限定する。その結果、輸血に関連した肺損傷や多臓器不全のリスクも低下するはずである。術中の血液製剤の輸血需要とEBLは、集中治療医が術後の事象を予測するのに役立つ。

手術介入にもかかわらず、患者は手術後にもまだ画像検査やその他の診断操作を必要とする場合がある。これらには、CT、内視鏡検査、血管造影、さらには再手術が含まれる。入室後の定期的な検査には、臨床検査と胸部X線写真が含まれる。胸部X線写真は、中心静脈カテーテル、気管内チューブ、NGT、または胸腔ドレーンの先端位置を把握するために重要である。移送に伴い、これらのいずれかの位置異常が発生する可能性があるためである。

患者の過去の病歴の重要な要素には、現在の治療と蘇生に影響を与えるあらゆる状態が含まれている。心肺疾患の病歴、特に過去の心筋梗塞、ステロイドまたはβ遮断薬の使用、慢性肝不全、慢性腎機能障害または腎不全などである。

手術を執刀する外科医は、脆弱な手術修復やドレーンの位置など、重要な術中の所見や手技を集中治療医に効果的に伝えなければならない。出血の可能性や膿瘍の発生の可能性、さらには敗血症性ショックの可能性など、予想される問題や合併症について討議する必要がある。MICU患者では稀だが、腹部開放管理が必要になったり、再手術検索が予定されたりする場合がある。出血は術後の最も一般的な合併症である。これは、しばしばHbの低下や、開腹術中に設置されたドレーンからの血性排液によって予告される。大量の出血は血行動態の不安定性と持続的な代謝性アシドーシスを引き起こす可能性がある。感染性合併症は通常、最初の手術管理から3〜7日後に発生し、手術部位感染または深部体腔内感染が含まれる。腹腔内汚染による敗血症を伴う縫合不全は、多くの場合、発熱、全身性の痛み、およびWBC増加を引き起こす。場合によっては、頻呼吸を伴う呼吸窮迫が術後の腸合併症の最初の徴候であることがある。CT画像により診断が行われ、手術介入が必要となる場合がある（第27章「外科的合併症とSurgical Rescue」参照）。

手術介入後、術後の一般的な検討事項について集中治療医と議論する必要がある。消化管の状態が腸吻合を必要とした場合は、積極的に栄養を与える前に腸管機能をある程度回復させる必要がある。

回腸瘻または結腸瘻が造設されている場合は、排泄物を評価し、また外観上で陥没したり虚血に陥ったりしていないことを確認する必要がある。開腹術の切開創は皮膚で閉じることも、局所的な創傷ケアで管理することもできる。傷は毎日評価して、蜂窩織炎や膿瘍の発生の証拠がないことを確認する必要がある。ドレーンは、膿瘍腔または膵臓の処置のために留置されるのが最も一般的だが、腸切除の場合はそれほど多くない。腹腔内ドレーンは、多くの場合Blakeドレーンや Jackson Pratt ドレーンなどの閉鎖陰圧ドレーンである。ドレーンの先端位置は明確に伝え、正しく管理する必要がある。ドレーン排液（血液、胆汁、膿など）の量と性質を毎日記録する。ドレーンの抜去については外科医と相談する必要がある。最後に、抗菌薬の必要性と治療期間は、感染症の状態と全体的な感染源管理、および患者の生理学的状態によって決まる（第5章「腹腔内敗血症」参照）。

外科手術の無益性

重症患者の手術管理が可能な状況かもしれないが、それを行うべきかどうかはまた別の難しい問題である。重症患者の手術を進めるリスクと利益について、時間をかけて患者や家族と慎重に検討する必要がある。しかし、医療の無益性について明確な定義はない。

緊急開腹手術の死亡率は14％である。しかし、NSQIP（米国外科医療品質向上プログラム）データベースでの5年間の調査によると、90歳以上、ASA（米国麻酔学会による患者の全身状態に応じた麻酔のリスク分類）クラスV、敗血症性ショック、依存性機能状態、および白血病患者の生存確率は10％未満である。また、CTICUまたはMICUの患者に行われる緊急開腹術のリスクが高い特定の患者集団もあり、それぞれ死亡率が71.4％と70％である。

ICU環境で終末期の決定を早期に実施することで、最大限の治療に対する反応がわずかで医療の無益性があり、背景に悪性腫瘍が存在するなど、死が確実な状況での外科的介入の必要性を減らすことができる。これらの議論には、最良の場合と最悪の場合のシナリオを考慮する必要がある。手術前に患者のフレイルと生活の質を考慮することは不可欠である。ICU環境で手術を検討する際に緩和ケアチームへ紹介するために提案される基準には、家族の要請、60歳以上の患者で3系統を超える多系統臓器不全、外傷性脳損傷で気管切開またはPEG留置が必要な場合、癌性腹膜炎や切除不能な悪性腫瘍、同一入院中に2回を超える外科的ICU入室を経験した場合が含まれる。境界領域の患者の場合、生理学的反応に基づいて期限を区切って術後経過を診る手術管理に医師と家族が同意することが合理的なアプローチである可能性がある。

まとめ

　集中治療室に入室する患者の臨床的複雑さの増大に伴い、集中治療医は一般外科緊急病態を疑って診断するための閾値を低くしなければならない。

　一般外科医はICU患者の最大20％の対診を受けており、患者の4〜5％に手術介入を行っている。より多くの患者が、血管塞栓術、経皮的ドレナージ、栄養チューブの留置などの介入処置を受けている。外科的疾患の進行が早期に認識されない場合、術後の死亡率は依然として高い。この章では、最も一般的な病因を概説し、Damage Control Resuscitationから根治的手術に至るまでの管理アプローチを提案した。同様に重要なのは、周術期死亡率が極めて高い一部の患者において、手術の無益性を認識し、患者や家族と話し合う能力である。これらの複雑な患者に対する学際的なアプローチを継続することが求められる。

文　献

Al-Temimi MH, Griffee M, Enniss TM, et al. When is death inevitable after emergency laparotomy? Analysis of the American College of Surgeons National Surgical Quality Improvement Program Database. J Am Coll Surg. 2012；215(4)：503-511.

Anderson JE, Chang DC, Talamini MA. A nationwide examination of outcomes of percutaneous cholecystostomy compared with cholecystectomy for acute cholecystitis, 1998-2010. Surg Endosc. 2013；27：3406.

Barie PS, Eachempati SR. Acute acalculous cholecystitis. Gastroenterol Clin North Am. 2010；39：343.

Barkun AN, Almadi M, Kuipers EJ, et al. Management of nonvariceal upper gastrointestinal bleeding：guideline recommendations from the international consensus group. Ann Intern Med. 2019；171(11)：805-822.

Bradley CT, Brasel KJ. Developing guidelines that identify patients who would benefit from palliative care services in the surgical intensive care unit. Crit Care Med. 2009；37(3)：946-950.

Briggs A, Handzel RM, Kutcher ME, et al. Predisposed to failure? The challenge of rescue in the medical intensive care unit. J Trauma Acute Care Surg. 2019；87：774-781.

Briggs A, Rosengart MR. Acute abdomen in ICU patients. In：Peitzman AB, Yealy DM, Fabian TC, et al., eds. The Trauma Manual. Wolters Kluwer；2020：651-660.

Callaway DW, Shapiro NI, Donnino MW, Baker C, Rosen CL. Serum lactate and base deficit as predictors of mortality in normotensive elderly blunt trauma patients. J Trauma. 2009；66(4)：1040-1044.

Cudnik MT, Darbha S, Jones J, et al. The diagnosis of acute mesenteric ischemia：a systematic review and meta-analysis. Acad Emerg Med. 2013；20：1087.

Dellinger EP, Tellado JM, Soto NE, et al. Early antibiotic treatment for severe acute necrotizing pancreatitis：a randomized, double blind, placebo controlled study.

Ann Surg. 2007；245：674-683.

Expert Panels on Vascular Imaging and Gastrointestinal Imaging；Singh-Bhinder N, Kim DH, Holly BP, et al. ACR appropriateness criteria® nonvariceal upper gastrointestinal bleeding. J Am Coll Radiol. 2017；14(5S)：S177-S188.

Ferrada P, Callcut R, Zielinski MD, et al.；EAST Multi-Institutional Trials Committee. Loop ileostomy versus total colectomy as surgical treatment for Clostridium difficile-associated disease：an Eastern Association for the Surgery of Trauma multicenter trial. J Trauma Acute Care Surg. 2017；83(1)：36-40.

Gonzalez E, Moore EE, Moore HB, Chapman MP, Silliman CC, Banerjee A. Trauma-induced coagulopathy：an institution's 35 year perspective on practice and research. Scand J Surg. 2014；103(2)：89-103.

Gralnek IM, Dumonceau JM, Kuipers EJ, et al. Diagnosis and management of nonvariceal upper gastrointestinal hemorrhage：European Society of Gastrointestinal Endoscopy Guidelines. Endoscopy. 2015；47(10)：a1-a46.

Grant SB, Modi PK, Singer EA. Futility and the care of surgical patients：ethical dilemmas. World J Surg. 2014；38(7)：1631-1637.

Hasenboehler E, Williams A, Leinhase I, et al. Metabolic changes after polytrauma：an imperative for early nutritional support. World J Emerg Surg. 2006；1：29.

Kavitt RT, Lipowska AM, Anyane-Yeboa A, Gralnek IM. Diagnosis and treatment of peptic ulcer disease. Am J Med. 2019；132(4)：447-456.

Kirkpatrick A, Roberts D, Waele J, et al. Intra-abdominal hypertension and the abdominal compartment syndrome：updated consensus definitions and clinical practice guidelines from the World Society of the Abdominal Compartment Syndrome. Intensive Care Med. 2013；39：1190-1206.

Kougias P, Lau D, El Sayed HF, et al. Determinants of mortality and treatment outcome following surgical interventions for acute mesenteric ischemia. J Vasc Surg. 2007；46：467.

Lee YL, Ong YY, Thong SY, et al. A retrospective study of end-of-life care decisions in the critically ill in a surgical intensive care unit. Indian J Palliat Care. 2018；24(1)：17-24.

Martin ND, Sagar P, Chreiman K, et al. Emergency laparotomy in the critically ill：futile at the bedside. Crit Care Res Pract. 2018；2018：6398917.

Mofidi R, Duff MD, Wigmore SJ, Madhavan KK, Garden OJ, Parks RW. Association between early systemic inflammatory response, severity of multiorgan dysfunction and death in acute pancreatitis. Br J Surg. 2006；93(6)：738.

Moore FA, McKinley BA, Moore EE, et al. Inflammation and the Host Response to Injury, a large-scale collaborative project：patient-oriented research core-standard operating procedures for clinical care. III. Guidelines for shock resuscitation. J Trauma. 2006；61：82-89.

Moore FA, Moore EE, Haenel JB. Clinical benefits of early post-injury enteral feeding. Clin Intensive Care. 1995；6：21-27.

Mounzer R, Langmead CJ, Wu BU, et al. Comparison of existing clinical scoring systems to predict persistent organ failure in patients with acute pancreatitis. Gastroenterology. 2012 ; 142 : 1476.

Neal MD, Alverdy JC, Hall DE, Simmons RL, Zuckerbraun BS. Diverting loop ileostomy and colonic lavage : an alternative to total abdominal colectomy for the treatment of severe, complicated Clostridium difficile associated disease. Ann Surg. 2011 ; 254(3) : 423-427.

Ouellet JF, Roberts DJ, Tiruta C, et al. Admission base deficit and lactate levels in Canadian patients with blunt trauma : are they useful markers of mortality? J Trauma Acute Care Surg. 2012 ; 72(6) : 1532-1535.

Sanchez NC, Tenofsky PL, Dort JM, et al. What is normal intra-abdominal pressure? Am Surg. 2001 ; 67 : 243.

Santvoort HC, Besselink MG, Bakker OJ, et al. A step-up approach or open necrosectomy for necrotizing pancreatitis. N Engl J Med. 2010 ; 362 : 1491-1502.

Solomkin JS, Mazuski JE, Bradley JS, et al. Diagnosis and management of complicated intra-abdominal infection in adults and children : guidelines by the Surgical Infection Society and the Infectious Diseases Society of America. Clin Infect Dis. 2010 ; 50 : 133.

Spira RM, Nissan A, Zamir O, et al. Percutaneous transhepatic cholecystostomy and delayed laparoscopic cholecystectomy in critically ill patients with acute calculus cholecystitis. Am J Surg. 2002 ; 183 : 62.

Stanley AJ, Laine L. Management of acute upper gastrointestinal bleeding. BMJ. 2019 ; 364 : l536.

Wang A, Yerxa J, Agarwal S, et al. Surgical management of peptic ulcer disease. Curr Probl Surg. 2020 ; 57(2) : 100728.

Zhao Y, Yin H, Yao C, et al. Management of acute mesenteric ischemia : a critical review and treatment algorithm. Vasc Endovascular Surg. 2016 ; 50 : 183.

CHAPTER 5

腹腔内敗血症

訳：伊藤 香、澤村 直輝、髙田 直和、與石 佳那

症例提示

　既往歴のない52歳、男性。S状結腸の管状ポリープおよび虫垂腫瘤と診断された。S状結腸ポリープは内視鏡的切除が不可能であったため腹腔鏡補助下虫垂切除術およびS状結腸切除術が施行された。最終病理診断は結腸の非浸潤性腺癌と虫垂粘液腫であった。術後2日目の夜間に頻脈を伴う心房細動を起こしたが、問題なく治療された。心機能評価では異常なく、胸部X線検査において両側の無気肺、巨大な胃泡、脾彎曲部の結腸ガスを認めた。発熱はなく、WBCも正常であった。排ガスはなく腸管蠕動は消失しており、腹部診察ではびまん性の疼痛と腹部膨満が認められたが明らかな腹膜刺激徴候はなかった。手術創部は乾燥しており発赤はなかった。その後2日間にわたり経口摂取は制限されていた。術後4日目の夜間に突然腹痛が増悪し、頻脈、血圧低下（収縮期血圧80mmHg）を認めた。発熱はなくWBCは3,200/mm³（桿状核球35%）であった。胸部X線で遊離ガスを認め（図5.1）、腹部CT（図5.2）では遊離ガスはさらに明瞭だった（星印）。開腹手術が施行され、吻合部口側の左結腸に穿孔部が確認された。左上腹部全体に大量の炎症所見があったが、目立った膿瘍はなかった。手術中、患者は血圧を維持するためにバソプレシンによる昇圧が必要であった。穿孔部の切除を行い、人工肛門が造設された。腹壁、皮膚共に閉腹された。術後48時間昇圧薬から離脱し、再手術後5日目からストーマからの排便を認め経口摂取が開始された。再手術後6日目に38.8℃（101.8F°）の発熱を認め、正中線の創部から混濁した廃液の漏出を認めた。腹部診察ではびまん性の圧痛を認め、WBCは19,400/mm³であった。腹部CTでは腹部全体と腸管の間に液体貯留が認められた（図5.3・4）。再び手術が施行され、創部は壊死し筋膜炎の所見であった。癒着剥離は困難で、多発性に腸管の間の膿瘍を認め左右の傍結腸溝にも混濁した液体が認められた（矢印）。採取した膿からはすべて多剤耐性グラム陰性菌が複数検出された。臓器の浮腫と腹壁のデブリードマンの必要性から閉腹することができず開腹のまま帰室した。臓器は親水性スポンジで覆い陰圧ドレッシングを適用した。最初の再手術から18日目に正中創から膿が認められ、CTで瘻孔が確認されたが追加でドレナージが必要な液溜まりはなかった（図5.5・6）。

〈質 問〉

初回とその次の術後腹腔内感染に対する最適な診断アプローチは何か。

〈回 答〉

　適切なタイミングで撮像された造影CTは依然として放射線診断の主流である。術後患者において最も重要な心構えは、開腹手術後の適切な経過から外れた患者に対して強い疑念をもつことである。最後に、腹腔内感染の徴候や様相を呈しているのにCT所見が判然としない患者が存在する。その際は試験開腹が診断的手段として選択される。

〈質 問〉

感染源のコントロールの最適なアプローチは何か。

〈回 答〉

　感染源のコントロールの目標は、感染した体液をすべて完全に排出し、感染組織や壊死組織を切除もしくは除去し、感染したデバイスや異物を取り除き、腸管内容物の流出を制御することである。最適な方法は、患者の生理学的所見と画像や開腹時の所見によって決定される。1回の経皮的ドレナージで十分な患者もいれば、数日間に複数回の開腹手術が必要な患者も存在する。

〈質 問〉

再開腹や再介入の適切なタイミングとは何か。

〈回 答〉
　多くの場合、感染の診断がついた時点や感染が疑われた時点でできるだけ早く再介入することが適切である。理想的には臓器不全が出現する前に行われるべきである。
〈質 問〉
　腹腔内敗血症の患者において、ダメージコントロールの役割とは何か。
〈回 答〉
　腹腔内敗血症患者において、ダメージコントロール手術（DCS）を行うかどうかは議論の余地がある。ほとんどすべての症例において腹腔を閉じて、そのうえで必要な感染に対する治療をする方がよい。しかし、生理学的に破綻している場合や臓器の浮腫によって腹壁を閉鎖できない患者がわずかながら存在する。そのような患者にはダメージコントロールの手法が救命につながる可能性がある。ダメージコントロールを選択した患者はできる限り早期に腹壁を閉鎖すべきである。
〈質 問〉
　瘻孔の最適な管理方法は何か。
〈回 答〉
　瘻孔の管理には、排液の管理、適切な栄養の補充（経腸栄養が望ましい）、輸液管理が含まれる。

はじめに

　腹腔内感染の診断と治療は緊急外科の代表的な役目の1つである。Acute care surgeonが直面する腹腔内感染症は幅広く多岐にわたる。本章の目標は、acute care surgeonが直面する腹腔内感染の適切な診断と治療戦略において一般的な理解を深めることである。

定義と腹腔内感染の分類

　腹腔内感染はいくつかの分類を用いて定義づけられ特徴づけられてきた。最も簡便でわかりやすい分類は単純性か複雑性かである。単純性の腹腔内感染は臓器に限局しているものである（急性虫垂炎や胆嚢炎など）。定義には含まれないが、生理学的な異常は稀である。臓器特異的な腹腔内感染の診断と治療のアプローチは他章で詳しく述べる。一方で、複雑性の感染は最初の感染巣から腹腔内へ広がり組織や臓器を巻き込むものである。複雑性の腹腔内感染ではほとんどの場合が重大な生理学的異常を伴い、ある程度の腹膜炎を呈するのが典型的である。簡便ではあるが、この分類は外科医が個々の患者に対して最適な診断と治療を決定するうえでほとんど役に立たない。

　腹膜炎は一次性、二次性、三次性（持続性）と定義される。一次性の腹膜炎とは、腸管や腹壁の破綻なしに通常無菌の腹水に細菌が混入したものである。進行した肝疾患の患者の特発性細菌性腹膜炎として発症することが多く、通常管理は抗菌薬投与と腹水の減量である。感染源コントロールの処置が必要になることは稀である。歴史的に起炎菌はグラム陰性菌であることが多かったが、グラム陽性菌やキノロン耐性菌、多剤耐性菌が増加傾向である。このグループの特発性細菌性腹膜炎は長期生存率が低く、初発から1年の死亡率は60％に上る。

　二次性の腹膜炎は胃や腸管壁の破綻により起こることが最も典型的であるが、外傷による腹壁破綻の結果として外部からの大量の細菌が混入することでも生じうる。二次性の腹膜炎は全世界の緊急入院患者の約1％を占め、集中

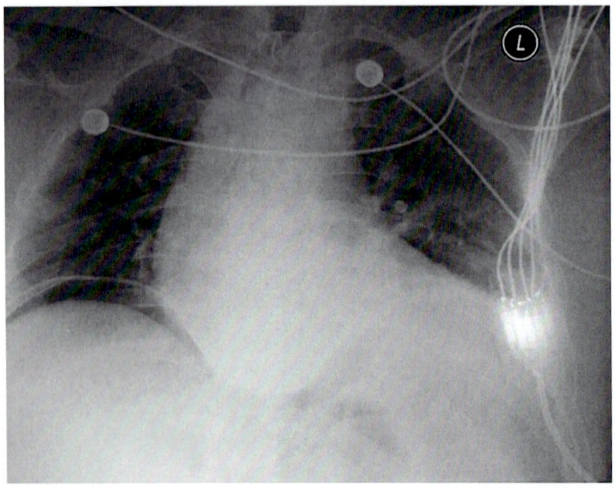

図5.1　立位胸部X線では肝臓と右横隔膜下の間に多量の遊離ガスを認める

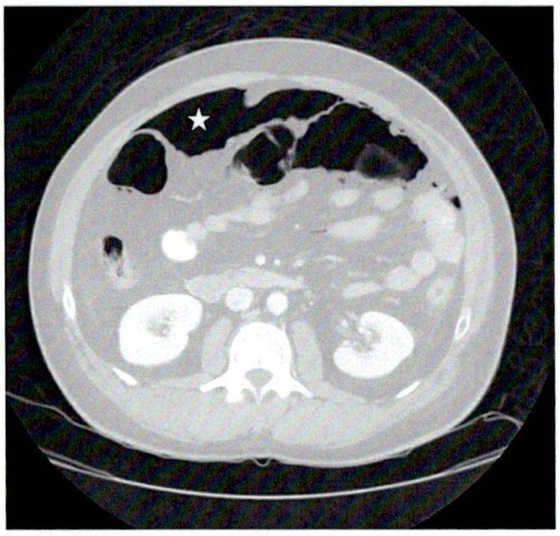

図5.2　CTスキャンでは腸管内とは異なる広範囲の遊離ガス（星印）をより明確に認める

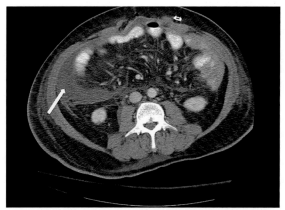

図5.3 CTスキャンでは右傍結腸溝に大量の液体貯留（矢印）と腸間膜内の炎症が認められる

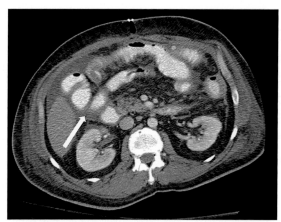

図5.4 図5.3と同じCTの別スライスでは腸間の間にも液体貯留を認める（矢印）

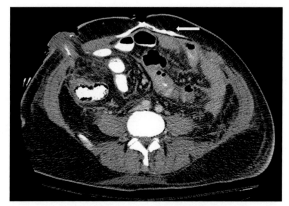

図5.5 CTでは正中創から造影剤の漏出を認め（矢印）、リークと瘻孔の存在が確認された
ほかにドレナージ可能な液体貯留は認められない。

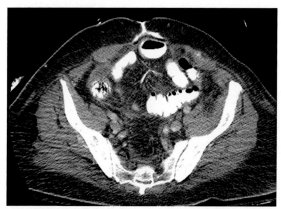

図5.6 図5.5と同様のCTの別スライスでリークと瘻孔を示す

治療室（ICU）入室となる敗血症の原因の一番目である（肺炎による敗血症が最も多い）。二次性腹膜炎患者では臓器不全を呈する確率は20％に及び、全死亡率は6％に上る。起炎菌は通常、好気性および嫌気性で抗菌薬耐性であることは比較的少ない。

　三次性腹膜炎（持続性腹膜炎）は、二次性腹膜炎の延長線上にある。これは、一次性腹膜炎または二次性腹膜炎が適切に治療（適切な抗菌薬と感染源のコントロール）された後に、腹腔内感染が持続または再発するものと定義される。二次性腹膜炎とは対照的に三次性腹膜炎の起炎菌は患者の入院後経過を反映する。それらは典型的には薬剤耐性のグラム陰性桿菌や腸球菌、ブドウ球菌そして真菌が含まれる。二次性腹膜炎と同様に、三次性腹膜炎も感染コントロールのための処置がしばしば必要であり、外科手術後の患者においては複雑な瘻孔や創部の管理が必要になることが少なくない。今回紹介した症例は、二次性腹膜炎と三次性腹膜炎のこれらの側面の多くを示している。

　腹腔内感染を分類し説明するうえで解剖学的、病理的な要素に加えて、患者の生理学的な所見が不可欠である。生理学的な障害の程度は感染源コントロールの緊急度だけでなく診断および治療の選択肢の幅にかかわってくる。敗血症は患者ごとに同一ではない臨床症候群であり、臨床的優先事項は悪化の危険がある患者を認識することである。

表5.1　Sepsis-3 コンセンサス基準

- 敗血症とは感染を伴う生体反応が調節不能となることに起因する生命を脅かす臓器障害と定義された。
- 臓器障害とは感染に起因するSOFAスコア≧2点の上昇として同定される。
- 敗血症性ショックとは敗血症の1区分であり、循環異常、細胞障害/代謝異常が存在し死亡率を大幅に増加させるほど深刻な状態をいう。
- 敗血症性ショックの患者は平均動脈圧（MAP）を65mmHg以上に保つのに昇圧薬が必要かつ血清乳酸値が2mmol/L（18mg/dL）を超える状態である。

2016年に第3回の国際的な合意による敗血症と敗血症性ショックの定義（Sepsis-3）が発表された（表5.1）。この推奨事項と新たな定義はSurviving Sepsis Campaignガイドラインに詳述されていた以前の定義に取って代わるものである。Sepsis-3の構成では、敗血症は"感染に対する宿主の反応異常による生命を脅かす臓器不全"と定義された。臨床的にはSequential Organ Failure Assessment（SOFA）スコア 2点以上の上昇を認める。敗血症性ショックは重篤な循環障害、細胞異常、代謝異常を伴う生理学的に異常な状態と定義される。臨床的には平均動脈圧（mean arterial pressure；MAP）を65mmHg以上に保つのに昇圧薬が必要かつ血清乳酸値は2mmol/L以上となる。SOFAスコアは研究の観点からは有用であるが0～4の範

囲でスコア化された呼吸、凝固、肝、心血管系、中枢神経、腎の6つの生理学的指標の情報が必要であるため、迅速に計算するのは困難である。

ベッドサイドではquick SOFA（qSOFA）がはるかに有用である。このスコアは予後不良のリスクのある患者を同定するのに役立つ。ハイリスク患者は呼吸数≧22/分、意識障害（GCS<15）、収縮期血圧<100mmHgのうち2つ以上を満たすものとして認識される。qSOFAは追加検査を促すために使われるものであり、生理学的データが明らかになった際のSOFAに取って代わるものではない。重要なことは、どちらのスコアも単独で敗血症を同定するわけではないため、臨床医はSOFA/qSOFAのいずれかが合致しなくとも、感染症を疑う患者の検索を遅らせるべきではない。

腹腔内感染の診断アプローチ

病歴聴取と身体診察

腹腔内感染が疑われる患者の診断アプローチは、詳細な病歴聴取と身体診察から始まる。明らかな腹膜炎と敗血症性ショックを呈する患者については、手術を決断するためにそれ以上の情報は何も必要としない。病歴聴取により、症状の持続期間と重症度、最近または過去の手術の種類、患者の入院前の栄養状態や身体機能についての重要な臨床情報を得ることができる。

救急部門で腹部症状のある患者へのアプローチの仕方はたいてい単純明快だが、最近腹部手術歴のある患者の腹腔内感染の診断は繊細で複雑である。生理学的に悪化する危険のある患者を特定し、腹膜炎や生理学的に破綻する前に介入する"surgical rescue"を行うことが目標である（第27章「外科的合併症とSurgical Rescue」参照）。そのためには、入院中に定期的に行う詳細な病歴聴取と身体検査、およびこれから生じる合併症を予見する微妙な変化を迅速に認識することが重要である。しばしばこれらの患者は予想される回復の軌跡から「脱落」する。提示されたケースでは、腸管機能の回復が遅延した後に、早期に生理的な異常をきたしていたことは、大腸穿孔による腹膜炎のわずかな徴候だった。この軌道のどの時点でも、患者は「大丈夫に見える」かもしれないが、洞察力のある臨床医であれば、警告となる徴候に気づいただろう。全体の経過を考慮すると、回復が停滞しているか、または患者が悪化していることがわかるだろう。三次性腹膜炎の患者では、治療開始の時点でこれらの徴候の特定がさらに難しいことがあり、診断を補助するためのさらなる検査が必要になる。

腹腔内感染を有する患者の身体診察は、引き続き非常に重要であり、腹部の二重の神経支配を理解しておく必要がある。壁側腹膜は体性および内臓求心神経によって支配され、下部肋間神経と上部腰椎神経からの感覚枝を受ける。

臓側腹膜自体は支配されていないが、腹膜下組織は交感神経と副交感神経の神経線維により支配される。臓側腹膜は膨張と化学的刺激によって活性化され、深部の位置が特定されにくい、または臍周囲の痛みや圧迫感として表出される。しばしば発作的で、「疝痛」と表現される。最も一般的な例は初期の虫垂炎の患者でみられる。ここで提示された症例では、術後早期の継続的な腹部の不快感は、穿孔する前の大腸虚血によるものだった。一方、壁側腹膜は裂傷、温度、圧力に敏感であり、近くの筋肉群の硬直とともに鋭い一定の局所化した痛みとして表出される。炎症が進行し、壁側腹膜に及ぶと、反射的な筋性防御を引き起こし、身体診察によって壁側腹膜が腹腔内病変に接触すると、局所の疼痛と圧痛を引き起こす。これは典型的には虫垂炎が進行し、痛みが右下腹部に局在化する時期に観察される。触診とは対照的に、急性腹症の身体診察における聴診はほとんど役に立たない。

腹腔内感染がある患者の身体診察の妥当性と信頼性は、オピオイドを早期に投与しても損なわれることはないと考えられており、急性腹症患者に対する鎮痛薬の投与は遅れるべきではない。身体診察は、オピオイドを投与された後でも信頼しうるものである。しかし、肥満が著しい患者や免疫抑制が顕著な患者では、身体診察の信頼性が低下するかもしれない。これらの患者では、洞性頻脈が腹部内の進行中の炎症を示唆する唯一の身体診察所見の場合がある。腹腔内感染が懸念されるこれらの患者の診察には細心の注意を払うべきである。

血液検査

ほとんどの血液検査所見は非特異的であり、臨床判断において過度に重視される傾向がある。急性膵炎の診断における血清リパーゼを除いて、ほとんどの検査値は、腹部内感染の存在や病因を特定するというよりは、患者の生理的状態を幅広く反映させている。この章で、腹腔内感染の評価におけるすべての検査の有用性を説明することはできないが、いくつか詳述するに値する検査がある。

〈 プロカルシトニン 〉

炎症がない状態では、プロカルシトニンは甲状腺で選択的に合成されるが、細菌によって誘発される炎症があると、多くの組織でプロカルシトニンの合成が誘導される。非外科患者において、プロカルシトニンが細菌性と非細菌性の感染を区別するのに使用されるようになっている。プロカルシトニンは非特異的であり、外傷や手術後でも上昇するため、二次および三次性腹膜炎の診断と治療のためにルーチンで使用するには限界がある。

〈 乳 酸 〉

乳酸値の上昇は敗血症による外科患者の死亡率と関連しており、生理学的異常を示す、信頼できる非特異的マーカーである。乳酸アシドーシスには2種類ある。

Type Aの乳酸アシドーシスは、循環血液量減少性、心原性、血液分布異常性ショック、または心停止による虚血によって起こる嫌気性代謝による血清乳酸値の増加を表す。Type Bの乳酸アシドーシスは組織の虚血によって駆動されるものではなく、ほかのさまざまな生化学的メカニズムによって引き起こされる。殊に急性疾患の患者においては、βアドレナリン刺激が内因性または外因性のエピネフリンによって引き起こされている。証明されていないが、考えられているメカニズムは、高度なβアドレナリン刺激が骨格筋での解糖を増加させ、ピルビン酸を乳酸に変換する一方で、血清乳酸の肝臓への取り込みを減少させるというものである。したがって、Type Bでは、乳酸濃度は組織灌流量とは関連はない。敗血症の早期にみられる乳酸アシドーシスはType Bであるか、少なくとも高いレベルの内因性βアドレナリン刺激によって駆動されるType AとType Bの混合型である可能性がある。

〈塩基欠乏〉

塩基欠乏は動脈血ガス分析から計算される測定値で、正常なpHに戻るために検体に追加する必要がある塩基の量を反映する。代謝性アシドーシスの程度を評価する際にはpHよりも有用で、pHの変化を緩和するための代償機構の影響を受けない。乳酸と同様に、塩基欠乏は生理学的に悪化していく患者を層別化するのに有用である。出血性ショックの患者での使用とは対照的に、塩基欠乏は特定の腹腔内疾患の診断には特異的ではない。

画像診断

腹部の潜在的な感染源の検索のためには、通常、臨床的に疑われる診断を確定し、治療の選択肢を選ぶために画像診断が必要である。ただし、敗血症となっていて臨床的腹腔内感染が疑われる患者には術前の画像診断は必須ではないことを、ここでも強調しておきたい。

たいてい特異度が低く診断力も低いが、立位および側臥位の単純X線は容易に撮影できる。提示された症例のように、これらの検査は陽性であれば有用である（図5.1参照）。遊離ガスの存在により消化管穿孔が診断されれば、それ以上の検査は必要なく、本来であれば、今回の症例における初期のCT検査（図5.2参照）は不要だった。最適な条件下では、これらのX線写真はわずか1mLの管腔外の空気を検出することができる。しかしながら、撮影方法や露出度、または読影方法により、単純X線写真の遊離ガスを検出する感度は、30〜89%とまちまちである。

ほとんどの場合、画像診断の手段として高い品質の腹部CT検査が選択される。撮像範囲は胸部下部および全骨盤までが含まれるべきである。意識変容や顕著な肥満、または免疫抑制状態の患者では、病歴聴取や身体診察が当てにならないため、高度な画像診断がますます重要な役割を果たす。CT画像により、腹腔内感染の診断と治療の選択肢

は大きく変化した。CT画像は、穿孔性憩室炎などの感染のグレード分類を可能にし、穿孔部位が局所的で抗菌薬と経皮的ドレーンで管理できる患者と、より進行した病変があり緊急S状結腸切除が必要な患者の鑑別が容易になった。

高度な画像診断に関して重要な注意点は患者の生理的状態である。重症患者を現在の治療現場（例えばICU）から検査室へ移動する決定を軽視してはならない。検査によって得られる情報と患者を移動することによるリスクを慎重に考慮する必要がある。特に複雑な三次性腹膜炎や深刻な敗血症性ショックの重篤な患者では、病院内移送中の有害事象の発生率が高くなる。腹部疾患の疑いが強く、安全性が低い患者に対しては、ICUでの試験開腹手術が最良の診断および治療の手段である場合がある。CT画像の読影の詳細はこの章では取り扱わないが、腹腔内感染が疑われる患者における経口および静脈内（intravenous；IV）造影剤の使用についてはさらなる議論が必要である。非造影CT画像は診断精度が非常に低く、可能な限り控えるべきである。むしろ、利益なく重大なリスクをもたらす可能性すらある。経口造影剤は投与から撮影するまで時間がかかるため、治療介入が遅れてしまう可能性がある。緊急時の使用は推奨できないだろう。ほとんどの場合、経口造影剤で検査の診断価値が高まることはない。ただし、経口造影剤は腸閉塞や限局的な吻合不全が疑われる場合や、腸管皮膚瘻や腸管大気瘻の性質や経路や形状の診断する場合には役に立つ（図5.6参照）。対照的に、点滴での造影剤は腹部および骨盤のCT画像の診断精度を大幅に向上させる。歴史的には腎毒性の可能性があるため、急性および慢性の腎機能障害のある患者には造影剤の静脈内投与を避けてきたが、最近の造影剤ではそのような懸念はなくなっている。もともと急性腎障害がある場合でも、腎機能障害は造影剤使用による場合よりも、未治療の敗血症による場合の方がはるかに多い。

外科医は常にCT画像を見直し、患者の解剖と病態生理との関連を検討すべきである。熟練した放射線科医へのコンサルトは非常に重要であり、外科医と放射線科医が直接コミュニケーションをとることが強く推奨される。両者が協力することで、より深い臨床的洞察につながる。術後早期のCT画像は誤解を招く可能性があるため注意が必要だ。というのは、術後の通常の液体貯留と病的な液体貯留を区別することが非常に困難だからである。術後早期に合併症や感染が持続していることが臨床的に疑われる場合、外科医はCT画像の「陰性」所見に安心するべきではない。この状況で病的意義が特定されないCT画像は「陰性」ではなく「陽性ではない」と考えることが奨励される。

いくつかの特異的なCT画像所見に関しては、追記する必要がある。CT画像技術の改善に伴い、無症候性の微小な腹腔内遊離ガスが見つかる患者の数が増加している。腹

痛があり、かつ腹腔内遊離ガスを認める患者は、臓器の穿孔があると考えられ、治療の対象となる。腹部症状を伴わない患者で、微小な腹腔内遊離ガスがある場合、短期間の経過観察を行う。腹腔内遊離ガスの病因は不明なことが多いが、大抵良好な経過となる。微小な腹腔内遊離ガスと同様に、CT画像で腸管気腫が見つかり、緊急で外科医にコンサルトされる頻度も増えている。腸壁または門脈系内のガスは非常に重篤な状態を示唆し、画像上、腸管虚血に関連する唯一の所見である場合がある。高い乳酸値（＞2.0 mmol／L）を伴う腸管気腫は、最大80％の死亡率と関連することがある。偶発的に発見された腸管気腫は良性な病態で説明できることが多いが（例：慢性閉塞性肺疾患、嚢胞性線維症、パイエル板の萎縮を伴う免疫抑制など）、画像所見だけでは腸管気腫が病的なものなのかそうでないのかを区別することは困難である。したがって、病歴と身体診察との関連づけることが重要であることを強調しておく。米国外傷学会の多施設研究によると、腸管気腫症患者の62％が良性だったが、高乳酸血症があり、小腸気腫や腹膜刺激徴候を呈する患者は全層壊死を認める確率が高かった。超音波検査（US）は胆道系結石、拡張した胆管や集合管、肝周囲または腎周囲の液貯留を特定するのに優れているため、主に胆道または腎泌尿器系の病態が疑われる場合に使用される。ただし、急性期のセッティングでは、腸管浮腫や腸管のガス、腹壁の浮腫の存在がそれ以上の評価を妨げることがある。

　急性腹腔内感染の評価において、磁気共鳴画像（magnetic resonance imaging；MRI）の有用性は限られている。時々、虫垂炎が疑われる妊婦を評価するのに使用されるが、画像取得に時間がかかるため、この画像診断方法は急性期病態では使用しにくい。

治　療

　腹腔内感染の治療における基本的な目標は、広域スペクトルの抗菌薬の投与と輸液蘇生に続いて、適切な感染源のコントロールを得ることである（表5.2）。一部の患者では、即時の外科的感染源コントロールよりも、最初の数時間の蘇生をICUで行い、末梢循環の灌流を回復し、患者の全体的な生理状態を改善することが優先される。これは特に敗血症性ショックの患者に当てはまる。生理機能を回復させるためのエビデンスに基づいた敗血症プロトコルでは、敗血症の絶対的な死亡リスクを最大10％まで減少させることが示されている。しかし、「数時間」とは具体的に何を意味するのかも同様に重要であり、「正常な生理状態までの回復」が目標ではないことを強調する必要がある。ほとんどの患者が感染源のコントロールが達成されなければ正常な生理状態まで回復しないため、比較的短時間（＜2〜4時間）の初期蘇生のトライアルで患者の生理学的状態

表5.2　腹腔内感染へのアプローチ

- 抗菌薬投与前に血液培養の採血
- 病院到着から1時間以内に抗菌薬を投与
- 腸内細菌に効く広域スペクトルの抗菌薬
- 輸液蘇生および臓器機能のサポート
  - 過剰な輸液補充を避ける
    - 輸液補充後に患者が低血圧の場合は、MAPを65mmHg以上に保つために血管収縮薬を追加（第一選択薬：ノルエピネフリン；第二選択薬：バソプレシン）
- 迅速な感染源のコントロール

をできるだけ改善させることが必要である。提示された症例では、血管収縮薬のサポートを48時間経っても減量できなかったところがそれを示している。適切な初期蘇生が達成されたと合理的に評価できるのは、客観的に循環血液量が十分補充されたときか、血管収縮薬の減量を安定して行える状態になったときである。一部の患者は感染源のコントロールなしでは改善しないことも認識すべきである。

　蘇生の次の優先事項は、適切な感染源のコントロールを達成することである。感染源のコントロールは「感染源を根絶するために必要なすべての手段、および腸管内容物の漏出などの感染が続く要因の補正」と定義される。目的は、感染した液体を排出し、感染した組織や壊死組織を切除または除去し、感染したデバイスや異物を取り除き、腸内容物の漏出をコントロールすることである。これは、感染巣の大きさ、位置、および感染源に応じて、経皮的または手術的介入によって達成される。感染源のコントロールの適切な選択は、手術処置や原因となる事象の発生時期によって大きく影響を受ける。根本的な原因と進行する病態に応じて、数日かけて完全で確定的な感染源のコントロールを達成するためには、連続的な介入が必要になることもある。

経皮的ドレナージ

　1980年代に導入された画像ガイドによる経皮的ドレナージは、感染に対しての外科治療を革命的に変えた。多くの場合、経皮的ドレナージは感染した腹腔内液体貯留の管理において第一選択の治療法となる。このアプローチには一般的に、局所化されて確固とした構造をもつ液体の集積があり、経皮的アクセスのために安全な解剖学的な経路が必要となる。経皮的ドレナージによって適切に管理される腹腔内感染の例としては、Hinchey IbまたはII型の憩室炎、脾摘後膿瘍、および虫垂切除術後の骨盤内膿瘍がある（図5.7）。大量の腸管内容物の流出、多発性の液体貯留、または腸管膜間の膿瘍（提示された症例のように）は、通常、経皮的ドレナージだけでは適切な感染源コントロールが達成できない。これらの感染はより侵襲的なアプローチ（例えば、腹腔鏡または開腹手術）で治療する必要がある。感染した液体貯留の原因を考慮することが重要であり、原因が腸管穿孔や壊死組織である場合、経皮的ドレナージだ

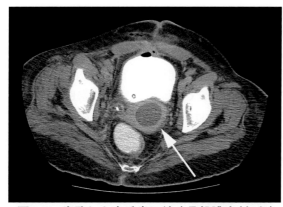

図5.7　穿孔した虫垂炎に続く骨盤膿瘍（矢印）
厚い壁をもつ限局した単胞性の膿瘍がみられる。これは経皮的ドレナージに最適な膿瘍である。

けでは不十分かもしれない。汎発性腹膜炎、大量の腹腔内遊離ガス、または敗血症性ショックを伴う患者は、迅速な開腹手術によるアプローチを選択すべきである。しかし、特殊な状況下、例えば低位直腸吻合部の縫合不全や強固な癒着が広範囲にある患者においては、経皮的ドレナージが最初の安全な管理オプションとなることがある。経皮的ドレナージは、漏出が止まるか瘻孔が成熟するまでの間、腸内容物の外瘻化をすることにより、初期の感染源のコントロールとなりうる。

腹腔鏡手術

腹腔鏡手術は一般外科医にとって標準的な技能となり、診断と感染源コントロールのための腹腔鏡の使用は増加傾向である。CT画像が急性腹症の診断のためのgold standardとなっている一方で、蘇生されて安定した患者において、腹腔鏡手術は決定的な治療介入のためと同様、診断目的でも使用されるようになっている。ある程度、血行動態が安定していなければ、腹腔鏡手術を行うことはできない。なぜなら、蘇生が不十分な患者は、心機能の低下により気腹に耐えられない可能性があるからである。さらに、腹腔鏡手術は患者の過去や最近の手術歴によって制限される場合がある。重度の癒着病変がある状況では、腹腔内へのアクセスや適切な術野の露出が制限される、もしくは不可能になることがある。重度の腹部膨満も、十分な気腹が妨げられ、腹腔鏡手術を困難にする。審査腹腔鏡手術は、CT画像で確定診断が出ない新規の急性腹症の場合に最も役に立つ。例えば、CT所見が曖昧で、腹腔内遊離ガスや液体貯留の所見はあるものの、穿孔部位を明確に特定できない消化性潰瘍の患者の場合などである。選好部位が特定されれば、特に十二指腸前壁の穿孔は腹腔鏡下での改訂Grahamパッチのテクニックなどによる修復が適している。複雑な憩室疾患や虫垂炎晩期が原因の場合が多い多房性膿瘍や腸間膜内膿瘍に対しては、経皮的ドレナージが適さず、腹腔鏡が特に有用である。腹腔鏡による膿瘍の吸引、洗浄、およびドレーン留置は有効であると考えら

れる。しかし、一部の症例における腹腔鏡での介入は依然として議論の対象である。穿孔性憩室炎（Hinchey IIIまたはIV型）の腹腔鏡下洗浄およびドレナージを評価した研究では結果が混在している（第18章「小腸・大腸の炎症性疾患」参照）。

術後の腹腔内感染のソースコントロールへの腹腔鏡下アプローチの有用性は、敗血症患者の循環動態や初回手術の内容、および初回手術からの必要な介入までの時期によって異なる。初回の腹腔鏡手術後の再手術では、早期に腹腔鏡下で洗浄およびドレーン留置を安全で効果的に行うことができる。例えば、胆嚢摘出後の肝下面の感染した胆汁瘻の腹腔鏡洗浄およびドレナージや、減量手術でのRoux-en-Y吻合の早期の縫合不全への感染源コントロールまたはドレーン留置が挙げられる。対照的に、術後2週間の患者における重度の汎発性腹膜炎を伴う多発膿瘍への腹腔鏡アプローチの安全性や効果は低いと考えられる。広範囲の腹膜炎や敗血症性ショックが疑われる、または確定された腹腔内感染源を有する術後患者は、緊急開腹手術で治療されるべきである。概して安定した患者における腹腔内感染の診断および感染源コントロールへの腹腔鏡アプローチは妥当であると考えられるが、個々の状況に応じて調整する必要がある。

開腹手術と敗血症における「ダメージコントロール手術」の役割

開腹手術は、腹腔内感染に起因する敗血症性ショックの患者に対する標準治療であり続けている。腸管穿孔部位からの持続的な漏出、腸管壊死、または切除やデブリードマンが必要な壊死組織が存在する場合に開腹手術が選択される。患者の生理学的な状態と関与する臓器によって術式が決定される。初回手術の第一目標は、膿瘍、感染した腹水や融解物の完全なドレナージ、穿孔部位からの漏出のコントロール、壊死または血流を失った組織の切除である。感染した腹水や融解物を排出した後、最初にやるべきことは消化管穿孔の誘因を特定することである。明らかな穿孔を伴わない腹腔内感染では、すべての膿瘍腔および感染した液体貯留の除去およびドレナージが適切である。ほとんどの場合、これによって感染源と思われる部位を特定できる。このような状況下で腹腔内ドレーンを留置する役割はまだ議論の余地があり、エビデンスに基づく医療というよりも外科的な経験に基づいている。われわれの意見では、ドレーンはその後の膿瘍形成を予防する効果はない。

ほとんどの場合、消化管穿孔は腸管切除で対処すべきである。最初の穿孔部位の検索の際、Z縫合やバブコック鉗子を用いて一時的に穿孔部からの漏出を抑えることは有用である。小腸や結腸の穿孔を「単純に閉鎖する」ことは魅力的であるが、炎症と浮腫を起こした腸管は破綻して二次的な漏出を引き起こしうる。また、穿孔部位は切除

する必要がある。例外として、十二指腸穿孔に対する改訂Grahamパッチ術などが挙げられる。Treitz靭帯またはその遠位で発生した新規の消化管穿孔では、腸管切除が選択されるべきである。空腸近位部では、切除と一次吻合を行う。遠位小腸または結腸穿孔切除後の管理はより慎重に行う必要がある。術者は一次吻合を行うか、人工肛門造設を行うかのリスク・ベネフィット比を考慮しなくてはいけない。吻合するのなら絶対に縫合不全を起こしてはいけないことを肝に銘じておくことである！　このような状況で一次吻合を行うには、健康で十分な血流があり、かつ、炎症を起こしていない腸管が存在することが絶対条件である。ショック状態でなく、限局性の炎症性（通常は憩室に起因する）疾患を有する患者で、結腸切除をした場合には、回腸人工肛門造設を介さず一次吻合することを考慮することがある。それ以外の症例では、一期的な人工肛門造設術を選択すべきである（第18章「小腸・大腸炎症性疾患」参照）。

　緊急時の吻合法として、自動吻合器と手縫いのどちらが望ましいかについては、論争が続いている。複数の観察研究では、緊急時の自動吻合器と手縫い吻合の同等性が示唆されている。ただし、これらの研究は、術者および組み入れバイアスの問題がある。ほとんどの自動吻合器は浮腫や炎症のある腸管に対して設計されていないため、経験豊富な外科医のほとんどがこのような環境では手縫い吻合を選択している。さらに、患者の血行動態の安定性と生理学的な状態を考慮して、初回手術の術中またはその後の手術で腸管再建を行うかどうかを決定する必要がある。

　ダメージコントロール手術（damage control surgery；DCS）の有用性は、出血性ショックの重傷患者において初めて認識された。この概念は、腹部敗血症患者にも拡大された。このような環境では、DCSには、腸管漏出のコントロール、虚血となった組織や肉眼的に壊死した組織の切除、ICUでの生理学的蘇生を優先するための、一時的な腹部閉鎖（temporary abdominal closure；TAC）などが含まれる。最終的な解剖学的再建は、患者の生理学的状態が回復した後に先送りされる。DCSは出血性ショックの外傷患者の救命には有効であるが、腹腔内敗血症に対して開腹術を受けた患者におけるその方法と有効性については、まだ明確に証明されていない。

　外傷の場合とは対照的に、「肉眼的な汚染や炎症が続いている」と認識される場合には、それ以外の点で安定している患者の最終的な管理や腹部閉鎖を先送りしたくなることがある。その後の二期的手術の際、敗血症後の炎症反応によるフィブリン性の滲出液で覆われた腹腔内や臓器は、最初の手術よりも好ましくない状況に見えるかもしれない。このような患者は、その後数日かけて腸管の浮腫と筋膜の退縮が進行するため、"open abdomen"の

まま閉鎖できなくなるリスクが高い。このように、DCSは敗血症性ショックの外科的介入を必要とする患者に対する手術戦略の重要な要素であることに変わりはないが、できるだけ早期の腹部閉鎖を得るために根気強い積極的なアプローチは安全で実行可能である。最良の結果は、腸管からの漏出がなければ炎症が残存していても迅速に閉腹するプロトコル主体のアプローチを用いることで得られる。したがって、初回手術で腹部を閉鎖し、臨床経過から再開腹が必要な場合にのみ腹部を再検索する"必要に応じた再開腹"を選択する。

　一方、計画的な再手術の適応は
①最初の手術で感染源コントロールが達成できない
②著しい臓器浮腫や腹部パッキングにより腹部閉鎖ができない
③患者の生理機能が腹部閉鎖に耐えられない
④虚血性変化により腸管壊死への進行が懸念される
⑤「吻合の先送り」が計画されている
のような場合である。

　持続する腹膜炎の手術の回数を重ねるごとに腹腔内の微生物叢が変化することに注意が必要である。糞便性腹膜炎の初回手術で腹腔内容物を培養することはほとんど意味をなさないが、2回目以降手術時の腹腔内容物の培養は必要である。グラム陽性球菌や嫌気性菌は少なくなり、多剤耐性のグラム陰性桿菌、MRSA（メチシリン耐性黄色ブドウ球菌）、真菌の出現が増加するため、これらの培養を繰り返して抗菌薬を調整する必要がある。重要なことは、培養を繰り返すことで、抗菌薬の段階的縮小ができることである。感染源コントロールが達成されていれば、抗菌薬の投与は4日間で十分である。感染が持続している患者では、抗菌薬の投与方法を個別に検討する必要がある。5〜7日間抗菌薬を投与した後でも感染が持続している徴候がある場合は、まだドレナージできていない感染源を探す必要がある。

　縫合不全や医原性損傷などの術後合併症による敗血症患者において、確実な感染源コントロールを達成することは極めて困難である。特に、初回手術から数日経過している場合や、腸管からの漏出に長期間さらされたために腹膜や腸管全体が重度の炎症を起こしている場合はなおさらである。強固な炎症性の腸管癒着と脆弱な組織は、術中にさらなる腸管損傷を生じやすい状況である。多くの場合、適切な切除を行うために、腸管の損傷部位を安全かつ適切に挙上することが難しい。先に述べたように、腸管吻合部からの縫合不全が原因の場合、単純な縫合で漏出部を閉鎖または縫合したくなることが多い。しかし、このほとんどは失敗し、ほぼ確実に縫合不全が再発する。最初の修復が失敗した場合、または術後の"frozen abdomen"は、手術による確実な漏出源のコントロールが不可能な場合がある。このような状況では、制御された瘻孔を作成して、

5.腹腔内敗血症　39

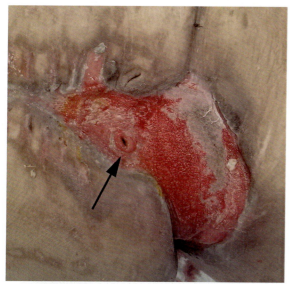

図5.8　腹壁欠損によるopen abdomen患者の腸管大気瘻
このような瘻孔は小さな人工肛門のように見える。不整な外形のため、漏出液の管理は困難である。次の段階の治療は、創部を閉じるための皮膚移植である。

腸管からの排液経路を確立することが目標となる。

腸管皮膚瘻と腸管大気瘻

瘻孔形成は理想的な結果ではないが、腹腔内敗血症が続くよりは望ましい。このような患者は、根気強くケアすれば回復し、追加の手術をせずに腸管の機能を取り戻すことができる。腸瘻の病態生理とその管理に関する詳しい解説は本章の範囲外であるが、acute care surgeonが必ず理解すべき概念である。ほとんどの場合、acute care surgeonが癌、放射線治療、炎症性腸疾患に続発する瘻孔を扱うことはない。これらの瘻孔は特に管理が難しく、自然閉鎖は稀である。Acute care surgeonにとって瘻孔の形成や管理が必要となるのは、膿瘍や穿孔のドレナージ後や、切除や再建が不可能な"frozen abdomen"の場合がほとんどである。このような場合、腸管内腔と外部の圧力差により、瘻孔は開いたままとなる。瘻孔から腸内容物が出てくるのに必要な「労力」が小さければ小さいほど、圧力差が小さくなり、瘻孔は開いたままとなる。排液量はその後の閉鎖率には関係ない。この単純な概念を理解することは、acute care surgeonがこれらの複雑な患者を管理するのに役立つ。腸管皮膚瘻と腸管大気瘻の違いは、正常な腹壁の有無である。前者では、腹壁が重要な外圧源として働く。そのため、これらの瘻孔は自然に閉鎖することがある。対照的に、腸管大気瘻は人工肛門に似ている（図5.8）。瘻孔周囲の上皮化が起こる前であっても、腸管内腔と外部との間には常に大きな圧力差があり、これらの瘻孔は手術なしには閉鎖しない。時折、開腹創の断端にできる小さな腸管大気瘻は、創が収縮し、腹壁が瘻孔を完全に覆うと、自然に閉鎖することがある。

Tチューブやマレコットドレーンなどの管腔内ゴムま

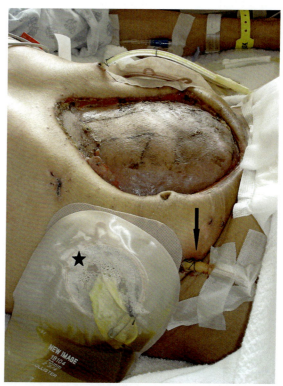

図5.9　右半結腸切除術後の医原性穿孔による十二指腸瘻患者
十二指腸内腔に大型のマレコットカテーテルを留置し（矢印）、複数のペンローズドレーン（星印）を用いてドレナージしている。すべてのドレーンが側方およびその近傍にあることに注目。3ヵ月の治療後、すべてのドレーンが抜去され、瘻孔は自然に閉鎖した。

はラテックスのチューブを用いて瘻孔の経路に沿って炎症を起こすことは非常に有用である（図5.9）。炎症により、瘻孔の経路には通常の生理的経路よりも高い圧力差が生じる。膿瘍腔では、腸管からの漏出液が溜まる可能性のあるスペースをなくすため、十分な腹腔ドレナージが必要である。どのようなスペースも低圧の貯留腔として機能し、瘻孔の閉鎖を妨げる。吸引式ドレーンの出現以降、ドレーンの配置やドレーンが腹腔から出る経路に関する懸念は少なくなった。このような複雑な患者を管理する際、acute care surgeonは重力と患者の体位を考慮しなければならない。ほとんどの患者は仰臥位であるため、ドレーンや瘻孔の経路は腹部から最短の経路で、可能な限り側方かつ後方に留置されるべきである。腸管内容物の排出を促し、腹腔内に腸管内容物が溜まるのを防ぐ。

瘻孔管理を成功させる鍵は、排液のコントロールと適切な輸液および栄養の投与である。腸管大気瘻における排液管理に必要なシステムには、創意工夫と継続的なモニタリングが必要である。また、ストーマセラピストの援助を得ることが救命につながる。一般的に、これらのシステムは1日に何度も交換する必要があり、看護師や医療スタッフの負担は大きい。さらに、腹部が治癒していき、創傷や瘻孔の構造が変化するにつれて、月曜日には機能していたものが金曜日には機能しなくなることもある。Open abdomenの場合、薄い移植片を用いた積極的な皮膚移植

が創傷の縮小を助け、最終的に漏出液をコントロールするためのよりよい創部の表面を形成する。このような皮膚移植は、移植片が定着する前に滲出液が移植片を溶かしてしまうのを防ぐため、しばしば開放創で管理した方がよい。また、排液量の多い腸瘻であっても、栄養と水分は通常、経腸投与できる。場合によっては、腸瘻の構造上、すべて経口での栄養投与が必要なこともある。輸液かつ/もしくは経腸栄養の併用が必要な場合もある。このような複雑な瘻孔の外科的閉鎖は、通常、患者が最初の手術から回復後少なくとも6ヵ月が経過するまで待機すべきである。それよりも早い3～6ヵ月後に閉鎖を試みるのは、栄養または輸液の維持が困難であったり、合併症などでやむを得ない場合に限る。

まとめ

　腹腔内感染症患者の管理と治療は、経験豊富な一般外科医やacute care surgeonであっても困難を伴うことがある。本章で概説したように、疾患は多岐にわたるが、概念は単純であり、外科医の指針となる。これらの概念には、迅速な診断、適切な蘇生と血行動態のサポート、適切な抗菌薬選択、手術的または経皮的アプローチによる感染源コントロールなどが含まれる。初心者の外科医やキャリアの浅い外科医にとって、このような症例で相談したり、上級医と話し合ったりすることが、患者の救命につながっていくであろう。

文　献

Alhaj Saleh A, Esquivel EC, Lung JT, et al. Laparoscopic omental patch for perforated peptic ulcer disease reduces length of stay and complications, compared to open surgery：a SWSC multicenter study. Am J Surg. 2019；218(6)：1060-1064.

American College of Chest Physicians/Society of Critical Care Medicine Consensus Conference：definitions for sepsis and organ failure and guidelines for the use of innovative therapies in sepsis. Crit Care Med. 1992；20(6)：864-874.

Anaya DA, Nathens AB. Risk factors for severe sepsis in secondary peritonitis. Surg Infect(Larchmt). 2003；4：355-362.

Attard AR, Corlett MJ, Kidner NJ, Leslie AP, Fraser IA. Safety of early pain relief for acute abdominal pain. BMJ. 1992；305：554-556.

Azagra JS, De Simone P, Goergen M. Is there a place for laparoscopy in management of postcholecystectomy biliary injuries? World J Surg. 2001；25(10)：1331-1334.

Bansal J, Jenaw RK, Rao J, Kankaria J, Agrawal NN. Effectiveness of plain radiography in diagnosing hollow viscus perforation：study of 1,723 patients of

perforation peritonitis. Emerg Radiol. 2012；19：115-119.

Brundage SI, Jurkovich GJ, Hoyt DB, et al. Stapled versus sutured gastrointestinal anastomoses in the trauma patient：a multicenter trial. J Trauma. 2001；51(6)：1054-1061.

Bruns BR, Morris DS, Zielinski M, et al. Stapled versus hand-sewn：a prospective emergency surgery study. An American Association for the Surgery of Trauma multi-institutional study. J Trauma Acute Care Surg. 2017；82(3)：435-443.

Clec'h C, Fosse JP, Karoubi P, et al. Differential diagnostic value of procalcitonin in surgical and medical patients with septic shock. Crit Care Med. 2006；34(1)：102.

Connelly CR, Schreiber MA. Endpoints in resuscitation. Curr Opin Crit Care. 2015；21：512-519.

Cothren CC, Moore EE, Johnson JL, Moore JB, Burch JM. One hundred percent fascial approximation with sequential abdominal closure of the open abdomen. Am J Surg. 2006；192(2)：238-242.

Dandona P, Nix D, Wilson MF, et al. Procalcitonin increase after endotoxin injection in normal subjects. Clin Endocrinol Metab. 1994；79(6)：1605.

Dellinger RP, Levy MM, Rhodes A, et al.；Surviving Sepsis Campaign Guidelines Committee including the Pediatric Subgroup. Surviving sepsis campaign：international guidelines for management of severe sepsis and septic shock：2012. Crit Care Med. 2013；41：580-637.

Felder S, Margel D, Murrell Z, Fleshner P. Usefulness of bowel sound auscultation：a prospective evaluation. J Surg Educ. 2014；71：768-773.

Ferrada P, Callcut R, Bauza G, et al. AAST Multi-institutional Trials Committee Pneumatosis Intestinalis Predictive Evaluation Study：a multicenter epidemiologic study of the American Association for the Surgery of Trauma. J Trauma Acute Care Surg. 2017；82：451-460.

Gauzit R, Péan Y, Barth X, Mistretta F, Lalaude O；Top Study Team. Epidemiology, management, and prognosis of secondary non-postoperative peritonitis：a French prospective observational multicenter study. Surg Infect(Larchmt). 2009；10：119-127.

Gilbert DN. Role of procalcitonin in the management of infected patients in the intensive care unit. Infect Dis Clin North Am. 2017；31(3)：435.

Henny CP, Hofland J. Laparoscopic surgery：pitfalls due to anesthesia, positioning, and pneumoperitoneum. Surg Endosc. 2005；19(9)：1163-1171.

Jang JH, Kim HC, Huh JW, et al. Anastomotic leak does not impact oncologic outcomes after preoperative chemoradiotherapy and resection for rectal cancer. Ann Surg. 2019；269(4)：678-685.

Kohl A, Rosenberg J, Bock D, et al. Two-year results of the randomized clinical trial DILALA comparing laparoscopic lavage with resection as treatment for perforated diverticulitis. Br J Surg. 2018；105(9)：1128-1134.

Levy MM, Fink MP, Marshall JC, et al.；International Sepsis Definitions Conference. 2001 SCCM/ESICM/ACCP/ATS/SIS International Sepsis Definitions Conference. Intensive Care Med. 2003；29(4)：530-538.

Levy MM, Rhodes A, Phillips GS, et al. Surviving Sepsis Campaign：association between performance metrics and outcomes in a 7.5-year study. Intensive Care Med. 2014；40(11)：1623-1633.

Loftus TJ, Efron PA, Bala TM, et al. The impact of standardized protocol implementation for surgical damage control and temporary abdominal closure after emergent laparotomy. J Trauma Acute Care Surg. 2019；86(4)：670-678.

Loftus TJ, Jordan JR, Croft CA, et al. Temporary abdominal closure for trauma and intra-abdominal sepsis：different patients, different outcomes. J Trauma Acute Care Surg. 2017；82(2)：345-350.

Lovell MA, Mudaliar MY, Klineberg PL. Intrahospital transport of critically ill patients：complications and difficulties. Anaesth Intensive Care. 2001；29(4)：400-405.

Marciano S, Díaz JM, Dirchwolf M, Gadano A. Spontaneous bacterial peritonitis in patients with cirrhosis：incidence, outcomes, and treatment strategies. Hepat Med. 2019；11：13-22.

Matsuda M, Nishiyama M, Hanai T, Saeki S, Watanabe T. Laparoscopic omental patch repair for perforated peptic ulcer. Ann Surg. 1995；221(3)：236-240.

Montravers P, Dufour G, Guglielminotti J, et al. Dynamic changes of microbial flora and therapeutic consequences in persistent peritonitis. Crit Care. 2015；19：70. doi：10.1186/s13054-015-0789-9

Moore LJ, McKinley BA, Turner KL, et al. The epidemiology of sepsis in general surgery patients. J Trauma. 2011；70：672-680.

Pace S, Burke TF. Intravenous morphine for early pain relief in patients with acute abdominal pain. Acad Emerg Med. 1996；3：1086-1092.

Pieracci FM, Barie PS. Management of severe sepsis of abdominal origin. Scand J Surg. 2007；96：184-196.

Rhodes A, Evans LE, Alhazzani W, et al. Surviving sepsis campaign：International Guidelines for Management of Sepsis and Septic Shock：2016. Crit Care Med. 2017；45(3)：486-552.

Ross JT, Mattay MA, Harris HW. Secondary peritonitis：principles of diagnosis and intervention. BMJ. 2018；361：k1407.

Sawyer RG, Claridge JA, Nathens AB, et al. Trial of short-course antimicrobial therapy for intraabdominal infection. N Engl J Med. 2015；372：1996-2005.

Schultz JK, Wallon C, Blecic L, et al. One-year results of the SCANDIV randomized clinical trial of laparoscopic lavage versus primary resection for acute perforated diverticulitis. Br J Surg. 2017；104(10)：1382-1392.

Schultz JK, Yaqub S, Wallon C, et al. Laparoscopic lavage vs primary resection for acute perforated diverticulitis：the SCANDIV randomized clinical trial. JAMA. 2015；314(13)：1364-1375.

Singer M, Deutschman CS, Seymour CW, et al. The Third International Consensus Definitions for Sepsis and Septic Shock(Sepsis-3). JAMA. 2016；315(8)：801-810.

Tang A, Huddleston P, Attaluri P, Cruz A, Joseph S, Lavy D. Clinical cases of nonsurgical pneumoperitoneum：categorizing the disease and treatment options. Am Surg. 2015；81：E206-E208.

van Baal JO, Van de Vijver KK, Nieuwland R, et al. European Society of Intensive Care Medicine. Intensive Care Med. 1996；22(7)：707-710.

Vincent JL, Moreno R, Takala J, et al. The SOFA(Sepsis-related Organ Failure Assessment) score to describe organ dysfunction/failure. On behalf of the Working Group on Sepsis-Related Problems of the Yurcisin BM, DeMaria EJ. Management of leak in the bariatric gastric bypass patient：reoperate, drain and feed distally. J Gastrointest Surg. 2009；13(9)：1564-1566.

Zhang Z, Xu X. Lactate clearance is a useful biomarker for the prediction of all-cause mortality in critically ill patients：a systematic review and meta-analysis. Crit Care Med. 2014；42(9)：2118-2125.

CHAPTER 6

緊急外科における画像診断

訳：小島 光暁

症例提示

　36歳、女性。妊娠2回目、出産1回目。現在、妊娠28週目で合併症のない妊娠中であるが、24時間にわたり右腹部の中央に痛みがある。この痛みに伴い嘔気と嘔吐があり、体温も軽度に上昇している。患者はクラスIの肥満で、BMIは32kg/m²である。既往症は妊娠糖尿病のみで、腹部手術の経験はない。現在、出産前ビタミンとインスリンを投与しており、アレルギーはなく、喫煙、飲酒、薬物使用のいずれもない。初診時の身体検査で、心拍数は分速110回の洞性頻脈が認められ、血圧は140/95 mmHgで、右上腹部から中央、下腹部に触診痛がある。汎発性腹膜炎はみられず、腟分泌物もなく、胎児は妊娠週数に見合った大きさであり、胎児仮死の所見なし。血液検査ではWBC：22,000/mm³、Hb：10.5g/dL、血小板数：225,000/mm³と報告されている。基本的な化学検査は正常であるが、血清グルコース：225 mmol/Lと高値である。肝機能検査では、AST：45 U/L、ALT：50 U/L、ALP：300U/L、総ビリルビン：0.3mg/dLである。

〈 質 問 〉
　この患者の診断画像として最適な選択肢は何か？
〈 回 答 〉
　磁気共鳴画像法（MRI）

　この患者は身体所見、検査結果から直ちに開腹手術が必要であるという病歴ではない。CTは診断に有用かもしれないが、患者は安定しており緊急の診断が必要ではないため、患者と胎児に対する放射線被ばくを避けることの方が重要である。

　この患者の右側腹部痛には、多くの原因が想定されるが、妊娠中の子宮が虫垂の位置を移動させるため、痛みの位置が非典型的である場合、鑑別診断として最も可能性が高いのは胆道疾患や虫垂炎である。超音波は胆道および虫垂の診断に優れた手法であるが、患者の肥満がこの手法の精度を低下させるため、MRIは腹部全体の視覚化、胆道の優れた評価を可能にし、胎児の被ばくを回避できる。

はじめに

画像診断の是非

　緊急外科の患者を評価する際には、画像検査が重要な役割を果たす。救急部門（emergency department；ED）を訪れる患者の約4～5％が急性腹痛を訴える。迅速かつ正確な診断は、潜在的に命を脅かす問題を早期に解決するとともに、滞在時間を短縮し、効率的な患者フローを維持するために重要である。病棟や集中治療室（ICU）において、急性期外科（acute care surgery；ACS）サービスを専門的に提供する病院は、24時間いつでも画像検査モダリティへの迅速なアクセス、夜間でも専門医レベルの画像読影やインターベンショナル・ラジオロジー（interventional radiology；IVR）の対応が必要である。

　しかし、現代においてほぼすべてのセンターで画像診断が容易に利用できる環境は、それなりのコストを伴う。利用可能な施設では急性腹症の診断に、感度、特異度の高いコンピュータ断層撮影（computed tomography；CT）が頻繁に使用されている。1996～2005年にかけて、急性腹痛の評価におけるCTの使用は141％増加した。診断的な身体検査の所見に先立って、またはそれにもかかわらず、CTが撮影されることが少なくない。不要なCTは患者の滞在時間を延長したり、必要な治療の遅延を引き起こしたり、そして最も重要なこととして、患者を放射線にさらすことになる。放射線による癌リスクの増加を特定または定量することは困難であるが、Mathewsらは、有効線量1シーベルト（Sv）ごとに0.125個のがんが発生し、4,000回の脳スキャンに1回が脳腫瘍の発生に関連すると推測して

いる。これらの警告的な統計は、研究に関連するコストを考慮していない。

医療機関には、これらの診断モダリティを責任をもって管理する義務がある。このプロセスの最初のステップは、包括的な問診後に慎重な身体診察を行うことである。明らかに腹膜炎を示す患者や、皮下気腫、波動感、または検査に比べて不釣り合いな痛みをもつ軟部組織病変の患者は、追加の検査ではなく手術が必要である可能性が高い。すべてのモダリティにおいて画像診断は、病態生理が不明瞭である場合や、医療情報が意思決定や外科的アプローチを変更する場合に限って使用されるべきである。

画像診断を指示する場合、選択されるモダリティはいくつかの基準を満たすべきである。

①選択したモダリティは、必要な情報を効果的に提供する能力をもっているべきである。例えば、超音波は多くの患者において急性虫垂炎の診断に有効であるが、肥満度が高い患者では、診断精度が高くない可能性がある。さらに、基礎となる病態が不明確である場合や、迅速な診断が必要な場合には、超音波よりCTが適している場合もある。

②選択したモダリティは放射線への曝露を最小限に抑えるべきである。右上腹部の痛みがあるが胆管結石の心配がない患者では、超音波は放射線にさらすことなく急性胆囊炎を診断するための優れたモダリティである。逆に、CTが診断に必要である可能性が高い場合は、追加のコストと放射線曝露を伴うが無駄な単純X線を省略し、CTに直接進むことが理にかなっている。

③必要なときに選択したモダリティが利用可能であるべきである。磁気共鳴画像（magnetic resonance imaging；MRI）は高い感度と特異度をもち、患者の放射線被ばくを回避するが、時間外や小規模な病院では利用できないことが多い。

一部の緊急外科疾患においては、スコアリングシステムによって画像診断の必要性を減少させたり、画像診断を省略したりすることが可能である。急性虫垂炎の可能性を予測するために複数のスコアリングシステムが開発されているが、その精度は異なる。Alvaradoスコア（表6.1）は、高得点（男性は9以上、女性は10以上）と急性虫垂炎の陽性診断との間に有意な関連性を示している。男性で1以下、女性で2以下のスコアも、虫垂炎の陰性診断を予測する指標とされている。小児虫垂炎スコアは、Alvaradoスコアに比べて子どもにおいてよりよい予測能力を示している。Fenyö-Lindbergスコアは広く使用されてはいないが、出産可能年齢の女性における虫垂炎の予測に役立つと提案されている。

米国外傷外科学会（American Association for the Surgery of Trauma；AAST）は、緊急一般外科（emergency general surgery；EGS）疾患に対する包括的なグレーディングスケールを開発している。グレーディングは臨床的所見、放射線学的研究、手術所見、病理学的結果から導かれる1〜4のカテゴリーに基づく。これらのスケールの「臨床」カテゴリーは、臨床医がさらなる画像診断の必要性と早期の手術介入の必要性を判断するのに役立つかもしれない。

壊死性軟部組織感染症（necrotizing soft tissue infection；NSTI）の評価には、LRINECスコアも使用されることがある（詳しくは第21章「壊死性軟部組織感染症」参照）。白血球数（WBC）、ヘモグロビン（Hb）、ナトリウム、グルコース、クレアチニン（Cr）、C反応性タンパク（CRP）など、さまざまな検査マーカーを使用して、スコアが6点以上の場合はNSTIを疑うべきである。しかし、診断精度の検証をした研究によって、LRINECスコアが当初提案されたほどの精度ではない可能性も示唆されている。すべての疾患プロセスや評価システムと同様に、スコアリングシステムを単独で診断に使用すべきではない。しかし、これらのスコアリングシステムは、鑑別診断や治療計画の妥当性の確認に有用であるかもしれない。

緊急外科における単純X線画像の役割 今日でも役割はあるのか？

1895年、ドイツの物理学者ウィルヘルム・レントゲンは、電子ビームチューブを使用して単純X線写真を生成する技術を開発した。これは「奇妙で素晴らしい発見であり、近年にみられた中で最も価値のある診断プロセスを医学にもたらす可能性がある」とニューヨーク・メディカルニュースで説明され、1901年に彼に最初のノーベル物理学賞をもたらした。その後の125年間の医療画像の進歩により、X線は一般に、特に複雑な外科患者では非特異的で診断に不十分であると見なされることが多い。米国放射線専門医会（American College of Radiology；ACR）は、

表6.1 Alvaradoスコア

右下腹部の圧痛	2点
反跳痛	1点
体温 ＞37.3°C	1点
痛みの右下腹部への移動	1点
嘔気または嘔吐	1点
食欲不振	1点
白血球数＞10,000	2点
核の左方移動	1点
合　計	10点

Alvaradoスコアは、腹痛患者の救急部門の滞在時間の短縮と放射線曝露を減少させるために使用されるべきである。
(Based on Coleman JJ, Carr BW, Rogers T, et al. The Alvarado score should be used to reduce emergency department length of stay and radiation exposure in select patients with abdominal pain. J Trauma Acute Care Surg. 2018；84（6）：946-950. doi：10.1097/TA.000000000001885)

表6.2　米国放射線専門医学会による腹部放射線撮影の適応

- 腹部膨満、腸閉塞、非閉塞性イレウスの評価およびフォローアップ
- 便秘、特に小児における便塊の評価
- 壊死性腸炎の評価、特に未熟児
- 先天性胃腸異常の評価
- 手術後患者のフォローアップ(ガーゼや異物の遺残などの検査)
- 尿路結石の評価およびフォローアップ(特に砕石術後患者の評価)
- 飲み込んだ、あるいはその他の異物の評価
- 計画された画像診断検査(例：透視検査)の事前撮影
- デバイス(胃管、ドレーンなど)の位置評価
- 腹腔内遊離ガス像の評価
- 中毒性巨大結腸の疑いのある場合の評価
- バイタルが不安定な腹部の鈍的外傷患者の評価
- 乳児または小児における触知可能な腫瘤の評価
- 採石術および内視鏡的結石除去前の膵管結石の局在
- ビデオ内視鏡カプセルの残存が疑われる場合の評価およびカプセルの位置確認
- 放射線不透過性マーカーによる大腸通過テスト(大腸通過時間の評価)

(American College of Radiology. ACR - SPR practice guideline for the performance of abdominal radiography. 2016.)

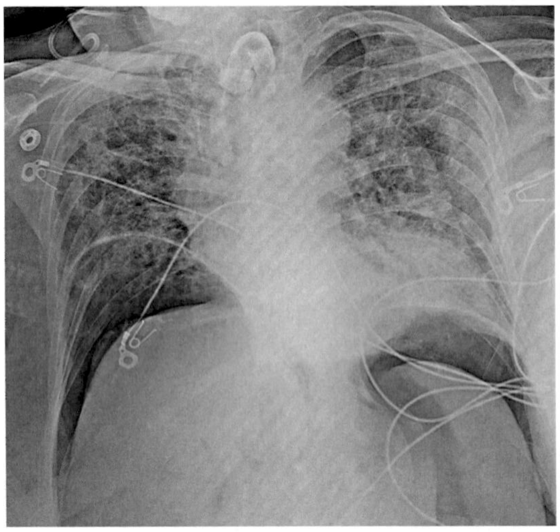

図6.1　胸部の単純X線写真
ウイルス性肺炎による急性呼吸窮迫症候群(ARDS)の患者における大量の腹腔内ガスを示している。

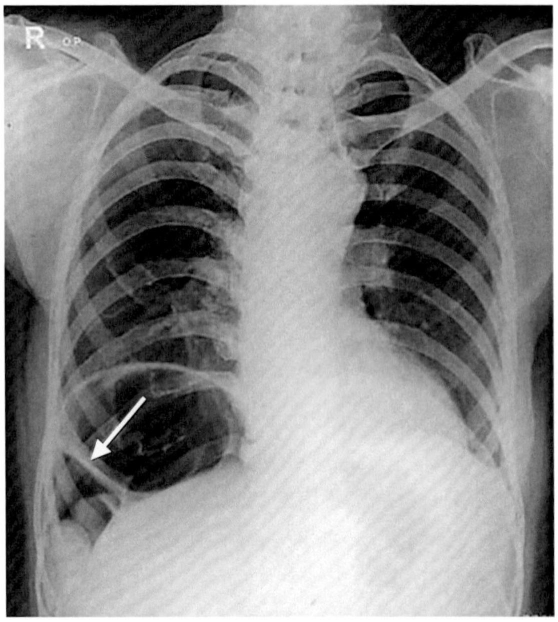

図 6.2　胸部の単純X線写真
肝臓と右横隔膜の間に結腸肝曲が介在しており、結腸ヒューストラ(縦列)を示している(Chilaiditi徴候)。矢印は結腸ヒューストラ(縦列)を示している。
(From Indiran V, Kannan K, Ramachandra Prasad T, Maduraimuthu P. Chilaiditi sign. Abdom Radiol(NY). 2017；42(8)：2188-2189. doi：10.1007/s00261-017-1104-9)

腹部放射線撮影の使用に関するガイドライン(2016年に更新)を発行しており、腹部膨満、腸閉塞またはイレウスの評価とフォローアップ、胃管やドレーンなどのデバイスの位置確認、遊離ガスまたは中毒性巨大結腸の評価などが適応として挙げられている(**表6.2**)。一般に、急性腹痛をもつ患者の10%の腹部X線写真で異常が示されるだけであり、別の角度からの撮影(立位、側面)は一般的な腹痛の評価にはほとんど役に立たない。病歴、診察、および検査分析と組み合わせると、腹部X線は最初の24時間以内に緊急介入が必要であると予測する感度が56%、特異度が81%となる。この限定的な効果を考えると、一般的な腹痛の評価には、**表6.2**に挙げられた適応症に限定して腹部単純X線を使用すべきである。

腹部放射線写真の利点には、より高度な画像診断(CTなど)のための移送を許容できない不安定な患者での有用性や、被ばく量の低減がある。2枚の腹部単純X線撮影は約1.4 mSvの放射線量なのに対して、標準的な腹部CTは機器によって異なるが10～20 mSvの範囲である。

腹膜気腫

標準的な外科教育では、急性腹症の身体所見がある場合、腹部X線での気腹は手術的探索の絶対的な指標と考えるべきである(**図6.1**)。しかし、腹部X線は気腹の偽陽性診断がありうる。1910年に初めて記述されたChilaiditi徴候は、右横隔膜の下面と肝臓の上面の間に大腸が挟まることでみられ、X線上で気腹の外観が現れる原因となる(**図6.2**)。腹部X線の特異度は53～89%と報告されており、偽陽性

診断は実際の懸念事項である。しかし、気腹と急性外科的病理を有する43例の患者を対象とした後ろ向き評価では、CTは追加の臨床情報や結果の改善をもたらさなかった。筆者らは、腹膜炎とX線上の気腹がみられる患者において、CTは手術を遅らせるがなんの利益も提供しないと結論づけた。臨床医は、気腹の非外科的原因が多数存在することにも留意すべきである。これには、手術後に残存する空気、腹膜透析カテーテルの挿入、機械換気、心肺蘇生、気胸などが含まれる。放射線写真上の気腹と臨床評価を相関させて、外科的介入を追求するかどうかを決定する際には注意が必要である。

腸捻転

結腸の捻転は、米国における大腸閉塞の約15％の原因となっている（詳細は第11章「腸閉塞症」参照）。腹部X線写真で骨盤から上方に伸びる逆U字型のcoffee beanサインは、S状結腸捻転の典型的な診断所見である（図6.3）。拡張した腸管は一般的に左骨盤から起こり、右上腹部に伸びる。腹部X線写真は、患者の60〜80％で診断的である。直腸ガスの欠如もS状結腸捻転を示唆する。盲腸捻転は、放射線学的にはあまり典型的な所見がない。盲腸捻転では、X線で約半数が疑診例であり、確定診断されるのは20％以下である。

腸閉塞

腹部X線は、イレウスまたは腸閉塞が疑われる患者のprimary surveyに一般的に使用される。X線は、大腸閉塞と小腸閉塞を区別することができる。小腸閉塞（80％）は大腸閉塞（20％）よりもはるかに一般的である（詳細は第11章「腸閉塞症」参照）。位置、直径、および結腸の拡張の有無は結腸拡張を示唆する。特に盲腸の直径には注目するべきである。腔内の空気のカットオフの示唆、例えばS状結腸癌による閉塞の場合は注意が必要である。

小腸閉塞の放射線学的所見には、拡張した小腸ループ（＞3cm）、空気液面、または輪状ヒダの顕著な可視性が含まれる。これらの所見は閉塞の重症度と持続期間に応じて変化する。ある大規模な研究では、X線の全体的な感度は約70％、特異度は57％であった。高グレードの閉塞に比べて、低グレードの閉塞ではX線の感度と特異度は高かった。

さらに、放射線科医の訓練レベルにより精度には大きなばらつきがあり、研修医から上級教員までの比較では59〜93％の範囲であった。小腸閉塞の腹部画像における複数の客観的所見の中で、同一の腸ループ内で高さの異なる

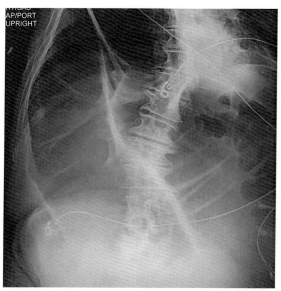

図 6.3　腹部の単純X線写真
coffee beanサインを伴うS状結腸捻転を示している。

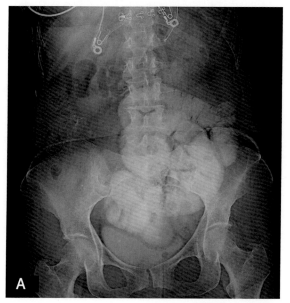
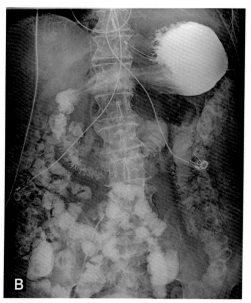

図 6.4　腹部の単純X線写真
ガストログラフィンを用いて評価された小腸閉塞を示している。コントラストが結腸に到達していない状態（A）と、4時間後に結腸に到達した状態（B）。

空気液面の存在および平均空気液面幅が25 mm以上の所見は、最も強い予測値を有していることがわかった（それぞれオッズ比4.5および7.2）。両方の所見が存在する場合、患者は86％の確率で高グレードの部分的または完全な小腸閉塞を有している。

　時間を計った連続腹部X線撮影と経口水溶性造影剤（ガストログラフィン）の使用は、過去20年間で小腸閉塞の管理を革新したと言える。このプロトコルは、癒着性小腸閉塞の管理において診断および治療のツールとして推奨されている。ガストログラフィンが一定期間内に結腸に到達することは、非手術的管理の成功を予測するものとされている（図6.4）。さらに、この経口造影剤の高浸透圧特性は、理論的には閉塞した浮腫性の腸壁から浮腫を引き出し、閉塞を減少させるのに役立つ。

　最初のランダム化比較試験は1994年に99人の患者を対象に実施され、手術管理の必要性の減少と入院期間の短縮を、合併症の増加なしに示した。この最初の試験以降、多くの研究が発表され、このプロトコルが手術治療を必要とする患者の迅速な診断と閉塞解消の治療効果の両方に有用であることを示している。最大の多施設共同前向き観察研究では、316人の患者を登録し、173人がガストログラフィングループ、143人が非ガストログラフィングループに分けられた。ガストログラフィンプロトコルグループの患者は、試験開腹率が低く（20.8％対44.1％）、入院期間が短く（4日対5日）、合併症率は同様であった。多変量解析では、ガストログラフィン治療は成功した非手術的管理の独立した予測因子であった。このプロトコルは、小児患者、腹部または骨盤の悪性腫瘍の既往がある患者、術後の腸閉塞など、ほかの腸閉塞にも適用され、良好な結果を示している。

緊急一般外科における高度画像診断

　緊急一般外科（EGS）の診断が疑われる患者に対する高度画像診断の選択肢は数多く存在し、臨床医が最も適切な画像検査を選択するのは困難である。このセクションでは、高度画像診断の選択肢に焦点を当て、それぞれの画像診断法の詳細な説明と、さまざまな診断に対して最適な画像診断の方法について詳述する。

画像診断法
超音波検査（US）

　USは、緊急外科患者の評価において多くの利点を有している。超音波は、組織に送られる音波のビームを利用し、その波は組織および組織界面の音響インピーダンスに応じてエコーとしてトランスデューサーに反射される。USには電離放射線が含まれておらず、ポータブル機器で行う

ことができるため、特に重症患者のベッドサイド診断に極めて有用である。ある著者は、患者評価におけるポイント・オブ・ケアの有用性を鑑みて、これを「現代の聴診器の代替品」と呼んでいる。マイクロバブル超音波造影剤は2016年に米国食品医薬品局（food and drug administration；FDA）によって非心臓適応で承認されており、これにより灌流および血流の検出がさらに改善された。USの限界には、操作者に大きく依存し、体型の影響を受けやすいことが含まれる。

コンピュータ断層撮影（CT）

　CTは、患者身体の周りを回転するモーター駆動のX線源を利用し、身体を通過した後に検出されるX線ビームを送り込む。過去40年間で、ヘリカルまたはスパイラルCT、多検出器CT、多断面再構成（multiplanar reconstruction；MPR）、心電図ゲーティング、三次元再構成など、多くの技術的進展がCTスキャンのプロセスを革新してきた。これらの進展により、CT画像の取得は非常に迅速になり、高解像度の画像が得られるとともに、CT血管造影（CT angiography；CTA）の機能が拡大した。CTの欠点には、電離放射線およびヨード造影剤への曝露、コスト、そして動きによるアーチファクトや体型による画像品質の劣化が含まれる。

磁気共鳴画像（MRI）

　MRIは強力な磁石を使用して強い磁場を作り出し、体内のプロトンをその磁場に整列させる。無線周波電流が患者に送られると、プロトンがスピンするように刺激され、プロトンが磁場に再整列する際に放出されるエネルギーをセンサーが検出する。プロトンのさまざまな磁気特性により、異なる組織タイプを検出することができる。MRIは1980年代初頭に臨床医学に初めて導入され、CTと同様に、過去数十年にわたる多くの技術的進歩により、MRIは幅広い診断および疾患に利用されるようになった。最近のMRIの進展には、造影剤を使用したMRI血管造影、造影剤を使用しないtime-of-flight（TOF）法によるMRI血管撮影法、機能的MRIなどが含まれる。MRIの欠点には、一般的に画像取得時間が長いこと、コスト、さまざまな磁性の埋め込みデバイスや異物をもつ患者に対する相対的禁忌が含まれる。

核医学

　核医学は、診断および治療の目的で放射性医薬品を使用するという重要な共通点をもち、さまざまな画像診断技術を含んでいる。放射性医薬品は、異なる組織に異なる速度で蓄積しながら微量の放射線を放出し、それが検出されることで多数の異なる臓器の構造と機能に関する情報を提供することができる。PET/CT、PET/MRIなどのマルチモ

ダリティ画像診断技術は、特に腫瘍評価において診断を進歩させた。核医学の研究は、多くのEGS状態の初期診断にはあまり関与しないが、初期検査後に診断が不明確な場合や、初期検査に基づいてさらなる評価が必要な場合には役立つことがある。

疾患別画像診断

上部消化管：非静脈瘤性上部消化管出血

内視鏡治療の大幅な進歩にもかかわらず、上部消化管出血（upper gastrointestinal bleeding；UGIB）は依然として高い罹患率と死亡率を引き起こしている（緊急手術における消化管出血については第13章「緊急外科における消化管出血」参照）。Treitz靭帯より近位で発生する出血と定義されるUGIBは、消化性潰瘍病、静脈瘤、Mallory-Weiss裂傷、悪性腫瘍、血管形成異常、血管奇形、医原性合併症などが原因であることがある。救命措置の後、出血源を特定し治療することが最重要である。米国放射線専門医会（ACR）は、非静脈瘤性UGIBにおける画像診断の役割に関するコンセンサスステートメントを発表している。

内視鏡は診断と治療の両方が可能であることから、最も適切な初期画像診断法であり、早期内視鏡（入院から24時間以内）は入院期間の短縮や輸血の必要性に対して有利な影響を与える。内視鏡を使用して、循環動態が不安定な患者の顕著な出血を制御できない場合、血管造影と塞栓術を行うべきである。血管造影は患者の80％までの出血源を特定でき、塞栓術の一次成功率は80％である。血管塞栓術は手術介入と比較して、全体的な合併症率が低く、30日死亡率も低下する傾向があるが、再出血率が高いという欠点がある。

CTAはUGIBの評価においてますます重要な役割を果たしている。安定した患者で内視鏡がUGIBの局在化または制御に失敗した場合の次の検査として合理的とされている。さらに、CTAはその利便性と迅速に利用できるため、内視鏡の前に行われることが多い。CTAは0.3 mL/分という低い出血率を検出でき、これは従来の血管造影の0.5〜1.0 mL/分やTc-99m標識赤血球シンチグラフィの0.2 mL/分に比べて優れている。ある大規模な研究では、CTAは急性の消化管出血を検出する感度が85.2％、特異度が92.1％であった。CTAは治療的役割を提供しないという欠点があり、感度は画像検査時に出血が活動中であるかどうかに依存する。特筆すべきは、CTエンテログラフィおよび静脈内造影剤を使用しないCTは、急性UGIBの評価には一般的に役立たないことである。CTエンテログラフィは、潜在的な消化管出血における断続的な小腸出血の評価には有用である。

Tc-99m標識赤血球シンチグラフィは、内視鏡およびCTAの両方で局在化に失敗したUGIBを局在化するために使用できる。これは0.05〜0.1 mL/分という低い出血率を検出することができ、ゆっくりとした出血に対して非常に感度が高い。しかし、高い偽陽性率および偽陰性率の両方をもつため、UGIBの評価における役割は議論の余地がある。

上部消化管：胃捻転

胃捻転は、激しい心窩部痛、嘔吐、経鼻胃管の挿入不能の三徴候（Borchardtの三徴）でしばしば現れる。胃捻転は、胃の回転が胃出口閉塞を引き起こし、治療されない場合、胃の虚血や破裂に進行する可能性がある。捻転は、胃食道接合部から幽門に至る長軸に沿って発生することがあり（腸間膜軸捻転）、または胃の小彎から大彎に至る軸に沿ってより一般的に発生する（臓器軸型胃捻転）（図6.5）。

原発性胃捻転は、胃を固定する靭帯の弛緩により胃の過度の可動性が許されるときに発生し、続発性胃捻転は、先天性または外傷性の横隔膜ヘルニアや食道裂孔ヘルニアなど、ほかの原因によって発生する。

胃捻転の診断におけるgold standardは上部消化管造影であるが、発症がより緩徐で曖昧な場合が多いため、最初に行われる検査ではない。ほとんどの患者はさらなる評価のためにCTを受けることになり、胃捻転と食道裂孔ヘルニアを区別するのは難しい場合がある。

外科的に証明された胃捻転患者の大規模な調査では、胃捻転の最も頻繁かつ感度の高い徴候は、ヘルニア門と幽門での狭窄点であり、CTは胃捻転の特定において90％の精度を示した。胃壁の気腫、ヘルニア嚢内の胃壁外の遊離ガスおよび液体、または胃壁の造影効果の欠如が視覚化されるとき、CTは胃壊死を示唆することができる。

上部消化管：胃十二指腸穿孔

上部消化管穿孔は、潰瘍病、異物摂取、悪性腫瘍、および医原性穿孔など、さまざまな原因から発生する可能性がある。前述のように、腹部X線で気腹が確認され、臨床的な腹膜炎の徴候がある場合は、さらなる画像検査を行わず

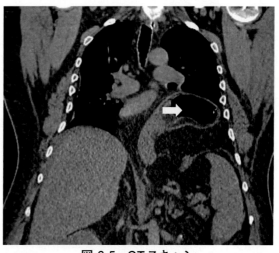

図6.5　CTスキャン
大きな食道裂孔ヘルニアと臓器軸型胃捻転を示している（矢印）。

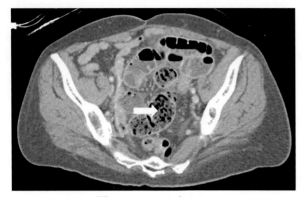

図6.6 CTスキャン
癒着性小腸閉塞による拡張した小腸ループと小腸糞便サイン（矢印）を示している。

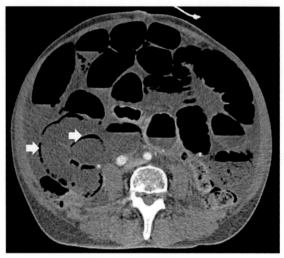

図6.7 CTスキャン
小腸虚血による重度の小腸気腫（矢印）と小腸の拡張、および複数の空気-液体レベルを示している。

に外科的介入を行うべきである。しかし、腹部X線が診断に役立たない場合は、静脈内造影剤を使用したCTが推奨される。イタリアで実施された166人の胃十二指腸穿孔患者を対象とした研究では、12%がさらなる画像検査なしで臨床検査に基づいて診断された。画像評価を受けた残りの146人の患者のうち、85.5%が腹部X線で、1.8%がX線とUSの両方で、12.7%がCT所見で診断された。

小腸：小腸閉塞

明らかなヘルニアが原因で小腸閉塞が生じていない場合、疑われる小腸閉塞の画像検査が必要である。小腸閉塞の診断において、腹部X線の報告された正確性は50〜67%であるが、静脈内造影剤を使用したCT画像の正確性は70〜94%と高い。小腸閉塞と一致するCT所見には、拡張（＞2.5 cm）から遠位部の圧迫までの小腸の口径変化、空気-液体レベル、小腸糞便サイン（図6.6）、遷移点の存在、腸壁の肥厚（＞0.3 cm）、腹膜内液、腸間膜の炎症、および腸間膜渦巻きサインが含まれる。

小腸閉塞におけるCT画像の目的は、閉塞の重症度を評価し、閉塞の部位と原因を特定し、虚血、閉塞ループ、または捻転などの合併症の存在を検出することである。虚血に対するCTの感度は低く、15〜40%の範囲であるが、虚血の徴候が一度みられると特異度は89〜100%と非常に高い。多変量ロジスティック回帰で最も虚血を予測する徴候には、腸壁の造影効果の低下、腸間膜静脈の造影効果の低下、および腸間膜静脈の造影欠損が含まれる。CTはまた、手術介入の必要性を予測するためにも有用である。100人以上の小腸閉塞患者を対象とした2つの大規模研究では、腹腔内遊離液、腸間膜浮腫、小腸糞便サインの欠如、嘔吐の既往、高度または完全閉塞の所見が手術の必要性を最も有意に予測することが示された。

小腸：腸間膜虚血

急性腸間膜虚血は、小腸への十分な血流供給が不足し、その結果として炎症や虚血が発生する一連の病態である（詳細は第12章「腸間膜虚血」参照）。発生率は低く、正確な診断が難しい場合があり、死亡率は50〜80%と高い。そのため、正確な放射線学的評価と診断が極めて重要である。

腸間膜虚血は、腸間膜動脈塞栓または血栓や腸間膜静脈血栓による閉塞性のものと、非閉塞性腸間膜虚血（non-occlusive mesenteric ischemia；NOMI）がある。適時のCTAが診断の要である。包括的なCTAには、血管石灰化、血管内高濃度血栓、および壁内出血を検出するための前造影スキャン、動脈および門脈相、腸間膜動脈の起源を最適に評価するための多断面再構成（multiplanar reconstruction；MPR）が含まれるべきである。CTAは腸間膜虚血の診断において感度と特異度が90〜100%の範囲である。

CT所見は血流不全の徴候と虚血性腸損傷の徴候の両方を示唆する。腸間膜血管の管腔内欠損または閉塞（12〜75%の症例でみられる）は、腸間膜虚血に対して非常に特異的である。腸虚血の徴候には、腸壁の肥厚、腸壁の造影効果の欠如、腸の拡張、腸気腫、門脈ガス、および腸間膜のストランディング（図6.7）が含まれる。気腹は壊死と穿孔を示唆する。腸気腫の予後価値は議論の余地があり、いくつかの研究では、CTAで腸気腫が認められた患者の47〜59%が腸壊死を有していた。超音波ドップラー検査は慢性腸間膜虚血では役割を果たすが、急性腸間膜虚血の診断には重要な役割を果たさない。

結腸：虫垂炎

虫垂炎が疑われる患者で、臨床スコアリングシステムが有効でない場合、診断を確定または否定するために画像検査が必要である（詳細は第17章「急性虫垂炎」参照）。虫垂炎の診断に最も一般的に使用されるモダリティは、US、CT、およびMRIである。CT検査への依存を減らす試みは、USやMRIの使用への関心の高まりと低線量CTプロトコルの開発につながっている。

6. 緊急外科における画像診断 49

CTは、虫垂炎の診断においていくつかの利点がある。感度と特異度が98%以上と非常に高い。さらに、CTの使用により、陰性虫垂切除率が17%から9%に減少した。CTはまた、フィレモンや膿瘍を伴う複雑な虫垂炎の存在を正確に診断する利点があり、虫垂炎が存在しない場合には診断の確立にも役立つ。

放射線への反復曝露に対する懸念が高まる中、低線量腹部CTが標準線量CTに代わって虫垂炎の疑いを評価することが提案されている。低線量CTと標準線量CTにランダム化された891人の患者を対象とした大規模試験では、陰性虫垂切除率、虫垂穿孔率、追加の画像検査の必要性において非劣性が確立された。

結腸：憩室炎

憩室症の発生率は年齢とともに増加し、50歳以上で30～50%、80歳以上の人で65%以上に及ぶ（詳細は第18章「小腸・大腸の炎症性疾患」参照）。憩室症の患者のうち、最大25%が生涯のうちに膿瘍、炎症、瘻孔、閉塞、または穿孔を伴う複雑な憩室疾患を発症する。憩室炎が疑われる患者を評価する際、腹部X線は自由穿孔を示す気腹を示すことができる。しかし、憩室炎が疑われる患者の大多数はCTスキャンで評価される。

伝統的なHinchey分類は、診断のためにCTスキャンが日常的に使用される前に開発されたが、グレーディングは依然としてCT画像に適用可能である。米国のWestern Trauma Associationおよび米国外傷外科学会（AAST）は、それぞれ憩室炎のグレーディングシステムを開発しており、これらは表6.3にまとめられている。AASTのグレードともとのHinchey分類は比較的、臨床、放射線学、手術、および病理学的所見に基づいているのに対し、WTAのグレーディングシステムおよび修正Hinchey分類はCTスキャンの所見に基づいている。

CTは複雑な憩室炎の発展を予測するうえでも有用である。急性憩室炎患者528人を評価した際、複雑な経過を予測するCT所見は、液体貯留の存在と炎症を起こした結腸セグメントの長さであり、腸外気は予測因子ではなかった。CTは一般的に診断画像の主流であるが、超音波は憩室炎の疑いを評価するうえで限定的な役割を果たす。超音波は局所的な腸壁の肥厚、腸間膜の炎症、および傍結腸膿瘍を識別でき、肥満患者以外では連続評価に有用である。

結腸：腸捻転

結腸捻転は大腸閉塞の3番目に多い原因であり、米国のすべての結腸閉塞の10～15%を占めている（詳細は第11章「腸閉塞症」参照）。S状結腸捻転が最も一般的であり、次いで盲腸捻転が多く、横行結腸や脾曲捻転は稀である。盲腸捻転は真の捻転を示す場合もあれば、盲腸が前上方に向かって自ら折りたたまれる盲腸捻転症-盲腸跳ね上がり

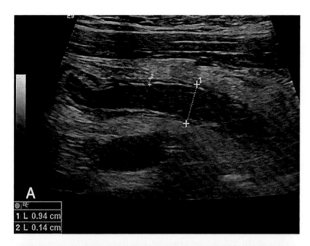

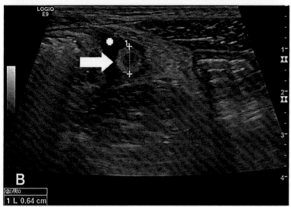

図6.8 急性虫垂炎の超音波スキャン
虫垂壁の肥厚、ターゲットサイン（矢印）、直径 >6 mm、および周囲の遊離液を示している。縦断面（A）と横断面（B）。
(From Mostbeck G, Adam EJ, Nielsen MB, et al. How to diagnose acute appendicitis：ultrasound first. Insights Imaging. 2016;7(2): 255-263. doi：10.1007/s13244-016-0469-6)

グレード圧迫USは、右下腹部をプロトコル化された方法で圧迫し、超音波で虫垂の視覚化を最適化する手法である。虫垂炎の超音波所見には、圧迫不能、直径＞6 mm、壁厚＞3mm、「ターゲットサイン」、虫垂石の存在、初期虫垂炎における高血管性、膿瘍または壊死の場合の低血管性から無血管性が含まれる（図6.8）。米国におけるUSの診断性能は大きく異なり、感度21～96%、特異度71～98%、陽性予測値（positive predictive value；PPV）41～94%、陰性予測値（negative predictive value；NPV）49～90%と報告されている。虫垂の視覚化にも大きなばらつきがあり、35～81%が視覚化不全または不完全視覚化である。視覚化率および診断精度は、男性および非肥満患者で高い。

MRIは、特に小児および妊娠患者の虫垂炎診断において重要性が増している。プロトコルの改善により、わずか15分で迅速な画像取得が可能となった。自由呼吸画像取得や拡散強調画像シーケンスなどの技術により、蠕動や呼吸による動きのアーチファクトが減少した。一般に、虫垂炎に対するMRIの感度は96～100%、特異度は81～96%で、経験豊富な放射線科医によるものである。ガドリニウム造影剤の投与は診断精度の向上を示しておらず、推奨されない。

表6.3　急性結腸憩室炎のHinchey分類、修正版Hinchey分類、米国外傷外科学会（AAST）、および西部外傷学会（WTA）グレーディングシステムの比較

グレード	Hinchey分類	修正版Hinchey分類	AAST（頻度）	WTA
I	周囲結腸膿瘍またはフィレモン	IA：フィレモン IB：周囲結腸または腸間膜膿瘍	結腸炎（26%）	IA：膿瘍を伴わないフィレモン IB：膿瘍＜4cmのフィレモン
II	骨盤内、腹腔内、または後腹膜膿瘍	境界形成された骨盤膿瘍	結腸微小穿孔または膿瘍を伴わない周囲結腸フィレモン（37%）	膿瘍＞4cmのフィレモン
III	全身性膿性腹膜炎	全身性膿性腹膜炎	局所的な周囲結腸膿瘍（23%）	膿性腹膜炎（結腸に穴なし）
IV	全身性糞便性腹膜炎	全身性糞便性腹膜炎	遠隔膿瘍（5%）	糞便性腹膜炎（結腸に持続的な穴あり）
V			全身性腹膜炎を伴う自由結腸穿孔（9%）	

(Moore FA, Moore EE, Burlew CC, et al. Western Trauma Association critical decisions in trauma：anagement of complicated diverticulitis. J Trauma Acute Care Surg. 2012；73：1365-1371. Shafi S, Priest EL, Crandall ML, et al. Multicenter validation of American Association for the Surgery of Trauma grading system for acute colonic diverticulitis and its use for emergency general surgery quality improvement program. J Trauma Acute Care Surg. 2016；80：405-410；discussion 410-401. Hinchey EJ, Schaal PG, Richards GK Treatment of perforated diverticular disease of the colon. Adv Surg. 1978；12：85-109. Kaiser AM, Jiang JK, Lake JP, et al. The management of complicated diverticulitis and the role of computed tomography. Am J Gastroenterol. 2005；100：910-917.)

（cecal bascule）と呼ばれる場合もある。

　前述のように、S状結腸捻転は腹部X線でクラシックな"コーヒー豆（coffee bean）"の形状を示すのに対し、盲腸捻転は拡張した腸管ループが左上腹部まで伸び、結腸の縦列を伴うことが特徴である。X線はS状結腸捻転の症例の60%以上で診断的であるが、盲腸捻転では患者の半数未満で示唆的であり、診断的なものはわずか17%である。

　静脈内造影剤を使用したCTは、S状結腸および盲腸捻転の診断に役立つ。S状結腸捻転のCT所見には、S状結腸間膜の渦巻き、拡張したS状結腸、腸内空気液面、および1つのS状結腸遷移点が含まれる。盲腸捻転のCT所見には、渦巻きサイン、回盲部のねじれ、遠位結腸の減圧、中央に位置する虫垂および左上腹部に位置する盲腸尖端が含まれる。S状結腸および盲腸捻転のCTの2つの追加サインには、収束する交差遷移点を示す"X marks the spot"サイン、および2つの腸ループの間に腸間膜脂肪がみられ、1つのねじれた腸ループの割れ目のように見える"スプリット・ウォール"サインが含まれる。

　内視鏡およびフルオロスコピー評価は、診断が不明確な場合、S状結腸捻転の診断と治療の両方に役立つ可能性がある。明らかな虚血や穿孔が疑われない限り、非手術的なねじれ解消および減圧がS状結腸捻転の最も適切な初期管理戦略である。盲腸捻転の場合、バリウム浣腸は最大88%の正確性をもち、典型的な所見として腸ループが絞られ、右結腸の捻転部位で終わる「鳥のくちばし」を示す。一般的に、内視鏡は盲腸捻転にはあまり役割を果たさず、手術的なねじれ解消が主要な治療法である。

結腸：下部消化管出血

　上部消化管出血（upper gastrointestinal bleeding；UGIB）と同様に、下部消化管出血（lower gastrointestinal bleeding；LGIB）の管理は、救命処置と安定化、その後に出血源の迅速な局在化を行う（詳細は第13章「緊急外科における消化管出血」参照）。腹部および骨盤の三相（無造影、動脈相、門脈相）CTAは、広く利用可能で便利であり、取得が迅速で、活動性消化管出血の患者において約89%の高い精度をもつため、LGIB患者の初期診断検査として選択されている。CTAはまた、優れた感度と特異度をもち、それぞれ90%と92%である。さらに、CTAは腸準備ができない患者にとっても魅力的な選択肢である。ただし、CTAは治療オプションを提供しない。

　初期手技としての大腸内視鏡検査は、診断と治療の両方が可能である。急性LGIBの診断率は48〜90%の範囲である。近位出血源を除外するために、末端回腸も挿管する必要がある。しかし、腸準備ができていない状態での大腸内視鏡検査は困難である。適切な視覚化と安全な内視鏡的止血のためには前処置が推奨され、米国消化器病学会は前処置がされていない大腸内視鏡検査を推奨していない。初期の主要なLGIBの状況で完全に準備された結腸は稀である。

　非内視鏡的介入には、標識赤血球シンチグラフィ、CTA、およびカテーテルを用いた血管造影が含まれる。標識赤血球シンチグラフィは、LGIBの局在化率が26〜80%であるが、反復スキャンが可能であり、断続的な潜在性消化管出血に有用である。CTA所見に基づいて、患者は緊急手術または血管塞栓術が必要かどうか適切に層別化される。従来の血管造影は、検査の25〜70%でLGIBの出血源を特定し、内視鏡検査と同様に診断と治療の両方が可能である。血管塞栓術は通常、虚血のリスクを最小限に抑えるために選択的に行われ、現代のシリーズでは8%未満である。血管塞栓術後の再出血率は内視鏡的再出血率と同等であり、血管塞栓術では8〜33%、内視鏡では16〜22%の再出血率である。

結腸：虚血性大腸炎

急性腸間膜虚血と同様に、虚血性大腸炎は結腸の代謝需要を満たすための血流が不十分であることから発症する（詳細は第12章「腸間膜虚血」参照）。腸間膜虚血と比較して、虚血性大腸炎は特定の初期の損傷なしに発生することが多い。最も一般的には、虚血性大腸炎は広範な微小血管疾患と複数の併存疾患をもつ高齢患者に発生し、心不全、血液量減少、敗血症、その他の生理学的損傷などの低灌流状態が基礎となる微小血管疾患を悪化させる可能性がある。薬物、感染症、凝固亢進、医原性原因（例：大動脈再建術）も虚血性大腸炎の原因となる。

虚血性大腸炎は左結腸（75％）に多く、脾曲および結腸を10％の症例で認める。右結腸単独の虚血は予後が悪いことが知られている。腹部X線は患者の最大21％で異常を示すが、CTが最も一般的に使用される診断検査である。これはほとんどの患者が曖昧な腹痛を訴えるためである。CTは腸壁の肥厚、サムプリンティング、結腸周囲のストランディング、および「ターゲットサイン」（図6.9）を示す。下腸間膜動脈の血管閉塞がみられることがある。さらに、重度の虚血の徴候には、腸気腫、門脈ガス、腹膜液、および穿孔の状況での気腹が含まれる。CTAは頻繁に行われるが、118人の虚血性大腸炎患者をレビューした多施設共同研究では、CTAでは治療や予後を変更する追加情報は得られなかった。

CT所見が非特異的な場合、内視鏡検査が有用である。これにより、虚血の程度を評価し、診断が不明な場合には生検を行うことができる。超音波は、結腸壁の肥厚がみられ、臨床的疑いが高い場合に虚血性大腸炎の評価に限定的な有用性をもつ。虚血性大腸炎においては、CTおよびCTAが最も有用な放射線検査である。

術中画像診断

整形外科や脳神経外科など、ほかの外科専門分野では、手術の実施をガイドするために術中画像診断に大きく依存している。緊急一般外科（EGS）では、術中画像診断の使用頻度ははるかに低く、最も一般的に使用されるのは肝胆道手術である。術中胆管造影（IOC）は1930年代にMirizziによって導入され、腹腔鏡下胆嚢摘出術における胆管造影の適応については多くの議論がある。ある外科医はルーチンでのIOCを推奨するが、選択的IOCを推奨する外科医や、まったく行わない場合もある。

IOCは、総胆管（common bile duct；CBD）結石の評価、胆道解剖の描写、および総胆管を胆嚢管と誤認することに対する早期警告を提供するために推奨されている。米国消化器内視鏡学会（American Society for Gastrointestinal Endoscopy；ASGE）および米国消化器内視鏡外科学会（Society of American Gastrointestinal Endoscopic Surgeon；SAGES）のガイドラインは、IOCの実施は施設

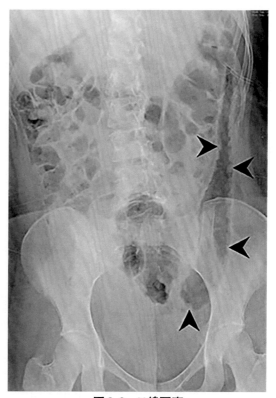

図6.9　X線写真
虚血性大腸炎による浮腫性のS状結腸と「サムプリンティング」（黒矢印）を示している。
(Reprinted by permission from Springer：Chawla A, Tim WL, Lim TC. The colonic thumbprinting sign. Abdom Imaging. 2015；40(7)：2918-20. Figure 2.)

の戦略および患者のCBD結石のリスクに依存すると示唆している。複数の大規模試験では、残存CBD結石や総胆管損傷を防ぐためのIOCの使用を支持または否定する証拠は得られていない。IOCは急性炎症を伴う胆嚢では技術的に困難な場合がある。しかし、500人以上の緊急胆嚢摘出術を受けた患者を対象とした大規模試験では、3人を除くすべての患者でIOCが成功したことが示されており、急性胆嚢炎においてもIOCがほぼ常に技術的に実施可能であることが示唆されている。

IOCの代替として、超音波および蛍光画像診断がCBD結石および胆管解剖の特定に利用されている。腹腔鏡下術中超音波（laparoscopic ultrasound；LUS）は、腹腔鏡アクセスに適した超音波プローブの開発が可能になった1980年代初頭に開発された。LUSは、いくつかの大規模前向き研究でIOCと同様の診断精度をもつことが確認されている。さらに、LUSには放射線を使用しない、胆嚢管剥離の必要性が少ない、管カニュレーション中のCBD損傷のリスクが低い、術中に連続検査が可能などの利点がある。ただし、操作者の技術依存があり、胆道全体像を確認することはできない。

最近では、インドシアニングリーン（indocianine green；ICG）を用いた近赤外線蛍光による術中画像診断がさまざまな外科環境で利用可能になり、さまざまな用途に使用されている。胆管造影のために、ICGは手術前に静脈

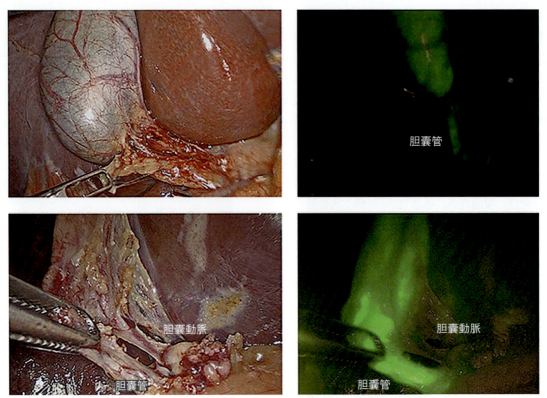

図 6.10 術中のインドシアニングリーン蛍光胆管造影
白色光（左）と蛍光光（右）下での胆嚢管および胆嚢動脈の切開中。
(Copyright© 2020 Esposito, Settimi, Del Conte, Cerulo, Coppola, Farina, Crocetto, Ricciardi, Esposito and Escolino. In：Esposito C, Settimi A, Del Conte F, et al. Image-guided pediatric surgery using Indocyanine Green(ICG) fluorescence in laparoscopic and robotic surgery. Front Pediatr. 2020；8：314. Figure 4. This is an open-access article distributed under the terms of the Creative Commons Attribution License(CC BY).)

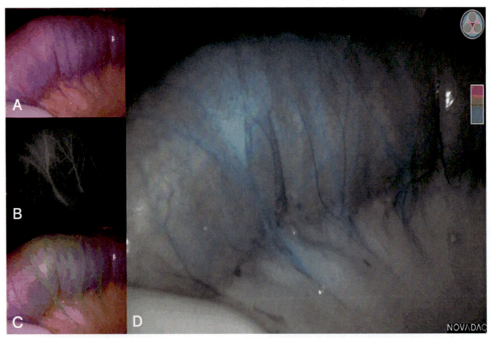

図 6.11 術中のインドシアニングリーン蛍光を用いた腸虚血の評価
視覚的検査(A)および3つの異なる蛍光画像診断装置(B-D)を使用。
(Reprinted by permission from Springer: Springer Nature. From Karampinis I, Keese M, Jakob J, et al. Indocyanine green tissue angiography can reduce extended bowel resections in acute mesenteric ischemia. J Gastrointest Surg. 2018；22(12)：2117-2124. doi：10.1007/s11605-018-3855-1)

内投与され、近赤外線蛍光画像診断用の特殊な画像システムが使用される（**図6.10**）。LUSと同様に、蛍光画像診断は手術中に複数回実施でき、胆嚢管のカニュレーションや透視の使用を必要としない。いくつかの小規模試験では、この技術が安全で効果的であり、IOCと同様の重要構造の視覚化率を提供することが示されている。

蛍光ガイド画像診断は腸管の灌流を特定するためにも使用される。これは特に消化管虚血の症例で有用性が高い

（図6.11）。小腸および結腸虚血の両方において、ICG蛍光血管造影は腸管灌流領域を特定し、切除範囲のよりよい設定を可能にする。小腸および結腸虚血のために手術切除を受けた52人の患者を対象とした1つの研究では、ICG蛍光血管造影が11.5％の患者の手術戦略を変更し、臨床的利益をもたらしたことが示された。また、ICG蛍光血管造影は、結腸直腸手術における吻合部の灌流評価にも使用されており、結腸癌切除を受けた1,000人以上の患者を対象としたメタ分析では、縫合不全率の低下がみられた。この所見は、EGSコホートではまだ再現されていないことに留意する必要がある。

画像診断に関する議論

妊娠中の虫垂炎の診断

虫垂炎および胆嚢炎は、妊娠中の急性腹痛の最も一般的な原因であり、急性虫垂炎はこの集団での非産科手術の約1/4を占める。妊娠中の患者に対するUSは、合理的な第一選択のアプローチである。虫垂は拡大し、虚脱せずに内腔に液体が満たされることがある。しかし、USは体格により制限されることがあり、画像の質は操作者に依存する。さらに、妊娠中の子宮が虫垂を移動させるため、特定が困難になる場合がある。

放射線を避けるために、MRIが診断のための最適な第二の選択肢となる。超音波と同様に、虫垂は拡大し、T_2強調画像で液体および炎症性ストランドが明らかになる。ガドリニウムを造影剤として使用する場合、造影剤が胎盤を通過し、胎児によって排泄される可能性があることを臨床医は認識しておく必要がある。ガドリニウムなしで十分な情報が得られる場合、胎児に対する安全性が確立されていないため造影剤は避けるべきである。しかし、正確な診断を行うために必要な場合、ガドリニウムを使用するべきであり、ほとんどのエビデンスは胎児に大きな影響を与えないことを示唆している。

虫垂炎のアプローチは、妊娠中のほとんどの外科的緊急事態に適している。USとMRIの選択は、鑑別診断と利用可能なリソースに応じて考慮すべきである。

しかし、鈍的腹部外傷は異なる。損傷が疑われる場合、母体と胎児の両方の命を守るために迅速かつ正確な診断が必要である。そのような状況ではCTが推奨される。

胆嚢の画像診断

胆道の画像診断は、基礎病態に大きく依存する。急性胆嚢炎、症候性胆石症、総胆管結石症、および胆管炎は、救急部でみられる急性腹痛の最も一般的な原因の一部である。CTは腹部全体を画像化でき、容易に利用可能なため、しばしば初期の画像診断モダリティとして使用される。

しかし、胆道疾患の初期画像診断モダリティとしては、超音波が優れている。複数の研究により、超音波の胆道病変検出に対する感度は81～97％、特異度は83～95％であることが示されており、CTの感度92.5～94％、特異度59％と比較して優れている。急性胆嚢炎と一致する超音波所見には、胆嚢の拡張、壁の肥厚、胆嚢周囲の液体、超音波圧迫によるMurphy徴候（超音波プローブによる圧迫による右上腹部痛）、胆嚢壁の充血、および胆石の存在が含まれる。この情報は放射線を使用せずに得られ、CTは胆石の検出においてそれほど正確ではない。

ほかの画像診断モダリティが急性胆嚢炎の診断において不確定な場合、胆道シンチグラフィが診断を確立するうえで、ほかのすべてのモダリティより優れている。胆道シンチグラフィはすべての医療施設で利用可能とは限らない。

総胆管結石症の診断には、超音波やCTを超える画像診断が必要な場合もある。肝内胆管拡張および総胆管の拡張、特に直接ビリルビンまたはアミラーゼが上昇している場合は、胆道の閉塞を強く疑う。いくつかの施設では、総胆管結石症の懸念がある場合、直接的に消化器科に紹介され、内視鏡的逆行性胆管膵管造影（endoscopic retrograde cholangiopancreatography；ERCP）が行われる。しかし、磁気共鳴胆管膵管造影（magnetic resonance cholangiopancreatography；MRCP）は、非侵襲的な優れた診断ツールであり、感度95％、特異度97％を有する（図6.12）。MRCPはCTとは異なり、胆石の構成による制限を受けず、特にカルシウム密度の高い胆石に対しては非常に正確である。また、MRCPは小さな胆石の検出や良性と悪性の狭窄の区別においても優れた精度をもつ。

総じて、急性胆道症状の初期画像診断モダリティとして超音波は非常に優れている。疑いが高いが、ほかの画像診断が決定的でない場合には、胆道シンチグラフィを考慮すべきである。胆道の閉塞性病変に対しては、MRCPが推奨

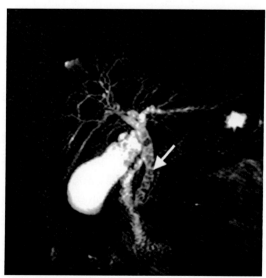

図 6.12 総胆管結石症の磁気共鳴胆管膵管造影（MRCP）
拡張した総胆管に複数の結石（矢印）を示している。
(From Thomas S, Jahangir K. Noninvasive imaging of the biliary system relevant to percutaneous interventions. Semin Intervent Radiol. 2016；33(4)：277-282. doi：10.1055/s-0036-1592328.© Georg Thieme Verlag KG.)

される画像診断モダリティである。

壊死性軟部組織感染症における画像診断

壊死性軟部組織感染症（NSTI）は外科的緊急疾患である。外科レジデントは、相談を受けたら直ちに手術室から担当医に連絡するように指示されるほど、迅速に外科的デブリードマンに向かう必要がある。NSTIの罹患率と死亡率に最も寄与する要因の1つは診断の遅れである。診断が難しく、NSTIと蜂窩織炎の区別が困難な場合があるため、遅れが生じることがある。

NSTIの診断における画像診断の役割は明確ではない。確かに、診断のgold standardは切開と組織の観察であるが、これには麻酔、創傷、痛みのリスクが伴う。画像診断は、外科的介入の前または代わりに診断精度を向上させる可能性がある。一般に、超音波およびMRIは、特に時間外では緊急時に利用できる範囲が限られているため、日常的には使用されない。歴史的に、CTはNSTIの診断において正確でないとされてきたが、これはより細かいスライスを取得し、より正確な画像を生成できる最新機器によって変わりつつあるかもしれない。

NSTIの診断において、CTは単純X線よりも優れているというコンセンサスがある。皮下気腫はNSTIの画像診断において病的意義があるが、すべての原因菌がガスを生成するわけではなく、気腫が存在する場合は既に発症後期の所見であることがある。皮下気腫に加えて、組織炎症および虚血の証拠、特に非対称分布での筋肉壊死の徴候、組織面に沿った液体貯留なども疑いを強めるCT所見である。これらの所見は比較的非特異的であるため、CT画像は最終的に感度が高過ぎて予測能力が低くなる可能性がある。NSTIの診断における画像診断の役割を支持するエビデンスレベルは、最高でも2Cである。疑いが強い場合、画像診断が外科的介入を遅らせるべきではない。

小児患者の画像診断

救急部に来院する子どもにとって<
最も一般的な緊急外科的懸念は急性虫垂炎と外傷である。すべての場合において正確な診断が不可欠であるが、時間の重要性の程度は選択されるモダリティに大きな影響を与える。外傷のような状況では、迅速かつ高精度な画像診断が必要であり、通常はCTが必要である。

しかし、放射線のリスクがあり、小児にはより大きな影響を与える。1歳の子どもにとって、放射線による生涯の悪性腫瘍リスクは0.18％であり、同様のCT画像を受けた15歳の子どもではわずかに0.11％に減少するに過ぎない。放射線を最小限に抑えるためのプロトコルの使用は、小児患者を保護するうえで重要である。

可能な場合、小児には超音波などの代替画像診断モダリティが推奨される。最後に、連続検査は、小児患者に不必要な画像診断を回避するためのもう1つの代替手段である。

造影剤の使用

造影剤とモダリティの選択は、検査の効果に重要な影響を及ぼす。CT画像診断では、静脈内（IV）造影剤が腸管関連病変の診断に対して感度と特異度が高い。IV造影剤は血管構造の評価にも必須である。一般に、急性腹痛の初期検査において、経口造影剤は使用されない。研究によると、経口造影剤は診断精度を有意に向上させず、画像撮影時には病変部位に到達しないことが多く、画像撮影と診断の遅延に寄与する可能性がある。経口造影剤は、上部消化管、大腸、直腸に関連する特定の診断において適応される場合がある。

IVヨード造影剤は、急性腎障害の悪化や境界的な腎機能をもつ患者が腎不全を発症するリスクがあるため、腎機能が低下している患者では避けられることが多い。造影剤投与による腎機能への正確なリスクは不明である。しかし、糸球体濾過率（glomerular filtration rate；GFR）が低い患者（＜30mL/分/1.73m²、場合によっては30〜44mL/分/1.73m²）では、生理食塩水などのIVによる予防的水分補給が指示され、腎保護効果がある。臨床医は、造影剤の投与によるリスクと利益を比較検討し、造影剤の有無による画像診断の有効性を考慮して、患者にとって最適な決定を下す必要がある。

造影剤アレルギーのある患者に対しても、同様にリスクと利益を比較検討する必要がある。アレルギーの種類と重症度を判断するための詳細な病歴聴取が重要である。IV造影剤が必要な場合、多くの放射線科には抗ヒスタミン薬とステロイドを含むプロトコル化された前処理アルゴリズムがある。もちろん、これらの患者は造影剤投与中および投与後に慎重に監視されるべきである。

ガドリニウム造影剤を使用するMRIは、CTのヨード造影剤よりも安全とされることが多いが、ガドリニウムに対する反応も広く報告されている。ガドリニウム投与後にアナフィラキシーが発生することがある。最も深刻な合併症は腎性全身性線維症であり、皮膚および軟部組織の線維化を特徴とし、時には多臓器不全や死亡に至ることがある。この合併症は、急性腎不全またはステージ4または5の慢性腎臓病（chronic kidney disease；CKD）の患者でより頻繁に発生する。しかし、この集団でも腎性全身性線維症の発生率は非常に低く、0.07％である。全体として、MRI関連の造影剤に対する副作用は0.17〜0.24％である。造影剤に関しては、MRIはCTに比べてより安全なプロファイルをもっている。

まとめ

現在の画像診断モダリティは、緊急一般外科（EGS）患者

の診断および治療において重要なツールである。患者の血行動態の状態は、EGS患者に適切な画像診断の決定において重要な要因である。CTスキャナーの救急部への近接性、検査の迅速性、および得られる詳細な情報により、CTはEGS患者の評価において不可欠なツールとなっている。USは、胆道疾患が疑われる患者、しばしば虫垂炎や産科/婦人科の緊急疾患において最適な検査方法である。内視鏡治療がGI出血を制御できない場合、血管造影および塞栓術が通常の次のステップである。

文　献

Adler DG, Leighton JA, Davila RE, et al. ASGE guideline：the role of endoscopy in acute non-variceal upper-GI hemorrhage. Gastrointest Endosc. 2004；60：497-504.

Ai T, Morelli JN, Hu X, et al. A historical overview of magnetic resonance imaging, focusing on technological innovations. Invest Radiol. 2012；47：725-741.

Aldrich JE. Basic physics of ultrasound imaging. Crit Care Med. 2007；35：S131-S137.

Alvarado A. A practical score for the early diagnosis of acute appendicitis. Ann Emerg Med. 1986；15：557-564.

ASGE Standards of Practice Committee；Maple JT, Ben-Menachem T, Anderson MA, et al. The role of endoscopy in the evaluation of suspected choledocholithiasis. Gastrointest Endosc. 2010；71：1-9.

Assalia A, Schein M, Kopelman D, Hirshberg A, Hashmonai M. Therapeutic effect of oral Gastrografin in adhesive, partial small-bowel obstruction：a prospective randomized trial. Surgery. 1994；115：433-437.

Atamanalp SS, Ozturk G. Sigmoid volvulus in the elderly：outcomes of a 43-year, 453-patient experience. Surg Today. 2011；41：514-519.

Bala M, Kashuk J, Moore EE, et al. Acute mesenteric ischemia：guidelines of the World Society of Emergency Surgery. World J Emerg Surg. 2017；12：38.

Ballantyne GH, Brandner MD, Beart Jr RW, Ilstrup DM. Volvulus of the colon. Incidence and mortality. Ann Surg. 1985；202：83-92.

Blanco-Colino R, Espin-Basany E. Intraoperative use of ICG fluorescence imaging to reduce the risk of anastomotic leakage in colorectal surgery：a systematic review and meta-analysis. Tech Coloproctol. 2018；22：15-23.

Brenner DJ, Elliston CD, Hall EJ, Berdon WE. Estimates of the cancer risks from pediatric CT radiation are not merely theoretical：comment on "point/counterpoint：in x-ray computed tomography, technique factors should be selected appropriate to patient size. against the proposition". Med Phys. 2001；28：2387-2388.

Chakraborty A, Ayoob A, DiSantis D. Coffee bean sign. Abdom Imaging. 2015；40：2904-2905.

Chang WC, Ko KH, Lin CS, et al. Features on MDCT that predict surgery in patients with adhesive-related small bowel obstruction. PLoS One. 2014；9：e89804.

Chaudhry AA, Baker KS, Gould ES, Gupta R. Necrotizing fasciitis and its mimics：what radiologists need to know. AJR Am J Roentgenol. 2015；204：128-139.

Chong WK, Papadopoulou V, Dayton PA. Imaging with ultrasound contrast agents：current status and future. Abdom Radiol(NY). 2018；43：762-772.

Coleman JJ, Carr BW, Rogers T, et al. The Alvarado score should be used to reduce emergency department length of stay and radiation exposure in select patients with abdominal pain. J Trauma Acute Care Surg. 2018；84：946-950.

Copin P, Zins M, Nuzzo A, et al. Acute mesenteric ischemia：a critical role for the radiologist. Diagn Interv Imaging. 2018；99：123-134.

Dane B, Hindman N, Johnson E, Rosenkrantz AB. Utility of CT findings in the diagnosis of cecal volvulus. AJR Am J Roentgenol. 2017；209：762-766.

Daniel VT, Ingraham AM, Khubchandani JA, et al. Variations in the delivery of emergency general surgery care in the era of acute care surgery. Jt Comm J Qual Patient Saf. 2019；45：14-23.

Davenport MS, Perazella MA, Yee J, et al. Use of intravenous iodinated contrast media in patients with kidney disease：consensus statements from the American College of Radiology and the National Kidney Foundation. Radiology. 2020；294：660-668.

Davila RE, Rajan E, Adler DG, et al. ASGE Guideline：the role of endoscopy in the patient with lower-GI bleeding. Gastrointest Endosc. 2005；62：656-660.

DeBarros J, Rosas L, Cohen J, et al. The changing paradigm for the treatment of colonic hemorrhage：superselective angiographic embolization. Dis Colon Rectum. 2002；45：802-808.

Eisenberg RL, Heineken P, Hedgcock MW, Federle M, Goldberg HI. Evaluation of plain abdominal radiographs in the diagnosis of abdominal pain. Ann Surg. 1983；197：464-469.

Enochsson L, Gudbjartsson T, Hellberg A, et al. The Fenyo-Lindberg scoring system for appendicitis increases positive predictive value in fertile women-a prospective study in 455 patients randomized to either laparoscopic or open appendectomy. Surg Endosc. 2004；18：1509-1513.

Expert Panel on Gastrointestinal Imaging；Chang KJ, Marin D, Kim DH, et al. ACR appropriateness criteria® suspected small-bowel obstruction. J Am Coll Radiol. 2020；17：S305-S314.

Expert Panel on Gastrointestinal Imaging；Garcia EM, Camacho MA, Karolyi DR, et al. ACR appropriateness criteria® right lower quadrant pain-suspected appendicitis. J Am Coll Radiol. 2018；15：S373-S387.

Expert Panels on Vascular Imaging and Gastrointestinal Imaging；Singh-Bhinder N, Kim DH, Holly BP, et al. ACR appropriateness criteria® nonvariceal upper gastrointestinal bleeding. J Am Coll Radiol. 2017；14：S177-S188.

Feuerstadt P, Brandt LJ. Colon ischemia：recent insights and advances. Curr Gastroenterol Rep. 2010；12：383-390.

Ford JA, Soop M, Du J, Loveday BP, Rodgers M. Systematic review of intraoperative cholangiography in cholecystectomy. Br J Surg. 2012；99：160-167.

Garcia-Blazquez V, Vicente-Bartulos A, Olavarria-Delgado A, et al. Accuracy of CT angiography in the diagnosis of acute gastrointestinal bleeding：systematic review and meta-analysis. Eur Radiol. 2013 ; 23 : 1181-1190.

Garcia-Bournissen F, Shrim A, Koren G. Safety of gadolinium during pregnancy. Can Fam Physician. 2006 ; 52 : 309-310.

Garzelli L, Nuzzo A, Copin P, et al. Contrast-enhanced CT for the diagnosis of acute mesenteric ischemia. AJR Am J Roentgenol. 2020 ; 215 : 29-38.

Gerhardt RT, Nelson BK, Keenan S, et al. Derivation of a clinical guideline for the assessment of nonspecific abdominal pain : the Guideline for Abdominal Pain in the ED Setting(GAPEDS) Phase 1 Study. Am J Emerg Med. 2005 ; 23 : 709-717.

Gingold D, Murrell Z. Management of colonic volvulus. Clin Colon Rectal Surg. 2012 ; 25 : 236-244.

Gorter RR, Eker HH, Gorter-Stam MA, et al. Diagnosis and management of acute appendicitis. EAES consensus development conference 2015. Surg Endosc. 2016 ; 30 : 4668-4690.

Grassi R, Romano S, Pinto A, Romano L. Gastro-duodenal perforations : conventional plain film, US and CT findings in 166 consecutive patients. Eur J Radiol. 2004 ; 50 : 30-36.

Hinchey EJ, Schaal PG, Richards GK. Treatment of perforated diverticular disease of the colon. Adv Surg. 1978 ; 12 : 85-109.

Hsiao CT, Chang CP, Huang TY, Chen YC, Fann WC. Prospective validation of the laboratory risk indicator for necrotizing fasciitis (LRINEC) score for necrotizing fasciitis of the extremities. PLoS One. 2020 ; 15 : e0227748.

Huprich JE, Fletcher JG, Fidler JL, et al. Prospective blinded comparison of wireless capsule endoscopy and multiphase CT enterography in obscure gastrointestinal bleeding. Radiology. 2011 ; 260 : 744-751.

Iranmanesh P, Tobler O, De Sousa S, et al. Feasibility, benefit and risk of systematic intraoperative cholangiogram in patients undergoing emergency cholecystectomy. PLoS One. 2018 ; 13 : e0199147.

Ittyachen AM, Eapen M, Kumar R. Chilaiditi's sign. Eur J Intern Med. 2016 ; 28 : e5-e6.

Jakimowicz JJ. Intraoperative ultrasonography in open and laparoscopic abdominal surgery : an overview. Surg Endosc. 2006 ; 20(Suppl 2) : S425-S435.

Jung JW, Kang HR, Kim MH, et al. Immediate hypersensitivity reaction to gadolinium-based MR contrast media. Radiology. 2012 ; 264 : 414-422.

Kaiser AM, Jiang JK, Lake JP, et al. The management of complicated diverticulitis and the role of computed tomography. Am J Gastroenterol. 2005 ; 100 : 910-917.

Karampinis I, Keese M, Jakob J, et al. Indocyanine green tissue angiography can reduce extended bowel resections in acute mesenteric ischemia. J Gastrointest Surg. 2018 ; 22 : 2117-2124.

Kessner R, Barnes S, Halpern P, Makrin V, Blachar A. CT for acute nontraumatic abdominal pain-is oral contrast really required? Acad Radiol. 2017 ; 24 : 840-845.

Kiewiet JJ, Leeuwenburgh MM, Bipat S, et al. A systematic review and meta-analysis of diagnostic performance of imaging in acute cholecystitis. Radiology. 2012 ; 264 : 708-720.

Kim K, Kim YH, Kim SY, et al. Low-dose abdominal CT for evaluating suspected appendicitis. N Engl J Med. 2012 ;

366 : 1596-1605.

Kossoff G. Basic physics and imaging characteristics of ultrasound. World J Surg. 2000 ; 24 : 134-142.

Krajewski S, Brown J, Phang PT, Raval M, Brown CJ. Impact of computed tomography of the abdomen on clinical outcomes in patients with acute right lower quadrant pain : a meta-analysis. Can J Surg. 2011 ; 54 : 43-53.

Lappas JC, Reyes BL, Maglinte DD. Abdominal radiography findings in small-bowel obstruction : relevance to triage for additional diagnostic imaging. AJR Am J Roentgenol. 2001 ; 176 : 167-174.

Lee SY, Coughlin B, Wolfe JM, et al. Prospective comparison of helical CT of the abdomen and pelvis without and with oral contrast in assessing acute abdominal pain in adult Emergency Department patients. Emerg Radiol. 2006 ; 12 : 150-157.

Leichtle SW, Tung L, Khan M, Inaba K, Demetriades D. The role of radiologic evaluation in necrotizing soft tissue infections. J Trauma Acute Care Surg. 2016 ; 81 : 921-924.

Levin DC, Rao VM, Parker L, Frangos AJ, Sunshine JH. Ownership or leasing of CT scanners by nonradiologist physicians : a rapidly growing trend that raises concern about self-referral. J Am Coll Radiol. 2008 ; 5 : 1206-1209.

Levsky JM, Den EI, DuBrow RA, Wolf EL, Rozenblit AM. CT findings of sigmoid volvulus. AJR Am J Roentgenol. 2010 ; 194 : 136-143.

Machi J, Tateishi T, Oishi AJ, et al. Laparoscopic ultrasonography versus operative cholangiography during laparoscopic cholecystectomy : review of the literature and a comparison with open intraoperative ultrasonography. J Am Coll Surg. 1999 ; 188 : 360-367.

Maglinte DD, Reyes BL, Harmon BH, et al. Reliability and role of plain film radiography and CT in the diagnosis of small-bowel obstruction. AJR Am J Roentgenol. 1996 ; 167 : 1451-1455.

Mathews JD, Forsythe AV, Brady Z, et al. Cancer risk in 680,000 people exposed to computed tomography scans in childhood or adolescence : data linkage study of 11 million Australians. BMJ. 2013 ; 346 : f2360.

Mazaheri P, Ballard DH, Neal KA, et al. CT of gastric volvulus : interobserver reliability, radiologists' accuracy, and imaging findings. AJR Am J Roentgenol. 2019 ; 212 : 103-108.

McCarthy E, Little M, Briggs J, et al. Radiology and mesenteric ischaemia. Clin Radiol. 2015 ; 70 : 698-705.

Mervak BM, Wilson SB, Handly BD, Altun E, Burke LM. MRI of acute appendicitis. J Magn Reson Imaging. 2019 ; 50 : 1367-1376.

Mirizzi PL. Functional disturbances of the main bile duct and operative cholangiography. Prensa Med Argent. 1947 ; 34 : 2273-2276.

Moore FA, Moore EE, Burlew CC, et al. Western Trauma Association critical decisions in trauma : management of complicated diverticulitis. J Trauma Acute Care Surg. 2012 ; 73 : 1365-1371.

Mostbeck G, Adam EJ, Nielsen MB, et al. How to diagnose acute appendicitis : ultrasound first. Insights Imaging. 2016 ; 7 : 255-263.

Moszkowicz D, Mariani A, Tresallet C, Menegaux F. Ischemic colitis : the ABCs of diagnosis and surgical management. J Visc Surg. 2013；150：19-28.

Mularski RA, Sippel JM, Osborne ML. Pneumoperitoneum：a review of nonsurgical causes. Crit Care Med. 2000；28：2638-2644.

Nakashima K, Ishimaru H, Fujimoto T, et al. Diagnostic performance of CT findings for bowel ischemia and necrosis in closed-loop small-bowel obstruction. Abdom Imaging. 2015；40：1097-1103.

Nakatsu S, Yasuda H, Maehata T, et al. Urgent computed tomography for determining the optimal timing of colonoscopy in patients with acute lower gastrointestinal bleeding. Intern Med. 2015；54：553-558.

O'Grady HL, Hartley JE. Radiographic work-up and treatment of lower gastrointestinal bleeding. Clin Colon Rectal Surg. 2008；21：188-192.

Ohle R, O'Reilly F, O'Brien KK, Fahey T, Dimitrov BD. The Alvarado score for predicting acute appendicitis：a systematic review. BMC Med. 2011；9：139.

Osayi SN, Wendling MR, Drosdeck JM, et al. Near-infrared fluorescent cholangiography facilitates identification of biliary anatomy during laparoscopic cholecystectomy. Surg Endosc. 2015；29：368-375.

Puylaert JB. Ultrasound of colon diverticulitis. Dig Dis. 2012；30：56-59.

Rabinovici R, Simansky DA, Kaplan O, Mavor E, Manny J. Cecal volvulus. Dis Colon Rectum. 1990；33：765-769.

Radiology ACo. ACR-SPR practice guideline for the performance of abdominal radiography. 2016.

Roentgen's discovery. Am J Dent Sci 1896；30：33-36. https：//www.ncbi.nlm.nih.gov/pmc/articles/PMC6118566/pdf/amjdentsci81545-0040.pdf

Rosenblat JM, Rozenblit AM, Wolf EL, et al. Findings of cecal volvulus at CT. Radiology. 2010；256：169-175.

Rosines LA, Chow DS, Lampl BS, et al. Value of gadolinium-enhanced MRI in detection of acute appendicitis in children and adolescents. AJR Am J Roentgenol. 2014；203：W543-W548.

Rubin GD. Computed tomography：revolutionizing the practice of medicine for 40 years. Radiology. 2014；273：S45-S74.

Samuel M. Pediatric appendicitis score. J Pediatr Surg. 2002；37：877-881.

Sarli L, Costi R, Gobbi S, et al. Scoring system to predict asymptomatic choledocholithiasis before laparoscopic cholecystectomy. A matched case-control study. Surg Endosc. 2003；17：1396-1403.

Sarr MG. How useful is methylglucamine diatrizoate solution in patients with small-bowel obstruction? Nat Clin Pract Gastroenterol Hepatol. 2006；3：432-433.

Shafi S, Aboutanos M, Brown CV, et al. Measuring anatomic severity of disease in emergency general surgery. J Trauma Acute Care Surg. 2014；76：884-887.

Shafi S, Priest EL, Crandall ML, et al. Multicenter validation of American Association for the Surgery of Trauma grading system for acute colonic diverticulitis and its use for emergency general surgery quality improvement program. J Trauma Acute Care Surg. 2016；80：405-410；discussion 410-401.

Shah AH, Olivero JJ. Gadolinium-induced nephrogenic systemic fibrosis. Methodist Debakey Cardiovasc J. 2017；13：172-173.

Sherid M, Samo S, Sulaiman S, et al. Is CT angiogram of the abdominal vessels needed following the diagnosis of ischemic colitis? A multicenter community study. ISRN Gastroenterol. 2014；2014：756926.

Shriki J. Ultrasound physics. Crit Care Clin. 2014；30：1-24, v.

Smith JE, Hall EJ. The use of plain abdominal x rays in the emergency department. Emerg Med J. 2009；26：160-163.

Solis CV, Chang Y, De Moya MA, Velmahos GC, Fagenholz PJ. Free air on plain film：do we need a computed tomography too? J Emerg Trauma Shock. 2014；7：3-8.

Stoker J, van Randen A, Lameris W, Boermeester MA. Imaging patients with acute abdominal pain. Radiology. 2009；253：31-46.

Strate LL, Gralnek IM. ACG clinical guideline：management of patients with acute lower gastrointestinal bleeding. Am J Gastroenterol. 2016；111：459-474.

Suri S, Gupta S, Sudhakar PJ, et al. Comparative evaluation of plain films, ultrasound and CT in the diagnosis of intestinal obstruction. Acta Radiol. 1999；40：422-428.

Tabibian JH, Wong Kee Song LM, Enders FB, Aguet JC, Tabibian N. Technetium-labeled erythrocyte scintigraphy in acute gastrointestinal bleeding. Int J Colorectal Dis. 2013；28：1099-1105.

Tarasconi A, Baiocchi GL, Pattonieri V, et al. Transcatheter arterial embolization versus surgery for refractory non-variceal upper gastrointestinal bleeding：a meta-analysis. World J Emerg Surg. 2019；14：3.

Theodoropoulou A, Koutroubakis IE. Ischemic colitis：clinical practice in diagnosis and treatment. World J Gastroenterol. 2008；14：7302-7308.

Thoeni RF, Cello JP. CT imaging of colitis. Radiology. 2006；240：623-638.

Thomas S, Jahangir K. Noninvasive imaging of the biliary system relevant to percutaneous interventions. Semin Intervent Radiol. 2016；33：277-282.

Thompson WM, Kilani RK, Smith BB, et al. Accuracy of abdominal radiography in acute small-bowel obstruction：does reviewer experience matter? AJR Am J Roentgenol. 2007；188：W233-W238.

Tominaga GT, Staudenmayer KL, Shafi S, et al. The American Association for the Surgery of Trauma grading scale for 16 emergency general surgery conditions：disease-specific criteria characterizing anatomic severity grading. J Trauma Acute Care Surg. 2016；81：593-602.

van Dijk ST, Daniels L, Nio CY, et al. Predictive factors on CT imaging for progression of uncomplicated into complicated acute diverticulitis. Int J Colorectal Dis. 2017；32：1693-1698.

Vandenberghe W, Hoste E. Contrast-associated acute kidney injury：does it really exist, and if so, what to do about it? F1000 Res. 2019；8：F1000.

Vaz SC, Oliveira F, Herrmann K, Veit-Haibach P. Nuclear medicine and molecular imaging advances in the 21st century. Br J Radiol. 2020；93：20200095.

Wallace GW, Davis MA, Semelka RC, Fielding JR. Imaging the pregnant patient with abdominal pain. Abdom Imaging. 2012；37：849-860.

Wong CH, Khin LW, Heng KS, Tan KC, Low CO. The LRINEC (Laboratory Risk Indicator for Necrotizing Fasciitis) score : a tool for distinguishing necrotizing fasciitis from other soft tissue infections. Crit Care Med. 2004 ; 32 : 1535-1541.

Woolen SA, Shankar PR, Gagnier JJ, et al. Risk of nephrogenic systemic fibrosis in patients with stage 4 or 5 chronic kidney disease receiving a group II gadolinium-based contrast agent : a systematic review and meta-analysis. JAMA Intern Med. 2020 ; 180 : 223-230.

Yi WS, Garg G, Sava JA. Localization and definitive control of lower gastrointestinal bleeding with angiography and embolization. Am Surg. 2013 ; 79 : 375-380.

Zacharias N, Velmahos GC, Salama A, et al. Diagnosis of necrotizing soft tissue infections by computed tomography. Arch Surg. 2010 ; 145 : 452-455.

Zielinski MD, Eiken PW, Bannon MP, et al. Small bowel obstruction?who needs an operation? A multivariate prediction model. World J Surg. 2010 ; 34 : 910-919.

Zielinski MD, Haddad NN, Cullinane DC, et al. Multi-institutional, prospective, observational study comparing the Gastrografin challenge versus standard treatment in adhesive small bowel obstruction. J Trauma Acute Care Surg. 2017 ; 83 : 47-54.

CHAPTER 7

栄 養

訳：佐藤 武揚

症例提示

　64歳、男性。6時間持続する激しい腹痛を主訴に救急外来を受診した。就寝中に腹痛と嘔気で目覚め、1回嘔吐し、1回血液混じりの下痢をした。疼痛は痙攣性で持続的である。既往に高血圧、糖尿病、冠疾患に対して4年前にステント留置を行っており、心房細動、慢性腎臓病（CKD）stage 2があり、慢性腸間膜虚血があり最近体重が40ポンド（約18.14kg）減少した。内服薬はメトプロロール、アムロジピン、アトバスタチン、メトホルミン、ワーファリン、セルトラリンをきちんと内服している。40年間にわたり毎日1/2箱の煙草を喫煙し2〜3杯のカクテルを飲酒している。

　救急外来で行った身体診察で、心拍数124回/分の心房細動調律、血圧90/60mmHg、体温38.5℃、呼吸数は22回/分、身長191cm、体重67kg（BMI：18.4、定義によると低体重）であった。意識は清明で、中等度の苦痛表情で激しい腹痛を訴えていた。腹部は平坦軟で広範囲に圧痛を認めた。皮膚は冷たく、橈骨動脈と足背動脈は弱く触知できる。こめかみと四肢の筋萎縮が著明であった。直腸指診でえび茶色の便を認め、腫瘤は触知しなかった。血液検査でWBC：13,500/mm³、血小板数：254,000/mm³、Hb：11.6g/dL、Na：146mmol/L、K：3.4mmol/L、Cr：1.6mg/dL（正常上限：1.3mg/dL）、PT-INR：2.6、総ビリルビン：1.4mg/dL、乳酸値：3.1mmol/Lであった。初期輸液と造影CT検査を行った（図7.1）。

〈質　問〉
　ほかの鑑別診断は？　どの抗菌薬がこの患者には適切か？　そのほか実施すべき検査はあるか？　肝膿瘍はどのような治療をすべきで、どのような潜在的合併症があるか？

〈回　答〉
　これらの疑問に対する答えは、以下の各項目を参照されたい。

　PT-INRを是正するためにプロトロンビン複合体の投与を行い、乳酸リンゲル液2Lを投与し、広域抗菌薬が開始された。緊急で手術室に移動し試験開腹術を行った。術中所見で末端から150cmまでの回腸、盲腸、上行結腸の虚血を認め、これらを切除した。術中は循環血漿量減少性ショック状態が持続し、大量の晶質液補充と、高用量の昇圧薬の持続投与と、濃厚赤血球4単位と新鮮凍結血漿4単位の輸血を必要とした。循環動態が不安定であったため手術を短縮し、腸管吻合を行わず開腹管理とした。

　持続する低血圧、慢性腎不全の急性増悪、急性呼吸不全、凝固障害を認めICU管理とした。乏尿、高K血症、難治性Acidemiaに対して持続腎代替療法と、長期間の人工呼吸管理を必要とした。2回目の手術で回腸瘻を造設し、3回目の手術で閉腹した。入院14日目に気管切開と胃瘻（percutaneous endoscopic gastrostomy；PEG）造設を行い、入院18日目に人工呼吸管理から離脱した。ICUから外科病棟に転棟したが、持続的なせん妄、腸管麻痺および経腸栄養（EN）不耐、衰弱、中心静脈カテーテル関連血流感染症（central line associated boodstream infection；CLABSI）、正中創の浅層手術部位感染症があり治療は複雑化した。最終的には理学療法と作業療法を行い32日目にリハビリ施設へ転院した。

症例管理のディスカッション

診　断

　腸管虚血は進行性の動脈硬化、循環血漿量減少または出血性ショック、内臓の持続的な低灌流、あるいはこの症例のように心房細動により誘発される急性塞栓症により起こる。急性腸管虚血の典型的な症状は、身体検査の所見に比べて重篤な疼痛である。患者はしばしば、その痛みを押しつけられるような痙攣性で絶え間ないものと表現し、嘔気・嘔吐、時に血便を伴う。病状が進行すると敗血症性

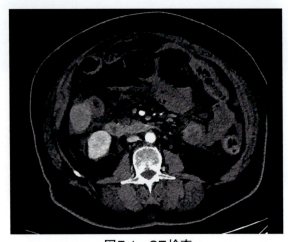

図7.1　CT検査
小腸壁の造影不良と壁肥厚、腸間膜捻転、腹水貯留を認める。

ショックをきたす。一般的な検査所見は白血球増多、代謝性アシドーシス、高乳酸血症がある。腸管虚血の診断のgold standardはCT血管造影（CT angiography；CTA）による腸管および栄養血管の評価であり、感度96％、特異度94％である。

腸管虚血を示唆するCTAの所見は腸管壁肥厚、拡張、造影不良、腸間膜浮腫、気腫、門脈気腫、および腹腔内遊離ガスがある。腸管虚血は迅速な診断と介入が極めて重要で、死亡率は30〜90％に及ぶ。

手術治療

外科的治療の基本原則は、術前、術中、術後の循環血漿量の維持を目指した蘇生、電解質異常と代謝性アシドーシスの補正、血行再建、壊死腸管切除である。輸液過剰は腸管浮腫、全身浮腫をきたし、急性腎不全のリスクとなる。

血行再建のオプションは血栓除去、血栓溶解、ステント留置などの血管内治療がある。血管内治療が利用できないか、処置に耐えられないほど循環動態が不安定な場合は手術時に動脈切開と血栓除去を行うべきである。壊死腸管をすべて切除し、残存腸管の斑状壊死領域がないか詳細に観察する。血行再建と再灌流後の腸管血流評価目的にセカンドルック手術を行うことが多い。不必要な腸管切除を避け短腸症候群のリスクを回避することが極めて重要である。そのために症例は12〜24時間、または再灌流が達成されるまで腸管吻合は行わない。この間、術者は経鼻胃管を適切に留置する必要がある。セカンドルック手術により、それまで阻血と思われていた一部の腸管の循環が回復し、切除の必要がなくなることがある。あるいは血行再建後に新たな腸管が壊死し、切除が必要となることがある。腸管吻合を行うか人工肛門を増設するかの判断は年齢、合併症、術中の腸管の状態で決定する。浮腫腸管は縫合不全のリスクがあり人工肛門を造設した方が安全である可能性が高い。吻合、人工肛門造設にかかわらず、術者は手術終了後にどの経路で栄養を行うかを決めておく必要がある。術中に麻酔医の協力を得て、細径の経鼻空腸（nasojejunum；NJ）栄養チューブを留置することができる。術者はNJ栄養チューブを十二指腸水平脚へ用手的に誘導できる。より確実な栄養経路が必要な場合は閉腹の前に胃瘻や腸瘻を留置する。

時として腹部膨満や腸管浮腫が持続し、腸管吻合後も腹壁を閉創できないことがある。一時的な腹壁閉鎖システムを用いて数日後に筋膜閉鎖を試みるが、7〜10日以内に閉創できない場合、ほとんどの場合、皮膚のみを閉創するか人工膜を用いて、腸管を保護して腹腔瘻化を防ぐ。

ICU管理

重症患者の初期栄養管理は、アシドーシス、凝固障害、電解質異常の是正、体温正常化、昇圧薬を使用しない血圧の安定化、尿量正常化などの蘇生目標が達成される速さによって変わる。ICU患者の栄養経路とタイミングは入院時栄養状態と、経腸栄養（enteral nutrition；EN）の認容性で決まる。慢性の喫煙、アルコール摂取、または違法薬物使用歴、運動不足の肥満、施設入所者や要介護者は、高い栄養リスクがある。栄養不良の入院患者（後述）は、入院後24〜48時間以内に早期静脈栄養（parenteral nutrition；PN）を考慮する。PNは蘇生輸液の代替ではなく、晶質液や輸血製剤で適切な蘇生目標を達成した後に用いる。血行動態が安定した後にPNは専用の中心静脈ラインを用いて開始する。栄養不良でない症例には腸管吻合後、蘇生終了後にENを試みる。重症患者であっても早期ENにより炎症が抑制され、全体的なアウトカムが改善するエビデンスがある。以前は健常例で絶食が5〜7日続くことは許容され、それでもENができない場合にPNが検討されていた。重症患者は非重症例より多くタンパク質投与が必要で、1.2〜2.0g/kg/日まで、腎代替療法を要する患者はさらに多く（2.5g/kg/日）が必要となる。

緒　言

栄養管理の原則

栄養評価、開始、継続の原則をレビューして重症手術患者固有の問題に着目する。栄養不良、または低栄養は、熱量や微量元素の不足により起こるだけでなく、疾患に伴う炎症が重要な役割と考えられるようになった。米国静脈経腸栄養学会（American Society for Parenteral and Enteral Nutrition；ASPEN）の新しいガイドラインでは、栄養不良を定義する基準として、体脂肪や筋肉量の減少、体液貯留、身体所見の微量元素欠乏徴候、体重減少や栄養摂取量の減少の病歴、および血清タンパク量の変化などを提示している。最近開催されたGLIM（Global Leadership in Malnutrition）グループでは栄養不良を定義するために、表現型と病態を組み合わせた基準を用いることを提唱し

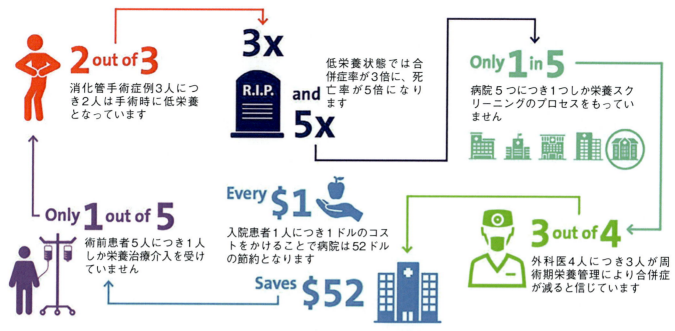

図7.2 スクリーニングと介入により期待される利点
(Reprinted with permission from Wischmeyer PE, Carli F, Evans DC, et al. American Society for Enhanced Recovery and Perioperative Quality Initiative Joint Consensus Statement on Nutrition Screening and Therapy Within a Surgical Enhanced Recovery Pathway[published correction appears in Anesth Analg. 2018 Nov；127(5)：e95]. Anesth Analg. 2018；126(6)：1883-1895.)

ている。表現型には体重減少、低体重、低筋肉量が含まれ、病態には摂食量減少と炎症が含まれる。1つ以上の表現型と1つ以上の病態があれば栄養不良と定義する。最近のいくつかの研究でGLIMの有用性が検証されている。

栄養リスクスクリーニングツールにはMini Nutritional Assessment, Malnutrition Universal Screening Tool, Short Nutritional Assessment Questionnaire, Subjective Global Assessment(SGA)、術前栄養スクリーニング(preoperative nutrition score；PONS)、Nutrition Risk Screening Score(NRS-2002)、Nutrition Risk in Critically ill(NUTRIC)などがある。これらのツールの多くは異なる患者集団を対象としており、例えばPONSは外来患者の術前評価で、NUTRICは重症患者を対象としている。NUTRICスコアは年齢、APACHE-II score、SOFA score、併存疾患、入院からICU入室までの日数、血清IL-6が含まれる。最近の更新でIL-6の項目は削除され、より実用的な計算式となった。緊急手術では術前栄養スクリーニングが不可能だが、栄養士による術後評価を行うべきである。低栄養ハイリスク症例は周術期合併症のリスクがあり、術後の積極的な栄養補助が最も効果的である。図7.2では周術期栄養スクリーニングと介入で期待される利点をレビューしている。

経腸栄養の役割

代謝性アシドーシス、昇圧薬の減量または終了などの蘇生目標達成後にENを始めることは、安全で有効である。入院後24～48時間以内に早期ENを行うことで感染性合併症を減少させる。腸管機能の回復を待つ必要はなく、排ガスや排便などの明らかな徴候がなくてもENを開始でき

る。開腹管理中でもENを開始できる。

経腸栄養の最適な投与部位：胃 vs 幽門後

経胃経路は通常、最も簡便で認容性があるが、手術患者における質の高い研究はない。ASPEN/SCCM(Society of Critical Care Medicine, 米国集中治療医学会)は、ほとんどの重症患者で、不耐が起こらない限り、または患者が誤嚥するリスクが高い場合を除いて、経胃栄養は安全に施行できると推奨している。多くの緊急手術および外傷例はハイリスクだが、ほとんどの症例で経胃栄養を安全に始めることができる。経胃栄養困難、誤嚥ハイリスク症例はベッドサイドでチューブ先端を幽門後に留置することは安全で効果的であると証明されている。ICUではしばしば、ナースにより幽門後チューブ留置がなされている。症例によって、特に胃静止や逆流を認める場合は経胃よりも経幽門後栄養がうまくいくことがある。経胃・幽門後にかかわらず、ENを開始する際にはX線検査でチューブ位置を確認する。

経腸栄養開始

チューブが留置されたらENの処方を立案する。25～35kcal/kg/日(理想体重)を提供し、補助食品を用いてタンパク質量1.2～1.5g/kg/日を提供することが推奨される。この際、プロポフォールや輸液に含まれるデキストロースなど非タンパク熱量の付加に注意が必要である。具体的なENの処方は、栄養士や栄養治療のトレーニングを受けた臨床医と協力して決定する。ENは施設のプロトコルに則り開始、増量され、通常は20mL/時を4時間ごとに増量し目標に達する。

表7.1 経腸栄養を適正化するための戦略

戦 略	栄養目標
早期経腸栄養	ICU入室24時間以内に経腸栄養を開始
術前の絶食[a]を避ける	絶食期間を短縮し摂取量を増やす
量ベースで調節可能なプロトコル	目標達成が困難な場合に適応を勧める

[a]：気道が開存し腸管、気管手術を受けていない場合

（Adapted from Lee JC, Williams GW, Kozar RA, et al. Multitargeted feeding strategies improve nutrition outcome and are associated with reduced pneumonia in a level 1 trauma intensive care unit. JPEN J Parenter Enteral Nutr. 2018；42（3）：529-537.）

栄養補給最適化のための戦略

　タンパク質と熱量摂取を確実にすべく、量ベースで栄養プロトコルの利用を検討する（表7.1）。これらのプロトコルは時間単位でなく日単位で目標量を決め、ベッドサイドの看護師がEN休止分を計算し、速度調整で補正できるようにする。これらは経胃、幽門後どちらも同様に対処できる。外科、外傷ICU症例を対象にした最近の前向きRCT（ランダム化比較試験）では、この方法による利益が示されなかったが、方法と症例登録に問題があったためと思われる。Leeらによると複数の目標をもった栄養戦略で、量ベースのプロトコルを用いたところ、有意差をもって熱量投与量が増加し、肺炎が減少した。これは栄養摂取を改善するために考慮すべき戦略である。

経腸栄養不耐

　EN不耐は、腹部膨満、疼痛、嘔気・嘔吐などの臨床所見と、重度のイレウスや腸閉塞の画像所見で示される。経胃栄養不耐の場合は幽門後栄養を考慮する。さらにエリスロマイシンやメトクロプラミドなどの蠕動促進剤の早期投与が有効な可能性がある。胃残量（gastric residual volume；GRV）の定期的な測定は、腸管不耐のモニタリングと治療のためにもはや推奨されていない。GRV測定による管理は絶食期間の延長をきたし、タンパク質、熱量、およびその他の栄養素の供給不足をきたす可能性がある。ICUでGRV増加と肺炎の増加が関連した研究はない。鎮痛目的の麻薬使用に伴う便秘作用は、methylnaltrexone bromide（μオピオイド受容体拮抗薬）で緩和できる。

　最後に、歴史的にイレウスは腸管機能が回復するまで絶食が必要であると信じられてきた。しかし現在は、絶食によりイレウスは緩和されず増悪する可能性があるため"イレウスだがENする"ことが推奨されている。イレウスの定義が広いため、術後胃腸機能障害に対して、摂食量、嘔気・嘔吐、身体所見、および持続期間を組み合わせたI-FEEDスコアリングシステムで評価することで、ある程度の不耐でもENを促すことが提唱されている。

経静脈栄養の役割

　適切なENが常に可能とは限らない。ASPENガイドラインは栄養状態やリスクに関係なく、ENだけで熱量、タンパク質量の目標の60％以上を確保できない患者に対して、7〜10日後から補助的なPNを行うことを推奨している。重症急性呼吸不全における早期補助的PNの有効性を検討した前向きRCTでは、低BMIの高栄養リスク患者の群で機能的予後改善効果が示された。リスクのある群のみを対象とした確定的な研究は実施されておらず、現在ある知見の空白となっている。

　EN禁忌、または完全な不耐の患者に対してASPENでは低栄養リスク患者は最初の7日間はPNを行わないよう推奨している。以前のガイドラインからの変更点は、高栄養リスクまたは重度の栄養失調患者はICU入室後すぐにPNを行うことである。EN禁忌は腸閉塞、短腸症候群、排出量の多い腸管皮膚瘻、腸管不連続などがある。

　PNが必要な患者に対して、最近の研究ではω3系脂肪酸添加PNの使用が推奨される。Pradelliらが行った49RCTの系統的レビューとメタアナリシスでω3系脂肪酸と通常の脂肪乳剤を比較したところ、前者により感染症の有意な減少とICU入室期間、在院日数の短縮がみられた。

　PNの合併症は過栄養、リフィーディング症候群、高血糖、高脂血症、肝障害、感染症などがある。中心静脈カテーテル留置時に厳格にプロトコルを遵守し、ルートのケアを徹底すればPN関連感染症が減少する、またはいくつかの研究では増加しないとされている。

重症手術患者への挑戦

腸管吻合後の経腸栄養

　腸管が吻合されれば、それが小腸吻合や人工肛門でもENは安全に開始できる。排ガスや排便を認めて腸管機能が戻るまで待つ必要はない。

開腹管理中の経腸栄養

　腹壁が閉鎖されるまで、一時的に腹壁を閉鎖する機器を用いて管理するのが一般的である。腸管が吻合され蘇生が終了すれば、ENは安全に開始できる。開腹管理中の早期ENは人工呼吸器関連肺炎の減少、早期腹壁閉鎖の達成、閉腹不能な瘻孔形成の減少と関連する。

昇圧薬使用中の経腸栄養

　ENの利点は熱量補給のみならず、腸管機能維持である。昇圧薬を必要とする重症患者は腸管機能不全のリスクが高いが、実際には早期ENが最も有益であるかもしれない。ただし腸管虚血を考慮する必要がある。昇圧薬を必要とする重症患者はENにより非閉塞性腸管壊死が起きることがあり、手術患者はその割合が高い。

ただし、これらの研究は古く、過剰な晶質液による蘇生が一般的であった時期に行われたもので、輸液を最小限にする現代の実践には当てはまらない可能性がある。

利用可能なデータは主に後ろ向きか観察研究だが、初期蘇生が終了し昇圧薬の必要量が安定した患者は、低用量、そしておそらく中等量の昇圧薬を使用している症例はENを開始し、続けることができる。これは主に最近の2つの研究に基づき、Ohbeらは2日以内（早期群）vs 2日以降（遅延群）にENを始めた群で、ノルエピネフリン低用量（<0.1μg/kg/分）、中等量（0.1～0.3）、高用量（>0.3）で投与されたショックで人工呼吸管理がなされた症例の傾向スコアマッチング研究を行った。早期ENを行った低および中等量のノルエピネフリングループは死亡率が有意に低く、高用量群は死亡率の差がなかった。これは国内の入院患者データベース研究で前向きRCTではなかったが、早期ENを受けた患者は腸管壊死の発生率が低かった（早期、遅延でそれぞれ0.2、0.3％）。昇圧薬を使用している挿管患者のENとPNを比較したRCTにReignierらによるNUTRIREA-2 trialがあるが、死亡率に差はなかったが、EN群で有意に腸管虚血が増加した。それらの群は高用量の昇圧薬（平均0.53μg/kg/分）が使用されていたことは重要である。

栄養管理指標
救急外来におけるアルブミンとプレアルブミンの測定は手術アウトカムと相関があるが、集中治療領域でこれらのマーカーを栄養指標として使用する信頼性はない。同様にトランスフェリンとレチノール結合タンパク質（retinol-binding protein；RBP）は、急性期陰性タンパクであり炎症があると産生が減少するため、有用なマーカーではない。より適切な指標として尿中尿素窒素（urinary urea nitrogen；UUN）測定による窒素バランスが正になること、人工呼吸器離脱傾向、乾燥体重と筋肉量の維持、および創治癒傾向などがある。窒素バランスは24時間のUUNと窒素摂取量を用いて計算する。

窒素バランス＝
窒素摂取（g/日）－[（UUN（g/日）÷0.85）＋2]

上記式の2は糞便、毛髪、汗、皮膚剥奪など感知されない窒素喪失量を一般化したものである。そのため創部ドレナージや腎代替療法など計測不能な窒素喪失があると窒素バランスの信頼性は低下する。

間接熱量計測（indirect calorimetry；IC）はUUNが利用できない、または栄養に反応しない症例に適応となる。消費酸素（VO₂）と産生二酸化炭素（VCO₂）から消費熱量と呼吸商（respiratory quotient；RQ）を計算する。ASPEN/SCCMガイドラインでは成人重症患者に、できればICを用いて要求熱量を評価することを推奨している。呼吸商は代謝された基質と相関し、生理的範囲は0.67～1.3である。ICは熱量投与と消費の差、消費基質を決定し、個別化した栄養管理の一助となる。

蘇生後の回復期
重症病態の急性期を離脱した後は経口摂取を励行する。長期人工呼吸管理後は誤嚥することが稀ではないため、ベッドサイドで嚥下テストを行うことで大まかに誤嚥の徴候を評価できる。湿った声、咳嗽、むせなど、誤嚥や嚥下困難の徴候があれば、訓練を受けた言語聴覚士（speech therapist；ST）に正式な評価を依頼する。正式なSTの推奨に基づいて経口摂取を開始する。通常は最初に透明液状食から開始し、濃厚流動食、さらに一般食に進む。これらのメニューで最も一般的なスープやジュースは高い糖分や塩分を含むが、透明液状食は最も誤嚥リスクが高いうえに、栄養がほとんどない。透明液状食でも一部の患者は嘔気・嘔吐をきたすことがある。最初に透明液状食から開始することで、濃厚流動食から開始するよりも、新規腸管吻合部を保護しENの認容性が高まる、という堅固なデータはない。そのため濃厚流動食から経口摂取を開始することが一般的となってきた。これは術後早期回復（enhanced recovery after surgery；ERAS）プロトコルでよく研究されており、認容性がよく、患者にリスクや不利な結果が増加することはない。経口摂取が不十分な患者は経口補助食品を使用できる。経口摂取目標の6～7割が達成されれば経口補助食品は中止できる。

ICU退室後に患者が栄養目標を達成できていないことが明らかになっている。最近のEFFORTでは、非重症患者に個別化された栄養サポートを行うことで、標準の病院食を摂取した群よりも有害事象が減り、死亡率が低下した。これは栄養管理がICUで完結すべきでないことを示している。

術後早期回復（ERAS）
術後早期回復（ERAS）は、術後患者のケアを改善する多面的、多段階アプローチである。術前、周術期、術中、術後の要素が含まれ、いくつかの手術患者のアウトカムを改善し、コストを削減する。これらの中には異化とインスリン抵抗性を最小限に抑えるための直接的、および間接的な栄養に関する内容があり、表7.2に概説されている。

さらに米国周術期回復促進学会（American Society for Enhanced Recovery and Perioperative medicine；ASER PM）は栄養に焦点を当てた声明を発表した。これは伝統的なERASの推奨をさらに拡張し、伝統的な透明液状食と濃厚流動食を排除し高タンパク食を推奨している。術後の熱量よりタンパク質の重要性を強調し、特に栄養リスクの高い患者は術後に経口でタンパク質を補助する

表7.2　術後早期回復の中で栄養に関連する利点

直接的利点	間接的利点
異化とインスリン抵抗性を抑える	術後イレウスの緩和
ハイリスク患者の術前栄養スクリーニングとアセスメント	術中長時間作用型麻薬使用の回避
術前の炭水化物補充	術中輸液の減量
術後の経口摂取	
術後のタンパク、熱量経口補助食品	

ことを推奨している。米国医療研究品質局（Agency for Healthcare Research and Quality；AHRQ）の援助のもとに米国外科学会（American College of Surgeons；ACS）が主導して、大腸、整形外科、肥満、産婦人科、一般緊急手術患者にERASの取り組みを展開している。まだ結果は出ていないが、緊急手術を受けた患者の術後ケアの方法に重要な影響を与えるだろう。

まとめ

一般的な腹部緊急手術患者は、臨床医による複雑な意思決定が必要となる。多面的なチームアプローチと、入院中、退院後に変化する栄養目標に対する、日々の注意深いケアにより最適な結果を達成できる。

文　献

Braga M, Ljungqvist O, Soeters P, Fearon K, Weimann A, Bozzetti F；ESPEN. E.S.P.E.N. guidelines on parenteral nutrition：surgery. Clin Nutr. 2009；28：378-386.

Cederholm T, Jensen GL, Correia MITD, et al. GLIM criteria for the diagnosis of malnutrition–a consenreport from the global clinical nutrition community. J Cachexia Sarcopenia Muscle. 2019；10(1)：207-217.

Chabot E, Nirula R. Open abdomen critical care management principles：resuscitation, fluid balance, nutrition, and ventilator management. Trauma Surg Acute Care Open. 2017；2(1)：e000063.

Galindo Martín CA, Aportela Vázquez VA, Becerril Hernández F, et al. The GLIM criteria for adult malnutrition and its relation with adverse outcomes, a prospective observational study. Clin Nutr ESPEN. 2020；38：67-73.

Hedrick TL, McEvoy MD, Mythen MMG, et al. American Society for Enhanced Recovery and Perioperative Quality Initiative Joint Consensus Statement on postoperative gastrointestinal dysfunction within an enhanced recovery pathway for elective colorectal surgery［published correction appears in Anesth Analg. 2018 Sep；127(3)：e53］［published correction appears in Anesth Analg. 2018 Nov；127(5)：e94］ Anesth Analg. 2018；126(6)：1896-1907.

Heidegger CP, Berger MM, Graf S, et al. Optimisation of energy provision with supplemental parenteral nutrition in critically ill patients：a randomised controlled clinical trial. Lancet. 2013；381(9864)：385-393.

Herbert G, Perry R, Andersen HK, et al. Early enteral nutrition within 24 hours of lower gastrointestinal surgery vs later commencement for length of hospital stay and postoperative complications. Cochrane Database Syst Rev. 2018；10(10)：CD004080.

Herbert GS, Steele SR. Acute and chronic mesenteric ischemia. Surg Clin North Am. 2007；87(5)：1115-1134.

Heyland DK, Dhaliwal R, Jiang X, Day AG. Identifying critically ill patients who benefit the most from nutrition therapy：the development and initial validation of a novel risk assessment tool. Crit Care. 2011；15(6)：R268.

Heyland DK, van Zanten ARH, Grau-Carmona T, et al. A multicenter, randomized, double-blind study of ulimorelin and metoclopramide in the treatment of critically ill patients with enteral feeding intolerance：PROMOTE trial. Intensive Care Med. 2019；45(5)：647-656.

Lee JC, Williams GW, Kozar RA, et al. Multitargeted feeding strategies improve nutrition outcome and are associated with reduced pneumonia in a level 1 trauma intensive care unit. JPEN J Parenter Enteral Nutr. 2018；42(3)：529-537.

Lewis K, Alghatani Z, Mcintyre L, et al. The efficacy and safety of prokinetic agents in critically ill patients receiving enteral nutrition：a meta-analysis of randomize trials. Critical Care. 2016；20(259)：2-12.

Ljungqvist O, Scott M, Fearon KC. Enhanced recovery after surgery：a review. JAMA Surg. 2017；152(3)：292-298.

Marik PE, Zaloga GP. Early enteral nutrition in acutely ill patients：a systematic review［published correction appears in Crit Care Med 2002 Mar；30(3)：725］. Crit Care Med. 2001；29(12)：2264-2270.

Marvin RG, McKinley BA, McQuiggan M, et al. Nonocclusive bowel necrosis occurring in critically ill trauma patients receiving enteral nutrition manifests no reliable clinical signs for early detection. Am J Surg. 2000；179(1)：7-12.

Montomoli J, Donati A, Ince C. Acute kidney injury and fluid resuscitation in septic patients：are we protecting the kidney? Nephron Clin Pract. 2019；143(3)：170-173.

Ohbe H, Jo T, Matsui H, Fushimi K, Yasunaga H. Differences in effect of early enteral nutrition on mortality among ventilated adults with shock requiring low-, medium-, and high-dose noradrenaline：a propensity-matched analysis. Clin Nutr. 2020；39(2)：460-467.

Olson MC, Fletcher JG, Nagpal P, Froemming AT, Khandelwal A. Mesenteric ischemia：what the radiologist needs to know. Cardiovasc Diagn Ther. 2019；9(Suppl 1)：S74-S87.

Ortiz-Reyes LA, Chang Y, Quraishi SA, et al. Early enteral nutrition mitigates the neutrophil-lymphocyte ratio improving clinical outcomes in critically ill surgical patients. Nutr Clin Pract. 2019；34(1)：148-155.

Osland E, Yunus RM, Khan S, Memon MA. Early versus

traditional postoperative feeding in patients undergoing resectional gastrointestinal surgery : a meta-analysis. JPEN J Parenter Enteral Nutr. 2011 ; 35(4) : 473-487.

Peterson SJ, Tsai AA, Scala CM, Sowa DC, Sheean PM, Braunschweig CL. Adequacy of oral intake in critically ill patients 1 week after extubation. J Am Diet Assoc. 2010;110(3):427-433. doi:10.1016/j.jada.2009.11.020

Pourhassan M, Rommersbach N, Lueg G, et al. The impact of malnutrition on acute muscle wasting in frail older hospitalized patients. Nutrients. 2020 ; 12(5) : 1387.

Pradelli L, Mayer K, Klek S, et al. ω-3 fatty-acid enriched parenteral nutrition in hospitalized patients : systematic review with meta-analysis and trial sequential analysis. JPEN J Parenter Enteral Nutr. 2020 ; 44(1) : 44-57.

Rahman A, Hasan RM, Agarwala R, Martin C, Day AG, Heyland DK. Identifying critically-ill patients who will benefit most from nutritional therapy : further validation of the "modified N.U.T.R.I.C." nutritional risk assessment tool. Clin Nutr. 2016 ; 35(1) : 158-162.

Reignier J, Boisramé-Helms J, Brisard L, et al. Enteral versus parenteral early nutrition in ventilated adults with shock : a randomised, controlled, multicentre, open-label, parallel-group study(NUTRIREA-2). Lancet. 2018 ; 391(10116) : 133-143.

Reignier J, Mercier E, Le Gouge A, et al. Effect of not monitoring residual gastric volume on risk of ventilator associated pneumonia in adults receiving mechanical ventilation and early enteral feeding : a randomized controlled trial. JAMA. 2013 ; 309(3) : 249-256.

Schuetz P, Fehr R, Baechli V, et al. Individualised nutritional support in medical inpatients at nutritional risk:a randomised clinical trial. Lancet. 2019;393(10188): 2312-2321. doi : 10.1016/S0140-6736(18)32776-4

Skeie E, Tangvik RJ, Nymo LS, Harthug S, Lassen K, Viste A. Weight loss and B.M.I. criteria in GLIM's definition of malnutrition is associated with postoperative complications following abdomiresections-results from a National Quality Registry. Clin Nutr. 2020 ; 39(5) : 1593-1599.

Taylor BE, McClave SA, Martindale RG, et al. Guidelines for the provision and assessment of nutrition support therapy in the adult critically ill patient : Society of Critical Care Medicine(S.C.C.M.) and American Society for Parenteral and Enteral Nutrition(A.S.P.E.N.). Crit Care Med. 2016 ; 44(2) : 390-438.

van den Heijkant T, Aerts BAC, Teijink J, Buurman WA, Luyer MDP. Challenges in diagnosing mesenteric ischemia. World J Gastroenterol. 2013 ; 19(9) : 1338-1341.

Wadnling M. ERAS Implementation in Emergency General Surgery-A.C.S. reports.nsqip.facs.org › nsqippublicdocs service. 2019.

White JV, Guenter P, Jensen G, Malone A, Schofield M ; The Academy Malnutrition Work Group ; The A.S.P.E.N. Malnutrition Task Force ; and the A.S.P.E.N. Board of Directors. Consensus Statement : Academy of Nutrition and Dietetics and American Society for Parenteral and Enteral Nutrition : Characteristics Recommended for the Identification and Documentation of Adult Malnutrition(Undernutrition). JPEN J Parenter Enteral Nutr. 2012 ; 36 : 275-283.

Williams DGA, Molinger J, Wischmeyer PE. The malnourished surgery patient : a silent epidemic in perioperative outcomes? Curr Opin Anaesthesiol. 2019 ; 32(3) : 405-411.

Wischmeyer PE, Carli F, Evans DC, et al. American Society for Enhanced Recovery and Perioperative Quality Initiative Joint Consensus Statement on Nutrition Screening and Therapy Within a Surgical Enhanced Recovery Pathway[published correction appears in Anesth Analg. 2018 Nov ; 127(5) : e95]. Anesth Analg. 2018 ; 126(6) : 1883-1895.

Wischmeyer PE, Hasselmann M, Kummerlen C, et al. A randomized trial of supplemental parenteral nutrition in underweight and overweight critically ill patients : the TOP-UP pilot trial. Crit Care. 2017 ; 21(1) : 142.

Yeh DD, Ortiz LA, Lee JM, et al. PEP uP(Enhanced Protein-Energy Provision via the Enteral Route Feeding Protocol) in surgical patients-a multicenter pilot randomized controlled trial. JPEN J Parenter Enteral Nutr. 2020 ; 44 (2) : 197-204. doi : 10.1002/jpen.1521

CHAPTER 8 手術室（一般的なセットアップ、アプローチと切開）

訳：西村 哲郎

ウィリアム・スチュワート・ヘイト（1852-1922、英国系米国人、近代外科の父とされる）はこのように述べている。「重要な病院ではどこでも、少なくとも1人は、どんな緊急事態にも対応できる外科医スタッフがいるべきである」。

> **症例提示**
>
> 23歳、男性。金曜日の午後、交通事故に巻き込まれ受傷した。循環動態は正常であり、右足の痛みを訴えていた。既往歴はなく陸軍から週末の休日で出てきていた。身体所見上は右足首の骨折のみ認めた。血液検査およびpan scan CTではほかの損傷は認められなかった。Hb/Ht：15.5/46.0であった。
>
> その翌日の朝、中央手術室で整形外科医により足首の修復手術が行われた。手術は問題なく進み、患者の状態も安定していた。手術が始まって2時間後、麻酔チームが応援要請を求めた。この時点で心拍数は132/分、収縮期血圧は80mmHg、Hb/Ht：7.6/24.0であった。塩基過剰：9であった。1単位の赤血球輸血が行われていた。

〈質問〉
手術室に向かう途中、何を考え、何をするつもりか？

〈回答〉
この患者は2時間血行動態が正常で、手術野からは100mL以下の出血しかしていない。中心静脈カテーテルは留置しておらず、手術室に向かう途中で、胸部X線写真を撮影した。手術室で胸部X線写真を見たが、気胸および気胸の所見はない。心胸郭比は正常であり、骨盤および長管骨骨折もない。外出血もない。初回CTを見返したが、胸部・腹部・骨盤に異常所見はない。患者腹部はやや膨満している。その他の出血源をすべて除外した後に、腹部を消毒し、ドレープをかける。小開腹をしてみると2Lの腹腔内出血がある。腹腔内を検索し、脾臓の被膜下損傷に対して脾臓摘出術が行われる（図8.1）。術後経過は良好である。この症例における教訓は、予期されることに備え、予期しないことを想像することである。

はじめに

緊急の一般外科手術あるいは外傷患者を取り扱う際には手術室では、全身の病理学的診断ができるように準備しなければならない。「起こりうる可能性のあるどのような緊急事態」に対しても、即時の手術介入の用意をすることが必要である。具体的には、手術計画を迅速に変更したり、患者のほかの体腔を開けたり、同時に複数の外科手術を施行したりすることである。

手術室では、患者にとっての手術の安全が、最重要である。手術室では患者への危害を避けるために、基本原則とルーチンに厳格に従わなければならない。世界保健機関（WHO）は、安全な手術のための10項目のチェックリスト（表8.1）と手術安全チェックリスト（表8.2）を作成している。

手術室が病院内で最もコストのかかる部門の1つであることは、直感的に理解できる。手術チームは、可能な限り最良の治療を達成するために「同期化」されなければならない。汚染される可能性があるような状況下で、予測不

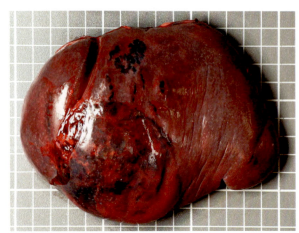

図8.1 入院時のCT
画像は正常であったにもかかわらず、入院から18時間後にこの被膜下血腫は破裂した。幸い、これは手術室で発生したので、直ちに診断・治療された。

能な、高リスクの緊急手術にしばしば対応せざるを得ない医療専門家の感情的・肉体的疲労と、彼らのワークフローとはバランスを保ったものでなければならない。

医療インフラと医療資源の使用を可視化した「最適の」手術室

Acute Care Surgeryには、外傷、緊急一般外科（Emergency General Surgery；EGS）、外科集中治療が含まれ、これらによって死亡、合併症発生、入院期間（length of stay；LOS）を減少させることが目標である。Acute Care Surgeryは、一般的な緊急外科手術のLOSを短縮し、手術までの時間を短縮する。

緊急手術が必要な患者、生命または四肢を脅かす出血のために緊急手術が必要な患者には、手術室へのアクセスは迅速でなければならない。緊急症例は、手術室の準

表8.1　安全な手術のための10ヵ条（WHO）

1．手術チームは、正しい手術手技を、正しい患者に行われるようにしなければならない。
2．手術担当者は、麻酔、その投与方法、その効果に関する十分な知識をもつべきである。
3．手術担当者は、気道や呼吸機能の喪失など、生命を脅かす事態に備え、十分な準備をしておかなければならない。
4．手術チームは大量出血の危険に対して、準備をしておかなければならない。
5．手術チームは、患者にとって重大なリスクとなりうるアレルギーや薬物有害反応を予防するために、患者の病歴に精通していなければならない。
6．手術部位感染を最小限に抑えるために、適切な手段を用いること。
7．手術部位に器具や異物を残さないよう、適切な注意を払わなければならない。
8．すべての検体は慎重に同定し、さらなる調査のために確保しておくこと。
9．手術手技の安全な実施のために、手術チームスタッフ間で適切なコミュニケーションが必要である。
10．手術量、安全プロトコル、手術能力、手術結果を、病院全体と医療システムで日常的に監視されなければならない。

（Adapted from WHO Guidelines for Safe Surgery 2009：Safe Surgery Saves Lives. N Engl J Med. 2009；360（5）：10.）

表8.2　手術時の安全チェックリスト（WHO）

麻酔導入前 サインイン	皮膚切開前 タイムアウト	手術室退室前 サインアウト
患者の以下を確認： • 身元 • 手術部位 • 手術術式 • 同意	チームメンバー全員が名前とその役割を確認	看護師は口頭でチームに確認する： • 処置記録 • 器具、スポンジ、針、数が正しい（または不要） • 検体ラベルの貼り方（患者名を含む） • 対処するべき手術機器の問題点の有無
手術部位マークあり／なし	外科医、麻酔専門医、看護師が口頭で確認 • 患者 • 部位 • 手順	
麻酔安全チェックを完了	予想される緊急事態 • 外科医の再検討：どれが重要なあるいは予期せぬ場面であるか？手術時間は？予想される出血量は？ • 麻酔チームの再検討：この患者特有の懸念はあるか？ • 看護チームの再検討：無菌性（表示結果も含めて）を確認したか？ • 機器に問題あるいは懸念事項はないか？	外科医、麻酔専門医、看護師がこの患者の回復と管理についての大切な点について再検討する
患者のパルスオキシメータは機能しているか	予防的抗菌薬が60分以内に投与されたか？ • あり／なし 手術に必要な画像が表示されているか？ • はい／いいえ	
患者に既知のアレルギー • ない／ある 気道確保／誤嚥リスク • いいえ • あり、器具／補助あり 500mL以上の出血リスク（小児では7mL/kg） • なし • あり、適切な輸液路および輸液の計画		

（Adapted from Elements of surgical safety checklist. In：WHO Guidelines for Safe Surgery 2009：Safe Surgery Saves Lives. N Engl J Med. 2009；360（5）：111.）

備とセットアップに時間がかかるEGSではより頻繁にみられる。

既に多忙を極めている待機手術のスケジュールの中に、緊急手術を入れるのは困難であることが多い。このような予定外の患者は迅速な手術介入が必要であるが、（予定手術をキャンセルあるいは遅らせるような）大きな支障を手術室スケジュールにきたすことがあってはならない。病院は、予定手術と、迅速に対応する必要がある予期せぬEGS症例に対して、トレードオフのバランスをとらなければならない。不測の事態に対する事前準備なしに手術室のスケジュールを組んでしまうと、緊急のEGS症例に適切な手術を提供できない。したがって、毎日の手術スケジュールは、予定外の追加症例を積極的に考慮しなければならない。このような医療資源の競合の解決策として、緊急のEGS症例に対して空き枠を確保しておくことを推奨する研究もある。すべての選択的手術に均等に医療資源を割り当て、症例と症例の間に意図的に（訳者注：医療資源の余剰が出るように）仮想の救急手術チームをつくるべきである、という意見もある。

前者のモデルは、EGS患者の手術室へのアクセスを確保し、待機手術のスケジュールをそれほど混乱させない代わりに、空きができてしまう場合はコストがかかることを受け入れざるを得ない。

生命の危機の迫ったEGS手術のときに、手術室への入室が遅れることは、患者の死亡率を増加させる。したがって手術室へ即時に入室できること、適切な外科医・麻酔科と看護師がいることが極めて重要である。これを発展させて、緊急開腹術におけるエビデンスに基づいた死亡率を下げるとAggarwalらによって報告されている。

1. 血中乳酸値の迅速な測定
2. 敗血症の早期診断と治療。「敗血症および敗血症性ショックの管理に関するガイドライン」(surviving sepsis campaign)による早期の広域抗菌薬投与（第2章「緊急外科症例に対する初期診療と蘇生」および第5章「腹腔内敗血症」参照）
3. 手術決定後の手術室への迅速な患者搬送
4. 目標指向型輸液療法
5. 外科的処置後に全患者をICUへ受け入れ
6. 手術室に進むかどうかの決定と手術手技全体を通して上級医の関与

効率的なワークフローとセットアップ

EGS手術には、大量の機器と多数のスタッフを必要とする。手術室は必要な機器をすべて収容できる広さが必要であるとともに、スタッフのための十分なスペースを確保しなければならない。麻酔科と外科のケア提供者は、無駄を最小限にし、効率を高め、患者の安全性を高めるため標準的な準備をすることで合意するべきである。

- 複数の機器やモニターの配置を含む麻酔に特化したニーズは、外科医それとは別に考慮されるべきである。麻酔には専用のサービス（医療ガス、輸液、通信、電源コンセント、データ、電話）が必要であり、これらを外科医とは別に患者に提供する必要がある。別のフラットパネル・ディスプレイ・アームを追加することも検討する。理想的にはこれらのオプションは、音声コマンドで作動させることもできるようなオーディオビジュアルOR（手術室）コントロールを使って、外科医に各手術に必要な情報をその場で提供するべきである。
- すべての患者に心電図、パルスオキシメトリー、血圧をモニターする、血行動態が悪い患者または輸血が必要な患者には、動脈ラインおよび中心静脈作成を考慮する。
- 血液ガス・電解質検査およびPOCUS(point of care ultrasound)が可能でなければならない。
- レッグサポート、アームボード、ヘッドリング
- トレイ／カートは包装済みで、ラベルが貼られ、利用可能でなければならない。
- 大動脈クランプおよび/またはコンプレッサーを備えた開腹トレイ。またはコンプレッサー
- 胸腔切開トレイにはアリソン肺リトラクター、フィノチェット肋骨開創器、リエチケナイフ、Duvallクランプ、胸骨鋸
- 血管器具トレイ/セット
- 複数の吸引キャニスターとチューブ
- 血液吸引用のチューブと器具
- ステープリング器具
- 一般的に使用される縫合糸および結紮機械
- ドレープ、滅菌タオル、ラップスポンジ
- 透視可能な手術台
- 腹腔鏡用ビデオタワーおよび機器、腹腔鏡検査、内視鏡検査、気管支鏡検査用のビデオタワーおよび機器
- 放射線検査を見るためのモニター
- 急速輸血装置、輸液ウォーマー＋体外式患者加温装置
- 下半身外部患者保温装置
- 複数の吸引セットアップ
- 腸間膜を分割するためのエネルギーデバイス
- 局所止血剤
- ヘッドライト

統合された手術は簡単には実現できない。多様な機器の選択、フロアプランを明確に理解することが重要である。自施設の将来の目標を明確に理解することが、施設の成長要件を満たす最適な問題解決にたどり着くための大きな—

歩である。未来の手術の鍵となるのはハブとユーザーインターフェースを使い複数の機器を統合することである。その結果、ワークフローが変更され、各手術室内に看護指揮所を設置する必要がある。

病院内の多職種からなる有能な病院チームを編成する。これにより、意思決定が必要な場面において、臨床スタッフやほかのチームメンバーが手術での活動を実際に行ったり、サポートしたりするようになる。主要なサポートスタッフの信頼できる代表者は、意思決定チームに不可欠である。例えば、外科医、看護管理者、病院管理者、購入担当者、麻酔、看護チームリーダー、手洗い看護師、見回り看護師などである。よく調整された手術を計画するためのチームアプローチが完了すれば、ハイブリッド手術室は、広範な医療資源を活用し、最大限の技術と多様性を発揮できるようになる。

豊富なリソースをもつハイブリッド手術室は最高の技術と多用途性を提供する。手術台には術中イメージング機能を備えている。術中透視のカーボンコンポーネント、Cアーム、および頭からつま先までのX線を含む術中画像機能を備えている。また、術者だけでなく、麻酔チームにも制約なく画像を提供する。モニターは、よりフラットで大きくなり、より正確なフォーマット機能の進歩に対応できるようになる。外科医が低侵襲手術、画像保存通信システム（PACS）、血管、整形外科、胆道、消化器などの透視画像に必要とされる画像品質である。

可能であれば、ハイブリッド手術室を用いることができるようにしておく。ハイブリッド手術室が利用できる場合、血管外科、整形外科、および／またはインターベンショナル・ラジオロジー（interventional radiology；IVR）が予想される場合に使用される。ハイブリッド手術室の設計は、その空間を利用するすべての分野がレイアウトと設備に同意することを保証するものでなければならない。このような症例に携わる医師やスタッフは機器に関するトレーニングを受けるべきである。ハイブリッド手術室の使用を希望しても、手術介入を遅らせてはならない。I

COVID-19（2021年12月現在）

COVID-19パンデミックは患者ケアのさまざまな場面に混乱をもたらした。まず、第一波においてCOVID-19患者は、多くの病院に殺到した。この波によって、医療従事者の個人的なリスクと、非COVID-19患者へのケアの中断が生じた。世界的にCOVID-19の波が繰り返され、またCOVID-19の疫学と管理の理解が深まるにつれて、この2年間で、COVID-19感染は私たちの日常生活と医療に大きな影響を与え続けている。手術室のセットアップを見直す際には、COVID-19について説明しなければならない。

医療従事者が曝露される最大のリスクは、エアロゾルを発生させる手技中に起こる。感染リスクを説明する4つの要因がある。第一は強制空気である。

湿った呼吸器粘膜に強制的に送り込まれた空気は、ウイルスを含んだ呼吸器粒子がより多く発生する。リスクの高い状況としては、陽圧換気、心肺蘇生法、激しい咳などがある。第二の要因は、疾患の重症度と曝露時のウイルス量である。症状のある患者は、無症状の患者に比べ10〜20倍程度感染する可能性が高い。第三の要因は距離である。呼吸器からの放出は発生源の近く、特に閉鎖空間では濃縮される。第四の要因は、曝露時間である。曝露時間が長ければ長いほど、リスクは高くなる。被曝の中にこれらの危険因子が複数存在すれば、感染リスクは増大することは明らかである。

COVID-19＋患者の手術の手順

- COVID-19手術室のゾーン
    - ゾーン1：基本的な個人防護具（personal protective equipment；PPE）の装着
    - ゾーン2：消毒と手術着装用の前室
    - ゾーン3：COVID-19手術室
    - ゾーン4：PPE脱着室
    - ゾーン5：スタッフがシャワーを浴びる脱衣室
- 挿管と処置は、最も経験豊富なチームメンバーが行う。挿管も手術も指導の機会として扱うべきでない。
- 挿管は迅速導入気管挿管（rapid sequence intubation；RSI）導入で行い、バッグ・バルブ・マスク換気は避ける。ビデオ喉頭鏡を使用することが推奨される。
- COVID-19＋患者に対する処置/手術は、陰圧手術室または空気隔離室で行う。
- 手術室には高効率微粒子エアフィルター（HEPA）を設置すること。このとき、空気換気＞25サイクル/時以上でなければならない。
- 手術室の1室はCOVID-19用手術室とする。
- COVID-19患者の手術中は、誰も手術室に出入りしてはならない。
- 必要不可欠な人員のみが手術室にいるべきである。
- PPE着用はすべての手術室要員に義務づけられている：
    - N99またはN95（米国）FFP3またはFFP2（欧州）マスク
    - 使い捨て長袖防水ガウン／スーツ
    - 二重手袋
    - ゴーグルまたはバイザー
    - 使い捨てヘッドカバー
    - 使い捨て靴カバー
    - アルコール手指消毒液
- マスクとシールドは、すべての作業人員が装用するべきである。
- 排煙装置の設置は必須である。

- 適切と考えられば、全身麻酔よりも局所麻酔が望ましい。
- メスの方がエネルギーを利用する器具よりも望ましい。
- 圧入洗浄器具、電動ドリル、振動鋸の使用は避ける。
- 腹腔鏡下手術の場合は、気腹圧を最小限にする。ポートの通気は行わない。高微粒子フィルターの使用、手術煙の低減、手術終了時には閉鎖のまま積極的に気腹の脱気を行う。

マスクによるCOVID-19対策は
FFP3（N99）＞N95＞3層サージカルマスク
の順で防御を行う。

手術室での行動

いくつかの重要な原則は、副損傷や医原性損傷を最小にとどめることで、複雑な手術病態への対応を容易にする。予想されることを計画し、予期せぬ事態に備える。

執刀医の行動と態度は手術チームの基調となるので、最適なコミュニケーションとパフォーマンスを目指すべきである。入室した外科医は、速やかに手術室を評価しなければならない。手術室入室時にほかのチームメンバーから簡潔な報告を受ける。部屋をコントロールする。

落ち着きを保ち、冷静にコミュニケーションをとり、大声を出さない。一度に複数の要求を出すのではなく、必要な行動や器具を順番に要求する。それぞれの要請は誰に対してなされるかを明確にする。クローズドループのコミュニケーションを強調する。すべての要求や発言について、フィードバックによる確認を期待する。

手術行動は、無駄な動きをせずに、慎重かつ漸進的でなければならない。速やかに出血をコントロールし、意図的に再建する。出血のコントロールは数値を用いて行い、無造作にクランプしたり縫合したりしない。最初の試みで正確に修復する。

トップレベルを維持するための標準トレーニング

チームトレーニング

EGS患者の周術期ケアには、外科医、麻酔科医、看護師、手術室スタッフ、救急部スタッフ、麻酔後受け持ちユニットの集学的アプローチが必要である。チームパフォーマンスに焦点を当てたシミュレーショントレーニングによって役割分担・コミュニケーションスキルの指導・チームメンバー間の信頼関係を構築することができる。外科チームの教訓的および実地トレーニングを行うことで、手技、機器およびトラブルシューティングスキルを向上させる。

外科研修医のトレーニング

外科研修医の十分なトレーニングは、以下のようなさまざまな要因により、ますます困難になってきている。技術的な進化、手術時間の短縮を求める病院管理者からの圧力、経験豊富な指導外科医数の減少などである。

患者管理と治療意思決定には、併存疾患や虚弱の多い高齢患者の増加という要因も加わって困難度合いが増している。EGSの周術期の罹患率と死亡率は、このような虚弱な高齢者で高率である。

そのためには、外科研修医に急性期外科で、安全で進歩的で自律性を促進する研修プログラムを構築する必要がある。外科研修医の参加は、救急部での正確な患者評価と適切な手術計画を立てることから始まる。研修プログラムは、このような初期患者ケアを効果的に展開するための訓練と技能を提供しなければならない。患者の安全が最も重要である。

これをトレーニングを達成するには、次のような方法がある。

1. 経験豊富な者からチームで経験の浅い者への助言・指導。手術室の外でも内でも、段階的な自律を促す。
2. 臨床症例の討論と文献のレビュー
3. 罹患率・死亡率カンファレンスを通じた結果の振り返り。症例のディスカッション、または手術ビデオのレビュー。専門家としての成長と学習の余地を与えるため、合併症についての議論を厳密かつ建設的に行うことが不可欠である。
4. 実践的なコースとして、ESC、ETC、ATLS、DSTC、MUSEC、OPENなどがある。これらのコースは、概念の学習と体系化に効果的であり、手術の決断と操作に大きな自信を与えてくれる。外傷に焦点を当てたコースもあるが、その臨床原則の多くは、非外傷の患者にも適用される（感染源コントロールのためのダメージコントロールと簡略手技）。したがって、これらのコースは、本来の目的を超えて有用である。
5. シミュレーション訓練は、ますます効果的な教育手段となっている。シミュレーションを通じて、研修医は手技動作を繰り返し練習することができるし、自信を身につけることができる。このトレーニングのシミュレーションは、必ずしもバーチャルリアリティのような高額な技術や高コストを伴う必要はない、シミュレーションによるトレーニングの目的は、その環境によって、経験、教育、技能の習得を提供することである。またこれらを、単独で行うのではなく、世界的な方法で行う。手術室では、簡単な事前および事後の臨床症例ディスカッション、起こりうる可能性のあるシナリオ、および一致した行動が、目標設定とチーム内のコミュニケーションを確立するために重要である。緊急手術の場合、手術室は

しばしば慌ただしく混乱する。研修医は、どのような臨床状況においても、よりよい結果を得るための基本となる、迅速な意思決定に関する「技能」と、強力で効率的なチームリーダーシップに関する「技能」を学ばなければならない。EGSでは、助けを求めることが不安と混同されることがある。

研修医を含むすべての人が、助けを求めることが期待され、奨励される環境は、患者の安全性と研修医の学習の両方にとって重要である。私たちは、この理念が最良の患者転帰につながると強く信じている。

手術を始める前に：
手術の基本　アプローチと切開

血行動態と生理学的余裕があるかによって外科的介入のタイミングが決まる。超緊急か、緊急か、待機的緊急か。もし患者状態が不安定なままであれば、最も慎重な外科的アプローチは即座の開腹手術である。もし、血行動態が安定していれば、腹腔鏡下手術が望ましい。手術時間が長くなっても患者の予後を損なわない限り、腹腔鏡下手術が望ましい。

患者を手術する必要があると判断したら、手術が効率的かつ安全に完了するよう以下のことを考慮する。

・手術室に入る前にそれぞれの手術台が透視撮影に適しているか確認する。X線撮影が必要な場合は、透視撮影が可能であることを確認する、X線撮影が必要な場合は、放射線技師がいることを確認する。会陰アプローチを考慮する場合適切なレッグサポートを依頼する。
・点滴、鎮痛薬、血液または血液製剤、微生物学的培養および広域抗菌薬。
・患者が入室するかもしれないと、ICUにあらかじめ知らせておく。
・臓器への到達が重要である場合、術前画像が手術室のスクリーンに表示されるようにしておく。

手術室では、外科手術のアプローチ術野に消毒液を広範囲に塗布することが不可欠である。ドレーピングは広く行い、ドレーンの留置、延長または追加切開の可能性も考慮する。筆者らの施設では、大幅な菌血症を引き起こす可能性のある汚染が予想される手術の場合、患者および手術スタッフをできるだけ濡らさないようにするため、第二の防水ドレープ（帝王切開用ドレープ）を使用し、体液の溢流や腹膜洗浄の管理を容易にしている（図8.2）。

開腹手術では、術者は手術の決定から基本的な足のポジショニング（図8.3～8.5）から、手術器具の効率的な使用までトレーニングしておくことが必要である。腹腔鏡手術では、患者を容易に移動させることはできない。そして牽引、反対方向への牽引を調整するための腹腔鏡カメラの視野とトロッカーの配置は、人間工学的に最高の配置であるかどうかにかかっている。

皮膚切開は、十分な露出を得るために、計画的かつ容易であるべきである。腸管癒着の可能性が高い瘢痕がある場合は、その瘢痕を避けるべきである。

腹腔鏡手術においてもトロッカーを設置するための切

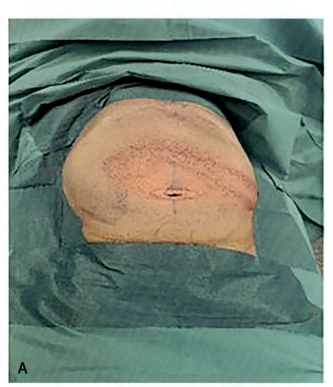
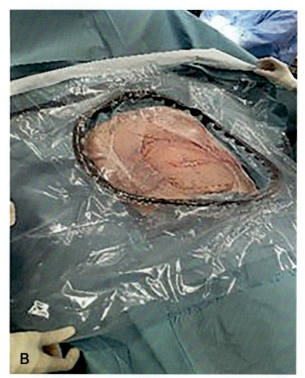

図8.2　A：広範囲にドレープ、B：帝王切開用キットによる補強
(Authorized patient photos from Pedro Hispano Hospital, Matosinhos-Porto, Portugal.)

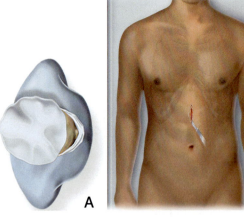
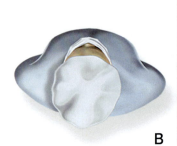
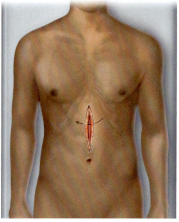

図8.3　A、B　開腹および閉腹のための基本的な足の位置

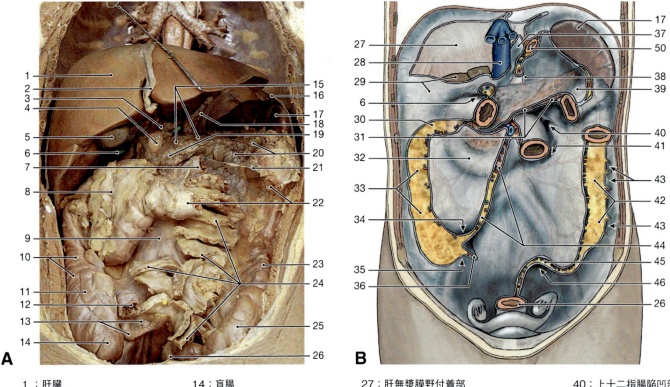

1：肝臓	14：盲腸	27：肝無漿膜野付着部	40：上十二指腸陥凹部
2：梨状靭帯	15：膵臓および小網部位（網囊）	28：下大静脈	41：下十二指腸陥凹部
3：肝十二指腸靭帯	16：横隔膜	29：腎臓	42：下行結腸の裸領域
4：幽門（分割）	17：脾臓	30：右結腸曲	43：傍結腸陥凹
5：胆囊	18：噴門（胃の一部、分割）	31：横行結腸間膜根部	44：腸間膜根部
6：棘上孔内のプローブ	19：膵頭部	32：十二指腸下行部脚と水平脚の分岐点	45：S状結腸間膜根部
7：十二指腸空腸彎曲部（分割）	20：膵体部および尾部	33：上行結腸の裸領域	46：S状結腸間陥凹部
8：大網	21：横行結腸間膜	34：腸腰筋凹部	47：肝静脈
9：腸間膜根部	22：横行結腸（分割）	35：盲腸後陥凹	48：十二指腸空腸彎曲部
10：上行結腸	23：下行結腸	36：虫垂間膜根部	49：脾彎曲部付着部
11：腸管自由ヒモ	24：腸間膜の切り口	37：小囊（網囊）の上陥凹	50：食道
12：回腸末端（分割）	25：S状結腸	38：小囊（網囊）の境界（開口）	
13：虫垂間膜を伴った虫垂	26：直腸	39：小囊（網囊）の脾臓陥凹	

図8.4　腹腔内分割時によりよい視野を得るための腹膜付着部について
（From Rohen JW, Yokochi C, Lutjen-Drecoll E. Photographic Atlas of Anatomy. 9th ed. Wolters Kluwer；2022．Figure 6.64．）

開は、安全な手術のために重要である。
　開腹手術では、正確な正中線縦切開、または臍の下を切開する。
　正中線切開は将来の再手術の妨げになりにくいし、もし

腹壁瘢痕ヘルニアが発生した場合に、筋の変性や萎縮を引き起こす可能性がある腹直筋を分割する切開法よりも、修復が容易である。筆者らは、腹直筋を非常に重要な筋肉であると考えており、開腹胆囊摘出術を行う必要がある場合

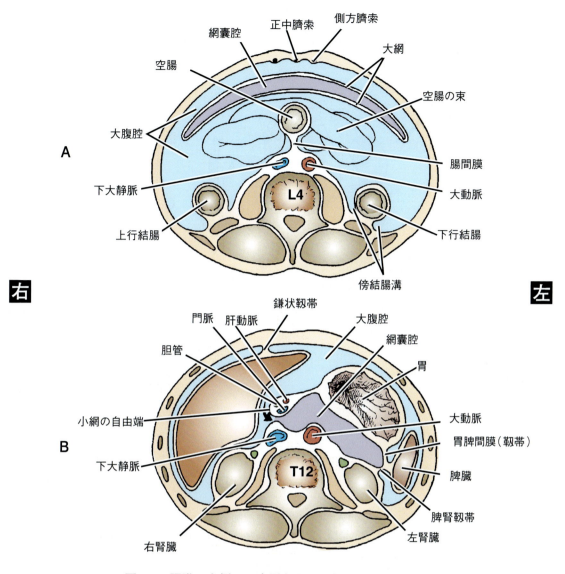

図8.5 肝臓の右側への牽引と胃への視野を改善する腹膜付着部
(From Wineski LE. Snell's. Clinical Anatomy by Regions. 10th ed. Wolters Kluwer；2019. Figure 7.6.)

には、肋骨下切開より直接的なアプローチが可能となる正中切開を積極的に行っている。正中切開線から胆嚢を露出することは容易である。右肝葉の右と上に湿らせた大きなパッドを挿入して、胆嚢を肋骨下から離す。

　胆嚢を肋骨下から開口部に向かって突出させる。筆者らは虫垂切除術を開腹で行うことはほとんどない、たとえ汎発性腹膜炎があっても、創面感染のリスクの観点から腹腔鏡下手術を優先している。もし開腹手術への移行が避けられない場合、筆者らは正中線臍下から腹膜にアクセスすることを好んで行っている。

　開腹手術の順序は以下のとおりである。

1. 活動性出血を抑える
2. 消化管汚染をコントロールする
3. 腹部と後腹膜の系統的な検査
4. ダメージコントロールアプローチを行うかまたは血管の修復/消化管の連続性の回復と最終的な閉鎖といった根治的修復を行うかどうかを決定する

　最も生命にかかわる問題へまずアプローチする。最も侵襲の少ない方法を用いて患者を安定させる。出血に対しては圧迫する。パッキングは損傷した固形臓器や骨盤内出血のダメージコントロールにおいて初期には有効である可能性がある。管理において、根治的修復は魅力的であるが、性急な処置は医原性損傷を引き起こしかねないし、現状の問題の全容が認識される前に外科的行程を複雑化してしまいかねない。

　簡単な操作で問題が解決しない場合は、より複雑な操作へと段階的なアプローチを行う。腹腔に入ったら腹腔内を素早く探検し出血源または敗血症の原因が結腸間膜の上方にあるか下方にあるかを判断する。上方にある場合は湿らせたパッドなどによる肝臓の牽引でよりよい展開を得ることができる。相対的肝腫大の場合、三角肝靱帯と鎌状肝靱帯を分割することでよりよい展開を得ることができ

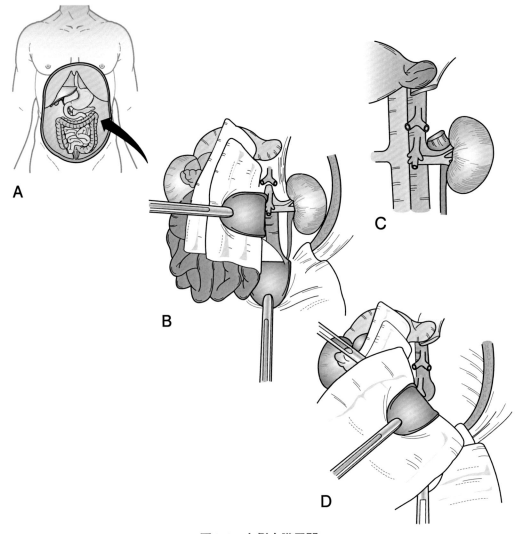

図8.6 左側内臓展開
A：開腹した状態。B・C：左結腸、膵臓、腎臓、胃を左から右へ授動している。左腎臓は本来の位置にある。
D：さらに授動を行い、左腎臓を挙上して、後腹膜大動脈とその分枝が露出している。
(From Peitzman AB, Yealy DM, Fabian TC, C. W Schwab CW, Guyette FX, Seamon MJ, Zuckerbraun BS. The Trauma Manual. 5th ed. Wolters Kluwer；2020. Figure 38.4.)

る。胃穿孔が疑われる場合は胃結腸間膜を切開し小嚢を開いて胃後壁への視野を得ることができる。膵臓に問題がある場合、小嚢を開くのが最も安全な方法である。十二指腸は、余裕をもったKocher手技によって到達するのが最善であり、これにより下大静脈の露出も可能である。

もし汚染が結腸間膜の下方にある場合は、盲腸から始めて小腸をチェックし、Treitz靱帯まで進む。時に、腸管が大きく膨張しているために、より多くの内臓スペースが必要となる。この場合に有用なのは腸内容物を注意深く"ミルキング"することである。腸は術者が腸を完全に可視化できるように、その正面に縦に腸を並べるようにするのだが、このとき、腸間膜を無視してはならない。比較的大きな胃管チューブでも胃内容物の排出に十分でない場合、最適な選択肢は36Frの大口径フォーシェルチューブを一時的に留置することである。その後、盲腸から直腸までの結腸を観察・触診する。結腸後壁に敗血症の原因が疑われる場合は、必要に応じて右/左結腸内臓回旋を行う（図8.6・7）。後腹膜泌尿生殖器構造の露出が必要な場合は、それぞれ左右の内臓回旋により腸骨動脈の分岐部を横切る尿管を露出させる。鉗子で繊細に叩くと尿管であればわずかに蠕動するはずなのでそれを確認し、その後必要に応じて頭側または尾側に進んでいけばよい。

上記のように、腹膜の露出は腹膜付着部の分割に依存する。続く第二段階については、重要であるのに多くの場合過小評価されているのであるが、小腸を大きな湿らせたガーゼシートで束ね、小腸を手術部位から安全に離すことである。さらに盲腸に骨盤由来の敗血症の原因がある場合は、盲腸授動する必要がある。

創縁を保護し牽引するために、筆者らは無外傷創傷保護-牽引器を使っている。必要に応じてチェーンを追加することで、さらに強い牽引力のあるBalfour牽引器（図8.8）を追加することでさらに術野を拡張できる（図8.8）。自己保持型牽引器、例えばオムニ、アッパーハンド、ブックウォルターなども有効である。

患者が安定していて、時間が問題とならない場合には、最適な一期的筋膜縫合による創閉鎖を考慮する。可能であ

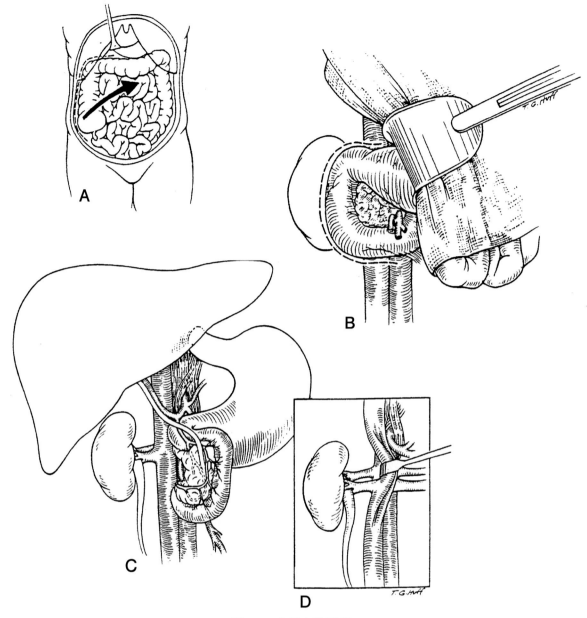

図8.7　右側内臓展開
A：開腹時。B：後腹膜から完全に授動された後の右結腸と小腸。C：十二指腸は広範に授動されている。D：下大静脈はループで囲まれている。
(Used with permission of Georg Thieme Verlag KG, from Frey W. Abdominal arterial trauma. In：Blaisdell FW, Trunkey DD, eds. Trauma Management-Abdominal Trauma. 2nd ed. New York, NY：Thieme Medical Publishers；1993:345; permission conveyed through Copyright Clearance Center, Inc.)

ればゆっくりと吸収される2-0モノフィラメント縫合糸を用い、筋膜を5mm間隔で連続縫合する。感染源となりうる液体の貯留する死腔を最小限にするために、必要に応じて脂肪組織を層状に閉鎖する。最終的に表皮は縫合またはクリップを使用する。また、表皮の局所陰圧療法についても表在性創感染を減少させるとのエビデンスがある。

以下のようなリスクがある患者に注意すること。

凝固障害、低体温、またはアシドーシスの患者は、感染源コントロールのみで可能な限りほかの侵襲を少なくして生存率を上げるために、意図的に外科的手技を簡略化する必要がある（第9章「緊急一般外科におけるダメージコントロール」参照）。この考えは、患者の生理学的状態が安定すれば、根治術式への橋渡しとなるものである。

外科的出血がコントロールされないまま、手術を切り上げないこと。迅速なタンポナーデ止血を行った後に、患者をICUに移し、"死の三徴"を避ける。手術時間、生理学的指標（輸血量、体温、pH、血液凝固能）や生理学的臨床指標、例えば術野からの「じわじわとした出血」などの生理学的臨床指標を記録する。簡略化された手術の手技としては、通常肝鎌状靭帯を切断し、最初の腹部への到達を容易にしている。また、手術の最後には、プラスチック製の柵状シートを肝臓に被せ、その後の筋膜閉鎖を損なう可能性がある腹腔内での癒着を防止する。腸管裂傷は、バブコック鉗子で迅速に一時的にクランプし、ステープルまたは手術糸にて縫合閉鎖する。その際、損傷した腸管部分は切除し、残りは吻合せずに残し、近位腸管減圧のために幽門からNG

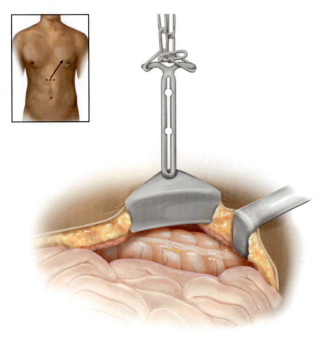

図8.8 通常のチェーンを追加して補強したBalfour牽引器

チューブを挿入する。

　肝臓、胆管、膵臓、十二指腸を扱う、または十二指腸を扱う場合で、外科的修復が好ましくない場合は、良識ある医師であれば、チューブドレナージによる外瘻化を選択することになる。

　簡略化した手術では、腹部を一時的に閉鎖し、まず使い捨てのプラスチック製柵状シート（インターフェイス）で腸を保護する。同時に、創陰圧療法(negative pressure wound therapy；NPWT)を開始する。合併症リスク軽減のため、24～48時間以内に再手術を行うが望ましい。

まとめ

　緊急外科患者は、しばしば緊急あるいは超緊急手術が必要となる。出血または感染源のコントロールが遅れると、予防可能な罹患率・死亡率の増加につながってしまう。このような患者に対する手術は、すべての待機手術症例が終了したその日の最後に単純に追加できるようなものではない。逆に、このような緊急症例に対応するために、日常的に待機手術症例を中止したり、遅らせたりすることは、患者にとっても外科医にとっても混乱を招く。したがって、手術スケジュールは、先手を打って空いている部屋を確保するか、あるいは競合するニーズに対応できる十分な柔軟性が必要である。

　指定された手術室は、過密でなく過剰在庫もなく、多用性があり効率的でなければならない。"どのような緊急事態が発生した場合にも"、即座に手術介入できるように準備しておくことが重要である。と同時に、手術計画の迅速な変更をしたり、ほかの部位の手術を行ったり、複数の外科手術を同時に行ったりする能力も重要である。

文　献

Aggarwal G, Peden CJ, Mohammed MA, et al. Evaluation of the collaborative use of an evidence-based care bundle in emergency laparotomy. JAMA Surg. 2019；154：e190145. doi：10.1001/jamasurg.2019.0145

Bali RK. Operating room protocols and infection control. In：Bonanthaya K, Panneerselvam E, Manuel S, Kumar VV, Rai A, eds. Oral and Maxillofacial Surgery for the Clinician. Springer；2021. https：//doi.org/10.1007/978-981-15-1346-6_9

Christie SA, Peitzman AB. Trauma laparotomy. In：Hawn MT, Albo D, Brown K, et al., eds. Operative Techniques in Surgery. Wolters Kluwer；2022.

Daniel VT, Rushing AP, Ingraham AM, et al. Association between operating room access and mortality for life-threatening general surgery emergencies. J Trauma Acute Care Surg. 2019；87：35-42.

Dauer E, Sjoholm L, Goldberg A. Operating room practice and operative approaches. In：Peitzman AB, Yealy DM, Fabian TC, et al., eds. The Trauma Manual：Trauma and Acute Care Surgery. Wolters Kluwer；2020：239-242.

El Boghdady M, Ewalds-Kvist BM. Laparoscopic surgery and the debate on its safety during the COVID-19 pandemic：a systematic review of recommendations. Surgeon. 2021；19：e29-e39.

Jung KS, Pinedo M, Sriskandarajah C, et al. Scheduling elective surgeries with emergency patients in shared operating rooms. Product Operat Manag. 2019；28：1407-1430.

Kirkpatrick AW, et al. The evolution of a purpose designed hybrid trauma operating room from the trauma service perspective：the RAPTOR(resuscitation with angiography percutaneous treatments and operative resuscitations). Injury. 2014；45：1413-1421. http：//dx.doi.org/10.1016/j.injury.2014.01.021

Klompas M, Baker M, Rhee C. What is an aerosol-generating procedure? JAMA Surg. 2020；156：113-114.

McIsaac DI, Abdulla K, Yang H, et al. Association of delay of urgent or emergency surgery with mortality and use of health care resources：a propensity score-matched observational cohort study. CMAJ. 2017；189：E905-E912.

Miao H, Wang J-J. Scheduling elective and emergency surgeries at shared operating rooms with emergency uncertainty and waiting time limit. Comp Indust Eng. 2021；160：107551.

Moore KL, Dalley AF, Agur AMR. Clinically Oriented Anatomy. 6th ed. Lippincott Williams & Wilkins；2010.

Moore LJ, Turner KL, Todd SR. Common Problems in Acute Care Surgery. Springer-Verlag；2013.

Narayan M, Bruns B, Tesoriero R, et al. Acute care surgery：defining the economic burden of emergency general surgery. J Am Coll Surg. 2016；222(4)：691-699. doi：10.1016/j.jamcollsurg.2016.01.054

Perrone G, Giuffrida M, Bellini V, et al. Operating room setup：how to improve health care professionals safety during pandemic COVID-19-a quality improvement study. J Laparoendosc Adv Surg Tech A. 2021；31：85-89.

Prakash L, Dhar SA, Mushtaq M. COVID-19 in the operating room：a review of evolving safety protocols. Patient Saf Surg. 2020；14：30.

Rossetti MD, Liu Y. Simulating SKU proliferation in a health care supply chain. In：Rossetti MD, Hill RR, Johansson B, Dunkin A, Ingalls RG, eds. Proceedings of the 2009 Winter Simulation Conference. Austin；2009：2365-2374.

Scott-Conner CEH, ed. Chassin's Operative Strategy in General Surgery.© Springer Science & Business Media

New York；2014. doi：10.1007/978-1-4614-1393-6_2

Søreide K. Trauma and the acute care surgery model-should it embrace or replace general surgery? Scand J Trauma Resusc Emerg Med. 2009；17：4. http：//www. sjtrem.com/content/17/1/4

Stoner R. The impact of COVID-19 on surgical practice-a summary. World J Surg Surg Res. 2021；4：1272.

van Veen-Berkx E, Elkhuizen SG, Kuijper B, et al. Dedicated operating room for emergency surgery generates more utilization, less overtime and less cancellations. Am J Surg. 2016；211：122-128.

WHO Guidelines for Safe Surgery 2009. World Health Organization；2009.

CHAPTER 9

緊急一般外科における ダメージコントロール

訳：窪田 忠夫

症例提示

高血圧と結腸憩室症の既往歴がある63歳、男性。2日間の激しい腹痛、発熱、嘔吐を主訴に救急外来を受診した。身体所見では、腹部が膨満し、腹膜炎の徴候があった。NEWS（National Early Warning Score）は6であった。血液検査では、WBC：12,000/mm³、CRP：28 mg/dL、プロカルシトニン：39 ng/mL、総ビリルビン：1.5 mg/dL、INR：1.8、pH：7.34、乳酸値：3.1 mmol/Lであった。 腹部CTが施行されており、腹腔内遊離ガスに加えS状結腸の壁肥厚と壁内気腫、S状結腸および横行結腸周囲の液体貯留などを認めた（図9.1）。

結腸穿孔の診断で緊急手術が行われた。 開腹所見は高度の便性腹膜炎で、左側結腸には複数の穿孔箇所が認められた。敗血症性ショック、カテコラミンの需要、高度の腹腔内汚染、病変結腸が広範であったことなどを考慮してダメージコントロール手術（DCS）が選択された。手術操作としては左半結腸切除術が行われ、自動縫合器で切離した結腸断端は離断したままの状態とした。腹腔内洗浄後ベーカー型のバキュームパックを用いた一時的腹壁閉鎖法（TAC）を行ってICUに帰室した。ICUにおける集中治療を行った結果、48時間後には血行動態が改善しカテコラミンの需要がなくなった。このため手術室にて再手術が施行された。腹腔内の汚染は改善され、結腸断端の血流には問題がないことが確認されたので（図9.2）、結腸断端を吻合することにした。右側結腸を大幅に受動した後、近位横行結腸と遠位S状結腸を自動縫合器で吻合した。Jackson-Prattドレン2本を留置した後、腹壁は吸収糸を用いて2層に閉鎖された。手術終了時の筋膜が閉鎖された時点で腹腔内圧が測定され、8 mmHgであることを確認した。再手術後4日目に患者はICUから緊急外科病棟に転床した。

4日目、血液検査にて炎症反応の徴候があり、腹部ドレーンからは膿性の排液があった。CTでは傍結腸溝に小量の液体貯留と、大量の胸水貯留を認めた（図9.3）。血液培養ではクレブシエラが検出された。胸腔ドレナージとアンチバイオグラムに従った抗菌薬治療を行った結果、患者の状態は改善し、その後の入院期間は問題なく正常生理機能へ回復した。

〈 質 問 〉
この患者において、DCSおよびOpen abdominal management（OAM）が選択されるに至った要因は何か？
〈 回 答 〉
この血管収縮薬を要する敗血症性ショック、高度な便汚染、腹部コンパートメント症候群（ACS）のリスク

この患者は、血行動態を保つために血管収縮薬を要する重度の敗血症であった。これに加え、周術期に要した大量補液により筋膜閉鎖に際してACSのハイリスクと考えられた。

はじめに

過去30年間に渡り、ダメージコントロール手術（damage control surgery；DCS）は重症外傷における標準的治療となっていた。DCSは術式ではなく、蘇生を含むダメージコントロール（DC）戦略全体の一部である。

DCSの原則は、（救命のために）必須でない処置は省略して最小限にとどめ、それらは生理学的徴候が正常化してから行うという方針にある。状態が悪く複雑な手術に適さない患者に（すべての再建を行う）一期的手術を試みるべきではない。生理学的徴候が極めて不安定な場合の手術にはそれなりの戦略があり、（損傷した部位を）元の解剖に戻すことよりも生理学的に安定することの方が優先される。

重篤な生理学的異常（不安定となる原因は外傷による出血と異なり、非外傷の出血や敗血症だが）に対応するために、緊急外科医はDCSの適応を、外傷のみならず選択された非外傷の緊急一般外科（emergency general surgery：EGS）へと拡大していった。

このように、DCはチームワークを要する（外科医と麻

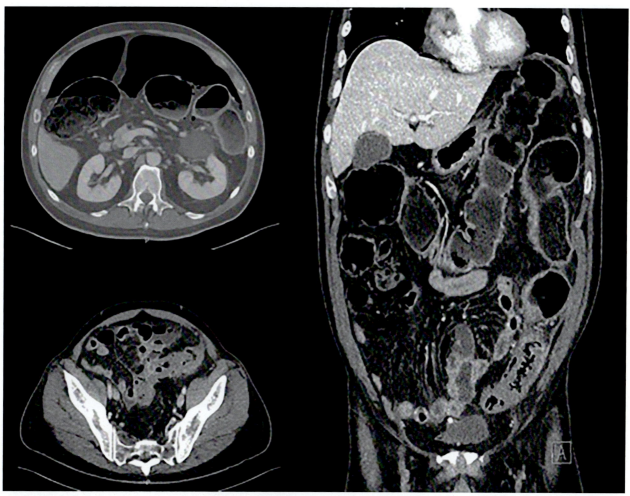

図9.1　救急室でのCT所見：結腸穿孔

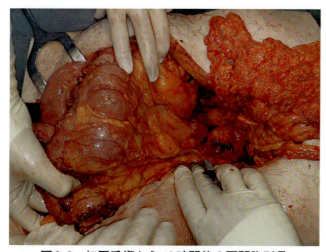

図9.2　初回手術から48時間後の再開腹所見
結腸の血流状態は良好で腹腔内汚染はない。

酔科の協力体制）段階的な治療戦略であり、まず集中治療を優先して、その後に必要な手技を段階的に行う構成となっている（図9.4参照）。

患者選択

病態生理

重篤な生理学的異常を有する患者の集中治療における管理には、補液蘇生、凝固異常の補正、低体温やアシドーシスの補正などいくつかの要素が含まれる。いわゆる"死の三徴"（低体温、アシドーシス、凝固異常）の状態は、外傷患者と同様に、速やかに中断されねばならない。

しかしながら、外傷患者と非外傷患者は異なる集団で異なる生理学的異常を呈する。外傷におけるショックが通常大量出血に起因する一方、非外傷におけるショックは、損傷以外の出血（例：腹部大動脈瘤の破裂）による場合と敗血症（例：複雑性結腸憩室炎、消化性潰瘍の穿孔）による場合がある。敗血症の原因を早期に特定し介入しないと、しばしば患者の状態は急速に悪化し、予後不良となる。

EGSの際にDCを行うかどうかの基準は明確に定義される必要がある。Girardらは外傷性出血に類似したクライテリアを用いてDCSの成績を評価した。具体的な項目には低体温（＜35℃）、低血圧（収縮期血圧＜70mmHg）、アシドーシス（pH＜7.25）、凝固障害（INR＞1.7）、大量輸血（濃厚赤血球10単位）が含まれる。基準を超えた項目数が増えるにつれて手術死亡率が増加することが示された［死亡率：1項目（24％）、2項目（48％）、3項目（62％）］。

同じ研究で、敗血症については別なクライテリアが提唱されている。項目としては、高齢（＞70歳）、男性、アシドーシス（pH＜7.25）、血清乳酸値の上昇（＞3.0 mmol/L）、併存疾患を複数有する場合（＞3）（第5章「腹腔内敗血症」

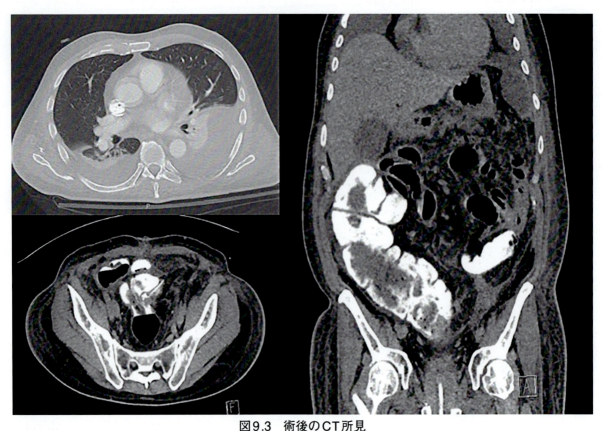

図9.3　術後のCT所見
傍結腸溝に少量の腹水と大量の胸水；腸管内に注入した造影剤の漏出像は認めず、吻合不全を示唆する所見はない。

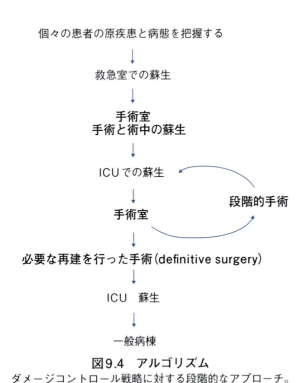

図9.4　アルゴリズム
ダメージコントロール戦略に対する段階的なアプローチ。

参照)が含まれる。しかしながら、このクライテリアに該当するかどうかと予後について統計的有意差は示されなかった。

さらに、いくつかのICUスコアリングシステムが予後不良ハイリスク患者特定のために適用されている。これらのシステムは、心臓血管系、呼吸器系、腎機能、肝機能、凝固機能、神経系の複数の項目を組み合わせた構成となっていて、これにより多臓器不全の状態を容易に表記(数値化)できる。

APACHE II(acute physiology and chronic health evaluation II)スコアは12項目の生理学的要素を用いて長期予後を推測しているが、必ずしも広く諸外国でルーチンとなっているわけではない。MODS(multiorgan dysfunction score)は項目の中に中心静脈圧が入っているのが特徴だが、(中心静脈圧は)測定されていないこともしばしばある。P-POSSUM(Portsmouth physiological and operative severity score for en umeration of mortality)スコアは12の生理学的項目と6つの手術項目を含むが、術前の情報が十分でないが故にリスクの高い低いにかかわらず、死亡率の過大予測につながっている。SAPS II(simplified acute physiology score II)は、12の生理学的項目について、ICU入室後24時間以内での最悪値に基づいて患者グループの死亡率を予想するが、欠点として個々の患者の生存率について言及できていないことが挙げられている。

これらのスコアはICUでのデータをもとにICU滞在期間の延長や死亡率を推定しており、救急室での情報を含んでいない。それ故その有用性に対して異論もある。

このGirardらの研究では、非外傷性腹部救急疾患に対するDCSの有用性を調べるために164例が解析された。DCSの30日死亡率は上記の既存のスコア(APACHE II,

POSSUM, P-POSSUM, SAPS IIなど)の予想よりも低かった。さらにその合併症率もPOSSUMスコアでの予想よりも低く、その差は出血や腹膜炎の際に顕著であった。

救急室での日常診療における敗血症には、シンプルなスコアリングシステムであるquick SOFA(qSOFA)とNEWS 2 (national early warning score)が用いられる。qSOFAはSOFAスコアの簡略版であり、低血圧(収縮期血圧<100mmHg)、頻呼吸(>22回/分)、意識障害(GCS<15)の3つのパラメータのみで評価する。このスコアは使いやすく、繰り返し行うことができる。スコアは0〜3で、感染症患者で2以上の場合にはICU滞在期間の延長と死亡率の上昇に関連する。

収集容易な8つのパラメータからなるNWES 2は、患者重症度を評価するとともに、スコアが5以上では迅速な集中治療の必要性を示している。

従来のスコアリングシステムではDCの対象を選択することができなかったが、これら2つのスコアリングシステムはそのパラメータの便利さを考えると、生理学的予備能が低下しDCを適応すべき患者を認識できる可能性がある。

2017年に世界救急外科学会(World Society of Emergency Surgery;WSES)はDCの適応となる不安定な患者を選定するために、5つのパラメータをリストアップした。それらはpH<7.2、深部体温<35℃、BE<−8、凝固障害(検査/臨床症状)、敗血症/敗血症性ショック(カテコラミン需要がある場合を含む)を示唆する所見となっており、少なくともこれらのうち1つを満たすことが重要とされる。

急性期外科におけるDCの実施にはいくつかの生理学的を指標が示されているものの、依然として外科医の臨床判断に委ねられているのが現状となっている。

適　応
DCSの適応については、術前の状態に基づいて開腹する前に行うことを決定していることもあれば、救済措置として術中に決定することもある。

重症患者に対して術前に決定して行うDCSの具体例を挙げる。必要な手術は胆嚢摘出術や腸管切除および吻合術であるが、これらが初回手術として適切ではない場合の処置として、経皮的胆嚢ドレナージ術や腸管切除のみにとどめて腸管連続性は保たれないままにしていったん終了し、吻合は二期的に行う。

救済的に行うDCSは待機手術でも緊急手術でも施行される可能性があり、術前に予期していなかった術中イベントなどで生理学的徴候が急速に悪化した場合に適応となる。具体例としては、術中の出血や複雑かつ時間のかかる再建などがこれにあたる。

ダメージコントロール手術：何をどのように行うか？

ダメージコントロール手術(DCS)とは、生理学的徴候が破綻しかかっている患者のマネジメントに必要な外科的戦略のすべてを包括した概念である。その方法については、以下の段落で臓器と病態生理に沿って説明する。

臓器/病態生理による分類
手術室に入室後、初回手術の目的は出血および敗血症の原因をコントロール(ソースコントロール)することにある。一方で、(消化管の)再建や腹壁の閉鎖は次回以降のゴールとし、初回手術終了後にICU治療で生理学的徴候が改善するまで延期される。ソースコントロールを達成するためには、患者の病態に応じてさまざまな特殊な処置法が使われる。

出血性消化性潰瘍

内視鏡治療の躍進によって出血性消化性潰瘍止血に対する手術の役割は大幅に減少した(第13章「緊急外科における消化管出血」参照)。しかしながら内視鏡治療といっても万能ではないので、出血コントロールがつかないときには、外科医はほかの方法(血管内治療や手術)を検討する必要がある。最近のメタ解析によると、再出血のリスク因子として内視鏡時に鮮血が観察されたこと、潰瘍のサイズが2cm以上、潰瘍の局在が胃の小彎側や十二指腸球部の後壁(これらの部位はそれぞれ胃動脈や胃十二指腸動脈に近いため)、が挙げられている。初回の内視鏡治療が奏効しなかった場合には、血管内治療と手術が直ちに検討されるべきであるが、重度に衰弱した場合によく観察される凝固障害を伴うケースでは動脈塞栓術は有効ではない。積極的な蘇生を行っていても出血性ショックが遷延するならば緊急かつDCSが必須となる。DCSは止血が目的であり、今回の手術で消化性潰瘍自体を治そうとするものではない。術式は潰瘍の位置と広がり、および出血の様式によって異なる。胃潰瘍からの出血は縫合止血もしくは切除術で対応する。Dieulafoy潰瘍(胃壁粘膜下の蛇行した動脈に潰瘍浸潤した状態)の場合は胃楔状切除術が必要となる。一方で、十二指腸球部後壁の潰瘍では十二指腸(前)壁を切開して潰瘍底にある露出血管を縫合しなくてはならない。出血点の同定が難しい場合には、幽門輪を跨ぐように切開を拡げて十二指腸球部と幽門部の双方を確認する必要がある。縫合止血に際しては、4点縫合法(出血点を囲む4方位点)を用いれば責任血管が確実に結紮される(第13章「緊急外科における消化管出血」参照)。十二指腸球部後壁の出血に対してはウェインバーグ変法(出血点の上下で胃十二指腸動脈を結紮し、幽門形成術と迷走神経切断術は行わない)も選択肢となる。これらの手技は高い

死亡率（〜36％）を伴うことを認知しておくべきで、より時間のかかる定型的な胃切除術などの術式は二期的に待機手術として行う方がよいだろう。

穿孔性消化性潰瘍

一般的に上部消化管穿孔は下部消化管穿孔より汚染度が少ないが、腹腔内の広範囲に（汚染物が）広がっている場合や診断までに時間を要した場合には重症敗血症になりうる（第16章「消化管穿孔」参照）。上記で述べてきたように、状態が不安定な患者ではDCSでアプローチすべきである。目的は汚染のコントロールであって、潰瘍治癒を目指した手術は行うべきではない。2cm以下の小さな潰瘍は縫合閉鎖が容易だが、大きな潰瘍では部位に応じた別な方法が必要となる。胃潰瘍でダメージコントロールを要することは稀だが、十二指腸潰瘍では乳頭部に近づくにつれて難しくなる。膵頭部切除が必要とされる患者であっても、生理学的徴候がそのような処置に適さない場合には手縫いもしくは自動縫合器を用いた幽門閉鎖（pyloric exclusion）と、経鼻胃管、胃瘻、胃空腸吻合術などによる胃の減圧処置を検討すべきである（胆汁と膵液の外瘻を推奨する著者もいる（第16章「消化管穿孔」参照）。

急性腸間膜虚血

急性腸間膜虚血（acute mesenteric ischemia；AMI）はしばしば劇的な症状で出現する。というのも、ほとんどのケースで症状が現れる頃には既に虚血（壊死）が起きており、生存できるかどうかは患者の全身状態や併存疾患と密接に関連している（第12章「腸間膜虚血」参照）。虚血（壊死）腸管の切除、生存可能な腸管の温存、血行再建を含む手術を遅滞なく行うことが肝要で、これらのキーポイントが予後最適化のために必須となる。虚血（壊死）腸管を見逃せば多臓器不全となり、温存可能腸管は適切に吻合する必要がある。また、どのくらい正常腸管が残るかどうかで（長期）予後が決まる。血流供給は組織灌流を担保する意味で重要だが、血行再建法はAMIの原因によって異なる［閉塞性：動脈塞栓／動脈血栓／静脈血栓、非閉塞性腸管虚血（nonocclusive mesenteric ischemia；NOMI）；内臓血流低下によって起きた血管攣縮］。静脈塞栓症では腸管壊死がなければ治療は抗凝固療法のみで、血流再開の処置は不要だ。NOMIでは十分な補液と虚血を誘発した原因に対する治療が必要となる。動脈血行再建は閉塞部位に応じた処置が求められ、近位の場合には血栓除去術や血管形成術が十分に確立された手技となっている。ただし、これらの処置は時間がかかり、血管収縮薬を必要とする低血圧患者ではリスクが高い。さらに不十分な組織灌流は吻合を危険にさらすので、腸管連続性の回復は別な機会に行う。こういった場合のDCSは壊死腸管の切除のみ行って、腸管は非連続なままに一時的腹壁閉鎖法（temporary abdominal closure；TAC）で手術する。症例によっては術中もしく術後に血管内カテーテル治療によって血行再建するというオプションもある。血流が再開してICUで蘇生を行った後、セカンドルック手術を計画する。残存腸管温存の可否と、状況に応じて腸管吻合して一連の手術を完成させることが目的とする。セカンドルック手術で外科医がしばしば直面する問題として、大量補液と虚血損傷組織の再灌流によって生じた腸管浮腫によって腹壁閉鎖ができなくなることが挙げられる。このような場合には腹壁を閉鎖しないままopen abdomen（OA）で管理してゆくことになる。

AMIにおけるOAは2つの目的を有する。すなわち、

・腸管血流を再開し腸管吻合は別な機会に行う（セカンドルック手術を前提としたTAC）

・ACSに対する処置

初回手術で腸管吻合をしたうえで、セカンドルック手術で吻合部を確認することも可能ではあるが、OAによる合併症が増えること、（吻合を終えているならば）必要に応じて再手術すればよいことを考えると、この戦略は避けるべきだろう。

大腸閉塞／穿孔

大腸癌や急性憩室炎による大腸閉塞や穿孔は対象患者に既に複数の併存疾患があり、水分電解質異常、（腸管粘膜からの）細菌の侵入、腹膜炎などよって状態が不安定になりやすい（第18章「小腸・大腸の炎症性疾患」参照）。

病変部が右側結腸の場合には、終末回腸ストーマを伴う右半結腸切除術が有効な選択肢となる。汚染のない術野で腸管血流が良好であれば過剰な時間を要さず回腸結腸吻合が可能だ。高度に汚染された術野では、吻合と回腸ストーマは延期し、TACを用いて手術を短縮すべきである。生理学的徴候が回復した後のセカンドルック手術で、回腸ストーマか吻合、もしくはその両方が最終術式の選択となる。

病変部が左側大腸の場合にはハルトマン手術が第一選択となる。この術式は長時間手術を回避し、その後術者は二期的もしくは三期的手術によって腸管連続性を回復することができる。稀に、選択された大腸閉塞に対して結腸ループストーマが安全な代替案となる。

ハルトマン手術は同等の合併症率で入院期間が短縮されることが証明されているので、結腸ループストーマは腫瘍が切除不能な場合や術前化学療法が予定されている場合に限られるべきだろう。高度な汚染を伴う穿孔の場合には、初回手術で結腸ストーマを作成せず、TACで終了した後に予定した次の手術で行うべきだ。基礎疾患が癌

ならば、部位に関係なく初回手術で腫瘍切除を行う方が
よい、無論のこと必要ならばDCSを行うことも可能だが、
その場合、癌切除のタイミングが遅れる危険がある。周囲
組織浸潤を伴う大腸癌で標準的な結腸切除術を行うには、
いくつかの工夫や修正が必要となる可能性があることは
留意しておくべきだろう。大腸閉塞に対する緊急手術の
代替案として、内視鏡的に自己拡張型金属ステント(self-
expandable metal stents；SEMS)を挿入する方法がある。
議論のあるところではあるが、これにより待機手術へつな
ぐことが可能だ。初期の頃は90%とよい成功率が報告さ
れていたが、その後の報告では合併症率(50〜60%)は同
等ながら成功率は低下している(70%程度)。さらに、癌
の場合にはSEMS留置で悪性細胞が血流に乗って広がる危
惧があり、腫瘍治癒の視点からの是非は不明瞭となってい
る。一方で、SEMSによりストーマ作成率が下がり、高い
確率で待機的な腹腔鏡手術が可能となる、この方法はある
種、内視鏡腹腔鏡アプローチとも言えよう。しばしば経験
するステント位置異常や結腸穿孔などの合併症は必要な
手術を著しく遅らせるため、SEMSの有益性は二律背反の
関係となっている。したがって、リスク層別化による適正
な患者選択が最も重要と言える。

急性胆嚢炎

状態不良で胆嚢摘出術の施行が困難な急性胆嚢炎
の患者に対してのDCSとしては胆嚢ドレナージ術
(cholecystostomy)が適応となる(第15章「胆道疾患」参
照)。術中に判断する場合には、胆嚢亜全摘がDCSとして
の救済処置の1つである。Tokyoガイドラインでは、この
ような状態不良の患者(グレード3急性胆嚢炎)に対する
胆嚢摘出術の代替案として、初めは経皮的胆嚢ドレナージ
術を第一選択としていた。ガイドライン発行から時期を経
た現在、まだ標準治療とは言えないものの、内視鏡技術の
革新によって新たな手法が提唱されている。

1. 内視鏡的逆行性胆道造影下に行う経十二指腸乳頭胆嚢
ドレナージ術

この際、経鼻胆嚢ドレナージチューブとする場合と、胆
嚢ステントを留置する場合がある。いずれにせよ、胆汁は
十二指腸乳頭を経由してドレナージされる。この方法は凝
固障害がある場合や、経皮的胆嚢ドレナージが解剖学的に
不可能な場合に適している。

2. 超音波内視鏡下に行う経粘膜的アプローチ

ダブルピッグテイルステント/SEMS(自己拡張型金属
ステント)/LAMS(lumen apposing metal stent)のいず
れかを胆嚢と十二指腸の間に留置する(胆嚢と胃での報告
もあるが成績はよくない)。この方法は経胆道アプローチ
が施行困難な場合に有効であり、チューブを必要としない。

いずれの内視鏡的手法も経皮的ドレナージに比べて腹
痛が少なくて済む一方で、高度技能を有する内視鏡医がい
るハイボリュームセンターでないとできないため、現時点
では標準治療ではない。

重症急性膵炎

重症急性膵炎で内科的治療に反応しない患者に対して
はステップアップアプローチが推奨される。この方法で
は経皮的もしくは内視鏡下ドレナージが感染性壊死に対
する第一選択となる(第14章「急性膵炎」参照)。経皮的ド
レナージは(感染性壊死が)側方にある場合に向いており、
内視鏡下経胃的壊死除去術(endoscopic transgastric
necrosectomy；ETN)は(感染性壊死が)中央、胃背側に
ある場合に適している。留意点として、ETNは少なくとも
発症から4週間以降に感染性壊死に対して施行することが
推奨される。このタイミングで行うことが死亡率の減少と
関連している。この戦略により25〜60%の症例で感染性
壊死の改善を認め、外科手術をより適正な時期まで遅らせ
ることが可能となる。

さらに、これら2つの戦略を組み合わせた低侵襲手術
(例：video assisted retroperitoneal debridement；
VARD)を追加することによって個々の症例に最も適した
治療をオーダーメイドすることができる。重症急性膵炎で
は、ステップアップアプローチに失敗すると腹腔内圧亢進
症(intra-abdominal hypertension；IAH)ひいては腹部
コンパートメント症候群(ACS)を発症しうる(第10章「腹
部コンパートメント症候群とopen abdomen」参照)。こ
のような場合、保存治療が奏効しなかったときの最終手段
としてのDCSは開腹術となる。ACSに対する手術中に外
科的ドレナージや壊死除去術をルーチンに行うことは推
奨されていない。減圧のための開腹は行うが、膵および膵
周囲壊死組織の感染リスクを減らす観点から網嚢腔や後
腹膜腔を開放するべきではない。最初の開腹術後24〜48
時間に再手術を予定すべきだが、患者の状態が悪化した場
合にはより早いタイミングで行うことが必要となる。

腹部コンパートメント症候群

世界腹部コンパートメント症候群学会(World Society of
the Abdominal Compartment Syndrome；WSACS)は、腹
腔内圧(intra-abdominal pressure；IAP)が12mmHgを
超える場合をIAHと定義し、IAPが20mmHgを超えて
かつ新たな臓器障害が生じた場合を腹部コンパートメン
ト症候群(ACS)と定義している(第10章「腹部コンパート
メント症候群」の「open abdomen」参照)。IAHやACSの
リスクがある患者では、臨床所見を繰り返し取ることと、
腹腔内圧を持続的に計測することが不可欠である。ACS

84

を発症する典型例として腹部大動脈瘤の破裂がある。最大20%までの破裂性腹部大動脈瘤においてACSを発症し、ひとたびACSとなれば破裂性腹部大動脈瘤の死亡率（30～50%）がさらに倍になる。腹部大動脈ステントグラフト内挿術（endovascular repair of the aorta；EVAR）で処置した場合でも、大量補液や広範囲の後腹膜血腫があればACSは発症しうる。開腹したままの管理（open abdomen；OA）にすればACSの発症は減るが、明確な施行基準がない。相対的適応としては、大量補液後、生理学的に危険な徴候、5Lを超える出血、蘇生的大動脈遮断バルーン（resuscitative endovascular ballon of the aorta；REBOA）を使用した場合、閉腹時点で腹腔内圧上昇している場合などが挙げられる。理想としては、IAHやACSは予防すべきもので、仮に発症しても外科的処置は回避することが望ましい。しかしながら、減圧開腹術は最終手段であると認識しながらも多臓器不全に至る悪循環に陥らないための有効なオプションであることは留意しておくべきだろう。

OAと一時的閉腹法

ダメージコントロール手術（DCS）の主な処置は、OAとTACとなる（第10章「腹部コンパートメント症候群とopen abdomen」参照）。

OAの目的には以下のようなものがある。

・再開腹を容易にする
・最終的な腹壁閉鎖のために皮膚と筋膜を温存しておく
・腹腔内臓器を、汚染/熱の喪失/蒸散から保護する
・腹水ドレナージ
・急性の臓器癒着を最小限にする
・ACSを防ぐ

また、OAを必要とする急性期外科患者としては、表9.1のような状態が挙げられる。

OAは重篤な生理学的異常を有する患者の治療であるとともに、致死的合併症を起こしうる非解剖学的状態でもあることを知っておく必要がある。腹部緊急外科手術戦略と

表9.1　Open abdomen の適応

緊急外科手術では以下のような場合にopen abdomenでの管理を考慮する
・敗血症の原因が存在し続けている場合（ソースコントロールができていない）
・血行動態が不安定な場合、補液蘇生が必要、血管収縮薬の需要があるなど
・腸管切除を行ったが、吻合は別の機会に行うことを予定している場合
・腸管虚血がありセカンドルック手術を予定している場合
・腹部コンパートメント症候群のリスクがある場合

してのOAにおいて、開腹手術後に閉腹しないままにしておくべきかどうかの決定には慎重な検討が必要だ。OAは多臓器不全や腸管空間瘻（entero-atmospheric fistula；EAF）により30%の死亡率があるので、厳密に選択されたケースにおいて施行すべきだろう。

テクニック

OAは腹壁筋膜および腹直筋を意図的に閉じない状態で、腹腔内臓器保護のためのいくつかのTACが提唱されている（表9.2）。

TACとしては以下の3パターンがある。

1．緩和閉腹法（loose technique）

腹腔内臓器をカバーするだけの最も簡単な方法。OA法の父であるBogotaによって提唱されたBogotaバッグに代表される。緊張を緩めるための素材と皮膚を縫合して腹壁を覆う。主な制限としては筋膜が（縫合しないので）退縮してしまうことと、腹腔内臓器の腫脹が著しい場合にはカバーすることが困難となる点。

2．緊張閉鎖法（tension technique）

以下のような材料を用いて筋膜縁を縫合し、（腹壁の）緊張が維持されてかつ腹腔内へのアプローチも容易となる。例としてはダイナミック減張縫合、Wittmannパッチ、メッシュかシート、ジッパー法など。この方法の主な欠点としては、EAFの頻度が高いことが挙げられる。また、この方法と（次に示す）閉鎖陰圧法を組み合わせて使用することも可能となっている。

3．閉鎖陰圧法

スポンジ状のデバイスを陰圧ポンプに接続することによって腹壁に一定の緊張をかけると同時に過剰な腹腔内滲出液を吸引する仕組み。市販品の閉鎖陰圧療法システム（negative pressure wound therapy；NPWT）としては、RENASYS、VAC、ABTHERAなどがあり、非市販のシステムとしてはベーカー法などがある。

市販品および非市販製のどの方法にするかは、コストとアウトカムによって選択する必要がある。例えば、低体温症はOAにおける重要課題の1つだが、安価な非市販システムは保温能力が低い。市販品としては最近導入された補液を注入かつ停留できる閉鎖陰圧療法システム（V.A.C. ULTAなど）は局所のサイトカインを希釈するために生理食塩水で創部を洗浄できる仕組みを備えているものがある。これは局所および全身の免疫反応を改善するとされている。

非外傷例におけるTACのメタ解析研究の報告では、全体としての瘻孔発生率は12.1%、メッシュ使用例で17.1%、閉鎖陰圧療法と筋膜牽引とを同時に行った場合は5.7%と幅があった。瘻孔の合併により死亡率は2倍となる。OAの方法は過去30年間で、利用可能なものも好まれ

9.緊急一般外科におけるダメージコントロール　85

表9.2　一時的閉腹法（TAC）技術法

	技術法	方法の詳細	特　徴	腹壁閉鎖	腸管空間瘻発生率	死亡率
緊張のかからない閉鎖法	Bogota バッグ	レントゲンフィルムカセットを入れる用の滅菌したプラスチックバッグや組織被覆用の袋を皮膚もしくは筋膜に縫い付ける	バッグの中央を切ることによって迅速な腹腔内へのアプローチが可能。バッグを縫縮してゆくことによって皮膚、筋膜を寄せて縫い合わせることが可能	++	+++	+++++
	Loose packing	創傷被覆材によるドレッシングのみ行う	容易に施行可能だが、筋膜の退縮は避けられない	+	+++	++++
	皮膚縫合	筋膜は縫わず皮膚のみ縫合する	簡便かつ生理的な閉鎖だが、筋膜の退縮は避けられない	++	+++	++++
緊張のかかる閉鎖法	ダイナミック減張縫合	腹腔内臓器はメッシュ（例：ISODrape™など）で覆う。プラスチックチューブを用いて皮膚および筋膜を貫く。水平マットレス式に筋膜欠損部を縫合し、皮膚上にボタンアンカーで固定する	チューブは両側筋膜に持続的な緊張をかけている。徐々に寄せることによって筋膜閉鎖することが可能。この方法と吸引システムを併用することが可能	++++	++++	+++
	Wittmannパッチ	ベルクロ（マジックテープ）のついたメッシュを両側筋膜に縫合する	ベルクロの開閉だけで、開腹・閉腹が繰り返し容易にできる	++++	+	++
	メッシュ・シート・ジッパー縫合	メッシュもしくはシートを両側筋膜に縫合する。正中にジッパーを入れることも可能	腹腔内への繰り返しのアプローチが容易。メッシュのサイズを縮小してゆくことで腹壁閉鎖可能。OA終了時には吸収性もしくは非吸収性メッシュを取り除く場合と残す場合がある	++	++/+++	+++
吸引法	製品化された閉鎖吸引システム	腹腔内臓器は孔の空いたシートで覆われ、その上の腹壁欠損部にスポンジを充てて、この部を吸引システムにつないだうえでさらに創部をドレッシングで覆っている	持続吸引によって、創縁に一定の陰圧がかかり、かつ滲出液を除去できる。吸引圧は浮腫を軽減しつつ腹水量に応じて調節可能	+++	+	++
	商品ではない閉鎖吸引システム（Baker Vaccum packなど）	腹腔内臓器は孔の空いたシートで覆われ、湿ったタオルを腹壁欠損部に充てて、さらにその上をドレッシングする。タオルの層に吸引システムを次いで持続陰圧をかける	持続吸引によって、創縁に一定の陰圧がかかり、かつ滲出液を除去できる	+++	++	+++

て使用されるものも変わってきたが、現在は85％のOAで閉鎖吸引式のシステムが使用されている。

ICU管理

　OAに関連する合併症を減らすためには緻密な集中治療が不可欠となっている。そのために外科的戦略に影響を与える複数の要素を慎重に検討すべきだ。体液バランスはIAPに影響を与える可能性があるため以下のモニタリングを必要とする。

・心拍出量：血管収縮薬の過剰使用と補液負荷を避けるため
・蘇生的補液：大量の維持輸液を避け、少量ずつの急速補液を優先する
・尿量測定：蘇生に反応した場合、補液を終了する基準と

して用いる
・膀胱内圧の定期的測定

　外科的洗浄とデブリードマンを補助するために適切な抗菌薬を選択する必要がある。第4章「MICUおよびCTICUにおける一般外科的な問題」で推奨されているように、最初は広域スペクトラムな抗菌薬を使用し、培養の結果に基づいて狭域なものに随時変更してゆく。OA期間が延長すると筋膜が退縮して腹壁閉鎖ができなくなり、腹腔内臓器の高度癒着（frozen abdomen）やEAFを引き起こすため、可能な限り早期の腹壁閉鎖を目指すべきである。
　さらに、重度の体液およびタンパク質の喪失は患者の電解質バランスおよび栄養状態に悪影響を及ぼす。栄養サポートはOA管理において鍵となる（第7章「栄養」参照）。OAに付随する高代謝状態には可能な限り早期の腸管栄養の開始が望ましい。OA状態では1Lの体液喪失につき2g

の窒素喪失を伴う。それ故、体液喪失量を把握することが栄養サポートとのバランスをとるために最優先事項となる。栄養療法は可能な限り早期に開始すべきで、経口摂取は可能となり次第再開する。24～48時間以内の早期に経腸栄養を開始することによって、タンパク異化、肺炎の発生、瘻孔形成が減少する。実際に、経腸栄養（enteral nutrition；EN）は粘膜防御機能を強化し、全身の炎症反応と酸化障害を軽減し、創傷治癒を促進し、結果として合併症を減らし、ICU滞在期間と入院期間を短縮し、全体的にはコスト削減となる。ENは経静脈栄養より優先されるべきだが、唯一、機能する小腸の長さが75cm以下の場合には経腸栄養のみは相対的禁忌となる。EAFでは窒素喪失がより多くなるが、経腸栄養ができないということではない。むしろ可能な限り早期に経口摂取を促すことによって、予定している手術を完遂できる状態に到達させるべきだ。

OA終了（腹壁閉鎖）

　手術手技の内容にかかわらず、世界救急外科学会（WSES）やカナダ外傷学会などの国際学会は初回手術後24～72時間以内に再手術を行うことを推奨している。一般的に、このタイミングで状態が改善していない場合には腹腔内に対処すべき持続した問題を抱えたままであり、早期再開腹を考慮すべきとされている。OA管理における主要な目的の1つは、患者の生理的状態が許すならばなるべく早期に筋膜閉鎖を達成することにある（理想的には初回手術から7日以内の筋膜同士での閉鎖が望ましい）。ただし、どのような一時的腹壁閉鎖法（TAC）をするかによって一次閉鎖率とEAF発生率は異なってくる（表9.2参照）。許容された期間内の筋膜閉鎖を達成するためには、閉鎖陰圧療法とメッシュを用いた筋膜牽引法を組み合わせた維持的閉腹法が（一次閉鎖の）高い成功率を示している。筋膜の一次閉鎖率は、最初の再開腹時に達成される率が高く、それ以降では低くなる。実際に、再手術数が少ないほど、OA期間が短いほど筋膜閉鎖率は高くなる。筋膜の一次閉鎖率は二峰性の分布を呈しており、早期閉鎖はICU管理が鍵となっており、晩期閉鎖できるかどうかはTACの種類と関連がある。4～7日以内に筋膜閉鎖できれば合併症率死亡率共に有意に低下するので、早期の閉鎖が重要だ。さらに患者の基礎疾患も結果に影響する。外傷に比べると（非外傷の）緊急外科手術では初回入院中の筋膜閉鎖は低くなる。特に急性膵炎の患者で最も低い、手術回数が多くなることが早期閉鎖を妨げるだろう。さらに言えば急性膵炎は死亡率も高い。患者の予後はDCSの技術よりも罹患した疾患に関連する。以上のように、証明されているわけではないが、外傷よりも非外傷OAで筋膜閉鎖率が低い。

　腹膜炎の存在は、筋膜一次閉鎖失敗の独立した予想因子となっている。特定の状況下では筋膜一次閉鎖そのものが不可能となる。持続する腹腔内臓器浮腫により物理的にこれが治まる腹腔ボリュームがないこと、さらに筋膜の退縮が加わる場合もある。このようなシチュエーションで外科医が選択できることは、メッシュを使用する場合も使用しない場合も、肉芽形成を待ってそのうえに皮膚移植をすることになる。これは予定された腹壁ヘルニア（planned ventral hernia）で、可能な限りOA期間を短縮して臓器を覆うことで合併症を減らす目的で行われる（あまり行われてはいないが、施設によっては有茎もしくは遊離皮弁を用いて腹壁欠損修復を行っている）。このように、OA管理の終了時には、腹壁が完全閉鎖されている場合、予定した腹壁ヘルニアとなっている場合、皮膚を寄せて縫合することができず依然として皮膚欠損の状態、がある。

　OA後の腹壁閉鎖法の概要は以下のとおり。

・非吸収性合成メッシュ（ポリプロピレン製メッシュなど）は術野が汚染していた場合には推奨されない。
・内臓を保護する自己組織がない場合に筋膜欠損部を非吸収性合成メッシュで閉鎖すると、癒着、びらん、瘻孔形成が増加する。
・非架橋型生物学的メッシュは良好癒合し、感染率も低い。
・架橋型生物学的メッシュは筋膜欠損を補うのに適している。
・生物学的製品は創治癒促進のためのNPWTの併用が可能である。
・予定された腹壁ヘルニアの状態で、患者の状態が改善していて、（皮膚の）瘢痕状態が成熟しているならば、待機的に腹壁再建術が可能であり最大75％で筋膜閉鎖が可能となる。
・コンポーネントセパレーション法は急性期には推奨されない。その理由はまず合併症が多いこと、そして1回しかできない処置なので失敗すると後からはできない。またこの処置では腹壁ヘルニアが高率に発生するので、白線を閉じたうえで筋膜下腹膜上の層にメッシュを敷くべきとされている。

ダメージコンロトール手術：腹壁閉鎖 vs OA

　DCSの概念はしばしばOAと混同される。OAはDCSではないがDCSの不可欠な要素の1つである。省略した手術DCSを行うとき、術者の選択としては腹壁閉鎖するかTACを行うかの2つの戦略がある。腹壁閉鎖が選択されたときには、生理学的予備能が回復した後に再開腹可能となる（通常数ヵ月後）。初回手術がハルトマン手術なら

ば、二期的もしくは三期的手術戦略のいずれかを選択する。しかしながら、初回入院中に予期せぬイベントが発生して再開腹を余儀なくされる可能性があり、この回数どおりの手術となるとは限らない。OAを選択したときには、通常24〜72時間以内に再手術が予定される。ただし、この間に状態が悪化して（予定していない）再手術となることもある。急性期外科、特に腹膜炎患者では腹壁閉鎖かOAの選択は重要な位置を占める。腹壁閉鎖する狙いは、既に状態不良の患者に不要な再手術を避けることにある。再手術は必要が生じた場合のみに行う。実際に、OAで複数回手術を行うことで全身の炎症反応、多臓器不全率、ひいては死亡率が上昇する。重症腹膜炎患者（APACHE IIスコア＞10）を対象として腹壁閉鎖とOAを比較したランダム化試験では、腹壁閉鎖グループにおいて、人工呼吸器使用期間、ICU滞在期間、入院期間が有意に短縮し、再手術率は有意に低下した。しかしながら、合併症率、死亡率には有意差がなかった。効果に差がなく医療費が増加することから、筆者らはOAよりも腹壁閉鎖を優先すべきと結論づけている。この際、再手術のタイミングを逸する危険性を孕んでおり、これを避けるための厳密なモニタリング下で行われるべきとされている。特記事項として、急性膵炎による腹膜炎と再手術が必須となる状態（腸管切除して吻合せず自動縫合器の断端のままの場合、ガーゼパッキングの場合）は除外されている。結論として、最も適切な戦略（閉腹 vs OA）とは、OAの実施を腹壁閉鎖が不可能な場合に限定することであり、腹腔内が汚染しているという理由でOAとする必要はない。外傷患者とは異なり、世界腹部コンパートメント症候群学会（WSACS）は敗血症例に対するルーチンのOAは避けるべきとしている。これらは、腹腔内膿瘍、腸管空間瘻（EAF）、frozen abdomen（高度炎症性変化で腹腔内臓器が塊となった状態）のリスクが増加し、最終的な筋膜閉鎖率が減少するというデータに基づいた提言となっている。DCSが救命率上昇に最も寄与するのは、血行動態が不安定で生命の危機にある状態と言える。

将来の展望
直接腹腔内灌流

極度に不安定な患者に対する現在の標準的な蘇生は、血行動態の指標（心拍数、血圧、中心静脈圧、心拍出量）を通じて生理学的予備能を回復することを狙いとしている。しかしながら、この戦略では細胞内低酸素、微小灌流の虚血、炎症といった要素を低下することはできても取り除くことはできないとのエビデンスが出てきている。したがって、さらに効果的なダメージコントロールの技術革新が望まれている。直接腹腔灌流法（direct peritoneal perfusion；DPR）は新しい技術ではないが、現在再評価されている。DPRは経静脈的蘇生を行うと同時に、高張性

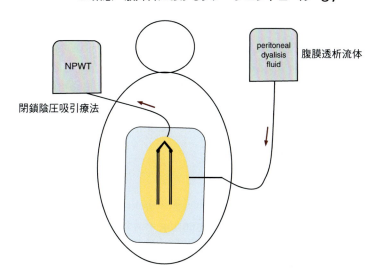

図9.5　直接腹膜灌流法の仕組み

グルコースベースの腹膜透析用灌流液を用いて腹腔内を洗浄する。OAの場合ではJackson-Prattドレーンの先端を腸間膜基部付近の腹腔内に留置したうえでTACを行う。引用可能な研究では2本の吸引ドレーンを使用したベーカー式のTACが使われている。最初の1時間は800mLの腹膜透析液をJackson-Prattドレーンから注入し、その後は時間400mLの持続灌流を行う。灌流液はTACの仕組みによって吸引される（図9.5）。このプロセスは内臓組織が高張液に曝露されることにより、微小循環の改善、臓器障害、浮腫、炎症の軽減が得られるとの理論に基づいている。従来の蘇生では炎症性メディエタ（TNF-α、IL-6など）の産生が多いが、DPRではこれらの分泌を抑制し抗炎症性サイトカインIL-10の産生を促進する。炎症反応の調節は血管内皮細胞障害を改善し、これにより全身の水分バランスが著しく改善する。さらにいうと、高張液を用いた灌流は微小循環の拡張につながり、これにより血流が改善し組織の浮腫が軽減する。組織浮腫が改善すれば細胞構造が維持され、ひいては組織障害が軽減する。最初の（直接腹膜灌流法）の研究は外傷患者に対して行われてその後非外傷例にも拡大した。いずれのグループでも臨床転帰の改善を認めた。直接腹膜灌流法は生理学的予備能を回復すると同時に、再開腹の回数、腹壁閉鎖までの期間、筋膜の一次閉鎖率、腸管空間瘻（EAF）発生率、ICU滞在期間をそれぞれ有意に減少させた。

まとめ

緊急外科におけるダメージコントロール手術（DCS）は、外傷におけるそれの拡大適応として近年行われている。外傷と比較すると、非外傷緊急手術ではより多くの問題を抱えているようだ。その理由として関与する因子がより多いことが挙げられる。具体的には敗血症や全身の免疫反応が患者予後の決定的な役割を果たしている。にもかかわらず、現時点では多くの国際科学機関が慎重でありながらも

非外傷例に対するDCSを支持している。予定した段階的手術と必要時にのみ再手術する、そのどちらの方法がよいのか、機械的に行う腹腔内洗浄が免疫反応に与える効果、DCSを行うことにより本当にメリットがある患者選択はどうしたらよいのか、など非外傷例に対するDCSは未解決の問題が山積している。

文　献

Arezzo A, et al. Colonic stenting as a bridge to surgery versus emergency surgery for malignant colonic obstruction：results of a multicentre randomised controlled trial(ESCO trial)．Surg Endosc. 2017；31：3297-3305.

Atema JJ, Gans SL, Boermeester MA. Systematic review and meta-analysis of the open abdomen and temporary abdominal closure techniques in non-trauma patients. World J Surg. 2015；39：912-925.

Bala M, et al. Acute mesenteric ischemia：guidelines of the World Society of Emergency Surgery. World J Emerg Surg. 2017；12：38.

Becher RD, et al. Damage control operations in non-trauma patients：defining criteria for the staged rapid source control laparotomy in emergency general surgery. World J Emerg Surg. 2016；11：10.

Boele van Hensbroek P, Wind J, Dijkgraaf MGW, Busch ORC, Goslings JC. Temporary closure of the open abdomen：a systematic review on delayed primary fascial closure in patients with an open abdomen. World J Surg. 2009；33：199-207.

Coccolini F, et al. The open abdomen in trauma and non-trauma patients：WSES guidelines. World J Emerg Surg. 2018；13：7.

Coccolini F, et al. The role of open abdomen in non-trauma patient：WSES Consensus Paper. World J Emerg Surg. 2017；12：39.

Elmunzer BJ, Young SD, Inadomi JM, Schoenfeld P, Laine L. Systematic review of the predictors of recurrent hemorrhage after endoscopic hemostatic therapy for bleeding peptic ulcers. Am J Gastroenterol. 2008；103：2625-2632；quiz 2633.

Garrison RN, Conn AA, Harris PD, Zakaria ER. Direct peritoneal resuscitation as adjunct to conventional resuscitation from hemorrhagic shock：a better outcome. Surgery. 2004；136：900-908.

Girard E, et al. Damage control surgery for non-traumatic abdominal emergencies. World J Surg. 2018；42：965-973.

Kirkpatrick AW, et al. Intra-abdominal hypertension and the abdominal compartment syndrome：updated consensus definitions and clinical practice guidelines from the World Society of the Abdominal Compartment Syndrome. Intensive Care Med. 2013；39：1190-1206.

Leppäniemi A, et al. 2019 WSES guidelines for the management of severe acute pancreatitis. World J Emerg Surg. 2019；14：27.

Mori Y, et al. Tokyo Guidelines 2018：management strategies for gallbladder drainage in patients with acute cholecystitis(with videos). J Hepatobiliary Pancreat Sci. 2018；25：87-95.

Pisano M, et al. 2017 WSES guidelines on colon and rectal cancer emergencies：obstruction and perforation. World J Emerg Surg. 2018；13：36.

Sorrentino L, et al. Combined totally mini-invasive approach in necrotizing pancreatitis：a case report and systematic literature review. World J Emerg Surg. 2017；12：16.

Tarasconi A, et al. Perforated and bleeding peptic ulcer：WSES guidelines. World J Emerg Surg. 2020；15：3.

Tsuei BJ, Skinner JC, Bernard AC, Kearney PA, Boulanger BR. The open peritoneal cavity：etiology correlates with the likelihood of fascial closure. Am Surg. 2004；70：652-656.

van Ruler O, et al. Comparison of on-demand vs planned relaparotomy strategy in patients with severe peritonitis：a randomized trial. JAMA. 2007；298：865-872.

Weaver JL, Smith JW. Direct peritoneal resuscitation：a review. Int J Surg. 2016；33：237-241.

Weber DG, Bendinelli C, Balogh ZJ. Damage control surgery for abdominal emergencies. Br J Surg. 2014；101：e109-e118.

CHAPTER 10 腹部コンパートメント症候群と open abdomen

訳：松島 一英

症例提示

　68歳、男性。腹痛を主訴に救急室へ来院した。彼は背部に広がる腹部全体の痛みと嘔吐が4時間ほど続いていると訴えている。高血圧、II型糖尿病に加えて過去にアルコール性急性膵炎の既往がある。手術歴、アレルギー歴はない。

　救急室におけるprimary surveyでは、患者は混乱しており意識状態の低下が認められた。腹部の診察では腹部膨満、小さな臍ヘルニア、汎発性腹膜炎の所見が認められた。体温37.8℃、血圧102/78mmHg、脈拍数92/分、呼吸数23回、酸素飽和度は室内気で92％であった。終始落ち着きがなく、冷汗が著明であった。

　secondry surveyでは、軽度肥満が認められBMIは31kg/m^{2}であった。来院時の検査所見は以下のようであった。WBC：22,600 cells/mm^3、Hb：13.9g/dL、血小板数：158,000 cells/mL、Na：132mEq/L、K：4.4mEq/L、BUN：23mg/dL、Cr：1.3mg/dL、アミラーゼ1,050U/L, リパーゼ：644U/L、AST：15U/L、ALT：25U/L、GGT：783U/L、FALC：1,010U/L、CRP：112mg/dL。

　qSOFAスコアは2点（呼吸数と意識状態）。高流量酸素療法（12L/分）が開始され、末梢静脈ラインが確保された。1,000mLの輸液が行われた後、収縮期血圧は110mmHgまで回復した。動脈血ガス分析では、乳酸値が5.1mmol/Lであった。

　急性アルコール性膵炎の診断が疑われ、経鼻胃管が留置された。すぐに1,200mLの排液が確認された。血液培養が採取され、ICUへの入室が予定された。ガイドラインに沿って絶食が開始されたが、抗菌薬は投与されなかった。

　輸液療法にもかかわらず、患者の状態は悪化傾向を示し、気管挿管と昇圧薬が必要となった。腹部造影CTでは急性膵炎（Balthazar-Ransonスコア8）の所見が認められた。臨床所見の悪化とともに、腹部コンパートメント症候群（ACS）が疑われた。3回続けて腹腔内圧（IAP）の測定値をもとにグレードIVの腹腔内圧上昇（IAH）の診断がされ、合併する臓器損傷の存在からACSの診断が確定した。外科、ICUチーム共に外科的減圧術が必要であるとの判断となった。麻酔科に連絡が入り、手術室に搬入となった。

　外科的減圧術の術中にはACSのはっきりした所見が認められ、腹部全体に炎症性の腹水とさらには上腹部中心に"ろうそく様"の鹸化が認められた。膵臓には触れずに腹水のドレナージを行い、閉腹はせずに持続陰圧療法が用いられた。術後、患者の容態は改善し、腹腔内圧と体液バランスも安定した。閉腹は2段階に渡って行われ、72時間後に閉鎖となった。患者は入院後28日目に退院となり、現在は外来で経過観察となっている。

〈質問〉
重症膵炎の症例において、IAHに対する外科的減圧術の適応は何か？

　重症急性膵炎（severe acute pancreatitis；SAP）と腹部コンパートメント症候群（abdominal compartment syndrome；ACS）の関連はよく知られており最も致死的な合併症として報告もされている。急性膵炎がACSのリスク因子として重要であるため、最近の世界腹部コンパートメント症候群学会（World Society of the Abdominal Compartment Syndrome；WSACS）のガイドラインではSAPの症例ではルーチンに腹腔内圧（intra-abdominal pressure；IAP）を測定することが推奨されている。ACS

の臨床所見がSAPにおけるその他の合併症、例えば全身性炎症反応症候群（systemic inflammatory reaponse syndrom；SIRS）や急性呼吸窮迫症候群（acute respiratory distress syndrome；ARDS）、感染性膵壊死、多臓器不全症候群などと類似しているために診断が困難となりうる。そういった理由からACSのリスク因子の有無によってIAPの測定を入院時、その後は4〜6時間おきに行うべきである。

　現時点では、ACSに対する一番の治療は過度の輸液や

炎症の悪化に注意を払うことによる未然に発生を防ぐことである。SAPによるACSが発生した場合には、まず最初に保存的治療から開始し、WSACSによって推奨された流れで治療を進めていくべきである。しかしながら、3回続けて測定結果が保存的治療に奏効していない状況では、外科的な減圧術も必要になる。

文献的にも外科的減圧術がIAPを有意に低下させることは知られているが、それが臨床的な予後の改善につながっているのかは明らかではない。したがって、どのタイミングでどのような方法で（経皮的なドレナージもしくはさまざまな外科的減圧法）侵襲的な治療を行うべきなのかははっきりとわかっていない。Open abdomenに伴う合併症を考えると、鎮静、筋弛緩、経鼻胃管による減圧、輸液バランスの補正、さらには持続的血液濾過透析などの非侵襲的な方法でIAPを下げる選択肢も魅力的である。それらの非侵襲的な治療方法に加えて、外科的減圧術に代わるものとして経皮的なドレナージが挙げられるが、行うタイミングや具体的な手技の方法などについてはあまり知られていない。

SAPにおけるACSに対して、早期に減圧を行うことは死亡率の低下と関係しているというエビデンスが存在する。外科的減圧術を行うことによって、半数以上の症例でIAPを低下させて呼吸状態や腎機能が改善するというのは疑いの余地がないが、SAP症例でのopen abdomen管理は、再手術の必要性や腸瘻の発生が高頻度であったり、最終的な腹壁閉鎖率が低い、などといった合併症が起こりうる。SAPの中でも早期の多臓器不全（multiorgan dysfunction syndrome；MODS）や突然心停止（sudden cardiac arrest；SCA）をきたした症例が外科的減圧術のよい適応であるように思われる。

SAPの症例で臓器不全の悪化がみられるような症例において、腹腔内圧の上昇（intraabdominal hypertension；IAH）がどの程度臓器不全の進行に関与しているのかは不明である。IAPがAPACHE IIスコアと相関しているものの、SAPにおいてACSとMODSの明確な関連性は証明されていない。文献によると、MODSの発症にはさまざまな要因がかかわっており、炎症反応がその病態に重要な役割を果たしているとされる。実験のモデルではIAHによって血液中の炎症誘発性サイトカインの放出が上昇することが示されており、活性化された好中球の存在とともに急性の肺障害と肝障害をきたすことが知られている。SAPの患者では血中の好中球と単球の活性化がICU入室前の早期に起こる。これらを考えると、SAP症例においてACSの進行はさらなる炎症促進因子を増加させ、臓器不全の発症に関与している可能性がある。よって、ACSの早期診断と適切で遅延のない治療がMODSの進行、さらには患者の死亡を防ぎうる。残念ながら外科的減圧を要するIAPの基準というのはわかっていない。それに加えて、適切な介入の

タイミングも不明である。新たなエビデンスとして、病気の発症後4日間でIAPが25mmHgを超えるような症例は外科的減圧術のよい適応となりうる。

ACSに対する早期に治療を開始するべきである点や、保存的治療や非侵襲的な治療に反応しない症例やSAP患者の状態が悪化するような場合には外科的減圧術を考慮すべきである点に関しては、ほとんどの研究において意見が一致している。正中切開による開腹、両側季肋部切開、皮下での白線切開による腹壁切開などが外科的減圧術の方法として報告されているが、これらを比較するような研究が今後必要になってくる。

腹部コンパートメント症候群

腹部コンパートメント症候群（ACS）は急性そして持続性にIAPが上昇することによって合併症や死亡率を伴う重篤な病態である。IAHは、4〜6時間で2回続けて腹腔内の測定値が12mmHgを超える状態であると定義される。WSACSによるさまざまな定義が表10.1に示されている。急速にIAHがACS（IAPが20mmHgを超え、新たな臓器損傷を合併）へ進行する可能性がある。ACSはIAPが上昇していく症例での最終的な病態であり、適切な治療が行われなければ多臓器機能不全へとつながる。しかしながら、ACSの状態に至るかなり前からIAHによる悪影響は起こりうる。

ACSは外傷や外科疾患のみに起こりうる状態ではない。さまざまな病態生理学的な影響を及ぼし、適切な治療が即座に行われなければ患者は多臓器不全に陥ることになる。循環、腎臓、呼吸、神経学的な異常所見が頻繁に認められる。

原因と病態生理

外科患者におけるIAHの原因としては、急性膵炎、腹部大動脈瘤、腹腔内・後腹膜腫瘍、イレウス、腸閉塞、敗血症などが挙げられる。それに加えて、外傷による腹腔内出血や血液量減少性ショックに対する過剰輸液、大量輸血なども重要な原因である。

血液量減少性ショックの症例では、心臓や脳への血流を保つため、交感神経系を介した血管収縮によって皮膚、筋肉、腎臓、消化管への血流が減少する。内臓への血流低下によって腸管組織での低酸素状態が起こる。これがIAHの病態生理上重要な3種類の因子（サイトカインの放出、酸素フリーラジカルの産生、細胞性ATPの減少）と関連している。

サイトカインの放出による血管拡張や、血管透過性の亢進が浮腫へとつながる。細胞レベルでの再灌流によって酸素フリーラジカルが産生され、細胞膜への障害を起こす。サイトカインの存在がさらなるフリーラジカルの放出を促すかたちになる。組織内での低酸素状態によってATPの産

10.腹部コンパートメント症候群とopen abdomen　91

表10.1　WSACSによる定義づけ

1	腹腔内圧は腹腔内の定常状態で測定された圧である。
2	間欠的な腹腔内圧測定法は、生理食塩水を最大25mL注入した状態での膀胱内圧を測定するのがスタンダードである。
3	腹腔内圧はmmHgで記載されるべきであり、完全に腹部筋肉が弛緩した患者が仰臥位の状態で腋窩正中線上でゼロ補正を行った後に、呼気終末圧を測定する。
4	集中治療患者の正常腹腔内圧は5～7mmHg程度である。
5	腹腔内圧亢進（IAH）とは腹腔内圧が12mmHg以上で持続する、もしくは繰り返し測定される状態と定義される。
6	腹部コンパートメント症候群（ACS）は、腹腔内圧が20mmHgよりも高い状態が持続し（腹部循環圧が60mmHgより低い状態の合併の有無にかかわらず）、合併する新たな臓器機能不全が存在する状態と定義される。
7	腹腔内圧亢進は以下のように分類される。 　グレードⅠ腹腔内圧 12～15mmHg 　グレードⅡ腹腔内圧 16～20mmHg 　グレードⅢ腹腔内圧 21～25mmHg 　グレードⅣ腹腔内圧 ＞25mmHg
8	一次性のIAHもしくはACSは、腹部骨盤内の外傷や病態によるもので、早期の外科的・放射線的な手技が必要となることが多い。
9	二次性のIAHもしくはACSは、腹部骨盤内の外傷や病態以外が原因となるものである。
10	再発性のIAHもしくはACSは、一次性や二次性のIAHもしくはACSに対する外科的、内科的治療の後に再びIAHやACSが再発する状態を指す。
11	腹腔内循環圧＝平均血圧－腹腔内圧
12	多発性コンパートメント症候群とは2つ以上の解剖学的なコンパートメントで圧が上昇する病態を指す。
13	腹部コンプライアンスとは、腹部の膨らみやすさの簡易的な指標であり、腹壁と横隔膜の弾性によって決まる。腹腔内圧の変化に伴う腹腔内容量の変化として記載されるべきである。
14	Open abdomenとは、開腹後に皮膚と筋膜が閉鎖されないために一時的な創閉鎖が必要な状態である。
15	腹壁の側性化とは、腹壁の筋肉と筋膜、特に腹直筋とその周囲の筋膜が時間の経過とともに腹部正中から側方へ移動する現象である。

（Based on Pereira BM. Abdominal compartment syndrome and intra-abdominal hypertension. Curr Opin Crit Care. 2019；25（6）：688-696.）

生が減少し、それに伴う細胞でのエネルギーに関連する活動、特にナトリウム（Na）・カリウム（K）ポンプが抑制される。このNa・Kポンプが適切に機能することが細胞間での電解質の調整にとても重要である。これらのポンプが機能しなくなった場合、Naと水分が細胞内に移動することになる。細胞内浮腫によって、細胞膜の脆弱性が増し細胞内物質などが細胞外へ漏出することになる。これによって組織への刺激や炎症が惹起される。炎症による末梢血管の脆弱性増加、腸管浮腫、IAPの上昇へと進行する。IAPの上昇で腹腔内臓器への循環が低下し、低酸素から細胞死、炎症、そしてまた浮腫といったサイクルを永遠に繰り返すことになる（図10.1）。

臨床症状

図10.2に示すように、IAPの上昇は全身のシステムに重要な影響を及ぼす。IAPの上昇によって横隔膜は上に押し上げられ、それによって胸腔内容量の減少、胸腔内圧（intrathoracic pressure；ITP）の上昇が起こる。ITPの上昇によって中心静脈圧も上昇し、脳からの静脈還流が妨げられることによって頭蓋内圧（intracranial pressure；ICP）の亢進とそれによる脳灌流圧の減少が起こる。

高いITPによって肺動脈圧（pulmonary artery pressure；

PAP）も上昇し、右心系の後負荷が上がる原因となる。これによって右心系の機能不全、拡張が起こり、心室中隔が左心室へ偏位することによって左心室容量を保つのが困難になる。臨床的な所見としては、心拍出量の低下、拡張期充満圧の上昇、末梢血管抵抗の上昇などがある。

IAPの上昇は胸部のコンプライアンスの低下もきたすため、適切な人工呼吸換気を維持するためにはより高い換気圧が必要となる。機能的残気量も減少し、換気：血流比の上昇によってガス交換と酸素化が困難になる。表10.2にIAHに伴う呼吸器系への影響を示す。

アグレッシブな輸液療法に抵抗性の乏尿、無尿はACSの典型的な早期徴候である。IAHの症例にみられる最初のサインでもあることが多い。腎実質の圧迫、心拍出量の低下による腎臓への血流の減少、レニン-アンジオテンシン系の活性化によるNと水分の滞留などによる腎機能が低下する。

IAPの上昇は大腿静脈圧や末梢血管抵抗も上昇させ、大腿動脈の血流を65％まで減少させる。さらには下肢の静脈還流をも妨げ浮腫を起こす。

高いIAPと組織の浮腫は腸管虚血を起こしうる。虚血の原因は多数考えられるが高いIAPが重要な因子である。

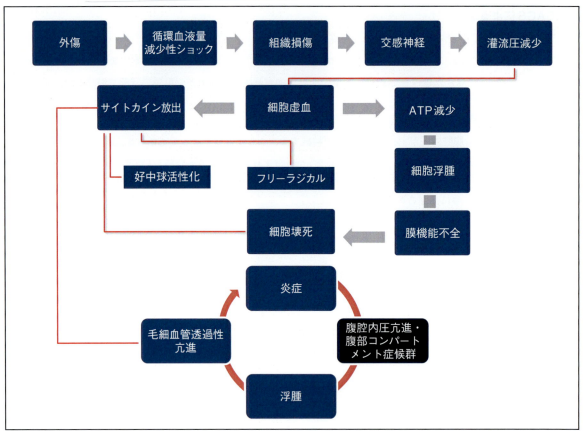

図10.1　IAH/ACSの病態

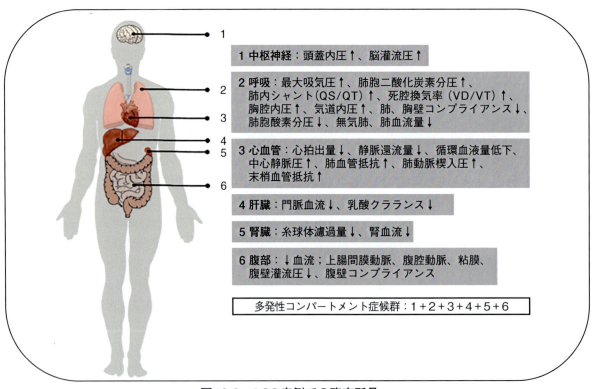

図10.2　ACS症例での臨床所見

IAH/ACSの診断

IAPは腹腔内の定常状態における圧と定義される。最大25mLの生理食塩水を注入して測定した膀胱内圧が通常IAPのスタンダードとして用いられる。IAPはmmHgで表記されるべきであり、腹筋が収縮していないことを確認した後に仰臥位で呼気終末で測定するべきである。圧変換器は中腋窩線上でゼロ設定する。IAPの測定はIAHの存在を確認する際の基本となる。身体所見だけでは不十分である。

多臓器不全を起こしうるIAPの値はさまざまである。腹部還流圧（abdominal perfusion pressure；APP）が腹腔内臓器への血流の程度を判断するうえで最も信頼できる

表10.2 腹腔内上昇による呼吸への影響

1 呼吸力学への影響（横隔膜の上昇）
- 胸腔内圧↑
- 胸膜圧↑
- 最高気道内圧↑（従量式）
- 平均気道内圧↑
- 気道内プラトー圧↑
- 呼吸システムコンプライアンス↓
- 胸壁コンプライアンス↓
- 肺コンプライアンス＝
- 肺容量↓（従圧式）
- 機能的残気量↓
- 圧迫性無気肺↑
- 肺血管抵抗↑
- 圧容量曲線における下部変曲点↑

2 ガス交換への影響（ガス交換の低下）
- 高炭酸血症↑
- 酸素化↓
- 死腔換気↑
- 肺内シャント↑
- 換気循環ミスマッチ↑
- 肺胞浮腫↑

3 臨床的な影響（人工呼吸器離脱困難）
- 酸素消費↑
- 代謝コストと呼吸仕事量↑

4 生物学的な影響
- 肺好中球の活性化（実験結果）↑
- 肺炎症性浸潤（実験結果）↑

指標となる。APP=MA－IAP（mean arterial pressure；MAP）で計算できる。患者の予後を改善させるためにはAPPを60mmHg以上に保つことを目標とすべきである。図10.3がわれわれが提案するIAPをモニターする際のプロトコルである。

IAH/ACSの分類

表10.3にWSACSによって推奨されるIAH/ACSのグレード分類である。ACSは一次性、二次性、三次性（もしくは再発性）、四次性に分けられる。一次性のACSは腹腔内や骨盤の疾患、外傷に伴う状態である。二次性ACSは敗血症や大量輸血、再還流障害、広範囲熱傷、などの腹部や骨盤腔以外の原因によるものである。三次性ACSは一次性もしくは二次性ACSの治療後の再発の状態を指す。四次性ACSは腹壁再建後の症例でみられる状態である。

IAHの危険因子としては以下が挙げられる。

表10.3 腹腔内圧亢進・腹部コンパートメント症候群の分類

グレードⅠ	12～15mmHg
グレードⅡ	16～20mmHg
グレードⅢ	21～25mmHg
グレードⅣ	＞25mmHg

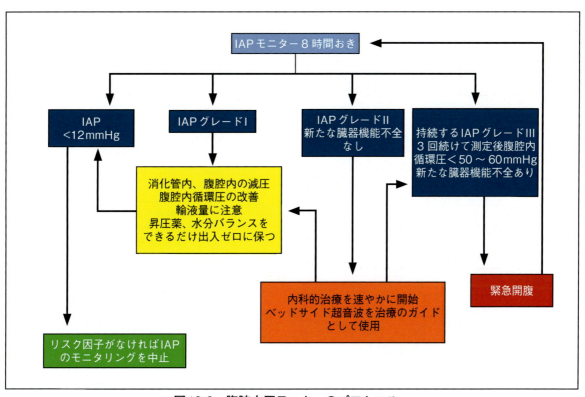

図10.3 腹腔内圧モニターのプロトコル

- 外傷/死の三徴（低体温、凝固障害、アシドーシス）
- 大量輸血/大量輸液（＞3.5L/24時間）
- 敗血症
- 腹腔内容量の変化
- 肺機能、腎機能、肝機能不全
- イレウス
- 開腹術後（腹壁閉腹後）

これら危険因子が2つ以上ある場合にはIAPの測定を行うべきである。IAH（＞12mmHg）が存在する場合には、これらの治療を遅延なく行いつつ、4〜6時間おき（もしくは持続的に）IAPを測定するべきである。図10.3がIAP測定のプルトコルである。

IAH/ACSのマネジメント

IAH、ACSのマネジメントの基本は以下のとおりである。

- 持続的もしくは繰り返しIAPを測定する。
- 全身の循環、臓器機能を最適に保つ。
- 晶質液の投与量を最小限に抑える。IAHが存在する場合には利尿よりむしろ過剰な晶質液の投与を控える方が有効である。
- IAPを下げる治療的介入を行う。
- 内科的な治療に抵抗性な場合には速やかに外科的減圧を行う。

IAPは経鼻胃管留置、浣腸、内視鏡的減圧のほか、鎮静や鎮痛、筋弛緩などの胸腹部筋肉の緊張を和らげるような治療法によって下げることができる。腹腔内の液貯留や膿瘍、腹水などによる二次性ACSに対しては、経皮的なドレナージも有効である。ベッドサイドでのエコー検査（point-of-care ultrasonography；POCUS）の使用もIAHとACSのマネジメントに有効である。図10.4にIAHに対する段階的なマネジメントが、図10.5にPOCUSを使用する際のエコープローブの位置などが示されている。

保存的治療が奏効しない場合の一次性のACSに対する標準治療は剣状突起から骨盤までの腹部正中切開による外科的減圧術である。早期の減圧開腹術は患者の合併症、

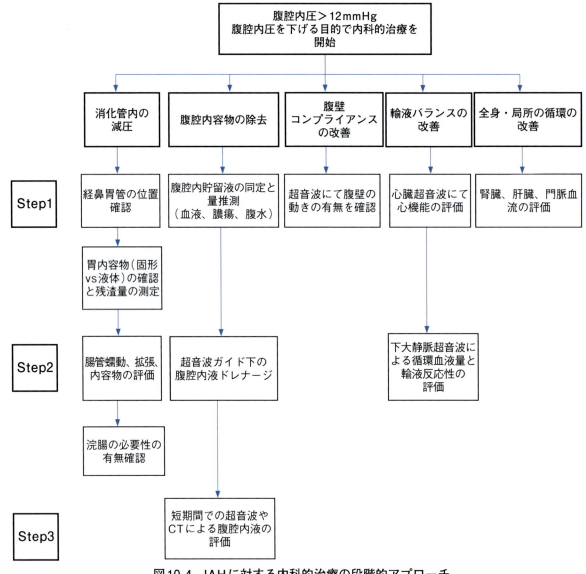

図10.4　IAHに対する内科的治療の段階的アプローチ

死亡率を改善させる可能性がある。近年のデータでは、早期の外科的介入によって感染や敗血症、瘻孔、膿瘍などの合併症の発生が80％減少するという報告がある。急性膵炎の患者ではIAPが25mmHgを超え、さらに腹部所見や呼吸状態の悪化がみられるような場合には減圧が必要である。図10.6にグレードⅣのACSの症例の例が示されている。

外科的減圧術後には皮膚、筋膜共に閉鎖するべきではないが、代わりに一時的な閉腹法を用いることによってopen abdomenの状態で問題なく管理することができる。一時的な腹部閉鎖法（temporary abdominal closure；TAC）を使用することで腹腔内の減圧は十分にでき、その後の筋膜や皮膚の閉鎖にも影響を及ぼすこともない（図10.6）。しかしながら、TACを使用した場合でもACSの再発は起こりうる点に留意すべきである。

Open abdomen

Open abdomen（open abdomen；OA）法は外科的な方法でIAHの予防や治療のほかに、腹腔内出血や腹腔内敗血症などの致死的な病態に対しても使用される。腹腔内へのアクセスが容易にできる以外に、代謝と生理学的な病態を改善して患者の状態を安定させる一時的な方法である。

非外傷症例におけるOA法の適応についてははっきりしていない。術前もしくは術中に重症腹腔内敗血症、腸管切除を必要とする腸間膜虚血例、腹壁組織の欠損、高用量の昇圧薬の使用などでは予防的な減圧術の適応となる。

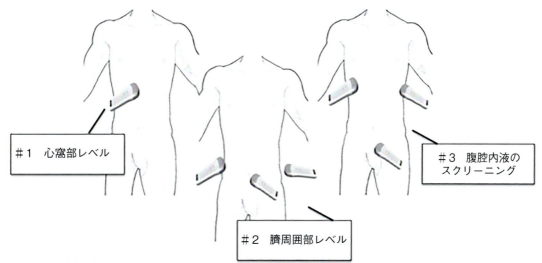

図10.5　IAH/ACSのマネジメントにおける診断治療的エコープローブの位置

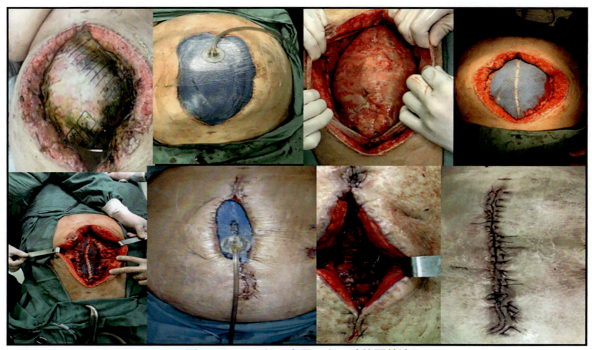

図10.6　メッシュを用いた一時的閉鎖法
ポリプロピレンメッシュを半分に切って両側の筋膜に縫合する。それらを中央で縫い合わせることによって筋膜を引き寄せることができる。スポンジを交換する際に少しずつ閉じていく。

表10.4　Open abdomenの分類

グレード	内容
1	癒着固定なし
1 A	汚染なし、癒着固定なし
1 B	汚染あり、癒着固定なし
1 C	腸内容物の漏出、固定なし
2	癒着固定の進行あり
2 A	汚染なし、癒着固定の進行あり
2 B	汚染あり、癒着固定なし
2 C	腸内容物の漏出、癒着固定なし
3	完全に癒着固定した腹部
3 A	汚染なし、完全に癒着固定した腹部
3 B	汚染あり、完全に癒着固定した腹部
4	開腹術創部への腸瘻

(Derived from Pereira BM, Duchesne JC, Concon-Filho A, Leppãniemi A. Entero-atmospheric fistula migration：a new management alternative for complex septic open abdomen. Anaesthesiol Intensive Ther. 2020；52(1)：56-62. doi：https://doi.org/10.5114/ait.2020.92748.)

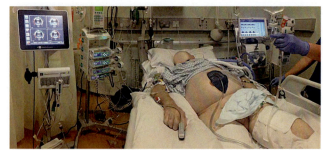

図10.7　NPWTを使用した一時的創閉鎖によって管理されているICU患者

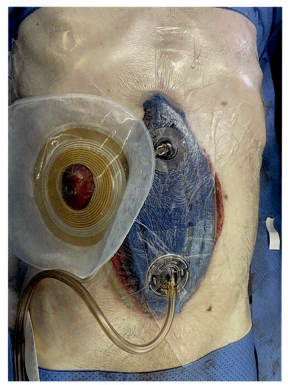

図10.8　DPRや持続的な生理食塩水での灌流が可能な創閉鎖システム

　膿瘍性や便汁性の腹膜炎の症例であっても、高用量の強心剤が術中の血圧維持に必要であった場合や腸管吻合が行われなかった場合、感染源のコントロールができなかった場合などを除けば、ルーチンでのOAは必ずしも必要ではない。

　腸管虚血の症例においては腹腔内を開放創とすることで、腸管の再検索やさらなる切除の理由だけでなく、陰圧閉鎖療法(negative pressure wound therapy；NPWT)の利益を得ることにもなる。

　OAを予定する場合には腸管吻合は避けるべきである。人工肛門をより腹部の側方に造成することによってNPWTの創閉鎖に関する問題を回避できる。腸管と外部との瘻孔(entero-atmospheric fistula)は2020年にPereiraらによって提唱された方法によって側腹部へと誘導できる(図10.6-C)。空腸瘻を繰り返し手術が必要な場合には創部への漏れなども起こりうるため可能な限り避けるべきである。NPWTが使用される場合には通常ドレーンの留置は必要ない。

　このような治療概念が生まれたことによってダメージコントロールの開腹術とともに一期的な腹壁閉鎖が回避されるようになってきた。しかしながら、必要以上にNPWTが使用されると院内死亡率、イレウス、腸管吻合不全、腹壁離開や創感染のリスクが増加する。表10.4にあるようにOAのグレード分類によって腹部開放創の進行具合や合併症のリスクが確認できる。そのため、OAに対する注意深いアプローチが必要となる。適切に選択された症例では命を救う手技となりうるが、選択を誤ると不要な合併症や死亡を招く恐れがある。

　OAによって過剰な異化作用が惹起され、腹水からタンパク質が喪失するほか、腸管と外部との瘻孔もしくはその他の種類の腸瘻、腹壁が側方へ引っ張られることによる巨大な腹壁瘢痕ヘルニア、出血、再還流障害などの合併症も起こりうる(図10.7)。創部に細菌が常在することは稀ではなく、特に人工血管による腹部大動脈置換後のACSに対する外科的減圧を行った症例などでは長期的な感染が問題となりうる。OAの期間が長くなるにつれて瘻孔や腹壁瘢痕ヘルニア、常在菌のリスクは増加する。Verafloなどの新たなデバイスがこのような症例では考慮されるほか、腹膜を介した蘇生(direct peritoneal resuscitation；DPR)や生理食塩水による持続洗浄なども使用できる(図10.8)。

　Open abdomenの状態でもIAHや三次性ACSが起こりうることは強調されるべきである。TACによる腹腔内容量の増加が常にIAPの上昇を防ぐのに十分であるわけではない。外科的な減圧がされた症例においても、持続する出血や敗血症、浮腫などによってACSの再発の頻度は20％に上ると報告されている。そのため、外科的な減圧が行われた後でもACSの発生に対する経過観察が必要となる。

腹壁閉鎖

Open abdomenによるマネジメントが選択された場合には、最終的な腹壁閉鎖に向けたプランを立てなければいけない。一般的な治療指標としては、腹壁閉鎖は腸管虚血例では翌日、外傷でのパッキング例では2日後、膵炎の症例では7日後以内に行われるべきである、と推奨されている。もし7日以内に閉鎖されない場合には合併症率が劇的に増加する。よって、初回術後1週間で再手術を計画し、その都度腹壁を徐々に閉鎖していくべきである。それでも15％程度の症例では三次性、四次性のACSや腹壁離開によって再開腹が必要となる。一般的に、腸瘻が存在する場合には腹壁閉鎖は遅らせなければいけない。再手術の際には、ビニール製のシートを両側傍結腸溝、頭側尾側までしっかりと広げて腹腔内臓器と腹壁の間に留置しなければならない。こうすることによって最終的な腹壁閉鎖の際に問題となる腹膜後面と腹腔内臓器の癒着が防止できる。Open abdomenの症例ではこのような腹壁と腹腔内臓器の癒着や腹壁の筋肉が側方に広がってしまう状況をできるだけ予防しなければならない。

Open abdomenのマネジメントにはNPWTのデバイスを使用することが便利であり、ACS患者の合併症や死亡率を改善する可能性がある。さらにNPWTの使用は三次性ACSのリスクも減少させる。NPWTに糸やメッシュを用いた持続牽引システム（図10.6）を組み合わせることでNPWTのみの場合と比較して瘻孔のリスクが減少するという報告がある。これらのシステムは初回手術の際に開始されるとその後に腹壁が側方に引っ張られるのを予防できる。これは筋肉と筋膜、特に腹直筋とその筋膜が時間とともに正中から側方へ引っ張られる現象である。

しかしながら、NPWTを使用したopen abdomenのマネジメントでもACSを常に予防できるわけではない。

腹壁閉鎖の成功率を上げるためにさまざまな方法が提案されている。高濃度の生理食塩水の静注は過去に試みられている。最も期待される方法の1つとして高浸透圧性の腹膜透析液を用いたDPRがある。腹腔内に注入することによって組織の浮腫を改善できる。DPRはNPWTと組み合わせることができ、腹腔内敗血症のコントロールもできる可能性がある（図10.8）。

腹壁を閉鎖した症例でも15％の症例で腹壁離開が起こるとされる。予防的なメッシュやretention sutureの使用によって閉鎖創の補強が期待できる（図10.9）。重度の腹腔内汚染がない限り皮膚は閉鎖するべきである。創処置のプロトコル（bundles）を使用することによって閉鎖創の感染や合併症の減少が期待できる。皮下縫合で一次的に閉鎖した層の上からNPWTを組み合わせて使用することもできる。主にNPWTの効果により重症感染症が起こることは稀である。腹腔内の感染が存在する場合には、閉鎖筋膜より表層でNPWTを使用することができ、皮膚は二次

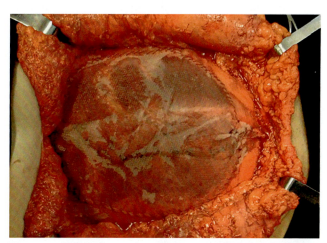

図10.9　予防的なメッシュ使用による最終的な腹壁閉鎖

的治癒によって閉鎖する。

まとめ

腹部コンパートメント症候群（ACS）は急性発症で持続的なIAP上昇により起こる致死的となりうる病態で合併症や死亡率も高い。IAHは4～6時間おきの測定で2回以上続けて12mmHg以上であった症例と定義される。IAHが急速に進行するとIAHが20mmHg以上で臓器機能不全を伴うACSを発症する。ACSは急速なIAHの進行による最終的な病態であり、適切に治療されない場合には多臓器不全をきたす。しかしながら、ACSを発症するかなり前よりIAHによる悪影響は起こっている。

ACSは外傷や外科疾患に限った問題ではない。その病態生理的な影響は多岐にわたり、早期に適切な治療が行われない場合には多臓器不全のリスクが上昇する。循環、腎臓、呼吸、神経学的な異常がよくみられる。

OAはIAHの予防と治療のほか、腹腔内出血や腹腔内敗血症の治療などにも使用される外科的な方法である。腹腔内へのアクセスを容易にするだけでなく、一時的に患者を安定させ最終的に代謝、生理学的な病態の改善を可能にする。

本章ではACSとOAに関する重要かつアップデートされた知見をまとめた。

文献

Atema J, Gans S, Boermeester M. Systematic review and meta-analysis of the open abdomen and temporary abdominal closure techniques in non trauma patients. World J Surg. 2015 ; 39 : 912-925.

Bjork M, Kirkpatrick AW, Cheatham M, et al. Amended classification of the open abdomen. Scand J Surg. 2016 ; 105 : 5-10.

Coccolini F, Montori G, Ceresoli M, et al. The role of the open abdomen in non-trauma patient：WSES consensus paper. World J Emerg Surg. 2017 ; 12 : 39.

Coccolini F, Roberts R, Ansolini L, et al. The open abdomen

in trauma and nontrauma patients : WSES guidelines. World J Emerg Surg. 2018 ; 13 : 7.

Fietsam Jr R, Villalba M, Glover JL, Clark K. Intra-abdominal compartment syndrome as a complication of ruptured abdominal aortic aneurysm repair. Am Surg. 1989 ; 55 : 396-402.

Frazee RC, Abernathy SW, Jupiter DC, et al. Are commercial negative pressure systems worth the cost in open abdomen management? J Am Coll Surg. 2013 ; 216 : 730-735.

Kirkpatrick AW, Coccolini F, Ansaloni L, et al. Closed or open after source control laparotomy for severe complicated intra-abdominal sepsis(the COOL trial) : study protocol for a randomized controlled trial. World J Emerg Surg. 2018 ; 13 : 26.

Kirkpatrick AW, Nickerson D, Roberts D, et al. Intra-abdominal hypertension and abdominal compartment syndrome after abdominal wall reconstruction : quaternary syndromes? Scand J Surg. 2017 ; 106 : 97-106.

Kirkpatrick A, Roberts D, Faris P, et al. Active negative pressure peritoneal therapy after abbreviated laparotomy : the intraperitoneal vacuum randomized controlled trial. Ann Surg. 2015 ; 262 : 38-46.

Malbrain MLNG, De Laet I. A new concept : the polycompartment syndrome-Part 2. Int J Intensive Care. 2009 ; Spring : 19-25.

Pereira BM. Abdominal compartment syndrome and intra-abdominal hypertension. Curr Opin Crit Care. 2019;25(6): 688-696.

Pereira BM. Abdominal compartment syndrome : immeasurable relevance. Rev Col Bras Cir. 2019 ; 46 : e2001.

Pereira BM, Duchesne JC, Concon-Filho A, Leppãniemi A. Entero-atmospheric fistula migration : a new management alternative for complex septic open abdomen. Anaesthesiol Intensive Ther. 2020 ; 52(1) : 56-62. doi : 10.5114/ait.2020.92748

Pereira BM, Pereira RG, Wise R, et al. The role of point-of-care ultrasound in intra-abdominal hypertension management. Anaesthesiol Intensive Ther. 2017 ; 49 : 373-381.

Rasilainen S, Mentula P, Salminen P, et al. Superior primary fascial closure rate and lower mortality after open abdomen using negative pressure wound therapy with continuous traction. J Trauma Acute Care Surg. 2020 ; 89 : 1136-1142.

Reintam Blaser A, Regli A, De Keulenaer B, et al. Incidence, risk factors, and outcomes of intra-abdominal hypertension in critically ill patients-a prospective multicenter study(IROI study). Crit Care Med. 2019 ; 47 : 535-542.

Sugrue M. Abdominal compartment syndrome and the open abdomen : any unresolved issues? Curr Opin Crit Care. 2017 ; 23 : 73-78.

Sugrue M, Catena F, Coccolini F, Kluger Y, Maier R, Moore E. Resources for Optimal Care of Emergency Surgery. 1st ed. Springer International Publishing ; 2020.

Sugrue M, Maier R, eds. Emergency surgery performance, quality and outcome consensus summit-resource for optimal care of emergency surgery. Donegal, Ireland. 2016. ISBN : 978-0-9926109-9-9.

CHAPTER 11

腸閉塞症

訳：横山 和樹、袴田 健一

症例提示

　52歳、女性。激しい心窩部痛、腹部膨満感、便秘、嘔気、1ヵ月で10kg以上の急激な体重減少を訴え、救急外来を受診した。彼女は3ヵ月前に癒着性腸閉塞（SBO）が疑われ、入院のうえ、保存的治療を受けていた。彼女には、腹腔鏡下子宮摘出術、Rendu-Osler-Weber病を伴う多発性肝血管腫と右肝動脈瘤の既往歴があった。彼女は2ヵ月前から嘔吐と食欲不振を自覚していた。救急外来受診時の血液検査ではWBCとCRPは正常だが、電解質異常（Na：128mmol/L、K：3.2mmol/L）を認めた。立位腹部単純X線写真では、多発の拡張した小腸ループと十二指腸の拡張を認め、ニボーを形成していた。腸管外ガスは認めなかった。腹部CTと腹部MRI（多発性肝血管腫の精査のために実施）では、以前の手術後の癒着に伴う小腸の拡張とループ像を認め、SBOと診断された。画像診断では、十二指腸の右方向への回旋異常を認め、十二指腸は上腸間膜動脈の背側を通過していなかった。十二指腸空腸曲の右下方への変位も確認された（図11.1）。

　患者は当初48〜72時間、輸液と電解質の補正、経鼻胃管による減圧、絶飲食で保存的に治療された。しかし、症状の改善がなく、嘔気・嘔吐が持続したため、手術の方針となった。審査腹腔鏡手術を施行したところ、著明な拡張を伴う十二指腸の回転異常の所見が確認された。腹腔鏡手術は困難と判断し、開腹移行とした。開腹時、画像検査で指摘されていなかった巨大な腫瘤を空腸に認め、その他、S状結腸間膜に転移と思われる単発の病変を認めた。小腸は弛緩性に拡張し、蠕動は認められなかった。

　幽門から約60cmの空腸切除を行い、機能的端々吻合で再建した（図11.2）。S状結腸切除を併施し、機能的端々吻合で再建した。病理検査の結果、リンパ管侵襲とS状結腸間膜への遠隔転移を伴う高悪性度の粘液性腺癌であった（pT4pN2pM1, AJCC/TNM分類2017）。

　術後は合併症なく経過した。患者はオキサリプラチンと5-フルオロウラシルによる術後補助化学療法を受けた。

〈質問〉
　合併症のない小腸閉塞に対する最初のアプローチは？

〈回答〉
　血液検査、X線画像検査、輸液と電解質補正による保存的管理、経鼻胃管による減圧、48〜72時間の絶飲食。

はじめに

　急性腸閉塞は救急診療でよく遭遇する疾患であり、緊急外科への入院の重要な病因の1つである。小腸閉塞（small bowel obstruction；SBO）は腸閉塞の中で最も頻度が高く（76％）、その中で術後の癒着性腸閉塞が最も多い病因である（65％）。大腸切除後の患者の10人に1人は、3年以内に少なくとも一度はSBOを発症していると言われている。SBOのほかの原因としては、ヘルニア、癌もしくは癌性腹膜炎、炎症性腸疾患、放射線照射、子宮内膜症、感染症、異物（胆石性腸閉塞を含む）などがある。手術歴のない患者では、ヘルニアによる絞扼性腸閉塞が最も頻度の高い原因である。したがって、ヘルニアの可能性のあるすべての部位を入念に診察することが重要である。大腸閉塞（large bowel obstruction；LBO）は腸閉塞症例の10〜15％を占め、大腸癌の頻度が最も多い。LBOのその他の原因として、腸捻転、憩室炎、ヘルニア、虚血性大腸炎などが挙げられる。

　腸の運動障害は、機能的で非機械的な「閉塞」を生じる。その結果、麻痺性イレウス（腸内容物の流れの非機械的な減少または停止）や偽性の大腸閉塞（Ogilvie症候群）を発症する。術後イレウスの原因はまだ解明されておらず、開腹か鏡視下手術かにもよるが、発生率は10〜20％である。これらの要因には、長時間の腹部・骨盤手術、後腹膜脊椎手術、オピオイドの使用、腹膜炎、周術期合併症（肺炎、膿瘍）、出血、低カリウム（K）血症、経腸栄養開始の遅れ、経鼻胃管留置などが挙げられる。腹部膨満および嘔吐はイレウスによる特徴的な症状である。麻痺性イレウスは腸管

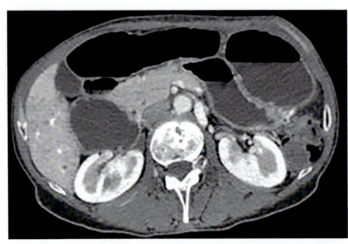
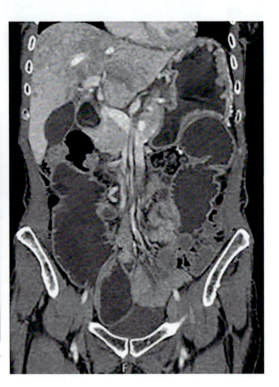

図11.1　腹部CTの軸位断（左）と冠状断（右）で拡張した腸管ループと十二指腸の回転異常を認める

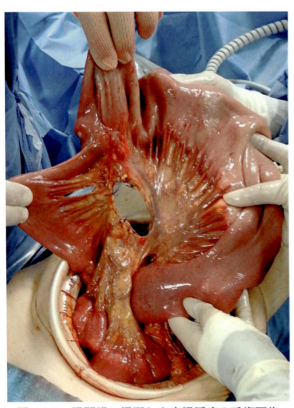

図11.2　腸間膜に浸潤した空腸腫瘍の手術画像

の平滑筋の麻痺によるものである。低K血症は、ナトリウム（N）で置換され、細胞内のK低下を引き起こす。その結果、筋および神経細胞膜の電位が脱分極し、腸管麻痺を悪化させる。腸管拡張は腸管運動の変化と関連していて、最初は腸管の拡張によって蠕動運動が刺激されるが、拡張が進むにつれて機能的閉塞が生じ、蠕動運動は停止する。その後、腸管粘膜機能が変化し液体とガスが蓄積する。

麻痺性イレウスの臨床症状は、通常、機械的閉塞よりも軽度である。臨床所見は、腹部膨満、排ガスおよびグル音の消失、嘔吐である。腸管麻痺のため、疝痛性の腹痛や蠕動運動は認められず、単純X線写真では腸管拡張像とニボー像を示す。結腸と直腸にガス像を認め、腹部CTでは機械的閉塞は認められない。

通常、腸管粘膜は栄養を吸収するが、腸内細菌とその産物に対しては非常に効率的なバリアとなっている。上皮細胞は細胞間のタイトジャンクションを維持することで微生物の上皮からの侵入を阻止し、また細胞間隙を介した移動をも制限する。この物理的バリアは、さまざまな免疫学的メカニズムによってさらに強固なものとされる。逆に菌の腸管バリアの通過には、3つの基本的なメカニズムが示唆されている。

1. 出血や敗血症による粘膜の透過性低下。
2. ステロイドや低タンパク血症による宿主の防御機能低下。
3. 腸内細菌量が宿主の防御機能を超えた状態。

このような因子は同時に起こることでその効果は相乗的となり、患者の腸管機能を破綻へと導く。この腸管のバリア機能が失われた場合、最も移行しやすい細菌は、緑膿菌、大腸菌、肺炎桿菌、表皮ブドウ球菌、*Candida albicans*、腸球菌などである。嫌気性菌は好気性菌よりも多く存在するが、ほとんどは腸管壁を移行することはなく、好気性菌の移行を防ぐうえで重要な役割を担っていると考えられている。しかし、いったん腸閉塞が起こると、腸管バリア機能の喪失から細菌の腸管壁侵入が惹起され、全身的な感染症が引き起こされる。

小腸閉塞

小腸閉塞の臨床像と画像所見

　SBOは臨床的に、腹痛、腹部膨満感、びまん性の圧痛、嘔気・嘔吐、排便・排ガス障害などのさまざまな程度の徴候および症状を呈する。腸閉塞が進行すると腸管がうっ血し、腸管内容物が吸収されなくなる。その結果、嘔吐や食欲不振が起こる。吸収の低下、嘔吐、経口摂取量の減少が重なると、血液濃縮、電解質不均衡を伴う脱水が起こり、腎不全またはショックに至ることがある。

　腸管拡張はしばしば機械的閉塞に伴う。腸管拡張は、腸管内腔への液体貯留、腸管の蠕動運動の亢進に伴う腸管内圧の上昇、および空気の嚥下によって引き起こされる。腸管内腔圧が腸管壁の毛細血管圧および静脈圧を上回ると、吸収およびリンパ流が低下し、腸管は虚血状態となり、腸管壊死および敗血症へとつながる。拡張した腸管の口側では、消化管分泌物が大量に貯留するが、この現象は腸閉塞による腸管吸収能の低下と拡張した腸管壁における液体・電解質交換の異常の2つに起因し、急速にショックに至ることもある。腸閉塞がこの段階まで進行すると、その死亡率は70％近くまで上昇する。以上の理由から、腸管拡張を呈する患者に対する経鼻胃管による減圧は有用であると考えられる。この一連の現象は、腸管内容物が口側に移動困難なclosed loopを伴う腸閉塞では、より急速に起こる。Closed loopを伴う腸閉塞の例としては、嵌頓ヘルニア、癒着による腸捻転、回盲弁が機能している状況下の完全大腸閉塞などがある。例として腸間膜血管のwhirl signは腸捻転を強く示唆するが、CT画像上はU字型のclosed loopが収束している像を呈する（図11.3）。

　異常な胃の拡張と腹部のまばらな腸管ガス像は空腸の腸閉塞の徴候である。びまん性のニボー像は回腸の腸閉塞を示す。大腸と小腸の両方が拡張していることが多い麻痺性イレウスの所見に対して、完全なSBOの場合、大腸に腸管ガス像を認めないことがある。水溶性造影剤ガストログラフィン100mLを経口投与した後に腹部X線写真を撮影すると、診断に有用であることがある。またガストログラフィンにより、高浸透圧作用によって治療効果が得られることもある。造影剤が24時間以内に盲腸に到達すれば、閉塞は不完全であり、ほとんどの場合、保存的治療（nonoperative management；NOM）で軽快することが多い。経口および静脈内造影CT検査は、gold standardな検査であり、NOMの選択決定に有用である。CT画像は、腸間膜浮腫、腹水、腸間膜の捻転、腸重積、腸管気腫、門脈ガスなどの腸管通過障害を示唆する徴候を示すことがある。

検査所見

　SBO患者は、嘔吐、腹水、およびサードスペースへの体液の移動のために血管内脱水を呈する。典型的な検査所見としては、ヘマトクリット（Ht）/ヘモグロビン（Hb）値、白血球数（WBC）、C反応性タンパク（CRP）の上昇を伴う血液濃縮が挙げられるが、これらの検査の感度および特異度は比較的低い。20,000/mLを超える白血球数の増加は、腸管穿孔または腸管壊死を示唆する。電解質の喪失による代謝性アシドーシスは一般的な所見であるが、特に低カリウム血症が最も一般的な電解質異常である。尿素窒素、クレアチニン（Cr）値、乳酸値は、腎灌流量の低下によりしばしば上昇するが、一般的に補液により改善する。

小腸閉塞の治療

保存的治療（NOM）

　癒着性SBOに対する手術療法か、NOMかの選択は、臨床的、生化学的データ、および画像評価と患者の臨床経過に基づいて行われる。急性癒着性SBOを呈した患者において、絞扼、腹膜炎、腸管壊死の徴候がない場合は、NOMは70％と高い成功率が示されている。NOMは、早期の経鼻胃管による減圧、補液、電解質異常の是正を基本とし、特に麻痺性イレウスに適応となる。水溶性造影剤ガストログラフィンに関しその診断・治療的役割について、いくつかの研究報告がされている。ガストログラフィンは小腸内腔への水分の移動を促進し、腸管壁の浮腫を軽減させることに加え平滑筋の収縮力を高めることで効果的な蠕動運動を促し、閉塞を改善させる可能性がある。

　癒着性SBO患者の20～30％が手術を必要とし、手術治療後の平均入院日数は16日間であるのに対し、NOMでは5日間である。NOMが奏効しやすい患者を特定する絶対

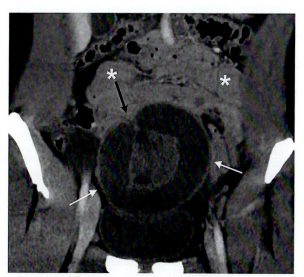

図 11.3　Closed loopの閉塞
造影CTではU字型のclosed loop（白矢印）が収束している（黒矢印）。腸管は損傷している（＊）。出血壊死を呈したClosed loopの腸管は切除された。
(From Zins M, Millet I, Taourek P. Adhesive small bowel obstruction: predictive radiology to improve patient management. Radiology. 2020；296：480-492. Copyright ©2022 Radiological Society of North America, Inc.(RSNA), All Rights Reserved.)

的な基準はないが、外科的介入の必要性を予測するモデルを示した研究が報告されている。最も正確なモデルの1つは、X線所見、敗血症基準、併存疾患指数からなるスコアに基づいているものであった。

不完全SBOに対するNOMは、経鼻胃管による減圧、輸液・電解質補正、注意深い理学所見・画像評価によって、高い治療成功率を見込める一方、絞扼の見落としや発見の遅れにより罹患率や死亡率が高くなることがある。そのため早急な手術が必要なSBOが疑われる患者を見落とさないことが重要である。疝痛ではない、持続的、急激な腹痛の発現や、腹部診察による圧痛（限局性またはびまん性）の臨床所見は、早急な手術の必要性を示唆するものである。腹水、closed loopを伴う腸閉塞、腸間膜浮腫、腸管壁の肥厚、造影効果不良も手術を推奨する所見である。腹部CTにおける小腸内の糞便像（閉塞した小腸の管腔内に気泡や残渣がある状態）、閉塞起点の同定、高度の閉塞があれば、NOMが適応とならない可能性が高い。従来、腸管気腫症（pneumatosis intestinalis；PI）は手術の絶対的適応であったが、最近の研究では否定されている。腸管気腫症患者500人を対象としたPIPES試験では、60％の割合で手術の必要はなかったと報告されている。回帰分析によると、乳酸値が2.0mmol/L以上、血管収縮薬の使用、低血圧を呈する症例の実に92％で手術を要すると予測され、特に腹膜炎、門脈ガスの存在、広範囲な腸管気腫症を合併する症例でより強い傾向にあった。また最近の研究では、手術を要するPIのうち、小腸PI、70歳以上、心拍数110回/分以上、乳酸値2.0mmol/L以上、好中球/リンパ球比10以上の5項目が危険因子として同定されている。

一方、バイタルサインが正常で、閉塞の原因として腹壁ヘルニアがなく、臨床所見で腹部圧痛や腹膜刺激徴候がない場合には、NOMを考慮することが可能である。不完全SBO患者の場合、NOMの最適期間についてコンセンサスはないが、多くの著者は72時間を適切な期間と考えており、72時間を超えて手術を施行した場合、術後合併症のリスクが高まり、閉塞の解除の可能性も著しく低下すると報告している。再発のリスクを予測する因子については一定の見解が得られていない。さらに、症状発現から48時間以内に手術治療を選択すると、術後の新たな癒着や術後再発の潜在的なリスクとなりうる。

手術治療

通常、外科的治療は単純明快である。癒着剥離により閉塞を解除し、腫瘍などの閉塞の原因がある場合は切除・吻合を行う。また、閉塞に起因する血流障害のある場合は腸管切除の適応となる。

従来の開腹手術によるアプローチに加え、近年、腹腔鏡手術も普及してきている。腹腔鏡手術によりSBOに対する手術を受ける患者の腸閉塞の再発率が減少する可能性

がある一方、患者選択にはまだ議論の余地があり、その選択は慎重にされるべきである。

理想的には、虫垂切除や子宮摘出後など1ヵ所のバンドによる癒着が予想される患者には、低侵襲的アプローチで手術が行われるべきであるが、腸管ループが著明に拡張し、複雑な癒着が多発している場合、腸管損傷や遅発性の穿孔など重篤な合併症のリスクが高まる。

腹腔鏡手術の大きな利点として、広範囲の癒着再形成の予防、腸管機能の早期回復、術後疼痛の軽減、早期離床、創部合併症の減少、入院期間の短縮などが挙げられる。SBOに対する腹腔鏡手術は、手術時間、30日以内の再手術、死亡率において開腹術と比較し有意差はない。最近の臨床研究によると、SBOの腹腔鏡治療完遂の予測因子として、2回以下の開腹手術歴、手術歴が虫垂切除術であること、腹部正中切開歴がないこと、1ヵ所のバンドによる癒着が疑われる場合などが挙げられている。一方で、ほかの臨床試験において、血行動態不安定または心肺機能障害などの気腹に関する項目が、SBOに対する腹腔鏡下癒着剥離術の絶対的除外基準となることが推奨されている。

また、その他の禁忌事項は、外科医の腹腔鏡手術の技量に応じて決定されるべきであると勧告された。放射線治療後の状態も、小腸が脆弱化している危険性があるため、腹腔鏡下癒着剥離術を回避されるべきである。ある研究では、SBOに対する腹腔鏡手術の際の消化管穿孔の独立した危険因子として、過去の開腹手術の回数、手術の解剖学的部位、腸瘻の有無、複数回の腹部正中切開による開腹手術歴が挙げられている。閉塞部位の同定が不可能な場合や、癒着剥離が非常に困難で安全でない場合では、腹腔鏡手術から開腹手術に直ちに移行するべきである。開腹が困難な場合でも、腸管損傷をきたした後に開腹移行するよりも、早期に開腹移行する方が望ましい。

予 防

SBOに関する最近のガイドラインでは、予防に関して勧告されている。現在、主要な癒着予防法として腹腔鏡手術と癒着防止剤が挙げられている。最近のシステマティックレビューとメタアナリシスでは、腹腔鏡手術による癒着発生率の低下が示された。SBOに対する再手術率は、手術アプローチと適応にバイアスがあるものの腹腔鏡手術では1.4％（95％ CI：1.0～1.8％）、開腹手術では3.8％（95％ CI：3.1～4.4％）と報告された。大腸手術後のSBOに関する最近のメタアナリシスでは、腹腔鏡手術後のSBO発生率は開腹手術後よりも低かった（OR：0.62、95％ CI：0.54～0.72％）。しかし、ほかのランダム化試験では有意差は認められなかった。

腹腔内に留置される癒着防止剤（シート剤、ゲル剤、液剤）は、癒着形成を効果的に減少させる補助剤である。これらの癒着防止剤の使用目的は、癒着せずに創傷治癒する

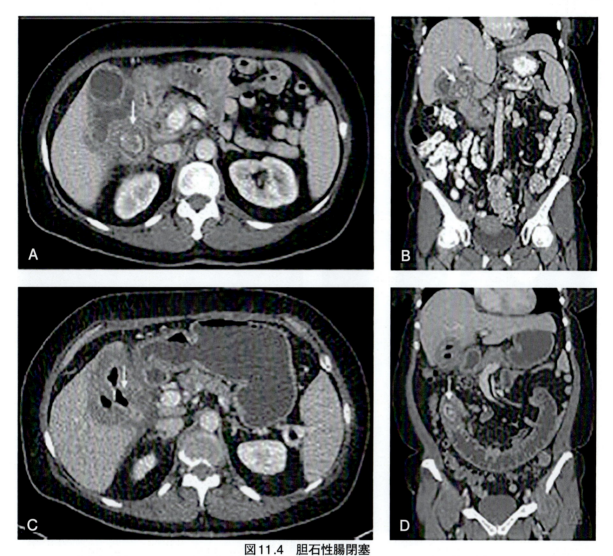

図11.4　胆石性腸閉塞
軸位断(A)および冠状断(B)で、胆嚢床に塊状の組織と、胆嚢頸部に石灰化した巨大な結石を認める(白矢印)。再度撮影したCTでは胆嚢内の空気(C)、胆石の小腸への移行(D)を認める。
(Reprinted by permission from Springer：Springer Nature. Panda N, Cauley C, Qadan M. Gallstone ileus. J Gastrointest Surg. 2018；22：1990.)

まで、手術操作部位となった腹膜表面と漿膜表面を分離することである。癒着防止剤は開腹手術における癒着形成の発生率の減少が実証されている。最近の試験において、液体状の癒着防止剤を投与する群と投与しない群に患者を無作為に割り付けたところ、平均追跡期間41.4ヵ月後のSBO再発率は、癒着防止剤投与群2.19％(2/91例)に対して対照群11.11％(10/90例)であった($p<0.05$)。この研究では、癒着防止剤は開腹手術によってSBOを治療した患者に適用された。また、いくつかの癒着防止剤(4％イコデキストリン)は腹腔鏡手術でも使用可能であると報告されている。

胆石性腸閉塞

胆石性腸閉塞は、胆嚢結石により、胆嚢と腸に瘻孔が形成されることにより生じ、その多くは胆嚢十二指腸瘻(85％)である(第15章「胆道疾患」参照)。腸管内の胆石は小腸内を移動し、回盲弁あるいは回腸末端部にSBOを生じることが多い。患者は嘔気・嘔吐、拡張した小腸ループを

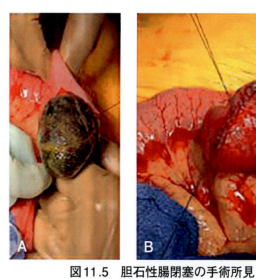

図11.5　胆石性腸閉塞の手術所見
A：遠位の小腸を切開し巨大な胆石を摘出した。
B：内腔が狭窄しないように縦方向に切開し横方向に閉鎖した。
(Reprinted by permission from Springer：Springer Nature. Panda N, Cauley C, Qadan M. Gallstone ileus. J Gastrointest Surg. 2018；22：1990.)

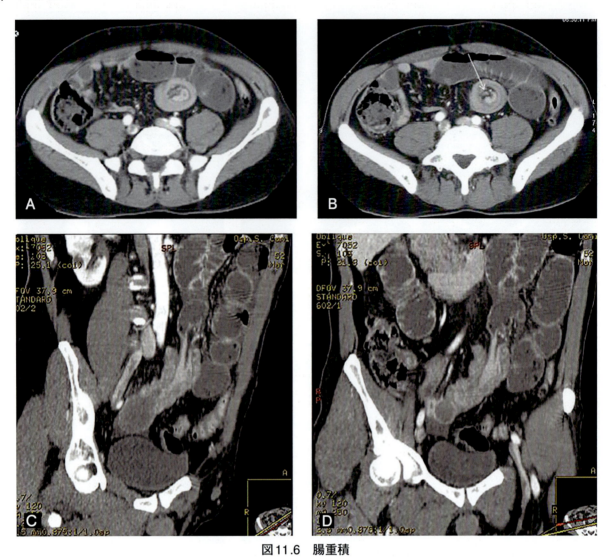

図11.6　腸重積
A・B：Target sign を示す。腸間膜中心部の低濃度領域を認め、その中に血管を認める。
C・D：大きなソーセージ状の腫瘤による腸重積を認める。腸管が重積に巻き込まれている状態である。拡張した小腸ループはSBOを示している。
(From Valentini V, Buquicchio GL, Galluzzo M, et al. Intussusception in adults：the role of MDCT in the identification of the site and cause of obstruction. Gastroenterol Res Pract. 2016；2016. doi：10.1155/2016/5623718.)

伴うSBOを呈する。CT検査が有用で、画像上胆管気腫を認める。手術方法としては腹腔鏡もしくは開腹手術が選択される。結石を閉塞点から近位に摘出し、腸管前面に腸切開を行う。長軸方向に腸切開し、短軸方向に閉じる（図11.4・11.5）。ほかの結石が残っていないか消化管を確認する。胆嚢摘出術を併施するかどうかは、患者の全身状態と胆嚢摘出術の難易度によって決定される。胆石性腸閉塞を発症している状況での胆嚢摘出術は非常に難易度が高く、一般的には適応とならない。症状が再発する患者では、根治が見込まれるのであれば、後日、胆嚢摘出術を考慮する。

腹部手術既往のない腸閉塞

以前は開腹既往のないSBOに対して、病因として癌のリスクが高いことから緊急手術が必要であると考えられてきた。最近の研究では、SBOの最も一般的な病因として50％以上が癒着性であると報告されており、従来の考え方は疑問視されている。現在は開腹既往のないSBOの症例の癌のリスクは7〜14％と報告されている。これらの研究結果から、開腹既往のないSBOを、腹部手術既往のある場合と同様に、NOMを試みることを推奨している専門家もいる。しかし、発表された研究では長期の追跡調査は行われておらず、このような状況での癌のリスクは14％よりも明らかに高いことが示唆されている。非手術的アプローチをとる場合は、退院後に大腸内視鏡検査とCTやMRI検査で患者を十分に評価しなければならない。NOMで癌の見落としを避けるためには、入院時またはSBOの改善後に内視鏡検査を行うことが推奨される。

腸重積

腸重積は腸管が腸管の内腔に引き込まれた状態のことである。小児と異なり、成人の腸重積は成人のSBOの5％未満であり、通常疑うことは少ない。無症候性の腸重積（CTでの偶発所見）が治療を必要とすることはほとんどない。一方、成人の腸重積症例の70〜90％では先進部に器質的疾患が存在する。CT所見では腸管内腔の腸間膜血管像や、重積腸管によるtarget signを認めることがある

（図11.6）。小腸重積の原因は一般的にメッケル憩室、狭窄、良性新生物（脂肪腫、腺腫、ポリープ）などの良性疾患である。小腸重積の約30%は癌が原因であり、一般的に転移性疾患によるものである。成人の大腸重積は、60〜70%の症例で原発性大腸癌によるものである。腸重積の原因が悪性である確率は、大腸-大腸重積（最高リスク）＞回腸-大腸重積（中リスク）＞小腸-小腸重積（最低リスク）の順である。腸管虚血の徴候、慢性症状、腸閉塞をき

たす腸重積、触知可能な腹部腫瘤（癌の危険性）、貧血または消化管出血（癌の危険性）、CT上の先進部病変またはtarget sign、または病変の長さが3.5cmを超える場合など、器質的病因の可能性が高い腸重積患者に対して手術を行う。術中、病因が良性であることが明らかな場合、腸管切除範囲を限定するために腸重積を整復することがある。病因が不明な場合や患者に癌の既往がある場合は、整復せずに重積部位を一括切除する。

大腸閉塞

症例提示

　非ホジキンリンパ腫の既往歴のある66歳、男性。腹部膨満を自覚し救急外来を受診した。診察上、腹痛、圧痛、筋性防御を認めなかった。血便を認めなかったが、数時間以内に大量の下痢と排便障害を呈した。体温は38℃、血圧は130/70mmHg、脈拍は89bpmであった。一晩で、CRP値は20mg/Lから50mg/Lに、WBCは11.06g/Lから12.45g/Lに上昇した。腹部X線検査では、明らかに左結腸が膨張しており、S状結腸捻転を示唆するcoffee beanサインが認められた。腹部CT検査では、S状結腸が著明に拡張・弛緩し、捻転したループ状を呈した大腸閉塞（LBO）であった（図11.7）。穿孔所見を認めなかった。

　緊急で内視鏡的にS状結腸の減圧・整復術が施行された。内視鏡後の経過は良好で、3日後に退院した。退院から1ヵ月後、患者は炎症や穿孔を伴わない亜急性腸閉塞の症状で当科を受診した。再発予防のため、待機的にS状結腸切除術が施行された。術後経過は問題なく、患者は術後7日目に退院した。

〈質　問〉
　大腸閉塞（LBO）の原因は？
〈解　答〉
　大腸閉塞（LBO）には機械的腸閉塞と機能的腸閉塞がある。成人の大腸閉塞の主な原因は癌（60%）であり、次いで腸捻転と憩室性疾患（30%）である。

はじめに

　腸閉塞の約20%は大腸に発生する。生命を脅かす合併症の可能性があるため、早期診断と治療が重要である。大腸閉塞（large bowel obstruction；LBO）には、結腸または直腸を通る管腔内内容物の流れを物理的または機械的に阻害するものが含まれる。すべてが機械的LBOではなく、急性大腸偽閉塞症など、機能的LBOの可能性もある。急性大腸偽閉塞症（Ogilvie症候群）は盲腸と上行結腸に拡張が限局していることが多く、脾彎曲部付近まで及ぶこともある。Ogilvie症候群は合併症を有する高齢者に多いが、外傷後や術後の健常人に発症することもある。診断の際は、機械的LBOと機能的LBOの鑑別が重要である。LBOの約60%は大腸癌が原因であり、腸捻転や憩室疾患が30%を占める。残りの10%はその他の原因（腹膜播種、子宮内膜症、炎症性腸疾患による狭窄）によるものである。

臨床像と画像所見

　LBOの徴候、症状は、閉塞の原因、経過および部位によって異なる。LBO患者は通常広範な腹痛、腹部膨満感、排便障害を呈する。SBOとは異なり、嘔気と嘔吐の症状は一般的でない。症状は急性にも、慢性にも現れる。LBOが疑われる場合は、バイタルサインに注意することが基本である。重度のLBOは、循環血液量減少性ショックを引き起こす可能性がある。また、穿孔症例では、頻脈、頻呼吸、四肢冷感、皮膚の斑点やチアノーゼ、毛細血管再充満の延長、乏尿などを伴い、敗血症性ショックを呈する。未治療のLBO患者では、高度脱水、敗血症、腹部膨満、および触知可能な腫瘤の症状を呈することがあるが、慢性経過の症例の場合、脱水はそれほど重篤にならない。初期の段階では、大腸は水分と電解質を吸収する能力を保持している。閉塞大腸では、拡張により腸管内圧および腸管壁内の圧が上昇し、粘膜虚血、局所的な腸管壁の浮腫、体液の滲出、および腸

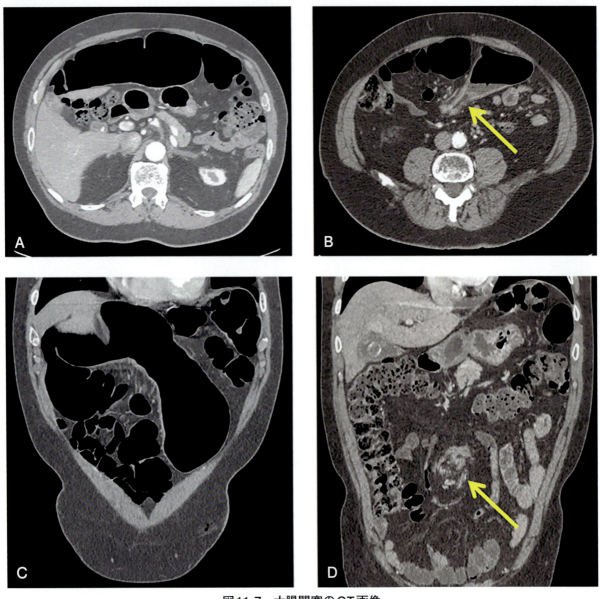

図11.7　大腸閉塞のCT画像
軸位断（A・B）および冠状断（C・D）。S状結腸が伸長し、捻転したループ（黄色矢印）を認める。

穿孔を引き起こす可能性があり、盲腸で発生しやすい。大腸は腹部内臓の中で最も血流供給が少ないため、小腸よりも早く血流障害をきたし血液の供給に深刻な影響を及ぼす。大腸の血流障害によって、粘膜面より早期に虚血の影響を受けるため、漿膜側の観察のみで適切な血流評価は困難である。腸管内容物の停滞により細菌が異常増殖し、腸管壁機能の破綻により毒素が体内に移行する。初期の段階では結腸のみが膨張するが、次第に回盲弁が機能不全を呈し小腸拡張をきたす。小腸の拡張を伴わない、「closed loop obstruction」の場合は、短期間で重症化する。この病態は、正常に機能している回盲弁と大腸癌などによる閉塞の二重の閉塞による。Closed loop内の腸管内圧が上昇し、血流障害をきたすと、壊死、穿孔、腹膜炎を起こす危険性がある。

腹部X線検査は通常、LBOが疑われる患者の第一選択の検査であり、時に注腸造影検査を併用する（感度96％、特異度98％）。これらの画像診断法により、閉塞の程度と病変の解剖学的位置は認識可能だが、原因の特定は困難である。造影CT検査は、腫瘍、炎症、腸管壁の虚血の評価に有用で、感度93％、特異度96％と報告されている。CT検査によって、より正確な術前の治療計画が可能となる。大腸内視鏡検査は次いで選択される検査である。目的は閉塞の原因を明らかにすることである。悪性腫瘍が疑われる症例で、緊急手術の非適応症例、内視鏡的ステント留置症例では、生検を実施することが望ましい。

血液生化学検査所見

全血球計算、腎前性急性腎不全の評価のための腎機能検査および電解質、肝機能検査、アミラーゼ、血液ガス分析が推奨される。高アミラーゼ血症を伴う著明な白血球上昇は、虚血または穿孔の可能性を示唆する。Basic metabolic panel（BMP検査）は脱水、電解質、酸塩基平衡の評価に有用である。血漿重炭酸濃度低下、動脈血pH低値および乳酸値高値は、LBOの一般的な所見である。乳酸値は大腸虚血の診断に有用であるが、発症後期に上昇

する。悪性腫瘍が疑われる場合は、継続的な腫瘍学的フォローアップのためのベースラインとして、CEA値の評価が有用である。

治療

LBOは原因によって治療方針が異なる。NOMでは、輸液補正、経鼻胃管による減圧、尿量測定、補正の指針とするための膀胱カテーテル留置が行われる。

手術治療

LBOの手術治療は、患者の全身状態、原因、LBOの位置によって決定される。

腸捻転の手術治療は、切除術と非切除術に大別される。結腸は可動性で、後腹膜に狭い基部で固定された長い腸間膜に付着している。したがって、結腸捻転は結腸のどの部分でも起こる可能性がある。結腸捻転はS状結腸に高頻度で発症し、次いで盲腸捻転、稀に横行結腸に生じる。盲腸捻転については、回腸末端から右結腸にかけて捻転するタイプと盲腸のみが腹側に折り畳まれるタイプがある。S状結腸捻転の場合は、腹部単純X線検査で60〜90％が診断可能だが、盲腸捻転の場合は、20％のみである。盲腸捻転とS状結腸捻転では患者背景が異なる。S状結腸捻転は高齢男性で多く、盲腸捻転は若年女性に多い。

盲腸捻転

盲腸捻転は、盲腸の固定が不十分で可動性が高い場合や、右側結腸が後腹膜に異常固定されている場合に起こる。盲腸捻転の原因として過去の腹部手術歴、慢性便秘症、高繊維食、腸閉塞、遠位のLBO、妊娠後期などが挙げられる。

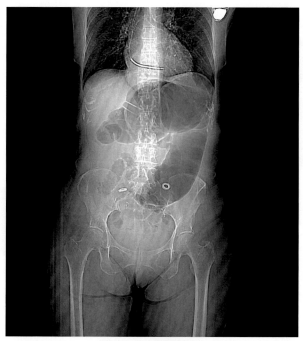

図11.8 盲腸捻転
左上腹部を主座として結腸がループ状に拡張している。

盲腸捻転の典型的症状は急性発症の腹痛と腹部膨満感である。急激な発症の際は、発症時刻を特定できることもある。盲腸捻転は自然に軽快することもある（図11.8）。多くの患者は慢性的に捻転を繰り返す。盲腸捻転は盲腸から回腸末端まで及ぶことがあり、その場合はSBOの症状を呈する。腹部単純X線写真で診断できるのは、盲腸捻転のわずか20％のみである。CT所見としては、whirl sign、回盲部の捩れ、遠位結腸の虚脱、虫垂の位置異常、盲腸端の左上腹部への位置異常などが挙げられる。X marks the spot徴候は腸管が交差するように捻転箇所に収束する所見を指す。Split wall signは2つの腸管ループの間に腸間膜脂肪を認めることで、捩れた腸管ループが裂けているようにみえる所見である。盲腸捻転患者においては、外科的切除が依然として治療の中心である。盲腸固定術は長期的にみるとしばしば再発する。内視鏡的減圧・整復は、S状結腸捻転に対してよく用いられるが、盲腸捻転に対する治療法としての有効性は示されていない。しかし、内視鏡的減圧により緊急手術を回避し、予定手術や待機的手術とすることが可能である。虚血性の盲腸捻転や捻転解除が困難な症例は、早期手術が望まれる。手術の際、壊死した腸管から毒素が急速に血管内に流入し、敗血症性ショックを起こす可能性があるため盲腸の捻転解除は推奨されない。

S状結腸捻転

S状結腸捻転は最も頻度が高い。S状結腸が著明に長く（dolichosigmoid）、腸間膜の基部が狭い場合に起こる。その他の要因としては、水分や食物繊維の摂取が不十分な高齢の施設入所者において発症率が高いことからも明らかなように、慢性的便秘症、向精神薬の内服が挙げられる。臨床症状は捻転の期間と程度による。主な症状は腹痛、腹部痙攣、腹部膨満感、排便困難である。閉塞が不完全な場合は、液状の便が通過することで、逆に下痢が出現することもある。60〜90％の症例では、腹部単純X線写真のみで十分に診断が可能である。拡張したS状結腸ループは、右上腹部に頂点が位置し、「ω」または「coffee beanサイン」を示す（図11.9）。S状腸捻転の治療戦略は盲腸捻転と異なり、穿孔や虚血の徴候がない場合、第一に早期の大腸内視鏡的減圧術を行い、その後に待機的手術を施行することが推奨される。内視鏡的減圧後の再発率は約90％と高率である。減圧後2〜7日以内に手術を行うことが推奨される。手術療法としては剥離術のみでは高率に再発するため、S状結腸切除術を施行することが望ましい。

憩室症に関連したLBO

憩室症に関連したLBOでは、腹腔鏡下切除術がgold Standardであり、NOM後に施行することが理想的である。耐術能のない患者にはループ式回腸人工肛門造設術を考

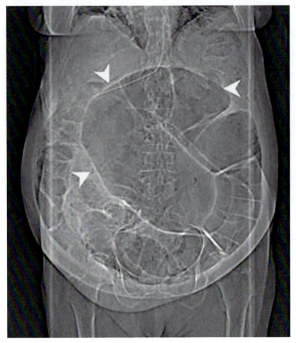

図11.9 S状結腸捻転
X線検査ではS状結腸が拡張（矢印）し、右上腹部で逆U字型に位置している。
(From Lepage-Saucier M, Tang A, Billiard J-S, et al. Small and large bowel volvulus：clues to early recognition and complications. Eur J Radiol. 2010；72：60-66. With permission.)

慮すべきであり、高リスクの患者にはHartmann手術を行うことがより適切である。

Ogilvie症候群

　Ogilvie症候群（機能的急性大腸偽閉塞症）は、機械的閉塞がないにもかかわらず、著明な大腸拡張を特徴とする病態である。Ogilvie症候群は、血行動態不安定、代謝的異常、薬剤性、炎症性、術後などの病態が関連して、しばしば入院患者に認められる大腸の蠕動運動の機能障害である。Ogilvie症候群に関連した併存疾患として、外傷（11%）、感染症（10%）、心疾患（10%）、重篤な代謝障害、敗血症、消化管感染症、薬剤、脊髄損傷などが挙げられる。腹部単純X線写真にて結腸の拡張を示すが、直腸にガス像を認める。Ogilvie症候群の診断には、拡張部位の遠位大腸の機械的閉塞を除外することが重要である。症状や徴候は通常3〜5日かけて現れるが、より急性に、時には48時間以内に発症することもある。Ogilvie症候群は腸管の虚血、腹膜炎、穿孔を合併することがある。合併症のリスクは、腸管拡張径の拡大や、罹病期間に応じて高くなる。合併症のない症例では、早期からの薬物療法（ネオスチグミン静注）が推奨されるが、綿密な経過観察による支持療法が最も重要であることに変わりはない。発症早期の患者管理として、基礎疾患および電解質異常の是正、腸管検査、偽閉塞の原因薬剤の減量にも重点を置くことが望ましい。NOMの成功率は、20〜92%と報告によって疎らである。薬物療法が不応な患者では、大腸内視鏡的減圧術を行う。外科的治療が必要になることは稀で、薬物療法や内視鏡的治療に不応な患者、大腸虚血や穿孔の臨床徴候がある患者に限られる。

悪性腫瘍によるLBO

　悪性腫瘍によるLBOに対しては、腹膜播種や穿孔などの重大な危険因子を認めなければ病変の切除・吻合が第一選択である。閉塞性右側結腸癌の場合、大部分は標準的な右半結腸切除術で切除可能である。必要であれば拡大して左側の結腸切除術も追加する。切除不能閉塞性右側結腸癌の場合は、回腸横行結腸バイパス術やループ式回腸人工肛門造設術が選択される。

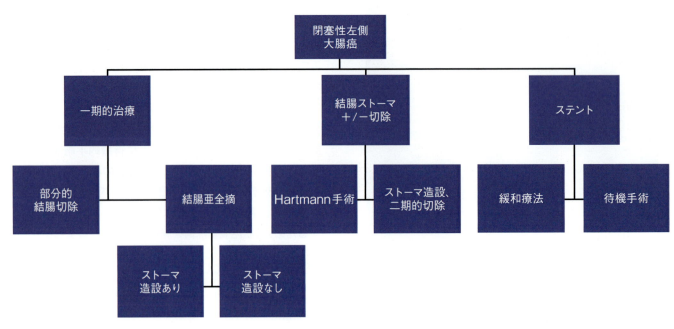

図11.10　閉塞性左側大腸癌に対する治療選択

LBO患者における左側結腸癌の切除と一期的吻合の際の縫合不全のリスクは待機的手術の2〜8％と比較し、2.2〜12％である。手術リスクの高い患者には、二期的手術や一時的な予防的回腸ストーマ造設術が選択される(図11.10)。

直腸癌の場合、正確な病期分類と適切な術前治療を行うために、適応に応じて原発巣の切除はせずに、人工肛門造設術を施行することが推奨される。

内視鏡的治療

手術可能な患者では、大腸自己拡張型金属ステントを一時的に留置し大腸を減圧することで、緊急手術および人工肛門造設を回避し、待機的に一期的吻合による切除が可能となる。閉塞が改善されれば、ステントを留置したまま術前治療を行うことが可能である。大腸自己拡張型金属ステントの利点と制限に関しては現在研究段階である。大腸ステントは閉塞症状を緩和し根治的手術へつなげる目的で、原発性大腸癌または大腸外悪性腫瘍によるLBOに適応がある。大腸ステントは、ASA分類≧IIIの患者や70歳以上の高齢者など、手術リスクの高い患者に適している。

まとめ

急性腸閉塞は、一般的かつ重要な緊急外科入院疾患の1つである。腸閉塞は、小腸、大腸の機械的閉塞(内因性の閉塞や外因性の圧迫)または機能的閉塞によるものである。腸閉塞はしばしば腹痛、嘔気・嘔吐、便秘、腹部膨満感を引き起こす。診断の際には、治療選択が異なるため、腸閉塞の原因が小腸か大腸かを見極めることが重要である。SBOの最も一般的な原因は癒着やヘルニアであるが、その他の原因(良性腫瘍、癌、炎症性腸疾患、放射線療法、子宮内膜症、感染症、胃石、胆石などの異物)も考慮する必要がある。

SBOでは、保存的管理は臨床的に安定した患者の40〜70％で効果的で、特に不完全閉塞では成功率が高い。NOMでは、一般的に48〜72時間以内に腸閉塞が改善する。それ以上時間が経過すると、血管障害を含む合併症のリスクが増大する。NOMで腸閉塞が改善しない場合は、外科的介入が必要である。

LBOの最も一般的な原因は大腸悪性腫瘍である。大腸癌の約40％は緊急症例で、LBOは最も一般的な症状である。LBOのほかの原因としては、憩室疾患や炎症性腸疾患に続発する狭窄や、S状結腸に頻発する結腸捻転がある。時に、S状結腸が左鼠径ヘルニアによって閉塞することもある。LBOは通常救急疾患として来院し、患者は重症化し、敗血症、脱水、血行動態の悪化をきたす可能性がある。LBOの治療は病因によって異なり、手術が適応となる場合には、輸液と電解質異常の是正による十分な補正が必要

である。治療開始の遅れが重大な問題を生じるが、ほとんどの場合早期の治療がよりよい転帰をもたらす。

文献

Ayman M, Hassanien MD, Sarwat M. Laparoscopic adhesiolysis for recurrent small bowel obstruction with ultrasonically activated shears. Egypt J Surg. 2004；23：67-73.

Bellows CF, Webber LS, Albo D, Awad S, Berger DH. Early predictors of anastomotic leaks after colectomy. Tech Coloproctol. 2009；13(1)：41-47.

Bower KL, Lollar DI, Williams SL, et al. Small bowel obstruction. Surg Clin N Am. 2018；98：945-971.

Catena F, Ansaloni L, Di Saverio S, Pinna AD. POPA study：prevention of postoperative abdominal adhesions by icodextrin 4％ solution after laparotomy for adhesive small bowel obstruction. A prospective randomized controlled trial. J Gastrointest Surg. 2012；16(2)：382-388.

Catena F, De Simone B, Coccolini F, Di Saverio S, Sartelli M, Ansaloni L. Bowel obstruction：a narrative review for all physicians. World J Emerg Surg. 2019；14：20.

Choi J, Fisher AT, Mulaney B, et al. Safety of foregoing operation for small bowel obstruction in the virgin abdomen：systematic review and meta-analysis. J Am Coll Surg. 2020；231：368-375.

Coccolini F, Ansaloni L, Manfredi R, et al. Peritoneal adhesion index(PAI)：proposal of a score for the "ignored iceberg" of medicine and surgery. World J Emerg Surg. 2013；8(1)：6.

Conner S, Nassereddin A, Mitchell C. Ogilvie syndrome. In：StatPearls. StatPearls Publishing；2020.

Di Saverio S, Catena F, Kelly MD, Tugnoli G, Ansaloni L. Severe adhesive small bowel obstruction. Front Med. 2012；6(4)：436-439.

Di Saverio S, Coccolini F, Galati M, et al. Bologna guidelines for diagnosis and management of adhesive small bowel obstruction(ASBO)：2013 update of the evidence-based guidelines from the World Society of Emergency Surgery ASBO working group. World J Emerg Surg. 2013；8(1)：42.

Diamond M, Lee J, LeBedis CA. Small bowel obstruction and ischemia. Radiol Clin N Am. 2019；57：689-703.

Dindo D, Schafer M, Muller MK, et al. Laparoscopy for small bowel obstruction：the reason for conversion matters. Surg Endosc. 2010；24：792-797.

DuBose JJ, Lissauer M, Maung AA, et al. Pneumatosis intestinalis predictive evaluation study(PIPES)：a multicenter epidemiologic study of the Eastern Association for the Surgery of Trauma. J Trauma Acute Care Surg. 2013；75：15-23.

Frager D. Intestinal obstruction role of CT. Gastroenterol Clin North Am. 2002；31(3)：777-799.

Halabi WJ, Jafari MD, Kang CY, et al. Colonic volvulus in the United States：trends, outcomes, and predictors of mortality. Ann Surg. 2014；259(2)：293-301.

Krielen P, van den Beukel BA, Stommel MW, Van GH, Strik C, Ten Broek RP. In-hospital costs of an admission for adhesive small bowel obstruction. World J Emerg Surg.

2016 ; 11 : 49.

Loftus T, Moore F, VanZant E, et al. A protocol for the management of adhesive small bowel obstruction. J Trauma Acute Care Surg. 2015 ; 78(1) : 13-21.

Makar RA, Bashir MR, Haystead CM, et al. Diagnostic performance of MDCT in identifying closed loop small bowel obstruction. Abdomin Radiol. 2016 ; 41 : 1253-1260.

Millet I, Ruyer A, Alili C, et al. Adhesive small-bowel obstruction : value of CT in identifying findings associated with the effectiveness of nonsurgical treatment. Radiology. 2014 ; 273(2) : 425-432.

Mir SA, Hussain Z, Davey CA, et al. Management and outcome of recurrent gallstone ileus : a systematic review. World J Gastrointest Surg. 2015 ; 7 : 152-159.

Mosley JG, Shoaib A. Operative versus conservative management of adhesional intestinal obstruction. Br J Surg. 2000 ; 87 : 362-373.

Nazzani S, Bandini M, Preisser F, et al. Postoperative paralytic ileus after major oncological procedures in the enhanced recovery after surgery era : a population based analysis. Surg Oncol. 2019 ; 28 : 201-207.

Panda N, Cauley C, Qadan M. Gallstone ileus. J Gastrointest Surg. 2018 ; 22 : 1989-1991.

Rieser CJ, Dadashzadeh ER, Handzel RM, et al. Development and validation of a five factor score for prediction of pathologic pneumatosis. J Trauma Acute Care Surg. 2021 ; 90 : 477-483.

Sallinen V, DiSaverio S, Haukijarvi E, et al. Laparoscopic versus open adhesiolysis for adhesive small bowel obstruction(LASSO) : an international, multicentre randomized, open-label trial. Lancet Gastroenterol Hepatol. 2019 ; 4 : 278-286. doi : 10.1016/S2468-1253(19) 300160

Shahin H, Nilanjan P, Rao MAK, et al. Operative versus non-operative management of adhesive small bowel obstruction : a systematic review and meta-analysis. Int J Surg. 2017 ; 45 : 58-66.

Ten Broek R, Issa Y, van Santbrink E, et al. Burden of adhesions in abdominal and pelvic surgery : systematic review and metanalysis. Br Med J. 2013 ; 347 : f5588.

Ten Broek RP, Strik C, Van GH. Preoperative nomogram to predict risk of bowel injury during adhesiolysis. Br J Surg. 2014 ; 101(6) : 720-727.

Ten Broek RPG, Krielen P, Di Saverio S, et al. Bologna guidelines for diagnosis and management of adhesive small bowel obstruction(ASBO) : 2017 update of the evidence-based guidelines from the world society of emergency surgery ASBO working group. World J Emerg Surg. 2018 ; 13 : 24.

Valentini V, Buquicchio GL, Galluzzo M, et al. Intussusception in adults : the role of MDCT in the identification of the site and cause of obstruction. Gastroenterol Res Pract. 2016 ; 2016. doi : 10.1155/2016/5623718

Yamada T, Okabayashi K, Hasegawa H, et al. Meta-analysis of the risk of small bowel obstruction following open or laparoscopic colorectal surgery. Br J Surg. 2016;103(5): 493-503.

Yeo HL, Lee SW. Colorectal emergencies : review and controversies in the management of large bowel obstruction. J Gastrointest Surg. 2013 ; 17(11) : 2007-2012.

CHAPTER 12

腸間膜虚血

訳：岡田 一郎

症例提示

肺血栓症の既往歴のある45歳、男性。主に右下腹部に局在する3時間前からの急激な腹痛を訴えて救急部を受診した。患者は腹痛発症の数日前に下痢を経験している。過去に内科的・外科的既往歴はなく、薬物も服用していない。特記すべき家族歴のない会社経営者。喫煙はなく、たまにワインを1杯飲む程度。体温36.8℃、血圧110/80mmHg、脈拍84/分、呼吸数20/分、大気下での酸素飽和度99%であった。不快感と発汗があり、腹部は軽度膨隆してびまん性圧痛あり。右下腹部に限局した腹膜炎所見を認める。初回血液検査でWBC：34,800/μL、Hb：13.9g/dL、血小板数：432/μL、Na：132mEq/L、K：4.4mEq/L、BUN：23mg/dL、Cr：1.3mg/dL、血清アミラーゼ：93U/L、血清リパーゼ：64U/L、AST：15U/L、ALT：25U/L、GGT：36 U/L、Dダイマー：8,500μg/mL、CRP：18.8mg/dL。

CT血管造影（CTA）が実施され、門脈〜腸間膜静脈血栓と門脈側副血行路拡張を伴う急性腸間膜静脈虚血が確認され、びまん性の腹水が認められた。

〈質問〉

この患者にとって最善の次のステップは何か？

〈回答〉

急性静脈性腸間膜虚血は、ほとんどの場合、抗凝固療法を用いた非手術的アプローチで初期治療が可能であるが、この患者には腹膜炎の徴候があり、外科的検索が必須である。腸管壊死が確認された場合、切除術が選択されるが、未分画ヘパリンまたは低分子量ヘパリンの持続点滴による抗凝固療法を診断後直ちに開始すべきである。

加えて、可能な限りの腸管を温存するために、セカンドルック手術を行うopen abdomen戦略も考慮される。

診療の原則

診 断

急性腸間膜虚血（acute mesenteric ischemia；AMI）は米国および欧州の急性期入院患者の1/1,000を占める。AMIはある範囲の腸管の突然の血流途絶と定義され、腸管虚血や腸管壊死へ進展し、治療が行われなければ死に至る。

心拍出量の25%は腹部臓器へ循環し、食後には35%まで増加する。腸管は血流が75%減少しても、大きな損傷を受けることなく12時間までは生き延びることができるが、12〜24時間までにその生存率は54%へ低下し、24時間後には18%へ低下する。一方、腸管の顕微鏡的な変化は血管閉塞の5分以内には発生する。腸管への不可逆的な障害は6時間未満の完全虚血で生じる。

診断は難しく、腸管虚血が認識されないことが本疾患の高い死亡率の原因となっている。発生率は一般人口の高齢化（既往疾患を伴う）に帰する。これらの既往症は腸管壊死患者の予後を悪化させる。死亡率は過去50年間で減少したが、依然として50〜69%と高い。AMIの死亡率は治療のタイミングに関係しており、発症の24時間以内に手術を受けた患者の11%から、24時間以降に手術を受けた場合の73%と幅広い。AMIで入院した患者のうち1年後にはわずか26%しか生存していない。

現在、AMIが疑われる患者の評価と治療の指針となるレベル1のエビデンスは存在しない。

病因からAMIは以下の4つの分類できる。

- EAMI（embolic arterial AMI）：動脈塞栓性AMI
- TAMI（thrombotic arterial AMI）：動脈血栓性AMI
- VAMI（venous AMI）：静脈性AMI
- NOMI（nonocclusive mesenteric ischemia）：非閉塞性腸間膜虚血

臨床所見

早期診断の鍵は、臨床的に高度な疑いをもつことであ

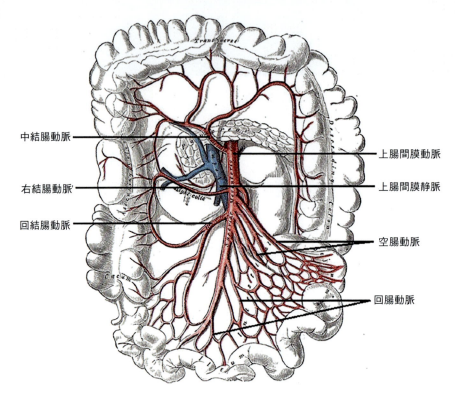

図12.1　上腸間膜動脈の分枝
(From Gray H, Lewis WH, eds. Anatomy of the Human Body. 20th ed. Lea & Febiger；Public domain, 1918.)

る。耐え難い腹痛を訴える患者が、腹部診察で異常が認められないという臨床シナリオは早期のAMIに典型的である。臨床検査で腹膜炎の徴候が認められた場合、不可逆的な腸管壊死が起こっている可能性が高い。大規模な症例研究では、患者の95％が腹痛、44％が嘔気、35％が嘔吐、35％が下痢、16％が直腸からの血便を呈する。初期には、患者は腹痛、発熱、潜血便陽性の三徴候を呈するかもしれない。その後、敗血症、敗血症性ショックへと進展する。

患者が訴える症状は病因によって異なりうる。

動脈塞栓性急性腸間膜虚血（EAMI）

動脈塞栓症はAMIの最も頻度の高い原因である（45％）。突然発症の痛みが特徴的であり、心房細動を伴うことが多い。その他の既往疾患として、虚血性心疾患、心筋症、最近発症した心筋梗塞（心腔内血栓を伴う）、高血圧、糖尿病、腎不全などとしばしば関連する。患者の約33％が最近の塞栓症の既往歴があり、適切な抗凝固療法が行われていない場合はEAMIを疑うべきである。臨床診察で重要な所見がなく、突然発症の腹痛と嘔吐や下痢が関連している際は、EAMIの典型的な症状である。塞栓の大部分は上腸間膜動脈（superior mesenteric artery；SMA）の起始部から3～10cm遠位にとどまる（図12.1）。

動脈血栓性急性腸間膜虚血（TAMI）

動脈血栓症（図12.2）はAMIの25％未満を占める。より緩徐な経過をとり、しばしば腹部狭心症の既往や、診断されていない慢性腸間膜虚血を示唆する体重減少を伴う。患者は消化による痛みのために食事をとるのが怖いと訴えることがある。TAMIの主な危険因子は動脈硬化性疾患と脂質異常症である。また、患者は血管イベントや血管手術の病歴をもつ場合もある。血栓症は内臓動脈の起始部で起こり、SMA内腔のプラークは通常、何年もかけて危機的な狭窄まで進行し、その結果として側副血行路が発達する。回結腸動脈が侵されると結腸近位部が壊死する。

静脈性急性腸間膜虚血（VAMI）

静脈血栓症（図12.3）はAMI患者の10％を占め、通常若年層（40～60歳）に発症する。しばしば凝固亢進状態（プロテインCおよびS欠乏症、多血症、ライデン第Ⅴ因子変異、肝硬変または門脈圧亢進症、重症膵炎、ネフローゼ症候群、腹部外傷、進行した悪性腫瘍）と関連するが、特発性の場合もある（20％）。若い女性では経口避妊薬、妊娠、産褥が危険因子である。最大50％の患者が深部血栓症または肺塞栓症の既往があると訴える。VAMIの発症は、漠然とした亜急性の腹痛が特徴的であり、最長で2週間かけて発症する。患者の半数は嘔気・嘔吐を訴える。VAMIの古典的なCT所見では、典型的には腸管肥厚、静脈うっ滞、腹水を伴うもやもやとした腸間膜像を示す。関連する静脈うっ滞は、脾腫を生じることがある。

非閉塞性腸間膜虚血（NOMI）

NOMIは腸間膜虚血症例の20％未満を占める。それはしばしば集中治療室（ICU）で鎮静、人工呼吸されている重篤な患者の二次的事象として起こることが多く、沈黙して

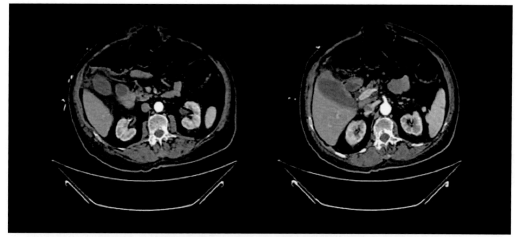

図12.2 上腸間膜動脈の動脈血栓性急性腸間膜虚血（TAMI）

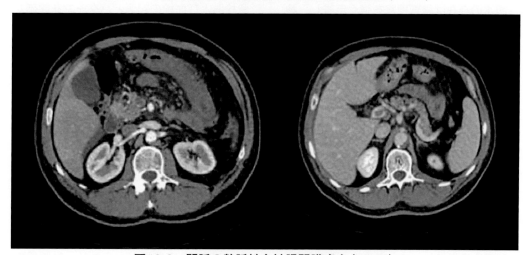

図12.3 門脈の静脈性急性腸間膜虚血（VAMI）

いる。病態生理学はよくわかっていないが、心拍出量の低下と血管収縮の組み合わせで説明しうる。脱水と血管収縮薬の使用は、NOMIを誘発する可能性がある。NOMIの危険因子は、50歳以上、急性心筋梗塞の既往、うっ血性心不全、大動脈閉鎖不全、心肺バイパス、腎臓または肝臓の疾患、腹部手術などである。循環性ショックや血管作動性薬物による二次的な腸間膜低灌流が起こった患者では、この疾患を疑うべきである。急性または弛緩性の疼痛、腹部膨満感、腹部緊満、血便、排便困難はすべて重症患者におけるNOMIに伴って起こる。ほとんどの患者は、後期の臨床徴候として腹部緊満を伴う腹部敗血症の証拠を示す。

臨床検査

AMIを日常的に早期発見する特異的な検査項目はないが、腸脂肪酸結合タンパク（I-FABP）、α-グルタチオンS-トランスフェラーゼ（GST）、d-乳酸などは早期診断に有用と思われる血漿バイオマーカーである。これらは臨床では日常的には使用されていない。

ほとんどの患者は、血液濃縮、白血球数（WBC）増加や代謝性アシドーシス（乳酸・血清アミラーゼ・アスパラギン酸アミノトランスフェラーゼ・乳酸脱水素酵素・クレアチンホスホキナーゼなどの高値を伴う）などの臨床検査値異常を呈するが、これらの検査はいずれもAMIを診断するのに十分な感度や特異性をもっていない。WBCの上昇は患者の90％以上で報告され、血清l-乳酸値の上昇はAMI患者の88％で報告される。血清l-乳酸は組織低灌流の特異的マーカーであるが、肝臓は門脈腸間膜血流を介して大量のl-乳酸を排出することができるので、腸管虚血の初期には乳酸高値は示されないかもしれない。乳酸アシドーシスは、拡大した貫壁性腸管梗塞、組織低灌流、敗血症の後に発症する。急性腹痛患者において、血清乳酸値が正常でもAMIを否定することはできない。2mmol/Lを超える乳酸値は一般に不可逆的な腸管虚血と高い死亡率に関連する。

AMIの病因が血栓性の場合、D-ダイマーやフィブリノゲンなどの血栓形成に関連する臨床検査値は通常上昇するが、これらは特異的なものではない。D-ダイマーの値はVAMIとEAMIまたはTAMIの鑑別には役立たない。

画像

腹腔内遊離ガスや後腹膜ガスが強く疑われる場合を除いて、腹部単純X線写真のみ用いることは避けるべきである。X線所見は特異的ではなく、迅速な診断を遅らせる可能性がある。

腹部超音波検査(abdominal point of care ultrasound；POCUS)は、救急外来で身体診察の延長として一次診断ツールとして使用されるかもしれないが、CT血管造影(CT angiography；CTA)の実施を遅らせてはならない。POCUSは、腸の痙攣や超音波検査(US)による腸の"to-and-fro"所見が認められる小腸閉塞と、壊死が拡大して腸の可動性の徴候が認められないAMIとの鑑別に役立つかもしれない。加えて、腹腔内液体貯留はしばしば超音波で検出でき、超音波ガイド下診断的腹膜吸引(diagnostic peritoneal aspiration；DPA)により腹腔内液のサンプルを採取することができる。この方法は、意思決定プロセスにおける強力なツールとなる。超音波ガイド下DPAで検出された血性腹水の存在は腸管梗塞を強く示唆し、診断と治療を次のステップに導くことができる。カラードップラー超音波検査は腹腔動脈根部やSMAレベルでの狭窄、塞栓症、血栓症を示し、腸管壁の血流評価を可能にする。しかし、CTAと比較すると感度は低い。さらに、患者の体格や腸の過度の膨張、高度な超音波技術の必要性により、この手技の日常的な使用は制限される。

CTAが画像診断法の第一選択である。最も良好な治療結果は治療介入までの時間と強く関連しており、AMIが疑われた場合は可能な限り早く行うべきである。臨床経験があり、急性疾患と認識しているにもかかわらず、適切な治療を開始するのが遅れた場合、死亡率は30～70%と高くなる。CTAは腎不全患者であっても実施すべきである。なぜなら、診断が遅れたり誤ったりした場合は腎臓と患者にとって、造影剤への曝露よりもはるかに有害だからである。CTAは診断精度が高いだけでなく、急性腹痛のほかの原因を特定するためにも重要な役割を果す。塞栓性、血栓性、非閉塞性、静脈性などAMIの原因を鑑別することは基本となる。

経口造影剤の投与は、次の2つの理由から推奨されない。第一に嘔吐やイレウスなどの臨床症状を伴うため。第二に経口造影剤の腸管通過時間が長くなるため、根本治療がさらに遅れる可能性があるためである。

CTA画像では造影剤を静脈内投与前の画像も撮影すべきである。造影前のスキャンでは血管の石灰化、急性の高濃度な血管内血栓、血管壁内出血が検出できるためである。一方、造影CTでは、腸間膜血管内の血栓、腸管壁の異常な造影効果、他の臓器の塞栓症や梗塞の有無を確認することができる。矢状断および3D再構成は、腸間膜動脈内の塞栓および血栓の起源とパターンを評価するために使用される。

AMIの特徴には以下のものがある。

・腸管壁の肥厚像
・腸管拡張
・腸間膜血管の閉塞
・腸間膜の脂肪織濃度上昇
・腸管気腫および門脈ガス
・腹腔内液体貯留

CTAで腸管気腫症を同定するには、気泡の大きさが1～2mm以下の可能性があるため、動脈相または門脈相で1.25～2.5mmのコリメートによる高い空間分解能が必要である。

非閉塞性腸間膜虚血(NOMI)は診断上最も困難な課題であり、診断は主に臨床的な疑いに頼る必要がある。このよ

表12.1　腸間膜虚血のCTA所見

さまざまな病態における腸間膜虚血のCTAでの特徴			
特徴	動脈閉塞	静脈閉塞	閉塞なし
腸管壁の肥厚	薄くなる、変化なし、または肥厚する(再灌流で肥厚することがある)	肥厚する	薄くなる、変化なし、または肥厚する(再灌流で肥厚することがある)
侵される部位	閉塞の末梢領域、腸間膜動脈血栓症の方がより近位の動脈閉塞であるために腸間膜動脈塞栓症より広範囲に侵される	静脈閉塞の末梢部位	変化は非連続的かつ分節的に生じる
単純CTでの腸管壁濃度	特徴的な所見はなし、または出血性梗塞では高吸収	浮腫では低吸収、壁内出血や出血性梗塞では高吸収	特徴的な所見はなし、または出血性梗塞では高吸収
造影CTでの腸管壁造影効果	減弱または消失、target様所見または再灌流による信号強度の上昇	減弱・消失または増強、target様所見	減弱または消失、target様所見または再灌流による信号強度の上昇
腸管拡張	明らかでないか、低張性拡張	中等度から顕著で、液体貯留を伴う	明らかでないか、低張性拡張
腸間膜血管の見え方	動脈の欠損、血栓症では石灰化を伴う狭窄または石灰化を伴わない狭窄、SMA径がSMV径より大きい	腸間膜静脈の欠損、静脈のうっ滞	血管の欠損像なし、動脈の収縮とSMVの狭小化
腸間膜の見え方	腸間膜梗塞が起こるまではもやもやとした像なし	腹水を伴うもやもやとした像	腸間膜梗塞が起こるまではもやもやとした像なし

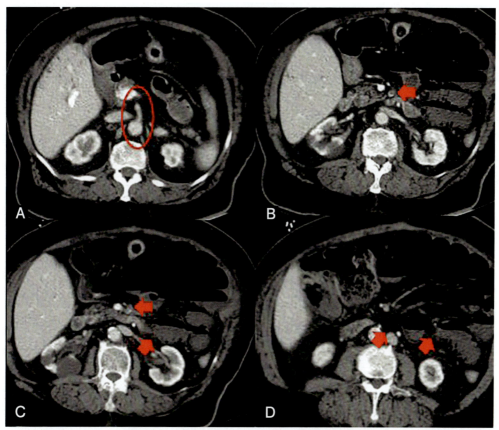

図12.4　動脈血栓性急性腸間膜虚血（EAMI）
腸間膜血管の閉塞と腸管気腫症のCTAスキャン像。A：円内は上腸間膜動脈。B：矢印は上腸間膜動脈の血栓を示す。C：上矢印は上腸間膜動脈の血栓、下矢印は腸管気腫症を示す。D：左矢印は上腸間膜動脈の血栓、右矢印は腸管気腫症を示す。

うな重症患者では、血行動態が著しく不安定なため、放射線部門への搬送が安全でない可能性がある。CTAでは、病変部の腸壁は正常または肥厚しており、増強パターンは消失または減少から増大までさまざまであるが、腸間膜の脂肪組織浸潤像と腹水は通常認められる。NOMIが強く疑われる場合は、選択的カテーテル血管造影で診断を確定することもできる。所見としては、「枯れ枝」状の末梢血管の開存血管、「ソーセージの列」様の動脈、粘膜下造影効果の消失などがある。

　CTAによる腸間膜血管の評価は、その後の手術戦略や患者管理を計画するうえで決定的に重要である。

　一般に、不可逆的虚血に関連するCTA所見は、腸管拡張と壁肥厚、腸管造影効果の減少または消失、腸管気腫症、門脈ガス、または遊離腹腔内ガスである。これらの所見は、臨床症状、患者の虚弱、年齢、併存疾患と関連し、外科医が緩和治療を考慮する際の指針となるかもしれない。

　AMIの放射線学的特徴を**表12.1**に示す。

　腸管気腫症（pneumatosis intestinalis；PI）（**図12.4**）は、AMIに関連する腸管の貫壁性梗塞の所見として、腸管壁内のガス像として認められる。末期症例では、腸間膜静脈ガスを伴うことが多い。しかし、PIは腸管梗塞や虚血を強く示唆するものの、特異的なものではなく、患者の臨床的特徴によっては、気腫症のみが認められる場合は、必ずしも手術が必要とは限らない。PI患者の60％は良性疾患であり、手術を必要としないとされる。PIPES試験では、乳酸値≧2.0mmol/Lと血管収縮薬の使用または低血圧の存在は、92％の症例で手術の必要性を正しく予測したと報告されている。腹膜炎は手術が必要であり、大腸に比べ小腸の気腫、広範囲の気腫、門脈ガスなどの所見は、病的気腫である可能性が高い。最近の研究では、病的PIに関連する5つの因子が同定された：小腸PI、70歳以上、心拍数110回/分以上、乳酸値2.0mmol/L以上、好中球/リンパ球比10以上、である。

治　療

　AMIの診断が疑われたら、患者サポートの基本原則を開始しなければならない。蘇生術の主な目標の1つは、適切な組織・臓器灌流を回復させることである。AMIの場合、これは6つのRに要約される。

> Resuscitation（蘇生）
> Rapid diagnosis（迅速な診断）
> Revascularization（血行再建）
> Resection（切除）
> Relook（再評価）
> Restoration of GI continuity（消化管連続性の回復）

　蘇生には、十分な血液量と酸素化を確保するために、酸素投与と静脈内輸液の投与が必要である。AMIが疑われる

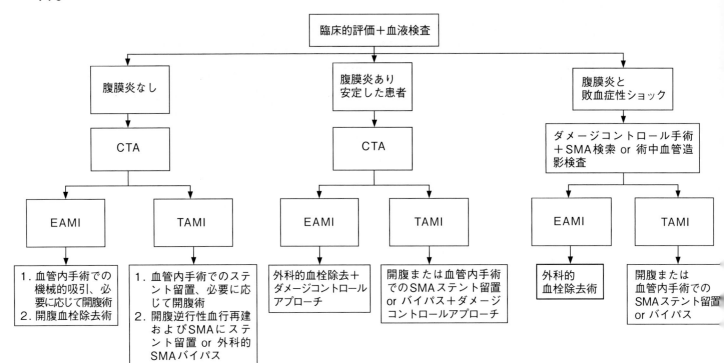

図12.5　治療選択のフローチャート

患者の管理には、輸液と血液製剤による蘇生が不可欠である。効果的な蘇生を行うためには、早期に血行動態モニタリングを実施すべきである。最近のCochrane Reviewでは、死亡率減少における晶質輸液に対するコロイド輸液の優位性は示されなかった。さらにヒドロキシエチルスターチの使用は死亡率を増加させる可能性があり、安全性がさらに証明されるまでは避けるべきである。

全身的抗凝固療法を速やかに開始し、周術期も継続する。電解質レベルと代謝状態を評価する。代謝性アシドーシスや高カリウム血症があれば是正すべきである。経鼻胃管での減圧も考慮すべきである。

血管収縮薬は臓器灌流を低下させるので、可能な限り避ける。必要な場合は、ドブタミン、低用量ドパミン、ミルリノンなどの腸間膜血流への影響が少ない薬剤を考慮すべきである。

迅速な診断とそれに続く迅速な治療は、最適な患者の予後に欠かせない。腸管の完全な血管閉塞が6時間以上続くと、腸管壊死を伴う不可逆的な損傷につながり、一般に24時間以上遅れると死亡率は80％に上昇する。したがって、可能であれば早期の血行再建がAMI治療の重要なポイントである。

壊死腸管の切除が唯一の治療選択肢である。しかし、蘇生やインターベンショナル・ラジオロジー（interventional radiology；IVR）手技による腸管灌流の最適化後などのほかの治療後の腸管のviabilityの再評価のために、open abdomenを用いた再評価戦略が必要とされることが多い。セカンドルック手術（あるいは複数回の外科的検索）の使用は、合併症率と死亡率の有意な低下と関連している。

閉腹前の最後のステップは、生存可能な消化管の連続性を回復することである。適切な栄養サポートを計画するために、残存腸管の長さは常に測定すべきである。

腸管虚血は粘膜バリアの早期喪失につながり、bacterial translocationを促進し、敗血症性合併症のリスクを高めるので、広域スペクトラムの抗菌薬を投与すべきである。

異なる病因ごとに、特定の治療法を考慮すべきである（図12.5に管理フローチャート案を示す）。

動脈塞栓（EAMI）

開腹血栓除去術は現在でも広く行われており、正中切開で膵臓と腸間膜根部のすぐ下のSMAにアプローチする。近位および遠位でクランプした後に動脈を横切開し、血栓除去カテーテル（No.2またはNo.3のFogartyバルーンカテーテル）を用いて近位および遠位の動脈を除去する。大動脈内の血栓が外れてさらに塞栓がつくられないように、近位部での高圧洗浄は避けるべきである。血栓除去終了後、動脈をヘパリン化生理食塩水で愛護的に洗浄する。その後、動脈切開は定型的に閉鎖する。

血管内血栓回収術は、専用カテーテルの開発とともに一般的になってきた。経皮的機械的吸引または血栓溶解療法によって達成され、必要であればステント留置の有無にかかわらず経皮的血管形成術（percutaneous transluminal angioplasty；PTA）が可能である。しかしながら、血栓の遠位塞栓のリスクがある。

血管内治療第一戦略の注意点は、塞栓吸引に成功しても症状が消失しない場合、開腹手術に遅れないようにすることである。もし、不可逆的な腸管壊死が既に生じている場

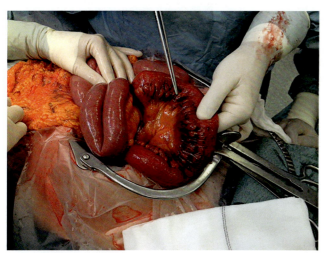

図12.6　静脈性急性腸間膜虚血：術中所見

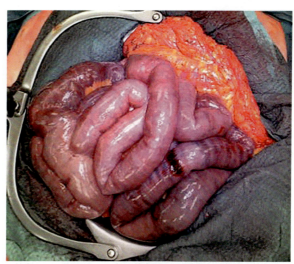

図12.7　血栓性急性腸間膜虚血
開腹動脈切開を行う前のTAMIにおける小腸壁の外観。

合は、外科的探索と壊死組織の切除が必須である。閉塞性AMIに続いて血行再建術後にNOMIが発症することも珍しくない。

動脈血栓（TAMI）

血管内治療が可能である場合はTAMIの第一選択であり、できるだけ早く行うべきである。血管内治療は腸管梗塞が起こる前に、虚血がまだ可逆的である可能性があるときに行うべきである。最も一般的なインターベンションはPTAとステント留置術である。その他の血管内治療としては、経皮的血栓吸引除去術、局所線溶療法、動脈内薬物灌流（ヘパリンやパパベリンなど）がある。

血管インターベンションの前に虚血腸管を切除するために手術（図12.6）が必要な場合、または経皮的治療が失敗した場合、血行再建術の選択肢としては、血栓内膜剝離術、SMAの再移植、SMAバイパス術、逆行性開腹腸間膜ステント留置術（retrograde open mesenteric stenting；ROMS）などがある。これらの選択肢のうち、ROMSは一般に適応となるが、専門的技術を要する。患者が瀕死の状態にある場合、手術時間は最小限にとどめるべきである。

ROMSは開腹時のハイブリッドアプローチである。SMAを露出し、その主幹を穿刺し、近位SMA病変を長い親水性ガイドワイヤーで逆行性に横切る。その後、ガイドワイヤーを大動脈に固定し、大腿動脈または上腕動脈からの貫通アクセスを確立する。その後、ステント留置は通常の前向きの方法で行うことができる。従来のステント留置術に対するハイブリッド法の利点は、ガイドワイヤーが病変部を通過するのに十分なサポートを要する手間を省き、短い距離で再疎通が可能なことである。手技は外科的バイパス術よりも侵襲が少なく、腹部汚染でもインプラントの感染リスクは最小である。ハイブリッド手技のさらなる利点は、新鮮な血栓があれば開腹動脈切開術で除去できること、ステント留置前にSMAを穿刺部位より遠位でクランプして遠位塞栓を回避できることである。

静脈グラフトを用いた上腸間膜動脈幹への腹腔動脈上の大動脈からの順行性バイパスは、開腹バイパス術としては最良の結果をもたらす。別のアプローチとしては腎-腸間膜バイパス術がある。しかしながら、近位腸間膜動脈硬化性閉塞性疾患に対する最も実用的な選択肢は、合成グラフトを用いた総腸骨動脈からの逆行性バイパスである。

血管の専門家がいない場合は、まず壊死した腸を切除し、その後、緊急のインターベンション血管造影または血管手術のために患者を転院搬送するのが妥当であろう。

開腹手術、血管内治療、ハイブリッド手術のいずれを選択するかは、ステント留置後の方が開腹手術手技後よりも動脈供給が低いことを考慮し、長期開存性に基づいて決めなければならない。血管内治療された患者の約30％は、その後2年間に2回目の血管形成術を必要とする。

静脈性虚血（VAMI）

VAMIは通常、手術なしで管理される。未分画ヘパリンまたは低分子ヘパリン（low molecular weight heparin；LMWH）の持続点滴による抗凝固療法がVAMIの第一選択治療であり、術中診断の場合にも開始すべきである。上腸間膜静脈の孤立性血栓は通常、側副血行によって補われる。しかし、門脈がさらに完全に血栓化すると、小腸の静脈梗塞を引き起こし、その重症度はさまざまであり、開腹手術が必要になることもある（図12.7）。

アプローチは患者の臨床症状やCTA所見によって異なる。

・症状が軽度で、腸管灌流障害のCTA徴候（腸管壁浮腫や腹水など）がない場合は、LMWHから開始し、ワルファリンで継続するシンプルな抗凝固療法で通常は十分である。

- 初期症状がより重篤でCTAで浮腫性腸管が確認された場合は、LMWHの代わりに未分画ヘパリンの持続点滴を開始すべきである。ヘパリン持続注入の利点は、血液検査（活性化部分トロンボプラスチン時間）で治療効果をモニターできることと、手術が必要な場合にプロタミンで抗凝固療法を速やかにリバースできることである。
- 第二段階は血管内治療であり、機械的血栓除去術に加えて、あるいは単独で経肝的または経内頸静脈肝内シャント経路での血栓溶解療法が行われる。血管内アクセスからSMAに挿入したカテーテルによる血栓溶解薬の動脈内投与も、門脈が慢性的に閉塞している急性腸間膜静脈血栓症の場合、補助療法として、あるいは第一選択の血栓溶解療法として使用されている。血栓溶解療法の禁忌はよく確立されており、絶対的禁忌（中枢神経系腫瘍、最近の出血性脳卒中、消化管出血、コントロールされていない高血圧）と相対的禁忌（妊娠、消化管出血歴、最近の大手術）に分けられる。
- 腸管壊死が疑われる場合、あるいは腹部コンパートメント症候群（ACS）を発症した場合は手術が必要である。静脈性腸間膜虚血ではダメージコントロールの原則が適用でき、広範な腸管浮腫によるACSでは陰圧閉鎖ドレッシングによるopen abdomenが行われる。

非閉塞性腸間膜虚血（NOMI）

NOMIの治療は、内臓の血管収縮を誘発した臨床的または薬理学的条件を是正し、腸間膜の灌流を改善するとともに、梗塞腸管を早期に発見し切除することに基づいている。

腸間膜灌流を改善する主な要因は、循環血液量と血行動態の安定性を回復させることと、虚血の原因となる腸管血管攣縮を改善させるためにSMAに直接血管拡張薬を投与することである。

NOMIの診断は、選択的腸間膜血管造影で確認され、禁忌がなければ、その際に血管拡張薬のSMAへの直接注入が開始できる。最良の血管拡張薬はプロスタグランジンE_1（アルプロスタジル）であり、20μgをボーラス投与し、60～80μgを24時間で持続投与する。パパベリン（30～60mg/時）は、NOMIの死亡率を70％から50～55％に減少させることが示されており、許容できる代替薬である。

外科的介入を行うかどうかは、腹膜炎や穿孔の有無、あるいは患者状態の全体的な悪化に基づいて決定される。

腹腔鏡の役割

不確実なシナリオに直面した場合は、低侵襲的なアプローチを検討すべきである。開腹手術を避けつつ診断につながるかもしれない。血行動態が正常で、臨床的に腹部病変が疑われるが、臨床検査や画像診断では診断がつかない患者には審査腹腔鏡を行う。1つの限界は、腹部全体を完全には観察できず、腸管全体を視覚化できないことであるが、このリスクは外科医の経験と技術によって軽減することができる。

手技の感度と特異性を高めるために、インドシアニングリーン蛍光（indocyanine green fluorescence；ICG）による血管評価を用いることができる。

腹腔鏡のもう1つの使用法は、虚血腸管の程度によってダメージコントロールか緩和的アプローチのどちらかを選択するような不安定な患者である。ベッドサイドでの審査腹腔鏡はICUで行うことが可能で、臨床的意思決定に役立つ。

インドシアニングリーン蛍光（ICG）

ICGは近赤外蛍光体である。定時予定手術における蛍光血管造影に広く使用されている。特殊な腹腔鏡カメラを用いて、色素が循環を通過する際の蛍光を確認することができる。ICGは、漿膜に肉眼的な変化が生じる前に、一定の十分な血流が存在する部位を同定し色づけすることができ、また血液供給が不十分な部位を可視化することもできる。緊急時、特にAMIにおけるICGの使用は、初期の動物モデルや単独の症例研究、コホート研究では有望視されているものの、現在までのところ十分に検討されていない。

この技術は、開腹手術でも腹腔鏡手術でも使用できる。

Open abdomen戦略とdamage control surgery（DCS）

重症の敗血症や敗血症性ショックを起こし、救命手術を受けたAMI患者は、ダメージコントロールアプローチをとるべきである。（第9章「緊急一般外科におけるダメージコントロール」参照）。DCSを行うかどうかの決定は開腹手術の初期に、あるいはその前に行うべきである。それは、蘇生に対する反応と患者の進行中の生理学的状態に基づくべきである。高齢者でも良好な治療成績が得られていることから、高齢はDCSの禁忌ではない。

腸管吻合は、十分に蘇生され安定した患者で、腸管のviabilityに疑いのない場合にのみ行うべきである。初回手術では、明らかに壊死している部分のみを切除する。その後、患者の生理状態が不安定な場合（DCS）、腸管の生存性が不確かな場合（例えば、SMAバイパス術後）、開腹手術後に血管造影を必要とする可能性がある場合などには、セカンドルック戦略を考慮すべきである。いずれのシナリオにおいても、十分な蘇生を行った後に腸管のviabilityを再確認することは有用である。セカンドルックのタイミングは48時間以内が望ましいが、24時間以内には行わない。セカンドルック中に腸管のviabilityに疑問が残る場合は、さらなる再確認手術を計画すべきである。

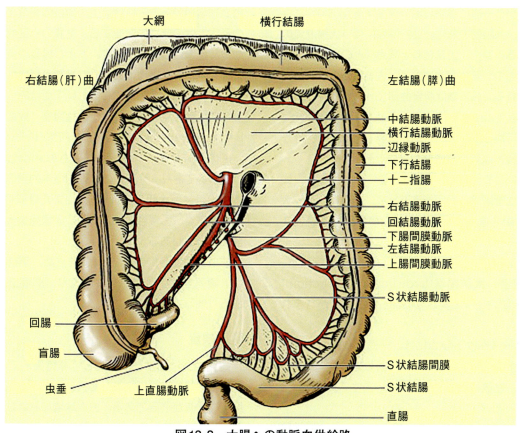

図12.8 大腸への動脈血供給路
(Reprinted from Ellis H, Mahadevan V. Anatomy of the caecum, appendix and colon. Surgery. 2014；32：4. Elsevier. https：//doi.org/10.1016/j.mpsur.2014.02.001)

　選択された患者にセカンドルック手技を選択的に行うことで、31〜71％の症例で再開腹手術中に虚血腸管の切除を要し、罹患率と死亡率を有意に減少させる。
　Open abdomenを行う場合、腹膜蘇生法（腹腔内の持続陰圧吸引）を使用することで、セカンドルック手術前に通常の腸管の生理機能を回復できる可能性があることが、最近のエビデンスから示唆されている。

有益でない診断・治療

　虚血性腸管をすべて切除すると、短腸症候群（short bowel syndrome；SBS）となり、その後の重篤な一連の問題を引き起こす可能性がある。これは、特に長期間の経静脈栄養に耐えられない可能性のある高齢者や虚弱患者では、望ましい状態とは言えない。
　APACHE-IIとP-POSSUMは、緊急手術後の転帰に関する正確なスコアリングシステムではなく、特にP-POSSUMは死亡率を過小評価する可能性がある。
　このような特殊で困難な意思決定プロセスにおいて、臨床的フレイル・スケールを使用することは、患者の親族と臨床シナリオについて話し合う際にも役立ち、誤解を招くような期待を避けることができるかもしれない。
　完全経静脈栄養を必要とするSBSは、AMIの長期生存者の13〜31％で報告されており、体重減少は38％で記録されている。SBSは通常、機能している腸管が200cm未満しか残っていない場合に発症する。腸管不全は、経静脈栄養なしで健康を維持するには腸の長さまたは機能が不十分であると定義される。腸管不全のリスクは切除する小腸の量と切除する小腸の部位に依存する。空腸切除率〜50％は通常認容性が高い。30％以上の回腸切除は通常認容性が低い。手術記録に手術時の腸管残存長を記載することが重要である。残存小腸長が100〜150cmの場合、ある程度の腸管不全が生じる。SBSは、術後解剖学的に回盲弁のない小腸が100cm未満、または回盲弁と結腸は保たれているが、小腸が65cm未満の場合に生じる。若い患者の場合、小腸移植も選択肢の1つであることを覚えておく必要がある。この切除の制限を守れない場合は、切除の重大なリスクを慎重に考慮すべきである。
　広範な小腸切除の恩恵に関しては、特に高齢患者において、結果として生じる生活の質、罹患率、死亡率とのバランスを考慮すべきである。

虚血性腸炎

診　断

　虚血性大腸炎（ischemic colitis；IC）は小腸虚血とはまったく別の疾患である。大腸虚血は小腸虚血よりも一般的である。自然歴および全転帰は、一般に小腸虚血よりも軽症である。ICの発生率は人口10万人当たり4.5〜44人と推

定されているが、一般に高齢者層で発生する(80%)。

その病因は、大腸壁の急性虚血性障害に伴う大腸灌流の漸減に関係する。通常、正常粘膜と罹患部との間に典型的な鋭い境界をもつ分節性疾患である。左結腸とS状結腸が最もよく侵される。分水嶺は脾彎曲部(Griffiths点)と直腸S状結腸接合部(Sudek点)である。孤立性右結腸虚血は、貫壁性梗塞の可能性が高く、手術が必要であるため、ほかの虚血性大腸炎とは異なる管理が必要である。

素因は一般に血管性と腸内因性の2つに分けられる。

大腸血管の血管攣縮、凝固能亢進状態、血管炎など、大腸への血液供給を低下させるあらゆる病態がICを誘発する可能性がある(図12.8)。

ICを誘発する腸管要因には、便秘、過敏性腸症候群、糞便による閉塞、大腸閉塞(large bowel obstruction；LBO)など、大腸内圧を上昇させるあらゆる病態が含まれる。

ICの病理学的スペクトラムには、一過性の虚血、慢性虚血、壊疽が含まれる。粘膜は虚血に対して最も脆弱な結腸の層である。粘膜に限局した虚血は一過性であり、完全に回復する。

ICが筋層を侵すと、瘢痕化し、場合によっては慢性狭窄を引き起こす。大腸壁の全層に及ぶ虚血は壊疽や穿孔を引き起こす可能性がある。大腸虚血は一般に非閉塞性であり、予後は良好である。過凝固状態、膵炎、門脈圧亢進症、うっ血性心不全などでみられることもある。閉塞性大腸虚血は、動脈塞栓症、解離、動脈炎で起こることがある。虚血性大腸炎は、*Clostridioides difficile*関連性大腸炎、その他の感染性大腸炎、炎症性腸疾患と区別しなければならない。

臨床所見

ICの初期症状は、非特異的な腹痛、漠然とした消化器症状、理学所見に比例しない痛みなど、小腸虚血と重なる部分がある。ICの典型的な症状は、腹痛、血便、下痢、白血球増加である。症状は主に虚血の程度と罹患した結腸の長さと壁の厚さに関連する。粘膜の小区間に限局した虚血は、痙攣性の腹痛、便意、および微量の直腸出血を引き起こす。新鮮な出血は通常、左結腸が侵された場合に起こる。右側結腸虚血では、しばしば下血はみられない。より重篤で広範な腸管虚血では、急性腹痛、敗血症徴候を伴うbacterial translocation、およびアシドーシスをきたす。

ICの臨床パターンは、現在でもBrandtとBoleyの分類に基づいており、大腸壁の病理組織学的損傷の程度によって、①可逆性大腸炎(粘膜下出血または壁内出血)、②一過性大腸炎、③慢性区域性虚血、④壊死型大腸炎、⑤劇症全大腸炎、がある。

非壊疽型は症例の80〜85%を占め、手術を必要としない。壊死型は症例の15%に起こり、劇症全大腸炎は稀である(1%)。

臨床検査

臨床検査は通常、ICに対して非特異的である。患者の生理学的状態を評価するために、全血球計算、代謝パネル、肝機能検査が必要である。白血球増加および組織障害マーカー(乳酸、アミラーゼ、乳酸脱水素酵素、クレアチンキナーゼ)の上昇が、最も一般的な所見である。ただし、乳酸値は上昇しないこともある。臨床的に可能性があれば、便培養および*Clostridioides difficile*毒素をチェックする。血栓形成傾向を惹起する疾患の検査が適応となることもある。

画 像

イレウスは腹部単純撮影で最も一般的な所見である。腹部CTAは、ICが疑われる患者にとって最も有用な画像検査である。CTAは、急性腹症のほかの原因を除外し、虚血の部位、範囲、原因を同定し、重篤な疾患に伴う合併症を発見することができる。軽症の場合、CTAは正常と思われる。進行しているが壊死を起こしていない場合、CTA

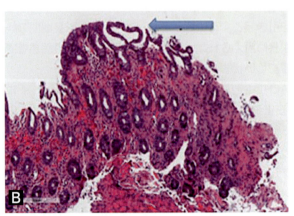

図12.9 大腸のsingle stripe sign
A：大腸内視鏡検査で、最近の出血の徴候を伴わない縦走性の非出血性潰瘍を示す(矢印)。
B：顕微鏡的評価：表面上皮傷害、陰窩上皮萎縮、陰窩欠損、固有層出血、固有層ヒアリン化。
(From Parikh MP, Satiya J, Berger-Saunderson M, et al. The colonic single stripe sign: a case of ischemic colitis. Cureus. 2019; 11: e4622. doi: 10.7759/cureus.4622.)

はしばしば結腸壁の肥厚、拇指圧痕像、結腸拡張、結腸周囲脂肪織濃度上昇などを示す。

腹膜炎がなければ、最小限の気腹による軟性内視鏡検査で粘膜虚血の程度を評価できる。すなわち、大腸のsingle stripe signは虚血性障害を示唆し、大腸の縦走性のびらんや潰瘍を伴う1本の紅斑として認められる（図12.9）。より重篤な所見としては、ハウストラの消失、チアノーゼ、大腸壁の壊死がある。大腸内視鏡検査前の腸管前処置は、中毒性拡張や穿孔を避けるために行わない。

治　療

初期治療は通常保存的で予後は良好である。好気性菌と嫌気性菌の両方をカバーする広域抗菌薬（第三世代セファロスポリンとメトロニダゾールの併用）の使用が推奨される。全身抗凝固療法を開始し、腸を休ませ、輸液負荷による蘇生を行う。

24〜48時間以内に臨床的改善がみられない場合（中等症）には、大腸内視鏡検査や画像診断を繰り返し、重症度を再評価する必要があるかもしれない。臨床的悪化の場合は外科的アプローチが必要な場合がある。

腹部圧痛の増大、発熱、制御不能な出血、麻痺性イレウスは、緊急開腹手術が必要な大腸梗塞の可能性を示している。壊死した腸管の切除は必要であるが、切除範囲は術前にCTAおよび/または大腸内視鏡検査で決定すべきである。切除が必要な大腸の範囲に関して、手術探索時の大腸漿膜表面の視診では見誤ることがある。最も一般的な左側結腸虚血は、切除、近位側での人工肛門造設、および遠位結腸の閉鎖で治療される。慎重に選択された症例では、近位回腸人工肛門を伴う、あるいは伴わない一次吻合が可能である。

右側結腸虚血は結腸壊死につながりやすい。横行結腸または左側結腸虚血に比べ、右側結腸虚血は腹痛と非出血性下痢のみを呈することがある。これらの患者は切除を必要とする可能性が高く、死亡率も高い。右側虚血ではSMAの開存性を必ず評価する。穿孔や腹膜炎の徴候のない安定した患者における合併症のない右結腸虚血では、一次吻合による切除が一般に推奨される。術後の無石胆嚢炎を避けるために、手術の一部として胆嚢摘出術を推奨する著者もいる。虚血性大腸炎の重症例で内科的治療が奏効した場合、剥がれ落ちた大腸粘膜が線維症に置き換わり、大腸狭窄を生じることがあり、閉塞症状のためにその後の切除が必要となることがある。

腹部大動脈手術後の大腸虚血

ICは、腹部大動脈の予定手術後の7%に起こる可能性がある。大動脈瘤破裂の手術後にICを発症する患者は60%にも達し、開腹術と血管内修復術の両方で発生する。術後ICのリスク増加は、動脈瘤破裂（5〜20%）、低血圧、クロ

スクランプ時間の延長、開腹術と血管内修復術の違い、不整脈、下腸間膜動脈の不適切な処理と関連している。症状は血性下痢、腹痛、白血球増加などである。症例の50%が術後24時間以内に発症し、ほぼすべてが7日以内に発症する。ICが疑われる場合には、早急な軟性S状結腸内視鏡検査が推奨される。内視鏡所見によって診断が確定し（あるいは除外され）、管理の指針となる。S状結腸内視鏡検査で正常粘膜を認めれば、100%の陰性的中率が得られる。中等度から重度の粘膜虚血がみられた場合、貫壁性腸管壊死の陽性的中率は55〜73%である。このことは、内視鏡検査では重度の粘膜虚血と貫壁性腸管壊死を鑑別できないことを意味する。開腹手術や腹腔鏡手術だけがその鑑別を可能とする。

非貫壁性大腸虚血は、水分負荷、抗菌薬の投与、綿密な臨床経過観察、時には内視鏡検査の繰り返しによって治療される。

胃気腫症

胃気腫症は稀な所見であり、良性疾患である胃壁内気腫（gastric emphysema；GE）、または生命を脅かす疾患である気腫性胃炎（emphysematous gastritis；EG）を伴うことがある。良性のGEの方がはるかに多い。両疾患の病因は異なっており、GEでは空気による胃壁の剥離による胃粘膜の破壊が起こり、EGでは細菌による胃壁の壊死および剥落がガス産生とともに二次的に起こるものと推定されている。GEのさまざまな素因となる条件は、胃内圧の上昇（一般的に胃幽門閉塞に続発する）、胃内視鏡後、重度の嘔吐、縦隔からの空気による剥離などである。EGの場合は、アルコール乱用、胃手術、最近の胃腸炎、腐食性物質の摂取、非ステロイド性抗炎症薬（NSAIDs）/ステロイドの慢性摂取、糖尿病、慢性閉塞性肺疾患（COPD）、免疫抑制が素因となる。

GEとEGの鑑別はCT所見だけでは難しい。しかし、GEでは、胃壁内の空気は、通常、限局した丸い気泡として認められるが、EGでは、空気は縞状で線状の一貫性を有し、それに伴う胃壁の肥厚を伴う。門脈気腫はGEでもEGでも認められる。

乳酸値は30日死亡率のマーカーとして重要である。乳酸値が2mmol/Lより低いと、生存の可能性が高く、外科的探索の可能性が低い。

GEのシナリオでは、患者は通常無症状であり、胃気腫症は偶発的な所見である。一方、EGは腹痛、発熱、悪心・嘔吐、白血球増加、全身感染の徴候を伴うことが多い。

胃気腫症は腸管気腫症と同様に、まず保存的治療を行い、腹膜炎の徴候や血行動態が悪い場合には手術的治療を行うべきであると主張する著者もいるが、治療法はまだ完全には明らかにされていない。

まとめ

　腸間膜虚血は稀な病態であり、その臨床シナリオは見誤りやすい。臨床的な疑いが強く、患者の生理学的状態が許せば、造影CTAスキャンが診断とその後の治療のgold standardとなる。一般に、治療は6Rに要約できる：Resuscitation（蘇生）、Rapid diagnosis（迅速な診断）、Revascularization（血行再建）、Resection（切除）、Relook（再評価）、そしてRestoration of GI continuity（消化管連続性の回復）である。CTはEAMI、TAMI、VAMI、NOMIを区別する正しい診断を可能にし、それぞれの原因に対する正しい治療につながる。開腹手術中に生理学的に異常がある場合は、open abdomenによるダメージコントロールアプローチを考慮する。フレイルな患者の場合、手術によって生じる「ダメージ」の大きさとのバランスをとる（その診療は無益か？）。

　ICの場合、第一選択治療は通常、NOMである。それが失敗した場合は外科的切除が必要となる。

文　献

Acosta S, Kärkkäinen J. Open abdomen in acute mesenteric ischemia. Anaesthesiol Intensive Ther. 2019；51(2)：159-162.

Bala M, Kashuk J, Moore EE, et al. Acute mesenteric ischemia：guidelines of the World Society of Emergency Surgery. World J Emerg Surg. 2017；12：38.

Bryski MG, Frenzel Sulyok LG, Kaplan L, Singhal S, Keating JJ. Techniques for intraoperative evaluation of bowel viability in mesenteric ischemia：a review. Am J Surg. 2020；220(2)：309-315.

DuBose JJ, Lissauer M, Maung AA, et al. Pneumatosis intestinalis predictive evaluation study(PIPES)：a multicenter epidemiologic study of the Eastern Association for the Surgery of Trauma. J Trauma Acute Care Surg. 2013；75：15-23.

Furukawa A, Kanasaki S, Kono N, et al. CT diagnosis of acute mesenteric ischemia from various causes. Am J Roentgenol. 2009；192(2)：408-416.

Garzelli L, Nuzzo A, Copin P, et al. Contrast-enhanced CT for the diagnosis of acute mesenteric ischemia. Am J Roentgenol. 2020；215(1)：29-38.

Jalalzadeh H, van Schaik TG, Duin JJ, et al. The value of sigmoidoscopy to detect colonic ischemia after ruptured aortic aneurysm repair. Eur J Vasc Endovasc Surg. 2019；57：229-237.

Kanasaki S, Furukawa A, Fumoto K, et al. Acute mesenteric ischemia：multidetector CT findings and endovascular management. Radiographics. 2018；38(3)：945-961.

Kärkkäinen JM, Acosta S. Acute mesenteric ischemia(Part II)-vascular and endovascular surgical approaches. Best Pract Res Clin Gastroenterol. 2017；31(1)：27-38.

Lee MJ, Daniels SL, Drake TM, et al. Risk factors for ischaemic colitis after surgery fpr abdominal aortic aneurysm：a systematic review and observational meta-analysis. Int J Colorectal Dis. 2016；31：1273-1281.

Misiakos EP, Tsapralis D, Karatzas T, et al. Advents in the diagnosis and management of ischemic colitis. Front Surg. 2017；4：47. https：//www.frontiersin.org/articles/10.3389/fsurg.2017.00047/full

Naseer M, Gandhi J, Chams N, Kulairi Z. Stercoral colitis complicated with ischemic colitis：a double-edge sword. BMC Gastroenterol. 2017；17(1)：129.

O'Keefe SJD, Buchman AL, Fishbein TM, et al. Short bowel syndrome and intestinal failure：consensus, definitions and overview. Clin Gastroenterol Hepatol. 2006；4：6-8.

Pironi L, Arends J, Baxter J, et al. ESPEN endorsed recommendations. Definition and classification of intestinal failure in adults. Clin Nutr. 2015；34：171-180.

Reginelli A, Genovese E, Cappabianca S, et al. Intestinal ischemia：US-CT findings correlations. Crit Ultrasound J. 2013；5(1)：S7.

Rieser CJ, Dadashzadeh ER, Handzel RM, et al. Development and validation of a five factor score for prediction of pathologic pneumatosis. J Trauma Acute Care Surg. 2021；90：477-483.

Theodoropoulou A, Koutroubakis IE. Ischemic colitis：clinical practice in diagnosis and treatment. World J Gastroenterol. 2008；14(48)：7302-7308.

Tilsed JVT, Casamassima A, Kurihara H, et al. ESTES guidelines：acute mesenteric ischaemia. Eur J Trauma Emerg Surg. 2016；42(2)：253-270.

CHAPTER 13

緊急外科における消化管出血

訳：吉岡 義朗

症例提示

　61歳、男性。疲労、上腹部痛、前日からの複数回の黒色便を主訴に救急外来を受診した。
【既往歴】　血液透析中の末期腎不全（最終透析は来院前日）、冠動脈疾患、慢性心房細動（ワーファリン服用中）、閉塞性睡眠時無呼吸症候群
【手術歴】　腹腔鏡下胆嚢摘出術、開腹右側鼠径ヘルニア修復術
　体温は正常、心拍数110回/分、血圧90/45 mmHg。身体診察では、顔面蒼白で、上腹部に軽度の圧痛があり、直腸診で黒色便が認められた。血液検査ではHb：6.5 g/dL、PT-INR：4.1。2本の太い末梢静脈路を確保し、等張液による輸液が開始されると、血行動態の若干の改善がみられた。

〈質 問〉
　この患者の消化管出血の原因を特定するための最も簡単な次のステップは何か？
〈回 答〉
　上部消化管の出血の可能性を判断するために、経鼻胃管を挿入する。

はじめに

　急性消化管出血（gastrointestinal bleeding；GIB）は、急性期治療を担当する外科医が対応する一般的な緊急病態である。GIBは単一の疾患ではなく、消化管の広範な疾患の臨床症状である。GIBの定義は、Treitz靱帯を基準とした解剖学的区分によって概念化できる。上部消化管出血（upper gastrointestinal bleeding；UGIB）は、食道、胃、十二指腸を含むTreitz靱帯近位の出血源を含み、下部消化管出血（lower gastrointestinal bleeding；LGIB）は、小腸、大腸、直腸を含むTreitz靱帯遠位の出血源が含まれる。GIBの治療と管理のアプローチはさまざまであり、出血の部位や速度、および臨床的な状況によって異なる。幸いなことに、GIB患者の大多数（80〜85％）は、自然止血または初期治療での止血が得られる。GIBの発生率は年齢とともに増加し、急性GIB患者の70％は65歳以上である。

管理の原則

　明らかなUGIBまたはLGIBで出血性ショックを伴う場合の初期蘇生は、外傷性出血性ショックの際の原則に基づいて行われるべきである。気道確保と大量輸血プロトコル（massive transfusion protocol；MTP）による循環血液量の回復が最も重要となる。凝固異常は補正する必要があり、新規経口抗凝固薬の拮抗薬が必要になることもあ

る。トロンボエラストグラフィ（thromboelastography；TEG）のデータは、凝固異常の補正に有用となりうる。血小板数を $50 \times 10^3/\mu L$ 以上に維持するために血小板を輸血する。外傷患者と同様に、急性GIB患者においても制限的輸血目標（Hb＞7 g/dL）の有効性と安全性が示されている。

　患者が臨床的に安定したら、出血源の迅速な特定に尽力すべきである。出血の解剖学的局在を確認することは、優先順位の決定や診断・治療戦略の選択に非常に重要となる。上部と下部の消化管出血を区別する最初のステップは、臨床的な評価である。通常、UGIBの患者は、コーヒーグラウンド状の吐血、鮮紅色の吐血、メレナ（黒色便）、または場合によっては血便を呈する。一方、LGIBの患者は、通常メレナまたは血便を呈する。UGIBの可能性を明らかにするために経鼻胃管を挿入する。血液を含まない胆汁性の経鼻胃管排出物が戻ってくる場合、上部消化管が出血源である可能性は低くなる。この章の残りの部分では、上部および下部の消化管出血、その検査および管理について説明していく。

上部消化管出血

病 因

　UGIBは、静脈瘤性出血または非静脈瘤性出血として分類できる。UGIBの約90％は、消化性潰瘍病変、Mallory-

表13.1 上部消化管出血の出血源

非静脈瘤性出血（90%）		門脈圧亢進による出血	
胃潰瘍出血	30〜50%	食道胃静脈瘤	＞90%
マロリーワイス裂傷	15〜20%	門脈圧亢進性胃症	＜5%
胃炎・十二指腸炎	5〜10%	孤立性胃静脈瘤	稀
食道炎	5〜10%		
動静脈奇形	5%		
腫瘍	2%		
その他	5%		

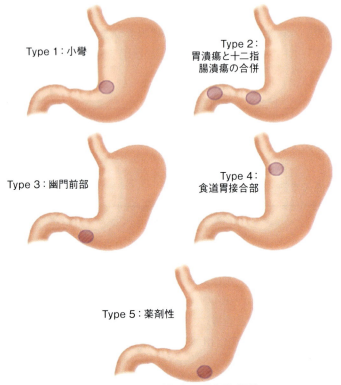

図13.1 胃潰瘍の分類と部位
(From Britt LD, et al. Acute Care Surgery. Wolters Kluwer, 2019.)

Weiss症候群、びらん性胃炎、十二指腸炎、食道炎、悪性腫瘍、血管異形成、Dieulafoy潰瘍などの非静脈瘤性出血が原因となる（表13.1）。非静脈瘤性出血の最も一般的な原因は消化性潰瘍病変であり、潰瘍はさまざまな部位に発生する可能性がある（図13.1）。若年患者はUGIBの可能性が高く、高齢患者ではLGIBが一般的である。

消化性潰瘍は非ステロイド抗炎症薬（NSAIDs）の使用やピロリ菌感染の結果として十二指腸や胃に形成される。プロトンポンプ阻害薬（proton pump inhibitor；PPI）療法の普及とNSAIDsが潰瘍の原因であると広く認識されたことで、消化性潰瘍の発生率は減少してきたが、消化性潰瘍は依然として医療システムに大きな負担をかけており、10〜20％の患者が合併症を経験している。

Mallory-Weiss裂傷は、嘔吐や激しい嘔気による食道胃接合部の縦方向の粘膜破壊であり、急激な腹圧上昇を引き起こす。Dieulafoy潰瘍は、粘膜下動脈に潰瘍が形成されることによって起こる稀な出血原因である。消化管のどこにでも発生する可能性があるが、最も一般的には近位側の胃にみられる。病態生理はよく理解されていないものの、関連するリスクファクターには男性、心血管疾患、高血圧、

表13.2 Rockallスコア

	点　数			
	0	1	2	3
年齢	60歳未満	60〜79歳	80歳以上	
ショック	なし	sBP＞100mmHg HR＜100bpm	sBP＞100mmHg HR＞100bpm	sBP＜100mmHg
合併疾患	重大なものなし		虚血性心疾患 うっ血性心不全	腎不全 肝不全 転移性癌疾患
内視鏡所見	Mallory-Weiss または所見なし	消化管潰瘍 びらん性病変 食道炎	悪性疾患	
出血の徴候	黒色出血斑 または所見なし		上部消化管出血 血塊付着 露出血管 活動性出血	

年齢、ショック、合併疾患＝初期スコア基準（診断前の最大加算スコア＝7）
内視鏡所見、出血の徴候＝追加基準（診断後の最大加算スコア＝11）
sBP：収縮期血圧、HR：心拍数
(Adapted from Rockall TA, Logan RFA, Devlin HB, Northfield TC. Risk assessment after acute upper astrointestinal hemorrhage. Gut. 1996；38：316-321.)

慢性腎臓病、アルコール依存症などが含まれる。

　ストレス関連粘膜損傷（stress-related mucosal damage；SRMD）は、重篤な状態の患者にみられる臨床的状態であり、出血の発生率は最大8.5％である。この集団におけるGIBの主なリスクファクターは、48時間以上の人工呼吸器管理または凝固障害（血小板数＜50×10³/μLおよび/またはPT-INR＞1.5）である。

　静脈瘤性出血は、末期肝障害の続発症である門脈圧亢進症から生じる。肝硬変は門脈の流出障害を引き起こし、門脈系を減圧して全身循環に血液を還流させるために静脈瘤が発生する。これが最も一般的には食道胃静脈瘤として現れる。静脈瘤出血は6週間の死亡率が15〜25％で、その後も予防策を講じなければ遅発性再出血率が60〜70％に達する。予防は、食道胃静脈瘤を有する患者の管理における主要な手段であり、β遮断薬や内視鏡的結紮術、門脈系シャントなどがある。以下の議論は、非静脈瘤性出血の評価と管理に焦点を当てて述べていく。

評価と管理

　急性UGIB患者を蘇生し安定化させたら、内視鏡評価の準備をする。GIBにおいて上部と下部の鑑別に対する胃洗浄の感度は約44％に過ぎず、内視鏡実施時の視認性向上や再出血リスクの改善にはつながらない。内視鏡や手術の

表13.3　Glasgow-Blatchfordスコア

BUN（mmol/L）	＜6.5	0
	6.5〜8.0	+2
	8.0〜10.0	+3
	10〜25	+4
	＞25	+6
Hb（g/dL）男性	＞13	0
	12〜13	+1
	10〜12	+3
	＜10	+6
Hb（g/dL）女性	＞12	0
	10〜12	+1
	＜10	+6
収縮期血圧（mmHg）	＞110	0
	100〜109	+1
	90〜99	+2
	＜90	+3
その他	HR＞100bpm	+1
	黒色便あり	+1
	失神の現病歴	+2
	肝疾患既往	+2
	心不全徴候あり	+2

低リスク＝0点、0点以上は輸血、内視鏡検査、手術などの介入が必要な高リスクである。
HR：心拍数
（Reprinted from The Lancet, Blatchford O, Murray WR, Blatchford M. A risk score to predict need for treatment for upper-gastrointestinal hemorrhage. Lancet. 2000；356：1318, with permission from Elsevier）

表13.4　Forrest分類

	臨床所見		再出血リスク
Ia	動脈性の噴出性出血		高
Ib	動脈性の滲み出る出血		高

表13.4　続き

	臨床所見		再出血リスク
IIa	非出血性の露出血管		高
IIb	凝血塊		中
IIc	黒色潰瘍底、ヘマチンに覆われた病変		低
III	最近の出血なし		低

(Reprinted from The Lancet, Forrest JA, Finlayson ND, Shearman DJ. Endoscopy in gastrointestinal bleeding. Lancet. 1974；2：394-397, with permission from Elsevier.)

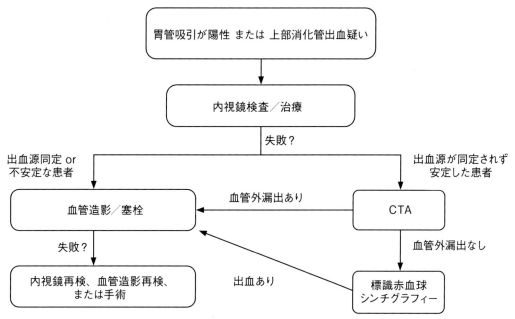

図13.2 上部消化管出血の診療アルゴリズム
(Adapted from British Institute of Radiology, from Wortman JR, Landman W, Fulwadhva UP, et al. CT angiography for acute gastrointestinal bleeding：what the radiologist needs to know. Br J Radiol. 2017；90；permission conveyed through Copyright Clearance Center, Inc.)

必要性を予測するためのスコアリングシステムがいくつかある［Rockallスコア（表13.2）、Glasgow-Blatchfordスコア（GBS）、AIMS65スコアなど］。表13.3はGBSを示しており、特に超低リスクの患者（GBS 0～1）を特定するのに有用で、内視鏡検査なしで救急外来室から安全に退院し、外来患者としてフォローアップすることができる。入院中に内視鏡で再度評価を受けるその他の患者には、エリスロマイシンの静脈内投与および高用量の静脈内PPI療法（80mgのボーラス投与後、8mg/時の持続投与）を開始する。内視鏡検査での出血源の所見は、Forrest分類に従って分類され、それによって治療介入の選択や再出血のリスク評価ができる（表13.4）。内視鏡医には、アドレナリン注射、クリップ、熱凝固、アルゴンプラズマ凝固（argon plasma coagulation；APC）、またはヘモスプレーなどといったさまざまな内視鏡的介入ができる。高リスク病変では、内視鏡的治療を行うべきである。平坦な色素沈着斑や潰瘍底がきれいな潰瘍などの低リスク病変では、内視鏡的治療は控えるべきである。アドレナリン注射は常に別の治療法と併用すべきである。

内視鏡的治療が成功した後も、高リスク病変を有する患者には72時間の静脈内PPI持続投与を継続する（外来では経口で継続）。低リスク病変の患者には、標準的な1日1回の経口PPI療法を行う。一般的に、再出血の臨床的証拠がない限り、ルーチンでの内視鏡検査は必要ない。再出血の証拠や疑いがある場合には、治療介入を伴う内視鏡検査を再度施行する。内視鏡的介入が2回以上失敗した患者には、外科的または血管内治療を考慮する。図13.2は、UGIBに対するアルゴリズム的アプローチをまとめたものである。

出血性消化性潰瘍を有するすべての患者に対して、ピロリ菌の検査を行うべきである。再出血のリスクを避けるために、ピロリ菌の除菌が推奨される。ピロリ菌関連の出血性消化性潰瘍の治療を受けなかった患者の1年間の再出血リスクは26％に及ぶ。

UGIBが疑われる際の第一選択は胃内視鏡だが、臨床的な理由で不可能な場合や、施行したが陰性だった場合、CTスキャンは出血源を同定し出血の重症度を評価するのに有用な手段となる。実際、CT血管造影（CT angiography；CTA）は高感度で出血を0.3 mL/時まで検出できるため、未確診のGIBの第一選択とすることもある。しかし、CTAには治療能力がない。一方、カテーテルを用いた血管造影は、診断と治療を同時に行うことができる点で価値がある。

経カテーテル動脈塞栓術(transcatheter arterial embolization；TAE)は、GIBに対して約50年間にわたり使用されてきている技術である。歴史的に、経皮的アクセスおよび選択的血管造影は、血管収縮効果によって止血を達成する目的でバソプレシンの持続注入を行うために施行されていたが、注入には18～24時間という非常に長い時間がかかった。放射線治療の分野における技術やさまざまな塞栓薬の進歩により、TAEは治療アルゴリズムにおいて主要な手段となり、内視鏡で治療不可能な出血に対する第一選択として手術に代わることが多くなっている。

内視鏡およびTAEの治療成績の向上に伴い、UGIBにおける外科手術の役割は減少しているが、前述の種々の治療においても出血が続く場合や、または高リスク患者の将来の再出血を予防する目的には、明確な適応が残っている。出血性消化性潰瘍に対する外科的アプローチには、止血を

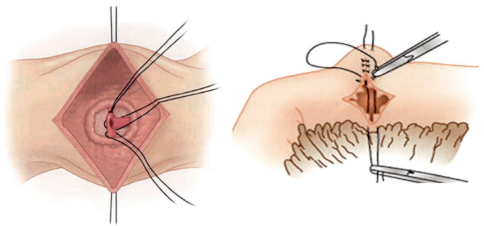

図13.3 胃十二指腸動脈の露出と結紮
(Modified from Peitzman AB, Yealy DM, Fabian TC, C. W Schwab CW, Guyette FX, Seamon MJ, Zuckerbraun BS. The Trauma Manual. 5th ed. Wolters Kluwer；2020.)

目的としたより最小限のアプローチと、将来の潰瘍予防のための酸分泌抑制を追加的に目指したより根治的な手術とがある。

　一般的に、潰瘍の位置が手術の意思決定を左右する。胃潰瘍の場合、胃切開は除神経を避けるために大彎に沿って行うべきである。止血は潰瘍の縫合または切除によって達成できる。胃を切除しない場合は、腫瘍の可能性を除外するために生検を行うべきである。十二指腸潰瘍の場合、病変はしばしば大きく、後方にあることが多い。出血は通常、胃十二指腸動脈が原因である。図13.3に外科的アプローチを示す。幽門を長軸方向に縦切開し、潰瘍底を露出させるために2本の支持糸を置く。胃十二指腸動脈を露出させ、剝離した後、出血をコントロールすべく3本の糸をかける。総胆管を損傷しないように注意する。最後に、幽門は狭窄を最小限にするために横方向（短軸方向）に閉鎖する。内科的治療が奏効しなかった患者や、以前にピロリ菌の治療を受けた患者、潰瘍を誘発しうる薬剤の長期投与を必要とする患者などには、迷走神経切断術を検討すべきである。

下部消化管出血

病因

　LGIBは入院の頻度が高く、全急性GIBの約10〜15％を占める。LGIBの発症率は年齢とともに増加する。大部分のLGIBは、憩室疾患や血管形成異常を原因とする結腸からの出血である。LGIBのその他の病因には、小腸憩室、小腸血管形成異常、動静脈奇形、肛門直腸疾患、腫瘍、炎症性腸疾患、虚血、潰瘍などがある。UGIBと同様に、LGIBも一般的には自然に止まるが、再出血の頻度は14〜38％とされる。LGIBが疑われる患者の約15％は、最終的には上部消化管からの出血が原因であることが判明する。

評価と管理

　LGIB患者の臨床症状は、検査や介入の順序と緊急度を決定する。LGIBは、大量出血、中等量出血、およびオカルト出血（潜血）に分類される。大量出血は、循環動態が不安定な大量の血便の排泄と定義される。中等量出血は、血行動態が安定した患者の血便を反映する。オカルト出血とは、便潜血検査陽性または鉄欠乏性貧血で、その他の原因が特定できず、かつ明らかな血便がない場合を指す。LGIB患者の6％には基礎疾患として消化器癌が潜んでいるため、高リスク患者には内視鏡検査によるフォローアップが必須である。これからの議論は、大量および中等量のLGIBの管理に焦点を当てる。

　LGIBの評価の主な手段としては、CTA、シンチグラフィ、血管造影検査、および大腸内視鏡検査による直接観察がある。以前は、持続LGIBに対しては手術が必要だったが、内視鏡技術と血管造影の進歩により診断および治療が改善され、現在では手術はより保存加療が無効な症例に限られている。

　腹部〜骨盤の三相（単純、動脈相、門脈相）のCTAは、広く利用可能であり、かつ迅速に結果が出るうえに、大量出血患者に対する総合的な精度が約89％であることから、LGIB患者の初期診断検査の第一選択となっている。CTAの欠点には、多相でのスキャンにより放射線被ばく量が比較的多くなること、ヨード造影剤を静脈内投与する必要があること、および状態が不安定な患者をCT室まで搬送しなければならないことなどがある。CTAは0.3 mL/分という低い出血速度でも検出することができ、出血の部位と原因を明らかにすることができる。活動性出血は腸管内への造影剤漏出によって特定される。動脈相では"blush"として、また門脈相では腸管内に造影剤貯留がみられる。造影剤漏出が確認されない場合、腸管内の高密度物質の存在は腸内血栓の可能性を示唆する。CTAは高い精度を誇るが、治療能力はない。

　放射性トレーサーであるテクネシウム^{99m}標識自己赤血球を用いたシンチグラフィは、出血率0.05 mL/分という非常に低い出血速度でも検出できるため、GIBを画像化す

るための最も感度の高い検査である。核医学的出血検査が陽性であれば、出血部位での局所的な活性上昇と放射性トレーサーの取り込みが認められ、その後、標識された血液が消化管を通過していく様子が確認される。欠点としては、検査完了までに時間がかかること、緊急時のアクセスに制限があること、CTAと比較して相対的にコストがかかること、出血部位の特定と原因の特定が困難であることなどが挙げられる。γカメラの静的かつ二次元的な平面画像では、出血部位が大腸か小腸か正確に特定できない可能性がある。さらに、撮影速度が非連続的であるため、放射性標識された血液は出血源を示すこともあるが、上流の出血部位からの蠕動運動による移動の可能性もある。CTAと同様に、シンチグラフィも診断能力しかない。

　内臓血管造影は、正確な局在診断と塞栓術を通じた治療の機会を提供する侵襲的なモダリティである。従来の腸間膜血管造影は、CTAやシンチグラフィで事前に診断された出血に対する治療手段として一般的に使用されている。ただし、出血の検出率はシンチグラフィよりもかなり低く、0.5 mL/分である。陽性の場合、正常な血管の境界外への造影剤の漏出を示し、出血が継続する限り時間経過とともに増加する可能性がある。血管造影検査の主な利点は、CTAやシンチグラフィのような純粋な診断手順と比較して、塞栓術を含む介入ができることである。塞栓術後に血管造影を行うことで止血を確認できる。ほかの利点としては、腸管の前処置が不要である点が挙げられる。欠点はCTAと同様で、ヨード造影剤の投与や放射線照射が必要なことである。放射線量は症例の複雑さによって異なる。また、塞栓することによる腸管虚血や、血管造影のアクセス部位の合併症の可能性もある。

　大腸内視鏡検査は、LGIB患者にとって有用であり、広く利用可能な診断手段である。大腸内視鏡検査の利点は、ベッドサイドで実施できること、検査時に活動性出血がなくても結腸からの出血を診断できること、そして複数の治療の可能性があることである。欠点には、腸管前処置の必要性、鎮静の必要性、時間外の大腸内視鏡検査の調整の煩雑さ、および出血徴候の有病率の低さなどがあり、特に緊急の状況では大腸内視鏡検査の使用は簡単ではない。大腸内視鏡検査中は、内視鏡の挿入と引き抜きの両方で結腸粘膜を注意深く観察し、出血部位を特定するために積極的に残便や血液の洗浄を試みる。回腸末端にもスコープを挿入し、小腸病変を示唆する血液付着がないかを確認し除外する。LGIBの内視鏡評価では、腸管内血液や腸内容物による粘膜の遮蔽が、腸管内腔の評価範囲を制限することがある。内視鏡的止血は、活動性出血、出血していない可視血管、または付着した血栓など、内視鏡的に出血リスクが高い徴候を有するLGIB患者に行うべきである。

　出血の重症度や、出血源として考えられる部位および病因を評価するために、患者来院時に病歴や身体検査、および各種検査を重点的に行う。患者のprimary surveyと血行動態の蘇生を同時に行う必要がある。血行動態が不安定な患者は、集中治療室においてMTPによる循環血液量の回復、凝固障害の是正、新規経口抗凝固薬のリバースを行って蘇生する必要がある。蘇生が開始されたら、出血部位の特定および止血のための介入も同時に開始すべきである。身体診察は、出血源の特定に関しては通常特に所見はない。直腸診および肛門鏡検査は、肛門・直腸の出血源の評価に用いられる。UGIBで血便がみられることもあるため、最低限の胃管吸引でUGIBを除外すべきである。LGIB患者に対する最初の検査として、大腸内視鏡検査とCTAのどちらが有益かについては明確なエビデンスはない。CTAのアクセスがよくなったことにより、血圧が正常なLGIB患者に対して初期診断検査として選択されるようになった。造影剤の血管外漏出が確認された場合や、患者が不安定な場合は、次のステップとして塞栓術を伴う内臓血管造影検査に進むべきである。アンギオグラフィで出血を制御できない場合は、手術を考慮する。CTAで造影剤漏出がみられない場合、腸管前処置後に大腸内視鏡検査を行うべきである。使用する内視鏡的止血法（機械的止血法、熱的止血法、注入止血法、またはそれらの組み合わせ）は、出血の病因、出血部位へのアクセス、およびさまざまな止血法に関する内視鏡医の経験によって決定されることが多い。CTAや大腸内視鏡検査でも出血部位が同定されない場合、出血源の解剖学的位置を同定するために、シンチグラフィを施行すべきである（図13.4）。

　一般的に、急性LGIBに対する手術はほかの治療法が奏効しなかった際に検討され、事前の出血対策の程度と成功度、出血の重症度および出血源、併存疾患の程度を考慮する必要がある。出血の再発または持続を防ぐためには、手術前に可能な限り出血源を慎重に特定することが重要である。出血部位が確実に同定されている場合、標準的な結腸切除術（右または左）が選択される。出血部位が結腸であることは確実だが、具体的な位置が特定できない場合は、回腸瘻造設を伴う結腸亜全摘術が望ましい。手術中に硬性S状結腸鏡検査を行い、結腸亜全摘術の前に肛門・直腸とS状結腸を評価して、宿便性潰瘍や肛門管からの出血を除外することが不可欠である。

　再出血を予防するための戦略を検討する。LGIBの既往があり、特に憩室症や血管拡張症に続発した患者では、NSAIDsの使用を避ける。二次予防としてアスピリンが必要な心血管疾患患者は、一般的に出血が止まってから可及的速やかに、少なくとも7日以内にアスピリンを再開する必要がある。具体的なタイミングは、出血の重症度や、止血の適切さの認識、および血栓塞栓イベントのリスクによって異なる。

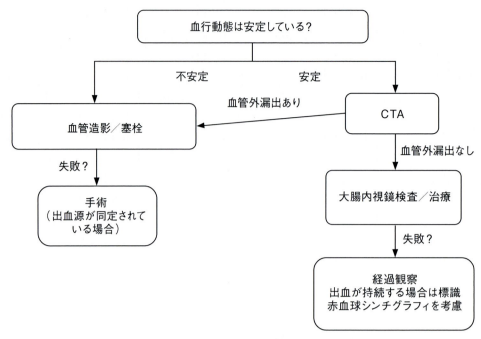

図13.4 下部消化管出血の診療アルゴリズム
(Adapted from British Institute of Radiology, Wortman JR, Landman W, Fulwadhva UP, et al. CT angiography for acute gastrointestinal bleeding: what the radiologist needs to know. Br J Radiol. 2017;90;permission conveyed through Copyright Clearance Center, Inc.)

小腸出血

　GIB患者で上部および下部内視鏡検査の結果が正常だった場合、小腸出血の可能性を考慮する必要がある。小腸出血は依然として比較的稀な病態であり、GIBを呈する患者全体の約5％を占める。ビデオカプセル内視鏡(video capsule endoscopy；VCE)、深部内視鏡検査、および放射線画像による小腸画像診断の進歩により、現在ではほとんどの患者で小腸出血の原因を特定できるようになった。小腸閉塞が疑われる患者では、VCE前またはVCEが陰性だった後にCTエンテログラフィを行うべきである。小腸に出血源が同定され、それが著明な貧血および/または活動性出血を伴う場合、内視鏡治療で管理する必要がある。不安定な患者で急性の著明な出血がある場合、出血部位を同定し治療するために緊急血管造影を行うべきである。小腸検査で出血源が見つからない患者には保存加療が推奨されるが、小腸のprimary surveyが陰性で、顕性出血または不顕性出血が持続する患者には、診断的検査を繰り返し行うことが推奨される。

　要約すると、LGIBのワークアップには、内視鏡検査、CTA、シンチグラフィ、通常の血管造影、および手術が含まれる。検査/介入の順序と緊急度は患者の臨床像に応じて決まる。LGIBの放射線学的評価は、特に急性の出血が持続している患者において、検査の最前線に位置づけられるようになった。現在では、従来の塞栓術を伴う血管造影検査は不安定な患者に対する第一選択治療となることが多く、手術はより保存的管理が失敗した症例に限られている。

まとめ

- 急性GIBは救急蘇生、各種検査、および管理が必要である。
- 上部消化管は下部消化管よりも一般的で重篤な出血源である。
- GIBの約80％は自然止血または初期介入で止血される。
- 出血部位は診断および治療の両方で重要となる。
- UGIB：EGDで出血源を特定できる可能性が高い。
- LGIB：CTAおよび/または大腸内視鏡検査で出血源を特定する。
- 小腸の出血源を特定するためには、VCE検査またはCTエンテログラフィを要する場合がある。
- 内視鏡治療はGIBの治療の第一選択であり、その次に血管造影/塞栓術が行われる。
- 手術を要するのは、GIB患者全体のわずか2～5％のみである。
- 出血源を同定せずに手術を行うことは避けるべきである。

文献

Abe N, Takeuchi H, Yanagida O, Sugiyama M, Atomi Y. Surgical indications and procedures for bleeding peptic ulcer：surgery for bleeding peptic ulcer. Dig Endosc. 2010；22：S35-S37. doi：10.1111/j.1443-1661.2010.00966.x

Barkun AN, Bardou M, Kuipers EJ, et al.；International Consensus Upper Gastrointestinal Bleeding Conference Group. International Consensus Recommendations on the Management of Patients With Nonvariceal Upper

Gastrointestinal Bleeding. Ann Intern Med. 2010;152(2):101-113.

Blatchford O, et al. A risk score to predict need for treatment for upper gastrointestinal haemorrhage. Lancet. 2000；356(9238)：1318-1321.

Carney BW, Khatri G, Shenoy-Bhangle AS. The role of imaging in gastrointestinal bleed. Cardiovasc Diagn Ther. 2019；9(S1)：S88-S96. doi：10.21037/cdt.2018.12.07

Cirocchi R, Grassi V, Cavaliere D, et al. New trends in acute management of colonic diverticular bleeding：a systematic review. Medicine 2015；94：e1710.

D'Hondt A, Haentjens L, Brassart N, Flamme F, Preiser J-C. Uncontrolled bleeding of the gastrointestinal tract. Curr Opin Crit Care. 2017；23(6)：549-555. doi：10.1097/MCC.0000000000000452

Gerson LB, Fidler JL, Cave DR, Leighton JA. ACG clinical guideline：diagnosis and management of small bowel bleeding. Am J Gastroenterol. 2015；110：1265-1287.

Gisbert JP, Khorrami S, Carballo F, et al. Meta-analysis：Helicobacter pylori eradication therapy vs. antisecretory non-eradication therapy for prevention of recurrent bleeding for peptic ulcer. Aliment Pharmacol Ther. 2004；19：617-629.

Gralnek I, Dumonceau J-M, Kuipers E, et al. Diagnosis and management of nonvariceal upper gastrointestinal hemorrhage：European Society of Gastrointestinal Endoscopy(ESGE) Guideline. Endoscopy. 2015；47(10)：a1-a46. doi：10.1055/s-0034-1393172

Greco L, Zhang J, Ross H. Surgical options and approaches for lower gastrointestinal bleeding：when do we operate and what do we do? Clin Colon Rectal Surg. 2020；33：10-15.

He B, Yang J, Xiao J, Gu J, et al. Diagnosis of lower gastrointestinal bleeding by multi-slice CT angiography：a meta-analysis. Eur J Radiol. 2017；93：40-45.

Kim G, Soto JA, Morrison T. Radiologic assessment of gastrointestinal bleeding. Gastroenterol Clin N Am. 2018；47：501-514.

Laine L. Upper gastrointestinal bleeding due to a peptic ulcer. N Engl J Med. 2016；374：2367-2376.

Laine L, Jensen DM. Management of patients with ulcer bleeding. Am J Gastroenterol. 2012；107：345-360.

Lhewa DY, Strate LL. Pros and cons of colonoscopy in management of acute lower gastrointestinal bleeding. World J Gastroenterol. 2012；18：1185-1190.

Morrison TC, Wells M, Fidler JF, Soto JA. Imaging workup of acute and occult lower gastrointestinal bleeding. Radiol Clin N Am. 2018；56：791-804.

Oakland K, Chadwick G, East JE, et al. Diagnosis and management of acute lower gastrointestinal bleeding：guidelines from the British Society of Gastroenterology. Gut. 2019；68：776-789.

Pasha SF, Shergill A, Acosta RD, et al. The role of endoscopy in the patient with lower GI bleeding. Gastrointest Endosc. 2014；79(6)：875-885. doi：10.1016/j.gie.2013.10.039

Rondonotti E, Marmo R, Petraccini M, deFranchis R, Pennazio M. The American Society for Gastrointestinal Endoscopy(ASGE) diagnostic algorithm for obscure gastrointestinal bleeding：eight burning questions from everyday clinical practice. Dig Liver Dis. 2013；45：179-185.

Samuel R, Bilal M, Tayyem O, Guturu P. Evaluation and management of non-variceal upper gastrointestinal bleeding. Dis Mon 2018；64：333-343.

Stanley AJ, Laine L, Dalton HR, et al. Comparison of risk scoring systems for patients presenting with upper gastrointestinal bleeding：international multicentre prospective study. BMJ. 2017；356：i6432. doi：10.1136/bmj.i6432

Strate LL, Gralnek IM. ACG clinical guideline：management of patients with acute lower gastrointestinal bleeding. Am J Gastroenterol. 2016；111(4)：459-474. doi：10.1038/ajg.2016.4

Tarasconi A, Coccolini F, Biffl WL, et al. Perforated and bleeding peptic ulcer：WSES guidelines. World J Emerg Surg. 2020；15(1)：3. doi：10.1186/s13017-019-0283-9

Weledji EP. Acute gastrointestinal bleeding：a review. Int J Surg Global Health. 2020；3：e18.

Wortman JR, Landman W, Fulwadhva UP, et al. CT angiography for acute gastrointestinal bleeding：what the radiologist needs to know. Br J Radiol. 2017；90. https：//doi.org/10.1259/bjr.20170076

CHAPTER 14

急性膵炎

訳：内野 隼材

症例提示

　上腸間膜動脈塞栓症/解離、慢性不安障害、高血圧症、アルコール依存症の既往のある49歳、男性。腹痛を主訴に救急外来を受診、リパーゼの値が1,800と上昇を認めた。彼は入院し、鎮痛薬と輸液で管理された。CT所見では、軽度の膵周囲の浮腫を伴う、炎症性に腫大した膵臓を認めた（図14.1）。2日で軽快し、自宅退院となった。

　4日後、救急外来を再受診、腹痛と吐血を認めた。さらに彼は来院前、救急隊の前で失神していた。2単位の赤血球輸血が開始され、入院していた病院へ転院搬送された。来院時、脈拍110と頻脈を認め、血圧は100/60、酸素投与はなく、昇圧薬は使用されていなかった。身体所見上も頻脈で、腹部は膨満し、触診で圧痛を認めた。血液検査所見はWBC：25.7×10³μL、RBC/Hb：9.5g/dL/26.2%、PTT：24秒、INR：1.1、Ca：8.4mmol/L、血糖値：185mmol/L、Cr：0.71mg/dLであった。CT所見は急性膵炎の増悪を認め、一部に膵壊死、膵周囲の脂肪織濃度の上昇を認めた（図14.2）。ICUへ入院となり、輸液による蘇生と疼痛管理が続けられた。

　2回目の入院後12日が経過したところで、腹痛の増悪と発熱を認めた。そのため臨時でCTを施行したところ、気腫性膵炎、壁の造影効果を伴う膵周囲液体貯留の拡大、およびその内部にガス貯留を認めた（図14.3・4）。さらに蘇生が継続され、抗菌薬が開始された。液体貯留周囲に腸管を認めていたため、経皮的ドレナージは困難であった。内視鏡的経消化管ドレナージの可能性について、消化器内科に評価してもらったが、経過から、経胃的ドレナージを行うのは時期尚早と判断された。その後感染が増悪したため、手術室で開腹下経胃的壊死組織除去術が施行された。術後の経過は良好で、10日目に自宅退院となった。

〈質　問〉

　急性膵炎で、継続している輸液蘇生から治療を"ステップアップ"するための判断のポイントは？

〈回　答〉

　CTで確認できる感染性膵壊死もしくは膵周囲壊死が示唆される後腹膜ガス所見。

膵炎の診断

　世界の急性膵炎の年間発生率は10万人あたり34人である。ただし、地域差があり、世界保健機関（WHO）の定める北米と西太平洋地域で発生率が高くなる。急性膵炎の20%の症例で患者は再発を認め、膵炎を再発した患者の約1/3が慢性膵炎に移行する。慢性膵炎へ移行した20〜80%の患者が糖尿病を発症する。この疾患は女性よりも男性の方がわずかに多く、発症率は年齢とともに増加する。膵炎症例の約20%が重症化し、その10〜30%が死亡する。

　急性膵炎の臨床診断は、急性膵炎の診断と重症度スコアリングに関する国際的コンセンサスガイドラインであるアトランタ分類に基づいている。これは1992年に開発、2012年に改訂され、すべての学会の診断および治療のガイドラインで一般的に用いられている（表14.1）。この診断基準では、次の3つの基準のうち少なくとも2つを満たす必要がある。

①急性膵炎に一致する腹痛（心窩部、重度、持続性、しばしば背部に放散する）

②血清リパーゼもしくはアミラーゼ活性が基準値上限の3倍を超える上昇

③造影CTもしくはMRI/超音波での急性膵炎像

　検査所見と身体所見が明らかであれば、画像検査は、膵炎症状を呈するすべての患者で必要なわけではなく、推奨されるわけではない。痛みの発症から7日以内で感染性膵壊死を認めることは稀である。胆石が原因である可能性を評価するために、右上腹部の超音波検査（US）を考慮する。重症膵炎患者では、壊死、仮性膿疱、液体貯留、またはその他の合併症を評価するために、少し経過してからCT画像検査を行うことが推奨される。

　アトランタ分類ではさらに、CT画像で壊死所見を認めるかどうかと、臓器不全とSIRS基準を定義する改訂Marshall基準を用いて評価した全身性炎症反応と臓器障

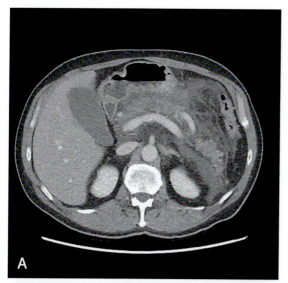 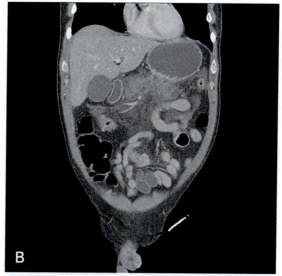

図14.1　アルコール性膵炎で来院した49歳、男性の初回CT画像
膵頭部と膵尾部は保たれているが、膵体部の典型的な壊死像を認める。明らかな脂肪織濃度の上昇/浮腫は認めるものの、液体貯留は認めない。

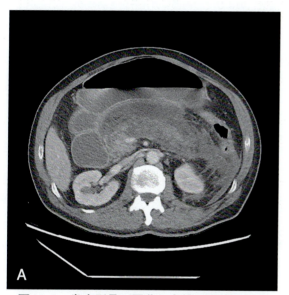 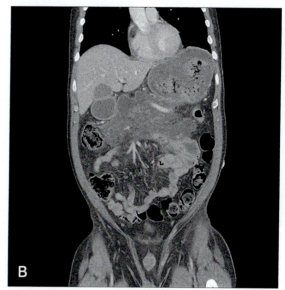

図14.2　炎症所見が悪化し病状が進行したため、退院4日後に救急外来を受診した同じ患者のCT画像
膵炎は進行し、境界不明瞭な液体貯留と胃排出遅延を示唆する所見を認める。

害の有無に基づいた重症度で、急性膵炎を間質性浮腫性膵炎もしくは壊死性膵炎と定義する（**表14.2**）。

膵炎患者の病態生理と初期アプローチ

　膵炎の最も一般的な原因は胆石症、次にアルコールであり、頻度が低いものとして、特発性、トリグリセリド（TG）血症、低カルシウム（Ca）血症、薬剤、毒素、外傷、内視鏡的逆行性胆管膵管造影（endoscopic retrograde cholangiopancreatography；ERCP）後、またはその他の原因によるものがある。原因の特定は、治療の選択や再発防止のために重要である。特発性膵炎で、患者が胆嚢摘除術を受けた場合、膵炎の再発が50％以上減少するという事実は、再発の過程に無症候性結石症（微小結石症）または胆泥が寄与している可能性を示唆している。膵炎管理に関する国際ガイドラインのほとんどが、膵炎の病因を特定するために、血算、包括的な代謝に関する項目（血糖、電解質、腎機能、肝機能）、リパーゼ、アミラーゼ、トリグリセリドを含む血液検査、および右上腹部のUSを受けるべきであるとしている。C反応性タンパク質（CRP）またはプロカルシトニンは、膵炎の重症度もしくは感染性膵壊死の存在を評価する際に有用である可能性がある。

　右上腹部のUSで胆管炎所見のある胆石性膵炎の患者は、MR胆管膵管撮影（magnetic resonance；MRCP）（遠位胆管内の結石または稀に腫瘍を確認するために必要な場合）および胆管閉塞を解除するためのERCPを、来院後24時間以内に行う必要がある。すべての消化器関連学会および外科学会は、胆石性膵炎患者は再発予防のため、そして同一入院中に行う手術の合併症率が高くないため、退院前に胆嚢摘除術を受けるべきであるとしている。膵

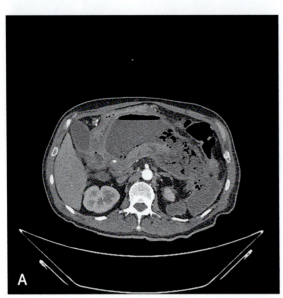
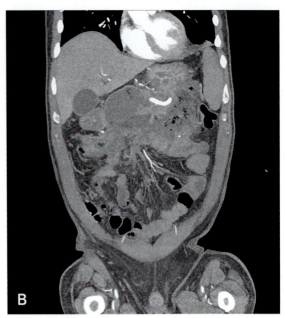

図14.3　新たな感染徴候を呈した12日後の画像
気腫性膵炎、壁の造影効果を伴う膵周囲液体貯留の拡大、およびその内部にガス貯留を認める。

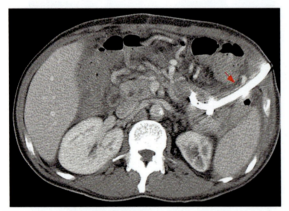

図14.4　大径の経皮的ドレーン（矢印がドレーン）が左側腹部から脾前面に留置されている
これは後に"ステップアップ"手技に移行した際の最適なルートである。

表14.1　改訂アトランタ分類

軽症急性膵炎 　臓器障害を認めない 　局所（滲出液もしくは液体貯留）または全身性合併症（SIRS）を認めない
中等症急性膵炎 　一過性（＜48時間）の臓器障害を認める 　持続する臓器障害を伴わないが局所または全身性合併症を認める
重症急性膵炎 　持続する（＞48時間）単一臓器障害もしくは多臓器障害を認める

(From Foster BR, Jensen KK, Bakis G, Shaaban AM, Coakley FV. Revised Atlanta classification for acute pancreatitis: a pictorial essay. Radiographics. 2016；36：675-687. Copyright©2022 Radiological Society of North America, Inc. (RSNA), All Rights Reserved.)

炎再発による再入院は治療が遅れた場合によくみられる。重症膵炎の患者では、4〜6週間以上もしくは仮性嚢胞が形成され、この嚢胞にも同時に介入できるようになるまで治療を遅らせることを考慮する。手術適応のない患者では、総胆管に対する内視鏡的ステント留置術が再発を予防する可能性がある。診断するうえで生じる混乱はALTを測定することで解決できる可能性があり、アルコール性膵炎のリスクのない患者で、正常値の3倍以上のALTの上昇は胆石性膵炎を95％予測することができる。胆管閉塞が原因で胆管炎を生じている場合、胆道原性膵炎に対する24時間以内の早期MRCP/ERCPはすべての関連学会で推奨されている。学会は同様に、右上腹部のUSで、胆管炎所見のない総胆管結石症を認める、もしくはその疑いがある場合には、MRCPまたは超音波内視鏡（endoscopic ultrasonography；EUS）を行うべきで、そのタイミングは症状や閉塞の重症度で判断されるべきであるとしている。ただし彼らは、閉塞所見のない胆石性膵炎に対して、全例にERCPを行うことは支持していない。

アルコール性膵炎は主に臨床的に診断され、アルコールを控えることで予防することが可能である。その後の合併症率、死亡率の増加を考慮すると、アルコール摂取による再発を防ぐために、すべての臨床的および社会的な資源を活用するべきである。アルコールや胆石症が明らかな原因ではない場合は、CaとTGの値も測定する。TG値が正常値の3倍を超える場合は、高TG血症による膵炎と判断される。高TG血症には、絶飲食、インスリン、そしてブドウ糖を用いた急性管理が必要である。48時間以内にTGが正常の3倍未満に低下しなければ、血漿交換が適応となる。長期的には、安全に開始できるようになった時点でTG低下薬の使用を検討しなければならない。再発性急性膵炎の管理は、特発性再発性膵炎の検査指針である国際ガイドラインの主題である。

再発性特発性急性膵炎（idiopathic recurrent acute pancreatitis；IRAP）は、ほかの一般的な原因（胆道原性、

表14.2 改訂Marshall基準

Marshall基準	スコア>2：臓器障害、>48時間：持続する				
臓器システム	0	1	2	3	4
呼吸（PaO₂/FiO₂比）	>400	301〜400	201〜300	101〜200	≦101
腎機能（血清クレアチニン）	<1.4mg/dL	1.4〜1.8mg/dL	1.9〜3.6 mg/dL	3.6〜4.9mg/dL	>4.9mg/dL
循環（収縮期血圧、pH）	>90mmHg	<90mmHg 輸液反応性あり	<90mmHg 輸液反応性なし	<90mmHg pH<7.3	<90mmHg pH<7.2

表14.3 一般的な膵炎のスコアリングシステム（入院時）

	含まれている項目
Ranson基準 ≧3重症急性膵炎（0と48時間）	入院時、年齢>55歳、WBC>16,000/mL、グルコース>200mg/dL、>350 IU/mL、ST>250IU/mL；入院後48時間Htの低下>10%、BUNの上昇>5mg/dL、Ca<8mg/dL、PaO₂<60mmHg、base deficit>4mEq/L、輸液負荷による体液貯留>6L
APACHE II ≧8重症急性膵炎（0と48時間）	体温変化もしくは体温異常、平均動脈圧、心拍数、呼吸数、PaO₂、動脈血pH、HCO₃、Na、K、Cr、Ht、WBC、意識変容、年齢、慢性疾患の有無
BISAP ≧3重症急性膵炎（0と48時間）	BUN>25mg/dL、意識変容グラスゴー・コーマ・スケール<15、SIRS基準≧2、年齢>60歳、胸水の有無
Glasgow-Imrieスコア ≧3重症急性膵炎（0と48時間）	年齢>55歳、WBC>15,000/mL、グルコース>180mg/dL、BUN>45mg/dL、PaO₂<60 mmHg、Ca<8g/dL、アルブミン<3.2g/dL、LDH>600 IU/L

アルコール性、TGなど）を病歴、通常の血液検査、従来の画像検査などの精査で除外したうえで、病因が特定できない場合に診断される。特定の薬剤については、膵炎を起こすリスクを考慮し、評価する必要がある。膵管癒合不全はIRAPの原因として明確に確立されていないため、ERCP/EUS/MRCPの所見のみでそのまま原因とみなすべきではない。遺伝子変異と遺伝子多型（CFTR、SPINK1、PRSS1、CTRC）だけではなく、乳頭部腫瘍、総胆管嚢胞、その他の解剖学的構造異常や複数の要因の関与も調べた方がよい。患者は、従来のCT検査、MRCP（セクレチン負荷を伴う）、およびUSに続く検査の第一選択として超音波内視鏡で評価されるべきである。解剖学的な異常のない患者に対するERCPと内視鏡的乳頭括約筋内圧測定、そしてそれに続く括約筋切開術は、合理的な選択肢である。胆嚢疾患がなく、正常な肝機能の患者に対する経験的な胆嚢摘除術はガイドラインでは推奨されていないものの、われわれとしては、再発エピソードを50%以上も減少させることがわかっていることからむしろ強く検討されるべきであると考える。自己免疫性膵炎は稀な原因の1つで、MRCPで自己免疫性疾患を示唆する特徴的な画像所見を認めた場合、IgG4の血清学的検査と経験的ステロイド投与が有用である。

スコアリング

もともとの11項目から成るRansonスコア以後、少なくとも17の検証済みの膵炎スコアリングシステムがある。いくつかのスコアリングは救急外来にいる患者の退室先を決定する評価においてより有用であり、Glasgow-Lmrieスコア、APACHE IIスコア、CT重症度指数、BISAP（Bedside Index of Severity in Acute Pancreatitis）スコア、Panc 3、HAPS（Harmless Acute Pancreatitis）スコア、そして厚生労働省重症度判定基準予後スコアがそれらである（表14.3）。

ただし、医師はたとえスコアが最良でも（この研究ではGlasgow-Lmrieスコア）、スコアリングシステムは中等度程度の予測値しかなく、患者の状態を継続的に再評価する必要があることを意識しなければならない。膵炎の重症度は、（軽度から中等度の）臓器不全の有無に基づいて、アトランタ分類を含むいくつかの基準によって、軽症、中等症、または重症と定義される。膵壊死および感染の有無にかかわらず、臓器不全が遷延した場合、中等症から重症、もしくは最重症と定義される。一貫して優れたパフォーマンスを示すすべてに受け入れられた予後予測システムは存在せず、どれが最適であるかについて学会間でもコンセンサスがないため、スコアリングシステムを選択したら、それを一貫して使用することを勧める。

管 理

蘇生：輸液―Goldilocksアプローチ

輸液蘇生戦略に関する最近の系統的レビューでは、対象となった15の研究の中で、ゴールを設定して行う積極的な輸液蘇生とそうではない非積極的な輸液蘇生をそれぞれ支持する研究が同じくらいあり、急性膵炎の輸液療法に関連するエビデンスの質が一般的に低いことが判明した。膵炎における蘇生プロトコルの多くが、敗血症および敗血症性ショックの治療における標準治療となったearly goal-directed therapy（EGDT）戦略を取り入れている。

Riversによる2008年のEGDTに関するフォローアップレビューでは、EGDTによって敗血症の改善とともに、相対リスクが50％以上減少したと報告しており、その後のいくつかのメタ分析で、EGDTが重症敗血症性ショックにおいて生命予後を改善する可能性があることがわかった。ただ、この状況を複雑にしているのが、ProMISe、ARISE、ProCESSなどの最近の国際的な前向きランダム化比較試験（RCT）で、これらの試験では治療の厳格なプロトコル化の価値については曖昧であり、もはやEGDTと区別のつかないSurviving Sepsis Campaignガイドラインによって『通常の管理』がそれほど変わったのかという疑問を呈している。

膵炎における非感染性の全身性炎症反応性ショックとその病態生理は、敗血症に対するEGDTをそのまま反映させない方が好ましく、特にこれらの患者では輸液過剰による腹腔内圧上昇や腹部コンパートメント症候群（abdominal compartment syndrome；ACS）を合併するリスクを伴う。敗血症におけるEGDTであっても、輸液過剰は死亡および多臓器不全のリスク因子として知られている。ゴールを設定した輸液蘇生のようなプロトコル化された治療は、輸液過剰を引き起こす可能性があることが証明されており、結果として、それらの患者はより高率に臓器障害を生じ、死亡率も増加する。

したがって、膵炎において、プロトコル化された積極的な輸液蘇生がよいのか、それとも通常の管理でよいのかという点でのエビデンスが依然として曖昧であることはそれほど驚くべきことではない。EGDTのための捉えどころのない"最適な"プロトコルを追及する代わりに、集中治療における輸液蘇生の一般原則と、臨床的な輸液反応性を評価するためのあらゆる方法を用いて血管内容量を頻回に評価することを勧める。血管内容量はそれぞれの患者で臨床経過を通して変化する。膵炎の患者はしばしば臨床的に脱水状態で、Ht、BUN、Crの上昇を伴う血液濃縮を呈する。患者はだいたい輸液に反応し、初めの24時間、特に最初の4～6時間は積極的な早期輸液蘇生が効を奏する。輸液は乳酸リンゲル液（LR）などの緩衝塩類溶液を推奨する。急性膵炎において、LRが生理食塩水と比較して優れているというエビデンスがあり、いくつかの学会のガイドラインで推奨されている。24時間以降は、多臓器不全やACSにつながる過剰な輸液蘇生による重篤な合併症や死亡が高率に起こる。この事実は、簡便なアルゴリズムに基づいたプロトコルベースの蘇生が不十分であることを示唆している。さらに重症急性膵炎患者では、特に臓器不全が既に生じている場合、早期の積極的な輸液蘇生でも奏効しない可能性があるというエビデンスがある。

中心静脈圧（central venous pressure；CVP）は蘇生において信頼できる指標ではないにもかかわらず、依然として臨床現場では用いられている。輸液蘇生の評価は、単純なプロトコル化された輸液投与や、単一の数値指標以上のものが必要であり、それぞれの患者ごとに、集中治療で可能なあらゆる手法を用いて十分に評価した体液バランスによるものでなければならない。End-organ perfusion（臓器還流）の評価には、パルスプレッシャーバリエーション（pulse pressure variation；PPV）、ベッドサイド心エコー、USのような検査や足上げ試験（passive leg raising；PLR）［腹腔内圧の著しい上昇がこの試験やストロークボリュームバリエーション（stroke volume variation；SVV）に影響する可能性があるが］や呼気終末閉塞テストのような動的手法がある。急性膵炎による重度の全身性炎症反応を認める患者では、心機能不全徴候を示すことがある。臨床医は、輸液反応性の乏しい患者に対しては、晶質液での過剰輸液による合併症を慎重に回避し、収縮期血圧を上昇させるための昇圧薬や強心薬の使用を考慮する必要がある。

もし患者が輸液負荷テストに対して、10％以上のストロークボリュームの増加、もしくはほかのベッドサイドでの評価で輸液反応性がみられなければ、さらなる輸液は臓器障害のリスクとそれに伴う死亡率を増加させるだけである。したがって、はじめの4～6時間のEGDT以降はGoldilocksアプローチが推奨される。これは多臓器不全や死亡率の増加をきたしうる、過剰な体液増加と過度の循環血液量減少のいずれも回避し、24時間以降は、追加の輸液負荷はベッドサイドでの経時的な評価に基づいて慎重に考慮するアプローチである。

栄　養

1970年代、経静脈栄養はもともと、急性膵炎患者の絶飲食という古典的な管理の補助手段であった。その後、動物モデルで、バクテリアルトランスロケーションが感染性膵壊死の病因に関与していることが示唆された。そのため、経腸栄養が、腸管粘膜バリア機能および腸管血流を改善することによって感染性膵炎の予防に有効であると提唱された。

1993年、リパーゼ値が1,000以上の34人の患者を対象として、経静脈栄養と経鼻空腸チューブを用いた経腸栄養を比較した最初の試験が行われ、いくつかの臨床指標の改善とICU入室期間の短縮が認められた。その後の小規模な臨床試験では、経腸栄養の方が、経静脈栄養よりも費用対効果が高く、より早期に炎症反応が改善し、腸管粘膜の透過性の低下をもたらすことが示された。

その後の臨床試験では、合併症のリスクが高い膵炎患者の死亡や感染症を減少させるうえで、72時間経過後に開始した経口摂取と比べて、早期の経鼻経管栄養の有効性は示されなかった。しかし、多くの経腸栄養に関する臨床試験は、重症急性膵炎と確定診断された患者ではなく、診断基準によって重症急性膵炎と予測された患者を対象としたことで、経腸栄養の有効性が示され難かった可能性があ

る。重症急性膵炎と診断された患者群では、完全静脈栄養と比較して、経鼻空腸栄養の患者で感染性膵壊死の発症が74%から20%に減少し、同様に多臓器不全（79% vs 31%）および死亡率（35% vs 5%）の減少も認めた。おそらくこれが、重症急性膵炎に対し、さまざまな診断基準や交絡因子を含む臨床試験を用いた系統的メタ解析が、死亡率の改善を示さなかったものの壊死および炎症性マーカーの減少を示した理由である。その後の試験でもまた、完全静脈栄養、経鼻空腸栄養と経鼻胃栄養を比較し、経鼻胃栄養は患者の治療の許容や死亡率、合併症の点で経鼻空腸栄養と同等であったが、経腸栄養と完全静脈栄養で、過去の試験のような、死亡率の劇的な低下を示すことはできなかった。その他、プロバイオティクス、免疫栄養、ビタミン、消化管運動機能改善薬といった栄養戦略は、有効性を示すことができていない。

早期経腸栄養は粘膜バリア機能の維持を助け、腸管粘膜の虚血を防ぎ、その結果膵炎の感染合併症を予防する働きをして、全身の炎症の状態を軽減し、おそらく死亡率を低下させていると考えられる。経腸栄養は、膵炎関連のほぼすべての学会のガイドライン（エビデンスが十分でないとしている英国消化器病学会の膵炎ワーキンググループを除く）およびASPENで強く推奨されている。ただし、臨床医は、胃や十二指腸の閉塞のリスク、高用量の昇圧薬の使用、イレウス、または経腸栄養の継続を阻害するほかの要因など、腸管機能に影響を与えるほかの要因には注意しなければならない。経腸栄養が継続できない、不十分である、もしくは不可能な場合には、経静脈栄養が次の手として導入されるべきである。

疼痛

非挿管の患者では、モルヒネやフェンタニルよりも、ヒドロモルフォン塩酸塩による疼痛管理の方が優先される。腎障害のリスクのある患者への非ステロイド抗炎症薬（NSAIDs）や過度の鎮静は避けなければならない。理想的な疼痛管理のレジメンはまだ確立されていないが、多角的な疼痛管理、硬膜外麻酔のような補助的な疼痛治療が、イレウスや腸管運動の低下、そして誤嚥のリスクを助長する可能性のある過剰な麻薬性鎮痛薬の使用を防ぎうる。

トリグリセリド

高トリグリセリド（TG）血症による膵炎は、アルコール性膵炎よりも重篤な症状を呈し、予後も不良である。通常の管理に加えて、TGによる膵炎の治療の中心は、TGを低下させることである。ほかの病因の膵炎とは異なり、絶食が確実にTG値を低下させるため、ほぼすべてのプロトコルが一定期間の絶飲食の必要性を強調している。低血糖を予防するためにブドウ糖源を補充しながらインスリン点滴を開始すると、目標値である正常値の3倍以下、もし

くは500mg/dL以下までTG値を急速に下げることができる。重症急性膵炎患者やTG値が低下しない患者では、アフェレーシスまたは血漿交換を早期に検討すべきである。これらの治療戦略がうまくいかない患者では、持続的静脈血液濾過療法が有効となる可能性がある。高TG血症による膵炎の患者は、経口摂取が可能となった時点でゲムフィブロジル（日本では未承認）やナイアシンなどのTG降下薬を開始し、再発予防のための指導を受けるべきであり、また、飲酒や食事内容、およびその他の高TG血症の危険因子を控えることに関しても指導を受けなければならない。

持続血液濾過療法、CVVH、CVVHD

臨床データおよび動物実験データでは、急性膵炎において、高用量持続血液濾過戦略が多臓器不全の原因となる無菌性の炎症を軽減し、過剰輸液を予防し、そして腹腔内圧を低下させる役割があることが示唆されている。しかし、確実な質の高いデータが少ないため、将来的に質の高い研究で有効性が確立されるまでは、重症急性膵炎の管理で常に用いるのではなく、体液過剰や腹腔内圧上昇の軽減のような集中治療を行う中で必要となる目的のために補助的に使用することを考慮する。

呼吸管理

重症急性膵炎では多臓器不全を引き起こすことが多く、これには急性呼吸窮迫症候群（acute respiratory distress syndrome；ARDS）が含まれるが、これはおそらく全身性の炎症プロセスとサイトカイン放出が、肺血管の透過性亢進と炎症を引き起こすことによると考えられる。手術を受ける患者など、ARDSのない患者における低用量換気の確実な有効性が示されているため、人工呼吸管理中の患者ではARDS発症前であっても、ARDSnetの推奨に準拠した、低用量換気が推奨される。ARDSのベルリン定義は、心原性浮腫のようなほかの生理学的異常を原因としない特徴的なX線所見や、低酸素血症の重症度分類に基づく（表14.4）。重症かつ持続する臓器障害は、急性膵炎における早期死亡に関連する予後不良因子であり、重症膵炎に起因するARDSによる死亡率の増加を避けるためには、細心の注意を払った集中治療が必要である。

表14.4　ベルリン定義のARDS重症度分類

重症度	PEEP>5におけるPaO$_2$/FiO$_2$（mmHg）
軽症	≦201〜300
中等度	≦101〜200
重症	≦100

FiO$_2$：吸入酸素濃度、PaO$_2$：動脈血酸素分圧、PaO$_2$/FiO$_2$比の低下は吸入ガスからの動脈血の酸素化障害を示唆する。

ECMO

膵炎に合併した重症ARDSに対する体外式膜型人工肺（extracorporeal membrane oxygenation；ECMO）については、1990年代から報告されてきた。ECMOはそれ自体が炎症性マーカーを上昇させることが知られている。しかしARDS患者では、肺障害が軽快するまで、膵炎の炎症期の間の橋渡しのための集中治療の補助手段としてVV ECMOを考慮すべきである。

感染性膵壊死に対する予防的抗菌薬

ほかの感染症（胆管炎など）のない患者に対して予防目的で抗菌薬を型通りに使用することは、急性壊死性膵炎に対して早期に使用すれば有効かもしれないとしている日本のガイドラインを除いては推奨されておらず、もし予防目的に使用するのであれば、14日を超えて使用すべきではない。抗菌薬は、発熱、全身性炎症反応症候群（systemic inflammatory response syndrome；SIRS）、白血球上昇などの臨床所見、血液培養または穿刺吸引培養陽性、および感染性膵壊死を伴うCT所見（気腫性膵炎）から診断された感染性膵壊死に対して適応となる。抗菌薬治療は、広域スペクトラムのβラクタマーゼ阻害薬配合抗菌薬もしくはカルバペネムと嫌気性カバーを含むレジメンで、腸内細菌および嫌気性菌をカバーしなければならない。ペニシリンアレルギーの患者では、耐性菌のため、キノロンが第二選択の抗菌薬となる。専門家のコンセンサスでは、経験的な抗真菌薬の使用は推奨されていない。常に穿刺吸引を用いて抗菌薬使用を判断することも偽陰性率が高いため、一般的には推奨されない（培養陽性は治療の指針となるかもしれないが、培養陰性によって臨床的な感染徴候やその疑いが否定されるべきではない）。

出血性および血管合併症

出血性膵炎は稀（重症例の1％程度）ではあるが、死に至る可能性のある重症急性膵炎の合併症で、しばしば初回入院時の後期に起こるが、数年経過してから起こることもある。一方、出血性膵炎の治療は、以前は腹腔動脈結紮や膵部分切除術または膵全摘術による外科的治療のみで、死亡率は43％であった。臨床医は、不安定な膵炎患者では後腹膜出血を示唆するCullen徴候やGrey Turner徴候に注意を払う必要がある。この合併症に対する治療法は近年大幅に改善した。より最近の、膵周囲を走行する腹腔動脈の分枝にできた仮性動脈瘤に対する血管塞栓術を用いた治療法は、死亡率を約20％まで下げ、治療の侵襲度も軽減した。現在、外科手術は血管内アプローチに失敗した時にのみ行われる。

内臓静脈血栓症は重症急性膵炎の20〜30％にみられる。脾静脈血栓症の頻度が最も高く、胃静脈瘤による消化管出血の原因となりうる。仮性膿疱による静脈還流の圧迫の有無にかかわらず、ドレナージ閉塞により左側の門脈圧が上昇し、その結果胃静脈瘤出血が引き起こされる。膵炎患者（急性または慢性）の急性上部消化管出血をみた場合、静脈瘤が原因である可能性を考慮して検索し、これを認めた場合はバンド結紮や閉塞の解除、さらには門脈静脈シャント術を用いて治療する必要がある。脾静脈血栓症による中枢性の門脈圧亢進症では、脾摘術を考慮する。膵管内への出血それ自体はさらに稀だが、血管内治療によるアプローチで同様に治療可能である。

腹部コンパートメント症候群（ACS）

腹腔内圧が上昇していないかを常に疑う。重症急性膵炎の患者では、特に患者が臨床的に悪化を認め、乏尿、もしくは人工呼吸器の気道内圧上昇を認めたときには、腹部の診察と膀胱内圧測定を繰り返し行う必要がある。膀胱内圧を用いて測定された腹腔内圧が20mmHgを超える場合は、ACSを考慮する必要がある。ACSは急性膵炎で、合併症率と死亡率の上昇に関連しているが、ACSを発症した場合には、早期の減圧が死亡率を低下させる。必要に応じて、利尿、透析、もしくは腹腔穿刺で腹水を少なくとも900〜1,000mLドレナージするまでの間、腹腔内圧を低下させ患者を安定化させるために筋弛緩薬の使用も考慮する。古典的な三徴である、気道内のピーク圧上昇、腹腔内圧上昇、そして乏尿を認めた場合、特に臓器不全を伴っている場合には、ACSに対する減圧目的の開腹術を強く検討する必要がある。

膵壊死に対する外科的管理：ステップアップアプローチ

背景

歴史的には、感染性膵壊死の患者に対して、そして頻度は低いが症候性の非感染性膵壊死の患者に対して、開腹下でのデブリードマンが選択される外科的治療であった。開腹下での外科的デブリードマンは従来用いられてきた治療であったが、この手術による生理的侵襲が合併症の増加に寄与しているのではないかと考えられてきた。治療に伴う侵襲を軽減させる取り組みは、膵炎管理の進歩に大きく貢献してきた。

過去20年にわたり、壊死性膵炎の治療は大きく進歩した。この進歩のほとんどは、膵壊死組織のドレナージや除去のための低侵襲治療アプローチの普及によるもので、それには透視でのイメージガイド下、内視鏡下経胃的アプローチ、腹腔鏡下、そして腹腔鏡補助下後腹膜デブリードマン（video-assisted retroperitoneal debridement；VARD）などがある。過去20年の文献では、これらの新しい治療法により良好な治療結果を得られた患者群が報告

されている。

ACS分野の発展に伴い、その領域の医師たちが、これらの複雑な患者を管理する主要な診療科としての役割をますます求められてきている。治療のタイミングや選択は、リソースを十分に利用できない時間に決定しなければならないことが多く、結果的に合併症の増加につながる可能性があるからである。

急性壊死性膵炎に対する手術のタイミング

- 従来、急性膵炎発症から数週間以内での治療介入の適応は、臨床症状の増悪や感染徴候を伴う、明らかに感染した急性の壊死組織の溜まりであった。現在では、感染性膵壊死が治療介入の主な適応である。治療が必要となった場合、壊死組織除去術（ネクロセクトミー）を4週間遅らせることを考慮する。
- 最大限の内科的治療を行ったにもかかわらず、臨床症状が悪化した非感染性の膵壊死患者に対する外科的ドレナージや壊死組織除去術は有効ではない。いくつかの研究で、これらの患者に対し、救命目的の手術として行った外科的介入について調べられたが、望まれたような救命効果は認められなかった。そのため、非感染性の膵壊死患者は通常内科的に管理される。

1つの例外は、ACSや腸管虚血のような、外科的管理が救命につながる膵炎の合併症に介入するときである。

多臓器不全の存在や高いAPACHE IIスコアに加えて、早期の外科的介入は急性壊死性膵炎の予後不良の独立した予測因子であることが示されている。いくつかのケースシリーズでは、介入を遅らせることができた場合、死亡率が低下することが強調されている。2002年の国際膵臓学会のガイドラインで提唱されているように、開腹手術を少なくとも3〜4週間遅らせることが、合併症や死亡率を低下させる。介入を遅らせることで、壊死した部分と健常組織の境界が明瞭となるため、壊死組織除去術を行う際に、手術の難易度は低くなり、出血のリスクも少なくなり、健常組織の除去も最小限に抑えることができる。これが、長期にわたる良好な内分泌、外分泌機能や術後の合併症の減少につながる。消化管穿孔、急性出血、瘻孔形成や消化管閉塞、そしてACSに対して緊急的な介入が必要になったときに、同時に壊死組織のドレナージやデブリードマンを行う必要はない。

では具体的にどれくらい遅らせるのがよいのかが問題となるが、少なくとも14日、場合によっては30日遅らせると、死亡率がさらに低下する。

膵壊死に対する補助療法：経皮的および内視鏡的ドレナージ

膵壊死に対する治療のための外科的治療に加えて、さまざまな非外科的な方法が報告されている。これらの研究の問題点は、患者群が均一でないこと、感染性膵壊死の定義、そして用いられている方法などが挙げられる。その結果、RCT以外では結果を直接比較することができない。外科的治療と比較した場合の非外科的治療法の効果にはばらつきがあり、決定的な死亡率の低下は認められていない。非外科的アプローチの利点は、介入後の全身性の合併症の減

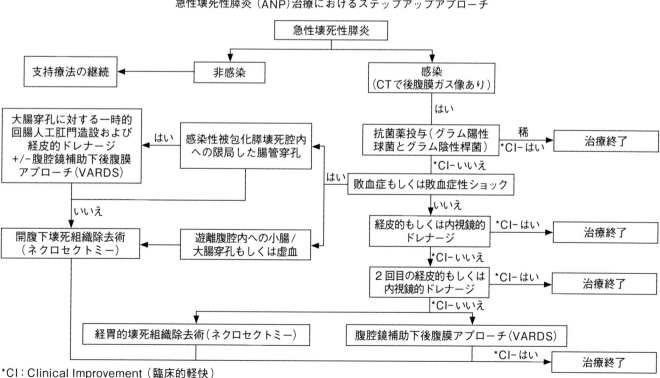

*CI：Clinical Improvement（臨床的軽快）

図14.5 提唱された急性壊死性膵炎の治療法のダイアグラム

少や新たな臓器不全の発症リスクを減らすことが挙げられる。いくつかの後ろ向き研究によると、低侵襲治療を用いた場合、出血や瘻孔などの局所の有害事象はわずかに上昇すると報告されている。ただし、この所見は有害事象の定義の違いや、治療技術の習熟がまだ十分でない初期の結果が反映されている可能性がある。

低侵襲治療を用いることで、外科的デブリードマンを延期したり、完全に回避したりすることができる。抗菌薬は感染性膵壊死に対する治療の第一選択である。抗菌薬治療は、ほとんどの場合、これらの患者に対しての介入を遅らせるための橋渡しとなる。低侵襲治療が開腹下壊死組織除去術の代わりに用いられるうえで、経皮的な介入がそのアルゴリズムの最初の治療ステップとなる。壊死組織除去術の2つの主な補助的治療手段は、経皮的ドレナージと内視鏡的ドレナージ、もしくはその2つを組み合わせた方法である(図14.5)。

経皮的ドレーン

経皮的カテーテルドレナージ(pigtail catheter drainage；PCD)はメインの治療法として、またはほかの治療の補助的手段として、さらには遺残した壊死組織や感染組織の管理に用いることができる。アプローチとしては経腹的もしくは経後腹膜的に12～30Frのカテーテルを留置する。汚染や腸液のリークを回避し、ステップアップアプローチを計画的に進めることができるため、経後腹膜アプローチが推奨される。それぞれの液体貯留は別々にドレナージする必要があり、そのため1人の患者に対し複数のカテーテル留置が必要となる。PCDを用いる際の最適なカテーテルサイズ、ドレーンの本数、およびドレーンの管理はよくわかっていないが、ドレーンのサイズが大きいほど、より効果的な壊死組織のドレナージができる。

PCDはもともと開腹下壊死組織除去術後の遺残物をドレナージする補助的な役割であったが、手術を遅らせたり、手術の必要性を回避するためのステップアップアプローチとして、もしくは内視鏡的壊死組織除去術の補助的手段として用いられることが増えている(図14.3-B・14.4)。ドレーン留置は手術を遅らせ、死亡率を低下させることができる。膵壊死に対してメインの治療として用いるPCDに関する系統的レビューには、384人の患者を対象とした11の研究が含まれていた。70％の患者で感染性壊死を認め、平均2本のカテーテルが留置され、全体の治療成功率は56％であった。2つの前向き研究では、PCD単独での臨床的な治療成功率はそれぞれ33％と35％であった。外瘻などの有害事象は、最大で27％の患者で認めた。膵壊死に関するEASTのガイドラインでは、PCD単独治療群に対して外科的治療群を比較群とした10件の研究が記載されている。その中の多くの研究は小規模で、死亡率の有意差を出すにはパワー不足であったものの、治療の安全性を十分に示し、かなりの割合の患者がPCD単独で治癒していた。

・内視鏡的 vs 外科的ドレナージ

直接的内視鏡的壊死組織除去術(direct endoscopic necrosectomy；DEN)は上部消化管内視鏡を用いて、壊死腔に経胃的もしくは経消化管的に入っていく。そのうえで機械的デブリードマンや洗浄を行う(図14.6)。DENを行うためには、液体貯留が胃や十二指腸から1～2cm以内に存在する必要がある。通常、腔の壊死組織除去を完遂するには3～6回のデブリードマンが必要である。

いくつかのケースシリーズ(症例集積研究)で内視鏡的ドレナージの安全性が記述されているが、ほかの方法と比較したデータはほとんどない。内視鏡的ドレナージと外科的ドレナージを比較した、サンプルサイズの小さい2つの前向きランダム化試験が存在する。オランダの膵炎研究グループがDENと低侵襲外科的壊死組織除去術、もしくはそれが難しければ開腹下壊死組織除去術を比較した。20人の患者が無作為にそれぞれ10人ずつのグループ

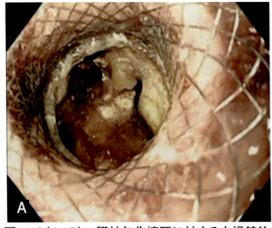
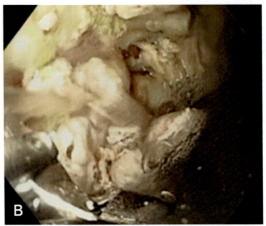

図14.6(A・B) 膵被包化壊死に対する内視鏡的ドレナージおよびデブリードマンのために、壊死腔に隣接する消化管壁を介してカバードメタリックステントを留置した後の内視鏡所見

(Reprinted from Lee A, Thompson CC. Direct endoscopic necrosectomy in retroflexion When using lumenapposing transmural covered metal stent. Gastrointest Endosc. 2016；83：255, with permission from Elsevier)

に割り振られた。この研究では、炎症マーカーと主要な合併症の複合アウトカムに関して、外科的壊死組織除去術と比較して、DENの優位性が示された。新規発症の臓器不全は内視鏡的壊死組織除去術群で有意に少なく（0% vs 50%、P=0.03）、膵液瘻に関しても同様であった（10% vs 70%、P=0.02）。手術と比較してDENでは死亡率低下の傾向がみられたものの、有意差は認めなかった（10% vs 40%）。筆者らは感染性膵壊死に対しては、DENが外科的壊死組織除去術よりも優れていると結論づけた。欠点としては、外科的壊死組織除去術が1回の手技で済むのに対して、内視鏡的に行われた患者では中央値で3回の処置を必要とすることであった（P=0.007）。

TENSION試験は、98人の感染性膵壊死患者を対象とし、内視鏡的手術とステップアップアプローチを比較した多施設RCTである。感染性膵壊死（もしくはそれが疑われる）患者で、治療介入の適応があり、かついずれの治療手段でも治療可能と考えられる患者が、内視鏡的手術群または外科的ステップアップアプローチ群（必要に応じてドレーンの後に手術を追加）のいずれかに無作為に割り付けられた。それぞれの群に割り付けられたうちのおよそ半数の患者はドレーンのみで治療され、主な違いはその経路で、DEN群では経胃的であったのに対し、VARD（video-assisted retroperitoneal debridement）群では経皮的であったことに留意すべきである。主要アウトカムは、無作為化後6ヵ月以内の死亡と重篤な合併症の複合アウトカムで、2群間に有意差は認めなかった。内視鏡群で入院期間の短縮と瘻孔の発生率の低下を認めた。治療介入の回数に2群間で差は認めなかった。

経胃内視鏡的アプローチの限界の1つが、目標とする液体貯留の場所である。中央に位置する液体貯留は一般的にアクセス可能であるが、左側や側腹部にある液体貯留はアクセスが困難である。そのため、胃や十二指腸の近傍に接する形で液体貯留が存在しない場合は、VARDやその他の経皮的経後腹膜的アプローチが引き続き重要な役割を担うことになる。

経皮的治療と内視鏡的治療の併用

PCDの利点は、IVRの存在で広く普及しており、経腹的、経後腹膜的に腹部、骨盤腔の左側や右側にアクセス可能で、複数のカテーテルを留置することができ、さらに手技の合間にカテーテルをフラッシュすることもできることである。しかし、20%の患者で膵液皮膚瘻を合併し、そのうちのいくつかの例では断裂した膵管とドレーンとの間に交通ができてしまい閉鎖しない。経皮的アプローチと内視鏡的経消化管ドレナージを組み合わせることで、外瘻化を防ぐことができ、直接壊死組織除去術をするための繰り返しの内視鏡的介入を避けることができる。消化管瘻を出口として経皮的アプローチ側から洗浄することでデブ

リードマンと同等の効果が得られる。単施設からの症例対照研究では、経皮的アプローチと内視鏡的アプローチを併用することで、経皮的ドレナージ単独と比較して、非外科的治療での治癒率が向上し、入院期間およびドレーン抜去までの期間が短縮し、CT回数および使用したドレーンの本数が減少した。

補助療法の役割

経皮的ドレナージと内視鏡的デブリードマンは、時には膵壊死の管理において根本的治療としての役割もあるかもしれない。確実なのは、安全に行えるようになるまでの間、外科的介入を遅らせる手段としての役割があるということである。PCDやDENを根本治療として用いることの死亡率に与える影響に関してははっきりしていないものの、少なくとも1つの研究で、合計の処置の回数が増加することは示されている。多くの研究で、さまざまな介入が同等の効果を示しており、これは医療チームに個々の患者に合わせて治療を選択し管理する能力があることを示している。

膵壊死に対する開腹 vs 腹腔鏡アプローチ

開腹下外科的デブリードマンは歴史的に、壊死組織を完全に除去することを目的とした感染性膵壊死および症候性非感染性被包化壊死に対する標準治療であった。最も古く、最も確立されたアプローチは、用手的なデブリードマンを用いた、開腹手術もしくは側腹部切開による後腹膜アプローチである。壊死組織除去術後、腹部は開けたままとするか、もしくは術後に持続洗浄を行うために複数のドレーンを留置する。術後洗浄法は手術回数および術後合併症の減少と関連していた。閉鎖パッキング法は主に単一のグループによって提唱されている。壊死組織除去が不十分である症例では、洗浄や壊死組織の追加のデブリードマン目的に、必要に応じて経皮的ドレーンを留置することができる（ステップダウンアプローチ）。開腹下壊死組織除去術は比較的高頻度の合併症（34～95%）および6～25%に及ぶ死亡率を伴う。

初回からの開腹下壊死組織除去術の代替手段としてステップアップアプローチがあり、これは低侵襲治療を用いて壊死をコントロールし、根本的な壊死組織除去術を遅らせる、もしくは完全に避けることが可能である。最初のステップは通常PCDで、可能であれば左側腹部から経後腹膜的に行う（図14.7）。代替経路としては、経皮経腹もしくは内視鏡下経消化管経路である。目的は手術の必要性を遅らせる、もしくは回避させることである。もしドレナージがうまくいかず、感染のコントロールができなければ、次のステップがとられ、それはVARD、瘻孔経路での内視鏡的壊死組織除去術、またはDENを用いて行うデブリードマンである。これらのアプローチは既に重症の患者に対して、開腹手術よりも侵襲が少ないと考えられている。

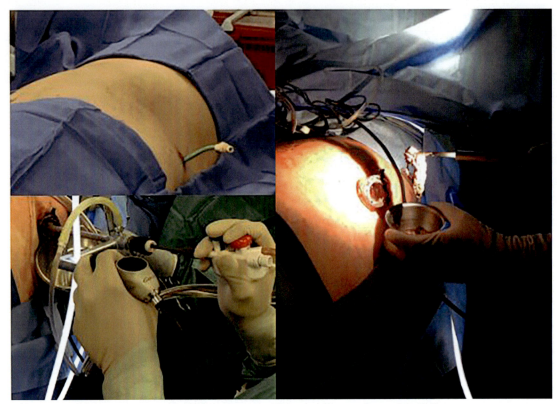

図14.7　膵デブリードマンの際のVARDsアプローチの体位
患者は完全右側臥位で、経皮的ドレーンが後腹膜腔へのガイドとなる。手技は洗浄可能な膀胱鏡か腹腔鏡で行うことができる。

　膵壊死に対する治療の第一選択として、ステップアップアプローチが開腹下壊死組織除去術よりも優れているかどうかを評価したRCT（PANTER試験）がある。このオランダの多施設研究では、45人の患者が開腹下壊死組織除去術群へ、そして43人の患者がステップアップアプローチ群へ無作為に割り付けられた。ベースラインの患者特性は両群間で同様であった。アウトカムは開腹手術群と比較して、ステップアップアプローチ群で有意に良好であった。死亡や重篤な合併症は、開腹下壊死組織除去術群では69％であったのに対し、ステップアップアプローチ群で40％であった。また死亡率は両群間で同等であった（19％ vs 16％）。ステップアップアプローチ群の患者の12％で新規の多臓器不全を認めたのに対し、開腹下壊死組織除去術群では42％であった。腹壁瘢痕ヘルニア（7％ vs 24％）、新規発症の糖尿病（16％ vs 38％）、膵酵素の補充（7％ vs 33％）、および治療コストのような長期合併症に関してもすべてステップアップアプローチ群で有意に低かった。特筆すべきは、ステップアップアプローチ群の患者の35％で、壊死組織除去術を必要としなかった。

　開腹手術と低侵襲手術を比較した際の交絡因子の1つは、タイミングの問題である。文献的には手術を遅らせた方が良好なアウトカムにつながることが裏づけられている。ステップアップアプローチは、そもそもドレーンを用いて保存的に治療することで手術を遅らせることをもとに確立されている。低侵襲手術と開腹手術を比較した際に、外科的介入の経路の問題ではなく、手術を遅らせたこと自体がアウトカムの改善に寄与している可能性がある。早期の腹腔鏡を用いた外科的介入が安全に実施できることを示した症例集積研究はあるものの、腹腔鏡補助下での膵デブリードマンと開腹下での介入を比較した研究はない。ただ、この疾患の進行経過と開腹下壊死組織除去術に関連する数々の厳しいアウトカムが既に明らかとなっている状況を考慮すると、これを評価するために大規模なランダム化試験を行うことは現実的ではない。

　さらに医療者がこのステップアップアプローチをより理解し、この方法に習熟してきていることも認識する必要がある。オランダの論文では、目を見張るアウトカムの改善が示されていたが、試験の規模は小さく、他の集団で広く同様の結果は示されていない。Acute care surgeonは、解剖の破綻した状態の悪い患者の管理には豊富な経験をもっているものの、この疾患の進行過程や後腹膜腔という観点でそこからアプローチすることに関しては十分な経験がないかもしれない。さまざまな新しい外科的治療法の導入によって、外科医の技術が向上するにつれて、患者のアウトカムが改善することを認識すべきである。ただ従来用いられていた治療法の後期のアウトカムと比較したときの、新しい治療法の導入初期のアウトカムに焦点を当てた文献は存在しない。

まとめ

　Acute care surgeonは集中治療およびショックが遷延

するような患者の複雑な手術のトレーニングを受けているため、膵壊死患者の治療を行うための特別なトレーニングを受けていると言える。感染性膵壊死の液貯留に伴う症状に対して、初めの30日間は、IVRもしくは内視鏡的ドレナージで改善しなかった時にのみ、外科的デブリードマンを行うべきである。推奨される外科的介入の経路はステップアップアプローチである。

　従来、感染性膵壊死に対して最も広く用いられてきたアプローチは、開腹下外科的壊死組織除去術であった。今ではほぼすべての患者が、適切な専門知識を備えた医師のいる膵炎治療に特化したセンターで低侵襲治療を用いて管理可能である。経皮的カテーテルドレナージ、内視鏡下、および腹腔鏡下での介入はいずれも感染性膵壊死を治療するうえで可能なアプローチである。広範囲の膵周囲壊死を伴う患者では、治療を併用してのアプローチが患者によっては有効である。現在のエビデンスでは、手術を遅らせるために早期に内視鏡的壊死組織除去術もしくは経皮的カテーテルドレナージを行い、その後必要であればステップアップアプローチでの壊死組織除去術を追加することを支持している。

　膵壊死に対する介入の最も重要な原則は、すべての患者にとって最適な単一のアプローチは存在しないということである。最良のアプローチは、多面的で個々の患者ごとに適応を考慮し最良のアウトカムを達成できるものである。

文　献

Aboelsoud MM, Siddique O, Morales A, Seol Y, Al-Qadi MO. Fluid choice matters in critically-ill patients with acute pancreatitis：lactated Ringer's vs. isotonic saline. R I Med J. 2016；99(10)：39.

Acute Respiratory Distress Syndrome Network；Brower RG, Matthay MA, Morris A, Schoenfeld D, Thompson BT, Wheeler A. Ventilation with lower tidal volumes as compared with traditional tidal volumes for acute lung injury and the acute respiratory distress syndrome. N Engl J Med. 2000；342(18)：1301-1308.

Adams DB, Harvey TS, Anderson MC. Percutaneous catheter drainage of infected pancreatic and peripancreatic fluid collections. Arch Surg. 1990；125(12)：1554-1557.

Agarwal AK, Kumar KR, Agarwal S, Singh S. Significance of splenic vein thrombosis in chronic pancreatitis. Am J Surg. 2008；196(2)：149-154.

Aultman DF, Bilton BD, Zibari GB, McMillan RW, McDonald JC. Nonoperative therapy for acute necrotizing pancreatitis. Am Surg. 1997；63(12)：1114-1117；discussion 1117-1118.

Babu BI, Sheen AJ, Lee SH, O'Shea S, Eddleston JM, Siriwardena AK. Open pancreatic necrosectomy in the multidisciplinary management of postinflammatory necrosis. Ann Surg. 2010；251(5)：783-786.

Badalov N, Baradarian R, Iswara K, Li J, Steinberg W, Tenner S. Drug-induced acute pancreatitis：an evidence-based review. Clin Gastroenterol Hepatol. 2007；5(6)：648-661.

Bakker OJ, van Brunschot S, van Santvoort HC, et al. Early versus on-demand nasoenteric tube feeding in acute pancreatitis. N Engl J Med. 2014；371(21)：1983-1993.

Bakker OJ, van Santvoort HC, van Brunschot S, et al. Endoscopic transgastric vs surgical necrosectomy for infected necrotizing pancreatitis：a randomized trial. JAMA. 2012；307(10)：1053-1061.

Balthazar EJ, Fisher LA. Hemorrhagic complications of pancreatitis：radiologic evaluation with emphasis on CT imaging. Pancreatology. 2001；1(4)：306-313.

Banks PA, Bollen TL, Dervenis C, et al. Classification of acute pancreatitis-2012：revision of the Atlanta classification and definitions by international consensus. Gut. 2013；62(1)：102-111.

Basit H, Ruan GJ, Mukherjee S. Ranson criteria. In：StatPearls. StatPearls Publishing Copyright© 2020, StatPearls Publishing LLC；2020.

Beger HG, Buchler M, Bittner R, Oettinger W, Block S, Nevalainen T. Necrosectomy and postoperative local lavage in patients with necrotizing pancreatitis：results of a prospective clinical trial. World J Surg. 1988；12(2)：255-262.

Bergert H, Hinterseher I, Kersting S, Leonhardt J, Bloomenthal A, Saeger HD. Management and outcome of hemorrhage due to arterial pseudoaneurysms in pancreatitis. Surgery. 2005；137(3)：323-328.

Besselink M, van Santvoort H, Freeman M, et al. IAP/APA evidence-based guidelines for the management of acute pancreatitis. Pancreatology. 2013；13(4 suppl 2)：E1-E15.

Besselink MG, Verwer TJ, Schoenmaeckers EJ, et al. Timing of surgical intervention in necrotizing pancreatitis. Arch Surg. 2007；142(12)：1194-1201.

Bhansali SK, Shah SC, Desai SB, Sunawala JD. Infected necrosis complicating acute pancreatitis：experience with 131 cases. Indian J Gastroenterol. 2003；22(1)：7-10.

Bryner BS, Smith C, Cooley E, Bartlett RH, Mychaliska GB. Extracorporeal life support for pancreatitis-induced acute respiratory distress syndrome. Ann Surg. 2012；256(6)：1073-1077.

Buchler MW, Gloor B, Muller CA, Friess H, Seiler CA, Uhl W. Acute necrotizing pancreatitis：treatment strategy according to the status of infection. Ann Surg. 2000；232(5)：619-626.

Carr RA, Rejowski BJ, Cote GA, Pitt HA, Zyromski NJ. Systematic review of hypertriglyceridemia-induced acute pancreatitis：a more virulent etiology Pancreatology. 2016；16(4)：469-476.

Carter CR, McKay CJ, Imrie CW. Percutaneous necrosectomy and sinus tract endoscopy in the management of infected pancreatic necrosis：an initial experience. Ann Surg. 2000；232(2)：175-180.

Chang Y-s, Fu H-q, Xiao Y-m, Liu J-c. Nasogastric or nasojejunal feeding in predicted severe acute pancreatitis：a meta-analysis. Crit Care. 2013；17(3)：R118.

Connor S, Alexakis N, Raraty MG, et al. Early and late complications after pancreatic necrosectomy. Surgery. 2005 ; 137(5) : 499-505.

Crockett SD, Wani S, Gardner TB, et al. American Gastroenterological Association Institute guideline on initial management of acute pancreatitis. Gastroenterology. 2018 ; 154(4) : 1096-1101.

Cutts S, Talboys R, Paspula C, Prempeh EM, Fanous R, Ail D. Adult respiratory distress syndrome. Ann R Coll Surg Engl. 2017 ; 99(1) : 12-16.

Cuschieri A. Pancreatic necrosis : pathogenesis and endoscopic management. Semin Laparosc Surg. 2002;9(1): 54-63.

da Costa DW, Bouwense SA, Schepers NJ, et al. Same-admission versus interval cholecystectomy for mild gallstone pancreatitis(PONCHO) : a multicentre randomized controlled trial. Lancet. 2015;386(10000): 1261-1268.

Dasgupta R, Davies N, Williamson R, Jackson J. Haemosuccus pancreaticus : treatment by arterial embolization. Clin Radiol. 2002 ; 57(11) : 1021-1027.

De Waele JJ, Hoste E, Blot SI, Decruyenaere J, Colardyn F. Intra-abdominal hypertension in patients with severe acute pancreatitis. Crit Care. 2005 ; 9(4) : R452-R457.

de-Madaria E, Herrera-Marante I, González-Camacho V, et al. Fluid resuscitation with lactated Ringer's solution vs normal saline in acute pancreatitis : a triple-blind, randomized, controlled trial. United European Gastroenterol J. 2018 ; 6(1) : 63-72.

Eatock FC, Chong P, Menezes N, et al. A randomized study of early nasogastric versus nasojejunal feeding in severe acute pancreatitis. Am J Gastroenterol. 2005 ; 100(2) : 432-439.

Feller JH, Brown RA, Toussaint GPM, Thompson AG. Changing methods in the treatment of severe pancreatitis. Am J Surg. 1974 ; 127(2) : 196-201.

Fernandez-del Castillo C, Rattner DW, Makary MA, Mostafavi A, McGrath D, Warshaw AL. Debridement and closed packing for the treatment of necrotizing pancreatitis. Ann Surg. 1998 ; 228(5) : 676-684.

Fortenberry JD, Bhardwaj V, Niemer P, Cornish JD, Wright JA, Bland L. Neutrophil and cytokine activation with neonatal extracorporeal membrane oxygenation. J Pediatr. 1996 ; 128(5 Pt 1) : 670-678.

Foster BR, Jensen KK, Bakis G, Shaaban AM, Coakley FV. Revised Atlanta classification for acute pancreatitis : a pictorial essay. Radiographics 2016 ; 36 : 675-687.

Fotoohi M, D'Agostino HB, Wollman B, Chon K, Shahrokni S, vanSonnenberg E. Persistent pancreatocutaneous fistula after percutaneous drainage of pancreatic fluid collections : role of cause and severity of pancreatitis. Radiology. 1999 ; 213(2) : 573-578.

Freeny PC, Hauptmann E, Althaus SJ, Traverso LW, Sinanan M. Percutaneous CT-guided catheter drainage of infected acute necrotizing pancreatitis : techniques and results. AJR Am J Roentgenol. 1998 ; 170(4) : 969-975.

Frey CF. Hemorrhagic pancreatitis. Am J Surg. 1979;137(5): 616-623.

Friedman G, Flávia Couto CL, Becker M. Randomized study to compare nasojejunal with nasogastric nutrition in critically ill patients without prior evidence of altered gastric emptying. Indian J Crit Care Med. 2015 ; 19(2) : 71-75.

Gagner M. Laparoscopic treatment of acute necrotizing pancreatitis. Semin Laparosc Surg. 1996 ; 3(1) : 21-28.

Gan SI, Edwards AL, Symonds CJ, Beck PL. Hypertriglyceridemia-induced pancreatitis : a case-based review. World J Gastroenterol. 2006 ; 12(44) : 7197-7202.

Gardner TB, Vege SS, Chari ST, et al. Faster rate of initial fluid resuscitation in severe acute pancreatitis diminishes in-hospital mortality. Pancreatology. 2009;9(6): 770-776.

Garg R, Rustagi T. Management of hypertriglyceridemia induced acute pancreatitis. Biomed Res Int 2018 ; 2018 : 4721357.

Gluck M, Ross A, Irani S, et al. Dual modality drainage for symptomatic walled-off pancreatic necrosis reduces length of hospitalization, radiological procedures, and number of endoscopies compared to standard percutaneous drainage. J Gastrointest Surg. 2012;16(2): 248-256 ; discussion 256-257.

Goyal H, Smith B, Bayer C, Rutherford C, Shelnut D. Differences in severity and outcomes between hypertriglyceridemia and alcohol-induced pancreatitis. N Am J Med Sci. 2016 ; 8(2) : 82-87.

Guay J, Ochroch EA, Kopp S. Intraoperative use of low volume ventilation to decrease postoperative mortality, mechanical ventilation, lengths of stay and lung injury in adults without acute lung injury. Cochrane Database Syst Rev. 2018 ; 7(7) : CD011151.

Guda NM, Muddana V, Whitcomb DC, et al. Recurrent acute pancreatitis : international state-of-the-science conference with recommendations. Pancreas. 2018 ; 47 (6) : 653-666.

Hartwig W, Maksan SM, Foitzik T, Schmidt J, Herfarth C, Klar E. Reduction in mortality with delayed surgical therapy of severe pancreatitis. J Gastrointest Surg. 2002 ; 6(3) : 481-487.

Haydock MD, Mittal A, Wilms HR, Phillips A, Petrov MS, Windsor JA. Fluid therapy in acute pancreatitis : anybody's guess. Ann Surg. 2013 ; 257(2) : 182-188.

Hernandez V, Pascual I, Almela P, et al. Recurrence of acute gallstone pancreatitis and relationship with cholecystectomy or endoscopic sphincterotomy. Am J Gastroenterol. 2004 ; 99(12) : 2417-2423.

Holodinsky JK, Roberts DJ, Ball CG, et al. Risk factors for intra-abdominal hypertension and abdominal compartment syndrome among adult intensive care unit patients : a systematic review and meta-analysis. Crit Care. 2013 ; 17(5) : R249.

Horvath K, Brody F, Davis B, et al. Minimally invasive management of pancreatic disease : SAGES and SSAT pancreas symposium, Ft. Lauderdale, Florida, April 2005. Surg Endosc. 2007 ; 21(3) : 367-372.

Horvath K, Freeny P, Escallon J, et al. Safety and efficacy of video-assisted retroperitoneal debridement for infected pancreatic collections : a multicenter, prospective, single-arm phase 2 study. Arch Surg. 2010 ; 145(9) : 817-825.

Howard TJ, Patel JB, Zyromski N, et al. Declining morbidity and mortality rates in the surgical management of pancreatic necrosis. J Gastrointest Surg. 2007 ; 11(1) : 43-49.

Hu Y, Xiong W, Li C, Cui Y. Continuous blood purification for severe acute pancreatitis : a systematic review and meta-analysis. Medicine(Baltimore) . 2019 ; 98(12) : e14873.

Huber W, Malbrain ML. Goal-directed fluid resuscitation in acute pancreatitis : shedding light on the penumbra by dynamic markers of preload Intensive Care Med. 2013 ; 39(4) : 784-786.

Iqbal U, Anwar H, Scribani M. Ringer's lactate versus normal saline in acute pancreatitis : a systematic review and meta-analysis. J Dig Dis. 2018 ; 19(6) : 335-341.

Jain P, Rai R-R, Udawat H, Nijhawan S, Mathur A. Insulin and heparin in treatment of hypertriglyceridemia-induced pancreatitis. World J Gastroenterol. 2007;13(18): 2642-2643.

Jiang HL, Xue WJ, Li DQ, et al. Influence of continuous veno-venous hemofiltration on the course of acute pancreatitis. World J Gastroenterol. 2005 ; 11(31) : 4815-4821.

Jordan GL Jr, Spjut HJ. Hemorrhagic pancreatitis. Arch Surg. 1972 ; 104(4) : 489-493.

Kelm DJ, Perrin JT, Cartin-Ceba R, Gajic O, Schenck L, Kennedy CC. Fluid overload in patients with severe sepsis and septic shock treated with early goal-directed therapy is associated with increased acute need for fluid-related medical interventions and hospital death. Shock. 2015 ; 43(1) : 68-73.

Kirby JM, Vora P, Midia M, Rawlinson J. Vascular complications of pancreatitis : imaging and intervention. Cardiovasc Intervent Radiol. 2008;31(5): 957-970.

Knoch M, Köllen B, Dietrich G, Müller E, Mottaghy K, Lennartz H. Progress in veno-venous long-term bypass techniques for the treatment of ARDS. Controlled clinical trial with the heparin-coated bypass circuit. Int J Artif Organs. 1992 ; 15(2) : 103-108.

Lee A, Thompson CC. Direct endoscopic necrosectomy in retroflexion when using a lumen-apposing transmural covered metal stent. Gastrointest Endosc. 2016 ; 83 : 255.

Lee MJ, Rattner DW, Legemate DA, et al. Acute complicated pancreatitis : redefining the role of interventional radiology. Radiology. 1992 ; 183(1) : 171-174.

Leppäniemi A, Tolonen M, Tarasconi A, et al. 2019 WSES guidelines for the management of severe acute pancreatitis. World J Emerg Surg. 2019 ; 14(1) : 27.

Lin Y, He S, Gong J, et al. Continuous veno‐venous hemofiltration for severe acute pancreatitis. Cochrane Database Syst Rev. 2019 ; 10(10) : CD012959.

Lu Y, Zhang H, Teng F, Xia WJ, Sun GX, Wen AQ. Early goal-directed therapy in severe sepsis and septic shock : a meta-analysis and trial sequential analysis of randomized controlled trials. J Intensive Care Med. 2018 ; 33(5) : 296-309.

Machicado JD, Papachristou GI. Intravenous fluid resuscitation in the management of acute pancreatitis. Curr Opin Gastroenterol. 2020 ; 36(5) : 409-416.

Marik PE, Monnet X, Teboul J-L. Hemodynamic parameters to guide fluid therapy. Ann Intensive Care. 2011;1(1):1.

Marik PE. Fluid responsiveness and the six guiding principles of fluid resuscitation. Crit Care Med. 2016 ; 44(10) : 1920-1922.

Marshall JC, Cook DJ, Christou NV, Bernard GR, Sprung CL, Sibbald WJ. Multiple organ dysfunction score : a reliable descriptor of a complex clinical outcome. Crit Care Med. 1995 ; 23(10) : 1638-1652.

McClave SA, Chang WK, Dhaliwal R, Heyland DK. Nutrition support in acute pancreatitis : a systematic review of the literature. J Parenter Enteral Nutr. 2006 ; 30(2) : 143-156.

McKay C, Imrie C. The continuing challenge of early mortality in acute pancreatitis. Br J Surg. 2004;91(10): 1243-1244.

Medich DS, Lee TK, Melhem MF, Rowe MI, Schraut WH, Lee KKW. Pathogenesis of pancreatic sepsis. Am J Surg. 1993 ; 165(1) : 46-52.

Mentula P, Hienonen P, Kemppainen E, Puolakkainen P, Leppäniemi A. Surgical decompression for abdominal compartment syndrome in severe acute pancreatitis. Arch Surg. 2010 ; 145(8) : 764-769.

Mier J, Leon EL, Castillo A, Robledo F, Blanco R. Early versus late necrosectomy in severe necrotizing pancreatitis. Am J Surg. 1997 ; 173(2) : 71-75.

Mirtallo JM, Forbes A, McClave SA, et al. International consensus guidelines for nutrition therapy in pancreatitis. J Parenter Enteral Nutr. 2012 ; 36(3) : 284-291.

Mounzer R, Langmead CJ, Wu BU, et al. Comparison of existing clinical scoring systems to predict persistent organ failure in patients with acute pancreatitis. Gastroenterology. 2012 ; 142(7) : 1476-1482.

Mowery NT, Bruns BR, MacNew HG, et al. Surgical management of pancreatic necrosis : a practice management guideline from the Eastern Association for the Surgery of Trauma. J Trauma Acute Care Surg. 2017 ; 83(2) : 316-327.

Muckart DJ, Bhagwanjee S. American College of Chest Physicians/Society of Critical Care Medicine Consensus Conference definitions of the systemic inflammatory response syndrome and allied disorders in relation to critically injured patients. Crit Care Med. 1997;25(11): 1789-1795.

Oda S, Hirasawa H, Shiga H, Nakanishi K, Matsuda K-I, Nakamura M. Continuous hemofiltration/hemodiafiltration in critical care. Ther Apher. 2002;6(3): 193-198.

Olah A, Belagyi T, Bartek P, Poharnok L, Romics L Jr. Alternative treatment modalities of infected pancreatic necrosis. Hepatogastroenterology. 2006 ; 53(70) : 603-607.

Osborn TM. Severe sepsis and septic shock trials(ProCESS, ARISE, ProMISe) : what is optimal resuscitation Crit Care Clin. 2017 ; 33(2) : 323-344.

Papachristou GI, Takahashi N, Chahal P, Sarr MG, Baron TH. Peroral endoscopic drainage/debridement of walled-off pancreatic necrosis. Ann Surg. 2007 ; 245(6) : 943-951.

Parekh D. Laparoscopic-assisted pancreatic necrosectomy : a new surgical option for treatment of severe necrotizing pancreatitis. Arch Surg. 2006;141(9): 895-902 ; discussion 902-903.

Parikh PY, Pitt HA, Kilbane M, et al. Pancreatic necrosectomy : North American mortality is much lower than expected. J Am Coll Surg. 2009 ; 209(6) : 712-719.

Park SK, Shin SR, Hur M, Kim WH, Oh EA, Lee SH. The effect of early goal-directed therapy for treatment of severe sepsis or septic shock : a systemic review and meta-analysis. J Crit Care. 2017 ; 38 : 115-122.

Peek GJ, White S, Scott AD, et al. Severe acute respiratory distress syndrome secondary to acute pancreatitis successfully treated with extracorporeal membrane oxygenation in three patients. Ann Surg. 1998 ; 227(4) : 572-574.

Petrov MS, Correia M, Windsor JA. Nasogastric tube feeding in predicted severe acute pancreatitis. A systematic review of the literature to determine safety and tolerance. JOP. 2008 ; 9(4) : 440-448.

Petrov MS, Yadav D. Global epidemiology and holistic prevention of pancreatitis. Nat Rev Gastroenterol Hepatol. 2019 ; 16(3) : 175-184.

Pupelis G, Austrums E, Snippe K, Berzins M. Clinical significance of increased intra-abdominal pressure in severe acute pancreatitis. Acta Chir Belg. 2002;102(2): 71-74.

Pupelis G, Plaudis H, Zeiza K, Drozdova N, Mukans M, Kazaka I. Early continuous veno-venous haemofiltration in the management of severe acute pancreatitis complicated with intra-abdominal hypertension : retrospective review of 10 year'' experience. Ann Intensive Care. 2012 ; 2(1) : S21.

Raraty MG, Halloran CM, Dodd S, et al. Minimal access retroperitoneal pancreatic necrosectomy : improvement in morbidity and mortality with a less invasive approach. Ann Surg. 2010 ; 251(5) : 787-793.

Räty S, Pulkkinen J, Nordback I, et al. Can laparoscopic cholecystectomy prevent recurrent idiopathic acute pancreatitis : A prospective randomized multicenter trial. Ann Surg. 2015 ; 262(5) : 736-741.

Reddy M, Jindal R, Gupta R, Yadav TD, Wig JD. Outcome after pancreatic necrosectomy : trends over 12 years at an Indian centre. ANZ J Surg. 2006 ; 76(8) : 704-709.

Regli A, De Keulenaer B, De Laet I, Roberts D, Dabrowski W, Malbrain ML. Fluid therapy and perfusional considerations during resuscitation in critically ill patients with intra-abdominal hypertension. Anaesthesiol Intensive Ther. 2015 ; 47(1) : 45-53.

Rivers EP, Coba V, Whitmill M. Early goal-directed therapy in severe sepsis and septic shock : a contemporary review of the literature. Curr Opin Anaesthesiol. 2008 ; 21(2) : 128-140.

Rocha FG, Benoit E, Zinner MJ, et al. Impact of radiologic intervention on mortality in necrotizing pancreatitis : the role of organ failure. Arch Surg. 2009 ; 144(3) : 261-265.

Rosas JMH, Soto SN, Aracil JS, et al. Intra-abdominal pressure as a marker of severity in acute pancreatitis. Surgery. 2007 ; 141(2) : 173-178.

Ross A, Gluck M, Irani S, et al. Combined endoscopic and percutaneous drainage of organized pancreatic necrosis. Gastrointest Endosc. 2010 ; 71(1) : 79-84.

Rotman N, Mathieu D, Anglade MC, Fagniez PL. Failure of percutaneous drainage of pancreatic abscesses complicating severe acute pancreatitis. Surg Gynecol Obstet. 1992 ; 174(2) : 141-144.

Samaraee AA, McCallum IJD, Coyne PE, Seymour K. Nutritional strategies in severe acute pancreatitis : a systematic review of the evidence. Surgeon. 2010;8(2): 105-110.

Sarr MG. Early fluid "resuscitation/therapy" in acute pancreatitis : which fluid What rate What parameters to gauge effectiveness Ann Surg. 2013 ; 257(2) : 189-190.

Segal D, Mortele KJ, Banks PA, Silverman SG. Acute necrotizing pancreatitis : role of CT-guided percutaneous catheter drainage. Abdom Imaging. 2007 ; 32(3) : 351-361.

Stevens CL, Abbas SM, Watters DAK. How does cholecystectomy influence recurrence of idiopathic acute pancreatitis J Gastrointest Surg. 2016 ; 20(12) : 1997-2001.

Sunday ML, Schuricht AL, Barbot DJ, Rosato FE. Management of infected pancreatic fluid collections. Am Surg. 1994 ; 60(1) : 63-67.

Targarona Modena J, Barreda Cevasco L, Arroyo Basto C, Orellana Vicuna A, Portanova Ramirez M. Total enteral nutrition as prophylactic therapy for pancreatic necrosis infection in severe acute pancreatitis. Pancreatology. 2006 ; 6(1) : 58-64.

Tenner S, Baillie J, DeWitt J, Vege SS. American College of Gastroenterology guideline : management of acute pancreatitis. Am J Gastroenterol. 2013 ; 108(9) : 1400-1415.

Tenner S, Dubner H, Steinberg W. Predicting gallstone pancreatitis with laboratory parameters : a meta-analysis. Am J Gastroenterol. 1994 ; 89(10) : 1863-1866.

Trikudanathan G, Navaneethan U, Vege SS. Current controversies in fluid resuscitation in acute pancreatitis:a systematic review. Pancreas. 2012;41(6): 827-834.

Tsiotos GG, Luque-de Leon E, Sarr MG. Long-term outcome of necrotizing pancreatitis treated by necrosectomy. Br J Surg. 1998 ; 85(12) : 1650-1653.

Uhl W, Warshaw A, Imrie C, et al. IAP guidelines for the surgical management of acute pancreatitis. Pancreatology. 2002 ; 2(6) : 565-573.

Underwood MJ, Pearson JA, Waggoner J, Lunec J, Firmin RK, Elliot MJ. Changes in "inflammator" mediators and total body water during extra-corporeal membrane oxygenation(ECMO). A preliminary study. Int J Artif Organs. 1995 ; 18(10) : 627-632.

van Baal MC, van Santvoort HC, Bollen TL, et al. Systematic review of percutaneous catheter drainage as primary treatment for necrotizing pancreatitis. Br J Surg. 2011 ; 98(1) : 18-27.

van Brunschot S, Schut AJ, Bouwense SA, et al. Abdominal compartment syndrome in acute pancreatitis : a systematic review. Pancreas. 2014 ; 43(5) : 665-674.

van Brunschot S, van Grinsven J, van Santvoort HC, et al. Endoscopic or surgical step-up approach for infected necrotising pancreatitis : a multicentre randomised trial. Lancet. 2018 ; 391(10115) : 51-58.

van Santvoort HC, Bakker OJ, Bollen TL, et al. A conservative and minimally invasive approach to necrotizing pancreatitis improves outcome. Gastroenterology. 2011 ; 141(4) : 1254-1263.

van Santvoort HC, Besselink MG, Bakker OJ, et al. A step-up approach or open necrosectomy for necrotizing pancreatitis. N Engl J Med. 2010 ; 362(16) : 1491-

1502.

van Santvoort HC, Besselink MG, Bakker OJ, et al. A step-up approach or open necrosectomy for necrotizing pancreatitis. N Engl J Med. 2010 ; 362(16) : 1491-1502.

Warndorf MG, Kurtzman JT, Bartel MJ, et al. Early fluid resuscitation reduces morbidity among patients with acute pancreatitis. Clin Gastroenterol Hepatol. 2011;9(8): 705-709.

Werner J, Feuerbach S, Uhl W, Buchler MW. Management of acute pancreatitis : from surgery to interventional intensive care. Gut. 2005 ; 54(3) : 426-436.

Whitcomb DC. Acute pancreatitis. N Engl J Med. 2006 ; 354(20) : 2142-2150.

Windsor A, Kanwar S, Li A, et al. Compared with parenteral nutrition, enteral feeding attenuates the acute phase response and improves disease severity in acute pancreatitis. Gut. 1998 ; 42(3) : 431-435.

Wittau M, Scheele J, Golz I, Henne-Bruns D, Isenmann R. Changing role of surgery in necrotizing pancreatitis : a single-center experience. Hepatogastroenterology. 2010 ; 57(102-103) : 1300-1304.

Working Party of the British Society of Gastroenterology ; Association of Surgeons of Great Britain and Ireland ; Pancreatic Society of Great Britain and Ireland ; Association of Upper GI Surgeons of Great Britain and Ireland. UK guidelines for the management of acute pancreatitis. Gut. 2005 ; 54(Suppl 3) : iii1-iii9.

Wu BU, Hwang JQ, Gardner TH, et al. Lactated Ringer's solution reduces systemic inflammation compared with saline in patients with acute pancreatitis. Clin

Gastroenterol Hepatol. 2011 ; 9(8) : 710-717. e711.

Xu JY, Chen QH, Liu SQ, et al. The effect of early goal-directed therapy on outcome in adult severe sepsis and septic shock patients : a meta-analysis of randomized clinical trials. Anesth Analg. 2016 ; 123(2) : 371-381.

Yan X-W, Li W-Q, Wang H, Zhang Z-H, Li N, Li J-S. Effects of high-volume continuous hemofiltration on experimental pancreatitis associated lung injury in pigs. Int J Artif Organs. 2006 ; 29(3) : 293-302.

Yokoe M, Takada T, Mayumi T, et al. Japanese guidelines for the management of acute pancreatitis : Japanese Guidelines 2015. J Hepatobiliary Pancreat Sci. 2015 ; 22(6) : 405-432.

Yu H, Chi D, Wang S, Liu B. Effect of early goal-directed therapy on mortality in patients with severe sepsis or septic shock : a meta-analysis of randomized controlled trials. BMJ Open. 2016 ; 6(3) : e008330.

Zhao G, Wang C-Y, Wang F, Xiong J-X. Clinical study on nutrition support in patients with severe acute pancreatitis. World J Gastroenterol. 2003 ; 9(9) : 2105-2108.

Zhou ZG, Zheng YC, Shu Y, et al. Laparoscopic management of severe acute pancreatitis. Pancreas. 2003 ; 27(3) : e46-e50.

Zhu JF, Fan XH, Zhang XH. Laparoscopic treatment of severe acute pancreatitis. Surg Endosc. 2001 ; 15(2) : 146-148.

Zyromski NJ, Vieira C, Stecker M, et al. Improved outcomes in postoperative and pancreatitis-related visceral pseudoaneurysms. J Gastrointest Surg. 2007 ; 11(1) : 50-55.

CHAPTER 15

胆道疾患

訳：益子 一樹

症例提示

　43歳、女性。心窩部痛と右上腹部痛の訴えで来院した。ここ数日、嘔気・嘔吐、発熱があったと訴えている。消化管の機能は問題なさそうである。高血圧の既往があり、7年前に手術を受け、Roux-en-Y再建の記録があった。眼球結膜に軽度の黄疸を認め、右上腹部に圧痛を認めた。バイタルサインは血圧131/98mmHg、心拍数113回/分、呼吸数14回/分、体温は39.0℃であり、血液生化学で総ビリルビンが3mg/dLと上昇している。胆道閉塞を伴う胆管炎を懸念し、経験的抗菌薬投与を開始した。

〈質　問〉
　彼女の診断に必要な次の検査は何か？　また、どのように治療を開始するか？
〈回　答〉
　経腹超音波を行い、胆石の有無と胆管拡張の程度を評価したところ、肝外総胆管の拡張を認めたため、経皮経肝胆道ドレナージ（PTCD/PTBD）を行い、その際の造影で総胆管結石（CBDs）が確認できた。入院医療機関に消化管の専門家が不足していたため、高次医療機関へ転院することとなった。彼女のRoux-en-Yバイパスの既往から、腹腔鏡補助下内視鏡的逆行性胆管膵管造影（ERCP）にて乳頭括約筋切開、結石除去術を行った後、安全に腹腔鏡下胆嚢摘出術が行われた。

はじめに

鑑別診断

　心窩部や右上腹部に痛みを訴える患者の鑑別診断は多岐にわたる。まず消化器系として胆石疝痛、急性胆嚢炎、総胆管結石症（common bile duct stone；CBDs）、消化性潰瘍、胃炎、急性膵炎、肝炎などがある。心臓、肺に起因するものも考慮しなければならない。急性心筋梗塞やうっ血性心不全などの急性循環不全を呈する病態は除外する必要がある。肺炎、肺塞栓症などの肺疾患でも右上腹部痛を呈することがある。急性腎盂腎炎、急性虫垂炎、伝染性単核球症に起因する肝腫大なども鑑別に挙がる。本症例においては、結石性の胆嚢炎、胆管炎が鑑別診断の上位に位置することになる。

病因と疫学

　胆石はコレステロール結石、色素結石、混合結石に分類される。コレステロール結石が最も多く、色素結石（褐色・黒色など）は頻度が低く、混合結石は最も少ない。黒色色素結石は溶血性疾患、肝硬変などに由来する。褐色色素結石は東アジアに居住する人の胆道感染症に多い。女性、高齢、肥満、米国先住民、急激な体重減少など、複数の危険因子が胆石形成の要因となりうる。

　胆道疾患は無症候性胆石症から胆管炎や胆石性膵炎まで多岐にわたる。胆石症自体は一般的な疾患であり、先進国では人口の10〜20％にみられると言われている。胆石症患者の80％は無症候性であり、胆嚢管や胆嚢頸部/内腔の閉塞、総胆管（common bile duct；CBD）/膵管の閉塞、十二指腸・胃など隣接臓器への潰瘍形成などにより症状をきたす。胆石症患者は4％/年でこれら合併症を発生するとされている。

診　断

　胆石症やその合併症を疑う患者においては、しっかりとした病歴聴取と身体診察をまず行う。痛みの場所としては、右上腹部、心窩部、どちらも頻度が高い。痛みの性状や持続時間は聴取しておく必要がある。症候性胆石に一般的なのは、30分以上持続する右上腹部痛や心窩部痛である。放散痛を伴う場合とそうでない場合があり、急性胆嚢炎では右肩への放散痛、胆石性膵炎では背部への放散痛を呈する。その他の胆道関連症状としては、嘔気・嘔吐、腹部膨満感などがあり、これらの症状は食事、特に脂肪分の豊富な食事の摂取に誘発されやすい。発熱やショックなどの生理的異常の表現型としての意識の変容には注意を払う必要がある。黄疸は灰白色便、茶褐色尿として気づかれ、これは胆道閉塞を示唆する所見となる。

身体診察は必ずバイタルサインの測定から始め、生理学的不安定を見逃さないようにする。鑑別診断のために肺疾患、心疾患を除外する。腹部の診察においては、圧痛、筋性防御、反跳痛に加えて右季肋部の触診からMurphy徴候の有無を評価する。眼球や皮膚の黄染を見逃さないようにする。血液検査においては、基本的な生化学検査から脱水に起因する電解質異常や腎機能障害を評価する。急性胆囊炎、胆管炎では白血球（WBC）上昇がみられ、それだけでは胆道感染症に特異的ではないが、発熱を伴っている場合には特異的となりうる。C反応性タンパク（CRP）は急性胆囊炎のごく初期（発症6〜12時間）には正常値を示すが、高値を呈している場合には示唆する所見となりうる。ただ、ほかのデータと同様、CRPや同様にプロカルシトニンも、胆道感染に特異的ではない。

胆道感染の診断

急性胆囊炎は肝酵素上昇を伴うことがあるが、ある単一の肝酵素が胆囊炎の診断に感度、特異度が優れているということはなく、肝酵素上昇は胆道結石症、胆石性膵炎でも上昇する。膵炎を疑う場合にはアミラーゼ、リパーゼの測定を追加する。血清リパーゼは膵炎診断においては血清アミラーゼよりも感度が高い。急性膵炎の予後予測にはデータの繰り返し検査が有用となる。

胆道疾患の診断にはいくつかの画像診断が有用である。腹部超音波は胆石診断のgold standardであり、急性胆囊炎、胆管結石症にも同様に有用な検査となりうる。肝胆道シンチグラフィ（HIDA scan）は胆道の運動障害、機能障害などの診断に有用な検査である。CTスキャンは胆道の診断だけでなく、ほかの腹腔内臓器の評価、診断に重要であり、壊死性膵炎などの胆道疾患の合併症を評価するためにも重要である。MRI（MRCP）も同様に胆道、膵の評価に有用な検査である。

急性結石性胆囊炎

胆石性胆囊炎の患者はしばしば右上腹部痛、心窩部痛を呈するほか、嘔気・嘔吐、食欲不振、腹部膨満、発熱などを訴えることもある。身体所見では右上腹部の圧痛、緊張に加え、Murphy徴候を認めれば急性結石性胆囊炎の可能性が高い。WBC増多やCRP上昇がみられることが多いが、特異的ではなく、診断には寄与しない。隣接する肝臓への炎症波及により軽度の肝酵素上昇がみられることがある。その他の血液検査には、後述する重症度分類に必要となるものがある。

腹部超音波検査（abdominal ultrasonography；AUS）は、感度や特異度は文献により異なるものの、簡単に利用でき、低コストで非侵襲的であることから、最初に行う画像検査として推奨されている。急性胆囊炎の超音波所見としては、胆囊壁肥厚、胆囊緊満、胆囊周囲の液体貯留などがある。HIDA scanにおける胆囊の描出不良は急性胆囊炎と診断しうる所見となる。HIDA scanの感度、特異度はAUSよりも高いが、アクセス、所要時間、放射線被ばくなどの問題から超音波より一般的に行われてはいない。MRIはAUSと同等の精度をもつ検査であるが、これもアクセスの問題から第一選択とはなっていない。CTは超音波検査（US）でははっきりしない患者や胆道疾患の既往がはっきりしない患者に有用な検査である。急性胆囊炎のCT所見としては、胆囊の腫大、肥厚、胆囊周囲の液体貯留、周囲脂肪織濃度上昇、壁の浮腫、胆囊内の胆汁貯留の減少などがある。以前には行われていたが、現在では経口胆道造影は一般的ではない（日本では禁止されている）。

2018年東京ガイドライン（TG18）と世界救急外科学会（World Society of Emergency Surgery；WSES）のガイドラインでは、共に急性胆囊炎の診断において、患者の病歴と臨床検査、診断基準を組み合わせて判断することを推奨している。TG18によれば、胆囊炎の確定診断には、局所的な炎症の徴候（Murphy徴候、右上腹部痛、圧痛、

表15.1　東京ガイドライン18 急性胆囊炎重症度判定基準

重症度	概　要
Ⅰ（軽症）	臓器障害を伴わない急性胆囊炎
Ⅱ（中等症）	以下のいずれかの状態を伴う WBC＞18,000/mm³ 症状出現後72時間以上の症状の持続 顕著な局所炎症所見（壊疽性胆囊炎、胆囊周囲膿瘍、肝膿瘍、胆汁性腹膜炎、気腫性胆囊炎などを示唆する所見）
Ⅲ（重症）	以下のいずれかの臓器障害を示唆する所見を伴う 循環障害；血管作動薬を要する低血圧 神経系；意識レベルの低下 呼吸器；$PaO_2/FiO_2＜300$ 腎機能；乏尿、血清クレアチニン＞2.0mg/dL 肝機能；PT-INR＞1.5 血　液；血小板数＜100,000mm³

(Yokoe M, Hata J, Takada T, et al. Tokyo Guidelines 2018：diagnostic criteria and severity grading of acute cholecystitis(with videos). J Hepatobiliary Pancreat Sci. 2018；25(1)：41-54.)

表15.2 AAST急性胆嚢炎グレード

グレード	概要	画像所見	術中所見
I	限局性胆嚢炎	壁肥厚、胆嚢壁内液体貯留、造影での胆嚢欠損	局所の炎症性変化
II	胆嚢が緊満し、壁内膿瘍/浮腫、胆嚢壁の壊死/壊疽を認めるが、医原性含め穿孔を認めないもの	グレードIに加えて胆嚢内、壁内、胆道内にAirの存在を認めるもの	胆嚢が緊満し、壁内膿瘍/浮腫、胆嚢壁の壊死/壊疽を認める
III	右上腹部に限局した胆汁漏出を伴う非医原性穿孔	胆嚢壁が胃の液体貯留は右上腹部に限局している	右上腹部に限局した胆汁漏出を伴う非医原性穿孔
IV	胆嚢周囲膿瘍、胆嚢消化管瘻、胆石イレウス	右上腹部の膿瘍形成、胆嚢消化管瘻、胆石イレウス	胆嚢周囲膿瘍、胆嚢消化管瘻、胆石イレウス
V	グレードIVに加えて汎発性腹膜炎を呈しているもの	遊離腹腔内液体貯留	グレードIVに加えて汎発性腹膜炎を呈しているもの

(Staudenmayer KL, Shafi S, et al. The American Association for the Surgery of Trauma grading scale for 16 emergency general surgery conditions : disease-specific criteria characterizing anatomic severity grading. J Trauma Acute Care Surg. 2016；81(3)：593-602.)

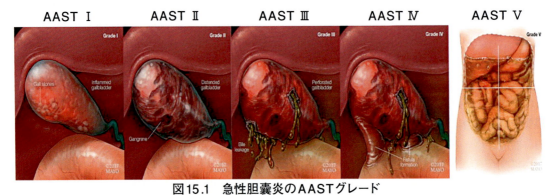

図15.1 急性胆嚢炎のAASTグレード
(Reprinted from Hernandez M, Murphy B, Aho JM, et al. Validation of the AAST EGS acute cholecystitis grade and comparison with the Tokyo guidelines. Surgery. 2018；163(4)：739-746, with permission from Elsevier.)

腫瘤触知など）と、全身的な炎症の徴候（発熱、CRP上昇、WBC増加）、胆嚢炎としての画像所見などが含まれている。WSESガイドラインでは、病歴、身体診察、血液検査、画像所見を組み合わせて評価することを推奨しているが、最適な組み合わせについては言及していない。

急性胆嚢炎の中にはさまざまな病態が含まれている。例えば、より重篤かつ頻度が低い病態としては、化膿性胆嚢炎、胆嚢蓄膿症、壊疽性胆嚢炎、気腫性胆嚢炎、胆嚢周囲膿瘍や汎発性腹膜炎を伴う穿孔性胆嚢炎などが挙げられる。急性胆嚢炎の分類は、疾患の重症度や緊急手術に対するリスクを把握するために重要であり、TG18（表15.1）に加えて、AASTも解剖学的要素を含めた胆嚢炎の分類を提唱した（表15.2、図15.1）。AAST分類は、さらに前向きな検証を要するものの、少なくとも1つの研究で、主要転帰に関してはTG18分類を上回っていることが報告された。

慢性胆嚢炎

急性結石性胆嚢炎は最も一般的な胆道疾患であるが、ほかの病態も考慮する必要がある。慢性胆嚢炎は胆石による胆嚢の継続的な炎症が原因となる。症状は急性胆嚢炎と同様だが、特に高齢者においてはより不明確な訴えとなりやすい。慢性胆嚢炎では胆嚢が萎縮してみえたり、HIDA scanで排泄率の低下を伴ったりする。

胆嚢機能障害

胆嚢機能の障害も重要な胆道疾患の1つである。胆道ジスキネジアは胆嚢からの胆汁排泄の減少を伴う疼痛として発症する。食前、食後の胆嚢超音波やHIDA scanが診断に有用である。排泄率が40％未満に低下している状態は胆道ジスキネジアの診断根拠とはなりうるが、確定診断とはならない。その他の機能障害としてはOddi括約筋の機能障害、胆嚢管の運動障害や狭窄などがある。これら胆嚢機能障害の診断、管理については、Rome IV基準に詳述されている。

胆管結石症

胆管結石症は、胆石による胆管の機械的閉塞によって発症する。胆管炎や急性膵炎などの病態を引き起こし、合併症、死亡のリスクが高い。臨床的に患者は、右上腹部痛に加えて、眼球結膜の黄染、灰白色便、褐色尿などの黄疸症状を呈する。血液検査所見ではビリルビンとアルカリフォスファターゼの上昇を認める。閉塞性黄疸を疑う際の画像検査としては、AUS、内視鏡的超音波検査（endoscopic ultrasonography；EUS）、磁気共鳴胆管造

15. 胆道疾患

表15.3 胆管結石症のASGEリスク分類

リスク高度	予測因子
中程度	ビリルビン以外の肝胆道系酵素上昇 年齢　55歳以上 臨床的に胆石性膵炎を疑う
強い	超音波で総胆管径が6mm以上に拡張（胆囊が存在する場合） 血清ビリルビン値　1.8〜4.0 mg/dL
非常に強い	経腹超音波で総胆管結石が指摘できる 臨床的上行性胆管炎 血清ビリルビン値 >4.0 mg/dL

リスク層	
低い	予測因子なし
中程度	低リスクにも高リスクにも属さない患者
高い	"非常に強い"予測因子をもつ患者 "強い"を2つともつ患者

Based on Committee ASoP, Buxbaum JL, Abbas Fehmi SM, Sultan S, et al. ASGE guideline on the role of endoscopy in the evaluation and management of choledocholithiasis. Gastrointest Endosc. 2019 ; 89（6）: 1075-1105 e15.

表15.4 東京ガイドライン18 急性胆管炎重症度判定基準

重症度グレード	概要
Ⅰ（軽症）	初診時にグレードⅡ、Ⅲの急性胆管炎の所見がない
Ⅱ（中等症）	以下のいずれか2つを伴う 　WBC>12,000/mm³、<4,000/mm³ 　高熱：39℃以上 　年齢：75歳以上 　高ビリルビン血症（T-Bil>5mg/dL） 　低アルブミン血症（正常下限×0.7未満）
Ⅲ（重症）	以下のいずれかの臓器障害を示唆する所見を伴う 　循環障害：血管作動薬を要する低血圧 　神経系：意識レベルの低下 　呼吸器：PaO₂/FiO₂<300 　腎機能：乏尿、血清クレアチニン>2.0mg/dL 　肝機能：PT-INR>1.5 　血　液：血小板数<100,000mm³

（Based on Kiriyama S, Kozaka K, Takada T, et al. Tokyo Guidelines 2018 : diagnostic criteria and severity grading of acute cholangitis(with videos). J Hepatobiliary Pancreat Sci. 2018 ; 25(1): 41-54.）

影（magnetic resonance cholangiopancreatography；MRCP）、内視鏡的逆行性胆管膵管造影（endoscopic retrograde cholangiopancreatography；ERCP）などがある。EUSとMRCPの感度、特異度は共に高く、遜色ない成績であり、MRCPはより低侵襲ではあるが、分解能は落ちる特徴がある。米国消化器内視鏡学会（American Society for Gastrointestinal Endoscopy；ASGE）は胆管結石症のリスクを低、中、高に分類している（表15.3）。ASGEリスク分類は胆管結石の検査前確率、患者因子、リソースなどの要素を踏まえた診断戦略の構築に役立つ（図15.2）。例えるならば、胆管結石のリスクが低い患者であれば追加検査は不要である、中等度リスクの患者では術前EUSもしくはMRCPを行う、もしくは腹腔鏡下胆囊摘出術の術中に胆道造影やUSを行う、高リスク患者には術前ERCPもしくは術中腹腔鏡下に総胆管の検索を行う、などである。

急性胆管炎

なんらかの胆道閉塞に起因する胆道の炎症が急性胆管炎である。かつて急性胆管炎の診断には右上腹部痛、発熱、黄疸のCharcotの三徴が用いられてきた。しかし現在ではこれらの感度は50〜70％と言われており、急性胆管炎の診断、重症度判断のための新たな基準、1例としてTG18分類などが開発されている（表15.4）。TG18基準では感度がCharcotの三徴よりも高い。検査においては超音波の感度はやや低いが特異度は高いとされており、CTでは周囲の膿瘍形成や血栓など、合併症に関連する情報が得られる。造影CT、造影MRIは共に診断には有用ではあるが、さらなる検討が必要である。

胆石性膵炎

膵炎の55％が胆石に起因していると言われている。膵炎の診断には次の3つのうち2つを満たしている必要がある。①上腹部痛、②血清アミラーゼ、リパーゼの少なくともどちらかが正常値の3倍以上、③急性膵炎に合致する画像所見、の3項目である。膵炎が胆道に起因していることを同定するには、まず腹部超音波で胆石や胆泥を確認することが推奨されている。それに加えて血液検査上での肝機能検査も有用である。CTやMRIは、十分な診断が得

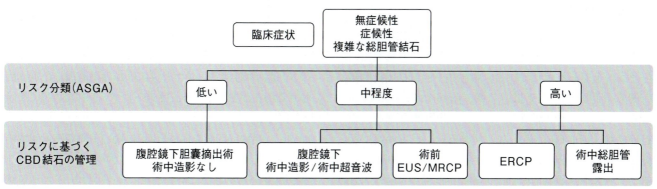

図15.2　総胆管結石の管理アルゴリズム

表15.5 改訂アトランタ分類 膵炎重症度

	軽　症	中等症	重症
臓器不全	なし	48時間に回復 （一過性の臓器不全）	48時間以上 持続する
局所的 あるいは 全身的 合併症	なし	臓器不全が持続しない	単一または複 数の臓器不全

(Based on Banks PA, Bollen TL, Dervenis C, et al. Classification of acute pancreatitis-2012：revision of the Atlanta classification and definitions by international consensus. Gut. 2013；62(1)：102-111.)

られていない早期症例（発症後1週程度）の症例において、発症48〜72時間程度経過していれば、出血や膵周囲への炎症波及などの合併症評価に役立つ。

　急性膵炎は浮腫性膵炎と壊死性膵炎とに分類される（第14章「急性膵炎」参照）。浮腫性膵炎の方が頻度が高く、限局的である傾向が強い。それに対して壊死性膵炎はより重篤であり、感染、出血などの合併症を続発しやすい。膵炎の重症度分類にはさまざまなものがあるが、一般的に使用されているものとして改訂アトランタ分類がある（表15.5）。AASTもまた、臨床的、画像的、手術的、病理学的基準に基づいた膵炎の分類を提示している。

管　理

胆道疝痛

　胆道疝痛の急性期管理には、必要に応じた適切な疼痛管理が含まれる。その後の管理には内科的管理と手術戦略が含まれ、内科的管理は主に経過観察と予防的治療である。食生活改善や脂質を含む食品を避けるよう指導することがしばしば推奨される。ウルソデオキシコール酸のような経口溶解療法も行われているが、胆道合併症のリスク軽減や症状の軽減効果が証明されているわけではない。対外衝撃波結石破砕術も行われてはいるが第一選択ではない。手術的治療を希望する、あるいは経過観察中に悪化を認めた患者には腹腔鏡下胆嚢摘出術が一般的に選択される。

結石性胆嚢炎

　手術適応のある結石性胆嚢炎に対しては腹腔鏡下胆嚢摘出術が望ましい。胆嚢炎の診断が簡便になり、緊急手術例が増加し、腹腔鏡下胆嚢摘出術の難易度は上昇しているが、ガイドライン上は、可能であれば急性胆嚢炎の入院期間中に、発症48時間以内で腹腔鏡下胆嚢摘出術を行うべきであるとしている。腹腔鏡下胆嚢摘出術困難症例の予測因子としては、年齢、American Society of Anesthesiologists（ASA）分類、男性、胆嚢壁肥厚、総胆管拡張、術前ERCP施行などがある。難易度が高い胆嚢に対する手術戦略は後述するが、開腹コンバート、底部ファースト、胆嚢亜全摘術、開腹下胆嚢瘻造設などがある。可能であれば腹腔鏡下胆嚢摘出術がハイリスク患

者の初期治療としては理想的ではあるが、経皮的胆嚢瘻チューブ留置（percutaneous transhepatic gallbladder drainage；PTGBD）は手術リスクがベネフィットを上回る場合に選択肢となりうる。内視鏡的経乳頭胆嚢ドレナージ（endoscopic naso- gallbladder drainage；ENGBD）は新しい手技であり、リスクの低い患者の選択肢の1つであると報告されている。抗菌薬投与は合併症のない急性胆嚢炎には適応とならないが、合併症を伴う急性胆嚢炎には投与すべきである。

胆管結石症

　胆管結石症の治療にはいくつかの選択肢があり、どのような治療戦略を選択するかは地域、施設の専門性や医療資源に影響を受ける。選択肢の1つとして括約筋切開（endoscopic sphincterotomy；EST）、結石回収を伴うERCPがあり、施行時期は術前、術中、術後、いずれでもよい。あるいは腹腔鏡下胆嚢摘出術の術中にCBDを検索する方法もある。これらがうまくいかない場合に経胆嚢管的にドレナージチューブを留置することもできる。1cm以上の大きな胆管結石を有する症例では、EST単独よりもESTにバルーン拡張術を組み合わせることが条件付きで推奨される。オプションとして機械的結石破砕術、胆道鏡ガイド下レーザー、電気水圧結石破砕術なども考慮できる。すべてが不可能であった場合に、開腹手術でのCBD露出に経十二指腸的括約筋切開術、括約筋形成術を併用するなどの方法もある。

胆管炎

　胆管炎の死亡率は、重症度にもよるが8〜10％と高い。したがって、診断時には迅速な蘇生と治療が必要となる。TG18では重症度を考慮した管理を推奨している。重症度にかかわらず急性胆管炎には抗菌薬投与を行うべきである。急性胆管炎の二大起因菌である、大腸菌とクレブシエラを想定した抗菌薬を選択する。抗菌薬の目的は全身感染症への拡大防止と、局所の感染拡大抑制にある。グレードⅡ・Ⅲの胆管炎に加えて院内発生の胆管炎では血液培養を採取すべきである。鎮痛薬は胆管炎に伴う痛みをマスクすることはないと言われており、必要に応じて投与すべきである。ただし、オピオイド製鎮痛薬はOddi括約筋を収縮させ、胆管炎を悪化させる可能性がある。グレードⅢまたは重症胆管炎（胆管炎終末期像を呈しているもの）では、緊急胆道ドレナージにほかの補助療法を組み合わせることが主軸となる。胆道ドレナージには、ESTを伴う内視鏡的アプローチ、経皮経肝アプローチがある。一期的に、括約筋切開を伴うERCPに続いて腹腔鏡下胆嚢摘出術を行う戦略も存在するが、その成績にはまだ十分なデータが得られていない。緊急胆道ドレナージが不可能である場合には、グレードⅡ・Ⅲの胆管炎患者は、ドレナー

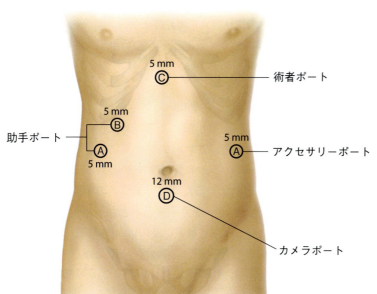

図15.3　腹腔鏡下胆囊摘出術のポート配置の例
通常、ポートⒶⒷⒸは作業用ポートで、Ⓓはカメラポートである。外科医の好みにもよるが、ⒸまたはⒹは最終的に胆囊を回収するための、より大きな10～12mmのポートを使用し、残りのポートは5mmとする。
(Modified from Lillemoe Master Techniques in Surgery : Hepatobiliary and Pancreatic Surgery. 2nd ed. Wolters Kluwer ; 2020.)

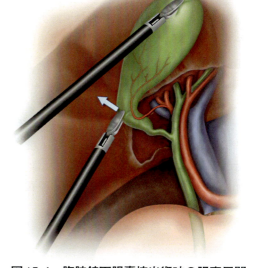

図15.4　腹腔鏡下胆囊摘出術時の胆囊展開
剥離の際には胆囊をCBDから距離を取って"絶対安全なview"を確保することが鍵である。これは胆囊をCBDから離すように牽引し、直角をつくることで達成できる。

ジが可能な医療機関へ転送すべきである。

胆石性膵炎

　膵炎の重症度を評価し、予後を予測するためにいくつかのスコアリングシステムが提案されている。かつては入院時の5つのデータと入院48時間以内の6つのデータを用いるRanson基準が用いられていた。最近になって、国際膵臓学会(International Association of Pancreatology；IAP)、米国膵臓学会(American Pancreatic Association；APA)は全身性炎症反応症候群(systemic inflammatory response syndrome；SIRS)の基準が急性膵炎の分類にも有用であることを提案した。改訂アトランタ膵炎重症度分類は、重症度評価システムとしても用いられている。感染徴候がない急性膵炎に対しては抗菌薬予防投与の適応とはならない。患者の認容性があれば、経口、経鼻胃管、経鼻経空腸などの経路での早期栄養開始が推奨される。胆管炎、胆道閉塞を併発している場合、早期のERCP、ESTを考慮すべきであるが、膵炎患者すべてに対してルーチンで行う適応はない。複数のRCT、メタ解析などの結果からは、軽度の胆石性膵炎に対しては、可能な限り入院中に腹腔鏡下胆囊摘出術を行うべきだとしている。軽度の胆石性膵炎に対しては、疼痛の改善や検査データの改善がなくても入院後72時間以内の早期胆囊摘出術が安全であることを示唆する研究も存在するが、これに関しては今後さらなる追加検討を要する。

　重症膵炎や壊死性膵炎の合併症にはさまざまなインターベンションが適応となる。仮性動脈瘤からの出血には経動脈的塞栓術が適応となる。感染性膵周囲液体貯留には、経皮的、経内視鏡的、腹腔鏡/後腹膜鏡的、手術的などのアプローチでのドレナージが必要となる。さらに患者の状態を重篤にしている感染性膵壊死に対しては、手術的対応が必要となるが、可能であれば膿瘍壁の完成を待つ発症4週以降での手術とするのが一般的である。

手　術

　胆囊摘出術の適応であれば、いつ、どのように手術を行うかを決める必要がある。1987年にPhilipe Mouretはフランスで初めての腹腔鏡下胆囊摘出術を行った。それから5年も経たないうちに米国ではこれが胆囊摘出術の一般的な方法となった。方法として選択可能なのは開腹胆囊摘出術、腹腔鏡下胆囊摘出術、ロボット胆囊摘出術である。困難症例に対しての胆囊亜全摘術や胆囊外瘻造設術などのオプションもあり、外科医の腕の見せどころである。

腹腔鏡下胆囊摘出術

　1990年半ばまでに標準となった腹腔鏡下胆囊摘出術は、多くの外科医がまず選択する術式である。しかし、準備段階で術者は患者に開腹手術へのコンバートの可能性について説明し、準備しておく必要がある。乳頭から下腹部までの術野を取り、第一ポートは術者が最も適切と考える方法で行えばよい。選択肢としては臍部での開腹Hasson法Veress針による気腹法、直視下トロカール挿入法などがある。最終的には右上腹部に3ヵ所のポートを留置することになるが、臍上、中腋窩線、前腋窩線に沿うように配置するのが一般的である(図15.3)。人間工学的な観点から、術者によってこれらに好みがあったりバリエーショ

ンがあったりする。最も外側の右上腹部ポートは、一般的に胆嚢底部を把持し前方頭側に牽引することで胆嚢頸部を露出させるために使用する。中腋窩線のポートは胆嚢底部を下方および側方に牽引するために用いる。この牽引により、胆嚢頸部をCBDから遠ざけ、後述"critical view"に最適な牽引力をかけることを目的としている（図15.4）。この牽引は胆嚢管、胆嚢頸部の立ち上がりを形成し、胆嚢頸部、漏斗部（Hartmann's pouch）と体部が直角をなすようなラインをつくることである。この上方、外側への牽引が手術成功のカギとなる。通常、胆嚢の剝離は、Hartmann's pouch近傍から切開を始め、胆嚢床へと上行していきつつ、胆嚢頸部を展開する。

胆管損傷のリスクを最小限にするためには、"絶対安全なview"を意識する必要がある。

絶対安全なview
1. Calot三角を十分に露出する
2. 胆嚢板の少なくとも下1/3は露出する
3. 胆嚢に入る構造物を2つだけ残す

Calot三角（肝下縁、胆嚢管、総肝管による三角形）の脂肪、線維組織を除去し、胆嚢の下1/3を胆嚢床から剝離し、胆嚢板を露出することで安全性を確認する。その結果、胆嚢管と胆嚢動脈が胆嚢に入る2つの構造物として確認されるはずである。そうでない場合には、構造物を切離する前に、解剖に誤認がないか、再度剝離を進める必要がある。炎症の程度や慢性化によってはこの剝離は困難である場合がある。広範囲に線維化を伴う場合には、開腹胆嚢摘出術がそうであるように、トップダウン、もしくは底部ファースト法でのアプローチが行われることがある。しかし、トップダウンアプローチは解剖の認識を誤ると重大な術中損傷につながる可能性があり、注意が必要である。したがって、剝離、展開、止血困難など、術中に迷いのある場合には開腹手術に切り替えることが最も安全な方法であることを知っておくべきである。腹腔鏡下胆嚢摘出術時の胆管損傷などの合併症を減らすため、米国消化器内視鏡外科学会（SAGES）は"SAGESの安全な胆嚢摘出プログラム"を開発した。このプログラムの概要は、外科医が、"胆嚢摘出術に普遍的な安全管理を導入し、胆管損傷のリスクを最小化する"ための6つの戦略からなる。その内容は以下である。

1. 絶対安全なviewを適切に用いる
2. 解剖の破格を理解しておく
3. 術中胆道造影を積極的に行う
4. 術中に見つけた管腔構造は、切離・切開する前に"ひと呼吸"おく
5. 術中、剝離面が"危険な領域"に及んでいることを認識

したら、別の方法（胆嚢亜全摘や胆嚢瘻チューブ留置など）への切り替えを考慮する
6. 剝離困難な症例や解剖認識困難な症例では、ほかの外科医に助けを求める

これらの戦略は、患者にとって生命を脅かす合併症である術中胆管損傷を最小限にするために採られるものである。しかしながら、これらの戦略下においても術者は潜在的なエラーのリスクに配慮する必要がある。CBD損傷のリスクを最小化するために、すべての胆嚢摘出術において絶対安全なviewを意識することが不可欠とされているが、それでも達成されているのは60％程度にとどまる。正常の解剖構造を誤認した場合、特に炎症、感染環境の手術においては、損傷や誤操作につながる可能性がある。Strasbergのエラートラップは、安全性を確保するために行った手技が、却って解剖の誤認となりやすくなるような状況を示している。その最も多いものは、"infundibular view"であり、360°の剝離によってHartmann's pouchが胆嚢管に入る三次元的な漏斗状の構造を露出する、という手技である。しかし慢性炎症下においては胆嚢管とCBDを誤認しやすい。このような環境下では胆嚢と胆嚢管が炎症性癒着によってCBDに癒着し瘢痕化することでCalot三角が消失している可能性がある。加えて胆嚢頸部に大きな結石が嵌頓していたり、壁肥厚、腫大、萎縮した胆嚢が癒着や牽引困難であるとさらに解剖誤認のリスクが高くなる。

もう1つのエラートラップは、トップダウン、もしくは底部ファースト法に関連している。この手技による損傷は、特に腹腔鏡下胆嚢摘出術から開腹に移行した後、最も重大になる傾向がある。炎症を起こし、癒着した胆嚢では、胆嚢が肝管、肝動脈、門脈に癒着していることがあり、これらの構造を誤って切断してしまうことがある。血管損傷を合併すると、肝臓の一部、あるいは全体が梗塞し、最終的に切除を要することがある。

困難な症例でまず見つけるべきランドマークはRouviere溝である。以前は尾状葉の溝と定義されていた。肝右葉と尾状葉との間に位置し、患者の約80％にみられ、小さい亀裂から大きな溝までさまざまである。腹腔鏡下胆嚢摘出術においては、気腹によってRouviere溝の視認性が高まる。この溝の背側、底部側には右門脈、右肝動脈、右肝管が走行している。基部はCBDの方向を示しているため、剝離操作はRouviere溝の腹側で行う。

開腹胆嚢摘出術
腹腔鏡下胆嚢摘出術からの開腹コンバートは、出血、穿孔、妊娠など、手術が安全に終了できない際に選択される。胆嚢壁の肥厚、萎縮胆嚢、高齢、男性、急性胆嚢炎などがリスク因子である。開腹胆嚢摘出術を行うその他の理由と

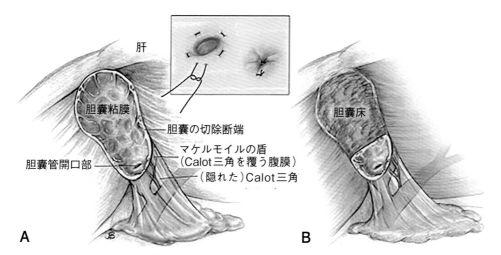

図15.5 "fenestrated"胆嚢亜全摘術（内腔から胆嚢管の開口部を縫合閉鎖する手技を示す）
A：Calot三角に近づくのを避けるため、胆嚢の腹膜に覆われた部分のみを切除し、内腔を露出している。
B：胆嚢管近傍の肝に癒着している場所を除いて胆嚢をすべて切除している。
(From Strasberg SM, Pucci MJ, Brunt LM, Deziel DJ. Subtotal Cholecystectomy-"Fenestrating" vs "Reconstituting" Subtypes and the Prevention of Bile Duct Injury：Definition of the Optimal Procedure in Difficult Operative Conditions. J Am Coll Surg. 2016 Jan；222(1)：89-96.)

しては、患者が気腹に耐えられない場合、凝固障害や癒着など、腹腔鏡下胆嚢摘出術が困難と予測される場合、ほかに開腹手術を併用する病態がある場合などである。開腹胆嚢摘出術は、腹部正中切開でも肋弓下切開でも問題なく可能である。トップダウン法では、胆嚢底部と肝縁の境界で腹膜切開を置き、胆嚢を胆嚢床から剝離していき、胆嚢管、胆嚢動脈の束が同定されるまで進めて行く。胆嚢が解剖学的にわかりにくい場合、炎症瘢痕が広範囲に及ぶ場合などには、手術成績に遜色ないうえに比較的安全である胆嚢亜全摘術を考慮する。

胆嚢亜全摘術

Calot三角に炎症が強く局所解剖の同定が困難な場合には、胆嚢亜全摘術を行うこともある。かつては胆嚢部分切除と同義語として使われていたが、現在では胆嚢のほぼすべてを摘出するという意味でこう呼ばれ、腹腔鏡下でも開腹下でもどちらでも可能である。胆嚢壁が肝と強く癒着している場合には、残した胆嚢粘膜を焼灼しておく。胆嚢壁を残した場合にどのように対応するかについては明確なコンセンサスは得られていない。胆嚢を縫合閉鎖する方法（reconstruction）と胆嚢を開放しておく方法（fenestration）などがある（図15.5）。どちらにしても少なくとも1本の閉鎖吸引ドレーンを留置する必要がある。Reconstructionとfenestrationを比較したランダム化比較試験（RCT）は存在しないが、レトロスペクティブな解析上は両者の合併症発生率に有意な差はないとされている。Fenestrationの方が摘出胆嚢量は多いにもかかわらず、長期的胆道イベントは多い可能性がある。

ロボット胆嚢摘出術

外科領域へのロボット手術の普及に伴って、胆嚢摘出術にもロボット手術が適用されるようになった。これまでの研究では、ロボット胆嚢摘出術は十分に安全ではなく、特に準備段階に時間を要するのみであると言われており、コスト増につながるとの指摘もある。

胆道造影

ビリルビン高値の患者に認識されていない胆管結石を残さないことが重要である。胆管の評価には術前のMRCP、ERCPなどの選択肢に加えて、術中胆道造影を行う選択肢もある。術中胆道造影をルーチンに行うのか、選択的に行うのかについては議論があるが、特に胆道解剖が不明確である場合や、CBD損傷を疑う場合に、外科医がもっておくべき技術である。透視下で造影を行うために、胆嚢管にカニュレーションを行う必要がある。

術中に胆道解剖を同定するための新しいオプションとして、近赤外線蛍光法がある。この方法は、胆嚢管切開やカニュレーションを必要としない、という利点がある。水溶性蛍光色素であるインドシアニングリーンを経静脈投与し、肝臓に取り込まれ、胆道に排泄されるまでの時間を待つ。この方法は、従来の術中胆道造影と比較して、手術時間を短縮できるという利点があると言われている。欠点としては、遺残結石を検出しづらいことと、出血した術野や肥満の患者では効果が低いことがある。さらに腹腔鏡下手術においては、スコープに近赤外線技術を装着している必要がある。

もう1つの選択肢として、腹腔鏡下超音波検査がある。これは非侵襲的であり、造影剤を注入する必要もなく、コストが安いという利点がある。特に解剖学的構造が不明確である場合、胆管の解剖同定に加えて、結石を同定することも可能である。しかしこの手技を身につけるためのラーニングカーブは簡単ではないと言われており、広く普及は

していない。

　胆管造影は解剖の確認に役立つものではあるが、偶発的損傷を予防するものではないことに注意する必要があり、解剖的な誤認の可能性はまだ残っている。注意すべき罠の1つは右肝管の走行異常である。総肝管に合流する前に胆嚢管に合流することがある。

総胆管検索

　胆管結石症の管理におけるERCPの技術的進歩に伴い、術中胆道鏡は一般的ではなくなりつつある。腹腔鏡下胆嚢摘出術と術中CBD検索を一期的に行う戦略と、ERCP後に腹腔鏡下胆嚢摘出術を二期的に行う戦略とのRCTが行われ、両群間で胆管内のクリアランスや合併症率に有意な差はなかったとされており、この結果、アプローチの選択は術者の技術や習熟度に依存する可能性がある。外科的なCBDの検索について以下に記載する。

　開腹下CBD検索は、CBDを切開して行う。拡大コッヘル授動術を置き、胆嚢管流入部近傍のCBDを3〜5cm露出した後、支持糸をかけ、胆嚢管遠位でCBDを1cm程度縦切開する。開口部は胆道鏡の出し入れによる損傷を最小限に抑える程度にすることが重要である。結石除去のための器具として、バルーンカテーテル、洗浄カテーテル、スクープカテーテル、把持鉗子などがある。さらに胆道鏡下にバルーン鉗子やバスケット鉗子で結石を除去することもできる。胆管がクリアになったら、吸収性縫合糸を用いてTチューブ越しにCBD切開部を縫合閉鎖する。結石除去の最終確認のため術中胆道造影を行う。

　腹腔鏡下CBD検索は、経胆嚢管的に行うことができる。胆嚢管切開を置き、胆道造影用バルーンカテーテルを挿入し、術中胆道造影にて位置や解剖学的構造を確認しておく。20〜30mLの生理食塩水にてCBDを洗浄し、小さな結石を洗い流すことができる。胆石を洗い流しやすくするためにグルカゴンを投与してOddi括約筋の弛緩を得ることもある。次のオプションとしてFogartyカテーテルを挿入して、胆嚢管から結石を引き抜くことも可能である。胆嚢管切開部を8Fr血管形成用バルーンで拡張し、12Frイントロデューサーカテーテルが留置できれば、開腹手術と同様に、バルーン、把持鉗子、バスケット鉗子などを用いて胆道鏡下に結石を回収する。経胆嚢管的アプローチが困難な場合には、CBDに切開を置き、開腹手術と同様、胆道鏡を用いた結石除去を行う。その際にCBDはやはりTチューブを留置して閉鎖すべきである。Tチューブはドレナージのため4週間は留置したままにしておく。その後胆管造影を行い、胆管の通過、遺残結石の有無を評価したのち問題なければチューブを抜去する。

　Roux-en-Y胃バイパスの既往がある患者においては、腹腔鏡補助下ERCPを行うことができる。適応としては、結石除去と乳頭切開を要するCBDs、胆管ステント留置と

後の回収を要する胆嚢管断端のリークなどである。この手技では胃内へのスコープ挿入を容易にするため、残胃に腹腔鏡下胃切開を置く。胃を前腹壁に縫合固定し、スコープ挿入用の15mmトラカールを挿入することで操作が容易になる。必要に応じて、ステント抜去やほかの手技のために胃瘻チューブを留置しておくこともできる。

胆嚢摘出術

　胆嚢摘出術がハイリスクだと考えられる患者に対しては、経皮的または開腹的胆嚢瘻造設を考慮すべきである。TG18によれば、胆嚢瘻造設を考慮すべき患者は、症状が96時間以上持続するグレードIIの患者と、手術のリスクが高いグレードIIの患者とされている。また、グレードIIIの患者に対する緊急避難的処置でもある。

　2018年、Loozenらは高リスク患者に対する腹腔鏡下胆嚢摘出術と経皮的胆嚢瘻造設術を比較したRCT（CHOCOLATE試験）の結果を発表した。この研究における「高リスク患者」は、主にAcute Physiology and Chronic Health Evaluation（APACHE）IIスコアが7〜15の患者であった。腹腔鏡下胆嚢摘出術を行った群と比較して経皮的胆嚢瘻造設術を行った群は死亡率が高く（9％ vs 3％、$p=0.27$）、主要な合併症が高頻度であった（65％ vs 12％、$p<0.001$）。ここでいう合併症には、1ヵ月以内に発生した感染性合併症、心血管イベントと、1年以内に発生した再度の手術的介入や胆道症状の再燃が含まれている。この結果は、APACHE IIスコアが15以上、来院時症状が7日間以上経過した、妊娠、肝硬変、ICU入室などの特に手術リスクが高い患者を除外していることから、必ずしもすべての患者に普遍的に該当するものではない可能性がある。

　経皮的、または開腹的胆嚢瘻造設術は、重篤な急性胆嚢炎患者に、後日の胆嚢摘出術を前提に行われるべきである。しかし、その適切なインターバルに関しては多くの意見がある。胆嚢瘻造設術のもう1つの適応は、即時の胆嚢摘出術検討が困難な、合併症の多い患者群である。高齢はしばしば予後不良の危険因子と考えられがちだが、加齢のみをもって胆嚢摘出術の適応から外すべきではない。

合併症

　胆嚢摘出術の合併症率は全体の10％未満である。最も重大な合併症は胆汁漏もしくはCBDの損傷であり、これらの発生率は0.1〜1.5％である。しかしこれらは合併症発生率、死亡率に大きな影響を与える。

　胆嚢摘出術後の胆汁漏は、早期に診断し治療することが重要であり、腹腔鏡下胆嚢摘出術後には1〜4％で発生するとされている。術後患者が高熱、右上腹部痛、敗血症、胆汁性腹膜炎に起因する敗血症性ショックなどの症状で発症する。臨床検査では血清ビリルビンが上昇することが

ある。画像所見では、US、CT、MRIなどが行われ、手術領域への液体貯留から診断に至る。HIDA scanにより活動性の胆汁漏が明らかになることがある。管理の最優先事項は汚染のコントロールである。局所的な液体貯留に対しては経皮的ドレナージが可能である。また、胆汁性腹膜炎や患者が重篤な場合には外科的洗浄、ドレナージが必要となる。その次に胆汁の漏れ自体をコントロールする必要がある。胆囊管断端漏、Luschka管、小さなCBD損傷に関しては、ERCP、乳頭切開と胆汁排泄のためのステント留置が行われる。より重篤なCBDの損傷に対しては、腹腔内敗血症のコントロール、炎症の改善、栄養状態の改善の後に二期的な再建が必要となることがある。

　術中であれば、CBDの損傷はTチューブを用いて修復することができる。しかし術中に若い外科医にとって最も重要なことは、手術を中断し、助けを呼ぶことである。胆管を損傷したことに気づいたとき、最も重要なことは、それ以上損傷を拡大しないようにすることであり、手術手技の続行に固執しないことである。特に完全離断のような困難な胆管損傷は、早期に専門施設に紹介し、結果的に修復を遅らせることになっても、その方が良好な結果が得られる。外科的胆道再建が必要な場合には、端々吻合や肝管空腸吻合などが行われる。

　胆道疾患におけるほかの合併症として、術後出血もある。出血源としては、胆囊板、胆囊動脈、肝血管、ポートサイトなどの可能性がある。状態が不安定な患者は直ちに手術室に戻る必要がある。腸管損傷の可能性もある。術野が十二指腸に近く、難しい剝離操作の際には無意識のうちに損傷する可能性があることを忘れてはならない。このような合併症を正しく同定して治療につなげるには、常に疑いの目をもって診療していく姿勢が必要である。

追加の病態

急性無石性胆囊炎

　急性無石性胆囊炎は、やや一般的ではない急性胆囊炎であり、状態の悪い敗血症素因をもつ患者が原因不明の発熱、白血球増多、かつ/または上腹部痛を呈している場合に疑うべき病態である。危険因子には完全静脈栄養、絶飲食による胆汁うっ滞、ショック、長期麻薬使用などがある。通常は原疾患発症後数週間に発症する。

　診断にはAUSを行う。胆囊壁肥厚、胆囊の緊満、結石や胆泥がみられないこと、などが特徴である。次にHIDA scanを行う。モルヒネ負荷後に胆囊が描出されなければ、無石性胆囊炎と判断できる。US、HIDA scanで陽性所見が得られれば、高感度で特異的である。

　急性無石性胆囊炎患者のほとんどが重症であることから、初期治療としては経皮的胆囊瘻造設が一般的である。それにより胆囊内は減圧され、炎症の主座がコントロール可能となる。重篤な状態を脱していれば、ドレナージ

チューブから胆道造影を行い、胆道の通過性を評価する。ドレナージチューブをクランプしても胆囊が空虚であり、患者が無症状であれば、チューブの抜去が可能と判断できる。そうでない場合には、患者の状態改善後に胆囊摘出術を考慮すべきである。ハイリスク患者においてはチューブドレナージを根本治療とせざるを得ない場合がある。

Mirizzi症候群

　胆囊炎や胆管結石症を呈する患者の一部では、検査によってCBDの外部からの圧迫像がみられることがあり、これがMirizzi症候群である。原因としては、Hartmann's pouch、胆囊管などに結石が嵌入していることが多い。閉塞性黄疸を呈することが多く、ERCPが診断のgold standardではあるが、MRCPも有用である。Csendes分類はCBDが単純な壁外性の圧迫にとどまるもの、胆囊胆管瘻、胆囊腸瘻などを含めた5つが示されている。術前診断がなされていない場合にはMirizzi症候群に対する腹腔鏡手術の合併症率は高く、開腹手術を選択する方が安全である。

胆石イレウス

　胆石イレウスは稀な合併症であり、胆石症患者の最大4%に発生すると言われている。壁に嵌入した胆石による粘膜の慢性炎症は瘻孔を生じ、その多く(85%)は胆囊十二指腸瘻となる。頻度は低いが、胆囊結腸瘻、胆囊胃瘻(Bouveret症候群)などもある。胆石イレウスは機械的な腸閉塞であり、腸閉塞患者の0.5%にみられるとされ、結石は回盲弁に嵌入するのが最も多い。頻度は高齢者で増加し、男性よりも女性の方が頻度が高い。

　患者は一般に嘔気・嘔吐、腹部膨満などの一般的な腸閉塞症状を呈し、断続的に症状が続く。稀に消化管瘻に伴う吐血をみることがある。臨床検査では白血球増多を示すこともあるが、特異的な検査異常はない。腹部X線では、腸管拡張やニボーなどの一般的な腸閉塞の所見がみられる。CTでは胆囊炎、腸閉塞、胆石による閉塞所見を示し、感度、特異度は高い。USでは感度は低いが胆囊炎、胆道気腫、胆石による閉塞所見を認めることがある。HIDA scanも同様に感度は低いが、消化管瘻を同定できる可能性がある。MRCPでも瘻孔や胆石による閉塞所見を示すことがあるが、診断能力はCTが最も高い。結石のサイズは一般的には2〜5cmである。

　高齢者において、胆石イレウスは亜急性、慢性に経過する可能性もあり、治療には蘇生と合併症管理が必要である。外科的治療は消化管内の結石除去、それによる閉塞の解除を目的とし、一般的には開腹手術で行うが、患者の状況や術者の技術次第で腹腔鏡も選択可能である。結石を口側にミルキングしたのち腸間膜対側に縦切開を置き、横切開で閉鎖する。結石が壁に嵌入して動かない場合や、

消化管穿孔や虚血を認める場合には部分切除が必要になることがある。ほかの消化管内にも結石がないかは調べなければならない。腸結石摘出術と同時に胆嚢摘出術と瘻孔閉鎖術を行うかどうかについては、患者の生理的状態や合併症のリスクから総合判断する。通常、胆摘は困難なことが多く、一般的には適応にならない。胆道摘出術を後日に延期した患者においては、胆道症状が再燃した場合や薬物治療にて状態が改善した場合に二期的手術を行う。

胆石イレウスの亜型としてBouveret症候群がある。胆嚢十二指腸瘻を通過した結石が胃の排泄障害を起こす病態である。胆嚢十二指腸瘻を呈する患者に、通常は腸管切開結石除去のみでは十分とは言えないが、Bouveret症候群においては腸管切開結石除去のみで十分かどうかまだ明確なコンセンサスはない。

特別に配慮すべき事項

妊　娠

症候性胆石症、急性胆嚢炎、胆管結石症などの外科的管理において、妊娠は考慮しなければならない事項の1つである。非手術的治療は、特に妊娠第1期の発症において高率で再発する。合併症がない患者であれば、早産、胎児死亡のリスクは手術、非手術の両者において同程度である。しかし、早産や胎児死亡を含む合併症発症率は1/5〜1/4である。入手可能なエビデンスとSAGESは、妊娠第1期、第2期は早期外科的管理を指示しており、腹腔鏡下胆嚢摘出術が望ましいとしている。妊娠第3期における腹腔鏡下胆嚢摘出術の安全性と、出産後まで待機することの安全性には議論の余地がある。CBD結石がある場合にはより注意が必要であり、胎児への電離放射線を最小限に注意しながらであれば、標準的な手技で管理することが可能である。

肝硬変

肝硬変患者が急性胆嚢炎を発症した場合、その治療戦略決定が難しくなる。合併症発症率は20〜30%、死亡率は2〜4%である。肝硬変の重症度が増すにつれて、当然ながら予後不良リスクは増大する。また、腹腔鏡から開腹への移行率や出血性合併症も高くなる可能性がある。肝硬変患者の胆嚢摘出術は、可能と言えば可能ではあるが、慎重に症例を選んで行うべきものである。

高齢者

高齢者は必ずしも胆道疾患に典型的な症状を呈するとは限らず、より慎重に疑ってかかる必要がある。さらに、リスク因子が許容可能であれば通常の手術療法を強く考慮すべきである。特に症状の再燃や胆石による合併症を考慮すべきであり、急性胆嚢炎や急性胆石性膵炎を伴った高齢患者の胆嚢摘出術に関する後方視的研究では、死亡率は低いと報告されており、高齢患者において、年齢だけを理由に手術をためらうべきではない。

予防的胆嚢摘出術

予防的胆嚢摘出術は多様な限られた患者に適応とされてきたが、現在ではあまり行われなくなっている。予防的胆嚢摘出術は、例えば無症候性胆嚢結石を伴う心臓移植待機患者や、急激な体重減少が予想される肥満手術の患者などである。ただ文献的には肥満手術の胆道合併症の発生率は低く、予防的胆嚢摘出術が肥満手術の合併症率を増加させることが指摘されている。胃癌に対する胃切除術に対しても予防的胆嚢摘出術が行われてきた。これらの患者においては迷走神経枝の切離と胃腸再建のため胆石症の発生率が増加する可能性があるとされてきたが、Benciniらによる多施設RCTにおいて、予防的胆嚢摘出術は胆道疾患の減少に関連するが、胆石症無発症の生存率は低下しないことが示された。

まとめ

急性期外科医はしばしば胆道疾患に遭遇する。安全で有効な治療を提供するためには、疾患群の特徴と管理戦略に対する正しい知識が必要であり、特に複雑な胆道疾患においては、年々進歩している内視鏡やX線透視化治療を含めた多角的アプローチが重要である。

文　献

ASGE Standards of Practice Committee；Buxbaum JL, Abbas Fehmi SM, Sultan S, et al. ASGE guideline on the role of endoscopy in the evaluation and management of choledocholithiasis. Gastrointest Endosc. 2019；89(6)：1075-1105 e15.

Banks PA, Bollen TL, Dervenis C, et al. Classification of acute pancreatitis-2012：revision of the Atlanta classification and definitions by international consensus. Gut. 2013；62(1)：102-111.

Bencini L, Marchet A, Alfieri S, et al. The Cholegas trial：long-term results of prophylactic cholecystectomy during gastrectomy for cancer-a randomized-controlled trial. Gastric Cancer. 2019；22(3)：632-639.

Brunt LM, Deziel DJ, Telem DA, et al. Safe cholecystectomy multi-society practice guideline and state-of-the-art consensus conference on prevention of bile duct injury during cholecystectomy. Surg Endosc. 2020；34：2827-2855.

Cotton PB, Elta GH, Carter CR, Pasricha PJ, Corazziari ES. Rome IV. Gallbladder and Sphincter of Oddi disorders. Gastroenterology. 2016；150(6)：1420-1429.

Expert Panel on Gastrointestinal Imaging；Porter KK, Zaheer A, Kamel IR, et al. ACR Appropriateness Criteria (R) acute pancreatitis. J Am Coll Radiol. 2019;16(11S)：S316-S330.

Han C, Shan X, Yao L, et al. Robotic-assisted versus laparoscopic cholecystectomy for benign gallbladder diseases：a systematic review and meta-analysis. Surg Endosc. 2018；32(11)：4377-4392.

Hernandez M, Murphy B, Aho JM, et al. Validation of the AAST EGS acute cholecystitis grade and comparison with the Tokyo guidelines. Surgery. 2018；163(4)：739-746.

Kilic A, Sheer A, Shah AS, Russell SD, Gourin CG, Lidor AO. Outcomes of cholecystectomy in US heart transplant recipients. Ann Surg. 2013；258(2)：312-317.

Loozen CS, van Santvoort HC, van Duijvendijk P, et al. Laparoscopic cholecystectomy versus percutaneous catheter drainage for acute cholecystitis in high risk patients(CHOCOLATE)：multicentre randomised clinical trial. BMJ. 2018；363：k3965.

Mayumi T, Okamoto K, Takada T, et al. Tokyo Guidelines 2018：management bundles for acute cholangitis and cholecystitis. J Hepatobiliary Pancreat Sci. 2018;25(1)：96-100.

Pisano M, Allievi N, Gurusamy K, et al. 2020 World Society of Emergency Surgery updated guidelines for the diagnosis and treatment of acute calculus cholecystitis. World J Emerg Surg. 2020；15(1)：61.

Sedaghat N, Cao AM, Eslick GD, Cox MR. Laparoscopic versus open cholecystectomy in pregnancy：a systematic review and meta-analysis. Surg Endosc. 2017；31(2)：673-679.

Singh M, Prasad N. The anatomy of Rouviere's sulcus as seen during laparoscopic cholecystectomy：a proposed classification. J Minim Access Surg. 2017；13(2)：89-95. doi：10.4103/0972-9941.201731

Society of American Gastrointestinal and Endoscopic Surgeons(SAGES). Guidelines for diagnosis, treatment and use of laparoscopy for surgical problems during pregnancy. 2016. http：//www.sages.org/publications/guidelines/guidelines-for-diagnosis-treatment-and-use-of-laparoscopy-for-surgical-problems-during-pregnancy/

Society of American Gastrointestinal and Endoscopic

Surgeons(SAGES). The SAGES Safe Cholecystectomy Program. https://www.sages.org/safe-cholecystectomy-program/

Staudenmayer KL, Shafi S, et al. The American Association for the Surgery of Trauma grading scale for 16 emergency general surgery conditions：disease-specific criteria characterizing anatomic severity grading. J Trauma Acute Care Surg. 2016；81(3)：593-602.

Strasberg SM. Error traps and vasculo-biliary injury in laparoscopic and open cholecystectomy. J Hepatobiliary Pancreat Surg 2008；15：284-292.

Strasberg SM, Pucci MJ, Brunt LM, Deziel DJ. Subtotal cholecystectomy-"fenestrating" vs "reconstituting" subtypes and the prevention of bile duct injury：definition of the optimal procedure in difficult operative conditions. J Am Coll Surg. 2016；222(1)：89-96.

Tsuda S. Laparoscopic Common Bile Duct Exploration. www.sages.org. https：//www.sages.org/wiki/laparoscopic-common-bile-duct-exploration/

Tustumi F, Bernardo WM, Santo MA, Cecconello I. Cholecystectomy in patients submitted to bariatric procedure：a systematic review and meta-analysis. Obes Surg. 2018；28(10)：3312-3320.

Vlek SL, van Dam DA, Rubinstein SM, et al. Biliary tract visualization using near-infrared imaging with indocyanine green during laparoscopic cholecystectomy：results of a systematic review. Surg Endosc. 2017；31(7)：2731-2742.

Wang X, Yu WL, Fu XH, Zhu B, Zhao T, Zhang YJ. Early versus delayed surgical repair and referral for patients with bile duct injury：a systematic review and meta-analysis. Ann Surg. 2020；271(3)：449-459.

Yokoe M, Hata J, Takada T, et al. Tokyo Guidelines 2018：diagnostic criteria and severity grading of acute cholecystitis(with videos). J Hepatobiliary Pancreat Sci. 2018；25(1)：41-54.

CHAPTER 16 消化管穿孔

訳：舘野 丈太郎、織田 順

症例提示

　73歳、女性。過去に大きな病歴や手術歴はないが、2日前から嘔気と嘔吐を伴う腹痛を訴えていた。腹痛は最初、胃上部に始まったが、腹部全体にびまん性に広がった。診察では、無熱で血行動態は正常であったが、著明な圧痛があり、汎発性腹膜炎を呈していた。胸部X線では腹腔内遊離ガスを認めた（図16.1）。CTで胃壁の著明な肥厚が認められ、遊離ガスと遊離液が認められた（図16.2・3）。胃内視鏡検査が行われた。所見として、腹部に遊離胃内容物があり、2×3cmの幽門前胃穿孔があった。複数の生検が行われたが、凍結切片で悪性腫瘍は陰性であった。穿孔はその大きさを考慮し、層状に閉鎖され、大網充填術により補強された。敗血症性ショックのためICU入室と蘇生が必要であったが、改善は緩徐であった。術後4日目の造影検査では漏出は認められず、経鼻胃管は抜去され、食事療法が開始された。術後8日目に自宅退院となった。最終病理結果は悪性腫瘍陰性、ピロリ菌陽性で、3剤併用療法が行われた。

〈質問〉
　穿孔した胃潰瘍のどのような所見があれば非手術的管理を行えるか？
〈回答〉
　CTで腹腔内に遊離ガスがなく、限局した穿孔が示されていれば、患者は非手術的管理を検討されることができた。

はじめに

　胃潰瘍はかつて非常に一般的であり、世界中で入院と死亡の重要な原因であった。しかし、過去30年間に多くの国で入院率が40〜50％減少し、この病気に関連する死亡率も急激に下がった。十二指腸潰瘍は胃潰瘍よりも一般的であり、特に十二指腸潰瘍の発生率の減少が最も顕著である。これらの変化は、H.pylori感染の同定、治療、および感染率の減少、さらにH₂受容体拮抗薬およびプロトンポンプ阻害薬（proton pump inhibitor；PPI）が広く用いられたことと一致している。入院と死亡率は減少しているものの、胃潰瘍は依然として比較的一般的であり、米国では生涯有病率が5〜10％、年間発生率が0.1〜0.3％である。
　さらに、胃潰瘍の合併症率は依然として10〜20％と高い。胃潰瘍は男性、喫煙、加齢と関連があり、男性は女性の約1.5倍の胃潰瘍を患っており、合併症は60歳以上で最も頻繁に発生する。胃潰瘍の発症リスク因子にはH.pylori感染と非ステロイド性抗炎症薬（NSAIDs）の慢性使用がある。胃潰瘍の合併症には出血、穿孔、閉塞があり、出血が最も一般的な合併症である。全体として、胃潰瘍に関連する入院と死亡率は減少しているものの、今日の外科医が熟知すべき複雑な医療問題である。重要なこととして、現在の胃潰瘍の手術は潰瘍を根絶するのではなく、合併症（出血または穿孔）を治療するために行われる。

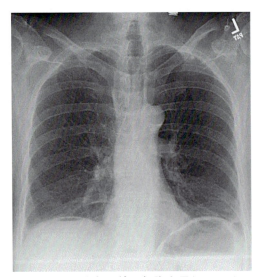

図16.1　胸部X線は気腹を示している

出血

診断

　胃潰瘍または十二指腸潰瘍からの出血は通常、メレナ

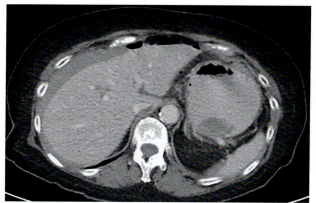

図16.2 CTは腹腔内に遊離液と遊離ガスを示す

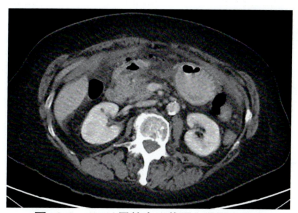

図16.3 CTは胃前庭の著明な肥厚を示す

（黒色便）や吐血として現れるが、出血が特に激しい場合は、下血として現れることもある（第13章「緊急外科における消化管出血」参照）。胃十二指腸出血を呈する患者の最大50％は、消化性潰瘍疾患の前駆症状がない。

胃十二指腸出血患者の入院率は、利用可能な内科的管理のために低下してきているが、それでもこの合併症による死亡率は依然として5～10％である。上部消化管出血が疑われる患者の評価の最初のステップは、患者の循環状態を評価し、血行動態のモニタリングを行い、必要に応じて血管アクセスを確立し、血液量を回復することである。検査としては、ヘモグロビン（Hb）/ヘマトクリット（Ht）、血液型、凝固機能の評価のための検体が採取さ

れるべきである。次に、出血源を特定する。必要に応じて経鼻胃管が挿入されることがあるが、出血の位置を特定するには必須ではなく、また非常に正確というわけではない。この目的のためのgold standardは、病院到着後早期に実施される上部内視鏡検査、または食道胃十二指腸内視鏡検査（esophagogastroduodenoscopy；EGD）である。

内視鏡検査前および内視鏡検査後に開発された いくつかのスコアリングシステムが、介入の必要性、再出血のリスク、手術の必要性、死亡率を予測するために記述されている。最も一般的に使用され、研究されているのは、内視鏡検査前に計算されるGlasgow-Blatchfordスコア（表16.1）であり、治療の必要性と 死亡率を予測するのに非常に正確であることが示されている（第13章「緊急外科における消化管出血」参照）。

非手術管理

消化性潰瘍疾患による出血のほとんどは、内視鏡や手術の介入なしに治癒する（表16.2）。内視鏡検査時の介入の必要性を減少させるため、患者の来院時に早期にPPIを経験的に静脈内投与することが推奨される。内視鏡検査の前に腸管蠕動促進薬を使用することで、胃の排出を助け、可視化を向上させることができる。上部内視鏡検査は 、診断と治療の両方の役割を果たす。内視鏡的治療が必要となるのは25％程度である。内視鏡的治療は、活動性出血、血管が見える、血栓が付着しているなどの高リスクの徴候がある場合に推奨される。内視鏡的治療法にはエピネフリン注射、温熱療法、クリップ留置などがある。出血の再発や手術の必要性を減少させるため、多くの場合、これらの治療法を組み合わせて行う。胃潰瘍は悪性腫瘍の発生率が4～6％であることから、再出血のリスクを軽減するためにPPIを2回、6～8週間経口投与する。PPI治療の継続は、潰瘍の病因と、NSAIDsの継続使用やピロリ菌の存在などの継続的なリスク因子の有無に依存する。ピロリ菌の検査を行い、陽性であれば、PPI、クラリスロマイシン、アモキシシリンまたはメトロニダゾールのクラリスロマイシン3剤併用療法を14日間受ける。クラリスロマイシン耐性が

表16.1　Glasgow-Blatchfordスコア

入院時の危険因子	スコア
血中尿素（mmol/L）	
≧6.5以上8未満	2
≧8以上10未満	3
≧10％以上25％未満	4
≧25	6
Hb(g/L)（男性）	
≧12以上13未満	1
≧10以上12未満	3
＜10	6
Hb(g/L)（女性）	
≧10以上12未満	1
＜10	6
収縮期血圧（mmHg）	
≧100％以上109％未満	1
≧90％以上100％未満	2
＜90	3
脈拍 ≧100/分	1
メレナ	1
失神	2
肝疾患	2
心不全	2

上部消化管出血に対する治療の必要性を予測するためのリスクスコア。
Hb：ヘモグロビン
(Modified from：Blatchford O, Murray WR, Blatchford M. A risk score to predict need for treatment for upper-gastrointestinal haemorrhage. Lancet. 2000；356(9238)：1318-1321.)

表16.2　消化性潰瘍による出血の医学的管理

内視鏡検査前	内視鏡検査中→内視鏡検査中	内視鏡検査後
・血行動態が不安定な場合は蘇生する ・凝固障害を評価し、もしあればもとに戻す ・抗凝固薬または抗血小板薬の中止と、中止を検討する ・Hbを輸血する ・Glasgow-Blatchfordスコアを計算する ・プロトンポンプ阻害薬（PPI）を開始する ・蠕動促進薬を考慮する	・蘇生と最適化の後、来院から24時間以内に内視鏡検査を行う ・高リスクの徴候（血管が見えるか、血栓があるか）または活発な出血を評価する ・適切な治療を行う ・可能であれば、セカンドラインの治療を追加する（温熱療法、クリッピング、エピネフリン注射）	・高用量のPPIを72時間静注する（高リスクの徴候が認められた場合） ・出血が再発した場合のみスコープを繰り返す ・2回目の内視鏡検査後も出血が続く場合は外科とIVRに相談する ・ピロリ菌を治療する ・長期PPIの考慮

Hb：ヘモグロビン、PPI：プロトンポンプ阻害薬、IVR：インターベンショナル・ラジオロジー

増加（15％以上）している地域では、ビスマスを含む4剤併用療法（PPI、亜硝酸ビスマス、テトラサイクリン、メトロニダゾール）またはビスマスを含まない4剤併用療法（PPI、クラリスロマイシン、アモキシシリン、メトロニダゾール）を代わりに使用する。

出血の再発は患者の5〜15％にみられ、緊急の外科的治療と比較して合併症の発生率が低いことから、内視鏡的治療法を用いた2回目のEGDを試みるべきである。内視鏡的治療の失敗に関連する因子としては、直径2cmを超える潰瘍、再出血時の出血性ショックなどがある。内視鏡的治療が繰り返し失敗した場合は、胃十二指腸動脈の塞栓術を行うためのインターベンショナル・ラジオロジー（interventional radiology；IVR）への紹介が必要である。塞栓術を伴う血管造影は、緊急手術よりも死亡率が低く、90〜95％の患者で成功することが示されている。

手術管理

消化性潰瘍疾患による上部消化管出血を呈する患者の2〜8％では緊急手術管理が必要であり、死亡率は25〜30％である。内視鏡的治療および/または血管造影的塞栓術の反復に失敗した患者、またはこれらの資源が利用できない医療提供システムでは、手術を考慮する。患者が血行動態的に不安定である場合、または最初の内視鏡検査で潰瘍が2cm以上であった患者や、血管内塞栓療法に失敗した患者で再出血が生じた場合は、内視鏡検査を繰り返さない患者でも緊急手術介入を考慮する。正中開腹術を行う。出血性胃潰瘍は、技術的に可能であれば切除する。術中内視鏡検査は、出血性潰瘍の同定と局所の特定に役立つ。潰瘍の位置が切除に適さない場合は、多くの場合、胃切開を行い、その後、悪性腫瘍を除外するための生検と潰瘍の止血のためのオーバービューを行う。

最大限の診断効果を得るためには、潰瘍縁の4領域すべてから生検を行うべきである。潰瘍が切縁の小彎に沿って存在し、潰瘍の切除が必要な場合は、BillrothⅠ法またはBillrothⅡ法による再狭窄を伴う切除術を考慮すべきである。

十二指腸潰瘍の場合、持続的な出血は通常、後壁の潰瘍が胃十二指腸動脈を侵食したために起こる。十二指腸を

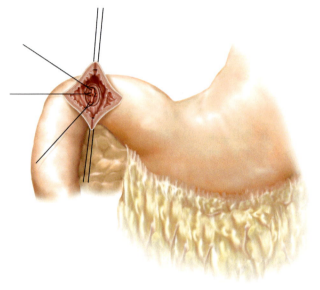

図16.4　出血性十二指腸潰瘍の3点縫合結紮術
犯人は通常胃十二指腸動脈である。結紮は1針1針縫うか1本の"U-ステッチ"で行うことができるが、必ず側枝を含めて縫わなければならない。
(From Fischer JE. Fischer's Mastery of Surgery. 7th ed. Wolters Kluwer；2019. Figure 86.1.)

Kocher法で授動し、胃の前壁に沿って縦切開を行い、幽門から約2cmのところから幽門を通り十二指腸の前壁に約3〜4cmの長さで十二指腸切開を行う。次に、潰瘍内の出血血管部位に、上、下、内側に8の字を描くように3本の縫合糸をかけ、胃十二指腸動脈を結紮する（図16.4）。この3点結紮（時計の文字盤に見立てると、12、3、6）は、永久縫合による膵横動脈からの側副血行路を考慮すると必須である。3点結紮を行う際には、Vater膨大部の位置を認識することが重要である。膨大部の位置を確認し、総胆管の損傷を防ぐために、プローブまたは小型カテーテルを使用することがある。出血のコントロールが得られた後、縦方向の十二指腸切開を横方向に閉じ、Heineke-Mikulicz幽門形成術を行う。この手術は、古典的には迷走神経幹切開術と組み合わせて説明されていたが、ピロリ菌治療の成功を考慮すると、迷走神経幹切開術はもはやルーチンに行われることはない。

ストレス性胃炎

ストレス性胃炎は、ショック、敗血症、人工呼吸器を必要とする呼吸不全、出血、または多臓器不全と関連した外傷的な出来事を経験した患者に最も一般的に発生する。外傷性脳損傷をもつ患者や熱傷の受傷歴がある患者は特に高いリスクがある。このストレス状態では、血流の減少による粘膜障壁の破壊とともに、アセチルコリンとヒスタミンのレベルが上昇し、胃の酸生成が増加し、胃炎が引き起こされる。通常、初期の外傷から3〜10日で症状が現れ、最も一般的には胃底部で発生する。

診断は経鼻胃管(nasogastric tube；NGT)洗浄や便潜血検査から始めることができるが、確定診断は内視鏡検査による多発性の急性粘膜潰瘍の確認で行われる。これらは広がりのある浅い発赤と脆弱性が特徴である。主な治療は基礎となる外傷やショックの解決と、H_2遮断薬やPPIによる胃酸の管理に焦点を当てる。ストレス性胃炎の主な合併症は出血であり、これは死亡率の増加と関連している。出血のリスク要因として最も大きいのは人工呼吸器による呼吸不全と凝固障害である。出血は選択的血管造影や内視鏡による焼灼や注入で治療することができる。重症患者では、ストレス潰瘍の予防に注目し、可能な場合には早期の経腸栄養が非常に効果的であり、使用されるべきである。また、ストレス性胃炎のリスクが高い患者ではH_2受容体拮抗薬またはPPIも使用すべきであり、多くの研究でストレス性胃炎からの臨床的に重要な出血予防においてこれらが同等の効果をもつことが示されている。

穿　孔

胃潰瘍の主な危険因子は、NSAIDsの使用、喫煙、ピロリ菌の定着である(図16.5)。胃潰瘍患者の約85〜90％がピロリ菌に感染しており、放置しても1年以内に再発するのは30％以下である。胃潰瘍と診断された患者の10〜35％は、出血、穿孔、閉塞・狭窄などの重篤な合併症を起こす。十二指腸潰瘍とは対照的に、悪性腫瘍は胃潰瘍の10〜13％に認められるため、すべての胃潰瘍で考えられる必要がある。十二指腸潰瘍の主な危険因子は胃潰瘍と同様で、ピロリ菌(90％)、NSAIDsの使用、喫煙などである(図16.5参照)。潰瘍の大部分は十二指腸の最初の部分に発生し(90％)、患者は穿孔の10％の生涯リスクを有する。稀ではあるが(1〜2％)、Zollinger-Ellison症候群(ガストリノーマ)は、ほかの危険因子がなく、内科的治療に抵抗性の患者、特に潰瘍が十二指腸の第一部より遠位にある患者の鑑別に考慮されなければならない。

診　断

胃潰瘍または十二指腸潰瘍穿孔の可能性がある患者を評価する際には、徹底的な病歴聴取と身体検査を行う。潰瘍疾患の既往歴、治療歴、急性症状の発現時期、NSAIDsの使用、喫煙、アルコール、慢性ステロイド、コカインなどの危険因子を把握することは、これらの患者を管理するうえで重要である。いずれのタイプの潰瘍穿孔も、同様の症状と診断ワークアップを有する。

症状としては、急性の心窩部痛、圧痛、腹膜徴候、背部への放散(潰瘍が膵臓に浸潤している場合)の可能性がある。患者は、封入穿孔または遊離穿孔を呈することがあり、しばしば敗血症または敗血症性ショックを伴う。潰瘍には5つのタイプがあり(第13章「緊急外科における消化管出血」図13.1参照)、それぞれ管理が異なる。

I型は最も多く(60％)、切痕近位の小彎に沿って発生する。II型は2つの潰瘍があり、1つは切痕近傍の胃体部に、

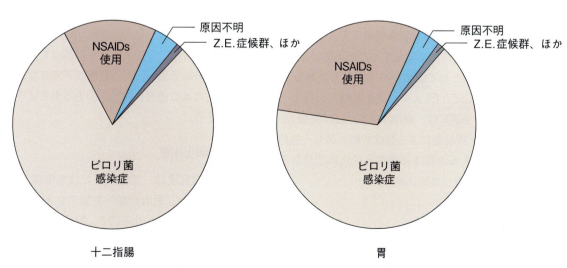

図16.5　消化性潰瘍疾患の原因：Zollinger-Ellison(Z.E.)症候群
(Derived from Brunicardi FC, Andersent DK, Billiar TR, et al. Schwartz's Principles of Surgery. 11th ed. McGraw-Hill；2019. Data from Graham DY, Lew GM, Klein PD, et al. Effect of treatment of Helicobacter pylori infection on the long-term recurrence of gastric or duodenal ulcer. A randomized, controlled study. Ann Intern Med. 1992；116(9)：705-708.)

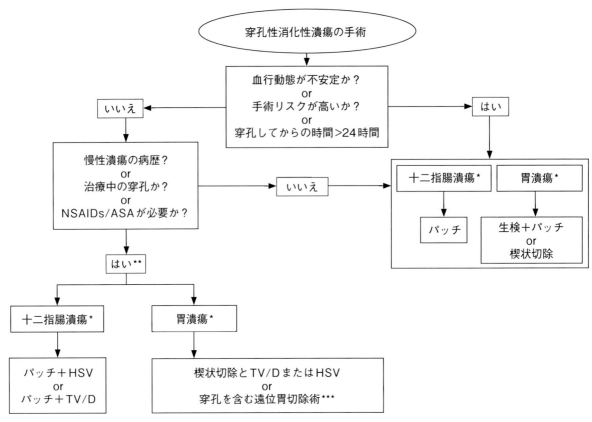

図16.6 穿孔性消化性潰瘍に対する手術のアルゴリズム
ASA：アセチルサリチル酸、BMI：体格指数、HSV：高選択的迷走神経切断術、PPI：プロトンポンプ阻害薬、TV/D：迷走神経幹切断術およびドレナージ。
(Derived from Brunicardi FC, Andersen DK, Billiar TR, et al. Schwartz's Principles of Surgery. 11th ed. McGraw-Hill；2019.)

もう1つは十二指腸に発生する。Ⅲ型は幽門前(20%)に発生し、幽門から2～3cm以内に発生し、多発することもある。Ⅳ型はGE接合部近傍の小彎に発生する(10%未満)。Ⅴ型は胃のどこにでも発生し、NSAIDsと関連する。NSAIDsの使用に関連した穿孔の診断は困難である。

NSAIDsの使用に関連する穿孔の診断は難しい場合がある。NSAIDs投与に伴う潰瘍は胃の後壁で穿孔することが多く、その結果、胃内位置で穿孔することがあり、単純X線検査では遊離ガスとして認められないことがある。穿孔を疑う指標に応じて、CTスキャンを積極的に行うべきである。ワークアップには、横隔膜下のガス(気腹)を示すことが多い正立X線検査による画像診断が最も一般的である。12時間を超える治療は罹患率と死亡率を高めるので、迅速な診断と治療が重要である。

非手術管理

血行動態が安定し、腹膜徴候のない患者には腹部CTスキャンを行う。画像で確認された十二指腸穿孔を有する患者には、非手術的管理を考慮することができる。封じ込め穿孔の内科的管理には、広範な特殊抗菌薬とPPIの投与、深部静脈血栓症(deep venous thrombosis；DVT)予防、経鼻胃減圧および静脈内輸液が含まれる。すべての患者はピロリ菌検査を受けるべきである。陽性である場合、または検査ができない場合は、未治療のまま放置すると高い有病率と再発率を考慮し、経験的治療を行う。非手術的管理の失敗、特に手術まで12～24時間以上遅れると死亡率が上昇するため、非手術的管理を行う患者の選択は慎重に行わなければならない。また、患者にはNSAIDs、ステロイド、薬物、タバコを控えるように指導すべきである。重大な合併症のある患者、血行動態が不安定な患者、画像上、遊離穿孔のある患者、腹膜炎のある患者は手術的に管理すべきである。

外科的治療

手術管理は、開腹術または低侵襲で行うことができる(図16.6)。患者が血行動態的に不安定な場合は、気腹は低血圧を増悪させるので、開腹手術が望ましい。敗血症および敗血症性ショックの患者には、手術室への準備として、静脈内輸液、PPI静注、広域抗菌薬、経鼻胃管減圧による速やかな蘇生が必要である。術前ショック、併存する内科的疾患、潰瘍の位置、48時間以上経過した患者では、手術死亡率の増加が示されている。穿孔性十二指腸潰瘍の

16. 消化管穿孔　165

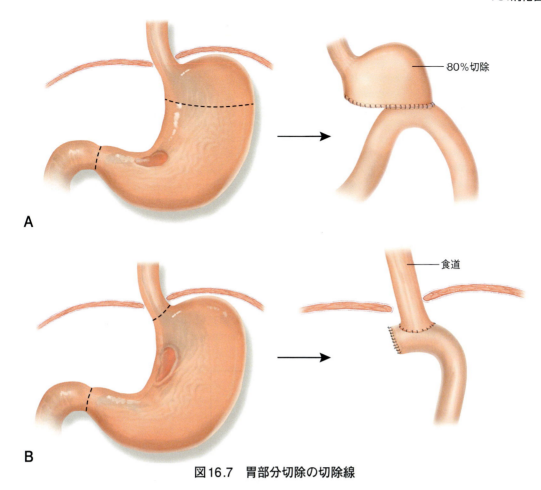

図16.7　胃部分切除の切除線

手術計画を立てる際、外科医は6つの質問に答えなければならない（Feliciano, 1992；Lagoo, 2002）

1. 手術は適応か？
2. 網膜の縫合だけで十分か、それとも確定的な潰瘍手術が必要か？
3. 患者は確定的な潰瘍手術を受けるのに十分安定しているか？
4. どの確定的な手術が適応か？
5. 新しい医療治療の利用可能性が手術の選択に影響すべきか？
6. 手術は腹腔鏡または開腹手術で行うべきか？

　低侵襲手術を検討する場合、患者選択と外科医の経験を考慮すべきである。腹腔鏡手術は創感染率と疼痛管理を改善するが、入院期間や術後合併症、死亡率に差はない。胃および十二指腸潰瘍の手術治療は、患者の要因、血行動態の安定性、および潰瘍の位置と種類に依存する。穿孔性消化性潰瘍病の管理において重要な原則は、**最も単純な手術による解決策が一般的に最良のアプローチである。**

　胃潰瘍の穿孔は10～13％の癌のリスクがあるため、切除が推奨される。潰瘍の位置と種類によりどこでどのように切除を行うかを決定し、ウェッジ切除（適応でき、患者が不安定な場合）や前庭切除が含まれることがある。 前庭切

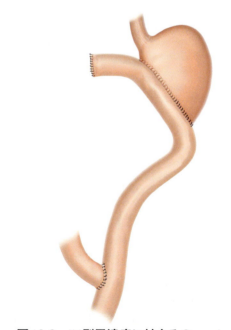

図16.8　IV型胃潰瘍に対するCsendes法

除を行った場合、これにはBillroth I法（優先）、Billroth II法またはRoux-en-Y再建が続く。酸過分泌に関連するII型およびIII型潰瘍では、迷走神経切断術も検討されるべきである。これは、特に患者が不服従であるか、以前の潰瘍病に対するPPI/*H.pylori*根絶の医学的管理に失敗していた場合に賢明である。患者が穿孔前にPPIや*H.pylori*の根絶を試みていない場合、手術の潜在的な障害的副作用を考慮し

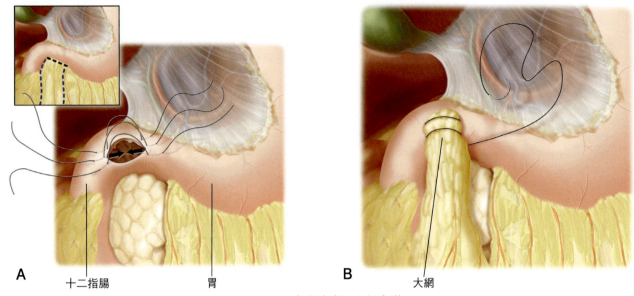

図16.9 穿孔潰瘍の大網充填
A 十二指腸　胃
B 大網

(Reprinted with permission from Khan S, Schuchert V, Zuckerbraun BS. Inflammatory conditions of the small and large intestine. In：Britt LD, Peitzman AB, Barie PS, Jurkovich GJ, eds. Acute Care Surgery. 2nd ed. Wolters Kluwer；2019. Figure 60.4.)

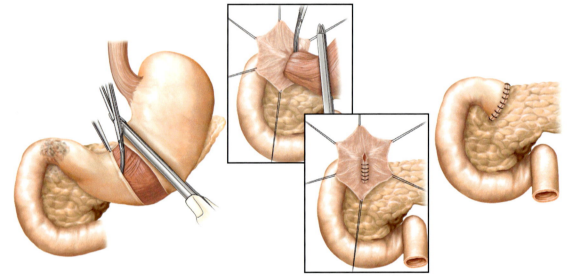

図16.10 Bancroft法／閉鎖
この十二指腸切断端閉鎖法では、胃は幽門より近位の3～4cmの位置で切断され、そこでは組織が線維化していない。次に、十二指腸切断端の胃底部粘膜を幽門を越えてえて十二指腸まで粘膜下層から剥離する。これを巾着縫合で固定し、漿膜筋層を切断端の上から閉鎖する。

(From Nussbaum M. Master Techniques in Surgery：Gastric Surgery. Wolters Kluwer；2013. Figure 60.4.)

て、迷走神経切断術に先立ってこれらの措置を試すことが妥当である。全迷走神経切断術は酸を60～70％（前庭切除も行われる場合は85％）削減するが、PPIの治療と臨床的均衡がある。Ⅳ型潰瘍は難しく、切除にはPauchetやCsendes手術が含まれることがある（図16.7・8）。血行動態が不安定で、癌の疑いが低い患者や前幽門潰瘍の場合、網膜パッチが検討される（図16.9）。Ⅱ型またはⅢ型の潰瘍で瘢痕が幽門の適切な解剖を妨げる場合、Bancroft手術が使用される。すべての前庭粘膜を除去した後、前庭の筋肉層を利用して十二指腸切断端を閉鎖する。右胃動脈および右胃大網動脈は血液の供給を維持するために保存されなければならない（図16.10）。

もし可能であれば、癌の評価や将来の内視鏡検査と生検を行うために、手術中に生検を行うべきである。さらに、H.pyloriの検査と治療が必要である。**十二指腸潰瘍の穿孔**は主にH.pyloriと酸の過分泌に関連しており、胃潰瘍ほど高い癌のリスクはない。そのため、小さな前幽門部潰瘍の手術管理の基本は切除ではなく閉鎖またはパッチが行われる。症状が24時間未満で、前幽門部に位置し、5mm未満の穿孔がある健康な患者には、単純縫合が可能である。穿孔が5mmを超える場合や患者が不安定であったり、症状が遅れて現れたり、重篤な合併症やリスクファクターがある場合は、大網充填が施されるべきである。

巨大十二指腸潰瘍（参照により2cmまたは3cm以上と定義される）は手術上のジレンマを生じさせ、現在その管理に関するコンセンサスは存在しない。血行動態が不安

16.消化管穿孔　167

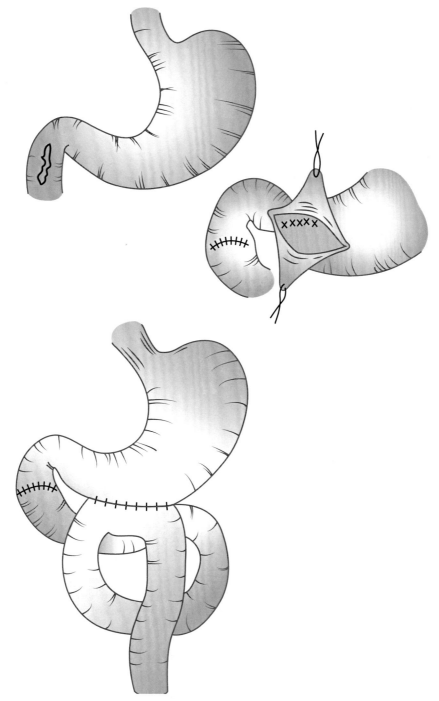

図16.11　幽門切除術
(From Peitzman AB, et al. The Trauma Manual. 5 th ed. Wolters Kluwer；2020. Figure 37.11.)

定な患者には、閉鎖と大網充填が施されるべきである。
　ほかの外科的考慮事項には、以下が含まれる。
　①十二指腸潰瘍に十二指腸造設管を挿入する
　②幽門切除術±胃空腸吻合術（**図 16.11**）
　③逆行性空腸造設管、経腸栄養用空腸造設管、幽門遮断
　　±胃空腸吻合術、または
　④切除と再建

　合併症や死亡率に関して単一の技術が優れているわけではない。手術技術の選択は潰瘍の大きさ、十二指腸組織の損失、十二指腸の炎症の程度、乳頭部への近接性、そして患者の安定性に依存する。**後方十二指腸潰瘍**が膵臓への浸潤を伴うことが多く、しばしば後方十二指腸壁の一部の損失を引き起こす。これには胃切除が必要となり、潰瘍床をそのままにして、Nissen手術を用いて十二指腸切断端を閉鎖する場合がある（**図16.12**）。

　胃潰瘍の穿孔と同様に、*H.pylori*の根絶に非協力的な患者、医学的管理に失敗した患者、またはタバコを吸い続けるかNSAIDsを摂取し続ける患者には、大網充填に加えて酸減少手術を検討する。可能であれば、高度選択的迷走神経切断術または迷走神経切断術とドレナージ術が行われるべきである。後者は合併症が高いためである。後者の方が罹患率が高いためである。

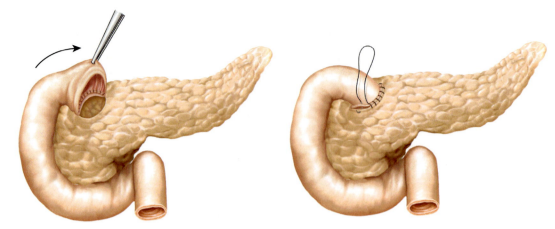

図16.12　Nissen閉鎖/手技
この方法は、十二指腸が膵臓被膜に瘢痕化している場合によく用いられる。まず、十二指腸を切断する。次に、十二指腸の切断端を膵臓被膜上に残された十二指腸壁または膵臓被膜自体に縫合する。
(From Nussbaum M. Master Techniques in Surgery：Gastric Surgery. Wolters Kluwer；2013. Figure 14.1 A.)

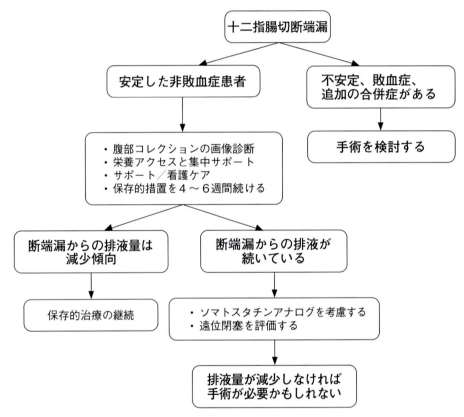

図16.13　十二指腸切断端漏の管理のフローチャート

十二指腸切断端漏

　十二指腸切断端漏は通常、手術後5～10日で発症する。一般的な症状には腹痛、発熱、および頻脈が含まれる。十二指腸切断端漏出の診断と治療の遅れは、合併症と死亡率を増加させる。診断テストとしては、経口造影剤を含む造影CTが選択される。十二指腸切断端漏出の管理は患者の臨床状態に依存する（図16.13）。広域スペクトラムの抗菌薬の投与、輸液治療の開始、絶食を行う。血行動態が安定しており敗血症でない患者には、一般的に保存的管理が成功する。このアプローチでは、絶食を続け、場合によっては経鼻胃管、静脈内抗菌薬、経腸または親腸栄養（経腸が耐えられないまたは実行不可能な場合）、経皮的ドレナージ、およびソマトスタチン類似体の検討を続ける。
　十二指腸漏出の原因として遠位閉塞を除外することが重要である。不安定または敗血症の患者には、緊急の手術介入が必要である。この手術の目標は、漏出を管理された十二指腸瘻に変換することである。十二指腸切断端が適切であれば、縫合閉鎖および大網パッチが試みられることがある。そうでない場合は、軟らかいチューブを十二指腸切断端の欠損部に挿入し、チューブ十二指腸造設を行う（図16.14）。その領域は閉鎖吸引カテーテルで広範囲にドレナージされる。

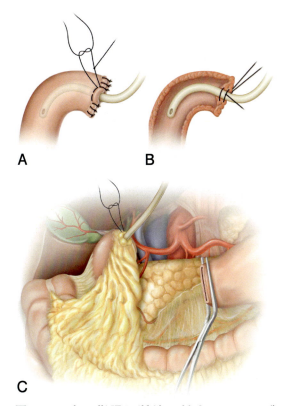

図16.14 十二指腸切断端に対するチューブ十二指腸造設（A〜C）
A：最初の巾着縫合　B：二番目の巾着縫合

閉塞

診断

胃潰瘍は、H.pyloriの広範な使用と酸抑制治療戦略のため、通常は閉塞の原因とはならない。大部分の胃出口閉塞（gastric outlet obstruction；GOO）は悪性腫瘍によって引き起こされ、多くは膵臓が起源である。GOOの良性原因の中で、胃潰瘍が最も一般的な原因であり、約90％の症例を占める。評価のために通常最初に行われる検査は、経口造影剤を用いたコンピュータ断層撮影（CT）であり、完全な閉塞または狭窄を容易に特定できる。次に残りの胃粘膜を評価し、閉塞または狭窄の悪性原因を除外するための生検を取得するためにEGDが行われる。GOOをもつ患者はしばしば栄養不良であることが多いため、手術を行う前に、電解質異常と栄養不足を是正することが重要である。

内科的治療

胃潰瘍によるGOOが診断された患者に対して、最初のステップは基礎疾患の治療とともに経鼻胃管による減圧である。H.pyloriの検査および三重療法による根絶が示される。慢性的なNSAIDsの使用は中止され、酸抑制薬の投与が開始されるべきである。

医学的管理が閉塞を解決できない場合、次のステップは、狭窄を通過できる場合には内視鏡的介入によるバルーン拡張である。非常に狭いまたは細い狭窄では繰り返し段階的な拡張が必要とされることがあり、全体的に、臨床反応に応じて繰り返しの拡張が必要になることがある。繰り返し拡張セッションの頻度は変動が大きく、患者に大きく依存する。適切な拡張が達成されると、持続的な臨床応答の成功率は70〜80％の患者で報告されている。拡張に臨床的に反応しなかった患者にはステントも使用されており、長期的な成功率は67.5％と報告されているが、バルーン拡張と比較したステントの有効性を完全に評価するためにはさらなる研究が必要である。

外科的治療

胃潰瘍による良性のGOOに対して外科的介入が必要になることは稀である。これは医学的治療と内視鏡的管理の比較的高い成功率によるものである。複数回の内視鏡的拡張が失敗した場合や内視鏡的拡張が実行不可能な患者には、外科的治療が指示される。患者の栄養状態が最適化された後、胃十二指腸吻合術、幽門形成術、前庭切除術、または胃空腸吻合術を伴う全迷走神経切断術を実施する。

全迷走神経切断術を適切に実施するためには、食道の遠位部分をよく露出させる必要がある。左迷走神経は食道の前面を走行し、右迷走神経は後面に位置する。これらの神経は食道胃接合部の上部で切断され、一部が摘出されて病理学的評価のために送られる。どの排水手術を行うかは、前庭と幽門の瘢痕形成、線維化、炎症の程度に依存する。

胃十二指腸吻合術または幽門形成術が全迷走神経切断術の後の最も簡単な選択肢であるが、これらの患者には幽門の重度の瘢痕があり、技術的に実行可能でないことが多い。さらに、迷走神経切断術と幽門形成術は、10〜15％の潰瘍再発率と関連している。より技術的に実行可能で一般的に行われる手術は、迷走神経切断術と前庭切除術または迷走神経切断術と胃空腸吻合術である。胃空腸吻合術の利点は、困難な十二指腸切除と瘢痕化した十二指腸切断端に関連する合併症を避けることである。ただし、胃空腸吻合術を受けた患者では潰瘍の再発率が高く、悪性腫瘍を見逃す可能性がある。幽門洞切除術は、物理的な閉塞の除去と潰瘍の完全な病理学的検査の利点を提供するが、死亡率と合併症の発生率が高い。手術の選択は、これらの手術に対する外科医の経験と切除の実行可能性に依存すべきである。

胃切除後症候群

胃切除後の症候群は稀（1〜3％）であるが、身体障害を引き起こし、診断が難しく、稀に治療が困難な場合もある。最も一般的な2つの症候群は、ダンピングとアルカリ性逆流性胃炎である。

機械的障害

Afferent Limb症候群

この障害はBillroth II手術、Roux-en-Y再建術、または稀にループ胃空腸吻合術から発生することがある。狭窄、癒着、内部ヘルニア、胃腸吻合部や腸腸吻合部の再発癌による閉塞が原因で、胆膵管肢（供給肢）が膵液や胆汁を腸の遠位部分に送ることができない状況が発生する。また、供給肢が長過ぎる場合も同様の障害が発生する。症状は手術直後や数年後に発生し、機械的閉塞の徴候や食後に主に右上腹部に痛みが発生し、しばしば胆汁性嘔吐で緩和される。検査には腹部CTスキャンが含まれ、これにより胆膵管肢の拡張が示されることがあるが、必ずしもそうではない。内視鏡検査を行い、吻合部をよりよく視覚化し、辺縁性潰瘍や再発癌などの原因を評価することが有効である。治療は症状の急性度と原因に依存し、主に手術的介入で構成される。吻合部の解除が必要な場合があり、より短い供給肢をもつ再吻合が行われるべきである。腸の生存能力に応じて、腸切除が必要になることがある。患者が胃空腸吻合術を受けている場合、Roux-en-Y吻合への変換が推奨される。

Efferent Limb症候群

この障害は通常、胃から摂取された食物を受け取り、それを遠位に運ぶ効果肢（またはRoux limb）が閉塞した場合に発生する。閉塞は最も一般的には胃空腸吻合部の潰瘍や内部ヘルニアによるものだが、癒着や再発癌による結果としても発生することがある。患者は早期満腹感を経験するが、主には嘔吐で軽減される閉塞性の症状がある。ただし、afferent limb症候群とは異なり、嘔吐物にはただの液体や胆汁ではなく、摂取された食物が含まれる。治療は主に手術管理で構成される。通常は胃空腸吻合部の修正が必要であり、原因が潰瘍である場合にはさらなる胃切除も行われる可能性がある。特に再発癌の状況での緩和治療として、ステント挿入や拡張による内視鏡的管理も行われることがある。

内部ヘルニア

胃切除術とRoux-en-Y再建後で最も一般的な内部ヘルニアはPetersenヘルニアである（図16.15）。これは、小腸のループが胃空腸吻合部の後方の空間を通ってヘルニア化する場合に発生する。後腹膜経路の吻合の場合、腸はRoux limbの間膜と後腹膜の間をヘルニア化する。前腹膜経路の吻合の場合、腸はRoux limbと大腸の間をヘルニア化する。ほかの潜在的な内部ヘルニアの部位には、大腸間膜の欠損と腸腸吻合の欠損が含まれる。症状は急性または不明瞭な性質のものがある。CTスキャンや小腸通過検査の形での画像診断が患者の65％でのみ診断的で

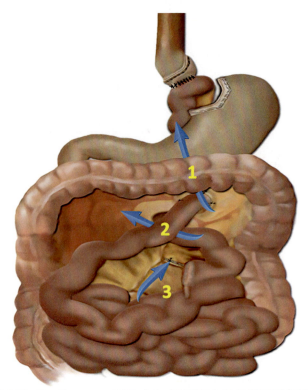

図16.15　Roux-en-Y胃バイパス術における腸間膜欠損
1：横行結腸腸間膜欠損／窓、2：Petersen欠損、3：胆膵欠損
(From Peitzman AB, Yealy DM, Fabian TC, Schwab CW, Guyette FX, Seamon MJ,. Zuckerbraun BS. The Trauma Manual. 5th ed. Wolters Kluwer；2020. Figure 74.4.)

あるため、高い疑いをもつ必要がある。疑いがある場合は審査腹腔鏡検査を行い、治療にはヘルニアの還納、可能であれば腸切除、および欠損の閉鎖が含まれる。

機能障害

（初期の）ダンピング症候群

この症候群は胃切除または迷走神経切断術の後、5〜10％の患者で発生する。これは内容物が小腸に急速に移動するためであり、症状はこの急速な排出に対する神経ホルモン反応に起因する。ダンピング症候群は通常、液体摂取や炭水化物が豊富な食事の後に起こる。幽門の切除または障害が胃の排出の調節喪失を引き起こし、迷走神経切断術は迷走神経による胃の受容性弛緩の中断によりダンピング症候群を悪化させる。また、十二指腸の粘膜受容体は胃の排出を遅らせるフィードバックを提供し、これをバイパスすると、そのメカニズムが失われて早期ダンピング症候群が悪化する。ダンピング症候群の症状は嘔気、膨満感、痙攣性腹痛であり、これには頻脈、紅潮、動悸が伴う。症状は食後10〜20分で発生し、2〜3時間後に下痢が続くことがある。これらの症状は時間とともに多くの患者で和らぐが、食事の変更が効果的である。

食事時の液体摂取を避け、炭水化物の多い食事を控えることで症状が改善される。症状が長期間続くことは稀だが、迷走神経切断術を受けた患者では頻繁に発生し、症状は数ヵ月〜数年続く可能性がある。食事の変更にもか

かわらず症状が持続する場合、食事前にオクトレオチド（50〜100mg）を試すことが有効である。これらの対策にもかかわらず症状が続く場合には、手術的介入が必要となる。BillrothⅠまたはⅡはRoux-en-Yに変換されるべきで、これは胃の排出を遅らせる効果がある。幽門形成術が行われている場合、幽門は再建されるべきである。空腸pouchや逆行性空腸セグメントなど、ほかの手術は歴史的に行われてきたが、利点が少なく合併症リスクのため、現在ほとんど行われない。

胃不全麻痺

胃切除後に胃遅延が発生することがあり、手術後の最初の2〜6週間で一般的だが、通常は自然軽快する。慢性形態はほとんどが迷走神経切断術と関連しており、女性により一般的で、手術後数ヵ月〜数年で発症する。迷走神経切断術は、胃の上部の受容性弛緩を防ぎ、これが液体の急速な排出を引き起こす一方で、幽門の完全な弛緩も防ぎ、固形物の胃排出を妨げる。幽門形成術または幽門筋切開術はこれを緩和するが、胃遅延は依然として発生することがある。

症状には早期満腹感や食後6時間以上経っても消化されていない食物の嘔吐が含まれる。胃切除術/迷走神経切断術後の胃遅延を診断する際には、まずCTスキャンによって機械的閉塞を除外する。その後、上部消化管内視鏡検査で胃内に残留する未消化の食物を視覚化し、胃の膨張不全や壁肥厚の欠如を確認することで診断を補助することができる。また、胃排出検査も行われる。

治療は、消化しやすい軟食を中心とした食事の変更を含む医学的管理から始まる。加えて、食事前の低用量エリスロマイシンと、ある程度の効果があるメトクロプラミドの使用が有効である。症状が持続する場合は、手術的治療を検討する。この症状に対して有用な手術は、問題となっている上部胃における音叉収縮や調整された下部の段階的な蠕動性胃収縮活動の欠如が原因であるため、ほぼ全胃切除とRoux-en-Y再建のみである。全胃切除を行っても、患者の50％しか完全な症状の緩和が得られず、適切な栄養状態を維持することができる。したがって、補助的な経腸栄養のために空腸瘻造設を検討すべきである。

非インスリノーマ性膵生成性低血糖症候群

遅発性ダンピング症候群とも呼ばれるこの反応性低血糖症は、食後90〜150分に真の低血糖が発生する状態である。これは炭水化物が急速に小腸に入ることが原因で、食後30〜60分で血糖が急激に上昇し、これがダンピング症候群と関連することがあるが、必ずしもそうではない。十二指腸のバイパスも遅発性ダンピング症候群のリスクを増加させる。血糖の急激な増加はその後、制御不能なインスリンの放出を引き起こし、低血糖を引き起こす。これ

は手術後数ヵ月〜数年後に発生する。患者は低血糖の症状を経験し、それには頻脈、動悸、発汗、重度の場合は発作、失神、意識障害が含まれる。

この障害が疑われる患者はまず、インスリノーマや薬剤など、ほかの低血糖の原因を除外するための検査を受けるべきである。その後、食後30〜15分ごとに血清グルコース測定を行うべきである。非インスリノーマ膵原性低血糖症候群は、食後30〜60分で血糖が特徴的に上昇し、その後60〜90分で血糖が40 mg/dL以下まで急落する。治療は主にダンピング症候群と同様の食事の変更からなり、炭水化物が少ない食事と食事時の液体の摂取を避けることが含まれる。オクトレオチドも時折役立つ場合がある。外科的選択肢には、食べた内容が十二指腸に戻るようにRoux limbを十二指腸に向ける手術が含まれる。そのような手術後の症状の改善には6〜12ヵ月かかることがある。

迷走神経切断術後の下痢

この障害は全迷走神経切断術を受けた患者の最大20％に発生し、そのうち4％が重症である。この障害は、食後15〜30分に水様の下痢を伴う。迷走神経切断術後の下痢の病理生理はまだよく理解されておらず、除外診断となる。治療の主体は食事の変更で、小さく頻繁な低脂肪食が推奨される。食物繊維などの増量剤の追加が助けになることがある。提案されているが強い証拠がない治療には、オクトレオチド、コレスチラミン、および逆行性空腸セグメントが含まれる。

Roux停滞症候群

Roux停滞は稀であり、時に胃遅延と誤診されることがある。この障害は腸の切断中に筋層間神経叢が障害された時に発生する。十二指腸にある正常な腸のペースメーカーセンターが筋層間神経叢を制御し、摂取された内容物の前方への伝播を引き起こすが、腸の障害によりこのペースメーカーセンターが移動することがある。新しい異所性ペースメーカーセンターが切断部から非常に遠方に位置する場合、逆行性収縮を引き起こし、それがRoux limbの機能的閉塞を引き起こす。患者は胃遅延と同様に早期満腹感と嘔吐を経験する。この症状を経験したほとんどの患者は胃切除と迷走神経切断術を受けている。真の機械的閉塞を除外する必要があり、診断は除外診断である。胃運動検査やEGDが診断に役立つ。胃の残存部がある患者では、Roux停滞よりも胃遅延が最も可能性が高いとされる。治療は胃遅延と似ており、食事の変更（軟らかい食事や液体食）が含まれる。遠位腸の補足的給餌が空腸造設を通じて必要になることがある。

エリスロマイシンやメトクロプラミドが時折症状を改善する。手術介入に関するデータは少なく、成功を支持するデータも少ないが、ほとんどの場合はRoux limbを短

縮してペースメーカーセンターをより近位に移動させることが提案される。

アルカリ性（胆汁）逆流性胃炎

　胆汁の逆流は、迷走神経切開後に起こりうる胃不全麻痺とともに幽門の機能破壊後に起こる。食道炎は下部食道括約筋（lower esophageal sphincter；LES）が機能不全の場合にも起こりうる。幽門が閉塞すると、胆汁が自由に胃へ逆流するようになる。症状は胆汁性嘔吐で、それに伴う心窩部痛を伴うこともあり、胆汁と混合する食物の粒子が少ない食間に最もよくみられる。胆汁性嘔吐は、患者の10〜20％に一過性に発現し、患者の1〜2％にのみ持続し、多くは手術後数ヵ月〜数年経ってから発現する。診断は症状だけでなく、胃炎/食道炎と胃内胆汁貯留の組み合わせのEGDおよび組織学的所見に基づいて行うことができる。多量の胆汁貯留を伴う固形胃内容物が存在する場合は、胃下垂も疑う必要がある。Zollinger-Ellison症候群や胃肛門の貯留（ガストリン値を調べる）など、ほかの胃炎の原因を除外する必要がある。治療はRouxen-Y再建術への移行に重点を置き、Roux辺縁は少なくとも50〜60cmとする。

代謝異常

　胃切除後に最も一般的な欠乏症はビタミンB_{12}の不足である。吸収には内因性因子（intrinsic factor；IF）が必要で、これは胃の近位部で生成される。また、ビタミンB_{12}を胃で結合させるR因子も必要であり、酸性環境が必要である。これらの因子と結合過程の欠如、およびIFがビタミンB_{12}に結合する十二指腸のバイパスがこの欠乏症を引き起こす。最も一般的な症状は貧血に関連したもので、疲労感を含む。神経学的症状は珍しく、通常は遅発性の所見である。最も重度の形態では、ビタミンB_{12}欠乏症はウェルニッケ脳症として現れることがある。胃切除を行っても、腸は自由なビタミンB_{12}の最大1％を吸収できるため、日常的な経口補充によって欠乏を防ぐことができる。補充は通常好まれる月1回の注射によっても達成できる。また、鉄欠乏性貧血も胃切除後に一般的であり、鉄は主に十二指腸で吸収される。さらに、鉄を好ましい吸収形態である酸化鉄イオン（Fe^{3+}）に酸化するためにも酸性環境が必要である。

　急性の出血はまず便潜血試験によって除外され、その後鉄分の研究を含む検査が行われるべきである。カルシウム欠乏症と骨減少症も胃切除後に発生することがあり、手術後2〜3年以内に現れることがある。これは酸性環境の欠如によるカルシウム塩の溶解およびイオン化の減少が原因である。

　最後に、胃切除後にみられる銅の欠乏も報告されており、アタキア、脊髄症、末梢神経障害として現れる。ビタミンB_{12}の経口摂取または注射に加えて、日常的なマルチビタミン、鉄分および微量栄養素の補給が、これらの欠乏症を防ぐために手術直後から重要である。

まとめ

　胃潰瘍病によるほとんどの消化管出血は、薬剤と内視鏡検査によって医学的に管理できる。ただし、稀に手術的介入が必要となる場合もある。しかし、外科医はすべての潜在的な介入を理解し、関連する合併症に対処して患者の治療成績を最化する能力をもつことが重要である。胃潰瘍病は胃出口閉塞（GOO）や穿孔によっても複雑になることがある。胃および十二指腸潰瘍の穿孔は、位置や高酸生産によるかどうかに基づいて管理される。一般に、最も単純な手術的解決策が最良である。*H.pylori*の治療は、胃潰瘍病管理の重要な側面である。

文　献

Abdel-Misih RZ, Larson JD, et al. The stomach. In：Cameron JL, Cameron AM, eds. Current Surgical Therapy. 11th ed. Elsevier Saunders；2014：69-107.

Aurello P, Sirimarco D, Magistri P, et al. Management of duodenal stump fistula after gastrectomy for gastric cancer. World J Gastroenterol. 2015；21：7571-7576.

Becker HD, Caspary WF. Postgastrectomy and Postvagotomy Syndromes. Springer-Verlag；1980.

Bertleff MJOE, Halm JA, Bemelman WA, et al. Randomized clinical trial of laparoscopic versus open repair of the perforated peptic ulcer：the LAMA trial. World J Surg. 2009；33：1368-1373.

Blatchford O, Murray WR, Blatchford M. A risk score to predict need for treatment for upper-gastrointestinal haemorrhage. Lancet. 2000；356（9238）：1318-1321.

Bolton JS, Conway C II. Postgastrectomy syndromes. Surg Clin North Am. 2011；91：1105-1122.

Britt LD, Blake DP. Gastroduodenal operations for upper gastrointestinal bleeding and perforation. In：Cioffi WG, Asensio JA, eds. Atlas of Trauma/Emergency General Surgery Techniques. Chapter 20. Elsevier/Saunders；2014：219-226.

Chey WD, Leontiadis GI, Howden CW, Moss SF. ACG clinical guideline：treatment of helicobacter pylori infection. Am J Gastroenterol. 2017；112（2）：212-239.

Chung KT, Shelat VG. Perforated peptic ulcer：an update. World J Gastroinest Surg. 2017；9：1-12.

Clinch D, Damskos D, diMarzo F, et al. Duodenal ulcer perforation：a systematic literature review and narrative description of surgical techniques to treat large duodenal defects. J Trauma Acute Care Surg. 2021；91：748-758.

Feliciano DV. Do perforated duodenal ulcers need an acid reducing procedure now that omeprazole is available? Surg Clin North Am. 1992；72：369-380.

Kavitt RT, Lipowska AM, Anyane-Yeboa A, et al. Diagnosis and treatment of peptic ulcer disease. Am J Med. 2019；132（4）：447-456.

Kempenich JW, Sirinek KR. Acid peptic disease. Surg Clin North Am. 2018；98（5）：933-944.

Kurdia K, Singh RK. Post total gastrectomy complications：duodenal stump leak. In：Baretta SG, Shrikhande SV, eds. Dilemmas in Abdominal Surgery. CRC；2020：63-68.

Lagoo S, McMahon RL, Kakihara M, et al. The sixth decision regarding perforated duodenal ulcer. JSLS. 2002；6：359-368.

Lanas A, Chan FK. Peptic ulcer disease. Lancet. 2017；390：613-624.

Lee CW, Sarosi GA. Emergency ulcer surgery. Surg Clin North Am. 2011；91（5）：1001-1013.

Mulholland MW. Gastroduodenal ulceration. In：Mulholland MW, Lillemoe KD, Doherty GM, et al., eds. Greenfield's Surgery：Scientific Principles and Practice. 6th ed. Lippincott Williams & Wilkins；2017：725-735.

Nelms DW, Pelaez CA. The acute upper gastrointestinal bleed. Surg Clin North Am. 2018；98：1047-1057.

Quah GS, Eslick GD, Cox MR. Laparoscopic repair for perforated peptic ulcer disease has better outcomes than open repair. J Gastrointest Surg. 2019；23：618-625.

Reid KM, Sarr MG. Postgastrectomy syndromes in the current era. In：Fischer JE, et al., eds. Fischer's Mastery of Surgery. 7th ed. Lippincott Williams & Wilkins；2018：1148-1165.

Roses RE, Dempsey DT. Stomach. In：Brunicardi FC, Andersen DK, Billiar TR, et al., eds. Schwartz's Principles of Surgery. 11th ed. McGraw-Hill；2019：69-87.

Soreide K, Thorsen K, Harrison EM, et al. Perforated peptic ulcer. Lancet. 2015；386：1288-1298.

Stanley AJ, Laine L, Dalton HR, et al. Comparison of risk scoring systems for patients presenting with upper gastrointestinal bleeding：international, multicenter prospective study. BMJ. 2017；356：i6432.

Tarasconi A, Coccolini F, Biffl WL, et al. Perforated and bleeding peptic ulcer：WSES guidelines. World J Emerg Surg. 2020；15：3.

Teitelbaum EN, Hungness ES, Mahvi DM. Stomach. In：Townsend C, ed. Sabiston Textbook of Surgery. Chapter 48. Elsevier；2017：1188-1236.

Tringali A, Giannetti A, Adler DG. Endoscopic management of gastric outlet obstruction disease. Ann Gastroenterol. 2019；32（4）：330-337.

Vakayil V, Bauman B, Joppru K, et al. Surgical repair of perforated peptic ulcers：laparoscopic versus open approach. Surg Endosc. 2019；33：281-292.

Zittel TT, Jehle EC, Becker HD. Surgical management of peptic ulcer disease today?indication, technique and outcome. Langenbecks Arch Surg. 2000；385（2）：84-96.

Zizzo M, Ugoletti L, Ruiz CC, et al. Management of duodenal stump fistula after gastrectomy for malignant disease. BMC Surg. 2019；19：55. doi：10.1186/s12893-019-0520-x

CHAPTER 17

急性虫垂炎

訳：室野井 智博

症例提示1

生来健康な3歳、男児。食欲不振、4日前から続く嘔吐、2日前から続く下痢、本日からの腹痛を訴えて救急部を受診した。全身性の腹痛、低Na血症、WBCの有意な増加、CRPの上昇を認め、尿検査と血糖値は正常である。心拍数120bpm、血圧100/70mmHg。診察では無気力で、腹部全体に筋性防御が認められる。

〈 質 問 〉
腹腔内感染による敗血症を疑わせる患者に対する最適な管理は何か？

症例提示2

79歳、男性。2日前からの下腹部痛、嘔気、発熱で受診した。高血圧と8年前の心筋梗塞の既往がある。現在β遮断薬の治療を受けている。手術歴は35年前に開腹胆嚢摘出術（Kocher切開）を受けている。来院時、発熱を認め、心拍数60bpm、血圧140/90mmHg。検査所見では、右方偏位を伴うWBCの増加とCRPの上昇が認められる。腹部所見では、右下腹部に限局性腹膜炎を認め、Rovsing徴候が陽性である。

〈 質 問 〉
この患者の腹痛に対する最適な管理は何か？

これらの患者では、いずれも腹腔内感染による敗血症の疑いを強くもつべきである。Primary surveyと患者トリアージの一環として、敗血症の認識とリスク評価を行うべきである。特に、高齢患者においては、フレイル、せん妄、深部静脈血栓症のリスク評価をprimary surveyの一部として行う必要がある。腹腔内感染による敗血症が疑われる場合は、積極的な輸液蘇生と抗菌薬の早期投与が最も重要である。電解質の不均衡、特に小児では低ナトリウム（Na）血症を是正するために、外科的集中治療医または集中治療医が早期に関与することが求められる。確定診断は、多くの場合、超音波検査（US）またはコンピュータ断層撮影（CT）を用いて行う。これらの検査に先立ち、また検査と併行して蘇生を開始し、確定的な感染源の除去（すなわち、虫垂切除術）を遅らせてはならない。全身麻酔の絶対的禁忌がなければ、できるだけ早く手術を行う。いずれの場合も、腹腔鏡下手術の設備とエキスパートがおり、禁忌がなく血行動態が安定していれば、まず腹腔鏡下手術を試みてもよい。

はじめに

急性虫垂炎（acute appendicitis；AA）は、一般外科で最もよくみられる診断の1つであり、欧米の一般人口における発症率は8%であるにもかかわらず、臨床現場では依然として難しい疾患である。その理由の1つは、多くの教科書に記載のある古典的な症状である、食欲不振、右下腹部への移動性疼痛、発熱、白血球上昇がすべての患者において認められるわけではないことが挙げられる。

鑑別診断としては、性別、年齢により、婦人科疾患やメッケル憩室炎、大腸癌まで多岐にわたる。本章では、小児、妊娠中、高齢者という3つの特別な集団に焦点を当てる。さらに、複雑性虫垂炎（壊疽性または穿孔性）に焦点を当てて、虫垂炎の診断と治療における課題を明らかにする。また、虫垂炎の診断における議論となる点や治療法についても説明する。

小児の虫垂炎

臨床症状

腹痛を訴える小児は、コミュニケーションをとることが難しく、病歴聴取ならびに身体検査が十分に得られないことが多いため、診断が困難である。小児、特に低年齢児(6歳未満)では、腹痛は肺炎や急性中耳炎など、腹腔から離れたほかの炎症性疾患や感染性疾患によって引き起こされることがある。さらに、身体診察における筋性防御や反跳痛という典型的な所見は、低年齢児(4歳未満)では通常認められない。このことは、壊疽性あるいは穿孔性虫垂炎のような重篤な腹腔内病変が発見されない可能性があることを意味し、AAの診断をより困難なものにしている。既存のリスク評価ツールでは、AAを診断する感度も特異度も低い。しかし、炎症反応[白血球数(WBC)、C反応性タンパク(CRP)]の上昇を伴わない低スコアは、高い確率で小児のAAを除外することができる。小児のAAの診断にCT検査を考慮する場合は注意が必要であり、放射線被ばくを最小限に抑えるよう努める。現在、小児のAA診断のための第一選択画像として超音波検査(US)が推奨されている。しかし、USの特異度や感度が低いことが報告されており、その原因は、体格指数(BMI)が高いなど、患者特有の要因によるもの、あるいは術者に依存するなどが考えられる。疑いが強い場合、USが陰性であっても手術を遅らせたり、追加の放射線学的検査を行ったりすべきではない。

外科的アプローチ

腹腔鏡下虫垂切除術は安全であり、設備と手術の専門知識があれば、すべての年齢の小児に推奨される。多くの施設では小児用の腹腔鏡機器を備えておらず、このような場合は右下腹部斜切開(McBurney切開)が許容される。穿孔性メッケル憩室炎など、腹痛のほかの原因を除外する必要がある場合は、腹腔内へのよりよいアクセスを得るために、下腹部正中切開からのアプローチが推奨される。合併症のない虫垂炎の根部処理にエンドステープラーではなくエンドループを使用した場合、小児の手術部位および創感染のリスクが増加することを示唆するデータがある。複雑な虫垂炎では、エンドステープラーを使用した方が虫垂根部をより正確に閉鎖できるという利点がある。虫垂断端を埋没させることにはなんの利点もない。

予期せぬ事態に遭遇したときの対処法

前述のように、子どもは虫垂炎と間違われるような腹痛の原因をいくつかもっている可能性がある。臨床的に虫垂炎が強く疑われる場合、多くの外科医が小児に審査腹腔鏡を行うことも珍しくない。虫垂に炎症がないことが鏡視下に確認された場合、ほかの腹腔内疼痛の原因を除外するこ

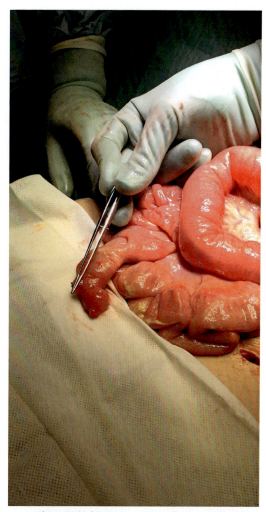

図17.1 6歳の男児(22kg、110cm)が3日間で2回、下腹部痛のため受診した

初診時、発熱はなく食欲も正常で、検査値(電解質、WBC、CRP)も正常であった。腹部所見では、臍下部の圧痛は軽度であり筋性防御や腹膜炎は認めなかった。X線検査は行われなかった。再診時には、高熱、嘔吐、WBCおよびCRPの著明な上昇を認めた。診察の結果、汎発性腹膜炎を認めた。救急外来から蘇生と抗菌薬の静注を開始し、入院後3時間以内に審査腹腔鏡のため手術室に搬送された。審査腹腔鏡では腹腔内に多量の膿と小腸内容物があったため、下腹部正中切開による開腹に変更することになった。穿孔したメッケル憩室が検出され、根部の楔状切除により摘出され、一次吻合し手術を終了した。

とが重要である。臨床的にもUSでも、メッケル憩室が虫垂と間違われることが少なくない(図17.1)。小児の手術時にメッケル憩室が存在する場合は、手術の専門性に応じて、腹腔鏡下に切除するか、開腹手術に変更することを推奨する。

妊娠中の虫垂炎

臨床症状

妊娠中の虫垂炎は稀で、診断が遅れることも多い。穿孔性虫垂炎は、母体にとっても胎児にとっても生命を脅かす可能性のある状態である。妊娠中のAAを診断するための有効なリスク評価ツールはなく、また、妊娠後期には腹部臓器の偏位のため、身体診察の信頼性が非常に低くなる可

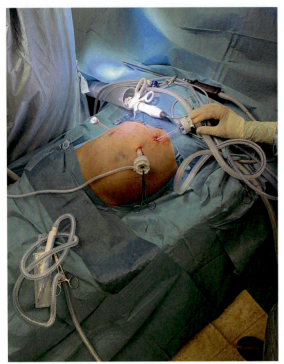

図17.2 妊婦における急性虫垂炎に対する腹腔鏡手術のトロカール配置の変更

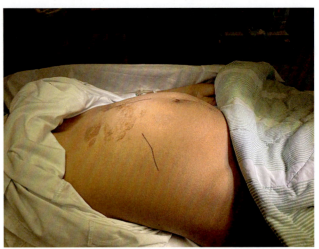

図17.3 妊娠中の修正McBurney切開

能性がある。右側の腹痛、発熱、炎症マーカーの上昇を伴う妊婦では、AAを強く疑う必要があり、診断とその後の治療のために積極的なアプローチが必要である。体格、妊娠期間、子宮の大きさによって、さまざまな画像検査を行うことができる。妊娠初期にはUSが推奨され、結論が出ない場合はMRIが次の放射線学的手段として選択される。CTは容易に行うことが可能な場合、またはUSやMRIに加えて必要と判断される場合、妊娠中の患者から差し控えられるべきでない。AAが疑われ、妊娠初期の患者であれば、審査腹腔鏡も有効な選択肢である。

手術アプローチ

妊娠は腹腔鏡手術の禁忌ではない。しかし、妊娠期間や患者の体格によっては、腹腔鏡手術は困難であり、異所性損傷のリスクが高い。妊娠第1期と第2期では、腹腔鏡下虫垂切除術を試みるべきである。それに応じてトロカールの位置を変更する（図17.2）。腹腔鏡下虫垂切除術は、妊娠第3期においては、腹腔内の解剖学的構造が変わり、スペースが限られているため行わない。当初から開腹手術が計画されている場合は、術前のX線検査からできるだけ多くの情報を収集し、炎症を起こしている虫垂の正確な位置を特定する。この情報は切開の計画に役立ち、できれば"修正"McBurney切開（図17.3）が望ましい。緊急帝王切開が必要な場合に備えて、手術チームは事前に産科医と十分に連絡をとっておくべきである。

予期せぬ事態に遭遇したときの対処法

術中に炎症のない虫垂に遭遇し、臨床症状に対する別の原因が見つからない場合は、虫垂切除術を行う。複雑な外科的処置につながる可能性のあるほかの疾患に遭遇した場合は、術中に医療チームのメンバー（外科、麻酔科、産科、新生児科）の間で集学的な意思決定プロセスを行うべきである。また、可能であれば、術前に患者やその家族とどのように進めるか話し合うべきである。このような病態は稀であるため、筆者らは虫垂切除術を受けるすべての妊娠患者において、手術中は上級医が立ち会うことを強く勧めている。

高齢者の虫垂炎

臨床像

平均寿命の延長に伴い、老年人口（65歳以上）は今後大幅に増加し、この潜在的にフレイルである集団における虫垂炎の発生率は上昇する。若年者と比較すると、臨床症状、身体所見、検査値は、多剤併用率の高さ、痛みの感じ方の違い、時にはコミュニケーションの障害のために参考にならない可能性があり、高齢者においては、AA診断のためのリスク評価ツールの特異度や感度が低くなる。また、急性の腹痛を訴える高齢者では併存疾患の有病率が高いため、医師は常に生命を脅かす疾患を考慮しなければならない。

このような理由から、いくつかの学会やガイドラインでは、この患者集団において、AAを診断し、急性の腹痛を引き起こす可能性のある他の疾患を検出または除外するために、CTを積極的にかつ早期に使用することを推奨している。また、老人外科患者の術後転帰の悪化に強く関連するせん妄、フレイル、深部静脈血栓症に対する術前リスク評価を完全に行い、術前・術後のケアレベル、疼痛、麻酔薬などの因子を個別化することも最も重要である。これにより、術後転帰が最適化される。

外科的アプローチ

高齢者では腹部手術の既往が多く、腹腔内癒着のリスク

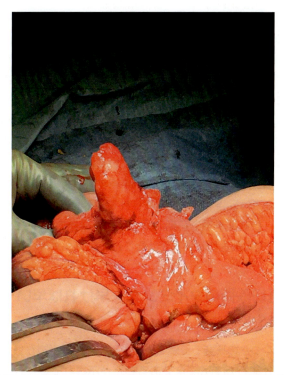

図17.4 70歳、女性。4日前からの右下腹部痛、食欲正常、発熱、軽度のWBCおよびCRP上昇で外科に入院
近親者に癌の診断はない。CTでは穿孔性虫垂炎と診断され、膿瘍化が疑われた。術中、悪性腫瘍が強く疑われたため、腹腔鏡手術から正中切開による開腹手術に変更され、その後、右側半結腸切除術が行われた。検体の病理検査の結果、腺癌であった。

が高い。腹腔鏡手術と開腹手術のどちらを選択するかは、症例ごとに個別に判断すべきである。腹腔内癒着が高度である場合、または腹腔鏡下手術を行わないことが術前に決定されている場合は、腹腔内へのアクセスをよくするために下腹部正中切開が推奨される。

予期せぬ事態に遭遇したときの対処法

高齢者では、腹痛の原因として悪性腫瘍が潜んでいる危険性が常にある。術中、悪性腫瘍の疑いが強ければ、手術を行うかどうか、また、どのように手術を進めるかを慎重に判断する必要がある（図17.4）。虫垂または盲腸（結腸）の悪性腫瘍が疑われ、手術を続行することを決定した症例では、右側半結腸切除術を行う。筆者らはこのような場合、執刀医が悪性腫瘍手術を定期的に行っていないのであれば、最良の腫瘍学的結果を得るために、大腸外科医に相談することを勧めている。

虫垂ヘルニア

鼠径ヘルニア内容に虫垂が含まれる稀な疾患である虫垂ヘルニアに遭遇することがある。これらの症例における外科的アプローチと介入は、患者固有の危険因子と虫垂が炎症を起こしているか、穿孔しているかどうかに基づいて個別に行われる。穿孔を伴わない急性炎症で虫垂がヘルニア嚢内に留置されている場合、虫垂切除術とメッシュを用い

た（または用いない）ヘルニア切除術を行うことができる。穿孔を伴う虫垂炎の場合、異物感染のリスクが高くなるため、筆者らはメッシュを挿入せずにヘルニア手術を行うことを勧めている。

非穿孔性虫垂炎および穿孔性虫垂炎のいずれにおいても、ヘルニア摘出術および虫垂切除術のいずれにおいても腹腔鏡手術が推奨されるが、開腹手術への転換の閾値は低くあるべきである。

複雑性虫垂炎

虫垂切除術は合併症の少ない一般的な手術法であるが、虫垂に穿孔がある場合は難しい。穿孔性虫垂炎は、小児および高齢者では、それ以外の一般人口に比べてほぼ2倍多い。穿孔性虫垂炎は、非典型的な症状、コミュニケーション障害、信頼性の低い身体検査や検査値などにより、診断が遅れ、手術が遅れることが一般的である。

一方、穿孔性虫垂炎は発症当初から非穿孔性虫垂炎とは異なる疾患であることが示唆されている。高齢者では重篤な合併症が多く、フレイルであるため予後が悪くなる。さらに、手術によって引き起こされる生理的ストレスがこの反応を増大させ、さらに悪い転帰をもたらす可能性がある。一方、小児は回復力が強く、生理的能力が高いため、敗血症のような重篤な状態にもかかわらず生理学的に安定していることがあり、診断を悩ませる可能性がある。前述の理由から、穿孔性虫垂炎を疑い、診断し、早急に治療することが最も重要である。腹腔内感染による敗血症が疑われる場合は、直ちに輸液と抗菌薬の静注療法を開始し、正しい診断を下すために緊急性をもって精査し、その後の感染源対策を行う。

穿孔性虫垂炎に対する腹腔鏡下虫垂切除術は、開腹による虫垂切除術に比べて安全であり、術後の合併症も少ないというエビデンスがある。高齢者では、手術のストレスが軽減される結果、術後の疼痛が軽減され、リハビリテーションや移動が早まり、退院が早まるため、低侵襲アプローチが好まれる。複雑性虫垂炎の場合、虫垂切除術後の腹腔内ドレナージの使用を支持するエビデンスはない。その使用は、入院期間の延長や、場合によっては有害転帰のリスク上昇と関連している。筆者らは、このような場合にも積極的な大量腹腔内灌流を推奨していない。というのも、現在のデータでは、このような処置の有益性は示されていないからである。対照的に、穿孔部位から離れた腹腔内のほかの部位に膿瘍が形成されたというエビデンスがいくつかあり、これは灌流液を介して細菌が播種されたことを示唆している。

虫垂膿瘍をどのように管理するのが最善かについては、現在も議論が続いており、初期の非手術的管理（経皮的ドレナージを伴うか伴わない抗菌薬投与）と早期の外科的介

入とで意見が分かれている。経験豊富な医師による早期の腹腔鏡下虫垂切除術を支持するデータもあり、この方法は合併症、再手術、抗菌薬の使用量の減少、術後の入院期間の短縮、再入院の減少に関連している。しかし、多くの専門家は、腹腔鏡手術の専門知識がない場合や腹部手術の既往がある患者では、最初のステップとして非手術的アプローチを推奨している。虫垂膿瘍の非手術的管理後の虫垂切除術までの期間も論争の的となっている分野である。しかし、最近のデータでは、高齢の複雑虫垂炎患者において、年齢が高くなるにつれて悪性腫瘍のリスクが増加することが示されている。これらのデータは、40歳以上の患者では悪性腫瘍のリスクが20％にも達する可能性を示唆している。しかし、現在得られているエビデンスといくつかの外科学会の勧告によれば、このような患者集団における虫垂切除術までの期間の決定は個々に行われるべきである。妊娠中の虫垂穿孔や膿瘍患者の管理に関するデータは乏しい。したがって、現時点では、このような場合にも同じ治療アルゴリズムを推奨する。複雑性虫垂炎の妊娠患者において、子宮収縮や陣痛などほかの理由で帝王切開術を行う場合には、同時に虫垂切除術を行うべきである。

虫垂炎に対する抗菌薬治療

ここ10年、合併症のない虫垂炎（例えば、入院時CTで糞石、穿孔、膿瘍がない場合）に対する非手術的、抗菌薬のみの管理戦略に注目が集まっている。この問題はまだ議論の余地がある。糞石や虫垂の拡張（10〜12mm以上）があると、抗菌薬のみの投与では失敗するリスクが有意に高くなるため、存在する場合は禁忌と考えるべきである。

免疫抑制状態の患者や妊娠中の患者には、非手術的アプローチは推奨されない。小児の合併症のない虫垂炎は、入院時から抗菌薬のみで管理できることがいくつかの研究で示されている。しかし、これらの症例の最大50％が、非手術的管理後1年以内に虫垂切除術を受けたという追跡調査データもある。小児では穿孔のリスクが一般集団よりも高いので、このような患者集団では入院時に虫垂切除術を行うことが推奨される。高齢者では、フレイルでいくつかの合併症を抱えていることが多いので、麻酔や手術のリスクを避けるために非手術的アプローチを行うことには合理性がある。しかし、治療失敗のリスクは常に存在し、それは間違いなく生理的負担を増大させ、外科的介入を避けられなくなる。最近の研究では、高齢患者の6人に1人が抗菌薬治療を6ヵ月以内に失敗し、手術が必要となり、罹患率と死亡率が高くなることが示された。このような患者では穿孔のリスクが高いため、筆者らは手術に対する絶対的禁忌がない場合には、抗菌薬による非手術的管理を行わないことを強く勧めている。

最後に、現在の臨床現場における抗菌薬のみの治療に関するもう1つの懸念は、合併症のない虫垂炎に対する抗菌薬の種類、投与方法、治療期間（多くは10日間を推奨）について、この分野の研究がすべて異なるプロトコルを用いているため、意見が一致していないことである。このような注意点があるにもかかわらず、米国外傷外科学会、世界救急外科学会、米国外科学会からの最近の勧告では、上記の禁忌を除いた合併症のない虫垂炎の初期治療は抗菌薬のみであることが支持されている。

選択された患者に対しては、手術または抗菌薬単独投与が現在では妥当な方法と考えられている。それにもかかわらず、抗菌薬単独で初期治療を受けた患者の30〜40％は5年以内に虫垂切除術を受けることになる。

虫垂切除術のタイミング：早ければ早いほどよい

いくつかの研究で、時間外の虫垂切除術は深夜から早朝にかけて行っても安全であることが示されている。したがって、手術を延期する医学的理由がなければ、できるだけ早く手術を行うべきである。さらに、手術が遅れると虫垂の穿孔を引き起こし、特に本章で取り上げた特殊な患者群では、最適な転帰を得られない可能性がある。

術後ケア

開腹虫垂切除術が行われた症例であっても、虫垂切除術後は早期の経腸栄養と早期離床が原則である。合併症のない非穿孔性虫垂炎には、術前に抗菌薬を静脈内投与する。現在までのところ、複雑性虫垂炎の術後の抗菌薬投与の期間や方法（静脈内投与か経口投与か）についての確かなデータはない。したがって、このような治療は、術前の危険因子や臨床経過に基づき、また検査値などの感染パラメータに従って調整されるべきである。深部静脈血栓症の術前危険因子を有するすべての患者、妊娠中の患者、手術時間が長い（2時間以上）患者、開腹手術に変更した患者には、血栓塞栓予防を行うべきである（少なくとも、進行中の重症感染症や敗血症の徴候がなく、患者が完全に動けるようになるまでは）。複雑性虫垂炎後の術後合併症や手術部位感染・膿瘍が疑われるすべての症例において、術後CTの撮影を躊躇しない。腹腔内膿瘍がCTで検出された場合は、長期の抗菌薬投与および経皮的ドレナージを行う。

まとめ

急性虫垂炎は、特に小児、妊娠中、高齢者において、診断と治療の難しさをもたらし続けている。診断を確定するためには早期のX線画像診断が強く推奨されるが、必要と判断された場合には外科的介入を遅らせてはならない。腹

腔内感染による敗血症が疑われる場合は、診断とともに、敗血症ガイドラインに従った蘇生をできるだけ早く開始することが最も重要である。腹腔鏡手術は、小児、高齢者、妊娠中、腹部手術の既往がある場合でも、設備と手術の専門知識があれば、複雑性虫垂炎の手術アプローチとして推奨される。

文　献

Camron JL, Cameron AM. Current Surgical Therapy. 13th ed. Elsevier；2020.

Chehab M, Ditillo M, Khurrum M, et al. Managing acute uncomplicated appendicitis in frail geriatric patients：a second hit may be too much. J Trauma Acute Care Surg. 2021；90：501-506.

de Virgilio C, Frank PN, Grigorian A. Surgery：A Case Based Clinical Review. 2nd ed. Springer International Publishing；2020.

Di Saverio S, Podda M, De Simone B, et al. Diagnosis and treatment of acute appendicitis：2020 update of the WSES Jerusalem guidelines. World J Emerg Surg. 2020；15(1)：27.

Helling TS, Soltys DF, Seals S. Operative vs nonoperative management in the care of patients with complicated appendicitis. Am J Surg. 2017；214：1195-1200.

Mallinen J, Rautio T, Gronroos J, et al. Risk of appendiceal neoplasm in periappendicular abscess on patients treated with interval appendectomy vs followup with MRI. 1-year outcomes of the periappendicitis Acuta randomized clinical trial. JAMA Surg. 2019；154：200-207.

Moris D, Paulson EK, Pappas TN. Diagnosis and management of acute appendicitis in adults：a review. JAMA. 2021；326：2299-2311.

Nimmagadda N, Matsushima K, Piccinini A, et al. Complicated appendicitis：immediate operation or trial of nonoperative management. Am J Surg. 2019；217：713-717.

O'Leary DP. Walsh SM, Bolger J, et al. A randomized clinical trial evaluating the efficacy and quality of life of antibiotic-only treatment of acute uncomplicated appendicitis：results of the COMMA trial. Ann Surg. 2021；274：240-247.

Podda M, Gerardi C, Cillara N, et al. Antibiotic treatment and appendectomy for uncomplicated acute appendicitis in adults and children：a systematic review and meta-analysis. Ann Surg. 2019；270：1028-1040.

Rushing A, Bugaev N, Jones C, et al. Management of acute appendicitis in adults：a practice management guideline from the Eastern Association for the Surgery of Trauma. J Trauma Acute Care Surg. 2019；87(1)：214-224.

Saar S, Mihnovitš V, Lustenberger T, et al. Twenty-four hour versus extended antibiotic administration after surgery in complicated appendicitis：a randomized controlled trial. J Trauma Acute Care Surg. 2019;86(1)：36-42.

Symer MM, Abelson JS, Sedrakyan A, et al. Early operative management of complicated appendicitis is associated with improved surgical outcomes in adults. Am J Surg. 2018；216：431-437.

Talan DA, DiSaverio S. Treatment of acute uncomplicated appendicitis. N Engl J Med. 2021；385：1116-1123.

CHAPTER 18

小腸・大腸の炎症性疾患

訳：松岡 義

症例提示

　71歳、女性。既往歴に糖尿病、喘息、全身性エリテマトーデス（SLE）、高血圧がある。2日前からの右下腹部痛とそれに伴う嘔気と嘔吐の2日間の既往を訴えて救急外来を受診した。痛みは次第に強くなり、受診当日39.2℃の発熱があった。便通に関しては、数年来の下痢とテネスムス（しぶり腹）の既往があるが、今回は液体状である。腹部手術歴は20年前の子宮摘出術のみである。身体診察上、意識は晴明、心拍数125/分、血圧95/54mmHg、軽い発汗を認め、ややぐったりしている。腹部診察では、腹部全体に圧痛を認め、右下腹部には限局性の反跳痛と筋性防御を認める。

　臨床検査は、Cr：1.9mg/dL、WBC：21,000/mm³、乳酸値：3.5mmol/L。腹部および骨盤の単純CTでは、腹水貯留、びまん性回腸末端の肥厚、および腸間膜脂肪織濃度の上昇が認められた（図18.1）。緊急手術の方針となり、術中に昇圧薬の投与を開始された。術中所見では、回腸末端に20cmの虚血所見が認められ、脂肪組織の著明な増生（creeping fat）と腸管穿孔が認められた。血行動態不安定かつ、乳酸アシドーシスの進行を認めたため、ダメージコントロール手術（DCS）の方針とし、吻合は行わず、回腸末端の切除のみを行い、一時的閉腹術を施行した。血行動態ならびにアシドーシスの改善を認め、24時間以内に二期的手術の方針となった。回盲部切除・吻合（isoperistaltic anastomosis）ならびに、定型閉腹術を施行した。消化器内科コンサルトとなり、術後6週目から生物学的製剤による治療が開始された。

〈 質 問 〉
　①この患者はどんな基礎疾患を有していると考えられるか？　②緊急手術の適応は？　③この疾患の緊急での対応が不要な症例に対して、どのような非手術的治療法があるか？　④外科的切除に加え、どのような補助療法を考慮すべきか。⑤この疾患に対して、そのほか注意すべき点はあるか？

〈 回 答 〉
　①回腸穿孔、腹膜炎、敗血症を伴うクローン病。②遊離ガス、腹膜炎、敗血症性ショック。③一般的内科的治療に加え、ステロイド、生物学的製剤による治療。④腸管穿孔（遊離腹腔内）および/または敗血症の徴候がない患者では、経皮的ドレナージ、抗菌薬の静脈内投与、腸管安静による低侵襲的戦略を施行する。⑤再発性疾患であることを考慮し、必要な場合には最小限の腸管切除を行う。これらの患者では頻繁に内視鏡検査を行う必要があるため、腸管吻合は純蠕動で吻合すべきである。

はじめに

　本章では、小腸および結腸の疾患について概説する。本章の要点は、早急な外科的介入を必要とする患者を速やかに認識する必要のある炎症性疾患についてである。一般的な症状には、閉塞、虚血、穿孔、膿瘍、出血、瘻孔などがある。消化管出血、腸閉塞、腸間虚血は第11〜13章で扱う。

炎症性腸疾患

　炎症性腸疾患（inflammatory bowel disease；IBD）は自己免疫疾患の一種であり、消化管のあらゆる部位が標的となるが、最も一般的なのは小腸と大腸、そして肛門疾患である。IBDは結腸と直腸にのみ発症する潰瘍性大腸炎（ulcerative colitis；UC）と、消化管のどこにでも発症するクローン病（Crohn's disease；CD）から構成される。IBDの疫学、病像、診断、内科的および外科的治療について概説する。CDとUCの疫学、病態、診断、内科的・外科的治療、緊急外科手術適応について、小腸、結腸、肛門の解剖学的位置づけに基づき、個別に概説する。外科的評価と管理、手術手技、術後管理に対する特殊な状況についても述べる。

18. 小腸・大腸の炎症性疾患　181

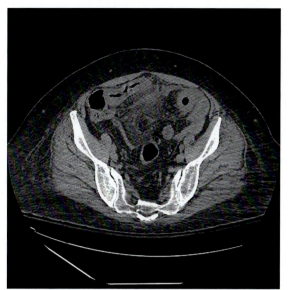

図18.1　71歳、女性。右下腹部痛、閉塞症状、敗血症を呈し、腹部/腹部CTで新たな回腸末端の肥厚像を認める

表18.1　クローン病の危険因子

遺伝子	アシュケナージ系ユダヤ人 白人 IBDの家族歴
既往歴・生活歴	喫煙 虫垂切除後 運動不足 高ストレス・不安
食生活	高脂肪 低ビタミンD_3 低食物繊維 高精製炭水化物
腸内細菌	大腸菌増加状態 バクテロイデス腸型 ペット/家畜との接触なし 母乳育児でない 清潔過ぎる腸内環境
内服歴	非ステロイド性抗炎症（NSAIDs） アスピリン 経口避妊薬

クローン病

疫　学

　CDは、消化管の慢性自己免疫性炎症性疾患であり、症状は再発・再燃を繰り返し、その重症度や病勢はさまざまである。CDの罹患率は第二次世界大戦後増加傾向にあるが、特に都市部や先進国での罹患率が高く、農村部や発展途上国での罹患率は低い。本疾患の有病率はヨーロッパ、カナダ、米国で最も高く、これらの国々では10万人当たりおよそ200〜300人の患者がいる。一般に、発症年齢には二峰性の分布があり、10〜30歳代に最初のピークがあり、その後50〜70歳代に再びピークがある。

　CDの危険因子を表18.1にまとめたが、遺伝、人種、栄養、腸内細菌叢、免疫、環境因子が関連している。一般的に、アジア系およびアフリカ系の人々の関連リスクは最も低く、アシュケナージ系ユダヤ人の子孫は非ユダヤ人のコホートの3〜4倍のリスクがある。特定の遺伝子、特に細菌の活性化とTh17リンパ球の機能に関連する遺伝子がCDになりやすいことがわかっている。この細胞はIL-17を産生し、これがCDの病因に関与している。しかし、これらの遺伝子の臨床的変異はCDの表現型を完全に説明するものではないため、CDを扱う臨床現場において、これらの遺伝子の検査は行われていない。タバコの使用は、酸化ストレス、一過性虚血、一酸化窒素の産生、腸内細菌叢の変化などに起因すると思われ、CDの発症リスクならびに若年の発症リスクとよく関連している。

　今日の臨床科学の多くの領域と同様に、科学者たちは、CDの病態生理を理解するためには、宿主の生理機能と細胞機能、そして腸内細菌叢の相互作用が不可欠であることを発見している。免疫系が自己と非自己を学習するための細菌、あるいは寄生虫が十分に存在しないと、自己抗原を誤って攻撃し、慢性炎症に至るというのが一般的な考えである。多くの研究により、腸内細菌叢の多様性の低下がIBDの発症率の上昇と関連していることが実証されている。特に、大腸菌や真菌の分布異常や、*Bacteroides*や*Clostridium*の減少がみられる。このような腸内細菌叢の生態系には無数の要因が影響しうるが、大家族、ペットや家畜との接触、母乳育児、不衛生、ストレスの減少、東洋の食生活などはCDのリスクを低下させることが示されている。同様に、生後1年以内の抗菌薬など、微生物や生物多様性を根絶させる薬剤もCDの発生と関連している。その他、非ステロイド性抗炎症薬（NSAIDs）、経口避妊薬、アスピリンの使用も関連している。1つの極端な例として、虫垂切除術がCDの発症率と関連しているとの報告も存在するが、おそらく、虫垂が腸内細菌叢を再増殖させるための貯蔵庫として機能しているためであろう。

　CDの発症には栄養が重要な役割を果たしていることが広く指摘されており、特に欧米型の高脂肪・高タンパク食との関連が指摘されている。対照的に、穀物、野菜、食物繊維を多く含む東洋の食事は、摂取量に応じて*Prevotella*属や*Firmicutes*門などの異なるフェノタイプの細菌叢を育む。さらに、ビタミンや微量栄養素（亜鉛、鉄、ビタミンD_3）の不足はCDの発症に重要な役割を果たし、治療においても重要である。ビタミンD_3＜20ng/mLは、CD発症率の増加、入院の必要性、CD罹患中の手術と関連しており、ビタミンD_3の補充はCD患者において上記のリスクを減少させる。

病態生理学

　CDの病態生理学的な発生原因は多因子によるもので、上記の危険因子などが関連しており、また、腸内細菌叢に関しても徐々に解明が進みつつある。その発生原因は、一

般的には、粘膜バリア機能障害、自然免疫活性化、適応免疫伝播の3つに要約できる。CDでは、腸内細菌叢、食事、遺伝的なリスクファクターの変化により、消化管円柱上皮が形成する緩衝帯の調節不全が生じる。損傷や、突然変異、食事に含まれる乳化剤などによって緩衝帯が欠乏すると、bacterial translationが促進される。リソソームによる細菌の分解および/または排出の機能不全は、bacterial translationと免疫活性化を引き起こす。細胞間のタイトジャンクションの損傷や機能不全による細菌の浸潤は、粘膜を超えたさらなる細胞の浸潤へとつながる。

　自然免疫は非特異的であり、細菌、もしくは誤った応答としての自己抗原に対する免疫細胞上のToll様受容体（Toll like receptor；TLR）の活性化や細胞質内のNOD様受容体の活性化によって引き起こされる。両レセプターともIBDでは調節異常が認められ、樹状細胞、神経栄養細胞、単球、ナチュラルキラー細胞、マクロファージの活性化を引き起こす。重要なことは、粘膜の自然リンパ球も同様のトリガーに応答し、種々のサイトカイン、特にTNF-αを産生することである。さらに、IL-23やオートファジーに関連する遺伝子の欠損はプログラムされた細胞死が障害を受けるので、CDの発症と関連している。獲得免疫反応は抗原特異的なものであり、CDにおいては粘膜Th1細胞のIL-2やインターフェロンγの増加と関係している。最近の研究では、Th17とIL-23もCDの発症に関与している。これらのメカニズムにより、パイエル板での樹状細胞の活性化が亢進し、T細胞やB細胞が全身で誘導される。

経　過

　CDは、口腔から肛門周囲までの消化管のどこにでも発症し、病態に応じ、緊急、急性、もしくは慢性の経過をとる。

その特徴は全層性粘膜炎症であるが、初発症状やその後の再発はさまざまである。典型的な病型は本章で後述するが、初診時の徴候および症状は緩徐なものから劇症型のものまである。一般に、症状は疾患の部位と重症度によって変化し、疲労、食欲不振、体重減少、下痢などの非特異的な症状も含まれる。右下腹部痛、下痢、体重減少という古典的な症状が既往歴にあれば疑うべきであり、特に膿瘍、閉塞、瘻孔などの合併症を認めた場合は一層の注意をすべきである。発熱や循環不全を認めた場合は、CDの合併した敗血症の発症が懸念される。発生腸管の分布は、終末回腸と盲腸が約50%、回腸炎のみが25%、大腸炎のみが25%である。肛門周囲病変はCDのおよそ1/3程度まで認められる。非中心性に位置した肛門裂肛や肛門狭窄や瘻孔が複数ある場合は、CDを疑う必要がある。上部消化管疾患は、CDの約5～10%に認められるのみである。消化管外症状としては、結節性紅斑、壊疽性膿皮症、大関節炎、ぶどう膜炎、虹彩炎、上強膜炎などがあり、通常、活動性の腸疾患が存在する場合にのみ認められる。

表18.2　モントリオールクローン病分類

	Designation	Criteria
年齢	A1	<16
	A2	17～40
	A3	>40
部位	L1	小腸
	L2	大腸
	L3	小腸・大腸
	L4	上部消化管
性状	B1	非狭窄・非穿通
	B2	狭窄
	B3	穿通
	P	肛門周囲病変

表18.3　Crohn Disease Activity Index（CDAI）

項　目	評価方法	比　重
水様または泥状便回	過去1週間 の合計	×2
腹痛　0：なし、1：軽度、2：中等度、3：重度	過去1週間のスコアの合計	×5
一般状態　0：良好、1：軽度不良、2：不良、 　　　　　3：重症、4：劇症	過去1週間のスコアの合計	×7
止痢薬の使用	過去1週間にあるか	×30
消化管外症状 　関節炎、関節痛 　皮膚、口腔内病変 　虹彩炎、ぶどう膜炎 　裂肛、痔瘻、肛門周囲膿瘍 　腸-膀胱瘻などその他の瘻孔 　膿瘍 　発熱 >37.8℃	合併症の個数の合計数	×20
腹部腫瘤（0～5）	0＝なし、2＝疑い、5＝確実にあり	×10
ヘマトクリット値 　男性 　女性	47-ヘマトクリット値=x 42-ヘマトクリット値=x	×6
体重	100×[1-（理想体重/実体重）]	×1

表18.4 Crohn Disease Activity and Progression Definitions

用語	定義	CDAI
病勢	CDAI高値 もしくは CRP>10 mg/L	>220
軽症	合併症なし、軽度な症状、体重減少<10%	150〜220
中等症	間欠的嘔吐、体重減少 >10%、腹部腫瘤または腹痛、閉塞症状なし	220〜450
重症	治療後も持続する症状、閉塞や膿瘍、瘻孔形成、悪液質、BMI低下などの症状を伴う	>450
有効	CDIAがベースラインの値から減少	ベースラインから70ポイント以上減少
寛解	症状なしの状態が12ヵ月以上持続	<150
再発	画像、血液検査、内視鏡所見を確認	>150 かつベースラインから70以上の上昇
低頻度	年1回以下のエピソード	
高頻度	年2回以上のエピソード	
持続	寛解なしにクローン病の活動期が持続	
再発	切除後に新たに粘膜病変の出現。主に回腸末端、吻合部口側に多い	
局所	30 cm以下の腸病変	
広範囲	100 cm以上の腸病変	
ステロイド依存	活動期の病態の再発を伴わず、開始後3ヵ月以内にステロイドを10mg/日未満に減量できない	
ステロイド不応	少なくとも0.75mg/kg/日のプレドニゾロンが4週間以上投与されているにもかかわらず活動期の状態が持続	

　1998年に初めて体系化されたウィーン分類では、CDは、年齢、部位、患者の来院時の症状によって分類される。これらは2005年にモントリオールクローン病分類（Montreal Crohn Disease Classification）としてさらに修正された（表18.2）。これらの分類は、CDの表現型を分類するのに有用である一方で、内科的・外科的治療を決定する際には、CDの活動性や進行度も考慮すべき重要な要素である。2016年に開催された第3回クローン病の診断と治療に関するヨーロッパ会議（European Congress on the Diagnosis and Management of Crohn Disease）では、CDを評価するための共通の専門用語が定義された。これらの定義は、症状に基づいたスコアリングシステム構成されるクローン病活動性指標（Crohn's Disease Activity Index；CDAI）に基づき制定されている（表18.3）。上記のガイドラインに基づき、CDAIを参考にした定義を表18.4にまとめた。

疾患の種類

　CDは上記の症状が示すようにさまざまな病態を呈し、複雑な病態にはさまざまな定義がある。しかし、非穿通性かつ非狭窄性の消化管に限局した病変は、最も軽症かつ一般的によく認められる病態である。これは体重減少、右下腹部痛、下痢という古典的な症状で関連している。全層性粘膜炎症は通常、終末回腸においてみられ、活動期の特徴である。全層性粘膜炎の肉眼所見を図18.2に示す。コホート研究などの縦断研究により、合併症のない腸管限局型CDで1年間寛解状態にある患者は、次の1年も寛解が続く可能性が80%であることが明らかになっている。活動

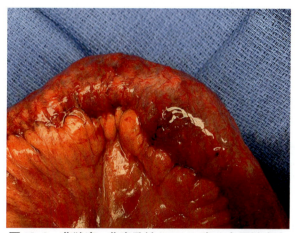

図18.2　非狭窄・非穿孔性クローン病の全層性炎症

性CD患者の場合、次の1年も活動性である可能性は70%である。いったん寛解に至っても再発しない患者は13%しかいない。

　寛解期で、症状としては不顕性でありながらも、腸管の炎症性病態は持続、進行することにより、狭窄、蜂窩織炎、膿瘍、瘻孔などのCD合併症を引き起こすと考えられている。患者の約20%は初診時に合併症を有しており、腸管障害のリスクは時間の経過とともに増加する。合併症を有する患者のうち、20%は1年ごとに入院が必要となり、14%は永久的な人工肛門が必要となる。複雑性CDは通常、狭窄型と穿通型の2つの表現型のいずれかを呈し、両者とも肛門周囲病変を有する可能性がある。狭窄性CDは閉塞ならびにその近位の拡張と閉塞を引き起こし、嘔気と嘔吐が初発症状となる。切除を要した小腸拡張を伴う回腸狭窄の肉眼所見を図18.3に示す。穿通型は、腸管皮膚瘻、小

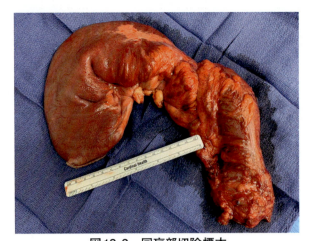

図18.3 回盲部切除標本
回腸末端の狭窄とその口側の慢性の著明な小腸拡張ならびに肥厚した周囲脂肪織。

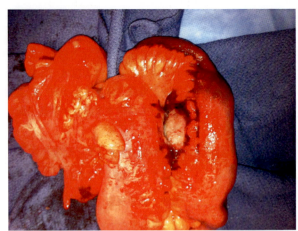

図18.4 腸管ループ内に膿瘍形成を伴う小腸-小腸瘻（クローン病）

腸-小腸瘻、および小腸-結腸瘻などが顕在化した瘻孔形成病態を指すが、同時に蜂窩織炎や膿瘍を呈することもある。約15％の患者は診断時に穿通型を呈する。図18.4に膿瘍を伴う小腸-小腸瘻の切除例を示す。肛門周囲疾患は、狭窄型と穿通型のいずれでも現れることがあり、生涯を通じてCD患者の20～30％に認められる。CDが疑われる患者において、病態の進展度や有痛性裂肛・瘻孔の評価のためには、通常麻酔下での検査が必要となる。非中心性の裂肛があれば、既にCDの診断が確定していない限り、CDを疑うべきである。多発性瘻孔は、いわゆる"watering can"所見（肛門造影の所見）を呈し、瘻孔治療のためには人工肛門などが必要となることがある。

評価、診断、管理

CDが疑われる場合は、まず患者の血行動態、体液バランス、感染症の徴候を評価する。緊急の介入を要する敗血症が存在するかどうかを判断する。脱水、体重減少、および栄養失調の症状を呈し救急外来に来院した場合は、2本の静脈ラインを留置し、輸液蘇生を開始すべきである。CDが疑われる、もしくは確定した患者において、敗血症を呈している場合は、広域スペクトラムの抗菌薬、40mL/kgの輸液負荷、目標指向型治療、速やかな外科への診察依頼、腹膜炎の評価、ICU入室、腹腔内感染源を評価するための画像診断を受けるべきである。

次に、血液検査[血算、代謝関連、赤血球沈降速度（erythrocyte sedimentation rat；ESR）、C反応性タンパク（CRP）、肝機能、鉄分検査、ビタミンB_{12}、ビタミンD_3など]を行う。血算では、活動性の病態、特に敗血症の場合では、白血球数の増加が認められ、慢性の病態では貧血がみられる。ESRとCRPは非特異的だがIBDの感度の高いマーカーであり、活動性CDではCRPは通常10mg/dLを超える。低アルブミン血症もよくみられ、特に最近体重が減少している場合に多い。近年、胎児性カルプロテクチンのスクリーニングとしての使用が広がってきており、

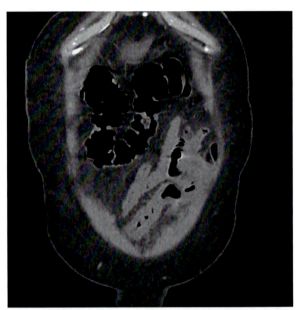

図18.5 活動性のクローン病の広範な全層性の小腸壁の肥厚

症状のある患者で40μg/g未満であれば過敏性腸症候群との関連が、50～250μg/gであれば、CDとの関連が指摘されつつある。また、術後の高値は早期再発を示唆する。

CDの所見は非特異的であるため、通常、cross-sectional imagingによる放射線学的評価が次の段階となる。鑑別診断は、多岐にわたり、急性虫垂炎（acute appendicitis；AA）、癒着性小腸疾患、リンパ節炎、感染性または虚血性大腸炎、腹腔内膿瘍、腸炎、腸管腫瘍などの一般的なものから、顕微鏡的大腸炎、ベーチェット病、腸管血管性浮腫、再発性虫垂炎、その他の自己免疫性の腸管疾患などの稀なものまで存在する。単純X線写真によるprimary surveyでは、ほとんどのCD症例で特異的な所見は得られないが、狭窄や閉塞を有する症例では小腸の拡張や鏡面像を示すことがある。腹部および骨盤の高分解能CTは、静脈造影剤および経口造影剤を使用することが望ましく、これらの病態を鑑別するための最も一般的な放射線モダリティである。CTはCDの診断において95.2％の感度を有し、全層性壁肥厚と炎症を同定できる

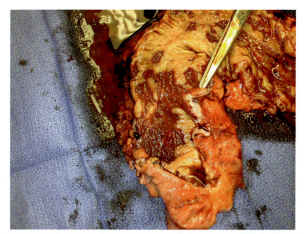

図18.6　重症の分節性アフタ性潰瘍を伴う回腸末端標本

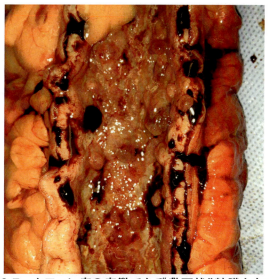

図18.7　クローン病の病徴である"敷石状"粘膜を有する回腸末端標本

（図18.5）。その他、腸間膜リンパ節腫大、潰瘍、腫瘤形成、膿瘍、瘻孔、遊離ガスを伴う穿孔などがCTで認められる。

敗血症を合併していない患者においてCDの診断が確定したら、CT enterographyまたはMRI enterographyを行い、病変の範囲と瘻孔や狭窄などの合併症を評価しなければならない。緊急性に乏しく、MRI検査が施行可能な場合は、CD患者では生涯で必要な画像撮影の負担の大きさを考慮し、累積放射線被ばく量を抑える目的で、MRI腸管撮影が望ましいと考える。CD診断におけるMRI enterographyの感度と特異度は、それぞれ78％と83％である。超音波検査（US）もまた、CD合併症の評価や放射線ガイド下interventionを行うのに有用なモダリティである。小腸CDの診断におけるUSの感度は約85％であるとの報告もあるが、USは検査施行者の技量に依存することや被検者の肥満程度によっては検査が大きく限定されることがある。

CD診断のgold standardは、依然として内視鏡的評価と組織生検による病理学的検査である。内視鏡的評価には通常、下剤などの前処置施行のうえ、回腸末端を含む大腸内視鏡検査ならびに生検が行われる。大腸CDを示唆し、UCとの鑑別となる所見である、浸潤性の瘻孔や潰瘍の徴候がないか検査する必要がある。回腸末端の典型的なパターンは、分節性アフタ性潰瘍と炎症である（図18.6）。重症の慢性炎症では、蛇行性潰瘍と結節性浮腫粘膜が"敷石状(cobble-stoning)"のような外観を呈し、CDの病徴となる（図18.7）。CDの生検結果は、典型的には、リンパ球および形質細胞の浸潤を伴う全層性の慢性炎症、限局性の陰窩の不整、肉芽腫および不規則な絨毛構造を示す。内視鏡生検によるCD確定には、これらの特徴のうち少なくとも2つが必要であり、通常、CDの手術検体の評価においては、これらの所見のうち3つが必要となる。

CDと診断され、逆流、胸やけ、消化不良、腹部膨満感、むかつき、その他の上部消化管に関連する症状を認める場合は、CDの上部消化管病変の有無を評価するため上部内視鏡検査を行う必要がある。カプセル内視鏡検査は、画像診断や内視鏡検査で回腸末端炎を認めない空腸CDを評価するための重要な補助検査である。しかし、カプセル自体は11×26mmの大きさであり、画像や既往歴で狭窄が懸念される場合には、小腸閉塞の発症ならびに緊急手術による腸管切除の危険性を高めてしまうため、使用すべきではない。診断に加えて、内視鏡検査は疾患の進行をフォローするためにも使用され、内科的または外科的治療後の目標としては、画像や症状だけでなく、内視鏡評価での寛解がよく用いられる。Crohn Disease Index of Severity、Simple Endoscopic Score for CD、Rutgeert scoreなど、経過観察時の内視鏡的重症度をスコア化し、内科的治療の指針とするための指標がいくつか作成されているが、本章の範囲を超えており成書を参考にしてほしい。

内科的治療

CDの診断確定後、緊急対応が必要な場合、内科的治療は寛解を得るための治療である導入期の治療から開始され、その後、再発を予防するための維持期の治療が行われる。救急外科医として重要なことは、患者が以前に受けた治療法を理解し、その患者が緊急での症状を呈する前の段階では、CDの自然経過や病態の中でどのような状態にあったのかを特定することである。従来の治療法は、"ステップアップ"治療戦略を取ることが多く、患者の病態と薬物耐容能に基づき、薬物の組み合わせや外科的治療の程度を段階的に増加させていくものであった。しかし、近年の新しい治療戦略は、"トップダウン"または"ステップダウン"アプローチであり、より積極的な治療を最初から行い、速やかに寛解に導くことを目的とし、副作用や患者の忍容性に基づいて薬剤を漸減していくものである。このアプローチにより寛解率が改善し、現在では症状の消失に加えて、内視鏡的および病理学的寛解を達成するtreat-to-target（T2T、目標達成に向けた治療）戦略がCDの目標治

療となっている。症状はないが内視鏡的には活動性があり、つまり、依然として慢性腸管障害が生じている可能性が高いCDを治療していくプロセスは、現在では、プロトコル化され、頻繁な内視鏡評価、生検、画像評価が施行されている。このアプローチは手術介入までの進行を遅らせ、入院回数を少なくする。

軽症から中等症に対する導入療法では、まず消化管の炎症を抑えるために経口ステロイドを使用する。一般に、ブデソニドは粘膜局所に作用し、代替薬であるプレドニゾロンよりも全身症状が少ないため、軽症例に使用される。しかし、ブデソニドは減弱応答が起きることがある。メチルプレドニゾロンなどの全身性ステロイドは、非回腸病変で重症の場合に使用される。患者の約30%がステロイド依存性になってしまい、糖尿病、骨減少症、阻血性壊死、高血圧、感染症リスクなど、経口ステロイドの長期的な影響を受けやすくなる。

現在、多くの施設で生物学的製剤を導入療法として使用しており、ステロイドと比較してその有効性を検討する研究がいくつか行われている。ステロイド導入後の一般的な維持レジメンでは、TNF-αに対するモノクローナル抗体などの生物学的製剤を使用するのが一般的である。これにはインフリキシマブ、アダリムマブ、セルトリズマブペゴルなどがある。また、インフリキシマブはランダム化比較試験（RCT）において肛門周囲瘻孔疾患の退縮をもたらすという利点があり、重症の肛門周囲CDに対する第一選択薬である。しかし、これらの薬剤の長期使用は、immunogenicity、つまり時間の経過とともにインフリキシマブの治療効果が消失する可能性がある。副作用としては、術後の創傷治癒の遅延、感染率の上昇、皮膚がんリスクの上昇などが考えられる。これらの薬剤の使用頻度や患者耐性も向上していることから、これらのレジメンを使用していても、手術はもはや禁忌とは考えられていない。

CDにおける数十年にわたる治療の主流は経口免疫抑制薬である。アザチオプリンとメルカプトプリンはチオプリン系に属し、CDやその他の免疫疾患、移植後の免疫抑制に数十年にわたって使用されてきたが、リンパ腫、皮膚がん、その他の悪性腫瘍の発生率を増加させる可能性がある。メトトレキサートは同様の葉酸代謝アナログであるが、催奇形性があり、妊娠可能な年齢の女性には禁忌である。5-アミノサリチル酸塩は、現在も使用されているほかの療法と比較して効果がないことが判明し、一般的にCDの治療には使用されなくなった。

その他の特記事項

IBD治療に関連した悪性腫瘍に加え、CD自体に関連した慢性炎症はいくつかの悪性腫瘍の素因となる。広範な大腸炎を有するCD患者は、大腸がんになる確率が1.7倍である。肛門がんも肛門周囲にCDがある場合に増加し、

1,000人の患者で年あたり0.2人である。腸管リンパ腫も同様に1,000人年あたり0.5人と数値自体は低率であるが、一般集団と比較すると増加する。小腸腺がんはCD患者において20〜30倍の有病率であり、1,000人の患者で年あたり0.5人の発生率である。悪性腫瘍の腸管外症状も免疫臓器に多く、全身性リンパ腫、脾臓リンパ腫、黒色腫などの皮膚がん、尿路がん、子宮頸がんなどの発生率が高い。

このような患者では手術介入の必要性が高く、難治性・再発性疾患で複数部位の切除を繰り返す必要があることから、CD患者は短腸症候群（short bowel syndrome；SBS）を発症する危険性がある。180 cm未満の患者はSBSを発症する危険性があるが、回盲弁が残存していれば、吸収不良や水分喪失の症状を有意に減少させることができる。さらに、切除後に残った結腸が多ければ多いほど、体液の吸収が促進され、脱水症状が軽減される。SBSで排液量の多い回腸人工肛門患者は、死亡率および罹患率のリスクが高く、経静脈栄養が必要であり、小腸不全および腸移植センターに紹介すべきである。

治癒には栄養療法が不可欠であるが、CD患者は通常、初期に栄養不良、体重減少およびタンパク量の減少を呈する。CD患者の92%が栄養不良であり、慢性的な消化管炎症は、エネルギー消費の増加と吸収不良により、特定のビタミンおよび微量栄養素の喪失につながる。ビタミンB_{12}、カルシウム、鉄、ビタミンD_3、亜鉛、葉酸はCD患者では低レベルであることが報告されている。さらに、脂溶性のビタミンA・D・E・Kは回腸末端で吸収されるが、炎症や切除によりこれらの吸収が低下し、肝合成能に影響を及ぼす可能性がある。CD患者では、穿孔、閉塞、または膿瘍が存在しない限り、経腸栄養を継続し、これらのビタミンおよびミネラルを補充することに尽力すべきである。経静脈栄養は、上記の禁忌である穿孔、閉塞、または膿瘍やSBS、排液量の多い瘻孔および人工肛門がある患者に限定すべきである。

CD患者の中で妊娠可能年齢の女性は、妊娠を希望する前に医師と相談し、3〜6ヵ月前にメトトレキサート療法を中止すべきである。ほかのほとんどのIBD治療薬は妊娠に対して安全であると考えられている。CDでは早産、死産、在胎不当過小児のリスクがわずかに増加するが、妊娠率に影響はない。寛解期にある患者において、抗TNF生物学的製剤を妊娠後期に中止すべきであるという考えもあるが、ほとんど根拠はない。抗TNF薬を服用している母親から生まれた乳幼児は、出産後6ヵ月間は生ワクチンを投与すべきではない。

手術適応

一般的に、手術は、内科的治療が無効で、進行中の病態や症状が改善されない場合や、あるいは内科的治療に

抵抗性を示すCDの症例にのみ行われる。これには、慢性、亜急性、急性、緊急での手術がそれぞれあり、一般外科医や急性期外科医が実際に遭遇する可能性がある。外科的切除は通常、患者を治癒させるものではなく、症状の再発は術後1年以内に患者の20〜40％にみられる。しかし、手術は持続性の炎症と腸管障害の結果である構造的・解剖学的障害を緩和することを目的としている。外科的管理の原則としては、可能な限り小腸の切除を最小限にし、必要な場合には大腸病変の分節切除を行うことである。これは、CD患者の25％が5年以内に、35％が10年以内に再手術を必要とするためである。したがって、大腸内視鏡検査による厳格なフォローアップを術後6ヵ月に実施し、所見と患者の症状に基づいて1〜3年ごとに継続すべきである。さらに、早期再発を予防するために、高リスク患者には術後抗TNF薬の投与を開始すべきである。切除と吻合を行う場合は、内視鏡が通過する際に180°回転させる必要がある逆蠕動の吻合よりも、スコープの通過が簡便である順蠕動の吻合の方が望ましい。上記の考えはCDでは内視鏡による綿密なフォローアップと監視が必要である故、重要である。

狭窄

閉塞は、CD患者において手術介入の最も一般的で、昔からある理由の1つである。狭窄性疾患は、緩徐に進行する小腸閉塞ならびに近位小腸の慢性拡張を引き起こす。最終的には完全な閉塞に移行し、外科的介入が必要となる。狭窄による閉塞はCDの手術適応の25％を占める。患者はまず、経鼻胃管による減圧、静脈路確保、等張性輸液による脱水補正で管理する。敗血症の徴候が認められない場合は、断層像を行い、閉塞部位の特徴を明らかにする。癒着性小腸疾患は、複数の腹部手術歴のある患者で同頻度に起こる。MRI enterographyは、狭窄の有無、さらに狭窄が線維性か炎症性かを判断するのに有用である。線維性狭窄の場合、内科的治療の強化や導入療法には反応しなかったときには手術が必要となるが、純粋な炎症性の狭窄では、ステロイドや生物学的製剤の投与で消失する可能性がある。

バルーン内視鏡による拡張術も線維性狭窄に対する一時的な選択肢であり、90％の手技成功が報告され、約75％の患者が症状緩和を得ている。しかし、75％近くが2年以内に再拡張を必要とし、50％近くが同じ期間内に手術を必要とする。外科的手技は腸切除術か狭窄拡張術がある。図18.8に、近位部拡張を伴う回腸末端部狭窄に対する回腸切除術の例を示す。短区間の狭窄で、小腸切除の既往がない、またはほとんどない場合は、分節切除が適切である。しかし、広範な狭窄病変がある場合や複数回の切除歴がある場合は、縦切開-横閉鎖によるHeineke-Mikulicz法による狭窄解除術が妥当である。CDが既知な

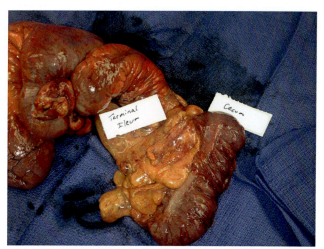

図18.8 狭窄（画面左）および近位小腸閉塞に対する回盲腸部切除術

場合の結腸の狭窄は、悪性腫瘍の存在を疑うべきであり、緊急時においても腫瘍学的切除を行うべきである。大腸ステント留置ならびに生検施行で患者を一時的に治療することができれば、内視鏡による生検結果で悪性腫瘍が否定できれば、分節切除につながる可能性がある。

出血

消化管出血はUCでもCDでも起こりうるが、全大腸型のUCに多い。CDでは、消化管出血は通常、腸管壁への潰瘍形成と腸間膜血管への浸潤によるものである。出血への対処は、ほかの下部消化管出血と同様に、静脈内輸液による蘇生、輸血の準備（血液型ならびにクロスマッチ検査）、ICU入室、内視鏡的評価、必要であれば血管造影を行う。上部消化管出血がある場合は、経鼻胃管留置と上部内視鏡検査を行う。既報では、CDの消化管出血患者の最大30％が十二指腸潰瘍の出血によるものであった。腹腔鏡下大腸全摘術は、UCにおける出血コントロールのための即座に実行可能な選択肢である。しかし、CDの場合、出血部位が消化管のどの部分であっても起こりうるため、出血部位を特定することは非常に重要である。血管造影で診断がつかない場合は、標識赤血球スキャンを用いることもある。

さらに、カプセル内視鏡検査は、緩徐に持続する出血の局在を確認するために利用できる。出血部位を特定するための最終的な方法として、出血源を発見するために十二指腸から回腸末端まで上部内視鏡を用い、腹部を手で押し、小腸を伸縮させながら行う内視鏡検査がある。出血部位が特定されれば、外科的切除が推奨される。小腸血管造影において、管腔内に大量に血液がある場合は位置の特定に結びつきづらく、外科的にも小腸の出血源の同定が難しいため、誘発性血管造影はCDにおいては推奨されない。結腸に発生源がある場合、吻合のための対側結腸を温存するために右結腸または左結腸化を特定することは、CDにおける誘発性血管造影の有望な適応と言える。しかし、どの部

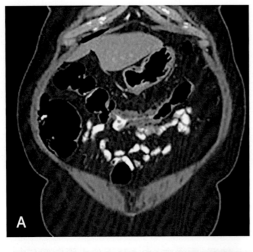
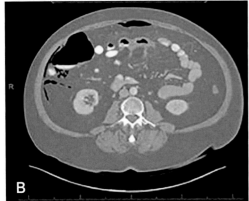

図18.9　近位小腸拡張(A)と遊離ガスを伴う穿孔(B)を有する回腸末端の炎症性狭窄

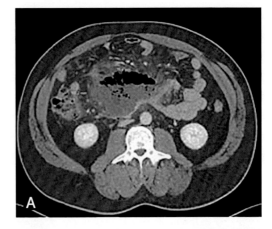
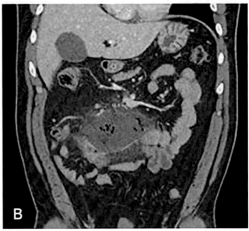

図18.10　A、B　経皮的ドレナージが困難な中腹部の腹腔内膿瘍

位からの出血か特定できず、患者が不安定である場合、回腸に出血痕が認められず、小腸での出血が否定されれば、腹部大腸全摘術ならびに回腸末端人工肛門造設を行うことがある。

穿孔

　CDにおいて腸管穿孔は稀であるが、古典的にはCDにおける全手術適応の2〜3％を占める。これは通常、狭窄性病変に続発し、小腸の口側拡張と拡張部の穿孔による。図18.9は、回腸遠位部炎症性狭窄を有するCD患者における、遊離ガスを伴う穿孔を示すCTスキャンである。外科的管理としては、広域抗菌薬の投与、輸液による蘇生、迅速な外科手術が必要である。通常、穿孔部位およびその遠位狭窄部の切除が適応となり、回腸末端および盲腸の場合は必要に応じて回盲部切除を行う。回腸遠位部での場合は、粘液瘻を必要に応じて追加し、回腸末端をend stomaとすべき患者集団も存在する。大量の腹腔内汚染、膿瘍形成、複雑な瘻孔、栄養不良や悪液質の患者、複数回の切除歴のある患者、重篤な患者は、回腸末端での人工肛門造設を考慮すべきであり、場合によってはダメージコントロール手術（damage control surgery；DCS）を考慮すべきである。これらは相対的な適応であり、これらの所見を認めない場合や患者術前状態が良好である場合は、必要に応じて回腸末端での人工肛門造設を追加した、一期的吻合術を考慮すべきである。

腹腔内膿瘍

　腹腔内膿瘍はCD手術適応の10〜25％を占め、急性・慢性経過における全層性炎症とそれに伴う微小穿孔が特徴である。これは時間の経過とともに膿瘍や蜂窩織炎に発展し、回腸末端に発生しやすい病態であることから、通常は右下腹部に認められる。ほかの緊急での介入が必要な病態と同様に、評価と初期管理は、早期の広域抗菌薬投与、輸液蘇生、断層像、そして敗血症の徴候や症状の評価である。しかし、患者が安定している場合は、インターベンショナル・ラジオロジー（interventional radiology；IVR）での治療は90％以上の患者において一時的な改善を得ることができるため、非手術療法での管理が適切であり、施行すべきである。おおよそ75％程度の患者は、膿瘍のコントロールために腸切除が必要となる。図18.10のように腸間膜の根部に膿瘍があったり、複数の小腸のループに覆われていたりする場合は、ソースコントロールのために腹腔鏡または開腹による洗浄とドレーン留置が必要となる。炎症性癒着が密でなく、その時点で大量の腸管切除を必要としない場合は、膿瘍の原因となっている小腸の切除ならびに吻合が可能である。安全に遂行できない恐れが

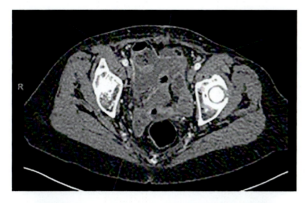

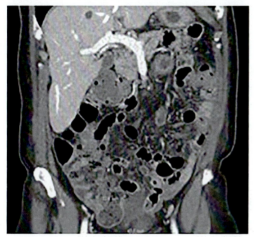

図18.11 骨盤内蜂窩織炎の横断面（上段）と冠状面（下段）の腹部CT画像

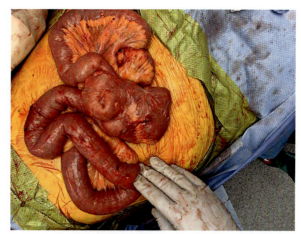

図18.12 外科的切除時の複数の腸管癒着によるループ形成、木質様炎症、膿性滲出液を伴う小腸蜂窩織炎

ある場合は、炎症の改善後に、腸管切除を行う計画的再手術を行うことも可能である。

　CDに伴う蜂窩織炎は、小腸の膿瘍や瘻孔と関連し、敗血症や閉塞といった明らかな徴候を呈することがある。図18.11に、複数の膿瘍を形成する蜂窩織炎の例を示す。腸瘻が多発し、その周囲に膿瘍が存在すると、小腸のループ間に炎症と癒着による"クモの巣"ができ、閉塞、膿瘍、または敗血症を呈し、緊急での介入が必要な際に、大量の腸管切除が必要になることがある。もし患者が亜急性期の経過で、導入療法と生物学的抗TNF療法を開始できるのであれば、切除する腸管の長さを短縮するために、上記の治療を先行して行うべきである。図18.12に亜急性蜂窩織炎の術中所見を示す。

腸管瘻

　CDにおける貫通性疾患とは、ほかの臓器や、皮膚、婦人科泌尿器系臓器、腹膜（膿瘍）への瘻孔形成、そして、CDにおいては、遠位小腸、結腸、さらには胃など、ほかの消化管への瘻孔を形成する傾向がある。膀胱腸管瘻は急性の尿路感染症を引き起こすことがあるが、皮膚やほかの管腔臓器への瘻孔形成は通常、重大な敗血症の徴候を伴わずに亜急性に経過する。しかし、時にはこれらは患者においても促迫した症状をもたらし、救急外来を受診することがある。多量の便は小腸-大腸瘻の指標となりうる。

　腸管皮膚瘻は、瘻孔部から便の明らかな排出を認める前に、紅斑、蜂窩織炎、排膿を伴う微小膿瘍として始まることがある。一般に、栄養療法および連日の瘻孔部の評価とともに、CDの導入療法を開始すべきである。腸管皮膚瘻を有する患者の28～67％が抗TNF療法により排出量が減少したものの、多くは切除が必要となる病態まで進行したとする小規模な報告がある。消化管およびその他の関連臓器における瘻孔の位置を評価するため、瘻孔造影による画像診断を行うべきである。排液量の多い瘻孔（300mL/日以上）や近位部に発生した瘻孔は自然治癒する可能性が低い。排液量の少ない瘻孔および遠位部に発生した瘻孔では、自然治癒する可能性が高く（30％）、追加治療として、オクトレオチド投与および腸管安静と経静脈栄養を行うことで、最大57％まで治癒率が増加する。内科的管理に不応な場合は、手術療法を計画し、その際には、栄養の最適化ならびに患者の術前リハビリテーションを行う必要があり、瘻孔部位を含めた腸管の切除と瘻孔閉鎖を行うべきである。

潰瘍性大腸炎

症例提示

　20歳、男性。2週間持続する血性下痢で受診した。発熱や悪寒はないが、脱力感と疲労感を訴えている。多量の下痢により、排便回数をコントロールするためとして、食事を中止している。複数の市販薬を使用しても下痢が改善しないため、救急外来を受診した。同症状の人との接触はなく、食生活も変えていない。叔父の家系に大腸炎の既往歴があり、父親は大腸がんで早くに亡くなっている。また、父親がいつも下痢をしていたのを覚えているという。最近タバコを止め、サッカーで膝を痛めたためNSAIDsの内服を始めた。ほかに服用している薬はなく、アレルギーもない。診察では、発汗を認め、顔色が悪い。心拍数 110/分、呼吸数 16/分、血圧 90/40mmHg。意識清明であり、見当識は保たれている。心臓と肺に特記すべき診察所見はない。腹痛があるが、腹膜刺激症状はない。直腸診では血便がみられ、痔核は認めなかった。WBCは 14,000/mm^{3}と増加し、Hbは8g/dLである（10ヵ月前の健康診断では14g/dLであった）。トロンボエラストグラフィでは凝固は正常であった。造影CT検査では、大腸にびまん性の炎症が認められたが、造影剤の血管外漏出像は認められなかった。

〈質　問〉

　治療の次のステップは何か。

〈回　答〉

　潰瘍性大腸炎（UC）患者の20%は、このような重症な経過をたどる。この経過では、まず入院して血行動態を安定させる必要がある。この患者は血性の下痢によって、出血性ショックの心拍数と血圧で定義される分類のclass2または3に該当する。輸液を開始し、電解質の補正を行う。輸液による蘇生を行っても血行動態が改善しない場合は輸血の適応となる。トロンボエラストグラフィは正常であったが、Hbを連続的にフォローする必要がある。経口摂取が不足しているため、中心静脈栄養（TPN）による栄養投与が必要であろう。大腸炎の家族歴、年齢、直近の禁煙、NSAIDs使用の増加といった経過があっても、細菌またはウイルス感染による可能性を除外しなければならない。特に、*Clostridium difficile*やcytomegalovirus（CMV）感染を除外することが重要である。もし細菌またはウイルス感染が見つかった場合は、治療を開始しなければならないが、UCが最も可能性の高い診断であることに変わりはない。出血が治まり、血液検査異常が改善すれば、血栓予防を開始できる。症状が持続する場合、この年齢層のUCでは副腎皮質ステロイドの静脈内投与が第一選択の治療となる。患者の年齢からも、出血は自然経過で改善することが見込まれ、緊急の大腸切除を必要としないであろう。入院のうえ、ステロイド治療を開始し3～5日経過しても改善が認められなければ、より強力な免疫療法（インフリキシマブ）に移行する必要がある。すべての内科的治療（後述）が無効な場合は、救命処置として大腸切除術が必要となる。治療が奏効した場合は、診断を確定するために生検を伴う大腸内視鏡検査が必要である（検査も詳細については後述）。

病態生理学

免　疫

　潰瘍性大腸炎（Ulcerative Colitis；UC）の正確な発生機序はわかっていない。しかし、腸管粘膜の炎症が特徴的である。この炎症は直腸に存在し、通常は盲腸に向かって連続的に進行する（ただし、直腸の炎症が盲腸の炎症を伴って近位に進展する症例もある）。UCにおける免疫系の影響は、最初の抗原提示が免疫応答異常を引き起こし、それに伴い、新たな免疫細胞が動員され、炎症亢進状態が発生することが特徴として挙げられる。UC患者では、腸管上皮に樹状細胞が増加しており、これらの細胞を通して抗原

が獲得免疫系の細胞に提示され、上記のような免疫応答異常が引き起こされる。樹状細胞はまた、TLRを介して腸内微生物環境の恒常性を保つ役割も担っている。ここでも、UCではTLRのタイプが変化している（UCではTLR-4が多い）。潰瘍性大腸炎における樹状細胞から獲得免疫系の細胞（B細胞およびT細胞）へのシグナルは、ナチュラルキラーT細胞に重点を置いたTh2反応である。この変化した細胞応答はサイトカインに多くの変化をもたらす。UC患者ではTNF-αが上昇しており、治療の標的にもなっている。ゲノムワイド関連研究でも、UCに関与するHLAやIL-23、IL-10などの免疫系遺伝子が同定されている。後述するように、UCに対する治療介入の大半は免疫系が標的

である。免疫系の関与を示す根拠も多数存在するが、大腸の腸内細菌叢もUCの発症に影響していると考えられている。

腸内細菌

2種類の治療介入が腸内細菌叢に影響を与える。プロバイオティクスと糞便移植(fecal microbiota transplantation；FMT)である。どちらの治療法も共生細菌叢(*Bacteroides*、*Bifidobacterium*、*Peptococcus*)を促進しようとするものである。これらの細菌が優勢な細菌叢であるため、*Enterococcus*や*Enterobacter*など、ほかの細菌は異常増殖することなく定常状態を保っている。これら5つの菌種と上皮細胞および樹状細胞との相互作用により、健康な腸管バリアが形成される。UC患者の一部では、*Akkermansia muciniphila*のような常在細菌が減少したり、細菌叢の多様性の低下が認められる。多くの研究では、腸内細菌は時に細菌叢が変化しうるが、基本的にはpassive bystandersとして扱われている。しかしながら、これらの細菌は免疫系からのシグナルや食事要因からくる環境の変化を認識する複雑な有機体である。腸内細菌叢の与える影響は重要であるが、患者の食生活も免疫反応と同様に腸内細菌叢に影響を与える可能性がある。

食生活

北米やヨーロッパ諸国における発症率の増加や、有病率の低い地域から有病率の高い地域に移動した場合でも発症率が増加するという事実からも、患者の食生活はUCと関連していると考えられる。食生活が重要であるという疫学的事実も存在するが、発症の誘因となり避けるべき食品や寛解を促進しうる食事を特定するための研究は、さまざまな結果が出ている。乳製品、特に牛乳は、再発を予防するために摂取すべきではない食品という報告も存在するが、RCTでは統計学的な有意差は認められていない。カラギーナン(海藻からの抽出物で増粘剤として使用される)の除去は、いくつかの小規模試験で有効であると報告されている。糖分や加糖飲料の除去やFODMAP食も、一定の成果を上げている。新規の個別化治療として、患者の血液中に存在するIgG抗体から関連する食事を除去するという手法も存在する。食事療法に関する多くの研究は存在するが、特定の単一の食品を除去できるかという内容よりも、宿主の免疫系や腸内細菌環境、栄養療法の相互作用に焦点を当てた研究に注目が集まっている。

免疫、腸管細菌叢、食事療法といった複合的な要因により、ムチン産生の減少、ならびに上皮バリア破壊につながる。その結果、炎症が持続し、さらなるダメージへとつながり、最終的に臨床症状を呈することになる。

経 過

UCは典型的には北米とヨーロッパの患者で認められるが、ほかの地域での発症も増加している。UCはCDよりも頻度は多く、ほとんどの患者は20歳代で最初の症状が出るが、50歳代まで症状が出ない患者もいる。UCのリスクは多岐にわたり、特に一親等のUCの家族歴はリスクを増加させることがわかっており、UCの発症には多くの遺伝子が関連している(多くは免疫系に関連する)。抗菌薬やNSAIDsの服用はUCの発症と関連している。さらに、UCの発症と関連が指摘されている、複数の細菌感染(*Campylobacter*や*Salmonella*)が報告されている。これら感染の有無はすべて自己申告に基づくものであるが、同様の報告が多く認められている。興味深いことに、喫煙はUCを予防との報告も存在する。しかしながら、UCの治療として喫煙が推奨されることはない。

血性の下痢は、UCの初期に患者から報告される典型的な症状である。その他の症状としては、腹痛や切迫する便意がある。UCの大腸以外の症状はよく知られている。免疫応答に関連する皮膚病変、結節性紅斑、壊疽性膿皮症、そして関節炎が認められることがある。原発性硬化性胆管炎はUCに伴ってみられることがあり、肝胆膵がんのリスクを上昇させる。

診 断

UCの確定診断は、内視鏡下の大腸生検の組織学的評価によって行われる。内視鏡検査で典型的な所見は、焼けただれた粘膜とその口側へ伸びていく粘膜潰瘍所見である(図18.13)。内視鏡的評価に先立って、感染性、非感染性を含めたほかの下痢の原因を微生物検査や代謝機能などの評価によって除外する必要がある。UCでは、炎症の進展度を評価する必要があり、一般的に直腸から病変は始まる。炎症の進展度は病態の進行度に直接相関する。局所的な病変の場合は全身的な薬物療法ではなく、局所的な薬物療法(浣腸による)で治療可能である。診断確定後に

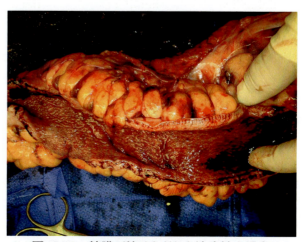

図18.13　粘膜が焼けただれた潰瘍性大腸炎

表18.5　治療標的

免疫系	大腸腸内細菌叢	食　事
5-アミノサリチル酸 糖質コルチコイド チオプリン 抗TNF薬 カルシニューリン阻害薬 接着分子阻害薬	糞便移植 プロバイオティックス	カラギーナン不使用の食事

おいて、重症度を便の回数と全身性の炎症［すなわち、全身性炎症反応症候群（systemic inflammatory response syndrome；SIRS）基準：発熱、頻脈、頻脈、白血球増加］に基づいて決定する。

内科的治療

治療開始時の病態の重症度によって治療内容が決まり、その治療ターゲットによる分類が可能である（表18.5参照）。本章のこの症例では、来院時に重症であった。しかし、軽症や中等症では内科的治療が第一選択である。さらに、治療法は活動期の治療と寛解維持の治療がそれぞれ考案されている（表18.5参照）。

メサラジンは、軽度および中等度のUCに対する代表的な治療薬である。標準的な治療法である内服薬に加え、直腸のみの炎症には局所薬（坐薬）がよい適応である。よりびまん性の病変では経口薬で治療し、両薬（経口薬と坐薬）の併用が寛解に最も効果的である。副腎皮質ステロイドは通常、重症の大腸炎で入院が必要な急性期に投与される。ステロイドは寛解を誘導するために外来で投与することもできる。ステロイドは全身的に投与されることもあれば、病変が限局している場合（内視鏡評価による）には浣腸により局所的に投与されることもある。ステロイドは通常、維持療法としては投与されない。ステロイドで症状がコントロールできない場合（30％の症例）、さらに免疫標的薬が投与される。

ステロイドが奏効した場合、治療は寛解維持のための薬物療法としてチオプリンに移行する。この治療薬が使用される場合、この患者における薬物代謝の検査が必要であり、特定の患者によっては使用を避けなければならない。インフリキシマブ、アダリムマブ、ゴリムマブ（いずれも抗TNF薬）がチオプリンと併用されることもある。ステロイドで寛解が得られない場合にも抗TNF薬が使用されることがある。抗TNF薬はリンパ腫のリスクを高める可能性があり、薬剤選択がより複雑になる。シクロスポリン（カルシニューリン阻害薬）は、ステロイドが無効な入院患者を除き、UCにはもはや一般的に使用されていない。しかし、最近のデータでは、抗TNF療法は維持療法として継続することが有益であることが示唆されている。ベドリズマブは接着分子阻害薬で、腸内での白血球の遊走を阻害する。この薬剤は抗TNF治療に反応しない患者に使用されてい

る。これらの免疫調節薬と関連したバイオ後続品の与える影響や、治療の長期的に与える影響も留意しておかなくてはならない。

糞便移植（FMT）は多くの大腸疾患に対する最近の治療戦略である。その目的は腸内細菌叢を正常化し、免疫相互作用をより安定した状態に戻すことである。ドナーは通常、同じ家に住む友人や親戚、あるいは健康な対照者から提供される。FMTにおける臨床的奏効率は約30％で、1回の移植よりも複数回の移植の方がより効果的であることが示唆されている。同居する友人や親族からの移植よりも、健康なドナーからの移植の方が、患者自身の腸内細菌叢が変化しやすいため、成功する可能性が高くなると考えられるが、これを証明するにはさらなる研究が必要である。

プロバイオティクスは、腸内細菌環境のバランスを正常化することが目的である。これはまず、上皮境界部の細菌叢の微妙なバランスの維持から始まる。細菌叢が安定した状態になると、粘膜のバリア機能が強化され、免疫システムと細菌叢の相互作用が一定に保たれる。プロバイオティクスはUC患者の寛解を高めることが示されている。

UCの食事療法は広く研究されている。多くの食事療法（牛乳・乳製品除去食、高繊維食、特異的抗炎症食）が試みられてきたが、質の高い対照試験で有意な効果が報告されているのはカラギーナン除去食のみである。カラギーナンは紅藻類に由来し、加工食品に含まれる一般的な増粘剤である。

UCおよびCDの患者は大腸がんのリスクが高い。患者は初診から8〜10年後に大腸内視鏡検査を受け、その後1〜2年ごとに検査を受けるべきである。がんまたは異形成が同定された場合は、外科的管理が必要である。UCの日常的な入院評価と医学的管理計画を表18.6に示す。

外科的管理

UC患者では、ほかの消化器疾患と同様の理由に、穿孔、コントロール不能な出血、中毒性巨大結腸などの全身性病態といった場合に、緊急手術の適応となる。これら3つの緊急病態については本章で後述する。緊急時には、大腸全摘術（S状結腸断端を盲端とし回腸末端に人工肛門造設）が選択される。消化管の再建は、患者が初回手術から回復し、全身の炎症が軽減してから行うべきである。

また、内科的治療が無効であったり、結腸の異形成やが

18. 小腸・大腸の炎症性疾患 193

表18.6　潰瘍性大腸炎管理プロトコル

日	検査／目標	治療
急性潰瘍性大腸炎患者の連日の評価ならびに検討事項		
第1病日	• 血液検査一式（chem7、CBC、プレアルブミン、ESR、CRP、コレステロール） • ツベルクリン検査 • *C. diff*検査 • 便培養 • CMV PCR • 腹部画像検査 • 便通記録の作成（性状／血液／切迫症状） • 消化器内科受診 • 巨大結腸症の徴候がある場合、ステロイド治療を受けている場合は外科コンサルト	• 経静脈ステロイド投与 • 薬理学的DVT予防 • 輸液負荷 • 禁飲食
第2病日	• 血液検査（chem7、CBC、CRP） • S状結腸鏡 • 便通記録の作成（性状／血液／切迫症状）	• 経静脈ステロイド投与 • 薬理学的DVT予防 • 輸液負荷 • 禁飲食
第3病日	• 血液検査（chem7、CBC、CRP） • S状結腸鏡 • 便通記録の作成（性状／血液／切迫症状） • 生検結果確認 • ツベルクリン反応結果 • UC関連予測スコア計算 • 腹部画像検査 • 外科相談	• 経静脈ステロイド投与 • 薬理学的DVT予防 • 輸液負荷 • 食欲あれば飲水など開始
第4病日	• 血液検査（chem7、CBC、CRP） • 便通記録の作成（性状／血液／切迫症状）	• 経静脈ステロイド投与 • 薬理学的DVT予防 • 輸液負荷 • 食欲あれば軟食開始
第5病日	• 血液検査（chem7、CBC、CRP） • UC関連予測スコア計算 • 改善認めていなければ、腹部画像検査	• 経静脈ステロイド投与 • 改善を認めない、もしくは食事をとれないのであれば禁飲食 • 改善しない場合は、内科的サルベージ治療か外科的治療かを決定。 • 改善している場合は、食事療法を進め、経口ステロイドの漸減を検討する

chem7：Na・K・Cl・HCO$_3$・BUN・Cr・グルコースの7つの検査、CBC：全血球数・Hb・Ht測定、ESR：赤血球沈降速度、CRP：C反応性タンパク、DVT：深部静脈血検査、CMV PCR：サイトメガロウイルス核酸増幅法、UC：潰瘍性大腸炎

んがある場合には手術に移行することもある。内科的治療に失敗した患者は、ステロイドへの反応性が認められなくなった段階で、準緊急での手術が必要となる。準緊急手術の場合は、緊急手術と同様の術式（大腸切除ならびに回腸末端人工肛門造設術）を行い、後日再建できるようにする。予定手術が計画されている患者（内科的管理の失敗またはがん／異形成）では、標準的な手術は、骨盤内敗血症を予防するために、大腸全摘回腸嚢肛門吻合術と回腸末端人工肛門造設である。腸管再建が無事に終わったら、2回目の手術で回腸末端人工肛門をもとに戻す。この手術後、患者は1日に4～6回、毎晩1～2回の排便があると予想される。この回数は薬と食習慣でコントロールできる。

緊急を要する症状

中毒性大腸炎は、大腸の炎症が全身性の病態への発展したに場合に起こる。これは細菌感染（*C.difficile*）によるもの、あるいはUCでみられるような宿主と細菌の炎症の相互作用によって発症する。UCでは、コントロールできない炎症が腸管粘膜バリアの機能障害を引き起こし、大腸内腔から（病原体から）毒素が血流に入り込む。

さらに、大腸内の患者の免疫細胞（樹状細胞やその他炎症部位に遊走してくる免疫関連細胞）からのサイトカインシグナルがさらなる炎症を促進し、臨床症状に影響を与える。患者は、1週間にわたり増悪する病状を訴えて来院することがある。患者は全身性炎症の徴候（頻脈、頻呼吸、血圧変化）を多数示す。また、白血球数の増加、血液濃縮、

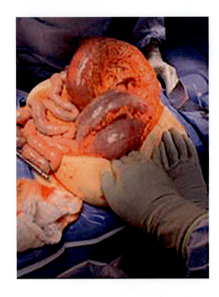
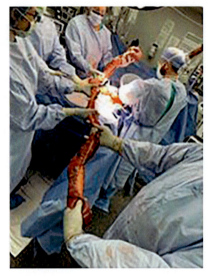

図18.14 敗血症を起こした中毒性巨大結腸 開腹時（左）と切除時（右）の所見

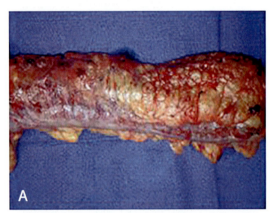
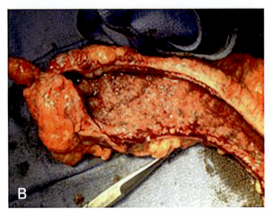

図18.15 A、B 出血のため切除を要する潰瘍性大腸炎の特徴的な粘膜潰瘍

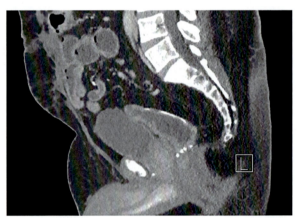

図18.16 結腸亜全摘術およびJパウチ回腸肛門吻合術後の潰瘍性大腸炎患者のCT画像

電解質異常などの血液検査値の異常もみられる。炎症が重症化すると、中毒性巨大結腸症に至ることもある。結腸の直径が拡大し、血流が減少する。さらに、穿孔のリスクも高まる。胸部X線や腹部フィルムの立位像では、古くから報告のある、炎症による腸管壁の浮腫を示す拇指圧痕像が認められる。CTスキャンでも炎症と浮腫が認められる。もし患者が大腸炎のために血行動態が不安定であれば、緊急でのダメージコントロール手術（DCS）が必要となる。緊急時には、大腸全摘術ならびに回腸末端の人工肛門造設術を行う。この手術の目的は、制御不能な炎症を引き起こしている結腸を切除することである。図18.14に巨大結腸症で切除された検体を示す。後日、再建することも可能である。輸液反応性が認められれば、ステロイドの投与を試みる。ステロイドへの反応性が乏しければ、同様の緊急手術となる。

　血性の下痢における出血はUC患者のほとんどすべてに起こる問題である。UCにおいて血性の下痢は頻繁に認められるにもかかわらず、持続する出血が原因での手術は潰瘍性大腸炎に対する緊急手術のごく一部に過ぎない。（本章の症例提示の患者のように）出血性ショックを呈している場合は、初期蘇生が必須である。初期蘇生への反応が乏しい場合は、緊急手術が必要である。緊急手術の場合、大腸亜全摘術を行い、直腸断端の出血が続いていないか観察する。可能であれば、手術前に内視鏡でS状結腸までを観察し、著明な直腸出血がないかを確認し、認める場合は肛門切除を伴う大腸切除に施行する。

　図18.15に大腸全摘を要した出血性結腸ならびにその粘膜を示す。穿孔はUCの合併症であり、炎症の結果、大腸粘膜上皮のバリア機構が弱まるからである。さらに、中毒性巨大結腸症では、結腸が拡張することで、血流の低下が起こり、穿孔を起こすことがある。UCでは穿孔を伴うがんが発症することがある。UC患者の穿孔による死亡率

は、穿孔を認めなかった患者よりも有意に高いことに注意することが最も重要である。このため、穿孔を疑う所見（X線上の遊離ガス、腹膜炎）があれば、緊急大腸切除術を開始すべきである。さらに、患者はステロイドや免疫調整療法を受けていることがあるため、腹膜刺激徴候が認められないことがあり、画像上の遊離ガスが唯一の確定所見となることがある。穿孔が認められた場合は、大腸切除術ならびに回腸末端の人工肛門造設術を行う。緊急大腸切除後、回腸嚢肛門吻合による再建は、腹部の炎症の改善後に施行する。回腸嚢肛門吻合後においては、肛門縁にUCの組織が残っていると直腸出血を再発する可能性があるため、肛門縁の再発の評価が重要である。図18.16に示すように、一般的には細菌の過増殖によることが多い回腸嚢炎は腹痛、切迫感、全身疾患の徴候を呈することがある。

憩室疾患

憩室は消化管のどこにでも発生しうる。憩室は小腸や結腸に発生する後天性のものと、メッケル憩室のように先天性のものがある。先天性の憩室は真性憩室であり、腸の全層を取り込んでいる。後天性の憩室は粘膜と粘膜下層のみを含む仮性憩室である。

小腸憩室

小腸憩室は比較的稀である。小腸憩室の4%未満で臨床的に重要な症状を引き起こす。

十二指腸憩室は小腸憩室の大部分（50〜75%）を占めるが、治療を必要とするものは1%未満である。これらは通常十二指腸の腸間膜側で、膨大部から2cm以内に発生する。十二指腸憩室は一般に無症状であり、治療する必要がない。しかし、出血、穿孔、胆道閉塞または膵管閉塞を引き起こす場合は、憩室摘出術などの手術介入の適応となる。

十二指腸憩室からの消化管出血は可能な限り内視鏡的に評価すべきである。上部内視鏡検査は憩室からの出血を診断し、しばしば治療することができる。血管造影/塞栓術も出血を治療することができる。内視鏡や血管塞栓術でコントロールできない大量出血は手術が必要である。十二指腸切開を行い、血管を縫合止血することで、出血をコントロールすることができる。

十二指腸憩室の診断にはCTまたは上部消化管検査を考慮する（憩室炎や穿孔が疑われない場合）。内視鏡的逆行性胆管膵管造影（endoscopic retrograde cholangiopancreatography；ERCP）は、胆管膵管の評価において診断と治療の両面で有用である。

穿孔は多くの場合、限局性の膿瘍形成にとどまる。これはしばしば、輸液蘇生、抗菌薬の静脈内投与、腸管安静で治療できる。切除および閉鎖を伴うような試験開腹は、

腹部敗血症がコントロールされていない患者にのみ行われる。十二指腸憩室に対する手術は、開腹、腹腔鏡下、またはロボット手術が可能である。主な手順としては、十二指腸のコッカー授動、腸間膜付着部対側の切開、狭窄を防ぐための乳頭部のカニュレーション、憩室を反転させ憩室切除、そして場合によっては大網、もしくは鎌状間膜、空腸漿膜などを用い補強を加えたprimary closureである。憩室が乳頭部に及ぶもしくは損傷がある場合は、Roux-en-Y肝管空腸吻合術が必要となる。穿孔があり、後腹膜の炎症および汚染が著しい場合は、ダブルルーメンドレナージチューブによる十二指腸の外瘻化、腹腔内ドレーン、および遠位への栄養投与経路のための空腸瘻造設の適応となる。十二指腸幽門部閉鎖術に加え、胃瘻造設チューブの挿入もしくは胃空腸吻合術を行い、3種類のチューブを併用することで、この部位の治癒を促進することもできる。憩室切除術および閉鎖術後に、手術または内視鏡検査で有意な十二指腸狭窄を認める場合は、胃空腸吻合術も行うべきである。

空腸・回腸憩室は一般的ではなく、人口比では2%しか存在しないが、症状を呈することが多い。最大5%が小腸全体に憩室を認め、80%が空腸に、15%が回腸だけに認められる。これらの憩室のほとんどは、ほかの病態に対する手術時に偶然診断される。しかし、症状としては、腹痛、腹痛性下痢、慢性貧血があり、稀に腸管気腫や微細穿孔を伴う遊離ガスを認めることもある。これらの経過は細菌の過剰増殖に関連している。小腸造影検査（fluoroscopy or CT enterography）で診断した後は、メトロニダゾールおよびβラクタム系抗菌薬（オーグメンチン、セフポドキシム）などの抗菌薬による過剰増殖した細菌の抑制が治療の中心となる。内科的治療が無効な場合、または穿孔がある場合は、外科的介入による分節切除が適応となる。

メッケル憩室

小腸の腸間膜付着部反対側に孤発した真性憩室は、成人では偶発的所見として同定される、または、病理学的所見として報告される。メッケル憩室は小腸憩室全体の25%を占め、膵臓や胃の胚性異所性粘膜を含むことがある。メッケル憩室は人口の2%にみられ、長さは通常2インチ（約5cm）で、回盲弁から2フィート（約60cm）以内に存在する。異所性粘膜は下流の潰瘍形成や下部消化管出血の原因となる。異所性粘膜に対する標識放射性ヌクレオチドを用いたメッケルスキャンは、潜伏性消化管出血の場合に憩室を同定することができる。症候性メッケル憩室のほとんどは、急性憩室炎や閉塞に関連した腹痛であり、ほかの病因と混同されることがある。閉塞は、憩室を起点とする腸閉塞、憩室と臍が付着している線維性結合織を軸とした捻転、慢性憩室炎に続発する狭窄、憩室間膜血管帯（mesodiverticular band）による腸の絞扼などから起こる。

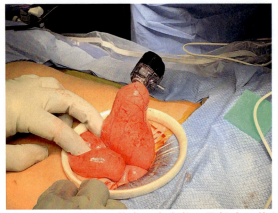

図18.17 広口メッケル憩室の内容物が骨盤内へ落ち込み、アンカーのように働き、手術歴のない患者に小腸閉塞を引き起こした

メッケル憩室はほかの適応症の手術時に発見されることがあり、虫垂炎と混同されることがある。したがって、憩室摘出術を施行する場合、あるいはメッケル憩室が偶発的に発見された場合には、将来の虫垂炎を避けるために虫垂切除術が推奨される。手術時に憩室が発見され、閉塞や憩室性潰瘍の所見がある場合は、憩室切除術または分節切除術が妥当である。広範囲な、もしくは強い炎症が近接腸管にある場合、あるいは消化管出血の原因となっている場合は、切除が優先される。後者の場合は、肛門側の潰瘍を切除するために、小腸の十分遠位まで切除する必要がある。図18.17に分節切除前の広い開口を有するメッケル憩室の写真を示す。成人においては、偶発的な憩室切除は、緊急性のないほかの適応症の手術時に発見された場合、適応とならない。

大腸憩室疾患

大腸憩室は後天性の仮性憩室であり、直腸直動脈が筋層に入り込む脆弱な部位に生じやすい。欧米諸国では、大腸憩室はS状結腸に最も多く（～75％）、アジア諸国では右結腸に多い。憩室症の発生率は年齢とともに増加し、85歳以上の成人の2/3は憩室症を有する。憩室症患者の4～20％のみが症状を呈する。さらに、急性憩室炎患者の大部分は非手術的治療が可能である。

臨床症状

急性非複雑性憩室炎の患者は、典型的には左下腹部痛、発熱、白血球増加の三症状を呈する。また、嘔気・嘔吐、排尿困難、便秘などの症状がみられることもある。

複雑性憩室炎では、前述の三徴候のほか、びまん性腹部圧痛や反跳痛を呈することがある。この経過が進行すると、腹腔内の全般の汚染に続発する敗血症性ショックを呈することがある。複雑性憩室炎は、大腸閉塞（狭窄または膿瘍による）、気尿症または尿路感染症（結腸膀胱瘻による）、腟からの便排出（結腸腟瘻）、後腹膜膿瘍、壊死性軟部組織感染などの症状を呈することもある。

診断評価

急性憩室炎の診断において、身体診察のみでは50％以上が不正確である。特に憩室性疾患の診断歴のない患者ではそうである。造影剤CTが診断検査として選択される。局所的な膿瘍形成の検出、炎症の程度の判定、症状の原因となるほかの病態の検出が可能である（図18.18、表18.7～18.9）。CT上で消化管外の遊離ガスがあっても、腹膜炎の所見がなく、バイタルサインの安定した免疫力のある患者であれば、手術介入は必ずしも必要でない。遊離ガスが大腸周囲にあり、量が少ない（わずかなバブル）場合は、患者は注意深い非手術療法を選択してもよい。周囲の膿瘍

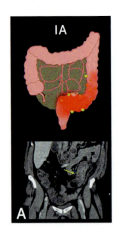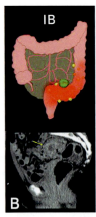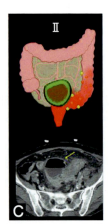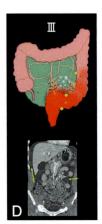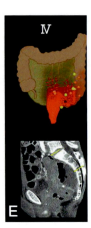

図18.18 急性憩室炎のHincheyグレードのCT像
矢印は複雑性憩室炎の部位を示す。
A：Hinchey Ia型憩室炎は炎症に伴う憩室周囲の脂肪織炎が特徴で、腹水は認められない。
B：Hinchey Ib型憩室炎は、憩室炎領域に隣接した4cm未満の憩室周囲膿瘍を認めることが特徴である。
C：Hinchey II型憩室炎は骨盤内膿瘍、小腸ループ間の膿瘍、4cm以上の膿瘍の存在が特徴である。
D：Hinchey III型憩室炎は化膿性腹膜炎である。
E：Hinchey IV型憩室炎は糞便性腹膜炎である。

(Reprinted by permission from Springer Nature：From Bates DD, Fernandez MB, Ponchiardi C, et al. Surgical management in acute diverticulitis and its association with multidetector CT, modified Hinchey classification, and clinical parameters. Abdom Radiol. 2018；43：2060-2065.)

表18.7 複雑性憩室炎 WSES分類

1A	結腸周囲のごく少量の遊離ガスもしくは、膿瘍形成を伴わない結腸周囲の少量の腹水
1B	腹水 ≦4cm
2A	腹水 >4cm
2B	炎症腸管から5cm以上離れた部位の遊離ガス
3	炎症部位から遠隔部位の遊離ガスを伴わないびまん性の腹水（結腸に穿孔なし）
4	炎症部位から遠隔部位の遊離ガスを伴うびまん性の腹水（結腸の穿孔が持続的にあり）

表18.8 急性憩室炎 修正Hinchey分類

0	軽症 臨床的憩室炎
IA	結腸周囲蜂窩織炎
IB	結腸周囲の憩室に隣接する膿瘍形成（<4cm）
II	骨盤、腹腔内、後腹膜膿瘍（>4cm）
III	化膿性腹膜炎
IV	糞便性腹膜炎

表18.9 急性憩室炎 AAST分類

AAST Grade	名称	臨床分類
I	結腸炎症	腹痛；白血球上昇；軽微な腹痛もしくは腹痛なし
II	結腸微小穿孔または膿瘍を伴わない結腸周囲蜂窩織炎	腹膜刺激症状を認めない限局した圧痛
III	結腸周囲限局性膿瘍	限局性腹膜炎
IV	遠隔部位または多発性膿瘍	複数部位における限局性腹膜炎
V	汎発性腹膜炎を伴う遊離腹腔内結腸穿孔	汎発性腹膜炎

や離れた位置の遊離ガスの存在は、手術の必要性が高い。CRPの測定は、合併性憩室炎と非合併性憩室炎の診断および鑑別に役立つと推奨されている。

バリウム注腸や下部内視鏡検査は穿孔や胆汁滲出の危険性があるため、急性憩室炎患者には行うべきではない。複雑性憩室炎における大腸がん合併のリスクは8〜11%である。閉塞・狭窄や悪性腫瘍を除外するために、バリウム注腸や下部内視鏡検査などの検査は適応があれば6週間以上経ってから行うことが推奨される。

非複雑性急性憩室炎

急性憩室炎の70%以上は合併症を伴わない。軽度の憩室炎に対する従来からの初期治療は、広域抗菌薬の内服投与と流動食であり、外来患者として管理される。最近のデータによると、非複雑性急性憩室炎は抗菌薬を投与なしで治療可能である。免疫抑制患者は、急性憩室炎に対して定時の抗菌薬を投与すべきである。

48時間後に症状が消失しない場合は、CTを施行し、抗菌薬の静脈内注射と腸管安静のために入院させるべきである。憩室炎の増悪を認めなければ、広域抗菌薬による抗菌薬治療を7〜10日間継続する。72時間経過しても改善を認めない場合や悪化する場合は、再画像診断や手術が必要な場合がある。腹水や急性憩室炎を有する腸管長は、病態悪化のリスクと関連している。患者の痛みが改善し、経口摂取に耐えられるようであれば、外来で7〜10日間の抗菌薬の経口投与を終了する。

非複雑性憩室炎の75〜91%において内科的治療が奏効することが示されており、急性憩室炎の管理は著しく進歩

している。非複雑性憩室炎改善後の腸管切除に関してはケースバイケースであり、年齢や再発回数によって規定されるものではない。切除は複雑性憩室炎の場合や、非複雑性ではあるが繰り返し発症し、患者のQOLに悪影響を及ぼし、憩室炎がくすぶっている場合に行われる。

複雑性憩室炎

結腸憩室炎は膿瘍、瘻孔形成、閉塞、穿孔を合併することがある。

〈膿瘍〉

膿瘍は、憩室炎の微小穿孔により、結腸周囲の炎症を引き起こすことが原因である。このような膿瘍は、通常、内容物のある小さな膿瘍となる（表18.7〜18.9）。このような患者は、抗菌薬の静脈内投与を行い非手術療法で治療することができる。より大きな膿瘍（3〜4cm以上）は、敗血症のコントロールために経皮的ドレナージと抗菌薬投与で治療すべきである。経皮的ドレナージが不可能な患者は、抗菌薬単独または腹腔鏡補助下でのドレナージで治療を行う。患者が改善しない場合はCTによる評価を繰り返す。非手術療法での改善を認めない患者では手術が必要となる。憩室炎の膿瘍のドレナージによる治療後、憩室炎の再発や、後の手術のリスクは、特に骨盤内膿瘍や遠隔部位での膿瘍形成した症例の場合では40〜70%である。したがって、膿瘍ドレナージを要した複雑性憩室炎においては、ドレナージ後の待機的切除を考慮する必要がある。しかし、症状が持続する場合、あるいは患者が何度も再発を繰り返す場合にのみ待機的切除を行う外科医も存在する。

〈瘻　孔〉

憩室性疾患による瘻孔の形成は、最も一般的には膀胱に起こる。これらの瘻孔は女性に比べ男性に2倍多く発生する（女性は子宮による保護効果を認める）。結腸膀胱瘻は憩室関連瘻孔の50%を占める。気尿、糞尿、または尿路感染症を繰り返すことがある。大腸腟瘻は憩室関連瘻孔の25%を占める。これらのような種の瘻孔は、一般に、急性期の症状が消失した後、待機的に大腸部分切除術によって治療される。膀胱や腟壁の修復は必要ないことが多いが、十分な検査（膀胱鏡検査、骨盤内十分な評価）が必要である。

〈閉　塞〉

患者は、憩室炎の発症時の結腸内腔の狭窄、または近接小腸が炎症の起きた脂肪織に引き込まれ、閉塞を呈することがある。これは非手術療法で改善することもあるが、手術の必要性がないか注意深く観察する必要がある。この評価においては、常にがんを除外しなければならない。

〈腹腔内穿孔〉

腹膜炎を伴う結腸憩室の腹腔内穿孔は、最大35%の死亡率を伴う重篤な合併症である。腹腔内穿孔を有する患者の70%では、これが憩室性疾患の最初の症状である。直ちに広域抗菌薬の静注と迅速な輸液蘇生を行う。その後、手術室に向かう準備を速やかに進める。

手術適応/管理

手術適応は以下に示す。

・初診時、一部分に限局しない腹腔内穿孔によるびまん性腹膜炎徴候。
・内科的治療を開始してから48～72時間後に臨床症状が悪化した場合。
・非手術療法が奏効しない閉塞。
・経皮的にドレナージできない複雑な膿瘍。

膀胱、腟、または別の腸管への瘻孔自体が、緊急手術が適応となることは稀である。急性期の治療としては、抗菌薬を点滴して炎症を鎮め、その後、待機的に手術を行う。

急性穿孔性憩室炎に対する手術の目標は、ほとんどの場合、穿孔部位を伴う腸管の切除である。腹膜炎がなく、腹膜周囲の炎症がほとんどなく、腹膜腔の汚染が最小限であれば、適切な患者には、ダイバージョンイレオストミー（カバーリングイレオストミー）の有無にかかわらず、一期的吻合を行うことのできる患者も存在する。患者の生理学的状態、汚染の程度、および既往歴などの患者背景を考慮する必要がある（表18.10）。患者が腹膜炎を起こしている場合、あるいは著明な周囲の炎症を起こしている場合、大量の肉眼的汚染がある場合は、一般に、穿孔部の部分切除、結腸人工肛門造設、直腸の盲端処理といったHartmann

表18.10　Mannheim Peritonitis Index（MPI）

リスク因子	スコア
年齢 >50歳	5
女性	5
臓器障害	7
悪性疾患	4
術前24時間以上経過した腹膜炎	4
敗血症の原因が大腸以外	4
汎発性腹膜炎	6
滲出液 　透明 　混濁、化膿性 　糞便性	0 6 12

(Reprinted with permission from Biondo S, Borao JL, Millan M, et al. Current status of the treatment of acute colonic diverticulitis：a systematic review. Colorectal Dis. 2011；14：e1-e11.)

手術を行う（不安定な患者の場合、DCSが必要となることもある）。

Hartmann手術が選択された場合、切除する部位はS状結腸の病変部に限定すべきであり、基本的には"perforectomy（穿孔部切除）"である。

①憩室のある結腸をすべて切除する必要はない。
②近位切除断端は病変のない結腸壁までとし、吻合部内の憩室を避ける。
③遠位は直腸上部まで切除する。直腸で切除しないと憩室炎の再発率が高くなる。

多くの理由から、35～40%の患者はHartmann手術後に人工肛門を戻すことはない。この結果はQOLの低下につながる。さらに、Hartmann手術後の人工肛門閉鎖術の合併症発生率も高いと報告されている。したがって、RCTやメタアナリシスの結果に基づいて、いくつかの学会や総説においても、穿孔性憩室炎での手術において根治的な切除と一期的吻合を提唱している。この推奨はHinchey III型はもちろんのこと、Hinchey IV型の憩室炎においても対象となりうると考えられている。また、それらの手術においてはダイバージョンイレオストミー（カバーリングイレオストミー）も推奨していることが多い。表18.10に切除・一期的吻合に不利となる因子を列挙した。このようなデータが揃っているにもかかわらず、近年の急性穿孔性S状結腸憩室炎のケースシリーズなどの報告では90%以上の症例でHartmann手術が行われ、一次吻合はわずか4～7%であったとしている。

Hinchey III型憩室炎の手術管理における、切除を伴わない腹腔鏡下洗浄・ドレナージ術においては議論がある。いくつかの前向き研究がこのアプローチについて検討して

いるが、その結果はやや矛盾している。そのうちの1つの研究は、患者への有害事象の発生率が高かったため早期に中止された。腹腔鏡下洗浄・ドレナージ術は、HincheyⅢ型腹膜炎のうちごく一部の患者においては、人工肛門や、結腸切除、長期入院を避けることができるかもしれない。しかし、治療失敗や、膿瘍形成、瘻孔形成、再手術の必要性、がんの見逃しなどのリスクが高い。これらのデータを総合すると、急性穿孔性憩室炎に対する最も安全な治療法はやはり切除術であると言える。

大腸炎

大腸の炎症である大腸炎は、前述した炎症性腸疾患（IBD）をはじめ、感染性、好中球減少性、虚血性大腸炎（第12章「腸間膜虚血」参照）まで、さまざまな病因によるものがある。ここでは、これらの大腸炎の管理と根治的治療法についてさらに論じる。

感染性大腸炎

感染性大腸炎は、病原性細菌、ウイルス、真菌、寄生虫の過剰な増殖による続発する病態である。感染性大腸炎は、これらの病原体を防御できない免疫不全者に多く発生する傾向があり、移植患者は最もリスクが高い。

クロストリジウム・ディフィシル大腸炎

クロストリジウム・ディフィシル感染症（Clostridioides difficile infection；CDI）の発生率と重症度は過去30年間で著しく増加している。現在、CDIは入院患者における下痢の最も一般的な原因であり、院内感染の一般的な原因でもあり、米国では年間30,000人が死亡している。

CDIの発症には、年齢、併存疾患、免疫抑制疾患や薬剤、栄養不良、IBD、そして特に重要なのは、病院内での抗菌薬の使用歴など、いくつかの要因が影響する。外科的な介入は患者をCDIに罹患させやすくする要因でもあり、重篤なCDI患者の複合的な管理・治療戦略の一部となる。

病因と病態生理

CDIは、以前はClostridium difficile（C.diffi）として知られていたグラム陽性偏性嫌気性芽胞産生菌によって引き起こされる。芽胞は好気性条件下で生存し、医療現場における伝播の主な要因となっている。成人では、5〜15%の人が糞便-経口経路で感染する。

芽胞は、症状のある患者と症状のない患者のいずれからも排出され、表面上で最長5ヵ月間生存し続け、アルコール系やその他の従来の表面クリーナーでは容易に駆除できない。医療環境や医療従事者の手指との接触が感染リスクを高めることはよく知られているところである。C.diffi菌による院内感染を予防するためには、患者の隔離や接触

時の標準予防策、個人防護具の使用、石鹸と水による手洗い、表面洗浄のための殺胞子剤の使用など（一部の例に過ぎないが）、いくつかの感染制御対策が必要である。糞便-経口経路で体内に入った芽胞は、胃の酸性環境に感受性がなく、小腸に到達して栄養型に変化し、臨床病態の原因となる毒素を産生する。

2つの毒素、トキシンA（TcdA）とトキシンB（TcdB）は、結腸壁への炎症細胞の動員を引き起こし、水様性の下痢を引き起こす。大量の下痢に加えて、より重篤な病型には偽膜性大腸炎や中毒性巨大結腸症があり、宿主に感染したC.diffi株の病原性によっては、多臓器不全を引き起こし、最終的には死に至る。

フルオロキノロン系抗菌薬の使用の増加により、BI/NAP1/027株のような強毒性株はC.diffiトランスフェラーゼという毒素を産生し、ほかの株に比べて毒素産生量が多く、再発率が高く、死亡率が高くなっている。したがって、入院患者のCDIを制御するためには、抗菌薬スチュワードシップ戦略が非常に重要である。

臨床症状および診断

臨床症状は通常、抗菌薬への曝露後5〜10日以内に発現するが、1日から数週間までさまざまである。下痢はCDIの最も一般的な症状であるが、大腸の運動性低下が背景にある場合や、術後麻痺性腸閉塞の患者において発症した場合には、初期に下痢を認めないこともある。

軽症の下痢では、発熱、腎不全、血行動態の不安定などの全身症状を伴わないことが特徴であり、軽度の腹痛を伴う。電解質不均衡および体液量減少はよくみられ、全身合併症の発生を最小限にするために、術後に積極的に診断および治療すべきである。

中等症は、腹痛と腹部膨満、発熱、頻脈、白血球増加、および一般的に乏尿を伴う大量の下痢を特徴とする。

重症または劇症型では、出血、腎不全、昇圧薬を必要とする血行動態不安定性、人工呼吸を必要とする呼吸不全が生じる。この重篤な病型は比較的稀で、症例の1〜3%にみられる。しかし、発症した場合は、中毒性巨大結腸、穿孔を伴う腸管壊死、多臓器不全など、死に至る可能性がある。

直近での、または現在抗菌薬を使用している患者で、下痢の量と回数が突然減少し、明らかな原因のない発熱（体温＞38.5℃）、圧痛の有無にかかわらず腹部膨満感、精神状態の変化、重度の白血球増加（WBC＞15×10^3 cells/mL）、血清乳酸値の上昇（＞4mmol/L）、昇圧薬の需要の出現などの全身的な"sick"な病態を呈する患者には、外科医が鋭敏に注意を払わなければならない。このような状況では、タイムリーな治療と迅速な治療介入を行うために、CDIを強く疑う必要がある。その他の重要な検査所見には、血清クレアチニン値のベースライン値の1.5倍を超える上

昇、およびアルブミン＜2.5g/dLが含まれる。

初回治療後のCDIの再発は患者の10～30％にみられ、これは*C.diffi*毒素に対する免疫反応の低下および/または大腸内細菌叢の変化と関連している。再発エピソードは通常、初回エピソードより重症度は低く、再感染、またはCDIへの抗菌薬治療に耐性のある、初回感染からの残存芽胞の存在により、複数回の再発が起こる可能性がある。*C.diffi*菌が産生する毒素は通常、便サンプルから検出することができる。

CDIの既知の危険因子（直近の抗菌薬の使用、最近の入院歴、高齢）をもつ患者で、下剤や経腸栄養剤の使用など、徴候や症状を説明できる理由がなく、24時間以内に3回を超える軟便がある場合は、検査を受けるべきである。

潜在的な保菌者にCDIを過剰診断する可能性があるため、有形便のある患者は検査を受けるべきではない。便検体を採取できない腸閉塞患者では、直腸周囲スワブのPCR検査を実施することで代替が可能である。

CDIの診断は、*C.diffi* toxin B遺伝子の核酸増幅検査（NAAT）陽性、または*C.difficile* toxinの便検査陽性のいずれかで診断される。

その他の検査においても、感度や特異度の程度の差はあるが診断可能であり、

a）*C.diffi* グルタミン酸デヒドロゲナーゼの酵素免疫測定法

b）*C.diffi* toxin AおよびBの酵素免疫測定法

c）培養細胞毒性測定法

d）選択的嫌気培養法

などがある。

重篤なCDIの臨床症状（重篤な腹痛、麻痺性腸閉塞を伴う腹部膨満、発熱、血液量減少、乳酸アシドーシス、低アルブミン血症、著明なWBC増加）を有する患者、または劇症型大腸炎（低血圧または麻痺性腸閉塞）を有する患者には、腸穿孔または中毒性巨大結腸症の有無を評価するために、CT撮影が推奨される。CDIの徴候および症状を有する患者において、直径7cmを超える有意な結腸拡張は、中毒性巨大結腸症の診断となる。

CDIのCT所見には、結腸壁の肥厚（汎大腸炎）、結腸の拡張、大腸周囲脂肪織への炎症波及、"accordion sign"（結腸内腔のCT値の高い経口造影剤のCT値の低い炎症粘膜が交互に認められる徴候）、"target sign"（粘膜下層の炎症により静脈内造影剤による造影効果の程度が異なる）、粘膜下層の浮腫による"thumb printing"（腸管壁のscalloping）、腹水などがある。CDIのCT診断の感度は52％、特異度は93％、陽性的中率は88％、陰性的中率は67％である。

内視鏡的には、CDIは潰瘍、プラーク、偽膜の存在によって特徴づけられ、これらは劇症大腸炎症例の90％に認められる。穿孔の危険性があるため、CDIの診断に内視鏡検

査が用いられることは稀である。

初発CDIの内科的管理

成人の初発CDIに対しては、重症度にかかわらず、バンコマイシン125mgを1日4回もしくは、フィダキソマイシン200mgを1日2回、10～14日間、経口投与することが、メトロニダゾールよりも推奨される。バンコマイシンまたはフィダキソマイシンが使用できないもしくは禁忌の場合は、メトロニダゾールの経口投与が適応となる。

IDSA（Infections Disease Society of America）/ SHEA（Society for Healthcare Epidemiology of America）ガイドラインでは、WBC 15,000/mL以上または血清クレアチニン値1.5mg/dL以上を重症の指標とすることを推奨している。フィダキソマイシンの臨床的治癒率はバンコマイシンに劣らないが、再発率は有意に低いため、フィダキソマイシンはCDI再発のリスクが高い患者にのみ使用される。

劇症型CDI

劇症型CDIは低血圧またはショック、麻痺性腸閉塞、巨大結腸を特徴とする。治療はバンコマイシン500mgを1日4回、10日間経口投与する。麻痺性腸閉塞がある場合は、バンコマイシン500mgを100mLの生理食塩水に溶解したものを、6時間ごとに浣腸として直腸に注入することを考慮すべきである（表18.1）。麻痺性腸閉塞が疑われる場合は、バンコマイシンの経口投与または直腸投与に加えて、メトロニダゾール500mgを8時間ごとに静脈内投与することが推奨される。バンコマイシンおよびメトロニダゾールに対する反応が不十分な場合は、チゲサイクリンまたは免疫グロブリン製剤が使用されることがあるが、これらの有効性を証明する研究は限られている。WBCの上昇（＞25,000/mL）または乳酸値の上昇（＞5mmol/L）は死亡率の上昇と関連しており、早期の外科的介入が生存の鍵であることが報告されている。

再発性CDIの治療

再発性CDIは患者の約25％にみられる。再発の危険因子としては、前回のCDI治療中または治療後における抗菌薬の投与、基礎疾患の重症化、高齢、免疫抑制などが挙げられる。CDIの再発は、同じ株によるもの（再発）と異なる*C.difficile*株によるもの（新規感染）があるが、それらの原因に関係なく管理は同じである。

再発時の最初に行われる治療は、CDIの初回感染時の治療に使用された薬剤によって異なる。初回感染時メトロニダゾールを投与された患者は、バンコマイシン125mgを1日4回、10日間の経口投与で治療しなければならない。初回治療としてバンコマイシンの経口投与を受けた患者は、バンコマイシンのパルス－漸減レジメン、またはフィ

ダキソマイシンの10日間コースで治療しなければならない。メトロニダゾールは再発性CDIには推奨されない。複数回繰り返した再発性CDI患者は、バンコマイシンの経口投与（パルス−漸減レジメン）の長期コース、またはバンコマイシンの経口投与後にリファキシミン、またはフィダキソマイシンの投与を行う。

糞便移植（FMT）は、CDI発症の一因である抗菌薬に関連した腸内細菌叢の異常の是正に成功している。報告されているFMTの成功率は、糞便の注入方法にかかわらず高く、77〜94％であり、大腸への注入が最も成功率が高い。再発性CDIに対して、FMT開始前に抗菌薬治療を施行すべき回数についてはコンセンサスはないが、IDSA/SHEAはFMT開始前に少なくとも2回の再発、または合計3回のCDIに対して適切な抗菌薬治療を行うことを推奨している。FMTの合併症には感染性合併症と糞便注入による身体的合併症があるが、長期的な経過は現時点では不明である。

トキシンB結合モノクローナル抗体であるベズロトクスマブは2016年に承認され、CDIに対して抗菌薬を併用している成人患者において再発リスクの低減に大きな期待がもてることが示された。

外科的管理

全身状態の悪化まで進行した劇症型大腸炎患者には外科的治療が必要である。年齢（70歳以上）、CDIの既往、WBC増加（18,000/mm^{3}以上）、血行動態不安定、抗蠕動薬の使用、腹痛の増加、腹部膨満、下痢、および精神状態の変化は、劇症型大腸炎の予測的徴候および症状である。外科的介入の遅れは予後不良の可能性を高める。全身毒性や臓器障害を伴う重症のCDI症例において、緊急大腸切除術は抗菌薬による内科的治療と比較して予後改善効果をもたらす。特に65歳未満の患者では、心不全、呼吸不全や昇圧薬需要が出現する前に早期に手術を行うことが死亡率の低下につながる。CDI患者における理想的な手術のタイミングは明確にはされていないが、ほとんどの外科医は、初診から3〜5日後に臨床的に悪化または改善しない患者は手術介入を考慮すべきであるという意見で一致している。

劇症型大腸炎患者を治療する際には、大腸亜全摘術、回腸末端人工肛門造設術を考慮すべきであり、これは劇症型大腸炎を呈した症例に対して行われる最も一般的な手術である。結腸部分切除のみでは劇症型CDIには不十分である。

結腸の外見は比較的良好にみえることがあるので、外科医は術野での結腸の肉眼所見に惑わされてはならない。しかし、多くの場合、結腸は著しく拡張し、多量の液体で満たされ、結腸壁は浮腫状態であり、穿孔していない症例においても、結腸周囲の炎症所見や無菌性腹水もよ

くみられる。手術が遅れると、穿孔の有無にかかわらず大腸壁が壊死することがある。

外科的介入は迅速に開腹で行い、直腸を腹膜反射部またはその付近で切離する必要がある。迅速な切除を行うためには、腸間膜の血管は末梢で分岐する前に中枢で結紮する必要がある。

加温したポリエチレングリコール3350/電解質溶液を用いた順行性結腸洗浄ならびに腹腔鏡下回腸人工肛門造設術は、血行動態が安定している患者において、大腸亜全摘術に代わる結腸温存の代替治療であり、術後に回腸人工肛門からバンコマイシンを順行性に注入する。この手術を比較的早期（臓器障害が進行を示唆する徴候がある場合）に行うことで、大腸亜全摘術の施行頻度は稀なものとなる。例外は、経過の遅い患者や腹部コンパートメント症候群（abdominal compartment syndrome；ACS）の患者である。結腸洗浄術施行患者における術前の死亡予測因子としては、年齢、血清乳酸値の上昇、手術の時期、昇圧薬の使用、急性腎不全の有無などがある。

好中球減少性腸炎

好中球減少性腸炎は盲腸炎とも呼ばれる。これは生命を脅かす急性の疾患であり、盲腸の全層性炎症が特徴で、一般に上行結腸と回腸への炎症浸潤を伴う。

危険因子としては、化学療法、悪性腫瘍、腸内細菌叢を変化させる抗菌薬の全身投与などが挙げられる。成人よりも小児に多い。化学療法や新規の免疫調節療法を受ける患者の増加に伴い、好中球減少性腸炎はこれらの治療による一般的な合併症となっている。好中球減少性腸炎は代表的な化学療法誘発性腸炎で、白血病患者に典型的にみられ、好中球数の減少に関連している。この腸炎の原因は、急速に細胞分裂する大腸粘膜を性質をターゲットとした化学療法の毒性による二次的なものである。腸炎は、免疫抑制下において傷害を受けた腸粘膜が細菌をはじめとした微生物の浸潤を受けることで起こると考えられている。

診断は病歴、身体所見およびCTでの急性炎症所見によって行われる。好中球減少性腸炎は重症度によって症状が異なる。最も一般的な症状は、腹部膨満感、右下腹部に限局した腹部圧痛、ショックである。

診断的評価としては、血算（白血球分画含む）（貧血、好中球減少、血小板減少がみられることがある）、便検査（C.diffおよびその他の感染性病因を除外する）、画像診断としては腹部CTが選択される。腹部CTは、門脈ガスや遊離ガスのような不良な徴候だけでなく、盲腸や上行結腸の壁肥厚、盲腸周囲炎を示すことがある。

好中球減少性腸炎の治療には、腸管安静と抗菌薬、重症例ではステロイドが用いられる。壊死や虚血がなければ、抗菌薬と輸液による内科的管理で成功することがある。手

術の指標としては、腹膜炎、穿孔、腸管気腫、腹腔内敗血症、膿瘍形成などがある。全層性壊死をきたしている全領域を切除する。セカンドルック手術が必要な場合もある。

サイトメガロウイルス(CMV)腸炎

サイトメガロウイルス(CMV)腸炎は免疫正常患者では稀な疾患であるが、免疫不全患者ではより一般的である。

固形臓器移植後の患者では2～16％の、ヒト免疫不全ウイルス(human immunodeficiency virus；HIV)感染者では3～5％のリスクがある。一次感染は、血清陰性の患者がCMVに曝露された場合に起こる。潜在性CMVの再活性化は、免疫不全に陥った患者で起こり、重大な合併症率と死亡率を伴う。危険因子としては、免疫抑制薬、免疫不全患者のIBD、HIV、移植患者(特にCMVを含む臓器を移植された患者)、血液透析、悪性腫瘍、膠原病などが挙げられる。

CMVは複数の臓器を標的とし、食道と結腸が最も一般的な感染部位である。したがって、臨床症状としては、発熱、食欲不振、倦怠感、腹痛、消化管粘膜の潰瘍形成、粘膜出血、および慢性の水様または血性の下痢がみられる。

診断的評価にはCTが含まれ、腸管壁の肥厚、粘膜潰瘍形成、内腔狭窄を示すことがある。標準的な臨床検査に加えて、CMVの免疫検査を行う。S状結腸鏡検査または大腸内視鏡検査により、潰瘍化、結節性プラークまたはポリープ状病変を直接観察することができる。また、組織を生検して診断に役立てることもできる。

CMV大腸炎の治療としては、積極的な輸液蘇生と抗ウイルス療法を直ちに開始すべきである。手術の適応は、腹膜炎、腹腔内遊離ガス、穿孔である。大腸切除が必要な患者の死亡率は30％である。

まとめ

- クローン病(CD)は、肛門周囲病変の有無にかかわらず、炎症性、狭窄性、穿通性の病変を呈する。敗血症の徴候がない場合は、ステロイドと抗TNF薬を用いた導入療法によるCDの内科的治療が望ましい。肛門周囲炎、膿瘍、瘻孔、閉塞はCDの緊急症状であり、緊急の外科的介入を必要とする。潰瘍性大腸炎は、外来患者の問題として現れることもあれば、中毒性巨大結腸症、出血、穿孔による緊急事態を呈することもある。治療は通常、免疫系、腸内細菌叢、食生活の改善に焦点を当てた多角的治療である。手術は、緊急の場合を除き、複数の内科的治療が失敗した後の最後の手段である。
- 小腸憩室は比較的無症状である。ほとんどは無症状のままであり、治療の必要はない。出血、憩室炎、あるいは穿孔を呈することもある。
- 大腸憩室症は高齢になるほど頻度が高くなる。欧米では左側の憩室が多い。東洋では右側憩室が多い。多くは無症状で、治療の必要はない。ほとんどの急性憩室症例は手術なしで治療可能である。HincheyⅢ型およびⅣ型憩室炎の治療には、一般にS状結腸切除術が必要である。いくつかのRCTでは、術式はHartmann法ではなく、一期的吻合術を行うことを推奨している。しかし、急性穿孔性大腸憩室炎に対しては、90％以上の患者が切除・人工肛門の術式を施行されている。
- 外科医が相談されることのある感染性大腸炎には、CMV、好中球減少性大腸炎、CDI(以前はClostridium difficileとして知られていた)がある。CDIの劇症型では手術が必要になることもある。臓器不全が進行する前に手術介入を行うことが外科的管理を効果的に行うために重要である。2つの術式があり、大腸亜全摘術と、腹腔鏡下回腸人工肛門造設術ならびに加温ポリエチレングリコール3350/電解質溶液順行性大腸洗浄、術後人工肛門からのバンコマイシン注入である。後者の方法は、臓器障害の初期徴候があり、血行動態が安定している患者には効果的である。

文　献

Abt MC, McKenney PT, Pamer EG. Clostridium difficile colitis：pathogenesis and host defence. Nat Rev Microbiol. 2016；14(10)：609-620. doi：10.1038/nrmicro.2016.108

Bagdasarian N, Rao K, Malani PN. Diagnosis and treatment of Clostridium difficile in adults：a systematic review. JAMA. 2015；313：398-408.

Bates DD, Fernandez MB, Ponchiardi C, et al. Surgical management in acute diverticulitis and its association with multi-detector CT, modified Hinchey classification, and clinical parameters. Abdom Radiol(NY). 2018；43：2060-2065.

Berg DF, Bahadursingh AM, Kaminski DL, Longo WE. Acute surgical emergencies in inflammatory bowel disease. Am J Surg. 2002；184(1)：45-51.

Biondo S, Ramos E, Fraccalvieri D, et al. Comparative study of left colonic Peritonitis Severity Score and Mannheim Peritonitis Index. Br J Surg 2006；93：616-622.

Bitton A, Peppercorn MA. Emergencies in inflammatory bowel disease. Crit Care Clin. 1995；11(2)：513-529.

Boland GW, Lee MJ, Cats AM, Gaa JA, Saini S, Mueller PR. Antibiotic-induced diarrhea：specificity of abdominal CT for the diagnosis of Clostridium difficile disease. Radiology. 1994；191：103-106.

Brandt LJ, Aroniadis OC, Mellow M, et al. Long-term follow-up of colonoscopic fecal microbiota transplant for recurrent Clostridium difficile infection. Am J Gastroenterol. 2012；107：1079-1087.

Carchman EH, Peitzman AB, Simmons RL, Zuckerbraun BS. The role of acute care surgery in the treatment of severe, complicated Clostridium difficile-associated disease. J Trauma Acute Care Surg. 2012；73：789-800.

Cauley CE, Patel R, Bordeianou L. Use of primary anastomosis with diverting ileostomy in patients with acute diverticulitis requiring urgent operative intervention. Dis Colon Rectum. 2018；61：586-592.

Chan S, Kelly M, Helme S, Gossage J, Modarai B, Forshaw M. Outcomes following colectomy for Clostridium difficile colitis. Int J Surg. 2009；7：78-81.

Chen H, Li H, Liu Z. Interplay of intestinal microbiota and mucosal immunity in inflammatory bowel disease：a relationship of frenemies. Therap Adv Gastroenterol. 2020；13：1756284820935188.

Chen P, Zhou G, Lin J, et al. Serum biomarkers for inflammatory bowel disease. Front Med(Lausanne). 2020；7：123.

Choi J, Bessoff K, Bromley-Dulfano R, et al. Prospectively assigned AAST grade versus modified Hinchey class and acute diverticulitis outcomes. J Surg Res. 2021；259：555-561.

Clanton J, Fawley R, Haller N, et al. Patience is a virtue：an argument for delayed surgical intervention in fulminant Clostridium difficile colitis. Am Surg. 2014；80：614-619.

Dahmus J, Rosario M, Clarke K. Risk of lymphoma associated with Anti-TNF therapy in patients with inflammatory bowel disease：implications for therapy. Clin Exp Gastroenterol. 2020；13：339-350.

De Simone B, Alberici L, Ansaloni L, Sartelli M, Coccolini F, Catena F. Not all diverticulites are colonic：small bowel diverticulitis：a systematic review. Minerva Chir. 2019；74(2)：137-145.

Fekety R, Kim KH, Brown D, Batts DH, Cudmore M, Silva J Jr. Epidemiology of antibiotic-associated colitis；isolation of Clostridium difficile from the hospital environment. Am J Med. 1981；70(4)：906-908.

Ferrada P, Callcut R, Zielinski MD, et al.；EAST Multi-Institutional Trials Committee. Loop ileostomy versus total colectomy as surgical treatment for Clostridium difficile-associated disease：an Eastern Association for the Surgery of Trauma multicenter trial. J Trauma Acute Care Surg. 2017；83：36-40.

Feuerstein JD, Cheifetz AS. Ulcerative colitis：epidemiology, diagnosis, and management. Mayo Clin Proc. 2014；89(11)：1553-1563.

Gajendran M, Loganathan P, Catinella AP, Hashash JG. A comprehensive review and update on Crohn's disease. Dis Mon. 2018；64(2)：20-57.

Gionchetti P, Dignass A, Danese S, et al. 3rd European evidence-based consensus on the diagnosis and management of Crohn's disease 2016：part 2：surgical management and special situations. J Crohns Colitis. 2017；11(2)：135-149.

Girotra M, Kumar V, Khan JM, et al. Clinical predictors of fulminant colitis in patients with Clostridium difficile infection. Saudi J Gastroenterol. 2012；18：133-139.

Gkikas K, Gerasimidis K, Milling S, Ijaz UZ, Hansen R, Russell RK. Dietary strategies for maintenance of clinical remission in inflammatory bowel diseases：are we there yet? Nutrients. 2020；12(7).

Goldstone RN, Steinhagen RM. Abdominal emergencies in inflammatory bowel disease. Surg Clin North Am. 2019；99(6)：1141-1150.

Gomollon F, Dignass A, Annese V, et al. 3rd European evidence-based consensus on the diagnosis and management of Crohn's disease 2016：part 1：diagnosis and medical management. J Crohns Colitis. 2017；11(1)：3-25.

Gough E, Shaikh H, Manges AR. Systematic review of intestinal microbiota transplantation(fecal bacteriotherapy) for recurrent Clostridium difficile infection. Clin Infect Dis. 2011；53：994-1002.

Gourarzi M, Seyedjacadi SS, Goudarzi H, Mehdizadeh Aghdam E, Nazeri S. Clostridium difficile infection：epidemiology, pathogenesis risk factors and therapeutic options. Scientifica(Cairo). 2014；2014：916826.

Hall J, Hardiman K, Lee S, et al. The American Society of Colon and Rectal Surgeons Clinical Practice Guidelines for the treatment of left-sided colonic diverticulitis. Dis Colon Rect 2020；m63：728-747.

Hamilton MJ, Weingarden AR, Sadowsky MJ, Khoruts A. Standardized frozen preparation for transplantation of fecal microbiota for recurrent Clostridium difficile infection. Am J Gastroenterol. 2012；107：761-767.

Hanna MH, Kaiser AM. Update on management of sigmoid diverticulitis. World J Gastroenterol. 2021；27：760-781.

Hansen CC, Soreide K. Systematic review of epidemiology, presentation, and management of Meckel's diverticulum in the 21st century. Medicine(Baltimore). 2018;97(35)：e12154.

Haut ER, Johnson E, Praba-Egge A, et al. Timing and type of surgical treatment of Clostridium difficile-associated disease：a practice management guideline from the Eastern Association for the Surgery of Trauma. J Trauma Acute Care Surg. 2014；76：1484-1493.

Hindryckx P, Jairath V, D'Haens G. Acute severe ulcerative colitis：from pathophysiology to clinical management. Nat Rev Gastroenterol Hepatol. 2016；13(11)：654-664.

Jorup-Rönström C, Håkanson A, Sandell S, et al. Fecal transplant against relapsing Clostridium difficile-associated diarrhea in 32 patients. Scand J Gastroenterol 2012；47：548-552.

Kaiser AM, Hogen R, Bordeianou L, Alavi K, Wise PE, Sudan R；CME Committee of the SSAT. Clostridium Difficile Infection from a Surgical Perspective. J Gastrointest Surg. 2015；19：1363-1377.

Keshteli AH, Madsen KL, Dieleman LA. Diet in the pathogenesis and management of ulcerative colitis；a review of randomized controlled dietary interventions. Nutrients. 2019；11(7).

Khan A, Hawkins AT. Challenging surgical dogma. Controversies in diverticulitis. Surg Clin North Am. 2021；101：967-980.

Kim MJ, Kim BS, Kwon JW, et al. Risk factors for the development of Clostridium difficile colitis in a surgical ward. J Korean Surg Soc. 2012；83：14-20.

Kim PK, Zhao P, Teperman S. Evolving treatment strategies for severe clostridium difficile colitis：defining the therapeutic window. In：Sartelli M, Bassetti M, Martin-Loeches I, eds. Abdominal Sepsis. Hot Topics in Acute Care Surgery and Trauma. Springer；2018.

Lamontagne F, Labb AC, Haeck O, et al. Impact of

emergency colectomy on survival of patients with fulminant Clostridium difficile colitis during an epidemic caused by a hypervirulent strain. Ann Surg. 2007 ; 245 : 267-272.

Lee JH, Ahn BK, Lee KH. Conservative treatment of uncomplicated right sided diverticulitis : a systematic review and meta-analysis. Int J Colorect Dis. 2021 ; 36 : 1791-1799.

Lee DY, Chung EL, Guend H, Whelan RL, Wedderburn RV, Rose KM. Predictors of mortality after emergency colectomy for Clostridium difficile colitis : an analysis of ACS-NSQIP. Ann Surg. 2014 ; 259 : 148-156.

Lessa FC, Gould CV, McDonald LC. Current status of Clostridium difficile infection epidemiology. Clin Infect Dis. 2012 ; 55 : 65-70.

Lessa FC, Mu Y, Bamberg WM, et al. Burden of Clostridium difficile infection in the United States. N Engl J Med. 2015 ; 372 : 825-834.

Lins Neto MÁ F, Verdi GMX, Veras AO, Veras MO, Caetano LC, Ursulino JS. Use of metabolomics to the diagnosis of inflammatory bowel disease. Arq Gastroenterol. 2020 ; 57 : 311-315.

MacConnachie AA, Fox R, Kennedy DR, Seaton RA. Faecal transplant for recurrent Clostridium difficile-associated diarrhoea : a UK case series. QJM. 2009 ; 102 : 781-784.

Mahadevan U, Silverberg MS. Inflammatory bowel disease-gastroenterology diamond jubilee review. Gastroenterology. 2018 ; 154(6) : 1555-1558.

Mattila E, Uusitalo-Seppälä R, Wuorela M, et al. Fecal transplantation, through colonoscopy, is effective therapy for recurrent Clostridium difficile infection. Gastroenterology. 2012 ; 142 : 490-496.

McDonald LC, Gerding DN, Johnson S, et al. Clinical practice guidelines for Clostridium difficile infection in adults and children : 2017 update by the Infectious Diseases Society of America(IDSA) and Society for Healthcare Epidemiology of America (SHEA). Clin Infect Dis. 2018 ; 66 : e1-e48.

Mona-Lopez L, Ruiz-Edo N, Estrada-Ferrer O, et al. Efficacy and safety of nonantibiotic outpatient treatment in mild acute diverticulitis(DINAMO-study). Ann Surg. 2021 ; 274 : e435-e442.

Moriichi K, Fujiya M, Okumura T. The endoscopic diagnosis of mucosal healing and deep remission in inflammatory bowel disease. Dig Endosc. 2021 ; 33 : 1008-1023.

Neal MD, Alverdy JC, Hall DE, Simmons RL, Zuckerbraun BS. Diverting loop ileostomy and colonic lavage : an alternative to total abdominal colectomy for the treatment of severe, complicated Clostridium difficile associated disease. Ann Surg. 2011 ; 254 : 423-437.

Nebbia M, Yassin NA, Spinelli A. Colorectal cancer in inflammatory bowel disease. Clin Colon Rectal Surg. 2020 ; 33(5) : 305-317.

Nicolaides S, Vasudevan A, Long T, van Langenberg D. The impact of tobacco smoking on treatment choice and efficacy in inflammatory bowel disease. Intest Res. 2021 ; 19 : 158-170.

Ordás I, Eckmann L, Talamini M, Baumgart DC, Sandborn WJ. Ulcerative colitis. Lancet. 2012 ; 380(9853) : 1606-1619.

Peery AF, Shaukat A, Strate LL. AGA Clinical practice update in medical management of colonic diverticulitis : expert review. Gastroenterology. 2021 ; 160 : 906-911.

Portugal R, Nucci M. Typhlitis(neutropenic enterocolitis) in patients with acute leukemia : a review. Expert Rev Hematol. 2017 ; 10(2) : 169-174.

Poxton IR, McCoubrey J, Blair G. The pathogenicity of Clostridium difficile. Clin Microbiol Infect. 2001 ; 7(8) : 421-424.

Rangan V, Lamont JT. Small bowel diverticulosis : pathogenesis, clinical management, and new concepts. Curr Gastroenterol Rep. 2020 ; 22 : 4.

Rodrigues MA, Brady RR, Rodrigues J, Graham C, Gibb AP. Clostridium difficile infection in general surgery patients ; identification of high-risk populations. Int J Surg. 2010 ; 8 : 368-372.

Sartelli M, Di Bella S, McFarland LV, et al. 2019 update of the WSES Guidelines for Management of Clostridium difficile infection in Surgical Patients. World J Emerg Surg. 2019 ; 14 : 8. doi : 10.1186/s13017-019-0228-3

Sartelli M, Moore FA, Ansaloni L, et al. A proposal for a CT driven classification of Left colon acute diverticulitis. World J Emerg Surg. 2015 ; 10 : 3. https : //doi. org/10.1186/1749-7922-10-3

Sartelli M, Weber DG, Kluger Y, et al. 2020 update of the WSES guidelines for the management of acute colonic diverticulitis in the emergency setting. World J Emerg Surg. 2020 ; 15 : 32. https : //doi.org/10.1186/s13017-020-00313-4

Satsangi J, Silverberg MS, Vermeire S, Colombel JF. The Montreal classification of inflammatory bowel disease : controversies, consensus, and implications. Gut. 2006 ; 55(6) : 749-753.

Schultz JK, Azhar N, Binda GA, et al. European Society of Coloproctology : guidelines for the management of diverticular disease of the colon. Colorectal Dis. 2020 ; 22 : 5-28.

Seder CW, Villalba MR Jr, Robbins J, et al. Early colectomy may be associated with improved survival in fulminant Clostridium difficile colitis : an 8-year experience. Am J Surg. 2009 ; 197 : 302-307.

Shafi S, Priest EL, Crandall ML, et al. Multicenter validation of AASR grading system for acute colonic diverticulitis and its use for emergency general surgery quality improvement program. J Trauma Acute Care Surg. 2016 ; 80 : 405-411.

Shen ZH, Zhu CX, Quan YS, et al. Relationship between intestinal microbiota and ulcerative colitis : mechanisms and clinical application of probiotics and fecal microbiota transplantation. World J Gastroenterol. 2018 ; 24(1) : 5-14.

Stewart DB, Hollenbeak CS, Wilson MZ. Is colectomy for fulminant Clostridium difficile colitis life saving? A systematic review. Colorectal Dis. 2013 ; 15 : 798-804.

Talathi S, Baig KKK. Biosimilars in inflammatory bowel disease. J Dig Dis. 2020 ; 21 : 610-620.

Tan P, Li X, Shen J, Feng Q. Fecal microbiota transplantation for the treatment of inflammatory bowel disease : an update. Front Pharmacol. 2020 ; 11 : 574533.

Tatiya-Aphiradee N, Chatuphonprasert W, Jarukamjorn K. Immune response and inflammatory pathway of ulcerative colitis. J Basic Clin Physiol Pharmacol. 2018 ; 30(1)：1-10.

Tian Y, Abu-Sbeih H, Wang Y. Immune checkpoint inhibitors-induced colitis. Adv Exp Med Biol. 2018 ; 995：151-157.

To KB, Napolitano LM. Clostridium difficile infection： update on diagnosis, epidemiology, and treatment strategies. Surg Infect. 2014 ; 15：490-502.

Toh JW, Stewart P, Rickard MJ, Leong R, Wang N, Young CJ. Indications and surgical options for small bowel, large bowel and perianal Crohn's disease. World J Gastroenterol. 2016 ; 22(40)：8892-8904.

Torres J, Mehandru S, Colombel JF, Peyrin-Biroulet L.

Crohn's disease. Lancet. 2017 ; 389(10080)：1741-1755.

Young-Fadok TM. Diverticulitis. N Engl J Med. 2018 ; 379：1635-1642.

Zangenberg MS, Horesh N, Kopylov U, El-Hussuna A. Preoperative optimization of patients with inflammatory bowel disease undergoing gastrointestinal surgery：a systematic review. Int J Colorectal Dis. 2017 ; 32(12)：1663-1676.

Zhang YZ, Li YY. Inflammatory bowel disease： pathogenesis. World J Gastroenterol. 2014 ; 20(1)：91-99.

CHAPTER 19

肛門/直腸救急疾患

訳：室野井 智博

症例提示

　昨夜、コントロール不良の糖尿病患者（62歳）が肛門周囲痛を訴えて救急外来を受診した。肛門周囲に圧痛があり、炎症徴候が増強していたため、起立や歩行が困難であった。疼痛評価は安静時7/10で、肛門周囲に限局し、放散はなく、歩行時や起立時に悪化した。患者は12時間前から発熱と肛門痛があった。患者の臨床状態は急速に悪化した。その後3時間以内に、褥瘡、皮膚壊死、および出血性水疱が発生した。皮膚上の感覚喪失も認められた。

　検査値異常は、好中球優位のWBC：15,500/mm^3、Hb：11.5/g/dL、血小板数：正常、Na：130mmol/L、Cr：1.7mg/dL（ベースライン：1.2mg/dL）、グルコース：265mg/dL、CRP：180ng/L。LRINEC（Laboratory Risk Indicator for Necrotizing Fasciitis）スコアは9であり、筋膜炎を強く疑った。患者の容態は急速に悪化し、間もなく敗血症性ショックに陥った。患者は手術室に運ばれ、すべての壊死組織を切除した（図19.1）。手術の際、膿と壊死組織のサンプルを採取し、微生物学的検査（培養と抗菌薬検査）に回した。

　当初、患者は広域抗菌薬を投与され、集中治療室に移された。培養の結果、セファロスポリン系抗菌薬に感受性のある黄色ブドウ球菌と大腸菌が検出され、抗菌薬の調整が行われた。さらなる悪化を避けるため、輸液蘇生と綿密なモニタリングが不可欠であった。

　最初のデブリードマンから48時間後に2回目の外科的デブリードマンが必要であった。48時間後に人工肛門造設術が行われ、5週間後に二期的閉鎖術が行われた（図19.2）。初回手術の3ヵ月後に人工肛門の閉鎖術が行われた。

〈 質 問 〉
　患者の診断は？　この患者の管理における優先順位と治療のステップは何か？

〈 回 答 〉
　壊死性軟部組織感染症（NSTI）は数時間以内に患者を変化させる可能性のある重篤な疾患である。外科的デブリードマンを根本的に行うことが最優先である。早期発見と広範なデブリードマンによる治療により、劇症化による致命的な転帰を避けることができる。患者の臨床状態が急速に悪化したため、私たちは迅速な蘇生処置と、早期かつ積極的な外科的検査と壊死組織のデブリードマンを急いだ。健常組織へのダメージを最小限にするため、段階的なデブリードマンを計画した。表在性病変の範囲外まで及ぶ広範な切開が必要であった。手術創の汚染が大きかったため、数段階のデブリードマンの後、人工肛門による便流路変更を行う決断を下した。

はじめに

　疼痛、出血、発熱、腸閉塞を伴う肛門部の急性腫脹は、緊急の外科的処置を必要とする病態である。このような肛門部救急疾患には、感染性救急疾患（肛門周囲膿瘍、会陰壊死性筋膜炎-フルニエ壊疽としても知られる）、痔性救急疾患（出血、血栓症、絞扼性）、外傷性救急疾患（肛門外傷、異物遺残）、閉塞性救急疾患（閉塞性肛門腫瘍、肛門脱、腸重積）などがある。慎重な臨床評価と状況判断が、外科医を成功する治療（手術的または非手術的）へと導くはずである。意思決定が遅れると、合併症を引き起こしたり、不適切な治療で予後が悪くなる可能性がある。

感染性救急疾患

　肛門膿瘍と瘻孔は最も頻度の高い肛門病変の1つである。膿瘍と瘻孔は同じ病態である瘻孔性膿瘍の2つのフェーズである。しかし、治療上の理由から、両者を分けて考える。膿瘍は肛門部の急性炎症であり、痔瘻は肛門膿瘍の慢性合併症である。

肛門周囲膿瘍

　肛門管内の歯状線より上の陰窩および肛門腺は、排泄物によって感染することがある。感染は周囲組織に広がり、括約筋内膿瘍または括約筋間膿瘍に発展することがある。

19. 肛門／直腸救急疾患　207

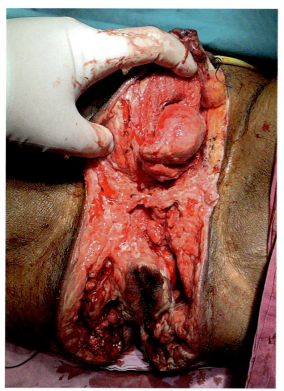

図19.1　フルニエ壊疽の広範なデブリードマン後

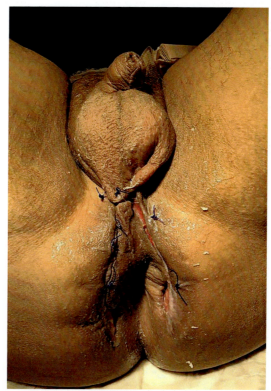

図19.2　会陰筋膜炎後の二期的縫合後

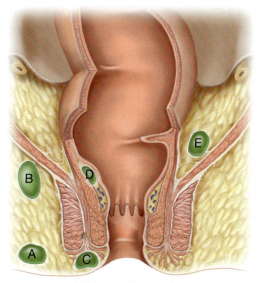

図19.3　A：肛門周囲膿瘍、B：会陰部膿瘍、
C：坐骨直腸窩膿瘍、D：粘膜下膿瘍、
E：直腸周囲／肛門挙筋上膿瘍

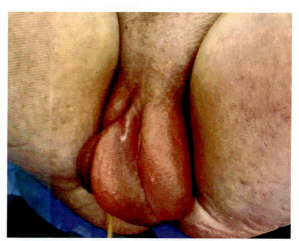

図19.4　会陰部膿瘍

感染は通常、抵抗の少ない経路に沿って広がる（尾側から括約筋間腔に入り、肛門周囲膿瘍を引き起こす。頭側から腸壁内の縦筋層内に入り筋間膿瘍となる。頭側から腸壁外に入り肛門上膿瘍となる）。感染は外括約筋のどのレベルにも広がる可能性があり、その結果、直腸肛門内膿瘍となり、頭側または尾側に広がることもある。

分　類

　肛門直腸膿瘍は肛門括約筋との関係により、肛門周囲、括約筋間、坐骨直腸窩、肛門挙筋上と分類される（図19.3A〜E）。肛門周囲膿瘍は皮下脂肪組織の表層に位置し、外括約筋の深部を通過しない（図19.4）。括約筋間膿瘍は2つの肛門括約筋（内肛門括約筋と外肛門括約筋）の間に発生し、そのレベルに収まる。その結果、激痛が生じる。多くの場合、直腸指診でしか肛門管内の膿瘍を同定できない。このような場合は肛門鏡検査が有用である。

　肛門内窩・坐骨直腸窩膿瘍は"馬蹄形膿瘍"（図19.5）として反対側に広がることがある。馬蹄形膿瘍は、深部の後直腸間隙を通って広がる。挙筋上膿瘍は挙筋上部に発生する。

　括約筋間膿瘍の頭側への進展や、直腸や結腸の炎症性疾患の尾側への進展により生じる。

評価と診断

　膿の貯留により、肛門周囲の疼痛、腫脹、不快感が生じることがある。

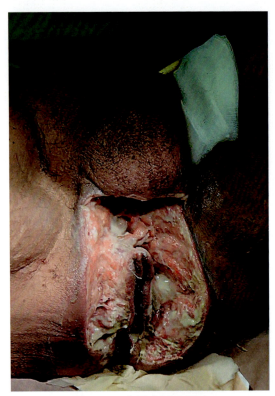

図19.5　坐骨直腸窩膿瘍

　症状は数時間から数日以内に発症し、坐位、歩行、咳嗽または排便によって悪化する。括約筋間膿瘍または肛門挙筋上膿瘍は、重度の直腸痛、排尿困難または急性尿閉を伴うことがある。稀に直腸出血を伴うことも報告されている。瘻孔手術の前後に肛門失禁スコアを記録しておくことが重要である。肛門周囲膿瘍はよくみられ、小さな肛門周囲膿瘍から大きな馬蹄形肛門周囲膿瘍までさまざまである。表在性蜂巣炎や壊疽性皮膚病変が観察されることもある。

　視診では、圧痛と波動のある腫脹を伴う紅斑が認められる。肛門周囲には脂肪が多いため、波動性肛門膿瘍の同定と評価はより困難である。時に、中心部に開口部がみられることがあり、膿は自然に、または指の刺激で排出されることがある。肛門膿瘍の明らかな所見を伴わずに患者が激しい痛みを訴えることがあるが、これはより深い部位での感染を反映している可能性がある。この場合、注意深い直腸診で直腸壁の隆起や圧痛および、肛門管内に膿を認めることがある。

　小さな括約筋間膿瘍は痛みが強く、急性裂肛と混同されることがある。膿瘍、直腸炎、感染症、穿孔性肛門腫瘍の原因となった感染性陰窩を同定するために、直腸指診を行うべきである。全身麻酔下での検査は、括約筋間腔内の小さな膿瘍の触診に役立つ。

　直腸指診で触知される波動性の腫瘤は括約筋間膿瘍を示唆する。内肛門括約筋と外肛門括約筋の間に発生するため、肛門管の外側に変化は認められない。

　穿孔した大腸腫瘍または憩室穿孔、あるいは複雑なクローン病（Crohn's Disease；CD）により、感染が尾側に移動し、肛門挙筋上膿瘍を形成することがある。この病態は稀である。主な症状は、激しい肛門周囲痛、発熱、しばしば急性尿閉である。臨床検査では、肛門周囲に徴候は認められないが、直腸指診では、通常、肛門括約筋の上方に炎症により波動する部位が確認される。場合によっては、CTが有用である。肛門内超音波検査は認容性が低いため、推奨されない。MRIは、肛門膿瘍と括約筋および周囲の脂肪組織との関係を評価するために選択される方法である。MRIはまた、肛門膿瘍の瘻孔への慢性的な進展、穿孔したCDや複雑で再発性の瘻孔の評価も可能である。

治療

　手術を成功させる鍵は、膿瘍の即時かつ適切な排膿である。抗菌薬の投与だけでは、より複雑な病変が進行し、必要な手術が遅れる可能性がある。外科的治療を行わずに肛門膿瘍が完全に治癒する可能性は極めて低い。患者には肛門膿瘍を放置すると、敗血症性ショックを起こし、正しく治療されなければ死に至ることもあるという状況について説明しておく必要がある。

　肛門周囲膿瘍の場合は、局所麻酔、脊椎麻酔、または全身麻酔で十分な切開を行う。その目的は、膿を十分に排出し、切開部の早期閉鎖を防ぐことである。肛門縁切開（できるだけ縁に近づける）によって、その後の瘻孔の発生を防ぐ。出血を抑えるためのパッキングや掻爬は避けるべきである。肛門膿瘍の外科的ドレナージ中に内痔瘻に気づいた場合は、慢性膿瘍と同様の治療―切開および/または切除と局所修復―を行う。括約筋間膿瘍の場合、十分な露出を得るためには局所麻酔または全身麻酔が必要である。括約筋間膿瘍を触診しながら、針吸引で膿を確認する。次に、腹腔に沿って内括約筋線維を切断し、縦切開を行う。切開は内括約筋の下端、歯状線、膿瘍腔の最上部を結ぶ線に沿って行う。感染した肛門腺の痕跡を取り除くため、括約筋間腔で掻爬を行う。

　臀部のびまん性で境界のはっきりしない圧痛または変動性の部位は、坐骨直腸窩膿瘍と直腸周囲膿瘍を示唆している可能性があり、脊椎麻酔または全身麻酔下での外科的治療が必要である。瘻孔が同定でき、カテーテル留置が容易な場合は、シートンドレナージを留置する。肛門挙筋上膿瘍の主な治療目標は、その原因と膿瘍の両方を処置することである。挙筋上膿瘍は、括約筋間膿瘍の頭側への拡大や、骨盤膿瘍の尾側の広がりにより発生する可能性がある。術前または術中の評価で挙上筋膿瘍腔への進展が確認された場合は、挙筋を切開して最も頭側の膿瘍をドレナージすべきである。シリコンチューブを挿入し、縫合で皮膚に固定する。穏やかに掻爬した後、創部をメッシュドレッシングで24〜48時間パックする。経括約筋瘻孔の治療には第二期的治療が必要である。

　肛門管から広がる骨盤膿瘍を伴う肛門周囲瘻孔は、直腸

にドレナージすべきではない。括約筋外瘻孔が形成されるため、治療が非常に複雑になる。

骨盤膿瘍は、急性穿孔性虫垂炎、穿孔性憩室炎、穿孔性卵管膿瘍、または穿孔性CDなどの消化管穿孔に由来する場合がある。この場合、膿瘍を経腹的にドレナージする。

後部膿瘍の場合、最初の開口部は通常、後部正中線の陰窩に位置する。膿が排出されているのが見える場合、同定は容易である。膿を自由に排出できるように、プローブを深部肛門後部腔の瘻孔に挿入する必要がある。外肛門括約筋損傷のリスクがあるため、直ちに瘻孔切開術を行うべきではない。

シートンドレナージは、膿瘍排出を改善し、後の段階で瘻孔を簡単に識別できるように配置されている。側方および前方に広がるより複雑な膿瘍の場合は、各側に1つまたは複数の別々の弧状切開によって膿瘍をドレナージする。

いくつかの技術的に重要な点がある。カテーテルのサイズは膿瘍のサイズに合わせる。切開は肛門縁に近い場所で行うことで、瘻管が発生した場合に切開する組織の量を減らすことができる。創部は乾いたガーゼで覆う。患者は排便のたびに入浴し、最初は少なくとも1日1回創部を洗浄しなければならない。人工心臓弁、全身疾患の合併、免疫抑制、広範囲の局所蜂巣炎などの合併症を有する患者には、抗菌薬療法が不可欠である。肛門膿瘍の切開およびドレナージにより、30％の症例で瘻孔が生じる。切開排膿の際、外括約筋の不適切な切開により、肛門括約筋の失禁に影響を及ぼすことがある。排膿した膿瘍のパッキングを長期間行うと肉芽組織の発達が阻害され、失禁を引き起こすことがある。

肛門周囲壊死性筋膜炎－フルニエ壊疽

フルニエ壊疽は、肛門および肛門周囲の皮膚および軟部組織の急性重症感染症として発症し、生命を脅かす重篤な疾患である（第21章「壊死性軟部組織感染症」参照）。肛門膿瘍、性器感染症、皮膚感染症などの未治療の感染症がこの病態を引き起こすことがある。感染症には複数の病原体が含まれ、免疫抑制患者、病的肥満、糖尿病患者に起こりやすい。

抗菌薬、外科的管理、支持療法の進歩にもかかわらず、壊死性筋膜炎は依然として複数の病原体による攻撃的な感染症であり、嫌気性菌と好気性菌の相乗作用によって進行する。フルニエ壊疽は、重大な罹患率、臓器不全、高い死亡率を伴う。高い死亡率の一因は、感染症の進行が非常に早いことと、これらの患者に存在する基礎疾患にある。感染の急速な進行により、迅速な診断と治療が非常に重要となる。治療における2つの一般的な落とし穴は、早期診断の失敗と不十分な外科的デブリードマン（壊死組織の除去）である。これらの感染症はしばしば蜂巣炎や軽度の創感染と間違われ、診断の遅れにつながる。糖尿病、ア

ルコール依存症、免疫抑制、腎疾患、肝疾患、血管障害、肥満など多くの素因がある。治療を成功させる主な目標は、早期診断、積極的な外科的デブリードマン、抗菌薬、集中治療室での支持的治療である。壊死性軟部組織感染症（necrotizing soft tissue infection；NSTI）に対しては、切開排膿のみでは不十分であり、切除によるデブリードマンが必須である。高気圧酸素療法が有用な場合もあるが、適応は限られている。生存率は、早期に積極的な外科治療を受けた患者で高い。診療ガイドラインはあるが、どの抗菌薬をどのくらいの期間使用すべきか、最初の外科的治療のタイミング、補助療法については議論が続いている。年齢、壊死の程度、併存疾患など、多くの因子が転帰に影響を及ぼす可能性がある。

評価と診断

フルニエ壊疽の主な症状は、高熱と激しい会陰部痛である。会陰部の感染では、皮膚、脂肪組織、筋肉、筋膜が侵される。ガスを産生する細菌が存在する可能性があり、そのため、皮下にガスが溜まり、触診で捻髪音（クレピタンス）を確認できることがあり、また、皮膚紅斑、圧痛、あるいは壊疽が最初に明らかになることもある。壊死性感染症は、暗色領域によって示唆される。この重篤な病態は、敗血症性ショックおよび腎不全を伴うことがある。

臨床検査は診断において最も重要な要素であり、腹壁または会陰部の圧痛、臀部または会陰部の腫脹、または皮膚の壊死を認める。多くの場合、炎症はBrodie徴候（図19.6）と呼ばれる黒い斑点の出現で始まる。腹壁や会陰部の圧痛、臀部や会陰部の腫脹、皮膚の壊死などである。この瞬間から壊死性炎症は急速に拡大し、筋膜面に沿って移

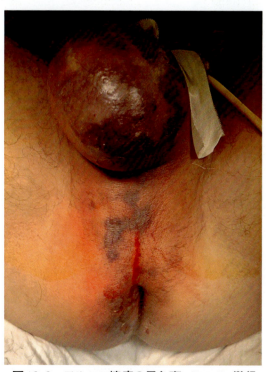

図19.6　フルニエ壊疽の黒色斑－Brodie徴候

表19.1 リスクグループ別LRINEC基準（NSTI）

リスクカテゴリー	スコア	確率（%）
低	<5	<50
中	6〜7	50〜75
高	>8	>75

動し、周辺領域（会陰部、陰嚢、下腹部、時には大腿部から横隔膜まで）に広がり、患者の急速な悪化を引き起こす。

壊死性筋膜炎の診断には、LRINEC（Laboratory Risk Indicator for Necrotizing Fasciitis）という診断スコアリングシステムが適用されている（表19.1）。しかし、最近の研究では、LRINECスコア≧6は診断に対して感度が低く、中等度の特異度しかないと報告されている。スコア≧8は特異度を高めるが、感度は低下する。さらに、LRINECスコアが低いだけでは診断を除外するには不十分であった。このスコア自体の診断精度がNSTIに対して低いことが警告されている。

NSTIは、表皮、真皮、皮下組織、筋膜、筋肉を侵すため、筋膜炎、筋炎、蜂窩織炎の臨床型を規定する（図19.7）。

これらの感染症は、全身性障害と高い死亡率によって臨床的に特徴づけられる。壊死性感染症は、微生物学的検査と組織内のガスの有無に基づいて分類することができる。迅速な評価は、腹壁のCTスキャンを用いて行うことができ、これにより感染範囲が特定される。しかし、画像診断によって最初のデブリードマンを遅らせてはならない。NSTIは画像診断ではなく、手術室で外科的に確認される診断である。

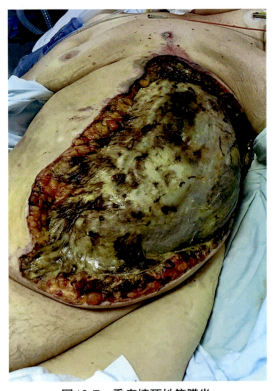

図19.7　重症壊死性筋膜炎

治療

NSTIは外科的緊急疾患であり、壊死組織の外科的デブリードマンが治療の選択となる。一般に、感染をコントロールする目的で、計画的な再介入が必要である。再手術は通常24時間以内である。早期診断の後、輸液による蘇生、積極的な手術、および広域スペクトルの抗菌薬の静脈内投与により、合併症率および死亡率が低下する可能性がある。カルバペネム系βラクタム/βラクタマーゼ阻害薬（例：ピペラシリン-タゾバクタム）、クリンダマイシン、抗MRSA抗菌薬（例：バンコマイシン）を含む広域抗菌薬レジメンを、培養で結果が出るまで使用すべきである。合併する凝固障害、呼吸不全、腎不全は積極的に治療しなければならない。

最良の外科的治療は、感染を阻止するために壊死組織を順次積極的に外科的にデブリードマンすることである。外科的治療は迅速かつ積極的でなければならず、正常な組織まで広範囲な根治的デブリードマンを行う。術前の皮膚の変化は、皮下組織の浮腫や壊死、膿瘍形成、下層の筋膜の広範な壊死を示す術後所見に比べればわずかであることを認識することが肝要である。壊死組織の完全な除去には計画的な再手術が必要であり、組織、創傷、ドレッシングの確認も行われる。創部の汚染を避け、会陰閉鎖を容易にするために、人工肛門を造設することを推奨する著者もいる。最近の研究では、腸管穿孔、括約筋の失禁、免疫抑制のある患者に人工肛門を推奨している。会陰再建は、陰圧閉鎖療法、皮膚移植、（筋、皮膚、筋皮）フラップによって容易に行うことができる。

痔瘻

瘻とは、2つの上皮に覆われた面の間に異常な連絡が生じることを指す。痔瘻は、直腸と肛門管が肛門周囲の皮膚と異常な連絡をもつ状態で、肉芽を伴う結合組織を含んでいる。瘻孔の大部分は陰窩腺由来で、肛門膿瘍が先行する。瘻孔はしばしば再発する。

評価と診断

直腸肛門瘻は、間欠的な腫脹、皮膚刺激、疼痛、発熱を伴う慢性化した膿性排出を起こす。自然破裂および排膿により一時的に症状が改善することもあるが、それでも外科的処置が必要である。瘻孔は肛門周囲の排膿口として認められる。長い経過をたどって、いくつかの側方二次開口部が形成される患者もいる。炎症がなければ、触診は無痛である。触診は、外括約筋を横切る線維性瘻孔を確認し、肛門陰窩のレベルで線維化と陥凹を伴う肛門陰窩を触知するのに有用である。

瘻孔に空気を注入した後、肛門管に空気が通過するのを、直腸診または肛門鏡で確認する。この手技により肛門開口部が確認され、瘻孔が拡張する可能性がある。瘻孔

造影は、複雑な瘻孔の症例では、多発性瘻孔の同定に有用である。肛門内超音波検査は、触診では発見できない瘻孔や感染性憩室の正確な同定に有用である。過酸化水素の注入は造影効果を高めるので有用である。CTや特にMRIは、瘻孔の位置を確定するために用いられてきた。造影剤の使用が推奨される。Goodsallの法則は、肛門周囲の開口部の位置を評価することにより、瘻孔の走行を予測するものである。前方の開口部は、肛門に直接開口する短い瘻孔を示唆する。後方開口部は、正中線に沿って後方に開口する長く彎曲した瘻孔を示唆する。また、瘻孔の経路の複雑さと肛門開口部と瘻孔開口部との間の距離には相関関係がある。

痔瘻にはさまざまな分類があるが、最も有用なのはパークス（Parks）分類である（図19.8）。

1. 括約筋間痔瘻
   a. 単純な低位瘻管
   b. 高位の盲端瘻管
   c. 高位瘻管（直腸開口部あり）
   d. 直腸開口部のみ（会陰開口部なし）
   e. 直腸から離れたところに膿瘍を伴う高位筋間痔瘻
   f. 骨盤疾患に続発するもの
2. 括約筋貫通痔瘻
   a. 合併症なし
   b. 高位の盲端瘻管
3. 括約筋上痔瘻
   a. 合併症なし
   b. 高位の盲端瘻管
4. 括約筋外痔瘻（以下の要因による二次的なもの）
   a. 肛門瘻
   b. 外傷

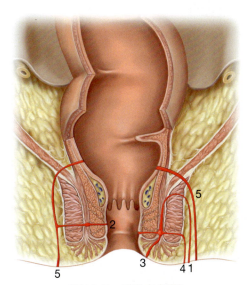

図19.8　瘻孔の種類
1：括約筋上痔瘻、2：括約筋貫通痔瘻、3：粘膜下痔瘻、
4：括約筋間痔瘻、5：括約筋外痔瘻

　c. 肛門直腸疾患
　d. 骨盤の炎症

治　療

手術が痔瘻の主な治療法である。手術は2つの目標を達成する必要がある。すなわち、瘻孔を治療し、肛門括約筋の機能を維持し、瘢痕組織の形成を最小限に抑えることである。多くの手術法が報告されている。その選択は、括約筋との関係における瘻孔の走行に合わせる必要がある。瘻孔の手術時には正常であっても、失禁に至ることがある。術前の肛門連続性の評価は不可欠である。瘻孔切開術では瘻管を切開し、開いたままにする。瘻孔切除術では、瘻管と肉芽線維組織を切除するため、創が大きくなり、括約筋の両端が離解し、治癒に時間がかかり、失禁のリスクが高くなる。会陰瘻、括約筋間痔瘻、低位括約筋貫通痔瘻の場合、瘻孔切除術や瘻孔切開術を容易に行うことができる。瘻管が外肛門括約筋を横断している場合は、切開される括約筋の量にもよるが、レイオープン法または瘻管切開術により、多少の括約筋損傷が生じる可能性がある。瘻管の手術後、創は開放したままにしておき、二次治癒により治癒させる。傷口は入院中に看護師が1日に数回、または患者自身が灌流または洗浄する。シートンドレナージにより、外肛門括約筋と外瘻管をつなぐ線維性組織で創を修復することができる。

裂　肛

急性肛門痛の最も一般的な原因であり、最も一般的な良性肛門疾患の1つでもある。裂肛は、歯状線より下方で内肛門括約筋の遠位半分を覆う肛門粘膜または皮膚の縦走裂創である。ほとんどの肛門裂傷は単一で、後方正中線に発生し、わずか10％が前方正中線や非典型的な部位に発生する。非典型的な位置や複数の部位に発生する場合は、炎症性腸疾患、ヒト免疫不全ウイルス（human immunodeficiency virus；HIV）、肛門性交、悪性腫瘍、結核などの特殊な疾患が疑われる。痔瘻の発生には複数の機序が関与している：硬い便塊による肛門管の外傷は、肛門括約筋の痙攣を引き起こす。時に重篤な肛門粘膜の虚血は、死体標本で証明されている（治癒の遅延につながる）。経腟分娩時の外傷（間接的な内括約筋の剪断による）、肛門外傷、悪性腫瘍、肛門拡張（指によるもの）、CDなどの稀な疾患、HIV、梅毒、結核などの感染性疾患。肛門裂傷には、sentinel pileやfissure-fistula complexが関連することがある。

評価と診断

診断は患者の病歴が参考になる。便通後に極度の肛門痛が生じ、時に少量の出血を伴うこともある。患者を適切な体位にし、臀部を優しく引き離して肛門縁を確認すること

で、視覚的に裂傷を確認できる。直腸診は、極めて痛みが強い状態のため、非常に丁寧に行う必要がある。この検査により、裂傷の位置、数、見張りイボ、または瘻孔と関連する感染した裂傷を確認できる。前方または非典型的な位置に裂傷がある場合、関連する原因を疑うべきである。直腸診では、内肛門括約筋の機能も評価できる。

肛門鏡検査は、ほかの病変を除外するために有用であるが、麻酔下で行うべきである。

治療

治療は外科的治療と非外科的治療に分類される。

〈非外科的治療〉

非外科的治療には、以下の方法が含まれる。
- 高繊維食：便を軟らかくし、十分な水分摂取を続ける。
- 座浴：温水を使用した座浴は、内肛門括約筋の痙攣を和らげることがある。
- 軟膏の局所投与：局所麻酔薬、カルシウム拮抗薬、ニトログリセリンなどを含む軟膏を使用する。
- ボツリヌス毒素注射：内肛門括約筋の痙攣を抑え、3〜4ヵ月持続する。投与後2ヵ月で治癒率は60〜80％である。

軟膏で使用される治療薬には次のものがある。
- ニトログリセリン：血管拡張作用があり、局所血流を改善する。一般的な副作用は頭痛（最大90％の患者）で、治癒率は70〜80％、再発率は50％減少する（使用期間は8週間）。
- カルシウム拮抗薬：ジルチアゼムやニフェジピンが使用され、ジルチアゼムは治癒率88％、ニフェジピンは94.5％であった。副作用は、ニフェジピンの方が多かった。どちらもニトログリセリンに比べて副作用は少なかった。経口ニフェジピンは、治癒率が低く、副作用が多い。
- その他の薬剤：ベタネコール（治癒率60％、副作用なし）、ミノキシジル（治癒率30％）、シルデナフィル（ただし、裂肛治療に関する十分な文献レビューなし）。

〈外科的治療〉

外科的治療は、閉鎖式または開放式の内肛門括約筋切開術である。どちらの術式も治癒成績、再発率、合併症は同様である。局所麻酔下では再発率が高いため、ほかの麻酔が推奨される。この手技は日帰り手術が可能で、歯状線より下の内肛門括約筋の下を1/3切断する。この手技の疼痛緩和率は99％で、再発率は3％である。副作用は、ガスや便の失禁、感染症、瘻孔、血腫、紅斑などである。

括約筋切開術と並ぶもう1つの外科的選択肢は裂肛の切除であるが、合併症の発生率と治癒の遅れを考慮する必要がある。

後括約筋切開術は、その部位の血液供給が乏しく、術後合併症や再発のリスクが高いため推奨されない。

ロード法（肛門拡張術または伸展術）は多くの外科医が好んで行う方法で、2〜4本の指で両括約筋を伸展させ、痛みの緩和と括約筋の一時的麻痺をもたらす。裂肛摘出術は、拡張術または側方括約筋切開術と組み合わせることができる。この手術は治癒期間が長く、4〜6週間かかる。

もう1つの外科的選択肢はV-Y粘膜移植で、括約筋切開術の適応や有益性がない低圧括約筋のような適応が限られている。内肛門括約筋剝離術［Gupta（2007）による］は括約筋内側の指で分割を必要とし、疼痛緩和率は86％、4週間後の治癒率は91％、再発率は6％である。

遺残肛門異物

自宅での異物除去に失敗し、救急外来を受診した患者の多くは来院時に直腸を損傷している（図19.9）。

評価と診断

腹部と骨盤の単純X線検査を行い、異物の性質と位置を評価する。これにより、気腹症の存在も同定され、消化管穿孔の診断が高まる。直腸診を行い、異物の大きさとベッドサイドでの除去の可能性を評価する。

治療

〈非外科的治療〉

多くの場合、開創器を使用すると、残留異物（見える場合）は救急部門のベッドサイドで除去可能である（図19.9）。盲目的に掴んで異物を除去しようとすることは、

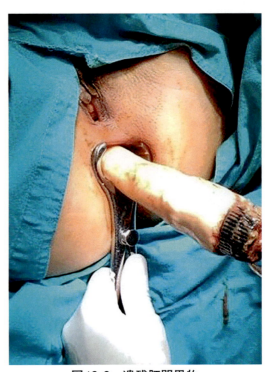

図19.9　遺残肛門異物

さらなる粘膜の出血や傷害を引き起こす可能性があるため、推奨されない。

〈外科的治療〉

S状結腸内に異物がある患者、腹膜炎の患者は必須である。S状結腸に遺残異物がある場合、多くは、脊髄麻酔または全身麻酔下で肛門鏡を使用して物体を掴んで除去可能である。

大きな物体や掴むことができない物体については、開腹手術が必要となる。可能であれば、対象物の遠位から搾乳するように外に出すことが安全な方法である。大きな物体の場合は、異物を摘出するために結腸切除術が必要になる場合がある。粘膜損傷を評価するために、物体除去後に軟性または硬性直腸鏡検査を行う必要がある。ガラスなどの鋭利な物体が摘出中に破損する可能性がある場合、または直腸内で既に破損している場合は、開腹手術が必要である。硬性または軟性のS状結腸鏡を使用して粘膜損傷を評価し、鋭利な物体を除去することが必須である。評価後、必要に応じて一次修復を行い、場合によってはループ式結腸人工肛門造設術を併用する。

出血による緊急事態

血管瘻を伴う出血性痔核

成人の最大75％が痔核を発症する。合併症として出血が起こることもある。

評価と診断

出血性痔核の患者は通常、数日間の出血歴を伴う。最初の検査には、病歴聴取、活動性出血瘻を伴う痔核を明らかにする臨床検査、貧血を明らかにする血液検査が含まれる。来院時の患者は、重度の貧血の有無にかかわらず、安定している場合も不安定な場合もある。ほとんどの患者は手術治療を必要とし、重度の貧血を伴う生理学的に不安定な患者には、初期蘇生と手術が必要となる。

治療

Primary surveyと蘇生の後、患者は手術室に行く必要がある。手術室では、麻酔（局所麻酔、脊椎麻酔、または全身麻酔）下での最小限の手術（吸収性縫合糸または縫合糸）で出血を制御する必要がある。重度の貧血は退院前に補正する必要があり、再発を防ぐために痔核の計画的な手術管理を計画する必要がある。抗凝固薬は退院前に再評価する必要がある。

血栓性痔核

血栓性痔核は、痔核疾患の一般的な合併症であり、外痔核叢に血栓が形成されることで発生する。

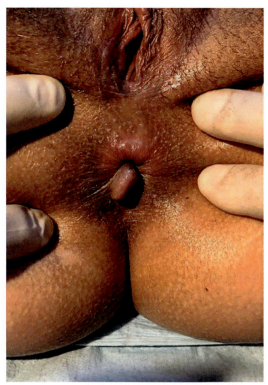

図19.10　血栓性痔核

評価と診断

患者は、強い痛み、腫脹、炎症、および肛門周囲の非常に敏感な腫瘤（図19.10参照）を呈する。初診時には、病歴聴取、臨床検査、および可能であれば直腸診を行う。臨床検査では、単純な血栓性外痔核と、脱出した血栓性内痔核を区別する。

治療

〈非手術的治療〉

全身治療および局所治療が可能である。一般治療は、出血と局所の痛みを軽減し、再発を予防するためにジオスミンを定期的に投与する（2×500mg/日）。便軟化剤、食物繊維の増量、水分摂取の増加、温浴、鎮痛などが補助的に有用である。局所治療にはさまざまな軟膏がある。最近の研究では、ニフェジピンを含む軟膏がリドカイン軟膏よりも良好な結果を示すことが示唆されている。軟膏は毎日使用すべきである。

全身治療と局所治療で数日以上症状が改善しない場合は、手術療法を考慮すべきである。非手術的治療で局所症状が改善された場合は、再発予防のために待機手術または選択的手術を考慮すべきである。脱出した血栓性内痔核の場合、まず局所治療を行うべきである。軟膏を塗布し、疼痛と炎症を軽減するために脱出部を徒手的に環納する。

治療には、ジオスミン、ニフェジピン、リドカイン、ヘパリン軟膏が含まれ、定期的に臨床検査を行い、再発、壊死、消失を評価する。待機的または選択的な手術管理を考慮すべきである。

〈 手術管理 〉

重度の症例では、手術的管理を考慮すべきである（重度の疼痛、内服薬および局所薬物療法に対する不応答、極度の炎症、肛門括約筋痙攣または脱出粘膜の壊死）。

手術管理は、局所麻酔、脊椎麻酔（肛門括約筋の弛緩が良好なため好ましい）または全身麻酔で行う。

手技には以下のものがある。

・小切開による血栓除去、切開創を閉じるための吸収性縫合糸による縫合。
・ミリガン・モルガン法–血栓性痔核を切除する。
・脱出した血栓性内痔核を吸収性縫合糸で切除する方法。

出血性肛門腫瘍

局所進行性肛門腫瘍の患者は、腸閉塞、直腸出血、直腸痛、または直腸分泌物といった一般的な症状のいずれかを呈することがある。出血性腫瘍は重度の貧血を引き起こすことがあり、初期蘇生が必要である。

評価と診断

病歴を詳細に確認し、出血の経緯や病気の進行に伴う便の変化を評価することが重要である。臨床検査では、直腸診を行い、腫瘍の周囲、位置、可能であれば大きさ（長さ）を評価する。鼠径リンパ節の検査は必須である。軟性内視鏡検査は腫瘍を評価し、緩和治療を行うことができる。また、病理検査用の腫瘍標本を採取し、放射線療法や化学療法を計画するためにも使用できる。

造影CT検査では、腫瘍の局所的な広がり、近隣臓器への局所的な浸潤だけでなく、遠隔転移（腹膜、肝、肺、リンパ）についての情報も得られる。

骨盤内MRIは腫瘍の局所の広がりを評価するために使用でき、CTスキャンと比較してより詳細な情報を得ることができる。

経肛門的超音波検査は、直腸固有筋浸潤、直腸壁および直腸周囲構造浸潤、リンパ節浸潤の評価において適切な特異度と感度を有するが、MRIはこれらの評価においてより優れていることが証明されている。

治 療

進行した直腸局所腫瘍に対する主な焦点は症状の緩和である。局所進行腫瘍の外科的切除は術後障害を増大させるため、経験豊富な外科医が腫瘍切除の可能性を評価すべきである。局所進行腫瘍の切除の禁忌には、坐骨神経痛、閉塞を伴う両側の尿管浸潤、骨盤側壁への固定、静脈血栓症またはリンパ浮腫（両側）、多発性腹膜転移または臓器転移（重要臓器への固定）、または仙骨病変（S2以上）が含まれる。これらの病態を考慮し、治療は手術的または非手術的に計画される。

〈 非手術的管理 〉

レーザー焼灼術は、直腸出血を主症状とする進行直腸腫瘍に用いられ、成功を収めている。凝固は2〜5回で達成され、成功率は80〜90％である。合併症の発生率は低く（2〜15％）、ほとんどが軽症であるが、緊急開腹手術を要する穿孔が報告されている。レーザーアブレーションは生存率を改善せず、さらなる緩和療法が必要である。この手技は低コストで低侵襲であり、高リスクの患者にも許容できる結果をもたらす。

アルゴンプラズマ凝固法は、表在性のびまん性出血に対する成績が良好であるため、近年使用されている。レーザーアブレーションと比較して浸透性が低い（2〜3mm）ため、穿孔のリスクが減少する。表在性浸透のため、この手技は閉塞性腫瘍には使用できない。

化学療法は初回投与後1〜2週間で無症状の緩和をもたらすことが実証されているが、閉塞や出血が切迫している症例では外科的治療を遅らせるべきではない。

放射線療法は、骨盤神経や出血を伴う進行した骨盤腫瘍患者に用いられる。この方法は、患者の75％まで有効であることが証明されており、生存期間の中央値は6〜9ヵ月である。この方法では生存期間は改善せず、余命が短い（6ヵ月）患者に用いられる。

〈 手術管理 〉

出血に対する手術の選択肢は閉塞に対するものと同様である。閉塞性進行直腸癌では腫瘍が大きいにもかかわらず、出血ははるかに小さい腫瘍でも起こりうる。腫瘍は切除可能である場合、開腹切除または経肛門的切除のいずれでも可能である。このような腫瘍に対しては経肛門的内視鏡手術が成功している。手術により治癒することはないが、局所症状を緩和することができる。

閉塞性緊急疾患

閉塞性肛門腫瘍

局所進行肛門腫瘍の多くは閉塞性腫瘍として現れる（図19.11）。

評価と診断

閉塞性肛門腫瘍の患者は、便の変化、体重減少、肛門出血、および直前数日間の便およびガスの通過の欠如、嘔吐の発現、さらには糞便性嘔吐の長い病歴を呈することが多い。

臨床検査では、下腹部の触知可能な腫瘤と腹部膨満が確認できる。腹部の聴診により、腸音がないことを確認する。直腸診により、通過できない肛門腫瘍を評価できる。出血を伴うことがある。

腹部X線は側臥位で撮影できる。小腸ループと大腸ループの膨張が観察できる。閉塞性肛門癌の場合、穿孔は腫瘍部位か、より近位（盲腸）にある可能性があり、腹腔内遊

19．肛門／直腸救急疾患　215

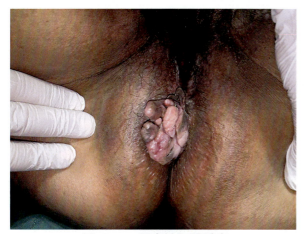

図19.11　閉塞性肛門腫瘍

離ガスが観察できる。
　腹部超音波検査（abdominal ultrasonography；AUS）は使いやすく、ベッドサイドで実施できる。示唆的徴候としては、蠕動運動を伴わない腸管ループの膨張、腸管ループ内のair-fluidレベル、または腸穿孔がある場合には腹水や空気が示唆的なサインとなる。
　コンピュータ断層撮影（CT造影）は、直腸腫瘍の局所範囲、穿孔（腹水および/または空気）、遠隔腹膜、肝臓または肺転移、それらの数およびほかの構造物との関係を決定するために使用することができる。CTによる腫瘍の評価と局所的な腫瘍との関係は、外科医の判断の指針となる。
　MRIは閉塞性肛門腫瘍ではあまり使用されないが、腫瘍と近傍臓器との関係や骨盤内浸潤の検出など、有用な詳細を提供できる。

治　療
〈非手術的管理〉
　閉塞性局所進行性肛門腫瘍患者に対しては、自己拡張型金属ステントを留置することが実行可能な選択肢である。これは、広範な病変を有する患者に対する緩和的手段として、または閉塞を緩和し、最終的に外科的切除を可能にするための橋渡しとしての意義がある。これらのデバイスは認容性が高く、内視鏡または透視下ガイドのもとで留置できる。最小限の鎮静が必要である。最近の研究では、90%以上の成功率と92%の症状緩和が報告されている。合併症や死亡率は手術よりも低い。失敗例としては、ガイドワイヤーが通らない、出血、位置異常、再閉塞、穿孔、ステント移動などのステントに関連した合併症がある。穿孔は罹患率が高い。このようなリスクの高い患者では、手術が必要となる。

〈手術管理〉
　術前評価により、一次吻合による手術か人工肛門造設術か、切除不能な腫瘍の場合は人工肛門造設術と緩和治療かを外科医が決定する。閉塞性局所進行肛門癌患者には、人工肛門造設術が選択される。ループ式結腸人工肛門造設

術は腹腔鏡下でも開腹でも可能である。腫瘍生検は緩和治療の指針となる。
　放射線療法は、緩和治療としてだけでなく、手術を可能にするための腫瘍縮小治療としても使用される。局所進行直腸腫瘍の一次切除には、広範な切除や骨盤内摘出が必要となることがある。この手術は罹患率と死亡率が高く、生存率を有意に改善するものではない。最近のガイドラインではこのようなアプローチは緊急例では推奨していない。選択的手術は初期蘇生と完全なリスク評価の後に行うべきである。

閉塞性直腸重積
　閉塞性直腸重積とは、直腸壁が望遠鏡のように内側に折り重なって（テレスコーピング）、その結果、直腸の管腔（ルーメン）が閉塞する状態を指す（図19.12～19.15）。

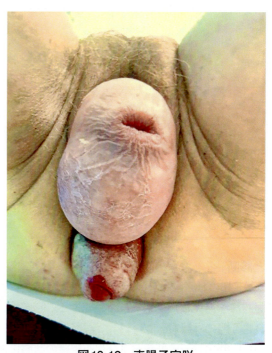

図19.12　直腸子宮脱

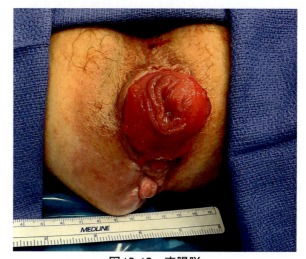

図19.13　直腸脱

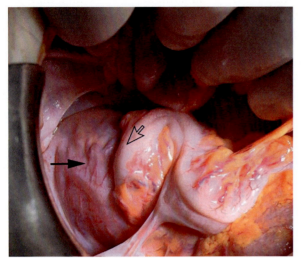

図19.14 直腸重積の術中所見（黒い矢：直腸、黒フチドリ矢：S状結腸）

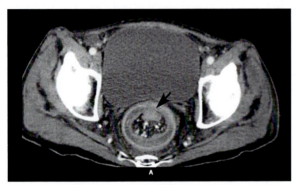

図19.15 直腸重積のCT所見

緊急の内科的治療が第一である。緊急手術が必要になることは稀である。

評価と診断

臨床検査により直腸脱を容易に同定したり、低位の閉塞性直腸腫瘤を発見したりすることができる。臨床検査では、直腸肛門の外観（正常な外観、浮腫、潰瘍、壊死）に注意し、直腸指診では肛門および周辺組織の状態に注意し、肛門皮膚反射および肛門括約筋緊張を検査する。評価を完了するためには肛門鏡検査も実施する。関連する多発性病変には、程度の差はあるが、裂肛、痔核脱、直腸脱、直腸重積、直腸粘膜潰瘍、浮腫、重症例では壊死が含まれる。排便障害は直腸脱と関連する。

大腸通過時間（ワイヤレス運動性カプセルまたはシンチグラフィによる評価）は、大腸通過の遅い便秘と閉塞性排便を鑑別できる。閉塞性排便の診断には直腸内圧検査が不可欠である。評価項目には、安静時圧、スクイーズ圧、直腸コンプライアンス、内括約筋および外括約筋の評価などがある。直腸バルーン排出試験は肛門の協調性を評価するために用いることができ、単独で行うことも、肛門マノメトリーと併せて行うこともできる。骨盤底および肛門括約筋の評価は筋電図検査で行う。この部位を評価するためのより複雑な方法として、排便造影法または

ダイナミックMRI排便造影法があり、直腸から内容物がどのように排出されるかを評価するために用いられる。腟超音波はMRI排便造影の代替として肛門部を評価できる。

治療

〈非手術的管理〉

保存的管理には、高繊維質の食事、十分な水分補給、閉塞性排便の場合の下剤／浣腸が含まれる。バイオフィードバック筋電図検査（少なくとも2回）が有効である。バイオフィードバック筋電図検査に従った患者のほぼ2/3が奏効し、手術を必要としない。この併用療法に失敗した患者は、外科的治療を受けることになる。

〈手術療法〉

外科的治療の選択肢としては、Delorme経直腸粘膜切除術（歯状線上の粘膜を完全に切開し、粘膜の切除と筋粘膜の吻合、粘膜の再吻合）、ステープルによる経肛門的直腸切除術（STARRまたはLongo procedure）、腹式直腸固定術などがある。

まとめ

肛門周囲疾患には多様な病態があり、その結果、症状が持続し、重大な罹患をきたすことがある。これらの疾患は一般的であり、進行した障害を呈することもあるが、病態の程度が症状に反映されないこともある。これらの病態の鑑別は、良性の病態から癌、生活習慣の改善や外科的治療による保存的治療が必要な疾患までさまざまである。本章では、肛門周囲膿瘍、肛門瘻、肛門外傷、異物、血管瘻や血栓性痔核を伴う出血性痔核、出血性肛門腫瘍、肛門腫瘍や肛門腸重積による閉塞性救急疾患の管理について、エビデンスに基づく最新の推奨事項をまとめた。

文献

Beck DE, Steele ST, Wexner SD. Fundamentals of Anorectal Surgery. Springer；2019.

Bevans DW, Westbrook KC, Thompson BW, et al. Perirectal abscess：a potentially fatal illness. Am J Surg. 1973；126：765-768.

Blaker K, Anandam JL. Functional disorders：rectoanal intussusception. Clin Colon Rectal Surg. 2017；30：5-11.

Bosarge PL, Como JJ, Fox N, et al. Management of penetrating extraperitonealrectal injuries, An Eastern Association for the Surgery of Trauma practice management guideline. J Trauma Acute Care Surg. 2016；80(3)：546-551. doi：10.1097/TA.0000000000000953

Cameron JL, Cameron AM. The Management of Anorectal Abscess and Fistula, 2017. Current Surgical Therapy.

Chennamsetty A, Khourdaji I, Burks F, Killinger KA.

Contemporary diagnosis and management of Fournier's gangrene. Ther Adv Urol. 2015；7(4)：203-215.

Chowdri NA, Parray FQ. Benign Anorectal Disorders-A Guide to Diagnosis and Management. Springer；2015.

Fabrizio AC, Alimi Y, Kumar AS. Methods of evaluation of anorectal causes of obstructed defecation. Clin Colon Rectal Surg. 2017；30：46-56.

Fajdic J, Bukovic D, Hrgovic Z, et al. Management of Fournier's gangrene. Report of 7 cases and review of the literature. Eur J Med Res. 2007；12：169-172.

Givel JC, Mortensen NJ, Roche B. Anorectal and Colonic Disease：A Practical Guide to their Management. Springer；2010.

Gupta PJ. Internal anal sphincterolysis for chronic anal fissure：a prospective, clinical, and manometric study.

Am J Surg. 2007；194(1)：13-6. doi：10.1016/j.amjsurg.2006.11.020.

Jayne N, Stuto A. Transanal Stapling Techniques for Anorectal Prolapse. Springer；2009.

Lee DK. Practices of Anorectal Surgery. Springer；2019.

Ronnekleiv-Kelly SM, Kennedy GD. Management of stage IV rectal cancer：palliative options. World J Gastroenterol. 2011；17(7)：835-847.

Schein M, Rogers PN, Leppaniemi A, Rossin D, Efron JE. Schein's Common Sense Emergency Abdominal Surgery. TFM Publishing Limited；2016.

Wexner SD, Fleshman JW. Colon and Rectal Surgery-Anorectal Operations. Wolters Kluwer；2018.

Zutshi M. Anorectal Disease-Contemporary Management. Springer；2016.

CHAPTER 20

血管緊急

訳：内田 健一郎

症例提示

　76歳、肥満体型の白人男性。吐血および低血圧で救急外来に紹介されてきた。既往歴は高血圧、内視鏡治療歴のある胃潰瘍、憩室疾患によるS状結腸切除、そして2年前の開腹腹部大動脈瘤切除人工血管置換術である。

　臨床所見では皮膚に冷感湿潤を呈しており軽度の意識レベルの低下をきたしていた［グラスゴー・コーマ・スケール（GCS）12］。脈拍125回/分不整であり、血圧は90/60mmHgであった。採血所見では貧血（血清Hb：7.2g/dL）とWBC増加（WBC：11,700/μL）をきたしていた。電解質、腎機能、凝固、肝逸脱酵素など、ほかの検査結果に異常所見はなかった。腹部身体診察では上腹部に圧痛を認めたが腫瘤性病変などの触知はなかった。

　初期蘇生の後、上部消化管内視鏡検査が行われ、胃と十二指腸に大量の新鮮血を認めたものの、明確な出血源は指摘できなかった。輸液蘇生液と大量輸血を施行したにもかかわらず、患者の血行動態は不安定なまま推移しており、入院から約3時間後、当直の一般外科医が試験開腹を実施した。手術所見としては十二指腸と胃は拡張していたが腹腔内に血性腹水は認めなかった。　大彎に沿って胃切開を行うと胃内には血餅を伴った新鮮血が充満しており、これを除去した。　しかしながら胃内からは活動的な出血源の同定はできなかった。術中上部消化管内視鏡検査も施行したがそれでも追加の情報は得られなかった。胃切開線を閉じ、閉腹した。　術後、経鼻胃管からの心鮮血の出血が続いたためCT血管造影が施行された。　造影の結果、十二指腸第4部と腹部大動脈置換術時の人工血管吻合部との間に密な癒着があることが明らかになった（図20.1）。十二指腸内への造影剤の漏出から、大動脈腸管間の穿通が示唆された。血管外科チームに連絡し、患者は2度目の試験開腹術のために手術室に戻った。　大動脈中枢側および末梢側の確保を行った後、十二指腸を大動脈から注意深く剝離した。　結果、十二指腸壁には1cm大の欠損が確認された。　人工血管を除去し、十二指腸瘻は二層で閉鎖し、腋窩動脈-両側大腿動脈バイパス術を実施した。術後、患者は重症敗血症へと至り、術後2日目に死亡した。

〈質 問〉
　吐血および低血圧で救急搬送された患者の鑑別診断は何を考慮するか？
〈回 答〉
　出血性消化性潰瘍、出血性食道静脈瘤、Mallory-Weiss症候群、Dieulafoy病変、腫瘍性病変からの出血。

〈質 問〉
　続発性大動脈腸管瘻の典型的な3つの症状は何か？
〈回 答〉
　消化管出血、腹痛、敗血症。

はじめに

　歴史的に、一般外科は特に緊急手術の状況において、さまざまな専門分野の手術を包含して担ってきた。　しかしここ数十年で、外科分野はますます臓器専門分野別に特化した集中的研修プログラムへの移行がみられ、かつては一般外科と関連づけられていた手術における、若手外科医の経験が制限されている可能性がある。

　これに関連し、血管外科が一般外科から独立した専門分野として確立し、血管外科部門をハイボリュームセンターに集約化して診療する傾向は日常の外科医の臨床に大きく影響している。さらには近年の血管内治療の開発と進歩により、血管外科医と一般外科医の共通の土俵はさらに狭まった。血管緊急は通常救命や救肢に一刻を争う事態であり、またその発生率は増え続ける高齢者人口の中で、血管外科医以外の外科医が待機的あるいは緊急の血管手

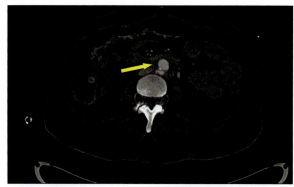

図20.1　CTでの大動脈腸管瘻の所見
大動脈の人工血管グラフトとその腹側にある十二指腸第4部間の脂肪組織が消失しグラフト周囲組織の肥厚が確認できる（黄色矢印）。
(Reprinted from Chung J. Management of aortoenteric fistula. Adv Surg 2018；52：155-177, with permission from Elsevier.)

技を要する患者を治療するのに必要なスキルをもち得ない状況下にある。多くの施設では血管緊急を伴う患者の診療を第一線で行うのは一般外科医であり、血管外科医は不在であるか、すぐに対応はできないかのどちらかである。

ほとんどの症例は適切な施設に紹介、緊急転送する時間を有するが、場合によっては迅速かつ的確な治療的介入が死亡率や合併症率を減少させる。実際に、四肢虚血の再灌流が遅れることで切断のリスクは高まり、腹部大動脈瘤破裂（ruptured abdominal aortic aneurysm；rAAA）患者における搬送時間による治療の遅れは死亡率上昇の独立した予測因子である。

一般的な人口における血管緊急の頻度から、救急病院を受診したこれらを疑う患者の評価や管理は、急性期外科医や一般外科医がまず呼ばれることもあろう。したがって急性期外科医や一般外科医は一般的な血管緊急の知識と対応を十分に習得し、適切な修練を積む必要がある。

さまざまな外科教育の中でも、シミュレーションベースの研修、ご遺体による外科手術手技研修、血管に特化されたワークショップなどが解剖学の知識と手術スキルを向上させる最も一般的なトレーニング方法である。実践に勝るものはないが、この章では大動脈瘤破裂や急性下肢虚血（acute limb ischemia；ALI）など一般的に遭遇する血管緊急に対処するための理論的知識を提示する。

腹部大動脈瘤破裂

腹部大動脈瘤（abdominal aortic aneurysm；AAA）は真性動脈瘤の最も一般的な疾患であり、米国では毎年約20万件が新規で診断され、5万件以上の手術が行われている。AAAは通常腎動脈下に発症し、胸腹部大動脈に跨る瘤はそれほど一般的ではない。rAAAの患者を診療する際はそれにかかわるすべての医療従事者にとって緊迫する場となる致死的な病態である。死亡率は最大85％に及び、これらの患者の半数以上は病院に到着する前に死亡する。

米国ではrAAAによる死亡者数は年間約15,000人とされ、全死因の中で13位に位置する。したがって、AAAの認知と治療はrAAAによる死亡率を減らすために不可欠である。rAAAほど迅速な診断と治療が重要となる外科的緊急事態はない。

基本原則

- AAAの成因はほとんどの場合不明であり、発症に関する特定のメカニズムはわかっていない。AAAの危険因子を表20.1にまとめる。
- 最新の文献ではAAAの直径が5.5cm以上の場合外科的修復を考慮する。
- 小径AAAの破裂リスクは男性よりも女性の方がはるかに高い。したがって女性においては直径5cm以上の場合は治療が推奨される。
- 直径6cmを超える動脈瘤の年間破裂率は約10％である。
- 待機的な外科的修復の適応を評価する際にはサイズの増加速度を考慮する必要がある（例：半年で0.7cm以上あるいは1年で1cm以上の拡大）。
- rAAAで救急外来を受診する患者のうち、大動脈瘤を以前から指摘されているのはわずか30％程度である。
- 腎動脈下AAA患者の約10〜20％は総腸骨動脈瘤あるいは内腸骨動脈瘤を併存している。
- AAAは左後外側大動脈壁から破裂することが多いが、腹腔内、下大静脈（大動脈下大静脈瘻）、消化管への穿通、破裂も報告される。
- 近年の文献では血管内治療と良好な転帰との関連が強調されている。

表20.1　腹部大動脈瘤（AAA）の危険因子

危険因子	オッズ比	95％信頼区間
リスク増加因子		
・喫煙歴	5.1	4.1〜6.2
・腹部大動脈瘤の家族歴	1.9	1.6〜2.3
・高齢	1.7	1.6〜1.8
・冠動脈疾患	1.5	1.4〜1.7
・脂質異常症	1.4	1.3〜1.6
・慢性閉塞性肺疾患	1.2	1.1〜1.4
・身長（7cm間隔ごと）	1.2	1.1〜1.3
リスク減少因子		
・5年以内の腹部検査（超音波・CT・MRI）	0.8	0.7〜0.9
・深部静脈血栓症	0.7	0.5〜0.8
・糖尿病	0.5	0.5〜0.6
・黒色人種	0.5	0.4〜0.7
・女性	0.2	0.1〜0.5

(Data from Lederle FA, Johnson GR, Wilson SE, et al. The aneurysm detection and management study program: validation cohort and final results. Aneurysm detection and management Veterans Affairs Cooperative Study Investigators. Arch Intern Med. 2000；160：1425.)

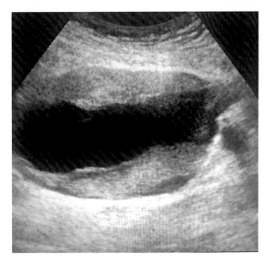
図 20.2　超音波検査による腹部大動脈瘤の長軸方向の図

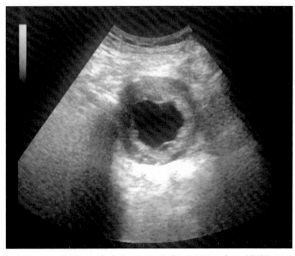
図 20.3　超音波検査による腹部大動脈瘤の横断面図

診　断

　症候性AAAの診断は正確な病歴聴取と身体診察に合わせ疑うことが重要である。診断までのプロセスは、患者の血行動態が安定しているか不安定かによって影響される。身体診察による診断は感度68％、特異度75％とされ、それ自体に高い正確性はない。rAAAの最も一般的な症状の1つは、広範な背中痛、腰部痛あるいは腹痛である。

　これらに低血圧、ショック、拍動性腫瘤の触知が関連している可能性がある（この3症状は一般的に約半数の症例に存在する）。一方で、特に破裂が後腹膜内である場合（この際、臍周囲、陰嚢、下肢や脇腹領域には皮膚の青紫色変化を認めることがある）や、破裂部位がごく小さい場合には、症状がより不明瞭であることもあり、患者の訴えはより曖昧になることに注意が必要である。臨床評価においては末梢動脈の脈拍の確認は必須であり、これらの欠如はrAAAに関連する血栓塞栓症による場合がある。

　rAAAの古典的な症状が認められれば、それは依然として手術室（operating room；OR）に直行すべき指標である。しかしコンピュータ断層撮影法（computed tomography；CT）がすぐに利用できるのであれば、CT撮影によるAAAの診断的中率はほぼ100％であるのみならず、腹部大動脈ステントグラフト内挿術（endovascular aneurysm repair；EVAR）の実施に必要な解剖学的情報も得られるため、優先すべき検査である。また、高精細のCT血管造影（CT angiography；CTA）は瘤形態とグラフトのサイジング評価に重要である。しかし潜在的に血行動態が不安定な患者をCT室に搬送し根本的治療を遅らせることは、臨床医の間で依然として懸念事項であり現在も議論となっている。一方で2004年にLloydらはrAAAで死亡した患者のうち入院後2時間以内に死亡したのはわずか13％と報告しており、rAAAが疑われ、かつ収縮期血圧が80mmHgを超える患者であれば術前にCTAを施行することは理に適っていると思われる。

　超音波も有用な診断ツールであり、意思決定プロセスを迅速化する可能性がある。非侵襲的にベッドサイドで施行でき、AAAおよび遊離腹腔内への液体貯留の検出に高い感度と特異度（両方とも最大100％）を有している（図20.2・20.3）。しかし欠点として、AAAと腎動脈の位置関係を確実に検知できないことが挙げられる。この位置関係は、EVARの適応を検討する際に不可欠な情報である。

蘇　生

　rAAA患者のマネジメントのためには、各施設やユニットのリソースに則り精緻に設計された治療プロトコルや搬送の動線を設定しておくことが推奨される。

　術前の蘇生としては、脳血流を維持し心電図上のST変化を回避するため「低血圧の許容」の概念のもと治療すべきである。すなわち、外科的に出血を制御できるまでは収縮期血圧を70～80mmHg程度に保ち、心臓、脳、肺への適切な灌流を維持することが推奨される。ただし、高齢患者においては時に目標収縮期血圧をやや高めに設定することが必要である。これは過剰な輸液を制限し、状況によっては降圧を図ることにより達成される。

　標準的な周術期管理には中心静脈を含めた大口径静脈路の使用、確実な気道管理、膀胱留置カテーテルによる尿量のモニタリングが含まれる。血液製剤使用のための交差採血や動脈血ガスを含めた採血検査を実施する。

外科的治療

　患者は首から膝まで清潔野とし、理想的には麻酔導入前にドレープを掛ける。基本的な手術用準備物品としては直管Y字分枝の16～22mmのダクロン人工血管、血管遮断鉗子（SatinskyおよびDeBakeyタイプ）、3-0 Prolene両端針付き縫合糸、リトラクター、そして外科鋼製小物に合わせ、血管手術用資器材セットが必要である。

　術前CTAがあれば、血管内治療も選択肢である。MehtaらはrAAAに対するEVARに関し、Albany Vascular Group

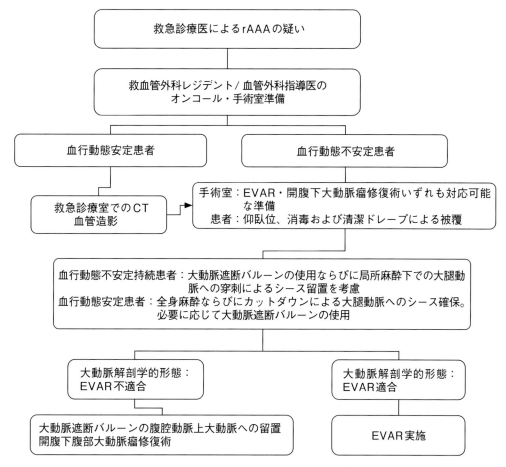

図 20.4　腹部大動脈瘤破裂 (rAAA) に対する腹部大動脈ステントグラフト内挿術 (EVAR) のAlbany Vascular Groupの標準プロトコル
(Reprinted from Mehta M, Kreienberg PB, Roddy SP, et al. Ruptured abdominal aortic aneurysm：endovascular program development and results. Semin Vasc Surg. 2010；23：206-214, with permission from Elsevierの原著訳を一部改変.)

の治療プロトコルを前方視的に分析し報告している（図20.4）。このプロトコルによれば血行動態が不安定な患者は術前CT評価をせずにEVARのため緊急手術室へ直送する。原則として、執刀医は大腿動脈をカットダウンして12あるいは14Fr動脈シースの留置を施行する。しかし、血行動態が全身麻酔に耐えられない状況と判断される場合、局所麻酔下での穿刺によるシース留置も選択肢となる。次にガイドワイヤーを腎動脈上まで誘導し大動脈造影を施行する。この際、不安定な血行動態が継続する場合には大動脈閉塞バルーンの留置も実施可能である。

血管内からの大動脈遮断は麻酔科医による蘇生のための時間稼ぎにも効果的であり、開腹後には標準的な腹腔動脈上あるいは腎動脈上での大動脈遮断に移行する。技術的改良により血管内大動脈遮断バルーンは7Frまでサイズダウンしており、現在経皮的に挿入可能である。

大動脈遮断バルーンは従来の大動脈遮断に代わり非侵襲的な代替療法を提供する。かつては瘤を介して内腔にFoleyカテーテルを挿入することで論じられてきたが、現在では盲目的に挿入可能な大動脈閉塞カテーテルキットが販売されている（ただし救急外来にいるrAAA患者には推奨されない）。出血の制御後は血管造影により瘤頸部を評価しEVARの適応を考慮する。現在、市販されているステントグラフト用デバイスでは中枢側10～15mm、腸骨動脈側遠位20mmのランディングゾーンが必要である。

解剖学的構造がEVAR適応とならない場合、開腹アプローチまたは後腹膜アプローチのいずれかによる人工血管置換術が必要であるが、手術時間が短いほど良好な成績に関連があることは十分に留意する必要がある。腹部正中切開は腹腔内全貌が観察可能である。後腹膜アプローチは大動脈瘤が腹腔動脈上まで拡大している場合、腹部手術の既往がある場合、あるいは馬蹄腎など解剖学的異型がある患者において有用である。

腹腔内に到達し後腹膜血腫が同定されたら、最初のステップは中枢側の血管確保である。

小腸を患者右側に展開しTreitz靱帯を確認する。Treitz靱帯左側から後腹膜を切開し、瘤化していない正常構造の大動脈を露出させることで中枢側の確保が可能である。必要に応じてTreitz靱帯は切開する（図20.5）。次に腎動脈を露出させるべく大動脈両縁の鈍的剥離を施行する。右手人差し指と中指を用いてもよい（症例の5%で左腎静脈が大動脈背側にあることを念頭に入れておく）。瘤の起始部が腎臓下にあるのが理想的である。

大動脈遮断を行う前の全身抗凝固療法は一般的には

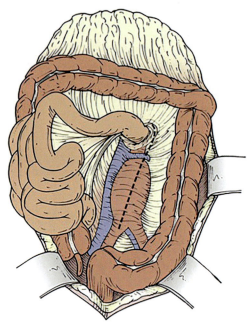

図20.5 小腸を患者右頭側に展開し、左側結腸とS状結腸は患者の左側に牽引し、後腹膜を切開して大動脈を露出させる

(From Woo EY, Damrauer SM. Abdominal aortic aneurysms: open surgical treatment. In: Sidawy AN, Perler BA, eds. Rutherford's Vascular Surgery and Endovascular Therapy. 9th ed. Philadelphia, PA: Elsevier; 2019.)

AAAの定期手術では施行されるが、rAAAの緊急手術時における適応は依然議論がなされている。吻合に十分なスペースが確保されたら出血制御のために遮断鉗子をかける。精巣（卵巣）動脈および下腸間膜動静脈の損傷は合併症回避に重要であり注意を払う。術前に大動脈遮断バルーンが展開されていた場合は鉗子による遮断前に必ずバルーンをデフレート、抜去しておくことに留意する。

中枢側露出前に制御不能な出血が生じた場合、あるいは動脈瘤が腎動脈上に進展している場合、腎動脈下での中枢側の遮断は困難である。このような場合の代替選択肢は、左三角靭帯を離断し、小囊から網囊腔に入り、横隔膜下腹腔動脈上大動脈を脊椎に向かって用手的に圧迫し遮断を得ることである。この際食道や迷走神経を傷つけないよう注意が必要である（胃管の触知確認を忘れない）。

動脈瘤の末梢側への拡大範囲は瘤末梢側の露出により評価される。大動脈分岐部と腸骨動脈の性状によって、人工血管置換にY字分岐グラフトを使用するかI字管グラフトを使用するかを決定する。

末梢側大動脈あるいは腸骨動脈を遮断した後、動脈瘤を縦方向に切開する（図20.6・20.7）。動脈瘤壁および腰部口から血栓を除去し、腰動脈開口部からの出血は瘤内側からZ縫合で止血する（通常腰動脈は3対ある）（図20.8）。下腸間膜動脈（inferior messenteric artery；IMA）からの逆行性出血を認めた場合、その開口部も通常止血すべきであるが、特に腸管切除の既往を有する患者、上腸間膜動脈（superior mesenteric artery；SMA）の閉塞病変を有する患者、あるいは重大な腸骨動脈閉塞疾患を有する患者の場合、腸管虚血のリスクを念頭に置く必要がある。IMAの結紮後、腸管に虚血性変化を認めるようであればIMAも再建を考慮すべきである。

適切なサイズの合成ダクロングラフトを連続縫合により3-0プロリン両端針で大動脈中枢側に吻合する。中枢側吻合が完了したら中枢側の遮断を人工血管に移行し、同様の方法で末梢側吻合を実施する。末梢側吻合を完全に終了する前に、塞栓症回避のためいったん遮断を解除し、大動脈、人工血管内腔からの血栓残骸や、空気を除去することを忘

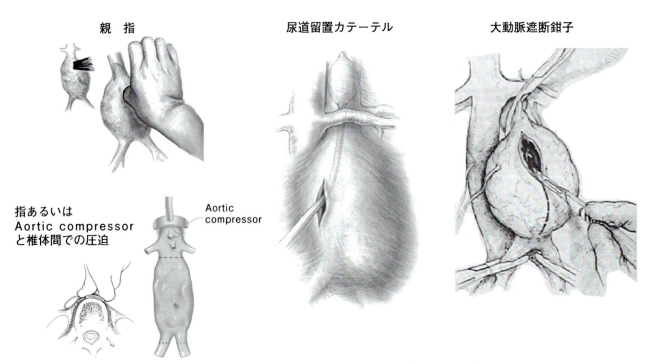

図20.6 腹部大動脈瘤破裂の中枢側確保の選択肢

(Modified from Luis Filipe Pinheiro and Fischer JE. Fischer's Mastery of Surgery. 5th ed. Wolters Kluwer; 2007.)

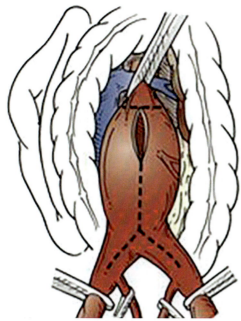

図 20.7　中枢側および末梢側の遮断が確保された状態で動脈瘤を切開する
(From Woo EY, Damrauer SM. Abdominal aortic aneurysms：open surgical treatment. In：Sidaway AN, Perler BA, eds. Rutherford's Vascular Surgery and Endovascular Therapy. 9th ed. Philadelphia, PA：Elsevier；2019.)

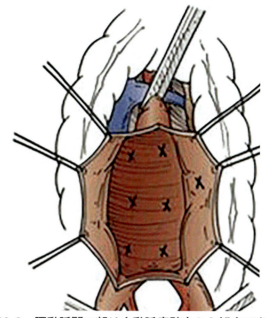

図20.8　腰動脈開口部は大動脈瘤壁内から観察できる
(From Woo EY, Damrauer SM. Abdominal aortic aneurysms：open surgical treatment. In：Sidaway AN, Perler BA, eds. Rutherford's Vascular Surgery and Endovascular Therapy. 9th ed. Philadelphia, PA：Elsevier；2019.)

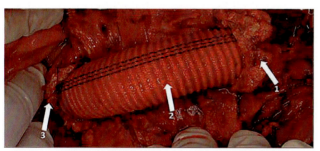

図 20.9　腹部大動脈のダクロン製人工血管グラフト
腎動脈下腹部大動脈と中枢側端々吻合（矢印 1）。人工血管グラフト（矢印 2）。分岐手前の腹部大動脈と末梢側端々吻合（矢印 3）。
(From Baila S, Parnia A, Panaite C, et al. Arterial bypass-a surgical method in treatment of peripheral arterial obstructive disease of the lower limbs. Romanian J Cardiol. 2015；25：158-169.)

れない。全身的にも選択的にもヘパリン化せずに手術に臨んだ場合特に重要である（図20.9）。

吻合部の出血がない場合はグラフトを囲むように動脈瘤壁を縫合し、可能な限り後腹膜も閉鎖する（図20.10）。これが不可能な場合は、大網片を利用して大動脈修復部位を覆い、後の腸管との瘻孔形成を予防する。

閉腹の際には、このような患者においては積極的な蘇生に伴う体液のボリュームシフトや腸管浮腫、血腫の存在により腹部コンパートメント症候群（abdominal compartment syndrome；ACS）が発生することが稀ではないことを常に念頭に置く。実際、このような患者の約50％において術後腹腔内圧の上昇を認める。したがって腹部開放管理ならびに二期的筋膜閉鎖という選択肢を常に考慮しておく。これに関連し、EVARには開腹術を回避

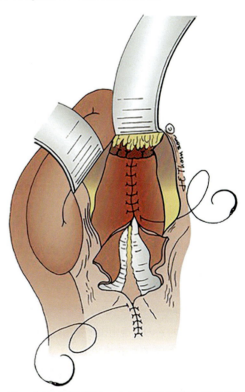

図 20.10　人工血管グラフトは動脈瘤壁と後腹膜で閉鎖被覆する
(From Woo EY, Damrauer SM. Abdominal aortic aneurysms：open surgical treatment. In：Sidaway AN, Perler BA, eds. Rutherford's Vascular Surgery and Endovascular Therapy. 9th ed. Philadelphia, PA：Elsevier；2019.)

できるという明確な利点はあるものの、ACSの高いリスク（18％。主に術前の血行動態が不安定な患者において発生）を孕むことには留意すべきである。

術後管理

rAAAに対する術後患者の死亡率は最大50％に達し、集

中治療室（Intensive care unit；ICU）での綿密なモニタリングが必要である。蘇生の主要な到達目標には正常体温の維持、凝固因子の補充、酸塩基平衡や電解質不均衡の修正、腎機能の最適化、血行動態の安定が含まれる。適切な輸液管理と血液製剤の使用は患者転帰に直結する。

　周術期抗菌薬は手術終了後24時間の継続とする。rAAAに対する外科的修復の術後管理に携わる医師は、吻合部出血、腸管虚血（特に結腸）、ACSなどの合併症に常に留意する必要がある。膀胱内圧測定もバイタルサインの一環として日常的に測定することを忘れてはいけない。結腸虚血（第12章「腸間膜虚血」参照）は、待機的なAAA修復術後に発生することもあるが、通常はrAAA（観血的修復と血管内修復の両方）においてより一層注意が必要である。術後の結腸虚血の危険因子は、動脈瘤破裂（5〜20％）、低血圧、大動脈遮断時間の延長、開腹下人工血管置換術および下腸間膜動脈の不適切なマネジメントである。主な症状は血便、腹痛、白血球増加である。

　AAA術後結腸虚血の50％は術後24時間以内に、ほぼすべての症例が術後7日以内に発症する。虚血性腸炎が疑われる場合には速やかに軟性下部消化管内視鏡を施行する。内視鏡検査でのS状結腸の正常な粘膜所見は100％の陰性的中率を有する。中等度から重度の粘膜の虚血性変化を認める場合には貫壁性腸管壊死の陽性的中率は55〜73％であり、すなわち内視鏡検査では重度の粘膜虚血か貫壁性の腸管壊死かを鑑別することはできないことを意味する。これを確定診断するためには試験開腹術または審査腹腔鏡が必要である。

腸骨動脈瘤破裂

　AAAと同様に腸骨動脈の破裂は既存の腸骨動脈瘤（iliac artery aneurysm；IAA）に発生する。IAAは骨盤腔内に位置するため通常症状を伴うサイズに拡大するまで発見されない。IAA破裂に伴う平均死亡率は緊急修復術後患者においては28％、待機的での修復術後の場合は5％である。孤発性のIAAは非常に稀であるが（0.4〜1.9％）、AAAに付随するIAAは10〜20％と報告される。

　最も一般的な瘤の形成部位は総腸骨動脈（70％）で、次に内腸骨動脈（20％）である。腸骨動脈は一側が瘤化している場合、対側動脈の瘤化も頻度が多い。

診　断

　IAA破裂における最も多い症状としては突然の腹部から鼠径部、大腿部の痛みと拍動性の腫瘤の触知である。破裂前に症状を呈する患者はわずか50％程度であり、このような症状を有する患者を診察する際はIAA破裂を疑うことが最も重要である。ベッドサイドでの超音波検査（US）は血管緊急疾患の診断に潜在的に役立つが、基本的には

CTAが最も有用な診断ツールである。

外科的治療

　IAA破裂は著しく血行動態不安定となる場合があり、このような際のアプローチとしては観血的修復が行われる。近年は血管内治療が主流となりつつあり、ガイドラインでも血管内治療が可能かつ適応となる場合はよい治療選択肢であるとしている。IAAによる臓器圧迫症状が強い場合には動脈瘤の除去、減圧が必要であるため観血的修復が望ましい。

　巻き込む隣接臓器を損傷する危険性があるため、瘤壁は通常単純切除すべきではない。総腸骨動脈瘤の場合は人工血管置換による修復が必要であるが、瘤が内腸骨動脈に限局している場合、人工血管置換も可能であるが結紮のみでも対処可能である。ただし、対側内腸骨動脈も開存していない場合には、骨盤腔内臓器への血流を考慮する必要があり、いずれかの内腸骨動脈の再建も視野に入れる。

内臓動脈瘤

　内臓動脈瘤の破裂は比較的稀であり、文献によると死亡率は動脈瘤の部位に応じて8.5〜75％と報告される。ほとんどの場合破裂はそれまで診断されていない既存動脈瘤に起因しており、患者の20〜70％が外科的対応を求められる。最も一般的な内臓動脈瘤の発生部位は脾動脈、肝動脈、上腸間膜動脈および腹腔動脈であり、ほかの部位として腎動脈および膵十二指腸動脈にも生じることがある。

診　断

　破裂前診断としては、ほとんどの患者において無症候であり通常偶発的な発見である。臨床症状は破裂形態によって異なる。遊離腹腔内への破裂では急激な低血圧またはショックを伴うが、最も一般的な症状は腹痛である。拍動性瘤触知の可能性は動脈瘤の位置とサイズによる。その他、報告される症状としては消化管出血や胆道出血などが挙げられる。血性腹水を有する患者の試験開腹中に手術室で確定診断が下ることも珍しくない。

　CTAは活動性出血の検出において非常に正確であり、造影剤の血管外漏出によって手術の是非を判断できる可能性があるため可能な限り試験開腹前に施行すべきである（図20.11）。

　血管内治療は、開腹前に診断された血行動態の安定した患者に対し、常に考慮される選択肢である。未破裂だが症候性動脈瘤をもつ患者の場合はCTA、USあるいは血管造影によって診断がなされうる。内臓動脈瘤破裂の大部分が仮性動脈瘤であり、真性動脈瘤ではない。すなわち、サイズにかかわらず治療的介入を要することが多い。

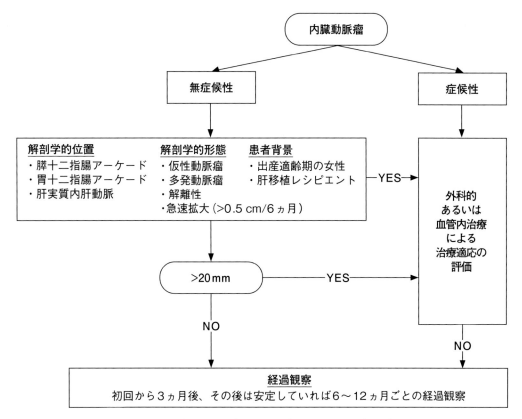

図20.11 内臓動脈瘤のマネジメントアルゴリズム
(Reprinted by permission from Springer：Springer Nature. Ibrahim F, Dunn J, Rundback J, et al. Visceral artery aneurysms：Diagnosis, surveillance, and treatment. Curr Treat Options Cardiovasc Med. 2018；20. https：//doi.org/10.1007/s11936-018-0696-x.)

外科的治療

　外科的アプローチは、責任血管と患者の生理学的状態によって異なる。伝統的には内臓動脈破裂の治療は、動脈瘤の結紮に合わせ責任血管のバイパスあるいは血行再建とする外科的アプローチである。脾動脈瘤破裂は近位での結紮および脾臓摘出術が行われる場合がある。血管内治療は常に患者の血行動態に留意しつつ、専門的知識に基づいて検討する必要がある。

脾動脈瘤

　脾動脈瘤は男性よりも女性に4倍ほど多い。一般に真性動脈瘤であり、妊娠、内膜異形成、門脈圧亢進、肝移植後や膵炎と関連がある。大多数は無症候性であるが、いったん遊離腹腔内に破裂すると、漫然とした腹部不快感や、重症の場合左上腹部の激しい痛みを主訴とする。また時として初回出血が小網内に生じ、その後遊離腹腔内へと破裂が進展する「二重破裂」を呈する場合がある。
妊娠に伴う脾動脈瘤破裂は、母体の75％と胎児の95％の死亡率をもたらす。

〈 治 療 〉

　脾動脈瘤径が2cmを超える場合、妊娠中の患者、肝移植後の場合、または有症状である場合は治療適応となる。治療選択肢としては脾動脈の直接吻合あるいは間置グラフトを含めた脾温存動脈瘤切除術、動脈瘤切除合併脾臓摘出術、経皮的経カテーテル的塞栓術、または脾動脈へのステント留置術などがある。

肝動脈瘤

　肝動脈瘤は女性より男性に1.5倍ほど多い。肝動脈瘤は多くの場合仮性動脈瘤である。総肝動脈に生じることが多く、ほとんどが肝外病変である。無症候性であることが一般的であるが、右上腹部痛や心窩部痛を訴え、遊離腹腔内出血を引き起こす可能性がある。

　また、肝動脈の巨大動脈瘤は閉塞性黄疸を引き起こす可能性もある。胆道出血を認めた場合、胆管内への動脈瘤破裂を鑑別に挙げる必要がある。肝動脈瘤の破裂は約35％の死亡率とされる。

〈 治 療 〉

　動脈瘤が真性動脈瘤である場合、瘤径が2cmを超える、または症状がある場合は治療適応となる。仮性動脈瘤または炎症瘤が疑われる場合にはすべての瘤で治療が必要である。総肝動脈瘤に対する治療選択肢としては通常、動脈瘤切除術あるいは結紮術が施行される。ほかの治療法としては経皮的経カテーテル的閉塞術がある。

上腸間膜動脈瘤

　上腸間膜動脈瘤は内臓動脈瘤としては三番目に多い。病因としては感染性が最も多く、感染性心内膜炎との関連もしばしば散見される。腹痛、嘔気・嘔吐、または消化管出

血を症状とする。広範な腸管虚血を伴えば血行動態が不安定となる可能性もある。

〈治　療〉

上腸間膜動脈瘤は真性であれば2.5cmを超える場合に修復の適応であり、仮性動脈瘤であればすべての上腸間膜動脈瘤が修復適応となる。上腸間膜動脈破裂の死亡率は30〜90％とされる。治療法としては上腸間膜動脈結紮術、動脈瘤切除術が一般的であるが、分枝によっては腸管への血流灌流のために血行再建（大動脈上腸間膜動脈バイパス術）が必要になる。嚢状瘤であるなどの形態学的特徴や感染性でないハイリスクの患者においてはステントやコイルによる塞栓術などの血管内治療も選択肢となる。

腹腔動脈瘤

腹腔動脈瘤は内臓動脈瘤の4％を占める。アテローム性動脈硬化症や内膜の退行変性が最も一般的な病因であるが、孤発性の解離を伴う場合もある。通常、嚢状瘤であり腹腔動脈幹遠位に発生する。動脈瘤の13％で破裂が生じ、死亡率は最大50％に及ぶ。破裂となれば致命的な腹腔内出血となるが、稀に消化管出血を発症とする可能性もある。「二重破裂」（ヘラルド出血）が発生することもある。

〈治　療〉

一般に動脈瘤径が2.5cmを超える場合治療適応である。動脈瘤切除術、結紮術、血行再建が治療選択肢となる。可能であれば血行再建併施が望ましい。腹腔動脈瘤への血管内治療も一般的となりつつあり、塞栓術、トロンビンまたはエタノール注射、ステント留置などの選択肢がある。

膵十二指腸動脈および胃十二指腸動脈

膵十二指腸動脈および胃十二指腸動脈の動脈瘤は、ほかの内臓病変に比べて破裂のリスクが高いため、症状の有無にかかわらず対処する必要がある。病因は通常膵炎であり、仮性動脈瘤がほとんどである。破裂時の平均瘤径はわずか1.27cmとされ、上腹部痛、嘔吐、腹膜炎、ショックを引き起こす。

〈治　療〉

すべての膵十二指腸動脈瘤や胃十二指腸動脈瘤が治療適応である。解剖学的な観点から可能であれば血管内治療が望ましく、コイル塞栓術やトロンビン注射が選択肢となる。観血的修復法としては結紮、膵部分切除または膵頭十二指腸切除が必要なこともある。

大動脈解離

大動脈解離は大動脈の最も重大な疾患であり、疫学的には毎年100万人あたり5〜30人の発症とされる。発症のピークは40〜70歳の間であり、その高い死亡率は臓器灌流障害または大動脈壁の破裂に起因する。既存の動脈瘤内に解離が生じる可能性もあるが、"解離性大動脈瘤"という用語は近年使用されなくなりつつある。病態生理学的には解離は内膜に亀裂が形成され、これがフラップとなる。収縮期血圧によって血液がフラップに流入し、大動脈壁内膜と中膜の間が長軸方向に裂けることで血管が真腔と偽腔とに分断される。

大動脈解離にはさまざまな分類が使用される。症状持続期間に基づいて、超急性（発症から24時間未満）、急性期（発症から2〜7日）、亜急性（発症から8〜30日）、および慢性（発症から30日以上経過）に分類される。

ほかの分類としてDe Bakey分類がある。これは大動脈解離の解剖学的観点からの分類であり、内膜の亀裂が位置する部位と解離腔がどの程度広がっているかに基づき3つに分類される。また、現在最も一般的に使用されている分類法が、上行大動脈が関与しているかどうかに応じてAあるいはBの2つのグループに分類するStanford分類である（図20.12）。

Stanford分類におけるA型大動脈解離は上行大動脈に解離が及び、場合によって弓部、下行大動脈も関与する。B型大動脈解離には左鎖骨下動脈以遠弓部から下行大動脈が解離しているが、上行大動脈は解離していないものが分類される。この分類は、臨床判断をするのに簡便で非常に有用である。A型大動脈解離は通常外科的治療が最優先であるが、B型大動脈解離では保存的治療が可能である。A型大動脈解離において1週間以内に外科的治療をしなかった場合の死亡率は91％と報告されるのに対し、B型大動脈解離の保存的加療は85〜100％の成功率と報告される。

一般外科医が大動脈解離の対応に呼ばれることは滅多にないと思われるが、心臓血管外科が迅速に対応できない、部門がない場合には、患者転帰のために即時に初期対応、転送などができるよう備えておく必要がある。

また、大動脈解離による虚血合併症（つまり内臓虚血および/または下肢虚血）は急性期外科および一般外科医と連携して治療されているのが一般的である。

診　断

ほとんどの患者は、突然の鋭い痛みや引き裂かれるような痛みを訴えて救急外来を受診する。Stanford A型の場合は前胸部痛、Stanford B型の場合は背部から肩甲骨間部または腹部に放散する疼痛とされる。

多くの場合、患者は高血圧で受診し、慢性高血圧の既往歴を有する。その他の随伴症状は心筋梗塞、心タンポナーデ、内臓および/または四肢低灌流（脈拍検査で矛盾が生じる可能性あり）、脳血管虚血など解離部位によって異なる。CTAは大動脈解離が疑われる場合に選択される画像診断である。

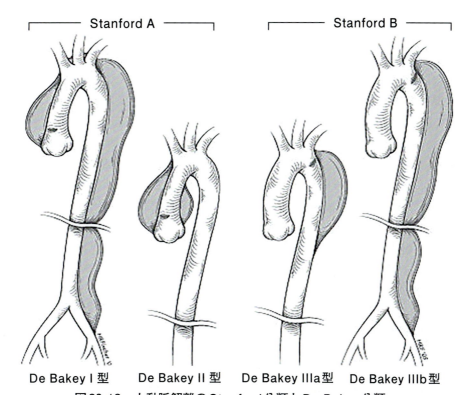

図20.12　大動脈解離のStanford分類とDe Bakey分類
(From Mulholland MW. Greenfield's Surgery. 6th ed. Wolters Kluwer；2017. Figure 85.9.)

治療

Stanford A型大動脈解離が診断された場合、専門チームによる緊急手術が必要であり、上行大動脈置換術など大動脈人工血管置換術が治療の選択肢となる。心臓血管外科医がすぐに対応できない病院で診断された場合は直ちに対応可能な医療機関に転送することが推奨される。

Stanford B型解離の患者成績はA型より良好であり、患者は通常、降圧薬と抗頻脈薬など内科的管理で治療されうる。外科的治療は臓器灌流障害（下肢虚血、急性腎障害、腸間膜虚血、麻痺など）を呈している、または動脈壁の瘤化あるいは破裂を呈している場合に選択される。

近年の技術の進歩により、大動脈解離に対する血管内治療もますます普及しており、実施が可能な場合は常に治療選択肢の1つとなる。しかし、血管内治療が適さないと判断された場合や臓器灌流障害を伴う場合は、臓器灌流を回復させるための大動脈人工血管置換術、あるいは開窓術や内膜切除などの外科的治療が選択される。

大動脈腸管瘻

大動脈と近接臓器との瘻孔形成が発生した場合、最も一般的な症状は致命的な出血である。大動脈腸管瘻の場合ほとんどが大動脈と十二指腸間の後腹膜接合面で生じる（症例の約75％が含まれる）（図20.13）。原発性大動脈腸管瘻（aorto-enteric fistula；AEF）は、AAAまたはIAAが関与している。一方、続発性AEFは、以前に大動脈手術

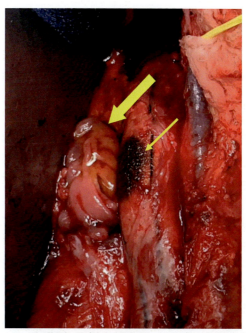

図20.13　大動脈-両側大腿動脈バイパス人工血管グラフトと十二指腸第4部の大動脈腸管瘻
胆汁への曝露を示すグラフト上の汚点（細黄色矢印）に注目する。十二指腸欠損部（大黄色矢印）は切除吻合によって修復された。
(Reprinted from Chung J. Management of aortoenteric fistula. Adv Surg. 2018；52：155-177, with permission from Elsevier.)

を受けた患者において生じるAEFである。発生率は過去に観血的AAA修復を受けた患者の1～2％と報告される。

診断

続発性AEFの古典的な三徴候には消化管出血、敗血症、腹痛が含まれる。患者は通常、血行動態不安定性の有無に

かかわらず、消化管出血を示し、AAA修復の既往を有している。

　症例の最大約50％で移植グラフト感染が関与しており、最も一般的に分離同定される細菌は連鎖球菌、大腸菌、黄色ブドウ球菌である。腹痛や発熱も発症時の典型的症状である。食道胃十二指腸内視鏡検査（esophagogastroduodenoscopy；EGD）で瘻孔（約30％で診断可能）やほかの消化管出血部位を直視下に観察が可能であるが、その他の徴候として瘤による十二指腸の圧迫所見や小腸粘膜への潰瘍形成や出血、人工血管の直視などが挙げられる。CTの診断感度は94％、特異度は85％である。その他潜在的に有用な診断ツールとしては、大動脈造影、核医学的検査、および結腸内視鏡検査などが挙げられる。

治　療

　治療の目標は臓器血流を維持しつつ感染を制御することである。血行動態的に安定している患者は各専門チームによる治療を受けるために三次医療機関に転送する時間もあるが、出血で血行動態が不安定であれば迅速な外科的介入が必要となる。このような場合の緊急処置の選択肢は瘻孔形成組織の除去と非解剖学的バイパスである（根治的修復前に行う一時的処置としてのEVARについては前述）。

　手術手順はrAAAの大動脈瘤切除術の際に前述した手順に従う。中枢側および末梢側の血管の確保により瘤壁の切除が可能になる。瘻孔となっている近接臓器を修復または切除した後に腋窩動脈-大腿動脈バイパスを確立して四肢への灌流を図る。

　非解剖学的バイパスが実施された場合の死亡率は50％とされ、最大約30％で四肢切断が必要であったとする報告もある。大動脈十二指腸瘻の管理におけるもう1つの重要な課題は、十二指腸の再建である。腸管修復における合併症は高い死亡リスクを孕む。十二指腸壁の欠損孔の大きさに応じて単純縫合、切除、吻合などの選択肢があるが、場合によっては幽門通路変更も考慮する。切除が必要な場合は、小腸を受動して手縫いによる十二指腸空腸の側側吻合を行うことで、腸吻合部を大動脈縫合線から大きく分離することができる。大動脈の縫合切離ラインと腸管との間に大網などを充填することも重要である。抗菌薬は手術の際の検体の培養や血液培養などに基づいて術後数ヵ月間継続されるのが一般的である。

急性下肢虚血

　血管緊急の多くは、動脈虚血に対しての治療的介入である。基本的な発症メカニズムは常に同じで動脈血流の遮断であるが、潜在的な原因はさまざまである。塞栓症、血栓症、外傷、解剖、低左心機能などが含まれる。2007年、Transatlantic Intersociety Consensus Working Groupは、

急性下肢虚血（acute limb ischemia；ALI）を「救肢に潜在的な脅威となる四肢の動脈灌流の突然の低下」と再定義した。ALIの発生率は人口10万人あたり9〜14人であると報告されており、発生率のピークは90歳以上の患者である。最も多い原因は塞栓症であり症例の30〜40％を占める。通常塞栓症は健全な動脈で発生し、多くの場合塞栓源は容易に同定可能である（例：患者の80〜90％に心房細動を有する）。塞栓による急性虚血で四肢は阻血となり、可及的速やかな血流の再開が必要となる。Fogarty血栓除去用カテーテルの市販化により、死亡率と四肢喪失率が劇的に減少した。

　四肢虚血のもう1つの原因は動脈血栓症である。これは通常もともと下肢の慢性閉塞性動脈疾患の患者に生じる。しかしながら、時に慢性動脈硬化性病変を有する患者において塞栓症が合併する場合があるが、このような症例では血栓除去術を行う際の塞栓の同定が困難となり、救肢率が低下することには留意が必要である。

診　断

　ALIは依然として臨床診断が重要であり、原因にかかわらず、徴候や症状は以下の古典的な"6P"によって定義される。

- 疼痛：最初はつま先から足にかけての局在した疼痛が生じ、患者が最初に訴える最も一般的な症状である。持続的で激痛である。
- 感覚異常：虚血が進行すると、重要な感覚神経への灌流が減少するため、感覚異常が生じる。
- 麻痺：虚血時間が長くなる終末期においては、運動神経系への低灌流や筋壊死により足指伸展や屈曲が不能となり、続いて足関節の背屈や底屈が不可能となる。その後、受動運動も完全に不可能となる。急性虚血が6〜8時間続くと筋は硬直し、多くの場合救肢は不可能と判断される。
- 蒼白：下肢は青白く紫斑様となり、毛細血管再充填を認めなくなる。後期では蒼白はチアノーゼに変わり、四肢回復の可能性は非常に困難となる。
- 脈拍欠如：脈拍の欠如は急性下肢虚血が疑われる場合の最も重要な所見である。ただし、糖尿病足病変や肥満患者などにおいては常に検出が容易であるとは限らない。片側の脈拍欠損と健側の触知可能な脈拍が伴えば患側の塞栓を示唆するが、両側の脈拍欠損は通常慢性的な閉塞性動脈硬化症によって生じていることが考慮される。慢性下肢虚血の間接的な徴候として足爪肥厚を認めることがあり、参考になる場合がある。
- 冷感：周囲の温かい皮膚所見に比べ、虚血部位は局所的に皮膚温度の低下を認めるため、臨床評価上でのよい指標である。

表20.2 急性下肢虚血に対するRutherford分類

カテゴリー	細分類	予後	症状		ドプラ信号	
			感覚消失	筋力低下	動脈	静脈
I	救肢可能	即時性なし	なし	なし	聴取可能	聴取可能
IIA	[危機的]境界型	直ちに治療すれば救肢可能	軽度（足趾のみ）またはなし	なし	聴取不能	聴取可能
IIB	[危機的]即時型	即時の血行再建により救肢可能	足趾以外にも安静時疼痛を伴う	軽度～中等度	聴取不能	聴取可能
III	不可逆性	広範囲組織欠損または恒久的な神経障害が不可避	重度～感覚消失	重度～麻痺（硬直）	聴取不能	聴取不能

（Modified from Rutherford RB, et al. Recommended standards for reports dealing with lower extremity ischemia：revised version. J Vasc Surg. 1997；26：517-538.）

臨床上の実践で重要である点は、末梢動脈の触知を含めた注意深い身体所見の取得に合わせ、足関節上腕血圧比（Ankle/Brachial Index；ABI）の測定などの評価である。ABI＜0.8であれば中等度から重度の動脈閉塞性疾患を示唆する。CTAは診断上非常に高い感度、特異的を有し有用な検査である。確定診断ができれば、Rutherford分類に則って虚血重症度評価を行う（表20.2）。

治療

主な治療の目標は灌流不全からの回復であり、二次血栓やさらなる塞栓症の回避のために速やかに抗凝固療法を開始することが重要である。塞栓症であれば通常は血栓摘出術によって良好な改善を得られるが、血栓症の場合より選択的な血管内治療や血栓溶解療法などの手技が必要な症例がある。ALIで時間経過的にも救肢可能な患者においては迅速な外科的治療が必要である。虚血肢において、もはや回復が困難なほどの傷害を受けていると考えられる場合、最良の選択肢は緊急的な切断術である。地域のリソースや外科医個人の経験に応じて、治療を迅速に実行するか、あるいは専門科を有する医療機関に転送するかを慎重に検討する必要がある。後者の場合には搬送前に全身のヘパリン化は開始すべきである。

血栓除去術は一般的な血管手術の1つであり、血管外科の基本的な手技である。ただし、Fogartyカテーテルによる血栓除去術が失敗した場合は血行再建あるいはバイパス術が必要となる。手順を開始する前に、機器準備に特に留意する。Fogartyカテーテルはさまざまなサイズがあり、生理食塩水を事前にバルーンに注入し漏れの有無を確認する。開創器や血管遮断用のクリップは必須である。

外科医は動脈の解剖学的構造について基本的な解剖学的知識をもっておく必要がある。一般に大動脈分岐部は臍の高さに位置し、膝窩三分岐は膝から約10cm尾側に存在する。Fogartyカテーテルには1cm単位で目盛りがついていることを認識しつつ、カテーテルを動脈内に進めるときの挿入長に注意する。すべての症例において血栓除去術の間は全身ヘパリン化をする必要がある。清潔術野としての消毒は剣状突起から四肢全体を含めておく必要がある。

大腿動脈の露出について述べる。大腿動脈は通常、恥骨結節の約2横指外側にあり、鼠径部鼠径靱帯下縁から縦方向または斜切開での皮膚切開とする。外腹斜筋筋膜まで到達し、筋膜を開くと、大伏在静脈の分枝を認めるため、動脈を露出するためにこれを結紮・離断する。浅鼠径リンパ節があるため損傷に注意する。

次に深筋筋膜を縦方向に切開し、総大腿動脈を露出しテーピングする。適切な層で血管を確保するには、血管の両側を鋭的かつ鈍的に剝離する必要がある。その後末梢側への剝離を進めると、浅大腿動脈と深大腿動脈の分岐部が同定されるためこれをテーピングして確保する。この時点で患者にヘパリンをボーラス投与し、3分間ほど待った後、動脈に15mmほどの切開を施行する。切開は横方向または縦方向に行うことができるが、特に分岐部にかかる動脈などは横切開の方が閉鎖後の動脈狭窄を回避するのに役立つ。縦切開の有用な点は慢性血栓症が疑われる場合の動脈内膜切除術が容易になるという利点がある。縫合時に動脈が狭窄する懸念がある場合は、動脈切開部をパッチで閉鎖することもある。

4～5 FrのFogartyカテーテルをまずは動脈切開部中枢側方向に血栓が回収されなくなるまで繰り返し通過させる。中枢側クランプを解除する際には血液が噴出するため、この操作中はテーピングで出血をコントロールし、血液曝露に注意する。次にヘパリン添加生理食塩水を注入し、テーピングを締めて出血を制御する。

続いて末梢側に4Frカテーテル、必要に応じて3Frカテーテルを用いて許容できるバックフローが得られるまでFogartyカテーテルによる血栓除去を繰り返す。Fogartyカテーテルを無理に前進させたり、バルーンを過度に膨張させることは絶対に行わないことである。目標は過度な力を加えずにバルーンを動脈壁にこすりつけながら進めることである。血管軸に平行で穏やかな操作が必須である。脛骨動脈内に拡散した血栓を回収するにはX線透視検査やその他放射線学的補助が必要になる場合がある。

血栓除去が成功したら動脈内腔をヘパリン加温生理食塩水20mLほどで洗浄する。動脈切開部は解離の発症を回

避するため、特に末梢側の内膜は確実に運針し、5-0プロリンの連続縫合で閉鎖する。

症例の10%で予期せぬ血管合併症の報告があるため、手技完了前に一度術野での血管造影検査を施行しておくことを強く推奨する。血栓除去術の基本原則は上肢虚血の場合でも同じである。上肢の場合、上腕動脈は上腕二頭筋溝と平行に内側中央1/3の切開によって露出される。中枢側および末梢側の確保ができれば、動脈切開を横軸方向に施行する。

術後管理と4筋区画筋膜減張切開術

外科手技と蘇生の進歩にもかかわらず、ALIで来院する患者の合併症は予後に大きな影響を与える。手術に関する合併症には、低血圧、心筋梗塞、脳卒中、急性腎不全、感染症、出血やコンパートメント症候群（compartment syndrome；CS）、そして死亡が含まれる。術後は、四肢所見に変化がないか頻繁に確認する必要がある。初回の血行再建術が成功しても、その後の四肢切断率は症例の15～30％に及ぶとされる。

抗凝固療法は静脈内全身投与または低分子量ヘパリン（low molecular weight heparin；LMWH）で開始し、その後経口抗凝固薬に変更していく。この経口抗凝固薬は塞栓症の原因が診断され、その原因が解決されない限り中止すべきではない。持続性心房細動が原因の場合においては抗凝固療法の継続が必要である。

血行再建が成功した患者に発生する、最も懸念すべき合併症の1つが再灌流症候群である。虚血再灌流時に静脈系から放出される大量のミオグロビン、遊離ヘモグロビン、クレアチンキナーゼ、カリウム、乳酸が全身に灌流されることで生じ、アシドーシス、腎不全、高カリウム血症から、致死的不整脈などを引き起こす可能性がある。再灌流症候群を回避する最善の方法は、血流を迅速に再開させることと同時に、積極的蘇生による適切な全身管理である。再灌流症候群を低減するとされる術中の方法もある。中枢側大腿動脈/静脈を確保、遮断し、大伏在静脈大腿静脈接合部付近の大伏在静脈から吸引用に大腿静脈に向かってカニュレーションを施行し、ヘパリン加温生理食塩水を動脈内に注入、静脈側からその洗浄液を回収するという方法である。洗浄後、動脈切開部は縫合し、静脈側は大伏在静脈のカニュレーション部位で結紮して終了する。しかし、再灌流症候群を予防するうえで何より最も重要である点は、できるだけ早くの虚血再灌流を施行することである。

再灌流後に続発するもう1つの重大な合併症がCSである。通常、血流の再灌流までに長期間を要した症例に発症する。虚血から再灌流までに6時間を超える時間経過がある患者は先行的な筋膜切開術も考慮する必要がある。

CSの典型的な徴候と症状としては、自発的および受動的な疼痛、感覚異常、皮膚の緊満と腫脹、運動障害がある。

CSの診断において末梢動脈の拍動触知による評価は感度が低い。しかし、これらの徴候や症状は集中治療室に収容されている意識障害や鎮静状態の患者では評価することが非常に困難である。このような場合、筋区画内圧を定期的かつ継続的に測定する必要がある。筋灌流圧（拡張期血圧と筋区画内圧の差）が30mmHg未満と判明した場合には筋膜切開術が推奨される。

CSに関連する合併症を軽減するには臨床所見と合わせ、疑わしい場合には4筋区画の筋膜切開術を決断、実行する必要がある。切開を的確に実施する（必ず術前にマーキングすること）には、例えば腓骨のラインを追うには外踝と腓骨頭に沿ったランドマークが重要であるなど、解剖を特定する主要なランドマークの知識が不可欠である。ここでは正しい手技が実践できるよう簡単に説明する。第二次世界大戦中は2切開（内側および外側）下における4筋区画筋膜切開術（**図20.14**）が減張切開法として標準術式であった。

解剖学的概念として覚えておくべきことは以下のとおりである。

・前区画には、前脛骨動脈と前静脈、および深腓骨神経が含まれる。
・外側区画には浅腓骨神経が含まれる。
・浅後区画にはヒラメ筋と腓腹筋が含まれる。
・深後区画には後脛骨動静脈と腓骨動静脈、および脛骨神経が含まれる。

外側側方切開は、腓骨縁の1横指外側で、腓骨頭の下2横指から外果上2横指に及び約25～30cm長の切開をおく。皮下組織が剥離していくと前方区画と側方区画を分割する筋間中隔が同定される。筋膜は現在のところ古典的なH字型切開で開放することが推奨される。「H」型は通常、メスを用いて切開し、これによって筋区画と筋膜隔壁が共に露出される。

次にハサミを使用して前方および外側区画をそれぞれ隔壁の1cm前方および後方で切開する。筋膜の直下にある浅腓骨神経を温存するよう注意する必要がある。内側切開は、脛骨の触知可能な内側縁から1横指背側で約25～30cm長にわたって施行する。大伏在静脈の損傷に注意する。筋膜が露出したら、部分的に開けたハサミを挿入して脛骨結節から内踝まで筋膜を開く。ヒラメ筋は脛骨内側から完全に離断し、深後部区画に確実に切開が入るように留意する必要がある。後脛骨神経血管および血管鞘が同定されれば手技の正確性を評価できる。

切開が完了したら、各筋区画筋肉の生存可能性を評価する必要がある。通常、24～72時間ごとに手術室に搬送され、血流の再評価と段階的な創閉鎖が行われていく。

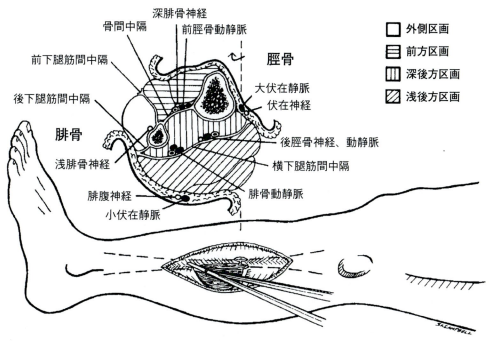

図20.14　下腿4筋区画の筋膜切開術のアプローチ法
(Reprinted from Ombrellaro MP, Steven SL. Compartment syndrome: a collective review. In: Maull KI, Cleveland HC, Feliciano DV, et al., eds. Advances in Trauma and Critical Care. Vol. 10. St. Louis, MO: Mosby-Year Book; 1995: 100. Figure 2, with permission from Elsevier.)

まとめ

- 高い死亡率からrAAAには迅速な診断と治療が不可欠である。
- 大動脈瘤の指摘既往があったrAAA患者はわずか30％程度であり、症例の約10〜20％で腸骨動脈瘤の併存を認める。
- rAAAの疑いのある患者は適切な治療方針を決定するため可能な限り術前にCTA検査を受けるべきである。
- rAAAに対するEVARの適応は地域の特性とリソースに従って考慮される必要がある。
- ベッドサイドでのUSはAAAの検出および遊離腹腔内液体貯留の検出に関して高い感度と特異度を備えているが、EVARを治療選択肢とする場合にはAAAと腎動脈との解剖学的位置関係を確実に判断するには至らない。
- 大動脈解離は最も重篤な大動脈疾患であり、解離に伴う臓器灌流障害または破裂により死亡率が高くなる。
- CTAは大動脈解離の診断に最適な画像診断法であり、上行大動脈が関与しているかどうか(Stanford A型)か、否か(Stanford B型)に応じて治療方針を決定する。
- A型大動脈解離では心臓外科チームによる緊急の外科的治療が必要であり、状況により即時の転送判断が必要となる。
- B型大動脈解離は保存的加療で管理できるが、合併症（臓器灌流障害、偽腔形態や破裂の有無など）により外科的介入が必要になる場合がある。
- 大動脈腸管瘻は稀ではあるが致命的な疾患であり、通常AAAに合併する。ただし、過去に血管手術の既往がある患者にも発生する可能性があり、外科的治療には血管外科および一般外科の複合的な手術が必要になる場合がある。
- ALIは比較的よく遭遇する血管緊急疾患であり、動脈塞栓症または動脈血栓症によって生じる。治療の主体は虚血の再灌流であり、二次性血栓の形成やさらなる塞栓を防ぐために抗凝固療法を導入することが重要である。
- 末梢動脈の塞栓症は通常血栓除去術によって治療される。血栓除去術には特別な経験や高度な専門技術は必要ないが、不成功に終わった場合にはバイパスを含めた血行再建術が必要になる。
- 末梢動脈の血栓症は通常動脈硬化性病変が進んだ血管で発生し血管内治療による血栓回収や血栓溶解などのより高度で選択的な治療が必要な場合がある。
- 救肢不可能なほど虚血が進行し、不可逆的と考えられる場合、最善の治療選択肢は依然として緊急の四肢切断術である。

文献

Acosta S, Wanhainen A, Björck M. The open abdomen in non-traumatic vascular emergencies. In: Coccolini F, Ivatury R, Sugrue M, Ansaloni L, eds. Open Abdomen. Hot Topics in Acute Care Surgery and Trauma. Cham: Springer; 2018. https://doi.org/10.1007/978-3-319-48072-5.

Ang ZH, Brown K, Rice M, Fisher D. Role of rural general surgeons in managing vascular surgical emergencies. ANZ J Surg. 2020; 90(7-8): 1364-1368.

Benzoni C, Benini B, Pirozzi C. Intestinal derotation in

emergency surgery. Eur J Trauma Emerg Surg. 2010 ; 36 : 495-498.

Boutros J, Sechon MS, Webber EM, Sidhu RS. Vascular surgery training, exposure, and knowledge during general surgery residency : implication for the future. Am J Surg. 2007 ; 193 : 561-566.

Chaer RA, Abularrage CJ, Coleman DM, et al. Society for Vascular Surgery clinical practice guidelines on the management of visceral aneurysms. J Vasc Surg. 2020 ; 72 : 3S-39S.

Chaikof EL, Dalman RL, Eskandari MK, et al. The Society for Vascular Surgery practice guidelines on the care of patients with an abdominal aortic aneurysm. J Vasc Surg. 2018 ; 67 : 2-77.

Chopra A, Cieciura L, Modral JG, et al. Twenty-year experience with aorto-enteric fistula repair : GI complications predict mortality. J Am Coll Surg. 2017 ; 225 : 9-18.

Chung J. Management of aortoenteric fistula. Adv Surg. 2018 ; 52 : 155-177.

Dos Santos CR, Casaca R, De Almeida JCM, et al. Enteric repair in aortoduodenal fistulas : a forgotten but often lethal player. Ann Vasc Surg. 2014 ; 28 : 756-762.

Gahtan V, Costanza MJ. Essentials of Vascular Surgery for the General Surgeon. Springer New York, Heidelberg Dordrecht London ; 2015.

Ibrahim F, Dunn J, Rundback J, et al. Visceral artery aneurysms : diagnosis, surveillance, and treatment. Curr Treat Options Cardiovasc Med. 2018 ; 20(12) : 97.

https : //doi.org/10.1007/s11936-018-0696-x.

Jalalzadeh H, Indrakusuma R, Koelemay MJW, et al. Nationwide analysis of patients undergoing iliac artery aneurysm repair in the Netherlands. Eur J Vasc Endovasc Surg. 2020 ; 60 : 49-55.

Mehta M, Kreienberg PB, Roddy SP. Ruptured abdominal aortic aneurysm : endovascular program development and result. Semin Vasc Surg. 2011 ; 23 : 206-214.

Panagiotopoulou IG, Pilgrim S, Sengupta N, et al. What vascular skills do general surgery trainees need to learn? Ann R Coll Surg Engl. 2014 ; 96 : 308-311.

Peitzman AB, Yealy DM, Fabian TC, et al. The Trauma Manual : Trauma and Acute Care Surgery. 5th ed. Wolters Kluwer ; 2020.

Pereira BMT, Chiara O, Ramponi F, et al. WSES position paper on vascular emergency surgery. World J Emerg Surg. 2015 ; 10 : 49.

Rehman ZU, Moosa MA, Riaz Q. Knowledge gain of the non-vascular surgeons after attending a course on traumatic vascular emergencies. J Pak Med Assoc. 2020 ; 70(2 suppl 1) : S6-S9.

Stewart B, Khanduri P, McCord C, et al. Global disease burden of conditions requiring emergency surgery. Br J Surg. 2014 ; 101 : e9-e22.

Wanhainen A, Verzini F, Van Herzeele I, et al. European Society for vascular surgery 2019 clinical practice guidelines on the management of aorto-iliac artery aneurysms. Eur J Vasc Surg. 2019 ; 57 : 8-93

CHAPTER 21

壊死性軟部組織感染症

訳　伊澤　祥光

症例提示

　59歳、男性。発熱と息切れのため地域の救急外来を受診した。10日前から下腿腹側に発疹があるという。その部位は2日前から痛むようになった。救急外来での評価は、体温38.9℃、ふくらはぎの紅斑と木質様の硬化、水疱を認めた。バイタルサインは血圧80/50mmHg、心拍数96/分であった。血液培養が行われ、バンコマイシン、クリンダマイシン、ドキシサイクリン、セフェピムを含む複数の抗菌薬が投与された。胸部圧迫感を訴え、心電図でST上昇を認めた。心臓カテーテル検査では、左前下行枝には微細な変化しか認めなかった。CTスキャンと下肢のMRIが行われた。CTおよびMRIで認められた組織の浮腫は、蜂窩織炎に合致すると考えられた（図21.1-A・B）。入院3日目に三次医療施設に転院し、さらなる精査加療を行った。評価では、バイタルサインは正常で、血圧108/64mmHg、心拍数91/分、呼吸数34回/分、体温38.2℃、酸素飽和度93%（2L鼻カニューレ使用）であった。

　検査値は、WBC：52,000/mm³、Ht：29.8%、Hb：10.3g/dL、BUN：50mg/dL、Cr：1.54mg/dL、Na：132mmol/L、グルコース：100mg/dL、CRP：33.7mg/dL、赤血球沈降速度（ESR）：87/hr、HbA$_{1c}$：6.3%。COVID-19は血液培養と同様に陰性であった。LRINEC（Laboratory Risk Indicator for Necrotizing Fasciitis）スコアは10であった。

　右下腿全周に浅黒いくすんだ紅斑を認めた。足首にかけて紫灰色の退色変化がみられた。下腿遠位部には破裂した水疱があった（図21.2-A）。紅斑は臀部にも及んでいたが、近位部ではわずかしか認められなかった（図21.2-B）。

〈質問〉
　次の症例シナリオのプレゼンテーションとデータに基づくと、この患者の最適な管理は何か？

〈回答〉
　この患者の所見、検査所見、臨床所見は壊死性軟部組織感染症（NSTI）に一致する。抗菌薬と蘇生管理による積極的な治療とともに、迅速な外科的デブリードマンが必要である。

　患者は緊急で手術室に搬送された。患部の検索により、皮下組織、表在性、深在性筋膜の一部に広範な壊死が認められた。創の再評価のため、24時間後に再び手術室に入室した。十分にデブリードマンを行い、創の大きさは85cm×14cm×1cmとなった（図21.3）。その後も入院経過は良好であった。

　WBCの回復は遅かったが、最初のデブリードマン後、最終的に12,000/mm³まで減少した。術後1日目から高気圧酸素治療が開始され、初回治療は2〜2.4気圧、120分を3回行い、その後2.0気圧、120分を1日2回、10回行った。培養からA群溶血性連鎖球菌（GAS）が検出されたため、術後3日目に、より狭域の抗菌薬に変更し、術後14日目で投与を終了した。術後14日目に急性期リハビリテーションに転院した。ドレッシング材交換のため週1回来院し（図21.4）、4週目に再入院して分層皮膚移植を受けた（図21.5）。退院後6ヵ月間に蜂窩織炎で2回再入院を要したが、現在は自宅で家族と過ごしている。

はじめに

　壊死性軟部組織感染症（necrotizing soft tissue infections；NSTI）は、急速に進行し、真皮、皮下組織、筋膜、筋肉を侵す致死的な感染症である。NSTIは、身体のどの部位に

も発症し、複数の原因、危険因子および発症機序があるが、いずれも広範な組織破壊をもたらす。

　歴史的には、NSTIはヒポクラテスの時代から認識されていたが、1世紀以上前の1871年にJonesによって初めて疾患として定義された。それ以来、NSTIを表現するた

234

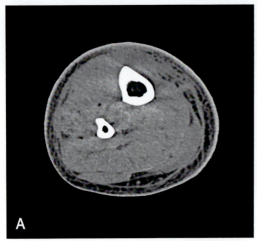
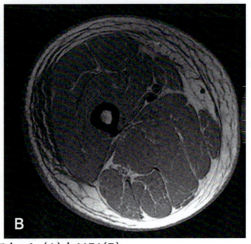

図21.1　来院時のCTスキャン（A）とMRI（B）
A：皮下組織に浮腫を認める。筋膜面の液体や空気の貯留を認めない。蜂窩織炎と所見が合致する。
B：大腿、下腿、足、足首全体の皮下脂肪全体に蜂窩織炎に合致するびまん性異常信号を認める。

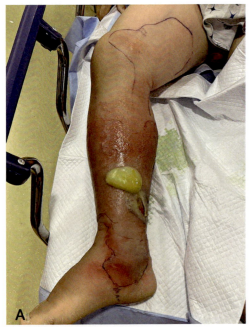
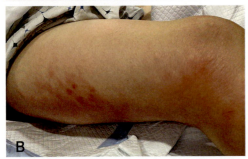

図21.2　三次医療機関への転院当日と入院 3日後に撮影された右脚の写真（A）とAと同時に撮影された右脚の写真（B）
A：紅斑を伴う硬いびまん性の腫脹がある。ふくらはぎ内側に破裂した水疱と一部未破裂のの水疱が認められる。腫脹は緊張しており、紅斑の境界は鮮明ではない。
B：大腿外側と膝が写っている。水疱を伴わない紅斑がある。

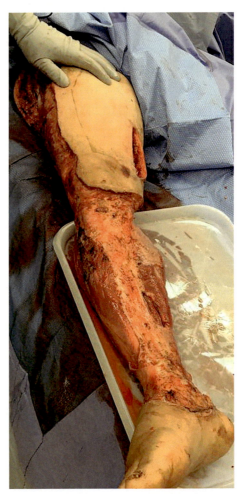

図21.3　デブリードマン後の右下肢の画像
皮膚と深筋膜の一部を含む皮下脂肪部分の広範な切除。大腿内側に試験切開創がある。

めに多くの用語が使用されてきた。Wilsonは1951年に壊死性筋膜炎という用語を発表した。NSTIは、解剖学的部位や病変の深さに関係なく同様のアプローチを必要とするため、すべての診断を包含する用語として、現在では壊死性筋膜炎に代わって主に使用されている。

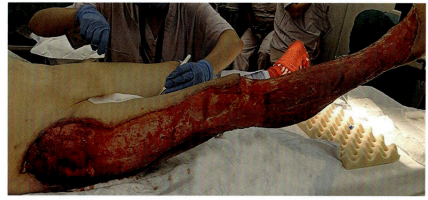

図21.4 入院26日後に手術室で行われたドレッシング材の交換時の画像
創は清潔で、創床の状態は良好。分層植皮術を実施。

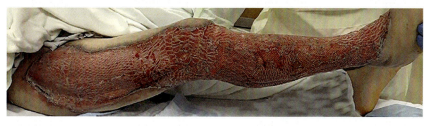

図21.5 6:1メッシュの分層植皮術後6日目、ドレッシング材の交換時の画像

疫学

NSTIは稀な疾患であり、推定発生率は米国では人口10万人あたり8～10例であるが、国際的にはもっと低い。罹患率は増加しているが、死亡率は概ね改善している。有病率の増加は多因子によるものと考えられ、この疾患に対する認識の高まり、免疫抑制薬の使用率の上昇、肥満や糖尿病の罹患率の増加が関連因子として認められている。初期の報告では、死亡率は46～76％であった。現代の報告では、死亡率は10～30％であり、原因薬剤や関連因子によって異なる。1980～2008年の3,000人以上の患者を対象とした67の研究では、全体の死亡率は23.5％であった。転帰の改善には、早期診断、早期かつ積極的な外科的デブリードマン、適切な初回抗菌薬の早期投与、基礎疾患の適切な治療が引き続き必要である。

病態生理学

NSTIは、微生物が皮下組織に侵入し、増殖し、組織を傷害し、筋膜面に沿って移動することで発症する。図21.6に壊死性感染と非壊死性感染の病変のレベルを示す。組織破壊は甚大になる可能性がある。これらの感染症の発症には、宿主と病原体の要因がある。微生物が感染するためには、宿主の反応を圧倒しなければならない。NSTIは合併症のない軟部組織感染とは異なり、局所的な感染ではなく組織破壊を起こす。病原体は毒素を産生し、局所組織の壊死を引き起こし、増殖のための環境をつくり出す。そして毒素は組織接着を妨げ、感染が筋膜面に沿って移動することを可能にする。また、毒素は発熱、低血圧、臓器機能障害を引き起こすサイトカインおよび補体の活性化を通して全身的な反応を引き起こす。図21.7にその過程

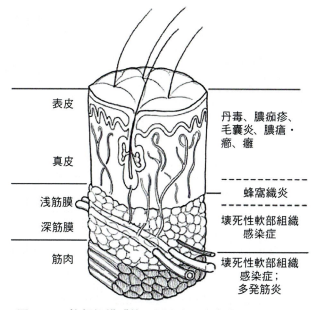

図21.6 軟部組織感染の深さを示す皮膚のシェーマ
壊死性軟部組織感染症は表在性および深在性の筋膜を侵す。さらに深部では筋肉を侵すこともある。
(Figure modified from Henry S. Soft tissue infection. In: Asensio JA, Trunkey DD, eds. Current Therapy of Trauma and Surgical Critical Care. 1st ed. Mosby Elsevier; 2008: 580, Figure 1, with permission from Elsevier.)

を示す。

分類/細菌学

NSTIを説明するために、さまざまな分類体系が用いられてきた。壊死性筋膜炎や筋壊死などの用語は、感染の深さによる分類を意味する。歴史的には、壊死性感染症は解剖学的部位によって分類されてきた。例えば、会陰部を侵すフルニエ壊疽や顎下腔を侵す口腔底蜂窩織炎(Ludwig angina)などである。

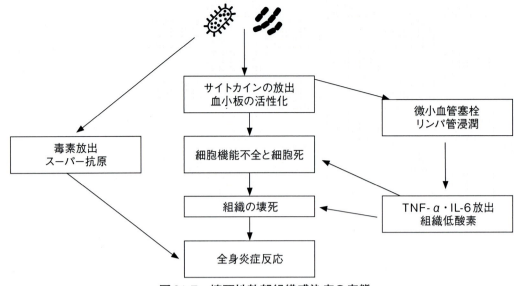

図21.7　壊死性軟部組織感染症の病態

表21.1　米国外傷外科学会（AAST）壊死性軟部組織感染症グレーディングスケール

グレード	種類	臨床上の基準	画像上の基準	外科所見の基準	病理学的な基準
Ⅰ	蜂巣炎	毛嚢炎 丹毒 膿痂疹 蜂巣織炎	表在性炎症 皮下脂肪織濃度上昇なし	該当なし	表皮の急性炎症
Ⅱ	表層液状化 または壊死	壊死性もしくは 水疱性の蜂巣織炎	皮下脂肪織濃度上昇あり 膿瘍なし	該当なし	表皮と真皮の急性炎症
Ⅲ	皮下膿瘍	膿瘍	明らかな液体貯留	明らかな液体貯留	表皮から皮下脂肪の急性炎症 培養陽性
Ⅳ	筋膜炎	筋膜炎	筋膜への炎症 ガス有無は問わず	明らかな筋膜病変 筋組織は生きている	表皮から筋膜の急性炎症 培養陽性
Ⅴ	筋壊死	筋壊死	筋膜深部ガス 筋の循環不良	筋や深部組織の壊死	表皮から筋肉／深部組織の急性炎症 培養陽性

（Savage SA, Li SW, Utter GH, et al. EGS grading scale for skin and soft tissue infections is predictive of poor outcomes：a multicenter validation study. J Trauma Acute Care Surg. 2019；86(4)：601-608.）

　四肢はNSTIの最もよく報告される部位であり、60〜80％を占める。会陰／フルニエ壊疽はこれらの感染症の12〜16％を占め、体幹はさらに10〜12％である。頭頸部のNSTIは最も少なく、0.9〜8.9％である。米国外傷外科学会（American Association for the Surgery of Trauma；AAST）は、最も一般的に治療される7つの緊急一般外科疾患について、グレーディングスケールを開発した。皮膚・軟部組織感染症のスケールは、AAST会員の専門家のコンセンサス意見に基づいており、解剖学的、臨床的、放射線学的、手術的、病理学的要素を含んでいる（表21.1）。多施設による検証研究では、グレードⅣおよびⅤの患者は死亡率が高く、在院日数が長く、合併症が多いことが示された。

　微生物学は、最も一般的に使用されている本疾患の分類システムの土台となっている。分類上、タイプ1のNSTIは多菌性で、培養液からは好気性菌と嫌気性菌が混在し、1検体あたり平均4株が分離される。少なくと

表21.2　壊死性軟部組織感染症に関連する危険因子

免疫抑制
移植後
ステロイドまたはその他の免疫調整薬の使用 ・糖尿病 ・肝硬変 ・好中球減少症 ・HIV感染症 ・悪性腫瘍
栄養失調
肥満
末梢血管疾患
慢性腎臓病
アルコール依存症／経静脈的ドラッグ使用
慢性皮膚潰瘍

も1種の嫌気性菌（最も一般的なのはBacteroidesまたはClostridium）が好気性菌連鎖球菌、ブドウ球菌、腸球菌、腸内細菌科-大腸菌、Enterobacter、Klebsiella、

表21.3 壊死性軟部組織感染症の誘因

慢性皮膚潰瘍 動脈 静脈 糖尿病患者 神経障害性 血管炎
皮膚病 乾癬 湿疹
外科手術
出産
穿孔癌、憩室炎、虫垂炎
皮膚の亀裂、擦り傷、裂傷
膿瘍 癤 癰瘻
咬傷と刺傷
注射
血腫

70〜80％の患者で誘因が特定される。細菌は皮膚の裂け目から深部組織に侵入する。

Proteus）と組み合わせて分離される。

タイプ1に分類されるNSTIは最も一般的な型と考えられており、55〜75％にみられる。タイプ1は通常、免疫不全者の肛門周囲および体幹に発生する。最も一般的な素因は糖尿病であるが、その他の併存疾患として肥満、慢性腎疾患、ヒト免疫不全ウイルス（human immunodeficiency virus；HIV）感染、アルコール、静脈内薬物の使用が挙げられる。表21.2にいくつかの関連因子と危険因子を示す。これらの感染症にはしばしば誘因となるイベントがある。このような事象は、足白癬による皮膚の亀裂から腸穿孔に至るまで多岐にわたる。よく指摘される誘因を表21.3に示す。頭頸部のNSTIは通常、口腔内嫌気性菌によって引き起こされ、タイプ1NSTIのもう1つの発症様式である。

タイプ2NSTIは単菌性であり、多菌性よりも頻度は低い。しかし、タイプ1感染症がより高頻度とする研究結果もあれば、タイプ2感染症が同程度の発生率であるとする研究結果もあるため、地理的に頻度は異なる可能性がある。タイプ1感染症とは異なり、タイプ2感染症は年齢を問わず、基礎疾患がなくても発症する可能性がある。

タイプ2感染症では、しばしば軽症の外傷歴がみられる。A群溶血性連鎖球菌（Group A Streptococcus；GAS）またはその他のβ溶血性連鎖球菌と黄色ブドウ球菌（Staphylococcus aureus；SA）が最も一般的な病原体であることに変わりはないが、原因菌として市中獲得型メチシリン耐性黄色ブドウ球菌（Methicillin-Resistant Staphylococcus aureus；MRSA）の発生率が増加している。GASに圧倒的に関連している市中感染型MRSAは、

細胞毒素であるPanton-Valentine leukocidin（PVL）を有するUSA300クローンである。この細胞毒素は白血球を破壊し、組織の壊死を引き起こす。毒素産生菌（化膿連鎖球菌および黄色ブドウ球菌）はタイプ2のNSTIの病原体であるため、中毒性ショック症候群（toxic shock syndrome；TSS）を一般的に呈する。GASは依然としてNSTIで最も高頻度に分離される菌の1つである。GASによるNSTIの毒性は重篤で、より劇症化するため、平均死亡率は29％に達する。中毒性ショック（toxic shock）および敗血症性ショックを合併すると死亡率は増加する（それぞれ死亡率38％、45％）。GAS表面で産生され発現する特異的タンパク質は、その病原性と標的組織への付着に関与している。Mタンパク質は最も広範囲にわたり研究されている。emm遺伝子によってコードされるMタンパク質は、貪食に抵抗する能力をもつことから、重要な病原性因子と考えられている。

Mタンパク質のタイプは80以上ある。すべてのGASがMタンパク質を保有しているわけではないが、特定の疾患症状は特定のMタンパク質のタイプと一般的に関連している。例えば、M-1およびM-3亜型は、中毒性ショックおよびNSTIと関連している。スーパー抗原は、宿主の過剰な全身性炎症反応を引き起こす重要な外毒素である。連鎖球菌のスーパー抗原には、化膿連鎖球菌外毒素（Streptococcal Pyogenic Exotoxin；Spe）が含まれる。長年、スーパー抗原は発熱との関連から発熱性毒素として知られていた。MarrackとKapplerは、これらの外毒素のT細胞刺激を誘導する能力を強調するために、スーパー抗原という用語を提案した。組織選択性や疾患発現が特定の種類のタンパク質と関連する可能性は研究によって示されているが、感染の結果は細菌因子だけでなく宿主の免疫状態にも左右される。

一部の分類システムでは、Clostridium属、Vibrio、またはその他のグラム陰性菌による単菌感染をタイプ3NSTI、真菌起因をタイプ4NSTIと表現している。Clostridium septicumまたはStreptococcus bovisによる感染は、患者が消化器系または血液系の悪性腫瘍を保有していることを示唆している可能性があり、急性の問題が解決したらさらなる調査が必要である。Vibrio vulnificusおよびAeromonas hydrophilaは通常、それぞれ海水または淡水にさらされた皮膚の裂傷で発症する。これらの感染症は東南アジアで多く報告されている。ムコール感染症は珍しいが、NSTIの壊滅的な原因となる可能性がある。これらの真菌はどこにでも存在し、土壌、糞尿、植物、腐敗物などに存在する。Candidaは、多菌性のNSTI（タイプ1）では稀ではない。ヒトの感染症で最もよくみられる真菌病原体は、Mucor、Rhizopus、Aspergillus、およびCunninghamellaである。皮膚ムコール症は糖尿病（特にコントロール不良）と関連しているが、外傷や熱傷のあ

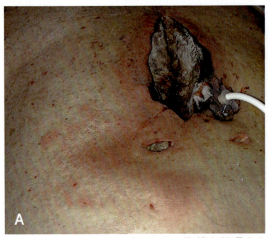
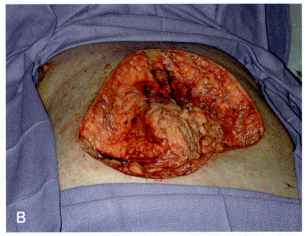

図21.8　A：心臓バイパス術後の複雑な経過をたどった衰弱した患者の真菌感染。創部の真菌感染の典型的な外観
　　　　B：感染部位の切除、栄養チューブの抜去および胃修復後

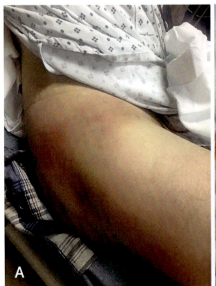
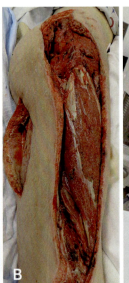
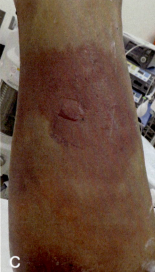
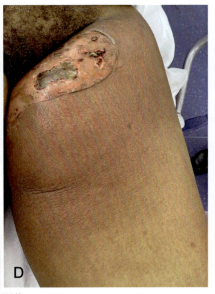

図21.9　壊死性軟部組織感染症における臨床所見の連続画像
A：軽度の皮膚変化。痙攣発作の既往のある41歳の静注薬物使用者。1週間前に発作を起こし、病院搬送時に右臀部から膝にかけての腫脹と圧痛を指摘され、治療のために転院した。
B：深部筋膜と皮膚の広範な切除を行った。
C：暗紫色の皮膚変色と浮腫。虚血性心疾患と高血圧の既往がある68歳、男性。受診前日に大腿内側部痛を発症。評価中、広範な出血斑と捻髪音を認めた。手術時の培養で Clostridium septicum が検出された。入院中に実施された大腸内視鏡検査で上行結腸腫瘍が認められた。病理所見は腺癌であった。
D：明瞭な皮膚壊死。

る免疫不全患者も報告されている（図21.8 A・B）。死亡率は38〜80％である。

　術前または術中の良質な組織培養または体液培養が微生物学的診断の土台となる。血液培養は25％の症例で陽性であり、一方、外科的デブリードマン中に感染部位から得られた培養は大部分の症例（75％以上）で陽性である。

診　断

　1つの臨床所見でNSTIと診断できるわけではない。患者は幅広い臨床所見を呈する。感染発症から治療までの期間、細菌の病原性、宿主の感受性など、さまざまな要因が症状に影響する。NSTIは、初診時には皮膚所見も全身症状も認められないため気づかれないことが多い。低血圧や頻脈を含む全身性敗血症の徴候がみられることがあるが、通常は晩期症状である。NSTIに関連する最も一般的な所見は、残念ながら極めて非特異的である。

　図21.9-A〜Dは、NSTIの患者にみられる一連の臨床所見の変化を提示している。このような臨床所見の多様性から、NSTIと致死性の低い感染症とを鑑別するための信頼できる補助手段やスコアリング・システムが模索されてきた。NSTIの患者でしばしば認められる身体所見は非特異的なものである。NSTIとほかの皮膚・軟部組織感染症との鑑別に用いられる古典的な所見は、残念ながら一般的には認められない（表21.4）。局所の疼痛は、最も早期に発見される所見であり、NSTIを疑うべきである。出血性の水疱や捻髪音、悪臭、および「汚水」のような滲出液は晩期症状であり、通常は全身に影響する敗血症および臓器機

表21.4 臨床的皮膚症状と発見頻度

臨床症状	症状のある患者の割合
紅斑部の疼痛	73 ～ 98%
紅斑	75 ～ 100%
軟部組織浮腫	75 ～ 92%
硬化	12 ～ 45%
変動性	11%
熱感	32 ～ 53%
水疱	11 ～ 57%
壊死	14 ～ 30%
捻髪音	6 ～ 36%

表21.5 早期・晩期所見

	皮膚所見	痛みの性質	全身症状
早期	紅斑 腫脹 熱感 漿液性滲出	紅斑を超えて広がる	発熱 頻脈 倦怠感 悪心 下痢
晩期	硬化 出血性水疱 黒ずんだ皮膚の脱色 壊死 "汚水"のような液体滲出	麻酔様（感覚鈍麻*）	低血圧 頻呼吸 急性腎障害 凝固障害 血小板減少 意識障害

NSTIの初期所見は非特異的である。晩期の所見はあまりみられない。
（*訳者注釈）

表21.6 LRINECスコア

変数（単位）		ポイント
CRP（C反応性タンパク） mg/L <150 >150	mg/dL <15 >15	0 4
WBC（cells/mm³） <15 15 ～ 25 >25		0 1 2
Hb値（g/dL） >13.5 11 ～ 13.5 <11		0 1 2
Na値（mmol/L） >135 <135		0 2
Cr値 mg/dL <1.6 >1.6	μmol/L <141 >141	0 2
グルコース値 mg/dL <180 >180	μmol/L <10 >20	0 1

壊死性筋膜炎の検査リスク指標スコアリングシステムに含まれる変数
（Wong CH, Khin LW, Heng KS, et al. The LRINEC（Laboratory Risk Indicator for Necrotizing Fasciitis）score：a tool for distinguishing necrotizing fasciitis from other soft tissue infections Crit Care Med. 2004；32：1535-1541.）

能障害と関連している（**表21.5**）。

　臨床検査値もしばしば診断の補助に用いられる。LRINEC（Laboratory Risk Indicator for Necrotizing Fasciitis）スコアは、C反応性タンパク（CRP）、白血球数（WBC）、ヘモグロビン値（Hb）、ナトリウム値（Na）、クレアチニン値（Cr）、グルコース値（Glu）の6つの臨床パラメータに基づいて、Wongらによって後方視的に考案された。彼らによると、スコアが6ポイントでNSTIと関連していると考えられ、その陽性的中率は92%、陰性的中率は96%である（**表21.6**）。

　LRINECスコアの開発以来、いくつかの研究がNSTIの診断に臨床的に使用することを検証しようとしている。最近のメタアナリシスでは、LRINECスコアを2つの異なる閾値で評価した。その結果、LRINECスコアが6ポイント以上で診断の感度が低く、特異度は中程度であると結論された。スコアが8ポイント以上だと特異度は高まるが、感度はかなり低下する。このスコア自体はNSTIの診断精度が低く、スコアが低いだけでは診断を否定するには不十分であることに注意が促された。スコアの個々の構成要素（WBCやNaなど）の方が個々の精度が高い可能性があり、今後の研究課題であることが指摘された。血清乳酸値の2mmol/Lを超える上昇とクレアチンホスホキナーゼ（creatine phosphokinase；CPK）の600IU/Lを超える上昇もNSTI患者で認められている。

　X線検査、超音波検査（US）、CT検査はいずれもNSTIに関連する所見を示すことがある。残念ながら、いずれも本疾患に特異的な所見を呈さない。単純X線検査は非特異的な所見を示し有用でないと考えられている。単純X線所見では、疾患が進行した場合はより明瞭に写り、予期せぬ骨折や異物、骨髄炎が認められることがある。組織内の空気は、通常、感染を示す。皮下ガスは25%の症例にしか認められないため、この所見を得るためにX線検査を行っていると、手術介入を遅らせる可能性がある。USは多くの救急部で広く利用できる。操作者の技術に依存するが、浮腫、空気、筋膜の肥厚を示す所見が得られる可能性がある。

　CTおよびMRIは、単純X線撮影よりも感度が高いが、NSTIの診断に対する特異度は低く、これらの使用は根本的治療の大幅な遅れにつながる可能性がある。NSTIの患者のCTスキャンでよくみられる所見には、脂肪組織の炎症浸潤や筋膜面の液体または空気の貯留がある。残念ながら、これらの所見がないからといって、NSTIの診断が確実に除外されるわけではない。CTによるNSTI検出感度は約80%である。CTには感染の範囲と深さを示すという利点もある。また、皮膚異常部位から離れた感染部位を示すことができる。**図21.10**で憩室炎患者の後腹膜のNSTIがCT検査で証明されているように、これは腹腔内や後腹膜の感染源において特に有用である。MRIはNSTIの診断に最も感度の高い画像診断法と考えられているが、一方で、最も実用的でないことも多い。MRIを緊急に使用できるこ

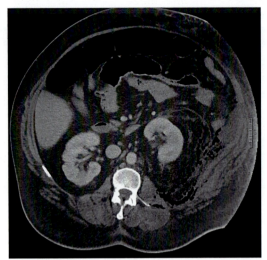

図21.10 憩室炎患者の後腹膜腔の壊死性軟部組織感染症を示すCT画像

とは稀であり、MRI室は重症患者にとって安全な環境とは言えない。T1画像は増強のない筋膜壊死部位を検出でき、T2画像は高信号として映し出される。表21.7にNSTIに関連する画像所見をまとめる。

　早期診断は死亡率の改善と関連するが、多くの因子によって早期診断できない可能性があるため、強く疑うことが必要である。NSTIを疑う病歴や身体所見を認めれば、確定診断と治療のために外科的検索を促すべきである。診断の精度を高めるために多くの選択肢があるが、多くの場合、最良の手段は外科的検索である。外科的検索は依然としてNSTIの診断におけるgold standardである。ある単一施設から最近発表された論文によると、NSTIを対象とした外科的検索の20%が陰性であった。さらに、NSTIの典型的な所見を呈し、再検索とデブリードマンが必要なものは、外科的検索が陰性であったもののうち14%であった。ほかの施設では、検査で古典的所見を欠く患者に対しては、組織の凍結切片評価で診断している。培養と病理検査のための標本は筋膜から採取した。その結果、筋膜の浮腫のみであった患者の75%が、筋膜の組織培養陽性またはNSTIの顕微鏡的所見のいずれかを有し、全体として22%が陰性であった。死亡率は、視診上確認しうる感染の有無による差はなかったが、ICU滞在期間は視診で明らかな感染のある患者で長かった。

治療

初期治療と抗菌薬治療

　NSTIの原則的治療は迅速な外科的デブリードマンに基づくが、しばしば重症化する患者の集中治療管理も同時に必要である。NSTIが疑われる患者を最初に発見したら、適切な静脈路を確保し、適切な血行動態モニタリングを行う。輸液による蘇生を開始して循環血液量減少を是正し、全身の循環を改善させる。適切な臓器灌流の指標と個々の患者のニーズに合わせた目標指向型治療を行う。輸液による蘇生にもかかわらず低血圧が持続する患者では、昇圧薬を使用して平均動脈圧を65mmHg以上に維持する。

　NSTIの治療では、原因菌が特定されるまで、グラム陽性菌、グラム陰性菌、嫌気性菌を幅広くカバーする経験的レジメンを用いて、抗菌薬を早期に投与することも不可欠である。MRSAもカバーする。いくつかの治療法の組み合わせは、これらの細菌を効果的にカバーし、地域の既知の感受性パターンに合わせることができる。米国感染症学会(Infectious Diseases Society of America；IDSA)の2014年のガイドラインでは、バンコマイシンまたはリネゾリドと、ピペラシリン・タゾバクタムまたはカルバペネムのいずれか、またはセフトリアキソンとメトロニダゾールの併用を推奨している。グラム陽性菌の毒素産生を抑制するためにクリンダマイシンを追加する。ビブリオ感染が疑われる場合は、エンピリック治療のレジメンにドキシサ

表21.7 画像評価

画像評価法	感度(95%CI)	特異度(95%CI)
単純X線撮影		
軟部組織ガス	48.9(24.9〜73.4)	94(63.8〜99.3)
超音波装置		
皮下組織のびまん性肥厚と深筋膜に沿った4mmを超える体液貯留層	88.2(63.6〜98.5)	93.3(58.6〜96.4)
CT		
筋膜増強、浮腫、ガス	94.3(81.2〜98.5)	76.6(21.3〜97.5)
MRI		
T2　3mmを超える異常信号強度	86	70
筋間筋膜の広範な浸潤	100	61
空気	43	74
T2　筋膜異常内 局所的/びまん性の造影後信号増強消失	86	74

壊死性軟部組織感染症(NSTI)に関連する画像所見と相対的な感度および特異度を掲載。サンプル数が少ない場合は信頼区間を省略。
CI：信頼区間

イクリンを加える。**表21.8**に一般的な細菌と合理的な抗菌薬の選択肢をまとめた。

高気圧酸素療法

高気圧酸素療法(hyperbaric oxygen therapy；HBO)は、NSTIの補助的治療法として1980年代に文献に登場した。この治療法は、2～3気圧(絶対圧力：ATA)で100%酸素を使用して高酸素状態にするため、組織の酸素濃度が著しく上昇する。創傷治癒におけるHBOの利点は、白血球機能の改善、細菌毒素の抑制、および特定の生物に対するHBOの殺菌効果によるとされている。これらの初期の研究でさえ、死亡率やデブリードマンの回数に関する有益性については相反する結果が得られている。しかし、理論的な利点と転帰の改善を記載した小規模な症例シリーズをもとにして、継続的に使用された。

最近の研究では、HBOの有益性に関して相反する結果が出続けている。Nationwide Inpatient Sampleの20年以上のデータを用いた2012年のレトロスペクティブ研究では、HBOを受けた患者の死亡率において有益性があることが示された。University Health Consortiumの施設で治療された症例を検討した2014年の研究でも、特に「非常に」重症な患者において、HBOによる死亡率の低下が報告されている。対照的に、ほかの施設での研究では、HBOによる死亡率の差は認められていない。NSTIにおけ

表21.8 微生物と抗菌薬の選択

分 類	微生物	抗菌薬 種類	抗菌薬名	成人用量
タイプ1 (多菌)	Streptococi *Staphylococcus aureus* *Escherichia coli* *Bacteroides* species	β-Lactam/ β-lactamase inhibitor or Carbapenem or Third-generation cephalosporin and Nitroimidazole All with lincomycin	Piperacillin/tazobactam	4.5g 6時間ごと
			Meropenem	1～2g 8時間ごと
			Ceftriaxone or Cefotaxime	2g/日 1～2g 4～6時間ごと
			Metronidazole	500mg 8時間ごと
			Clindamycin	600～900mg 6～8時間ごと
タイプ2 (単菌)	Group A *Streptococcus* ± *Staphylococcus aureus* or Methicillin-resistant *S aureus*	Penicillins β-Lactam First-generation cephalosporin Oxazolidinone or glycopeptide All with lincomycin	Penicillin G or	2～4 百万単位
			Nafcillin or	4～6時間ごと
			oxacillin	1～2g 4時間ごと
			Cefazolin	1g 8時間ごと
			Linezolid	600mg 12時間ごと
			Vancomycin	30mg/kg/日・2回に分割
			Clindamycin	トラフ値により調節 600～900mg 6～8時間ごと
タイプ3	*Clostridium* species *Aeromonas hydrophila* *Vibrio vulnificus* Extended-spectrum β-lactamase–producing Enterobacterales	Penicillins All with lincomycin Tetracycline + Fluoroquinolone Tetracycline + Third-generation cephalosporin Carbapenems Glycylcycline	Penicillin G or	2～4百万単位 4～6時間ごと
			ampicillin	1～2g 4～6時間ごと
			Clindamycin	600～900mg 6～8時間ごと
			Doxycycline	100mg 12時間ごと
			Ciprofloxacin	500mg 12時間ごと
			Doxycycline	100mg 12時間ごと
			Cefotaxime or	1～2g 8時間ごと
			Ceftriaxone	1～2g/日
			Meropenem	1～2g 8時間ごと
			Tigecycline	50～100mg 12時間ごと
タイプ4	*Candida* species *Mucorales* *Aspergillus*	Polyene Polyene or Echinocandin Triazoles	Liposomal	3～5mg/kg/日
			amphotericin B	3～5mg/kg/日
			Liposomal	100mg/日
			amphotericin B or	6mg/kg 12時間ごと
			Micafungin	2回投与後、4mg/kg
			Voriconazole	12時間ごと

(Adapted from Stevens DL, Bisno AL, Chambers HF, et al.；Infectious Diseases Society of America. Practice guidelines for the diagnosis and management of skin and soft tissue infections：2014 update by the Infectious Diseases Society of America. Clin Infect Dis. 2014；59(2)：e10-e52.)

るHBOの有効性に関心が集まっていることから、既存の文献を包括的にレビューし、エビデンスに基づいたガイドラインを作成する試みがなされている。HBOに関する初期のレビューは、研究の質の低さによって制限されており、この問題は2015年に行われたCochraneレビューでも生じている。Cochraneレビューでは、このテーマに関して673の研究を確認したが、どの研究も組み入れ基準を満たさなかった。PRISMAガイドラインを用いて行われたより最近のシステマティック・レビューでは、HBOに関する利用可能な研究には重大なバイアスのリスクがあり、この治療法の使用と転帰に関する明確なガイダンスを提供するのに必要な質を欠いていることが示された。2018年、World Society of Emergency Surgery/Surgical Infection Society Europe Guidelinesでは、入手可能なデータに基づき、NSTIの外科的デブリードマン後にHBOを考慮することを2B推奨（弱い推奨、中等度の質のエビデンス）としている。

　一時的な近視、中耳破裂やその他の気圧に関連した合併症、痙攣の稀な報告などがあるが、全体的にHBO療法の忍容性は良好である。HBOの使用における主な制限は、このような療法を実施するために必要な特殊な装置と専門知識技術である。The Undersea and Hyperbaric Medical Societyは、米国全土の高気圧施設の認定を行っており、現在全国で183施設が登録されている。高気圧治療が可能な施設では、NSTIの管理における補助療法としてこの療法を用いることができる。高気圧治療室のない施設では、この治療のために患者を転院させることを検討できるが、NSTIの治療で最も重要な要素である最初の外科的デブリードマンを遅らせてはならない。HBOの治療時間と強度はプロトコルによって異なるが、多くは30〜90分のセッションを2〜3ATAで1日2〜3回行い、感染が改善するまで続ける。

免疫グロブリン静注療法と新たな治療法

　免疫グロブリン静注（intravenous immunoglobulin；IVIG）は、オプソニン化抗体を供給し、スーパー抗原の影響を打ち消し、感染に対する重篤なサイトカイン反応を低下させることにより、重篤で侵襲性のあるGAS感染症と闘うというエビデンスに基づいて、NSTIの集中治療管理にも使用されてきた。IVIGに関する初期の研究では、溶連菌性中毒性ショック症候群（*Streptococcal* Toxic Shock Syndrome；STSS）に対する有効性に焦点が当てられ、比較研究や症例対照研究によって生存との関連が示され、IVIG治療を受けた患者から採取した血漿の抑制能について記載された。ヨーロッパでは、STSSにおけるIVIGのランダム化比較試験（RCT）が試みられたが、対象登録数が不十分であったため早期に中止された。しかし、登録された21例の患者を分析したところ、プラセボ群では死亡率が統計的に有意ではないが3.6倍高いことが示され、同時にSequential Organ Failure Assessment（SOFA）スコアの改善も示された。

　より大規模なNSTI集団におけるIVIGの効果を分析した場合、入手可能なエビデンス上はIVIG治療を受けた患者における死亡率の有益性は示されていない。IVIG治療を受けたNSTI患者とIVIG治療を受けなかったNSTI患者のpropensityマッチングやリスク調整を行った解析では、IVIG治療を受けた患者はごく一部（4%）であり、これらの患者では死亡率や入院期間に差はないことが示された。

　2017年に発表された "immunoglobulin G for patients with necrotizing soft tissue infection"（NSTI患者に対する免疫グロブリンG）試験（INSTINCT）は、ICUに入院した100人の患者に毎日25gのIVIGを3日間投与した前向き無作為化試験である。6ヵ月後の死亡率に有益性はなく、自己申告による身体機能にも差はなかった。にもかかわらず、GAS感染患者にIVIGを使用することを検討すべきであると主張する人もいる。Improving Outcome of Necrotizing Fasciitis（INFECT）試験は、NSTI患者の病態生理と転帰の理解を深めることを目的とした、NSTI患者を登録した多施設共同前向き試験である。このグループは、特に溶連菌性のNSTI患者を多く登録しており、筆者らはこのコホートを分析する中で、IVIGの使用不足がGAS感染症患者の死亡率と関連していることを示した。NSTI集団におけるIVIGの有用性を明らかにするためには、さらなる調査が必要である。

　NSTIの罹患率と死亡率を考慮して、最近、新たな治療オプションが検討されている。CD28結合を介してT細胞刺激を阻害する化合物であるレルテシモドの多施設共同第III相ランダム化試験が最近終了した。この試験では、治療は診断後6時間以内に行われ、主要エンドポイントは以前に報告された壊死性感染症臨床複合エンドポイント（NICCE）であった。このエンドポイントには、28日後の生存、14日目までのデブリードマン回数が3回以下、最初のデブリードマン後に切断がない、14日目のmodified Sequential Organ Failure Assessment（mSOFA）score＜1という4つの要素が含まれる。NICCEの改善はper-protocol解析ではみられたが、修正ITT（intention to treat）解析ではみられず、筆者は多臓器機能不全の解消における有意な有益性を指摘した。これらの所見はNSTIにおけるさらなる研究に値するものであり、米国食品医薬品局（Food and Drug Administration；FDA）は最近この治療法の新薬申請を受理した。

外科的治療

一般原則

　現在までのところ、NSTI患者の転帰に影響を与える唯

一の修正可能な危険因子は、感染の適時・適切な手術によるデブリードマンである。デブリードマンの一般原則は部位に関係なく同じであるが、感染部位特有の微妙な違いや考慮点がある。Wongは4つのステップを提唱している。すなわち、診断の確定、治療範囲の決定、非生存組織および感染組織の切除、創傷のケアである。皮膚異常が最も顕著な部位を切開する。

切開創は壊死、紅斑、硬結の部位を通るようにする。切開は垂直に行う。皮下フラップを立ち上げる必要がある場合もある。過度に広いフラップや薄いフラップは皮膚虚血を引き起こし、デブリードマンが必要になることがある。平行切開はこれを避けることができる。表在性筋膜と深在性筋膜を切開する。皮下脂肪と深在性筋膜の間を鈍的に剥離すると、組織が容易に剥がれることがわかる。このようなNSTIの特徴を、いわゆるフィンガーテスト（finger test）と呼ぶ。正常な癒着が認められるまで、その上の組織を開く。良好な血流を示す正常組織を除去する必要はない。深筋膜を切開し、その下の筋を評価する。肉眼的に壊死した皮下脂肪と筋膜はNSTIで特徴的である。その色は灰色、緑色、黒色である（図21.11）。脂肪は時に硬結し、切開しても出血しない。血栓性静脈がしばしばみられる。デブリードマンは異常組織をすべて除去する。デブリードマンでは、膿や異常組織の癒着の痕跡をたどり、連続する病巣伸展部位を特定する必要がある。必要に応じてさらに切開を加え、疑わしい部位をすべて調べる。体液と組織の培養を行う。綿棒などで組織を拭き取ると、不十分なサンプルしか得られない。好気性と嫌気性の両方のサンプルを送る。真菌やマイコバクテリアのための特別な培養は、疑わしい現病歴のある患者や免疫不全の患者であれば、外観の異常の有無にかかわらず採取するべきである。

皮膚病変が目立たない場合、切開創の位置決めは難しい。硬結があればその部位を選ぶ。硬結もない場合は、四肢の筋膜切開と同様に切開を開始するのがよい。

深筋膜を切開したら筋が壊死してないか評価する。壊死した筋はいくつかの外観を呈する。壊死した筋は血の気なく見えたり、暗赤色に見えたりする。壊死した筋は不連続で不完全なこともある。筋からの出血がない場合もあれば、暗赤色の筋では静脈血栓によると思われる剥離時の静脈出血を伴うこともある。筋の硬さも異常を呈する。筋の牽引に対する抵抗はほとんどなく、断裂し、鈍的に切除できる。筋肉は刺激によって収縮することはない。感染範囲の区域分け（ゾーン）も報告されている。ゾーン1は組織が壊死している区域を指す。ゾーン2には感染しているが救命可能な組織があり、ゾーン3には感染していない組織がある。ゾーン1の組織は完全に切除すべきである。ゾーン2の組織は上記のように綿密に評価する必要があり、その一部を切除する必要があるかもしれないが、ゾーン3は剥離する必要はない（図21.12）。

重要な神経や血管の位置に注意する。解剖学的構造は歪んでいたり、腫れていたり、滲出液で覆われていることが多く、重要な構造物が見えづらくなっている。解剖学と構造的関係の知識を生かして予防可能な損傷を避ける。

骨盤や後腹膜の感染は大腿や下腿に排膿されることがあり、その逆もあることを忘れてはならない。大腿と後腹膜は大腰筋に沿って、あるいは鼠径管を通って直接大腿血管に沿って感染を伝播する可能性がある。

大腰筋は感染の伝播経路となることもあれば、強固な筋膜内に感染を封じ込めることもある。四肢のNSTIの所見に伴う腹痛や脇腹痛は、患者の全身状態が許す限り画像検査で調べるべきである。下肢脱力や坐骨神経症状がみられることもある。

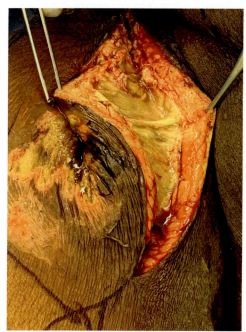

図21.11　表在性の脂肪と筋膜を含む壊死の典型的な手術所見

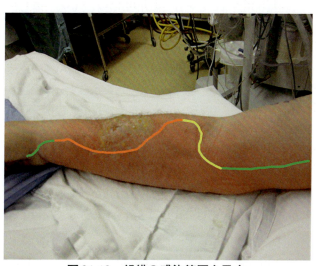

図21.12　組織の感染範囲を示す
赤色は切除が必要なゾーン1の病変領域、黄色は感染しているが救命可能なゾーン2の組織、緑色は剥離の必要がない正常組織。

頭頸部

頭頸部に限局したNSTIは症例の約5%にみられる。歯科感染、分泌腺への感染、気道・消化管穿孔、表在性皮膚および手術部位はすべて、頭頸部における感染の起点となる可能性がある。感染は解剖学的な筋膜の層に沿って広がる。表在性筋膜は頸部の筋肉を包んでおり、胸鎖乳突筋および僧帽筋を取り囲み、下顎骨の後方から後頭部まで伸展する。中間の筋膜を含む、より深部から発生した感染は、舌骨から心膜、後方では椎骨前筋膜に及ぶことがある。深筋膜は傍脊柱筋および椎骨周囲筋を取り囲み、頭蓋底部から尾骨に至る。前方には後咽頭腔が縦隔まで伸びている。古典的な頸部皮膚切開は、これらの腔の剝離と探索に用いられる。胸鎖乳突筋縁に沿った斜切開や襟状切開は、必要であれば縦隔上部まで縦方向に伸展させる起点となる。上縦隔に到達するためには胸骨部分切開が必要な場合もある。感染が胸膜腔に達し、膿胸になることがある。感染が肩甲帯や胸壁にまで及んでいる場合は、さらに切開が必要となる。鎖骨下切開や鎖骨上水平切開は四肢の切開に延長できる。

その他の処置

会陰部・臀部を含むNSTI患者は、時に人工肛門による消化管のdiversion（迂回術）を必要とする。NSTI患者における人工肛門造設の適応と転帰に関する文献は限られている。単一施設で35人のフルニエ壊疽患者を対象とした最近の1件のレトロスペクティブレビューでは、患者の77%がdiversionを必要としていた。しかし、これらの患者の大部分は肛門内チューブで管理され、人工肛門を必要とした患者は少数派（6例）であった。両群を比較したところ、入院期間、死亡率、合併症、最終的な創傷治癒に差はなかった。少数の例外を除いて、人工肛門形成は転帰に特別な利益を示さないことが文献から示されている。著しい肛門括約筋の感染や会陰破壊があり、人工肛門以外のアプローチが不可能な場合には人工肛門造設が必要となる。そうでなければ、diversionシステムと創傷VAC（陰圧閉鎖）システムにより、開放創を糞便汚染から十分に保護することができる。尿路のdiversionも同様で、症例シリーズや管理に関する議論では言及されているが、diversionの有無による患者間の直接的な比較は文献上みられない。人工肛門と同様に、泌尿器系が広範に感染し破壊されている特定の臨床場面では、尿路のdiversionが必要になることがある。図21.13はフルニエ壊疽患者の尿道の感染である。

術後ケア

NSTI患者の術後ケアは多面的であり、重症患者の場合

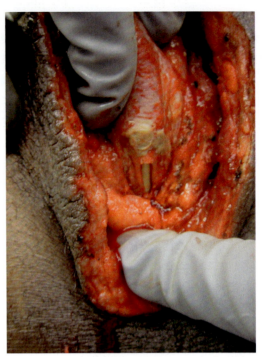

図21.13　フルニエ壊疽と尿道壊死・びらんを伴う患者

は集中治療室で行われることが多い。最初の外科的デブリードマンの後、多くの患者は感染源の制御により改善を示す。しかし、敗血症性ショックや臓器機能障害が持続する場合は継続的な管理が必要となる。継続的な蘇生と、呼吸不全・急性腎障害/腎不全などの病態の管理に加え、栄養療法、テーラーメイド治療、抗菌薬のより狭域の抗菌薬への変更など、その他の措置も治療に必要である。患者が初期の重症状態から回復した後は、機能回復を助けるために早期の理学療法と作業療法が開始される。

栄養

NSTI患者は、十分なカロリーおよびタンパク質の摂取を確保するために、栄養状態に注意を払う必要がある。外科的デブリードマンが複数かつ広範囲に及ぶため、この疾患患者では創傷が大きくなりやすく、栄養必要量が増加する。気管挿管された患者では、術後できるだけ早く経鼻胃管または胃管から経腸栄養を開始すべきである。覚醒している患者では、術後速やかに食事を進め、必要なカロリーを満たすことができない患者には、経口または経鼻胃管による補食を考慮すべきである。追加のデブリードマンのために何度も手術室に戻る必要がある患者では、禁食状態または経管栄養の保持時間を最小限にするように注意すべきである。通常、経腸栄養が望ましいが、禁忌または不耐症がある場合は、非経口栄養が必要な場合もある。創傷治癒を補助するために、ビタミンAおよびC、亜鉛などのビタミンおよびミネラルの補給が必要となる可能性がある。

抗菌薬治療とその期間

術中培養の結果が得られれば、より狭域の抗菌薬への変

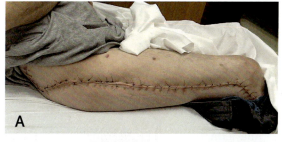
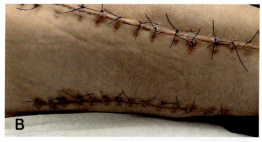
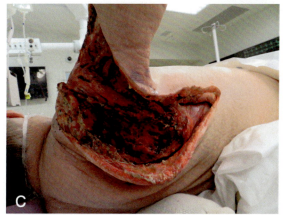
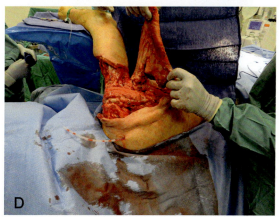
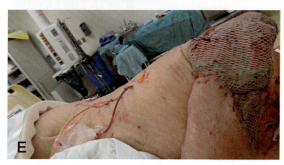

図21.14
A：閉鎖後の側方創（21.9Aの患者）
B：閉鎖後の後方創
C：デブリードマン後の肩甲帯
D：広背筋の回転筋弁
E：広背筋による回転筋弁後の分層植皮術

更と調整を行う。GAS感染症では、ペニシリンとクリンダマイシンの治療で十分である。多菌感染に対しては、同定された菌とその感受性パターンに基づいて抗菌薬を調整することになる。SA感染症では、メチシリン感受性または耐性を確認することが抗菌薬の調整の指針となる。ビブリオ感染症はドキシサイクリンと第三世代セファロスポリンで治療できるが、アエロモナス感染症はドキシサイクリンとセフトリアキソンまたはシプロフロキサシンが必要である。クロストリジウム感染症はペニシリンとクリンダマイシン療法で十分カバーできる。多剤耐性菌を有する患者では、治療法の追加調整や感染症科との連携が有用である。抗菌薬の投与期間は明確には確立されておらず、施設間で大きく異なっている。一般的には、創傷がきれいになり、臨床的に改善するまで抗菌薬を継続する。表21.8に一般的な細菌病原体と推奨される抗菌薬を示す。

創傷ケア

感染を受けた組織のデブリードマンを必要とするため、多くの場合は大きな開放創を生じ、その管理は困難となる可能性がある。陰圧閉鎖療法（negative pressure wound therapy；NPWT）は一般的になり、多くの症例で創傷管理が簡略化された。考慮すべき重要な原則は以下のとおりである。

1. デブリードマンが不完全な創傷には使用できない。
2. 凝固障害や不完全止血のある患者は適応とならない。
3. 血管疾患のある患者の創傷は悪化する可能性があり、目標圧を低くするか、別のドレッシング材を使用するのが最善である。

抗菌薬含浸の有無にかかわらず、ガーゼドレッシング材もほぼ一様に使用可能な選択肢である。特に疾患の初期には、排液管理のためにドレッシング材を頻繁に交換する必要がある。フォームやアルギン酸塩は滲出が認められる創傷の管理に有効である。

軟部組織の再建は、蜂窩織炎が治癒し、創部に壊死組織や感染組織が残存せず、白血球増多が消失した時点で開始できる。創閉鎖の手技は、ドレーンを伴わない単純閉鎖から局所の組織再編成まで多岐にわたる（図21.14-A・B）。一般に、分層植皮術が必要である。特に腱や骨が露出している場合は、自家移植皮膚の下に代用皮膚を使用することが増えている。

骨を含む組織欠損では、回転筋皮弁または遊離筋皮弁が適用されることがある。より高度な閉鎖手技を行うタイミ

ングは、患者の臨床的回復と併存疾患によって異なる（図21.14-C～E）。

長期予後

　集中治療と創傷管理の改善により病院での死亡率は改善した。最新の報告の多くは、死亡率は6～20％と、1980年代や1990年代の研究で報告されていた30％から大幅に減少している。病院での生存率は重要なエンドポイントであるが、この疾患が患者やその家族に与える影響や、感染管理や創傷の再建に利用されるリソースを把握することはできない。最近発表された論文によると、90日間の再入院リスクは24～29％であった。そのうちの80％以上は予定外の入院であった。さらに、高齢およびNSTIに関連する併存疾患により、これらの患者は退院後の死亡リスクが高い。感染症から生還したものの、慢性重症（chronic critical illness；CCI）を発症する患者もいる。

　このような患者は入院期間やICU滞在期間が長く、退院後に長期療養施設への入所が必要となり、急性期医療への再入院が頻回となる。代替医療施設への退院の危険因子としては、高齢、併存疾患、入院中の臓器不全などがある。CCI患者の1年死亡率は50％に近い。患者とその家族に、回復の可能性と予後について現実的な予測を示すことは重要であり、いくら強調してもし過ぎることはない。

　患者が経験した病気とそこからの回復に関する質的評価では、退院後の機能に影響を及ぼすいくつかの要因が特定された。多くの患者がうつ病、心的外傷後ストレス反応、慢性疼痛、性機能の変化、身体機能の変化、持続的な感染恐怖、家族力動の変化、活動レベルや社会的つながりの変化を経験している。

　受傷前に就労していた人の多くは、職を失ったり、職務を継続できなくなったりした。成功の尺度としての生存率を超えて、NSTIの患者の経験を理解することは、未開拓の研究分野である。この壊滅的な疾患から生還する患者が増えるにつれ、院内死亡率にどのように影響を与えるかだけでなく、どの治療法が長期生存と生活の質を改善できるかを理解することがますます重要になっている。

まとめ

　NSTIは、微妙な皮膚変化を伴う強い痛みから、ショックの全身徴候を伴う明らかな壊死まで、症状がさまざまであるため診断が難しい。捻髪音や暗紫色の皮膚所見などは感染に特異的であるが一様ではない。臨床検査も非特異的である。画像診断では疑わしい症例を明確にできないことが多い。診断の主軸は依然として外科的検査である。多くの場合、治療では感染を制御するために広範囲の組織を切除する必要がある。感染源の制御には消化管または泌尿生殖器が関与することがあり、補助的な処置が必要となる。再建には形成外科の専門知識が必要となる。院内死亡率は低下しているが、ICUおよび入院期間は依然として長い。

文献

Anaya DA, Dellinger EP. Necrotizing soft-tissue infection：diagnosis and management. Clin Infect Dis. 2007；44(5)：705.

Bakleh M, Wold LE, Mandrekar JN, Harmsen WS, Dimashkieh HH, Baddour LM. Correlation of histopathologic findings with clinical outcomes in necrotizing fasciitis. Clin Infect Dis. 2005；40：410-414.

Bartram L, Aaron JG. Fungal necrotizing skin and soft tissue infections. Curr Fungal Infect Rep. 2019；13：146-156. https://doi.org/10.1007/s12281-019-00355-5

Bocking N, Matsumoto C, Loewen K, et al. High incidence of invasive Group A Streptococcal infections in remote indigenous communities in Northwestern Ontario, Canada Open Forum Infect Dis. 2016；4(1)：ofw243.

Brown DR, Davis NL, Lepawsky M, Cunningham J, Kortbeek J. A multicenter review of the treatment of major truncal necrotizing infections with and without hyperbaric oxygen therapy. Am J Surg. 1994；167(5)：485-489. doi：10.1016/0002-9610(94)90240-2.

Bruun T, Rath E, Bruun Madsen M, et al.；INFECT Study Group. Risk factors and predictors of mortality in streptococcal necrotizing soft-tissue infections：a multicenter prospective study. Clin Infect Dis. 2021；72(2)：293-300. doi：10.1093/cid/ciaa027.

Bulger EM, May A, Dankner W, Maislin G, Robinson B, Shirvan A. Validation of a clinical trial composite endpoint for patients with necrotizing soft tissue infections. J Trauma Acute Care Surg. 2017；83(4)：622-627. doi：10.1097/TA.0000000000001564.

Bulger EM, May AK, Robinson BRH, et al.；ACCUTE study Investigators. A novel immune modulator for patients with Necrotizing Soft Tissue Infections(NSTI)：results of a multicenter, phase 3 randomized controlled trial of reltecimod(AB 103). Ann Surg. 2020；272(3)：469-478. doi：10.1097/SLA.0000000000004102.

Chawla SN, Gallop C, Mydlo JH. Fournier's gangrene：an analysis of repeated surgical debridement. Eur Urol. 2003；43(5)：572-575. doi：10.1016/s0302-2838(03)00102-7.

Cocanour CS, Chang P, Huston JM, et al. Management and novel adjuncts of necrotizing soft tissue infections. Surg Infect(Larchmt). 2017；18(3)：250-272. doi：10.1089/sur.2016.200.

Darenberg J, Ihendyane N, Sjölin J, et al.；StreptIg Study Group. Intravenous immunoglobulin G therapy in streptococcal toxic shock syndrome：a European randomized, double-blind, placebo-controlled trial. Clin Infect Dis. 2003；37(3)：333-340. doi：10.1086/376630.

Elliott D, Kufera JA, Myers RAM. The microbiology of necrotizing soft tissue infections. Am J Surg. 2000；179：361-366.

Eucker J, Sezer O, Graf B, Possinger K. Mucormycoses. Mycoses. 2001；44：253-260.

Faraklas I, Yang D, Eggerstedt M, et al. A multicenter review of care patterns and outcomes in necrotizing soft tissue infections. Surg Infect(Larchmt). 2016；17(6)：773-778. doi：10.1089/sur.2015.238.

Faunø Thrane J, Ovesen T. Scarce evidence of efficacy of hyperbaric oxygen therapy in necrotizing soft tissue infection：a systematic review. Infect Dis(Lond). 2019；51(7)：485-492. doi：10.1080/23744235.2019.1597983.

Fernando SM, Tran A, Cheng W, et al. Necrotizing soft tissue infection：diagnostic accuracy of physical examination, imaging and LRINEC score：a systematic review and meta-analysis. Ann Surg. 2019；269(1)：58-65.

George ME, Rueth NM, Skarda DE, Chipman JG, Quickel RR, Beilman GJ. Hyperbaric oxygen does not improve outcome in patients with necrotizing soft tissue infection. Surg Infect(Larchmt). 2009；10(1)：21-28. doi：10.1089/sur.2007.085.

Gozal D, Ziser A, Shupak A, Ariel A, Melamed Y. Necrotizing fasciitis. Arch Surg. 1986；121(2)：233-235. doi：10.1001/archsurg.1986.01400020119015.

Hajdu S, Obradovic A, Presterl E, Vecsei V. Invasive mycoses following trauma. Injury. 2009；40：548-554.

Hau V, Ho CO. Necrotising fasciitis caused by Vibrio vulnificus in the lower limb following exposure to seafood on the hand. Hong Kong Med J. 2011；17(4)：335.

Jones J. Surgical Memoirs of the War of the Rebellion：Investigation Upon the Nature, Causes, and Treatment of Hospital Gangrene as Prevailed in the Confederate Armies 1861-1865. U.S. Sanitary Commission；1871.

Kadri SS, Swihart BJ, Bonne SL, et al. Impact of intravenous immunoglobulin on survival in necrotizing fasciitis with vasopressor-dependent shock：a propensity score-matched analysis from 130 US Hospitals. Clin Infect Dis. 2017；64(7)：877-885. doi：10.1093/cid/ciw871.

Kao LS, Lew DF, Arab SN, et al. Local variations in the epidemiology, microbiology, and outcome of necrotizing soft-tissue infections：a multicenter study. Am J Surg. 2011；202(2)：139-145. doi：10.1016/j.amjsurg.2010.07.041.

Kaul R, McGeer A, Norrby-Teglund A, et al. Intravenous immunoglobulin therapy for streptococcal toxic shock syndrome-a comparative observational study. The Canadian Streptococcal Study Group. Clin Infect Dis. 1999；28(4)：800-807. doi：10.1086/515199.

Levett D, Bennett MH, Millar I. Adjunctive hyperbaric oxygen for necrotizing fasciitis. Cochrane Database Syst Rev. 2015；1(1)：CD007937. doi：10.1002/14651858. CD007937.pub2.

Lin HC, Chen ZQ, Chen HX, et al. Outcomes in patients with Fournier's gangrene originating from the anorectal region with a particular focus on those without perineal involvement. Gastroenterol Rep(Oxf). 2019；7(3)：212-217. doi：10.1093/gastro/goy041.

Lina G, Pie'mont Y, Godail-Gamot F, et al. Involvement of Panton-Valentine Leukocidin-Producing Staphylococcus aureus in primary skin infections and pneumonia. Clin Infect Dis. 1999；29：1128-1132.

Linnér A, Darenberg J, Sjölin J, Henriques-Normark B, Norrby-Teglund A. Clinical efficacy of polyspecific intravenous immunoglobulin therapy in patients with streptococcal toxic shock syndrome：a comparative observational study. Clin Infect Dis. 2014；59(6)：851-857. doi：10.1093/cid/ciu449.

Madsen MB, Hjortrup PB, Hansen MB, et al. Immunoglobulin G for patients with necrotising soft tissue infection(INSTINCT)：a randomised, blinded, placebo-controlled trial. Intensive Care Med. 2017；43(11)：1585-1593. doi：10.1007/s00134-017-4786-0.

Marrack P, Kappler J. The staphylococcal enterotoxins and their relatives. Science. 1990；248：705-711.

Massey PR, Sakran JV, Mills AM, et al. Hyperbaric oxygen therapy in necrotizing soft tissue infections. J Surg Res. 2012；177(1)：146-151. doi：10.1016/j.jss.2012.03.016.

May AK. Skin and soft tissue infections. Surg Clin North Am. 2009；89：403-420.

May AK, Talisa VB, Wilfret DA, et al. Estimating the impact of necrotizing soft tissue infections in the United States：incidence and readmissions. Surg Infect(Larchmt). 2020. doi：10.1089/sur.2020.099.

McHenry CR, Piotrowski JJ, Petrinic D, Malangoni MA. Determinants of mortality for necrotizing soft tissue infections. Ann Surg. 1995；221：558-565.

Miller LG, Perdreau-Remington F, Rieg G, et al. Necrotizing fasciitis caused by community-associated methicillin-resistant Staphylococcus aureus in Los Angeles. N Engl J Med. 2005；352：1445.

Narayanan S, Narayanan CD, Kindo AJ, Arora A, Haridas PA. Fatal fungal infection：the living dead. J Surg Case Rep. 2014；2014(10)：rju104.

Nordqvist G, Walldén A, Brorson H, Tham J. Ten years of treating necrotizing fasciitis. Infect Dis(Lond). 2015；47：319-325.

Norrby-Teglund A, Stevens DL. Novel therapies in streptococcal toxic shock syndrome：attenuation of virulence factor expression and modulation of the host response. Curr Opin Infect Dis. 1998；11(3)：285-291. doi：10.1097/00001432-199806000-00004.

Norrby-Teglund A, Kaul R, Low DE, et al. Plasma from patients with severe invasive group A streptococcal infections treated with normal polyspecific IgG inhibits streptococcal superantigen-induced T cell proliferation and cytokine production. J Immunol. 1996；156(8)：3057-3064.

Olsen RJ, Musser JM. Molecular pathogenesis of necrotizing fasciitis. Annu Rev Pathol. 2010；5：1-31.

Ozturk E, Sonmez Y, Yilmazlar T. What are the indications for a stoma in Fournier's gangrene? Colorectal Dis. 2011；13(9)：1044-1047. doi：10.1111/j.1463-1318.2010.02353.x.

Riseman JA, Zamboni WA, Curtis A, Graham DR, Konrad HR, Ross DS. Hyperbaric oxygen therapy for necrotizing fasciitis reduces mortality and the need for debridements. Surgery. 1990；108(5)：847-850.

Roden MM, Zaoutis TE, Buchanan WL, et al. Epidemiology and outcome of zygomycosis：a review of 929 reported cases. Clin Infect Dis. 2005；41：634-653.

Rosen DR, Brown ME, Cologne KG, Ault GT, Strumwasser AM. Long-term follow-up of Fournier's Gangrene in a tertiary care center. J Surg Res. 2016；206(1)：175-

181. doi：10.1016/j.jss.2016.06.091.

Sartelli M, Guirao X, Hardcastle TC, et al. 2018 WSES/SIS-E consensus conference：recommendations for the management of skin and soft-tissue infections. World J Emerg Surg. 2018；13：58. doi：10.1186/s13017-018-0219-9.

Shumba P, Shambat SM, Simens N. The role of Streptococcal and Staphylococcal exotoxins and proteases in human necrotizing soft tissue infections. Toxins. 2019；11：332.

Soh CR, Pietrobon R, Freiberger JJ, et al. Hyperbaric oxygen therapy in necrotising soft tissue infections：a study of patients in the United States Nationwide Inpatient Sample. Intensive Care Med. 2012；38(7)：1143-1151. doi：10.1007/s00134-012-2558-4.

Soltani AM, Best MJ, Francis CS, Allan BJ, Askari M, Panthaki ZJ. Trends in the incidence and treatment of necrotizing soft tissue infections：an analysis of the National Hospital Discharge Survey. J Burn Care Res. 2014；35：449-454.

Stevens DL. The Flesh-eating bacterium：what's next? J Infect Dis. 1999；179：S366-S374.

Stevens DL, Bryant AE. Necrotizing soft-tissue infections. N Engl J Med. 2017；377：2253.

Stevens DL, Bisno AL, Chambers HF, et al.；Infectious Diseases Society of America. Practice guidelines for the diagnosis and management of skin and soft tissue infections：2014 update by the Infectious Diseases Society of America. Clin Infect Dis. 2014；59(2)：e10-e52. doi：10.1093/cid/ciu444. Erratum in：Clin Infect Dis. 2015 May 1；60(9)：1448. Dosage error in article text.

Tibbles PM, Edelsberg JS. Hyperbaric-oxygen therapy. N Engl J Med. 1996；334(25)：1642-1648. doi：10.1056/NEJM199606203342506.

Wall DB, de Virgilio C, Black S, Klein SR. Objective criteria may assist in distinguishing necrotizing fasciitis from nonnecrotizing soft tissue infection. Am J Surg. 2000；179：17-21.

Wallin TR, Hern HG, Frazee BW. Community-associated methicillin-resistant Staphylococcus aureus. Emerg Med Clin North Am. 2008；26：431-455.

Wang C, Schwaitzberg S, Berliner E, Zarin DA, Lau J. Hyperbaric oxygen for treating wounds：a systematic review of the literature. Arch Surg. 2003；138(3)：272-279;discussion 280. doi：10.1001/archsurg.138.3.272.

Weiss KA, Laverdiere M. Group A Streptococcus invasive infections：a review. Can J Surg. 1997；40：18-25.

Wilson B. Necrotizing fasciitis. Am Surg. 1952；18：416-431.

Wong CH, Chang HC, Pasupathy S, Khin LW, Tan JL, Low CO. Necrotizing fasciitis：clinical presentation, microbiology, and determinants of mortality. J Bone Joint Surg Am. 2003；85-A(8)：1454.

Wong CH, Khin LW, Heng KS, et al. The LRINEC(Laboratory Risk Indicator for Necrotizing Fasciitis) score：a tool for distinguishing necrotizing fasciitis from other soft tissue infections. Crit Care Med. 2004；32：1535-1541.

Yaghan RJ, Al-Jaberi TM, Bani-Hani I. Fournier's gangrene：changing face of the disease. Dis Colon Rectum. 2000；43(9)：1300-1308. doi：10.1007/BF02237442.

Yen ZS, Wang HP, Ma HM, Chen SC, Chen WJ. Ultrasonographic screening of clinically suspected necrotizing fasciitis. Acad Emerg Med. 2002；9(12)：1448-1451.

Young LM, Price CS. Community-acquired methicillin resistant Staphylococcus aureus emerging as an important cause of necrotizing fasciitis. Surg Infect (Larchmt). 2008；9：469-474.

CHAPTER
22
腹部のヘルニア

訳：永嶋 太

症例提示

　60歳、男性。右鼠径部に限局した腫瘤を触れ、仰臥位で軽減するとの訴えで救急外来を受診した。その腫瘤に気づいたのは4年前であったが、次第に不快感が増し、仕事や趣味に支障をきたしているという。4日前から、その腫瘤は縮小し、触れなくなったが痛みが増してきた。嘔気・嘔吐はない。ほかに既往歴はなく、健康状態は良好である。

〈質問〉

　なぜTEP法やLichtenstein法ではなく、腹腔鏡下経腹的前腹膜（TAPP）テクニックを選んだのか？

〈回答〉

　TAPPは鼠径ヘルニアの精査と治療を可能にする。さらに、絞扼した腸管の血流と虚血の有無を正確に評価できる。

臨床所見：診察上、4×4cmのヘルニア嚢を有する右鼠径ヘルニアを認めた。咳をさせたところ、左側にも小さな鼠径ヘルニアが疑われた。患者には自発痛や圧痛は認めなかった。病歴と臨床所見から、左小鼠径ヘルニアを伴う右鼠径ヘルニアと診断した（図22.1）。検査所見はWBC：11,000/mm³、CRP：23mg/L、乳酸値：正常、BUN：正常、発熱なし。

治療計画：反対側のヘルニアも疑い、TAPPアプローチ。

術中所見：大網の陥入を伴う右間接型（外）鼠径ヘルニア（図22.2-A）。ヘルニア欠損部の大きさは直径約2.5cm²で、直径約1.5cmの左直接型（内）鼠径ヘルニアを伴っていた（図22.2-B）。腹膜は上前腸骨棘から臍靭帯まで、ヘルニア欠損部より3cm上の部位で剝離した。下腹壁動脈、クーパー靭帯、Retzius腔、精管、精索の確認を行った。15×10cmのメッシュをヘルニア欠損部に全方向から少なくとも3cm重なるように挿入したが、将来大腿ヘルニアが起こる可能性に備えて大腿部もカバーした。メッシュはフィブリン接着剤で固定した（図22.2-C）。腹膜は連続縫合で閉鎖した。

退院：翌日午前中に退院。術後30日間は激しい運動は避けるよう指示した。

術後1週間：患者は、左鼠径部に膨らみを認め、改善しないため再来院した。発熱や炎症の徴候はない。局所的な不快感あり。右側の診察は正常。

診断：術後漿液腫で、ヘルニア再発ではなかった。患者は安心した。

はじめに

　ヘルニアは、腹壁の欠損部を通して腹膜で覆われた嚢が異常に突出した状態をいう。突出した内容物を（自然にまたは圧迫により）腹腔内に戻すことができる場合、ヘルニアは縮小する。ヘルニアの内容物を腹腔内に戻すことができない場合、ヘルニア嵌頓と言われる。この場合、腸閉塞や血流低下により、絞扼と呼ばれる組織の虚血が起こる危険性がある。絞扼性ヘルニアは、時に診断が難しく、緊急手術が必要であるため、外科的にはチャレンジングである。腹壁ヘルニアには、頻度の多いものから、鼠径ヘ

ルニア、臍ヘルニア、白線部ヘルニア、切開痕（腹壁瘢痕）ヘルニア、大腿ヘルニア、少ないタイプのヘルニアがあり、腹壁ヘルニアの75%は鼠径ヘルニアが占める。

　最も単純な分類法では、鼠径ヘルニアは、**直接型ヘルニア**（鼠径部内側-腹腔内容物が表層の鼠径輪を突き抜けるヘルニア）、**間接型ヘルニア**（鼠径部外側-腹腔内容物が深部の内鼠径輪を突き抜けるヘルニア）、大腿ヘルニア［前上方にパップアール（鼠径）靭帯、後方にクーパー靭帯、外側に大腿静脈、内側に恥骨結節/ラクナ靭帯に囲まれたもの］に分類される（図22.3）。直接型鼠径ヘルニアは、腹直筋の外側縁、下腹壁動脈、鼠径靭帯で構成するヘッセル

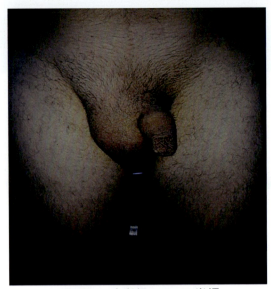

図22.1　右鼠径ヘルニア嵌頓

表22.1　鼠径ヘルニアの分類

1. 間接型鼠径ヘルニア
2. 直接型鼠径ヘルニア
3. 大腿ヘルニア

(Reprinted from Zollinger RM Jr. Classification systems for groin hernias. Surg Clin North Am. 2003;83(5):1053-1063, with permission from Elsevier.)

バッハ三角を通して起こる。間接型鼠径ヘルニアは、男女共に最も一般的な鼠径ヘルニアである。鼠径部におけるヘルニアの95％が鼠径ヘルニアで、5％が大腿ヘルニアである。鼠径ヘルニア修復時の10％に大腿ヘルニアを認める。Pantaloonヘルニアは、直接的な要素と間接的な要素を併せ持つヘルニアである。大腿ヘルニアの診断は、特に肥満患者では困難である（女性：男性＝4：1）。大腿ヘルニアの40％は、緊急を要することがある。鼠径部のヘルニアは、大腿ヘルニアと鼠径ヘルニアの2種類に大別される。鼠径ヘルニアは直接型と間接型に分けられる（表22.1）。鼠径ヘルニアの分類は数多く報告されている。有名なヘルニア学者であるNyhusは、臨床所見と手術所見を標準的に記述できるように拡大した分類を提示し、この分類は現在外科医に広く受け入れられている。**滑脱型ヘルニア**もまた認識しなければならない。これは、ヘルニア嚢の壁は膀胱、右結腸、S状結腸で構成されている。ヘルニア修復時にこれらの臓器へのリスクを最小限にするために、これを認識していなければならない。

真性臍ヘルニアは先天性または後天性（特に妊娠時）があり、**傍臍ヘルニア**は肥満や腹水を伴う肝硬変などの慢性的な腹腔内圧亢進状態に合併する。臍ヘルニアは、幼児ではしばしば自然閉鎖する。そのため、一般的に5歳未満では修復しない。**白線部ヘルニア**は単純なもの（例えば、心窩部ヘルニア）、筋膜の多発性欠損を呈するものがある。**腹壁（腹壁瘢痕）ヘルニア**では、後天性の筋膜欠損があり、主に開腹手術後、特に創部感染により回復が遅れた患者にみられる。腹腔鏡下アクセスにより、筋膜の開口部が主に閉鎖されなかったり、剝離されなかったりした場合、小さな腹壁"ポートサイト"ヘルニアが生じることがある。

診　断

腹壁ヘルニアの嵌頓の診断を確実なものにするために、身体診察のみと画像診断を比較したランダム化比較試験（RCT）はないが、身体診察が診断の主役であることに変わりはない。腸閉塞の患者には、腹壁・鼠径ヘルニアが関与していないか注意深く診察する。鼠径ヘルニアが疑われる場合には、仰臥位と立位の両方で診察する。腸が虚血壊死に陥っている場合、ヘルニア整復によりその腸が腹腔内に還納する可能性があるため、壊死腸管のヘルニア整復は禁忌である（還納されずにヘルニア嚢内で内容物が貯留した状態）。紅斑や硬結などの皮膚変化や腹膜炎の徴候がある場合は、還納を試みずに緊急手術が必要である（図22.4）。腹壁ヘルニア嵌頓の診断にCTや超音波（US）検査が有益であるというエビデンスは乏しく、肥満患者や、Spigelianヘルニアや閉鎖孔ヘルニアなどの稀なヘルニアのような特殊な状況にのみ当てはまる。CTは腹壁ヘルニアの計画的な修復にも有用である。CT水平断（軸位断）撮影では、腹壁欠損部の位置の特定を容易にし、（メッシュの留置計画のための）欠損寸法の計測を可能にし、臨床的に発見されていないヘルニアを発見することもできる。閉塞を示唆する小腸口径の急峻な変化、ヘルニア嚢内の膿瘍形成、関連腹膜の造影効果など、緊急介入を要する合併症も検出可能である。腸管壁の造影効果の低下は、絞扼のリスクを予測

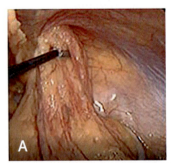 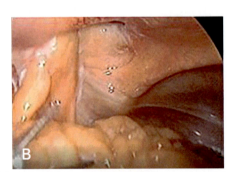 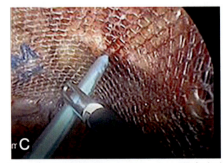

図22.2　右鼠径ヘルニアに陥入した大網（A）、直接型左鼠径ヘルニア（B）、フィブリン接着剤によるメッシュ固定（C）

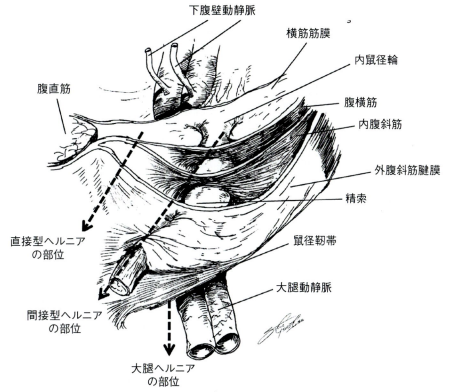

図 22.3 鼠径ヘルニアの解剖学的構造と位置関係
(From Peitzman AB, et al. The Trauma Manual: Trauma and Acute Care Surgery. 5th ed. Wolters Kluwer; 2020.)

するための、特異度(94%)、感度(56%)共に良好である。

外科的デシジョンメイキング

世界救急外科学会(World Society of Emergency Surgery; WSES)は、成人の腹壁ヘルニアの緊急修復術に関する推奨事項を提示しており、複雑な腹壁ヘルニアの緊急修復術をテーマに、介入のタイミング、腹腔鏡でのアプローチ、CDC創傷分類に則った外科修復、抗菌薬予防に関するエビデンスに基づいた推奨事項を提示している。

絞扼を早期に診断し、発症から手術までの時間を短縮することが最も重要な予後因子である。多変量解析では、腸管壊死を伴う場合、発症からの介入が遅れると、死亡率が有意に上昇することが示されている。したがって、WSESガイドラインは、病歴や身体所見、検査所見(血性乳酸値、Dダイマー、CKの高値)、全身性炎症反応症候群(systemic inflammatory response syndrome; SIRS)、造影CTの所見が、腸絞扼の予測因子であり、それらがある場合には、早期の手術介入を促すべきであると強調している。

絞扼が疑われる場合は、早期の緊急ヘルニア修復を行う。ヘルニア修復術は、現在も最も一般的に行われているopenアプローチか、腹腔鏡下に行う(表22.2)。嵌頓ヘルニアや絞扼ヘルニアに対する戦略決定には、いくつかの検討事項がある。優先順位は、ヘルニア再発の軽減を二の次にして、嵌頓または絞扼された腸管や臓器を救うことである。嵌頓ヘルニアや絞扼性鼠径ヘルニアの整復後の腹壁再建において、人工合成メッシュの挿入は一般的に安全である。

腸管切除の必要性があるとき、合成メッシュの使用は絶対的禁忌ではない。望ましいメッシュはマクロポーラスでモノフィラメントのポリプロピレンメッシュで、腹膜外に設置する。しかし、絞扼性ヘルニアに腸穿孔や肉眼的な膿や汚染が合併している場合は、人工合成メッシュの留置を避ける。その代わりに、一期的な修復、あるいはヘルニア開口部の修復を後で行う"ダメージコントロール"アプローチを考慮する。興味深いことに、最近の研究では、生体由来(吸収性)メッシュの使用は、再発のリスクが高いことに加え、感染に関して、人工合成(非吸収性)メッシュと比較してほとんど利点がない。

鼠径ヘルニア

鼠径ヘルニアや大腿ヘルニア症例では、手術が唯一の効果的な治療法である。1990年代まではShouldice修復術がgold standardであった。それ以降は、Lichtenstein法(テンションフリーヘルニア修復術)がopen repair法として選択されている。どちらのアプローチも、再発(短期および長期の経過観察)および合併症の点で、まったく同等である。

緊急の腹腔鏡下鼠径ヘルニア修復術は、手術件数の多いセンターと経験豊富な外科医に限定するべきであるが、審査腹腔鏡検査は、絞扼性鼠径ヘルニアの自然還納後、openによる筋膜閉鎖やメッシュ留置の前に、腸の血流状態を評価するのに有用である。腸の血流を評価するもう1つの方法は、前方アプローチでの鼠径部の精査の際に、修

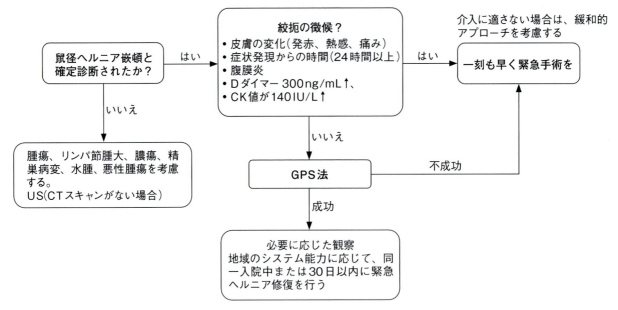

図22.4 成人における急性鼠径ヘルニア嵌頓の管理

GPS法（G：優しく押す。ヘルニアに対して5〜15分間、一定の圧力をかける。無理に押すことは避ける。P：準備する。酸素療法、酸素飽和度と脈拍のモニタリング、オピオイドとベンゾジアゼピン拮抗薬をベッドサイドに置くなど適切な環境を整える。S：安全に行う。オピオイドやジアゼピンの慎重な静脈内投与と調節）

(Reprinted by permission from Springer：Springer. Pawlak M, East B, de Beaux AC. Algorithm for management of an incarcerated inguinal hernia in the emergency setting with manual reduction. Taxis, the technique and its safety. Hernia. 2021；25：1253-1258.)

表22.2 手術アプローチの考慮点

Open アプローチは次のような場合に推奨される	腹腔鏡下手術も次のような場合、選択肢の1つである
・不安定な患者 ・高度な腹腔鏡手術の専門技術が、すぐには利用できない ・以前に正中切開で開腹手術をしたことがある ・術創が汚染している（クラスIII）／汚染しているまたは感染している（クラスIV） ・腸が著しく拡張している	・安定した患者 ・定型的ヘルニア修復術および緊急ヘルニア修復術における腹腔鏡下手術の経験を有する外科医がいる ・小腸拡張≤直径4.5cm、または移行点（正常腸管と拡張腸管の境界）がTreitz靱帯に近い ・開腹手術の既往がない場合（開腹虫垂切除術以外） ・腹膜炎の徴候がない

表22.3 メッシュの位置

IPOM（Intraperitoneal Onlay Mesh：腹腔内オンレイメッシュ）	TAPP（Transabdominal Preperitoneal：経腹的腹膜前）	TEP（Totally Extraperitoneal：完全腹膜外）
利点：手術時間が短く、要求される技術も少ない、腹膜を閉じる必要がない。 欠点：腹腔内にメッシュを使用する	利点：腹腔内の視認と嵌頓/絞扼状態の評価が可能。接着剤で固定できるメッシュを腹膜前に設置する（タッカーは使わない）。そのため臓器とメッシュの接触がない。これが最も完全なMIS（最小侵襲手術）法である	利点：TAPPと同様 欠点：引き出された嵌頓臓器は評価できない。Openテクニック（メッシュ使用）：on-lay, in-lay.

復の前にヘルニア嚢を介して腹腔鏡下に審査を行う方法である（ヘルニオスコピー）。この手技に精通した外科医が行う腹腔鏡下ヘルニア修復術は、腹壁瘢痕ヘルニアや腹壁ヘルニア症例において安全に施行できることが、いくつかの研究で報告されている。低侵襲アプローチである経腹的腹膜前（transabdominal preperitoneal；TAPP）または完全腹膜外（totally extraperitoneal；TEP）はよく施行されており、Acute care surgeonはこれらの手技をよく使いこなすようになってきている（表22.3）。

合併症の発生率は、大規模な研究報告では前方（open）アプローチと同等である。適切な専門技術があれば、腸切除が必要であっても、腹腔鏡下での嵌頓ヘルニア/絞扼ヘルニアの修復は可能である。再発性腹壁瘢痕ヘルニア、鼠径ヘルニア、大腿ヘルニアの標準的な管理においては、推奨されるアプローチに関して逆説的見解が存在する。最初の手術が腹腔鏡下手術であった場合には、前方（open）アプローチが望ましい（修復のために未侵襲の組織を切開するという考え方である）。逆に、最初のアプローチが前方（open）であった場合は、腹腔鏡下手術を優先する。

腹壁ヘルニア

総称としての腹壁ヘルニアには、腹壁瘢痕ヘルニア、臍周囲および臍下ヘルニア、上腹部（白線部）ヘルニアが含

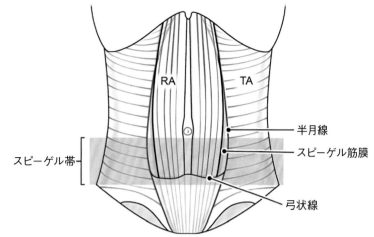

図22.5 Spigelianヘルニアの出現部位（RAは腹直筋、TAは腹横筋）
(Reprinted by permission from Springer: Springer. Webber V, Low C, Skipworth RJE, et al. Contemporary thoughts on the management of Spigelian hernia. Hernia. 2017；21：355-361.)

まれる。腹腔内圧の上昇（腹水、慢性咳嗽、肥満および閉塞による二次的なもの）などが、腹壁ヘルニアのリスクを高める要因である。直径3～4cmの"小さな"欠損（原発性および切開ヘルニアの場合）、臍周囲および臍下ヘルニア（原発性ヘルニアの場合）、女性、高齢者もまた嵌頓の危険因子である。

メッシュは腹壁ヘルニア修復に有用である。メッシュの留置は、5cmのオーバーラップを設けることを条件に、in-lay（後腹膜内または腹膜前）またはon-lay（筋膜または筋層上）で行う。汚染（肉眼的汚染や膿）の程度や患者の全身状態にもよるが、（可能であれば）メッシュを用いない一次閉鎖が望ましい場合もある。腹部は陰圧で開放したままにしておき、できるだけ早く閉鎖する。メッシュの留置に関するWSESのコンセンサス勧告は、手術部位の汚染の可能性によって異なる。清潔な術野では、既に示したようにメッシュは創感染の発生率を増加させることなく再発率を低下させる（しかし、漿液腫のリスクは高くなる）。人工合成メッシュを用いた緊急ヘルニア修復術は、腸管絞扼および/または腸管切除を要した場合でも、肉眼的な腸内容物流出を起こすことなく（30日間の創傷関連罹患率を増加させることなく）行うことができ、ヘルニア欠損の大きさにかかわらず、再発リスクを有意に低下させる。

安定した患者で欠損が小さい場合（3cm以下）には、一期的修復が勧められる。しかし、不安定な患者に対しては、ダメージコントロールの原則が優先され、開腹による短時間手術と計画的再手術が推奨される。このような状況では、筋膜が退縮し、閉鎖がさらに困難になる危険性があるため、生理学的に可能な限り早く腹部の筋膜閉鎖を試みる。賛否両論あるが、腹壁が著しく退縮している場合の代替手法として、コンポーネントセパレーション法を推奨する者もいる。さらに、緊急時に腹横筋切開を伴うコンポーネントセパレーションを行うと、介入を必要とする創合併症が増加したとの報告がある。陰圧装置が使用できない場合は、皮膚のみの閉鎖も選択肢の1つであり、計画的腹壁ヘルニアという形で、後で条件がよくなってから治療することもある。

嵌頓した腹壁ヘルニアに対して、腹腔鏡下ヘルニア修復術は、適切な環境であれば行うことができる。腸管絞扼の疑いや腸管切除の必要性がある場合は、一般的に腹腔鏡は適さず、openアプローチが望ましい。腹腔鏡アプローチでは、最初のカメラ設置および気腹形成のために開腹する。できれば組織にやさしい把持具を使用することが望ましく、把持具の内側にはシリコンコーティングが施してある。腸管ループを操作する際には、医原性穿孔を避けるために細心の注意が必要である。ヘルニアの内容物を減少させるためには、やさしく（外側から）押し、（内側から）引くというタキシングを組み合わせる。注意すべき点として、癒着のため、このときに腸の損傷が起こることがある。拡張した腸管ループを決して引っ張らないこと。腸穿孔の見落としはヘルニア修復後の合併症の中で最も恐れられているものの1つである。

Spigelianヘルニアはヘルニア全体の1～2％を占めるに過ぎない。"Spigelianヘルニアベルト"は、ヘルニアのほとんどが発生する場所であり、臍の下と棘突起間の平面状の領域である（図22.5）。解剖学的な特殊性から、診察で触診することも困難であり、手術時に（外腹斜筋層を切開するまで）発見することも困難である（図22.6）。腹腔鏡下手術は開腹手術に比べSpigelianヘルニアの同定が容易である（図22.7）。画像検査は、特に肥満患者において、小さな、あるいは見逃しやすいSpigelianヘルニアの理学的検査の補助となる。超音波検査（US）は携帯性と再現性に優れているが、操作者に依存するため信頼性に限界がある。感度と特異度が高いCTが望ましい。

腰（背）ヘルニアは、上腰三角部（Grynfeltヘルニア）または下腰三角部（Petitヘルニア）から腹部内容物が突出するヘルニアである。腰ヘルニアの約25％が腸閉塞を起

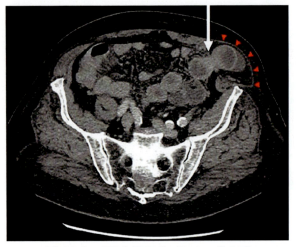

図 22.6 CT上のSpigelianヘルニア
腹部CTでヘルニア嚢内に小腸を伴う左側Spigelianヘルニアを示す(矢印)。外腹斜筋腱膜は正常であることに注意(矢頭)。
(Reprinted by permission from Springer: Springer. Hanzalova I, Schafer M, Demartines N, et al. Spigelian hernia: current approaches to surgical treatment—a review. Hernia. 2021. https://doi.org/10.1007/s10029-021-02511-8. Open access.)

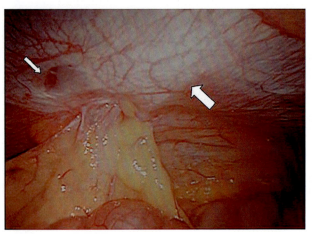

図 22.7 腹膜嚢を伴う中型の左Spigelianヘルニア
腹腔鏡でみることができ、治療も可能である。欠損は弓状線の上にあり(大矢印)、さらに頭側でSpigelian膜に2つ目の裂け目があることに注意(小矢印)。
(Reprinted by permission from Springer: Springer. Webber V, Low C, Skipworth RJE, et al. Contemporary thoughts on the management of Spigelian hernia. Hernia. 2017; 21: 355-361.)

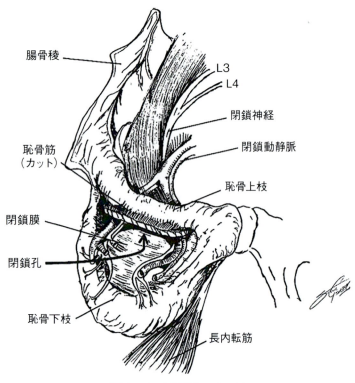

図 22.8 閉鎖孔ヘルニア
閉鎖孔とその境界が示されている。
(From Peitzman AB, et al. The Trauma Manual: Trauma and Acute Care Surgery. 5th ed. Wolters Kluwer; 2020.)

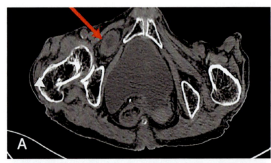
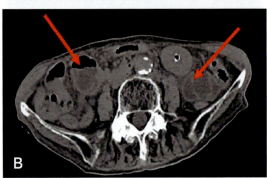

図 22.9 閉鎖孔ヘルニア
A: 腹部CT上、腸閉塞を伴う閉鎖孔ヘルニアが示されている。
B: 腹部CT上、閉塞により拡張した小腸が示されている。
(Reprinted by permission from Springer: Springer. Li Z, Gu C, Wei M, et al. Diagnosis and treatment of obturator hernia: retrospective analysis of 86 clinical cases at a single institution. BMC Surg. 2021; 21: 124. https://doi.org/10.1186/s12893-021-01125-2, open access.)

こし、10%が絞扼を起こす。CTまたはMRI検査により、筋膜層の欠損とヘルニア内容物が明らかになる。修復はopenまたは腹腔鏡下で行われ、成功率は同等である。一部の腰ヘルニア症例では、経腹的腹膜前修復術(TAPP)が良好な結果をもたらす。合併症のない症例では経腹的もしくは腹膜外腹腔鏡下アプローチが主に施行され、合併症のある症例ではopenでの修復が好まれる。

　閉鎖孔ヘルニアは一般に、高齢者、女性、多産婦で体重減少後に発症することが多い。閉鎖孔には閉鎖神経、動脈、静脈があり、坐骨枝と恥骨枝に囲まれている(図22.8)。

　閉鎖孔ヘルニアは、身体診察では診断が困難である。患者はしばしば腸閉塞を呈する。診断と手術の遅れが多く、罹患率と死亡率が上昇する。患者は臀部や大腿の痛み、大腿内側の腫瘤を訴えることがある。嵌頓している場合には、Howship-Romberg徴候(股関節の外旋・伸展に伴う疼痛)が陽性となることがある。CTは、閉鎖孔ヘルニアの確定診断をするうえで非常に重要である(図22.9)。治療は速やかな手術が必要で、腹腔鏡は良好な視野を提供す

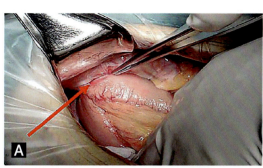
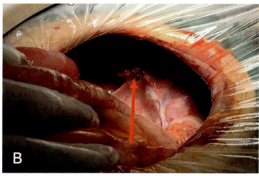

図 22.10　閉鎖孔ヘルニア
A：術中像で、小腸が閉鎖孔に嵌入している。
B：腸を減圧した後の手術写真で、単結節縫合で閉鎖された閉鎖孔が示されている。
(Reprinted by permission from Springer：Springer. Li Z, Gu C, Wei M, et al. Diagnosis and treatment of obturator hernia：retrospective analysis of 86 clinical cases at a single institution. BMC Surg. 2021；21：124. https：//doi.org/10.1186/s12893-021-01125-2, open access.)

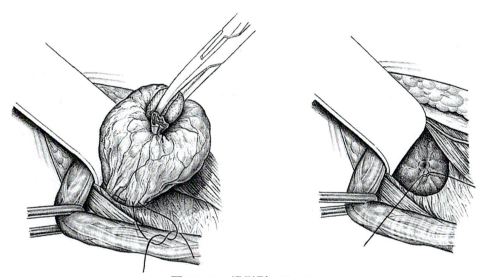

図 22.11　滑脱型ヘルニア
腹膜のみを捉え、嵌頓を避け、滑脱している内容物を含む臓器を腹腔内に入れ、腹腔外での巾着縫合により修復する。
(From Special Hernias. In：Schumpelick V, Arlt G, Conze J, Junge K, eds. Hernia Surgery. Thieme；2020. Figure 3.11.)

る。また、下腹部正中での開腹手術も行われる。1cm未満の欠損は一期的に修復する。それ以上の欠損はメッシュで修復する（図22.10）。10％程度は両側性であるため、対側の閉鎖孔も精査する。

　滑脱型鼠径ヘルニアは、鼠径ヘルニアの5〜16％を占め、男性に多く、左側＞右側である。滑脱型ヘルニアでは、膀胱または後腹膜臓器（S状結腸または盲腸）は、その腸間膜の有無にかかわらず、腹膜囊の一部を構成する。尿管もヘルニア内にあることがある。滑脱型ヘルニアでは、内輪はかなり大きい。大きな滑脱囊の場合、囊の後壁全体が腸間膜であることがあり、しばしば腸間膜が滑脱し陰囊に入ることがある。したがって、滑脱型ヘルニアであることを認識していなければ、これらの臓器を損傷する可能性がある。さらに、滑脱型鼠径ヘルニア修復後のヘルニアの再発率は高い。小さな滑脱型ヘルニアであれば、腹腔鏡下手術でもopenアプローチでも修復可能である。より大きな滑脱型ヘルニアはopenアプローチで修復するのが最もよい。盲腸やS状結腸が滑脱している場合、ヘルニア嚢はこ

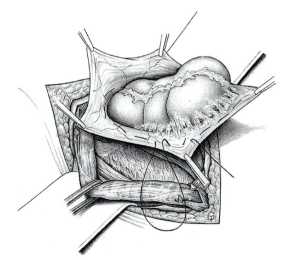

図 22.12　滑脱型ヘルニア
盲腸を縫合糸に取り込まないように腹膜内から巾着縫合をかけ修復する。盲腸を腹腔内に入れ、巾着縫合糸を結紮する。
(From Special Hernias. In：Schumpelick V, Arlt G, Conze J, Junge K, eds. Hernia Surgery. Thieme；2020. Figure 3.10.)

れらの構造物から剥離する必要がある。膀胱が滑脱している内容物である場合、その部位で腹膜を開いてはならない。盲腸やS状結腸を腹腔内に戻し再び腹膜で覆うには、**図22.11・12**に示すような工夫が必要である。非常に大きな滑脱型ヘルニアの場合、腹膜の連続性を維持することは不可能であろう。ヘルニアとその滑脱部を完全に還納することは、腹膜で覆うことよりも重要である。ヘルニアの内容物が腹腔内に戻ったら、一般的にLichtenstein修復術を行う。

リヒター型ヘルニアは特筆に値する。リヒター型ヘルニアは腹壁または鼠径部のヘルニアで、腸壁の一部（通常は腸間膜対側）のみがヘルニア欠損部に巻き込まれている。リヒター型ヘルニアはどのようなヘルニア欠損でも起こりうるが、リスクの高いヘルニアは大腿ヘルニア、閉鎖孔ヘルニア、ポート部位である。リヒター型ヘルニアは腸閉塞を起こさないので、ヘルニア嵌頓の可能性は低いかもしれないが、腸壁の絞扼や穿孔を引き起こし、敗血症になる可能性がある。

まとめ

腹壁および鼠径ヘルニアは救急一般外科患者によくみられる。ヘルニアの原因となる解剖学的脆弱性についての知識は不可欠である。早期の診断とヘルニア嵌頓の還納が不可欠であり、理想的には絞扼が生じる前に行う。小さな欠損であれば、主に修復が可能である。より大きなヘルニア欠損では、メッシュを入れることで再発のリスクを減らすことができる。腸閉塞のある患者では、腹壁/鼠径ヘルニアを必ず検索し、リヒター型ヘルニアの患者に腸閉塞の所見がない場合もあることを忘れてはならない。

文　献

Alkhatib H, Tastaldi L, Krpata DM, et al. Outcomes of transversus abdominis release in nonelective incisional hernia repair : a retrospective study of the Americas Hernia Society Quality Collaborative. Hernia. 2019 ; 23 : 43-49.

Andresen K, Bisgaard T, Rosenberg J. Sliding inguinal hernia is a risk factor for recurrence. Langenbecks Arch Surg. 2015 ; 400 : 101-106.

Birindelli A, Sartelli M, Di Saverio S, et al. 2017 update of the WSES guidelines for emergency repair of complicated abdominal wall hernias. World J Emerg Surg. 2017 ; 12 : 37.

Chihara N, Suzuki H, Sukegawa M, et al. Is the laparoscopic approach feasible for reduction and herniorrhaphy in cases of acutely incarcerated/strangulated groin and obturator hernia : 17-year experience from open to laparoscopic approach. J Laparoendosc Adv Surg Tech A. 2019 ; 29(5) : 631-637.

Coccolini F, Montori G, Catena F, et al. The role of the open abdomen in non-trauma patient : WSES consensus paper. World J Emerg Surg. 2017 ; 12 : 39. doi : 10.1186/s13017-017-0146-1

Coccolini F, Roberts D, Ansaloni L, et al. The open abdomen in trauma and non-trauma patients : WSES guidelines. World J Emerg Surg. 2018 ; 13 : 7. doi : 10.1186/s13017-018-0167-4

De Simone B, Birindelli A, Ansaloni L, et al. Emergency repair of complicated abdominal wall hernias : WSES guidelines. Hernia. 2020 ; 24(2) : 359-368.

Deeba S, Purkayastha S, Paraskevas P, et al. Laparoscopic approach to incarcerated and strangulated inguinal hernias. JSLS. 2009 ; 13(3) : 327-331.

Di Saverio S, Coccolini F, Galati M, et al. Bologna guidelines for diagnosis and management of adhesive small bowel obstruction(ASBO) : 2013 update of the evidence-based guidelines from the world society of emergency surgery ASBO working group. World J Emerg Surg. 2013 ; 8(1) : 42.

Elsebae MM, Nasr M, Said M. Tension-free repair versus Bassini technique for strangulated inguinal hernia : a controlled randomized study. Int J Surg. 2008 ; 6(4) : 302-305.

Gore RM, Levine MS. Textbook of Gastrointestinal Radiology. 3rd ed. Saunders Elsevier ; 2008 : 2156-2165.

Hanzalova I, Schafer M, Demartines N, et al. Spigelian hernia : current approaches to surgical treatment— a review. Hernia. 2021. https : //doi.org/10.1007/s10029-021-02511-8

Harris HW, Primus F, Young C, et al. Preventing recurrence in clean and contaminated hernias using biologic vs synthetic mesh in ventral hernia repair. The PRICE randomized clinical trial. Ann Surg. 2021 ; 273 : 648-655.

Helgstrand F, Rosenberg J, Kehlet H, et al. Outcomes after emergency versus elective ventral hernia repair : a prospective nationwide study. World J Surg. 2013;37(10): 2273-2279.

Jancelewicz T, Vu LT, Shawo AE, et al. Predicting strangulated small bowel obstruction : an old problem revisited. J Gastrointest Surg. 2009 ; 13(1) : 93-99.

Köckerling F, Koch A, Adolf D, et al. Has Shouldice repair in a selected group of patients with inguinal hernia comparable results to Lichtenstein, TEP and TAPP techniques? World J Surg. 2018 ; 42(7) : 2001-2010.

Koizumi M, Sata N, Kaneda Y, et al. Optimal timeline for emergency surgery in patients with strangulated groin hernias. Hernia. 2014 ; 18(6) : 845-848.

Leibl BJ, Schmedt CG, Kraft K, et al. Laparoscopic transperitoneal hernia repair of incarcerated hernias : is it feasible? Results of a prospective study. Surg Endosc. 2001 ; 15(10) : 1179-1183.

Li Z, Gu C, Wei M, et al. Diagnosis and treatment of obturator hernia : retrospective analysis of 86 clinical cases at a single institution. BMC Surg. 2021 ; 21 : 124. https : //doi.org/10.1186/s12893-021-01125-2

Lopez-Cano M, Garcia-Alamino JM, Antoniou SA, et al. EHS clinical guidelines on the management of the abdominal wall in the context of the burst or open abdomen. Hernia. 2018 ; 22 : 921-939.

Martíez-Serrano MA, Pereira JA, Sancho J, et al. Specific improvement measures to reduce complications and mortality after urgent surgery in complicated abdominal wall hernia. Hernia. 2012；16(2)：171-177.

Pawlak M, East B, de Beaux AC. Algorithm for management of an incarcerated inguinal hernia in the emergency setting with manual reduction. Taxis, the technique and its safety. Hernia. 2021；25：1253-1258.

Plastic Surgery Key. Special Hernias. Accessed December 7, 2021. https：//plasticsurgerykey.com/special-hernias/

Reinke CE, Matthews BD. What's new in the management of incarcerated hernia. J Gastrointest Surg. 2020；24(1)：221-230.

Sallinen V, Di Saverio S, Haukijärvi E, et al. Laparoscopic versus open adhesiolysis for adhesive small bowel obstruction(LASSO)：an international, multicentre, randomised, open-label trial. Lancet Gastroenterol Hepatol. 2019；4(4)：278-286.

Samra NS, Ballard DH, Doumite DF, et al. Repair of large sliding inguinial hernias. Am Surg. 2015；81：1205-1208.

Sneiders D, Yurtkap Y, Kroese LF, et al. Risk factors for incarceration in patients with primary abdominal wall and incisional hernias：a prospective study in 4472 patients. World J Surg. 2019；43(8)：1906-1913.

Webber V, Low C, Skipworth RJE, et al. Contemporary thoughts on the management of Spigelian hernia. Hernia. 2017；21：355-361.

Wolf LL, Scott JW, Zogg CK, et al. Predictors of emergency ventral hernia repair：targets to improve patient access and guide patient selection for elective repair. Surgery. 2016；160(5)：1379-1391.

CHAPTER 23

複雑性肝腫瘤

訳：山元　良

症例提示

　78歳、男性。5日間続く上腹部、右上腹部、側腹部の痛みにて救急外来に来院している。患者は娘とともに来院し、ここ4週間は間欠的な発熱、咳、体重減少、倦怠感を認めるとのことである。腹痛は新しい症状であるが、2週間前に行った肺炎の精査では特記すべき結果はなかった。コントロール良好な高血圧以外には既往歴・手術歴のない健康な男性である。身体所見では血圧100/67mmHg、心拍数120回/分、呼吸数26回/分、体温39.1℃で、右下肺野では呼吸音を聴取しない。救急外来にて適切な輸液、血液検査、広域抗菌薬投与が行われ、立位の胸部X線検査にて右下肺野に浸潤影・無気肺、および胸水を認める。ひと通りの血液検査がオーダーされ、WBC：26,000/mm³の上昇、Cr：2.3mg/dL、乳酸値：4mg/dLである。肝機能は高トランスアミナーゼ血症を認めるが、ビリルビンは正常。その他の検査は特記すべき異常はない。胸から骨盤部のCR検査では肺炎はないが、肝膿瘍として矛盾しない周囲に造影効果のある肝腫瘤を認める。

〈 質 問 〉
　ほかの鑑別診断は？　どの抗菌薬がこの患者には適切か？　そのほか実施すべき検査はあるか？　肝膿瘍はどのような治療をすべきで、どのような潜在的合併症があるか？

〈 回 答 〉
　これらの疑問に対する答えは、以下の各項目を参照されたい。

はじめに

　肝損傷は救急外科医にとって第一に習熟し、重きをおくべき臓器であるが、肝腫瘤も良性が悪性かにかかわらず急性症状をきたす疾患である。画像検査技術の発展と実施頻度の増加によって肝腫瘤が診断される頻度も増加しており、40歳代以上では30%程度で偶発的に肝腫瘤が診断される。慢性肝疾患や悪性腫瘍の既往がない場合、それらの多くは良性疾患である。肝腫瘤は充実性腫瘍と囊胞性腫瘍に分類され、約5%が囊胞性である。

　また、患者は腹腔内感染症の症状にて来院し、肝腫瘤がその原因と診断されることもある。肝腫瘤の原因がなんであれ、救急外科医が最初に対応することもしばしばあるため、原因ごとの症状、各種画像検査での特徴、抗菌薬の選択や画像ガイド下ドレナージ、開窓ドレナージ、手術などの各治療に関して知っておくべきである。この章では、最も一般的に遭遇し緊急の外科的評価を要するであろう良性の充実性および囊胞性腫瘤を紹介する。出血を伴う肝細胞癌（hepatocellular carcinoma；HCC）に関しても解説する。

囊胞性肝腫瘤

化膿性肝膿瘍

　肝膿瘍は比較的珍しく年間10万人あたり2.3例ほどの発生率で、女性1.3例に対して男性3.3例と男性に多いが、東南アジアの特定集団では10万人あたり17.6例までの高い発生率が報告されている。肝膿瘍は実質臓器の膿瘍としては最も多く、実質臓器の膿瘍の48%、腹腔内膿瘍の13%を占める。歴史的には急性虫垂炎が化膿性肝膿瘍の原因としては最も多いが、近年では、胆道系疾患、憩室炎、良性胆道狭窄、悪性腫瘍、先天異常が化膿性肝膿瘍の原因として有名である。

　肝膿瘍は化膿性（細菌性）、アメーバ性、原虫性、真菌性に分類される。化膿性肝膿瘍の感染経路には胆道（50%を占める）、門脈、肝動脈、隣接臓器、手術操作・穿通性外傷・異物侵入などによる肝損傷があるが、稀に全身感染症からの血流感染も認める。溶連菌や黄色ブドウ球菌などの単一細菌種による肝膿瘍では、特に心内膜炎に注意した感染源の検索を行う必要がある。クレブシエラ・ニューモニエによる肝膿瘍は、少なくともアジア圏では背景に大腸癌が存在することが多い。また、肝右葉はサイズが大きく血流も豊富であるため、肝膿瘍の好発部位である。リスク

因子には糖尿病、肝胆道系・膵疾患、プロトンポンプ阻害薬（proton pump inhibitor；PPI）の慢性使用、慢性肉芽腫症、肝移植がある。死亡率は2〜12％と幅広く、開腹下での外科的ドレナージ、悪性腫瘍の合併、嫌気性菌感染が高い死亡率と関連する。ほとんどの場合、化膿性肝膿瘍は多細菌性であり、腸内の通気性嫌気性菌と好気性菌の合併感染が最も一般的である。原因菌は多種多様であるため、適切な抗菌薬の選択を決定するためには、常に検体培養を行う必要がある。

原因菌には、大腸菌、*Klebsiella pneumoniae*、*Streptococcus milleri*グループ、黄色ブドウ球菌などが含まれる。アジア人集団における*Klebsiella pneumoniae*と同様に、*Streptococcus milleri*の同定は、他の場所からの播種性感染に対する検査を開始する必要がある。本症例のように、発熱と腹痛（右上腹部または上腹部）が最も一般的な症状であり、それぞれ患者の90％と50〜75％にみられる。また、患者はほかの多くの膿瘍性疾患と同様に、嘔気・嘔吐、食欲不振、倦怠感を呈する。汎発性腹膜炎を呈する患者もおり、そのような状況では膿瘍が腹腔内に破裂している可能性がある。膿瘍破裂の危険因子には、6cmを上回る直径や肝硬変がある。膿瘍が局所的に破裂し、胸腔に達することもある。さらに、患者は呼吸器症状を主に訴えて来院することもある。血液検査では、白血球数（WBC）の上昇と肝酵素の上昇がみられ、ALPは90％の症例で、ビリルビンとASTは50％の症例で上昇する。ほかの外科的感染症では血液培養の有用性が議論されることもあるが、化膿性肝膿瘍では前述のように特定の菌が同定された場合に感染源を特定することができるため、必須のワークアップである。

また、化膿性肝膿瘍の診断に必須ではないものの、電解質と腎機能の検査は重症度の定量化や、CTでの適切な造影剤の量を判断するために必要である。診断には腹部の画像検査が有用である。CTは肝膿瘍の同定において腹部エコーよりも感度が高く（95％対85％）、感染源の同定にも役立つという利点がある。化膿性肝膿瘍の超音波検査（US）での所見は、最も一般的な低エコーから高エコーまで、極めて多様である（図23.1）。気泡を認めることもある。造影剤を用いたUSでは、動脈相で壁が強調され、門脈相と静脈相で造影剤がウォッシュアウトされる（図23.2）。

さらに、造影剤を用いた超音波では隔壁の特徴を明らかにすることができ、隔壁が存在する場合には経皮的ドレナージではなく外科的ドレナージを考慮することができ、外科医の助けとなる。クレブシエラ・ニューモニエによる単菌性膿瘍はUSでは充実性腫瘍の所見を呈し、充実性肝腫瘍と間違われることがある。一般的に、化膿性肝膿瘍はCT上では末梢側で増強、中枢で減弱の造影効果をもつ病変となり、これらはダブルターゲットサインと呼ばれることもある（図23.3）。ただ、これらは多様な所見になりうるため、時に充実性病変に見えることもある。20％の化膿性肝膿瘍がガスを含み、また時折、複数の膿瘍が存在する場合は、多数の隔壁をもった1つの大きな病変や、集塊した病変として見えることがある。MRI（図23.4）や標

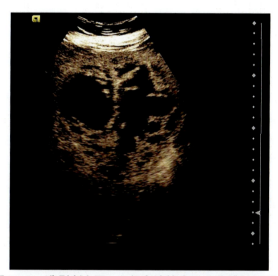

図23.2 造影剤を用いた超音波検査での化膿性肝膿瘍

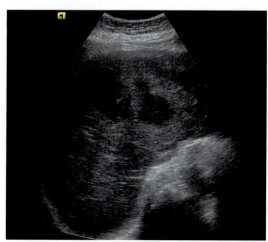

図23.1 化膿性肝膿瘍

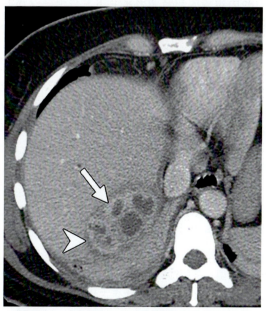

図23.3 矢印はCTでの化膿性膿瘍を示す

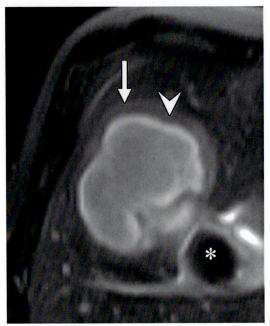

図23.4 矢印はT₂強調MRIでの急性壊疽性胆嚢炎に伴う化膿性膿瘍（アスタリスクは胆嚢を示す）

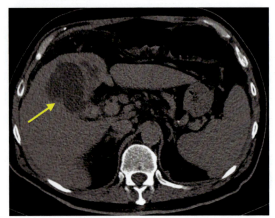

図23.5 矢印は穿孔性胆嚢炎による化膿性肝膿瘍を示す

識白血球スキャンなどほかの画像診断法も使用できるが、時間や費用がかかり、すぐに使用できる状態にないことが多い。画像上、化膿性肝膿瘍に類似して見えるほかの病変には、単純性囊胞、胆汁腫、壊死性肝腫瘍などがある。化膿性肝膿瘍が疑われる場合の確定診断には膿瘍穿刺吸引が必要であるが、これは診断と治療の両方に役立つ。また、穿刺吸引は化膿性肝膿瘍とアメーバ膿瘍の鑑別にも役立つ。膿瘍の大きさと位置は、穿刺吸引あるいはカテーテルドレナージが可能かどうかを決定する重要な因子である。背側や頭側に位置していたり、主要血管に近接していたりすると合併症のリスクが高くなる。ドレナージは超音波ガイド下またはCTガイド下で行うことができる。

その他の方法として、内視鏡的逆行性胆管膵管造影（endoscopic retrograde cholangiopancreatography；ERCP）や内視鏡的超音波ガイド下ドレナージがある。ERCPドレナージは、以前の胆道処置や胆道疾患によって膿瘍が胆道と交通している場合に特に有用である（図23.5）。内視鏡的超音波ガイド下ドレナージは、化膿性肝膿瘍の新しい治療法であり、経皮的ドレナージが困難な部位の膿瘍や手術リスクの高い患者に有用であることが示されている。単発の単房性膿瘍を有する患者は、なんらかの非手術的ドレナージを受けるべきである。5cm未満の膿瘍であっても、ほぼ50%の症例で繰り返し穿刺吸引が必要となるため、ドレーンの留置を試みることを推奨する。10cmを超える膿瘍もカテーテルドレナージによる治療が成功するが、治療失敗や胸水貯留、再ドレナージ、敗血症による死亡などの合併症を伴うことが多い。

多発性膿瘍、多房性膿瘍、7日間の非外科的ドレナージが奏効しない、または膿瘍の大きさや膿瘍粘稠度のためにドレナージが不十分な患者では、外科的ドレナージを考慮する。化膿性肝膿瘍に対する外科的アプローチには、開腹手術、腹腔鏡下手術、ロボット手術がある。背側および頭側の化膿性肝膿瘍に対する経胸壁的、経横隔膜的アプローチも報告されている。外科医に肝臓外科手術の十分な経験がない場合、患者が安定した時点で三次施設に紹介すべきである。多発性・多房性の膿瘍がある場合でも、非手術的ドレナージが選択肢であることを示した研究もある。膿瘍液はグラム染色と培養、真菌検査、赤痢アメーバの抗原またはPCR検査に送るべきである。皮膚常在菌がドレーンに混入し誤った抗菌薬治療につながることが多いため、既存のドレーンからは決して培養検体を採取すべきではない。

化膿性肝膿瘍の管理に不可欠なもう1つの要素は抗菌薬療法である。現在のところ、抗菌薬の選択は一般的な起因菌と施設の耐性パターンに基づいて行われている。赤痢アメーバを確実に除外できない限り、メトロニダゾールを追加投与すべきである。一般的な経験的治療には、第三世代セファロスポリン、βラクタム-βラクタマーゼ阻害薬、カルバペネム系抗菌薬が含まれる。敗血症性ショックの患者では、迅速に血液培養を行い、抗菌薬治療を開始する。院内感染のリスク因子がある場合は、バンコマイシンを追加する。培養結果と抗菌薬感受性データが得られたら、より狭域の抗菌薬に変更する。抗菌薬治療は4〜6週間続ける。静脈投与から経腸投与への切り替えは適切で、長期の静脈路確保が不要となる。これらとは別に、胆嚢穿孔と関連した特徴的な化膿性肝膿瘍があり、1934年にNiemeierによって初めて報告され、3つのタイプの穿孔が提唱されている。

1型：急性穿孔による汎発性胆道性腹膜炎
2型：亜急性穿孔による胆嚢周囲膿瘍と限局性腹膜炎
3型：胆嚢腸管瘻による慢性穿孔

2型の穿孔は、胆嚢が直接肝実質内に穿孔することにより、肝実質内膿瘍、被膜下膿瘍を引き起こすことがある（図23.5参照）。

胆嚢肝瘻が形成されることもあるが、稀な疾患であるため標準的な治療法は存在しない。できるだけ早い抗菌薬投与に加えて、肝膿瘍の経皮的ドレナージ後に腹腔鏡下胆嚢摘出術を行う方法や、腹腔鏡下胆嚢摘出術と術中膿瘍ドレナージの後にドレーンを留置する方法など、いくつかのアプローチが報告されている。この手術は技術的に難しく、膿瘍のドレナージを伴う胆嚢亜全摘術や、開腹手術移行が必要になることもある（第15章「胆道疾患」、図15.5参照）。あるいは、手術に耐えられない患者には、経皮的膿瘍ドレナージと経皮的胆嚢ドレナージ術が適切であろう。

アメーバ肝膿瘍

アメーバ性肝疾患は、赤痢アメーバによる腸管外アメーバ症の最も一般的な病型である。アメーバは門脈を通って肝臓に到達する。大腸アメーバ症の男女比は同じであるが、アメーバ性肝疾患は通常40〜50歳代の男性が罹患する。アメーバ肝膿瘍は通常、肝臓の右葉に発症する。メキシコ、中南米、アフリカ、インドなどの流行地域からの移住者や旅行者がよく罹患する。感染経路は糞口感染であるが、性行為による経口感染も報告されている。実際、いくつかの研究でヒト免疫不全ウイルス（human immunodeficiency virus；HIV）陽性男性におけるアメーバ性肝疾患の罹患率の増加が示されており、免疫抑制が潜在的な危険因子であるかどうかを混乱させている。化膿性肝膿瘍と同様、腹痛、特に右上腹部痛と発熱が主な症状である。

流行地域からの帰国旅行者におけるこれらの症状の発現は2〜17ヵ月であり、ほとんどの患者は3ヵ月までに症状が出現する。その他の症状としては、体重減少、嘔気、食欲不振、咳や息切れなどの呼吸器症状がある。化膿性肝膿瘍と同様に、アメーバ肝膿瘍は腹膜内に破裂し、汎発性腹膜炎、局所膿瘍、または隣接臓器との瘻孔を引き起こすことがある。しかし、膿瘍破裂は腹膜よりも胸腔に穿破する可能性の方がはるかに高い。胸腔または時に心膜腔に穿破（特に肝臓左葉の膿瘍）した場合、患者は胸痛、喀血、咳、息切れなど、主に呼吸器・循環器系の症状を呈する。膿瘍が大腸に穿破すると、アメーバ性肉芽腫（ameboma）が形成される。この肉芽腫性病変は大腸癌と混同されることがある。化膿性肝膿瘍の患者とは異なり、アメーバ肝膿瘍は罹患期間が長いため肝腫大を生じる。血液検査値では白血球数が増加するが、好酸球数は正常である。肝機能検査では80%の症例でALPが上昇するが、ビリルビンおよびトランスアミナーゼの値は非常にさまざまである。

化膿性肝膿瘍の場合と同様に、腎機能を評価して全身状態が不良であるかを確認する必要がある。血清学的検査および抗体検査を実施すべきであるが、感染後7日間は陰性である可能性がある。便の顕微鏡検査および血清学的検査も必要である。画像検査により、膿瘍の大きさと位置を特

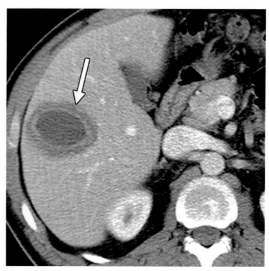

図23.6　矢印はアメーバ肝膿瘍を示す

定する。適切な病歴聴取と身体検査、血清学的検査を行えば、膿瘍の穿刺吸引・ドレナージを行わなくてもアメーバ肝膿瘍を診断することができるが、血清学的検査が陰性であれば、穿刺吸引・ドレナージは診断と治療の両方で有効である。アメーバ肝膿瘍の超音波所見は、壁面エコーのない低エコー病変である。CT画像では、個体成分の混ざった液体成分を示すCT値をもつ円形の病変として現れる。膿瘍壁は一般的に造影効果をもち、末梢には浮腫像を認める（図23.6）。膿瘍内のガスは肝臓大腸瘻または肝肺瘻を示唆する。MRIでは、T_1画像で均一な低信号を示し、T_2画像では50%の症例で膿瘍周囲の浮腫を伴う均一な高信号を示す。

ドレナージの適応としては、10cmを超える膿瘍、破裂の危険（特に左葉の病変）、経験的治療によって効果がみられない、あるいは悪化する場合などがある。ドレナージでは壊死肝細胞による古典的な"アンチョビペースト"様の所見が認められる。赤痢アメーバの栄養型が顕微鏡で認められることは稀で、20%未満である。確定診断がまだ得られていない場合は、膿瘍液を抗原/PCR検査に送るべきである。

診断が確定した場合、または臨床的に強く疑われる場合は、メトロニダゾールまたはチニダゾールによる治療が基本であり、90%以上が治癒する。一般的な治療は、メトロニダゾール500〜750mgの1日3回、7〜10日間の経口投与か、チニダゾール1日2gの5日間の経口投与である。この治療を完遂したら、便の血清検査/顕微鏡検査が陰性であっても、腸管内の赤痢アメーバ嚢子の治療を受けるべきである。適切な抗菌薬および内容については感染症専門医に相談すべきである。

アメーバ肝膿瘍では一般的に手術は推奨されないが、薬剤治療や経皮的ドレナージが十分に奏効しない患者、臨床的に悪化している患者、8cmを超える大きな膿瘍、膿瘍が破裂しかけているあるいは既に破裂した患者、特に心膜

表23.1　WHO-IWGE 分類システム

嚢胞の種類	状態	超音波所見	備考	治療アプローチ
嚢胞性病変	なし	単房性、非エコー領域 通常は円形 嚢胞壁は見えない	早期、繁殖能なし 追加の診断検査が必要	診断が必要
嚢胞性エキノコックス1 （タイプ1）	活性期	単房性、非エコー領域 円形または楕円形 嚢胞壁が見える 包虫砂（雪の結晶様）	繁殖能あり 病原性あり	＜5cm＝ABZ ＜5cm＝PAIR＋ABZ
嚢胞性エキノコックス2 （タイプ2）	活性期	多房性、有隔壁 円形または楕円形 嚢胞壁が見える ロゼット、蜂巣状	繁殖能あり 病原性あり	PTまたは手術＋ABZ
嚢胞性エキノコックス3 （タイプ3）	移行期	剥離した浮遊する膜 丸みが少なく複雑腫瘤 Water lily sign	退化の始まり 病原性あり	PT、PAIR、または 手術＋ABZ
嚢胞性エキノコックス4 （タイプ4）	不活性期	異質な低エコー領域 退化した膜 娘嚢胞なし Ball of wood	ほとんど繁殖能なし 追加の診断検査が必要	手術＋ABZ、あるいは 経過観察
嚢胞性エキノコックス5 （タイプ5）	不活性期	厚く石灰化した壁 弓状 円錐形の影	ほとんど繁殖能なし 非常に疑わしい病変 確定診断が必要	手術＋ABZ、あるいは 経過観察

ABZ：アルベンダゾール　PAIR：穿刺・吸引・注入・再吸引　PT：経皮的治療

腔・胸腔に穿破している患者では手術を考慮する。外科的アプローチの選択は、患者の安定性、肝膿瘍の部位、および実施可能なそれぞれの治療に対する外科医の習熟度によって決まる。いくつかの小さなケースシリーズでは、アメーバ肝膿瘍が破裂した場合でもドレナージと薬剤治療の継続で安全に治療できることが示されている。

包虫症／嚢胞性エキノコックス症

単包条虫の幼虫は肝包虫嚢胞の原因となる。これはイヌに寄生する条虫で、地中海、アフリカ、中東、南米、アジア、牧羊が盛んなヨーロッパの風土病である。どの種のイヌも条虫の宿主となりうるが、ヒツジやほかの多くの動物は中間宿主となる。ヒトへの感染は糞口経路である。米国での感染は主に流行地域からの移民によるものである。卵は小腸壁を貫通し門脈を経て肝臓に到達するが、肺、脳、骨へも播種する。骨が播種部位になることもある。多包条虫のようなほかの条虫は、ヘラジカやカリブーを介して感染し肝へ浸潤して、致命的となる。

肝包虫嚢胞は画像上、二層の嚢胞からなる非常に特徴的な所見を呈する。内層は活発な単細胞によって構成される胚芽層で、しばしば"包虫砂"と呼ばれる娘嚢胞が発生している。外層は周皮細胞と呼ばれる反応性の線維性層で、患者の50％に認められる。現在、世界保健機関（WHO）のエキノコックスに関する非公式作業部会（WHO-IWGE）により、以下の分類システムが作成されている（表23.1）。

肝包虫嚢胞患者は通常無症状で、画像検査で偶然発見される。しかし、嚢胞が拡張し時に破裂すると、症状を呈するようになり、右上腹部痛、発熱、肝腫大が出現しうる。胆道への浸潤が起きると、閉塞性黄疸および胆管炎を発症

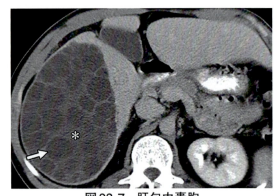

図23.7　肝包虫嚢胞
娘嚢胞（矢印）と嚢胞実質の低吸収域（アスタリスク）がみられる。

することがある。肝包虫嚢胞が横隔膜へ浸潤し胸腔内に穿破すると、胸膜痛、咳嗽、息切れを引き起こすことがある。稀ではあるが嚢胞が遊離腹腔内に破裂すると、アナフィラキシーショックを起こすことがある。

診断は、病歴、臨床検査、画像検査、血清学的検査に基づくが、直接顕微鏡検査での原虫の同定か表23.1に示したUS所見の変化により確定される。血算で好酸球増多が認められるのは、患者の40％のみである。肝機能検査の結果はさまざまであり、トランスアミナーゼ、ALP、γ-GTPの軽度の上昇を示すことがある。酵素結合免疫吸着測定法（enzyme-linked immunosorbent assay；ELISA）の感度は64～100％で、Casoni皮膚試験やWeinberg補体固定試験に取って代わっている。免疫電気泳動法を用いると肝包虫嚢胞の90％、肺包虫嚢胞の70％が診断可能である。嚢胞の超音波所見は前述のとおりであるが、CTも診断に有用であり、嚢胞の位置と深さに関する情報が得られ、手術計画に極めて重要である（図23.7）。

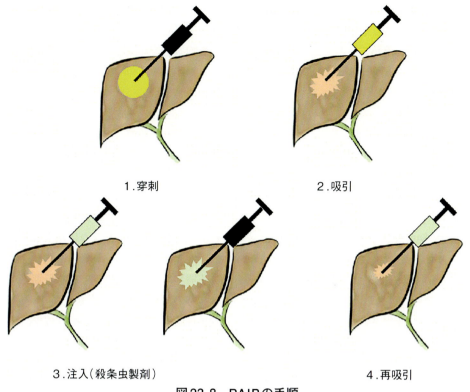

1. 穿刺　　2. 吸引　　3. 注入（殺条虫製剤）　　4. 再吸引

図23.8　PAIRの手順

　MR胆管膵管撮影（Magnetic Resonance cholangio-pancreatography；MRCP）では嚢胞の特徴や膿瘍の合併に関する情報が得られる。ERCPは胆道への浸潤を認める場合や、胆管炎や黄疸をはじめから認める場合（25％に上る）に有用であるが、議論の余地がある。治療の中心は、嚢胞の拡大や破裂によって引き起こされる前述の合併症を防ぐための早期介入である。患者の全身状態や安定性、嚢胞の特徴、合併症の有無などが、どの治療を選択するかの重要な要素である。現在のところ標準治療はないが、いくつかの選択肢が存在する。全身の薬物治療、穿刺・吸引・注入・再吸引（puncture, aspirate, injection, and reaspiration；PAIR）（図23.8）、経皮的ドレナージ、手術、経過観察などである。

　エキノコックス症の薬物治療には、アルベンダゾール（Albendazole；ABZ）などの抗原虫薬がある。ABZは腸で吸収され、肝臓で活性型に代謝され、そこで嚢胞液に蓄積する。具体的な投与量と投与期間は標準化されていない。嚢胞が不活性期または石灰化期にある場合、これらの薬剤は無効となる。好中球減少症や肝毒性などの副作用があるため、治療中は患者の血算と肝機能をモニターすることが重要である。新しい研究では、ABZ単独よりも抗寄生虫薬であるプラジカンテルの併用がより効果的であることが示唆されている。副作用があるため、免疫不全患者や肝疾患のある患者には不向きである。薬物療法単独では、5cm未満の小さな1型嚢胞の奏効率はわずか30％である。理想的には、常に経皮的または外科的ドレナージと組み合わせるべきである。

　PAIRは経皮的治療（PT）の最も一般的な方法である。PAIRでは胚芽層の破壊か、カテーテルドレナージによる内嚢胞全体の排出が可能である。外科的ドレナージは通常10cmを超える巨大な単包性嚢胞に行われ、ドレーンは排膿が＜10mL/日になるまで留置される。現在のガイドラインでは高リスクの患者、手術を希望しない患者、薬剤治療単独での治療が奏効しない患者、細菌感染を合併した嚢胞、手術後に再発した嚢胞において、PAIRが推奨されている。PAIRとベンズイミダゾールに最も反応しやすい嚢胞は、5cmを超える1型と3型の嚢胞である。胆道瘻のある患者、穿刺困難部位または高リスク部位（表在性）、2型・4型・5型の嚢胞、不活性嚢胞または石灰化嚢胞は、PAIRの適応とはならない。ベンズイミダゾール系抗菌薬をPAIRの4時間前に投与し、その後1ヵ月間継続することが重要である。

　現時点では、ベンズイミダゾール併用PAIR療法と、ベンズイミダゾール併用手術療法とを比較したよいデータはない。外科的治療の適応には、複数の娘嚢胞を伴う大きな2型および3型嚢胞、破裂の危険性のある表在性嚢胞、胆道瘻を伴う嚢胞、隣接臓器を圧迫している嚢胞などがある。

　外科的治療の禁忌としては、小嚢胞、位置が明確ではない嚢胞、不活性嚢胞、耐術能の乏しい患者などがある。外科医がどの選択肢を選ぶにせよ、手術の目的は、条虫の頭節を完全に不活化し、寄生虫と生きた嚢胞内容物を除去し、嚢胞内容物の漏出や再発を防ぎ、嚢胞腔を管理し、合併症を予防することである。これらの目標を達成するため

に、適切な術前検査としてUS、CT、MRI、場合によってはERCPを行う。術中のUSも、重要な構造物が損傷されていないことを確認するために極めて重要である。PAIRと同様に、ベンズイミダゾールを十分に術前から術後1ヵ月まで投与することが必須である。

開腹手術と腹腔鏡下手術が報告されているので、それらについて詳しくみていく。術式の選択は、外科医の経験、嚢胞の大きさ、部位、合併症の有無によって決定する。どの方法を用いるにせよ、殺条虫製剤の使用が強く推奨される。現在の推奨は、20％の高張生理食塩水を嚢胞の胚芽層に少なくとも15分間接触させることである。嚢胞内は高圧であり破裂する危険があるため、嚢胞吸引前に殺条虫製剤を注入すべきではない。過去にほかの薬剤が使用されたことがあるが、その有効性に関するデータはない。胆道瘻を認める患者では化学的に誘発される硬化性胆管炎が発症する可能性があるため、高張生理食塩水やその他の薬剤の嚢胞注入は避けるべきである。高張生理食塩水によるその他の合併症には高ナトリウム血症がある。開腹嚢胞摘出術は、これら嚢胞性疾患の治療における古典的アプローチであり、表在性嚢胞に最も適している。嚢胞が前区域にある場合は、正中切開または肋骨下切開による開腹アプローチが最適である。右葉外側のS6およびS7亜区域に嚢胞がある場合は、側腹部切開が有効である。開腹後に高張生理食塩水に浸したガーゼで術野を覆い、その後嚢胞腔を吸引し、適切に殺条虫製剤を注入する。少なくとも15分経過したら、嚢胞を開放し内容物を高圧吸引器で吸引する。このとき、娘嚢胞が除去され、活動性の嚢胞内層が切除され、嚢胞内遺残物がすべて吸引され、そして内容物が漏出しないように注意する。

嚢胞腔内に胆汁を認めなければ、殺条虫製剤で嚢胞腔を洗浄することができる。もし胆汁を認めたら、胆道瘻はすべて吸収糸による単純結節縫合で閉鎖し、茎状化した一部の大網あるいは大網全体を嚢胞腔に詰めて縫合固定する。または、もし嚢胞胆道瘻を閉鎖できない場合には、閉鎖吸引ドレーンを留置する。経験豊富な医師であれば、腹腔鏡下嚢胞摘出術も選択肢の1つである。非石灰化表在性嚢胞やS6・S7に嚢胞がある患者はこのアプローチのよい候補である。11mmまたは12mmのトロッカーを嚢胞直上に留置し、嚢胞周囲に殺条虫製剤を浸軟させたスポンジを貼付する。続いて嚢胞を穿刺・吸引し、この時点で適切に殺条虫製剤を注入する。その後、嚢胞直上のトロッカーを18mmのトロッカーに交換し、厚い胚芽層を吸引できるようにする。さらに、カメラを嚢胞内に直接挿入し娘嚢胞や胆汁の有無を確認した後、殺条虫製剤で腔内を洗浄する。嚢胞壁を切除し、開腹手術と同様に大網形成を行うか閉鎖吸引ドレーンを残す。しかし、嚢胞液漏出によるアナフィラキシーショックによって致命的になる危険があるため、この治療は経験豊富な施設でのオプションである。肝包虫嚢胞にはより根本的治療があり、開腹および腹腔鏡下嚢胞摘出術は保守的な治療と考えられている。嚢胞周囲切除、定型的肝切除、さらには肝移植も選択肢として報告されている。

ほとんどの一般外科医や救急外科医の診療範囲外であると考えられるが、これらの患者は必要に応じて肝胆膵外科医や移植外科医に紹介し、より積極的な手術を受けることができることを知っておくことが重要である。嚢胞周囲切除術の利点として、嚢胞液漏出やアナフィラキシーショック、再発リスクの減少がある。しかし、残念ながら出血や胆道損傷のリスクは増加する。嚢胞が多発する場合、大きな胆道瘻がある場合、重要血管や胆道に近接している場合、あるいは解剖学的な肝亜区域内に限局した大きな嚢胞の場合には、定型的肝切除の適応となる。肝移植は、硬化性胆管炎、Budd-Chiari症候群、または胆道硬化症による劇症型肝不全を伴う多包条虫症例に限られる。患者の転帰は合併症（胆道閉塞、胆道瘻、なんらかの嚢胞破裂）を伴うか伴わないかによって決まる。嚢胞が遊離腹腔内に破裂した場合は、開腹手術とアナフィラキシーショックに対する適切な治療が必要で、術後のICU治療が必要となる。胸膜や肺に病変がある場合は、胸腔内穿破によるアナフィラキシーショックが肺切除を要するため、直ちに胸部外科にコンサルトすべきである。これらの治療の転帰はさまざまで、術後合併症発生率はPAIRで8～13％、腹腔鏡手術で8～25％、開腹手術で12～63％であり、開腹下嚢胞開放吸引の合併症は少ない。死亡率はPAIRでわずか0.1％、開腹手術と腹腔鏡手術では0～3％である。嚢胞液漏出が避けられれば、ベンズイミダゾール併用ドレナージ術を施行した患者の90～95％で長期治療効果が得られる。

真菌性肝膿瘍

肝臓の真菌感染は免疫抑制のない患者では稀で、肝膿瘍から検出される原因としては全体の2％未満である（図23.9）。最もリスクの高い集団は、血液腫瘍患者および造

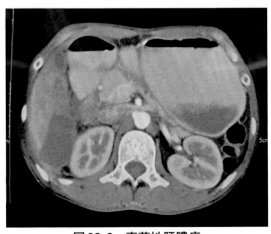

図23.9　真菌性肝膿瘍

23.複雑性肝腫瘤　265

表23.2　良性および悪性の充実性肝腫瘤の画像所見

画像検査	良　性	悪　性
US	滑らかな境界をもつ均質な無エコー病変	結節、患者とともに移動しないエコー源を伴う隔壁
CT	低密度の液体、滑らかで整った境界	高濃度の液体、結節、隔壁、不規則で厚い壁
MRI	T_1で低信号 T_2で高信号	嚢胞のタイプによりさまざまな所見を呈する

血幹細胞移植を受けている患者である。肝膿瘍の原因として最も一般的な真菌は*Candida*で、腸管感染からの播種である。リスク因子には好中球減少症や粘膜炎が含まれる。しかし、これらの患者に広く抗真菌薬の予防投与が行われるようになってから、真菌性肝膿瘍の発生率は減少し、予防投与が行われる前の10%と比較して、5〜7%まで減少した。*Candida*は同所性肝移植後の肝膿瘍の重要な原因でもある。*Aspergillus*は、血液腫瘍患者の肝膿瘍で最も検出されるカビである。真菌症が確認された患者では死亡率が高いので、適切な抗真菌薬による早期治療を開始する。このような膿瘍は細菌に重複感染する危険があるため、低い閾値で適切な抗菌薬を併用する。化膿性肝膿瘍と同様に、治療に反応しない患者は経皮的ドレナージが必要となる。このような免疫不全患者が手術適応となるのは稀である。画像所見は化膿性肝膿瘍と類似している。

肝嚢胞性疾患

ここまで、外科的治療を必要とする主な嚢胞性腫瘍について述べてきたが、肝臓のその他の嚢胞性疾患についても認識し、鑑別診断に含めるべきである。画像検査の利用が増え、人口の5%で1つ以上の嚢胞性疾患が診断されている。嚢胞は無症状のこともあれば、ほかの徴候や症状とともに腹痛や右上腹部痛を呈することもあり、また肝機能に異常がある場合もない場合もある。嚢胞の大きさや部位によっては、早期満腹感、胃流出障害/腸閉塞、黄疸を呈することがある。嚢胞内破裂が起こるとグリソン鞘が伸展するため、患者は突然発症する痛みを感じる。ただし、嚢胞が破裂することは稀で、多くは良性で無症状である。先に述べた感染性肝嚢胞が確実に除外されたならば、次に重要なステップは悪性腫瘍を除外することである。非感染性肝嚢胞の鑑別に役立つ血液検査はなく、穿刺吸引が役立つことも稀である。嚢胞の特徴を鑑別する最良の方法は画像診断であり、US、CT、MRIはすべて、嚢胞を評価するのに有効な検査である。表23.2に良性および悪性の嚢胞性疾患の所見を示す。

熟練したUS技師によるUSの感度と特異度は90%以上である。CT撮影では、動脈相/門脈相および遅延静脈相を評価し、嚢胞と周囲の脈管の近接性を確認できるように、造影剤を使用すべきである。MRI/MRCPは胆道との交通の有無を評価できる。CTとMRIは共に嚢胞の正確な大き

さ、深さ、隣接構造物との関係を詳細に把握できる。最も一般的な肝嚢胞性疾患は単純性嚢胞であり、これは先天性に肝内胆管から異常発生したもので、人口の5%に存在する。幸いなことに、これらの嚢胞には悪性の可能性はなく、胆道と交通することもない。

嚢胞は通常無症状であるが、5〜8cm以上の大きさ、有茎状、または嚢胞内出血の合併で痛みを引き起こすことがある。穿刺吸引は嚢胞の種類を特定するのに役立つ可能性があるが、治療にはならず、感染症を合併する可能性がある。嚢胞吸引液中のムチンは嚢胞腺腫または嚢胞腺癌の存在を示すが、これについては後述する。胆汁が検出された場合は、MRCPまたはERCPが必要である。大きな症候性嚢胞の治療は、手術に耐えられる患者で、嚢胞が肝実質の深部にない場合、開腹/腹腔鏡/ロボットによる造袋術を行う。肝切除を行わずに嚢胞壁をできるだけ切除し、腹膜が嚢胞液を再吸収するように、また、疑わしい部分が生検でき、時間とともに嚢胞腔が消失するようにする。

肝包虫嚢胞と同様に、腔が閉鎖して嚢胞が再発しないよう手術の最後に大網形成術を行うことができる。胆汁漏が生じた場合は、このときに縫合閉鎖することができる。腹腔鏡アプローチには、死亡率を減少させ一部の困難な肝区域の可視性を向上させるという利点もある。多発性嚢胞や大きな嚢胞がある場合は、正式な肝切除や嚢胞摘出術が必要となる。単純な嚢胞開窓術を超える手術は肝胆道外科専門医に紹介するのが最善であると考えられるが、これらの外科的アプローチは単純な開窓術と比較して明確な利点はない。穿刺吸引のみでは適切な治療法とはいえないが、吸引後に硬化剤を注入すると有症状再発率は5〜10%であり、手術適応のない患者には適切な治療法である。前述のように手術の適応には多発性嚢胞が含まれるが、まず多発性嚢胞性疾患を除外しなければならない。これは稀な病態であり標準的な定義もないが、腎嚢胞や脳嚢胞の存在や家族歴があれば示唆される。ほとんどの患者は十分に健康な肝実質領域を有し、通常は無症状である。しかし、肝不全、腸閉塞の原因となる肝腫大、門脈閉塞、下大静脈閉塞/Budd-Chiari症候群を呈することもある。このような状況における救急外科医/一般外科医の役割は、腹腔鏡下または開腹による開窓術を行い、定型的肝切除あるいは肝臓移植の可能性のある患者を紹介することである。ほかの注意すべき重要な嚢胞は外傷性嚢胞である。鈍的外傷は肝実質の血腫や胆汁腫を引き起こすこと

があり、これらは上皮内膜をもたない偽嚢胞に発展する。これらの嚢胞は通常経過観察可能であるが、嚢胞が増大して疼痛を引き起こし、隣接構造を圧迫し、または胆汁漏が出現する場合は、治療介入が必要となる。胆汁漏の場合は、外科的結紮の前にERCPと乳頭括約筋切開術を試みる。圧迫症状のある患者に対しては、ほかの単純性肝嚢胞と同様の方法で嚢胞開窓術が選択できる。最後に、嚢胞腺腫や嚢胞腺癌などの腫瘍性の嚢胞もあり、これらは肝嚢胞の5%を占める。腫瘍性嚢胞は40〜50歳代の女性に多く、これらの病変の管理は本章の範囲外であるが、外科医はこれらの前癌病変および悪性腫瘍を強く疑うべきである。診断が不確実な場合は、肝胆膵専門医に相談すべきである。

良性充実性肝腫瘤

肝臓の充実性腫瘤には偶発的に、または出血や、大きさの増大、隣接構造物への圧迫により症状が現れたときに遭遇する。これらの腫瘤は画像上、嚢胞性病変とは所見が異なるが、外科医は肝腫瘤の鑑別に含め認識しておく必要がある。良性の充実性肝腫瘤の鑑別診断は多岐にわたるが、ここでは最も一般的な、緊急外科的介入が必要となりうる疾患について述べる。

肝血管腫

肝臓の最も一般的な良性充実性腫瘍は血管腫である。剖検研究によると、その発生率は0.4〜20%である。女性に3倍多く、先天性の血管内皮細胞増殖が原因と考えられている。大きさはさまざまで、5cmを超えると巨大血管腫と呼ばれる。女性に好発することからホルモンの影響が示唆され、ステロイド、妊娠、経口避妊薬ピルの使用でみられる増殖の説明もつく。

血管腫は40〜60歳代で最もよく診断され、右葉が好発部位で、40%の症例で多発する。大きさよりも組織学的な外観から、海綿状と呼ばれることもある。ほとんどの患者は血管腫が同定されても無症状のままで、実際15%の症例において退縮し、大きさが縮小することがある。患者は血管腫そのもの、あるいは増大による症状を呈し、症状はさまざまであるが右上腹部の疼痛と膨満感が最も多い。これらは血栓、梗塞、グリソン鞘の伸展に起因している。また、しばしば痛みは非特異的で、上腹部痛であったり、急性/慢性胆嚢炎と間違われたりする。稀に発熱、嘔気・嘔吐を伴うこともあり、血管腫が大きい場合は黄疸や腸閉塞などの閉塞症状が起こることもある。巨大血管腫は動静脈シャント、うっ血性心不全、およびこれらに関連する症状を引き起こすことがある。血管腫が有茎状で肝臓の表面にある場合、隣接臓器の腫瘍との鑑別が困難なことがある。血管腫の破裂は1%未満と稀だが、頻脈、低血圧、限局性またはびまん性の腹痛などのショックの症状を呈す

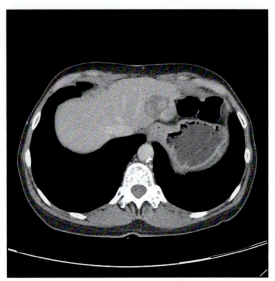

図23.10　肝血管腫

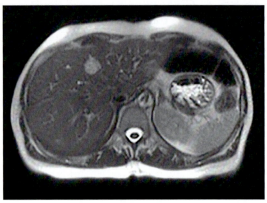

図23.11　肝血管腫のMRI

る。実際、破裂は非常に稀であるため、本章で述べたほかの肝腫瘤とは異なり、大きさや破裂の危険性だけでは外科的介入の適応とはならない。

肝血管腫における検査値はさまざまで、生じた合併症によって異なる。胆道閉塞ではビリルビンとALPが上昇し、Kasabach-Merritt症候群は、血管腫内の消費による血小板減少とフィブリノーゲン低下を特徴とし、通常小児にみられるがどの年齢でも発症しうる。肝血管腫は本章の範囲を超えて多くの血管症候群と関連している。肝血管腫は画像診断で容易に診断され、CTやMRIで特徴的な所見を示す。CTでは血管腫特有の晩期造影剤排泄遅延を同定するために、動脈相および静脈相に加えて遅延相を得ることが極めて重要である。腫瘤は3つの相を通じて、動脈相では末梢側に強い造影効果を、静脈相では求心性の充満を、遅延相では造影効果の保持が認められる（図23.10）。

MRIではT_1で低信号、T_2非造影で高明信号を示す（図23.11）。造影剤を加えると、CTと類似した早期の末梢側増強と遅発性中心充填を示す。その他の画像検査としてはUS、血管造影、標識赤血球スキャンがあるが、CTやMRIに比べると感度や特異性ははるかに劣る。血管腫の大部分は無症候または破裂のリスクが低いままであるため、一般的に繰り返す画像検査で経過観察されるが、介入が必要な

表23.3　局所性結節性過形成

	肉眼的所見	組織学的所見	悪性の可能性
典型例	大きい、境界明瞭 被包性に乏しい 放射状の線維性隔壁を伴う中心性瘢痕を有する（50％以上の症例では欠如）。 Spoke-wheel様の遠心性血流を伴う大きな中心動脈	異常な結節構造、奇形血管、胆管増殖 肝細胞は細胞板を形成 集合胆管は肝細胞と線維性領域の接合部に存在する。 クッパー細胞が存在する。	なし
非典型例	中心性瘢痕や動脈なし。 仮性被膜あり。 中心性瘢痕の増強を伴なわず局所内脂肪を伴う不均一な所見	異常な結節構造や奇形血管はない 胆管増殖 クッパー細胞が存在する。	悪性の可能性のある他の病変と類似しており、鑑別困難 自身は悪性ではない

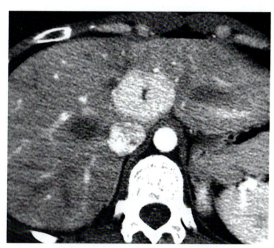

図23.12　限局性結節性過形成

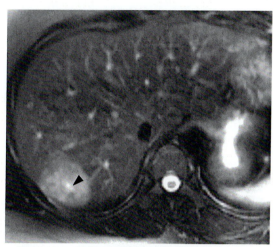

図23.13　矢印は限局性結節性過形成を示す

場合もある。Kasabach-Merritt症候群、外傷性または自然破裂、ショックに至る出血を伴う場合など、一部の血管腫は緊急の治療介入が必要である。このような状況では動脈塞栓術が治療の中心となるが、最終的には切除しなくてはならない。

　症状のある患者や悪性腫瘍が否定できない患者では、待機的切除も適応となる。すべての肝腫瘍と同様に、大きさ、部位、症状の重症度を、手術による合併症および死亡率のリスクと比較検討する必要がある。開腹、腹腔鏡、ロボットなどさまざまなアプローチがある。末梢に位置する血管腫には腹腔鏡アプローチが最適である。核出術は、大きな肝切除に比べて出血、手術時間、合併症の減少につながるため、好ましい手術法である。どのような外科的アプローチにせよ、出血と血管腫の破裂リスクを最小限に抑えるためには、仮性被膜に沿った剥離が必須である。栄養血管を同定し、処理していくが、剥離を開始する前には肝十二指腸靱帯を確保するかPringle操作を行うためのクランプの準備をしておき、剥離が被膜面から逸れたり血管腫内に意図せず入ったりした際には出血量を減らすため肝血流を遮断する。経動脈的塞栓術、ラジオ波焼灼術、マイクロ波焼灼術が報告されているが、症状の改善において手術ほどの効果はない。方法にかかわらず、重要な血管や胆道構造が近接していることから焼灼術が不可能なこともしばしばある。

限局性結節性過形成

　限局性結節性過形成（focal nodular hyperplasia；FNH）は、あらゆる肝細胞のサブタイプを起源とする結節性の多クローン性細胞で構成される。悪性の可能性や破裂や出血のリスクは低いが、これらの腫瘍は増大することがある。偶発的に発見されるか、疼痛、体重減少、早期満腹感などの症状で見つかる。FNHは閉経前の女性に多くみられるが、10％の症例は男性である。20％の症例では、多発性病変であるか、またはほかの肝腫瘍（最も一般的なものは肝血管腫）と同時に発生する。FNHは通常30～50歳代にみられ、肝臓の両葉に均等に発生する。また、オキサリプラチンによる化学療法後に発生することがある。肝動脈が栄養動脈で、静脈血は肝静脈へ流出し、門脈系とは交通していない。典型例と非典型例に分類される（表23.3）。

　検査所見は通常正常である。腫瘍が偶発的に発見された場合、それ以上の検査や治療は必要なく、画像検査による経過観察も必要ない。幸いなことに、FNHは画像検査においてほかの肝腫瘍との鑑別を可能にする特徴的な所見を有している。USはFNHを同定するために有用な検査ではなく、ドップラーUSで末梢血管の特徴的な中心性瘢痕を認める症例は20％程度である。CTでは病変は非造影相で低または等吸収域を示し（病変が3cmより小さい場合、60％の症例で中心性瘢痕を認める）、動脈相で中心性瘢痕以外の均一な増強効果、門脈相で低／等吸収域を示す（図

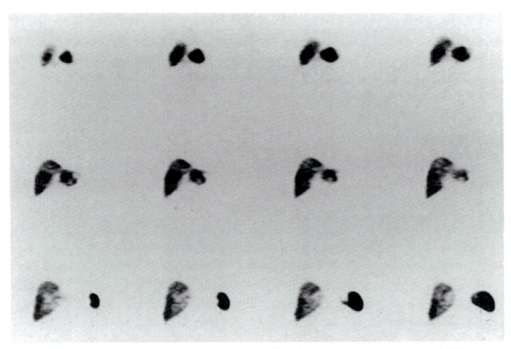

図23.14　硫黄コロイドスキャンが肝左葉外側区域前面の活動亢進を示す

表23.4　肝腺腫

	疫　学	MRIの特徴
HNF-1αの変異	肝腺腫の35～50％。女性にのみみられる。5cm未満であれば合併症のリスクは低い。	門脈相に及ばない中等度の動脈性の造影効果
炎症性	肝腺腫の40～55％、ほとんどが女性	門脈および遅発相まで持続する強い動脈性の造影効果
βカテニン	肝腺腫の10～15％、男性に多い。悪性化のリスクが高い。	MRIでは特異的所見なし

23.12)。

　MRI画像も有用であり、T₁かT₂かによってCTと同様の所見を呈する。T₁では低信号の中心性瘢痕を伴う低から等信号の病変を示し、T₂では反対に高信号の中心性瘢痕を伴う高から等信号の病変を示す（図23.13)。

　硫黄コロイドスキャンはFNHと肝腺腫、肝細胞癌（HCC)、肝転移とを鑑別することができる。これは、FNHにはほかの腫瘤にはないクッパー細胞が存在するためであり、病変による取り込みが増加する（図23.14)。

　症状が持続する患者や悪性腫瘍が否定できない患者では、外科的切除が必要である。腫瘤が5cmより小さい場合は、ほかの腹痛の原因を検索する必要がある。保存的治療が適切でない場合は、手術、ラジオ波/マイクロ波焼灼術、経動脈的塞栓術が選択枝となる。FNHに対する外科的治療には核出術と解剖学的肝切除がある。いずれの方法も安全で、罹患率や死亡率は低く、輸血実施率も低い。

肝腺腫

　肝腺腫は、HCCの有病率が低い地域では、非外傷性肝出血の最も一般的な原因である。肝細胞腺腫と呼ばれることもあり、エストロゲンを含んだ薬剤を使用している若い女性にみられ、通常孤立性のホルモン誘発性腫瘤である。

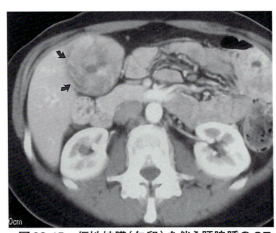

図23.15　仮性被膜（矢印）を伴う肝腺腫のCT

実際、経口避妊薬の使用者では、非使用者に比べて肝腺腫の発生率が最大40倍高い。肝腺腫は経口避妊薬を中止するとしばしば退縮し、再開すると再発する。その他の危険因子には、同化アンドロゲンステロイド製剤、糖原病、肥満/メタボリックシンドロームがある。肝腺腫の境界は明瞭で、大きさはさまざまであり、稀に有茎性であることもある。しばしば肝右葉に位置し、黄褐色で軟らかく、平滑に見える。FNHとは異なり、線維性被膜がなく腫瘤内肝類洞への豊富や動脈血流のため、出血や壊死などの合

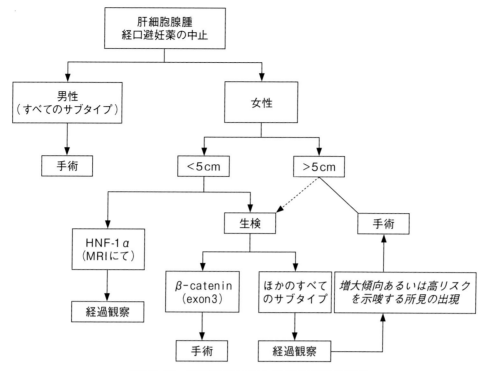

図 23.16 待機的治療における肝腺腫の管理
(Reprinted by permission from Springer：Springer Nature. Krause K, Tanabe KK. A shifting paradigm in diagnosis and management of hepatic adenoma. Ann Surg Oncol. 2020；27：3336（16）.)

併症が起こることがある。顕微鏡的には腺腫細胞板が小柱を構成し、血管や類洞に挟まれている。クッパー細胞が存在することもあるが、その量は少ない。表23.4のとおり、いくつかのサブタイプが存在する。

無症状で偶発的に発見されるものから、腹痛を訴えるもの、さらには大量腹腔内出血を認める患者まで、その症状はさまざまである。症状がある場合は、出血、壊死、肝被膜の伸展による上腹部痛が認められる。痛みに低血圧を伴う場合は死亡率が20％に上るため、迅速な検査と治療を開始する。患者の25〜30％において、身体所見で腹部腫瘤または肝腫大が触知されることがある。ほかの腫瘍と同様に稀に胆管を圧迫し、黄疸を引き起こすことがある。肝機能検査は通常正常であるが、出血がある場合はALPとγ-GTPが上昇することがある。肝腺腫が疑われる場合、悪性転化があればαフェトプロテインが上昇することがある。肝腺腫の超音波所見は通常、境界明瞭で内容不均一な孤立性腫瘤である。造影を用いたUSでは、動脈相ではFNHと同様に多血性を示し、門脈相および遅発相では遠心性の充満を示すFNHとは異なり求心性の充満を示す。CTでは境界明瞭な等吸収域を示すが、急性期の出血がある場合は高吸収域を示す（図23.15）。

MRIの所見はさまざまであるが、T_1およびT_2では通常は高信号である。生検では検体量が不十分であることが多く、また画像検査で診断が得られるため、生検が必要となるのは稀である。治療は症状の有無、大きさ、性別、経時的な病変の変化など複数の因子に基づいて行われる。症候の有無にかかわらず、すべての女性患者は経口避妊薬の使用を中止すべきである。

肥満は危険因子であるため、減量も適応となる。無症状で病変が5cm未満の女性患者では、病変の腫大による破裂のリスクがないことを確認するために、画像検査にて経過観察を行う。画像診断の間隔は6〜12ヵ月である。しかし、症状のある患者や病変が5cmを超える場合、切除マージンを最小限にした外科的切除が必要となる可能性がある。

その他の治療として、経皮的塞栓術およびラジオ波焼灼術がある。ラジオ波焼灼療法は大きさが3cm未満の肝腺腫にのみ有益であるが、多くは複数回の焼灼が必要であり、緊急では実施できない。一方、経動脈的塞栓術は5cmを超える病変が適応となるが、急性出血を伴う肝腺腫への治療および待機的治療の両方が可能である。5cmを超える肝腺腫を有する無症状の女性では、6〜12ヵ月ごとのMRIによる経過観察し、進行がないことを確認するのは妥当な選択肢である。しかし、男性患者では、悪性の可能性がはるかに高いβカテニンサブタイプの発生頻度が高いため、迅速に治療介入すべきである（図23.16）。出血は最も注意すべき肝腺腫の合併症であり、別途論じる必要がある。腺腫内出血か、腹腔内遊離出血を生じる。初期管理は重症患者で標準的なABCアプローチに従い、大量輸血が必要な場合もある。手術室に行くかどうかの選択は、患者の循環動態と利用可能な資源および人員によって決まる。出血性肝腺腫に対する外科的切除は、大量出血および合併症を伴う。経動脈的塞栓術は妥当な代替療法であるが、不安定な患者では実施困難なことがある。可能

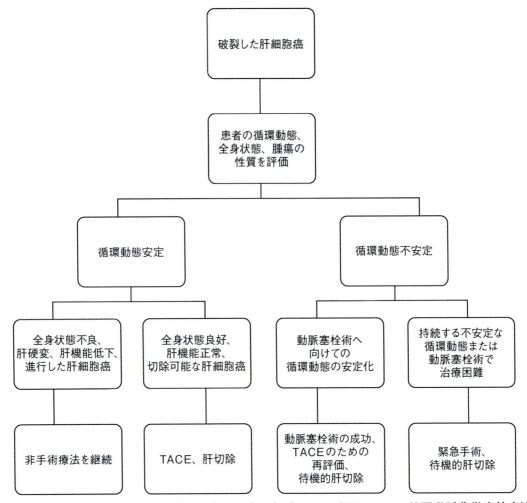

図23.17　破裂した肝細胞癌（HCC）の治療アルゴリズム（TACE：経カテーテル的肝動脈化学塞栓療法）
(Courtesy of Dr. Andrew B. Peitzman.)

であれば、ハイブリッド手術室での複合的アプローチが、大量出血を伴う患者において最良の転帰をもたらす可能性がある。

悪性病変

肝細胞癌

　肝細胞癌（HCC）は世界で三番目に多い腫瘍であり、癌関連死の二番目の原因である。米国では発生率が増加傾向にある。特定の危険因子があれば、外科医は病変が良性でない可能性を考慮すべきである。HCCの80％は肝硬変に発生する。その他の危険因子としては、ほかの原発性悪性腫瘍、B型およびC型肝炎、長期にわたるアルコールおよびタバコの使用、非アルコール性脂肪肝、肥満、糖尿病、α1アンチトリプシン欠損症などの遺伝性疾患、ウィルソン病などがある。HCCの20％では初期症状が出血である。HCCの有病率が高い地域では、非外傷性肝出血の最も一般的な原因となる。大きなHCC、末梢に位置するHCC、外方増殖性の形態、肝硬変の重症度は破裂のリスクを増大させる。ＣＴでは動脈相での造影効果と、静脈相での造影剤排出が認められ、仮性被膜を認めることがある。活動性の出血では造影剤漏出像を認めることがある。

　患者の循環動態に基づき、破裂したHCC（図23.17）の治療は血管塞栓術から開始すべきである。後で化学塞栓療法ができるように、塞栓はゲルフォームで行う。初回治療時に経カテーテル的肝動脈化学塞栓療法（transcatheter arterial chemo-embolization；TACE）を行うことも選択肢である。循環動態が不安定であるために破裂したHCCの手術が必要な場合は、初回手術では肝切除せずに止血を行う。その後、待機的に肝切除を行うことも可能である。初回手術における破裂したHCCの肝切除の死亡率は25〜40％である。

まとめ

　肝臓は複雑な臓器であり、複数の病変に侵される可能性がある。救急外科医にとって、一般的な腫瘤性病変、起こりうる合併症、安全な治療法を知っておくことが必要である。診断が不確実である場合や、手術療法・非手術療法に関して疑問がある場合は、早期に肝胆膵専門医に相談することが必要である。

文 献

Aeberhard P, Fuhrimann R, Strahm P, Thommen A. Surgical treatment of hydatid disease of the liver : an experience from outside the endemic area. Hepatogastroenterology. 1996 ; 43(9) : 627-636.

Bächler P, Baladron MJ, Menias C, et al. Multimodality imaging of liver infections : differential diagnosis and potential pitfalls. RadioGraphics. 2016 ; 36(4) : 1001-1023.

Bajenaru N, Balaban V, Săvulescu F, Campeanu I, Patrascu T. Hepatic hemangioma-review. J Med Life. 2015 ; 8 Spec Issue(Spec Issue) : 4-11.

Balik AA, Başoğlu M, Çelebi F, et al. Surgical treatment of hydatid disease of the liver : review of 304 cases. Arch Surg. 1999 ; 134(2) : 166-169. doi : 10.1001/archsurg.134.2.166.

Baranes L, Chiaradia M, Pigneur F, et al. Imaging benign hepatocellular tumors : atypical forms and diagnostic traps. Diagn Interv Imaging. 2013 ; 94(7-8) : 677-695.

Bayrak M, Altıntas Y. Current approaches in the surgical treatment of liver hydatid disease : single center experience. BMC Surg. 2019 ; 19 : 95. https://doi.org/10.1186/s12893-019-0553-1

Cheng Z, Liang P, Yu X, et al. Percutaneous microwave ablation for benign focal liver lesions : initial clinical results. Oncol Lett. 2017 ; 13(1) : 429-434. doi : 10.3892/ol.2016.5409

Cho SW, Marsh JW, Steel J, et al. Surgical management of hepatocellular adenoma : take it or leave it? Ann Surg Oncol. 2008 ; 15 : 2795. https://doi.org/10.1245/s10434-008-0090-0

Doherty GM, Way LW. Current Surgical Diagnosis & Treatment. McGraw-Hill Medical ; 2006.

Filippou D, Tselepis D, Filippou G, Papadopoulos V. Advances in liver echinococcosis : diagnosis and treatment. Clin Gastroenterol Hepatol. 2007 ; 5(2) : 152-159.

Fiore M, Cascella M, Bimonte S, et al. Liver fungal infections : an overview of the etiology and epidemiology in patients affected or not affected by oncohematologic malignancies. Infect Drug Resist. 2018 ; 11 : 177-186. doi : 10.2147/IDR.S152473

Grazioli L, Federle MP, Brancatelli G, Ichikawa T, Olivetti L, Blachar A. Hepatic adenomas : imaging and pathologic findings. RadioGraphics. 2001 ; 21 : 877-892.

Grazioli L, Morana G, Kirchin MA, Schneider G. Accurate differentiation of focal nodular hyperplasia from hepatic adenoma at gadobenate dimeglumine-enhanced MR imaging : prospective study. Radiology. 2005 ; 236 : 166-177.

Huang CJ, Pitt HA, Lipsett PA, et al. Pyogenic hepatic abscess. Changing trends over 42 years. Ann Surg. 1996 ; 223(5) : 600-609. doi : 10.1097/00000658-199605000-00016.

Hussain T, Adams M, Ahmed M, Arshad N, Solkar M. Intrahepatic perforation of the gallbladder causing liver abscesses : case studies and literature review of a rare complication. Ann R Coll Surg Engl. 2016 ; 98(6) : e88-e91. doi : 10.1308/rcsann.2016.0115

Kammula US, Buell JF, Labow DM, et al. Surgical management of benign tumors of the liver. Int J Gastrointest Cancer. 2001 ; 30 : 141-146. https://doi.org/10.1385/IJGC : 30 : 3 : 141

Koculen V, Jayarajah U, Ambawatte AP. Intrahepatic type II gall bladder perforation secondary to acute acalculous cholecystitis. Case Rep Surg. 2020 ; 2020 : 5435921 https://doi.org/10.1155/2020/5435921.

Kouzu K, Einama T, Nishikawa M, et al. Successful surgical drainage with intraoperative ultrasonography for amebic liver abscess refractory to metronidazole and percutaneous drainage : a case report. BMC Surg. 2020 ; 20 : 112. https://doi.org/10.1186/s12893-020-00776-x

Lipsett PA, Huang CJ, Lillemoe KD, Cameron JL, Pitt HA. Fungal hepatic abscesses : characterization and management. J Gastrointest Surg. 1997 ; 1(1) : 78-84. doi : 10.1007/s11605-006-0013-y.

Marrero JA, Ahn J, Reddy R ; FACG3 on behalf of the Practice Parameters Committee of the American College of Gastroenterology. ACG clinical guideline : the diagnosis and management of focal liver lesions. Am J Gastroenterol. 2014 ; 109(9) : 1328-1347. doi : 10.1038/ajg.2014.213.

Mavilia MG, Pakala T, Molina M, Wu GY. Differentiating cystic liver lesions : a review of imaging modalities, diagnosis and management. J Clin Transl Hepatol. 2018 ; 6(2) : 208-216. doi : 10.14218/JCTH.2017.00069.

Mohajer K, Frydrychowicz A, Robbins JB, Loeffler AG, Reed TD, Reeder SB. Characterization of hepatic adenoma and focal nodular hyperplasia with gadoxetic acid. J Magn Reson Imaging. 2012 ; 36(3) : 686-696. doi : 10.1002/jmri.23701.

Mortelé KJ, Praet M, Van Vlierberghe H, Kunnen M, Ros PR. CT and MR imaging findings in focal nodular hyperplasia of the liver : radiologic-pathologic correlation. Am J Roentgenol. 2000 ; 175(3) : 687-692.

Rubin R, Lichtenstein G. Hepatic scintigraphy in the evaluation of solitary solid liver masses. J Nucl Med. 1993 ; 34 : 697-705.

Serraino C, Elia C, Bracco C, et al. Characteristics and management of pyogenic liver abscess : a European experience. Medicine(Baltimore). 2018 ; 97(19) : e0628. doi : 10.1097/MD.0000000000010628.

Sozuer E, Akyuz M, Akbulut S. Open surgery for hepatic hydatid disease. Int Surg. 2014 ; 99(6) : 764-769. doi : 10.9738/INTSURG-D-14-00069.1.

Srinivasan AJ, Peitzman AB. Nontraumatic liver hemorrhage. In : Coccolini F, Catena F, eds. Textbook of Emergency General Surgery : Traumatic and Nontraumatic Surgical Emergencies. Springer ; 2021.

Strasberg SM, et al. Subtotal Cholecystectomy-"Fenestrating" vs "Reconstituting" subtypes and the prevention of bile duct injury : definition of the optimal procedure in difficult operative conditions. J Am Coll Surg. 2016 ; 222(1) : 89-96.

Syed MA, Kim TK, Jang HJ. Portal and hepatic vein thrombosis in liver abscess : CT findings. Eur J Radiol. 2007 ; 61(3) : 513-519.

Verma GR, Bose SM. Laparoscopic treatment of hepatic hydatid cyst. Surg Laparosc Endosc. 1998 ; 8(4) : 280-282.

Virgilio E, Cavallini M. Managing focal nodular

hyperplasia of the liver : surgery or minimally-invasive approaches? A review of the preferable treatment options. Anticancer Res. 2018 ; 38(1) : 33-36. doi : 10.21873/anticanres.12188.

Wuerz T, Kane JB, Boggild AK, et al. A review of amoebic liver abscess for clinicians in a nonendemic setting. Can J Gastroenterol. 2012 ; 26(10) : 729-733. doi : 10.1155/2012/852835.

Yang DM, Kim HN, Kang JH, et al. Complications of pyogenic hepatic abscess : computed tomography and clinical features. J Comput Assist Tomogr. 2004 ; 28(3) : 311-317.

Yoon JH, Kim JY. Atypical findings of focal nodular hyperplasia with gadoxetic acid(Gd-EOB-DTPA) -enhanced magnetic resonance imaging. Iran J Radiol. 2014 ; 11(1) : e9269. doi : 10.5812/iranjradiol.9269.

Zalaquett E, Menias C, Garrido F,et al. Imaging of hydatid disease with a focus on extrahepatic involvement. Radiographics. 2017 ; 37 : 901-923. 10.1148/ rg.2017160172.

CHAPTER 24

Acute care surgeryにおける産婦人科領域

訳：長尾 剛至、神田 智希

はじめに

産科および婦人科疾患の多くは一般外科医がよく診療する疾患との鑑別が必要なことがある。患者側の要因や医療資源の状況により、一般外科医が臨時的あるいは日常的にそれらの疾患を治療することがしばしば求められる。加えて、妊娠は多くの一般外科疾患の臨床像や治療の際に考慮すべきことに影響を与える可能性がある（表24.1）。以上より、acute care surgeonがそれらの病態の臨床像、診断、治療を理解することは不可欠である。本章ではacute care surgeonが診察・治療する一般的かつ生命を脅かしうる疾患について概説する。

異所性妊娠

症例提示

38歳、女性。右下腹部痛で救急外来を受診した。痛みは18時間前から右下腹部に出現し、次第に強くなっている。彼女は骨盤内炎症性疾患を複数回経験しており、直近では4年前に治療を受けている。複数のパートナーと避妊せずに性交渉をしており、最後の正常月経は8週間前であるが、ここ1週間は点状出血を認めている。発熱はなく、血圧は130/80mmHg、心拍数は120回/分である。

〈質問〉
どのような診断が考えられるか？　どのように診断を確定させるか？　推奨される治療法は何か？
〈回答〉
異所性妊娠は、B-HCGの測定および、B-HCGが上昇している場合には経腟超音波検査（US）を行うことにより除外する必要がある。治療は血行動態の連続モニタリングが可能かどうかにより選択される。妊娠による正常な生理学的変化がショックをマスクする可能性があるため、妊娠中の患者では血行動態の慎重な評価が必要である。

妊娠の可能性がある女性の下腹部痛では、異所性妊娠を考慮すべきである。異所性妊娠の発生率は世界的に増加しており、特に米国では増加傾向にある。異所性妊娠のリスク因子には、異所性妊娠の既往、骨盤内炎症性疾患の既往、卵管結紮の既往、虫垂炎破裂の既往などがある。破裂の有無により、症状および治療法は異なる。最も一般的な症状としては、腹痛、無月経および不正性器出血である。これらの症状にめまいや急性出血の徴候や症状を伴う場合、異所性妊娠の破裂が懸念される。最も頻度の高い異所性妊娠の部位は卵管である（異所性妊娠全体の95％）。異所性妊娠が子宮頸部、腹腔、間質部、卵巣などの別の部位にある場合、発現の遅れや破裂がより起こりやすい（図24.1）。

診断方法

ヒト絨毛性ゴナドトロピンβ鎖（B-HCG）の測定と経腟超音波検査（US）が診断の基本となる。B-HCGの上昇があるにもかかわらず、子宮内に妊娠が確認されなければ確定診断となる。B-HCGが1,000mIU/mLを超えていれば、通常は経腟USで子宮内妊娠が確認できるはずである。B-HCGの継続的な測定は、妊娠初期に有用なことがある。正常妊娠では2～3日ごとにB-HCGが倍増するが、異所性妊娠では倍

表24.1　妊娠による生理学的変化

心拍出量	増加
脈拍	増加
末梢血管抵抗	減少
循環血液量	増加
赤血球数	増加
ヘマトクリット値（妊娠による生理学的貧血）	減少
肺胞換気量	増加
PaCO$_2$	減少
酸素消費量	増加

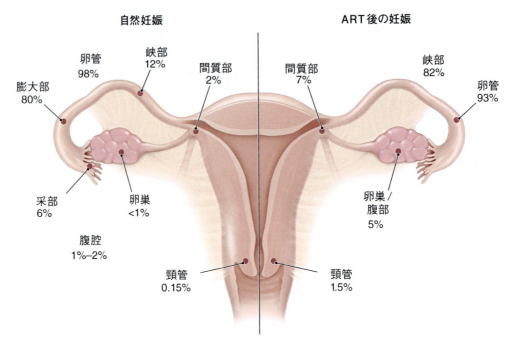

図 24.1　異所性妊娠の部位別発生率：ART生殖補助医療技術
(From Casanova R. Beckmann and Ling's Obstetrics and Gynecology. Wolters Kluwer；2019. Figure 19.1)

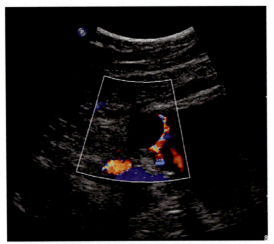

図 24.2　ドップラー超音波でみられる異所性妊娠の炎のリング(Ring of fire)サイン
(From Lee R, Dupuis C, Chen B, et al. Diagnosing ectopic pregnancy in the emergency setting. Ultrasonography. 2018；37:81.)

になるまでの速度が遅い。

卵管内異所性妊娠の特徴的な超音波所見として、子宮外の低エコーの胎囊の周囲に高エコーのリングを認めることがある。このリングの一番外側にはドップラーで血流が増加しており、炎のリング(Ring of fire)と呼ばれる(図24.2)。

卵管内ではない異所性妊娠の場合、超音波で子宮外に胎児を認めるかもしくは単に腹腔内液体貯留と子宮内に胎児を認めないという所見のみを示す可能性がある。β-HCGの上昇があれば、後者は異所性妊娠の破裂と診断され緊急手術が考慮される。

治　療

以前は外科手術が必要とされていたが、異所性妊娠の早い段階での診断により一部は内科的に治療できるように

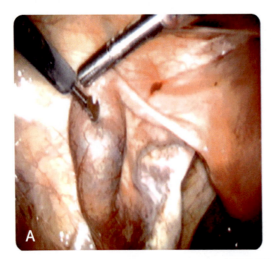
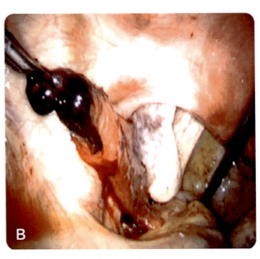

図 24.3　A・Bは 卵管切開術による異所性妊娠の除去
(Reprinted from Fylstra DL. Ectopic pregnancy not with the (distal) fallopian tube：etiology, diagnosis and treatment. Am J Obstet Gynecol. 2012；206(4)：290, with permission from Elsevier.)

24.Acute care surgeryにおける産婦人科領域 275

なった。メトトレキサートによる治療の成功率は約80%である。侵襲的な手術は避けられる反面、治療に失敗すると破裂のリスクが高まる。卵管は温存されるが瘢痕が残存し、将来の異所性妊娠のリスクが高まるため、将来の妊孕性への影響に関しては明らかではない。継続的なB-HCGとUSによる厳密なモニタリングが必要とされる。最初のB-HCGが2,000mIU/mL未満で、大きさが3.5cm未満であれば成功する可能性が高い。

メトトレキサートによる治療が不可能、あるいは望まない場合、血行動態が安定している患者では開腹手術よりも腹腔鏡手術が望ましい。可能であれば、卵管切開術によりすべての絨毛組織の除去を確実に行うべきである（図24.3）。卵管切開術後に異所性妊娠が継続する確率が5〜10%あり、術後のB-HCGのモニタリングが必須となる。卵管切開術が不可能な場合に行われる卵管切除術では異所性妊娠の継続率ははるかに低い（基本的にゼロ）が、その後の子宮内妊娠の可能性がはるかに低くなる。

開腹手術は卵管以外の場所にできた異所性妊娠や、血行動態が不安定な異所性妊娠の破裂に対して行われる。卵管での異所性妊娠の破裂には、卵管切除術が適切な術式である。その他の場所の異所性妊娠が破裂した場合は、緊急子宮全摘術が必要になることもある。

卵巣捻転

症例提示

35歳、女性。左下腹部痛で救急外来を受診した。数日前から断続的に痛みがあったが、6時間前に急激に悪化した。消化管や膀胱の症状はなく、最終月経は3週間前である。体外受精のための卵巣刺激を受けており、それ以外は薬も飲んでおらず健康である。発熱はなく、血圧は110/85mmHg、心拍数110回/分である。左下腹部痛に著明な圧痛はあるが、臨床検査所見は正常である。

〈質 問〉
どのような診断が考えられるか？　推奨される治療法は？
〈回 答〉
体外受精は卵巣捻転のリスク因子であり、ほかの腹腔内疾患の徴候や症状、検査所見がないこの患者では、その可能性が非常に高い。超音波やCTで確定診断がつけば、腫瘍が見つからない限り、この患者は審査腹腔鏡検査と卵巣固定術を受ける必要がある。

卵巣捻転は腫大した卵巣（腫瘍が最も一般的）で起こることが多く、体外受精のために卵巣刺激を受けている女性の嚢胞や卵胞でも起こる。捻転は急な腹痛で発症し、部分的な捻転または反復性の捻転の場合は間欠的な痛みになりうる。嘔気・嘔吐が疼痛に続いて起こり、血流障害による組織の虚血および壊死に発熱が伴うことがある。卵巣捻転は大きくなった子宮が卵巣を前方へ変位させるため妊娠中に起こることがある。身体所見上、卵巣が腫大している場合は、卵管膿瘍、異所性妊娠、捻転していない腫瘍や嚢胞との鑑別が必要である。

診断方法

USは卵巣捻転の診断の主な方法であり、完全捻転の場合には血流が認められない。ドップラーで血流が増加している場合は膿瘍や悪性腫瘍を示唆する。USが正常な場合、CTが有用なことがある。

治療

卵巣捻転の主な初期治療は腹腔鏡下の捻転解除術である。その後の治療は、原因となっている卵巣の状態に応じて異なる。捻転解除後も虚血が持続している場合や明らかに壊死している場合は卵管卵巣摘出術を行う必要がある。しかし、虚血が捻転解除によって改善し、単純な嚢胞や卵胞が根底にある原因であり、卵巣が健常に見える場合には、卵巣固定術を伴う嚢胞摘出術が90%の確率で成功する。これは今後の妊孕性の選択肢を最も多く残すことができるため、体外受精のために卵巣刺激を受けている患者にとって特に重要である。

バルトリン腺膿瘍

症例提示

28歳、女性。会陰部痛で救急外来を受診した。数日前から断続的な痛みがあり、座っているときや性交時に悪化する。消化器症状や膀胱の症状はなく、最終月経は2週間前である。発熱はなく、血圧は110/85mmHg、心拍数は90回/分である。非常に強い会陰部痛があるが、直腸診に異常はない。

〈質問〉
最も考えられる診断は何か？ 適切な治療法は？

〈回答〉
会陰部痛があり、直腸診で異常のない若い女性ではバルトリン腺膿瘍の可能性が高い。単純な切開排膿ドレナージで急性期の病態には対処できるが、再発予防のためにWordカテーテルを留置して瘻孔を瘢痕化させることが推奨される。

バルトリン腺膿瘍は、バルトリン腺、すなわち女性器背側の小陰唇上の腟のすぐ外側にある2つの腺における感染症である。バルトリン腺の開口部が閉塞すると嚢胞が形成され、これが感染することがある。バルトリン腺は通常加齢とともに退縮するため、40歳未満の女性に多くみられる。

診断方法

診断は病歴と身体所見に基づき、会陰部不快感と性交疼痛が最も一般的な症状である。

治療

多くの膿瘍と同様、切開排膿が治療の第一段階である。再発率が高いため、再発予防のために瘻管の上皮化を促進するWordカテーテルの留置が推奨される。Wordカテーテルは3ccのバルーン付きの小さなラテックス製カテーテルで、ドレナージ後すぐに膿瘍内に留置する。カテーテルの先端は腟内に留置することができる（図24.4）。ほかの皮膚膿瘍と同様、蜂窩織炎がなければ抗菌薬投与は推奨されない。培養は通常腟内細菌叢を培養するだけであり、治療の指針としては有用ではないことが多い。Wordカテーテルが入手できない場合は、帯状のガーゼでシンプルにパッキングする方法も有効である。初回治療後の再発は造袋術で治療するが、膿瘍・感染症の急性期には推奨されない。

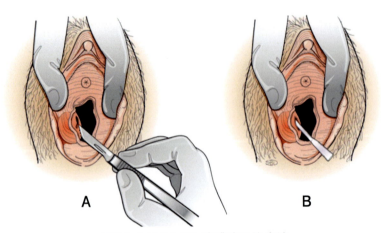

図24.4 バルトリン腺膿瘍の治療法
A：バルトリン腺膿瘍の切開排膿。小陰唇の腟粘膜側の粘膜皮膚接合部を垂直に切開する。
B：Wordカテーテル挿入。腺管または膿瘍腔内に長さ0.5cmの刺入切開を加え、腔内のドレナージを行い、図のようにWordカテーテルを挿入し、生理食塩水でバルーンを膨らませて固定する。
(From Simon R, Ross C, Bowman SH, et al. Cook County Manual of Emergency Procedures. Philadelphia, PA：Lippincott Williams & Wilkins；2011. Figure 8.27.)

24.Acute care surgeryにおける産婦人科領域　277

卵管卵巣膿瘍

症例提示

　29歳、女性。下腹部痛と骨盤痛で救急外来を受診した。数日前から断続的な痛みがあり、座っているときや性交時に悪化する。複数のパートナーと避妊せずに性交渉をしており、最終月経は3週間前である。体温は38.9℃、血圧110/85mmHg、心拍数は120回/分である。両側下腹部に中等度の圧痛があり、右側の方が強い。右付属器の腫大と圧痛、子宮頸部移動痛を認める。WBCは15,700/mm³である。

〈質問〉
　どのような診断が考えられるか？　必要な治療は？
〈回答〉
　卵管卵巣膿瘍の可能性が最も高い、あるいは最も懸念される。抗菌薬の静脈内投与がほとんどの患者に有効であり、膿瘍のドレナージは保存的治療が無効な場合、または重度の敗血症で早急な外科的な感染源コントロールが必要な場合に限られる。

　卵管卵巣膿瘍は骨盤内炎症性疾患の中でも重症の部類に入り、*Chlamydia trachomatis*や淋菌によるものが多い。骨盤内炎症性疾患の軽症例は外来で治療できるが、卵管卵巣膿瘍と診断された場合は抗菌薬の静脈内投与と入院が必要となる。膿瘍が7cmを超えるものは、抗菌薬治療だけでは改善せず、ドレナージが必要となる可能性がある。

診断方法

　診断は身体診察と検査所見の組み合わせによって行われる。診断には腹部圧痛、付属器圧痛、頸部移動痛のすべてが必要である。

　さらに、発熱、白血球増加、子宮頸管口からの排膿、赤血球沈降速度の上昇、グラム染色によるグラム陰性双球菌の検出、*Chlamydia trachomatis*または淋菌の培養、USまたはCTによる骨盤内膿瘍の診断のいずれかが必要である。USは卵管卵巣膿瘍の診断に95％以上の感度と特異度を有する。

治療

　最初の抗菌薬治療はセフォキシチンもしくはセフォテタンとドキシサイクリンの静脈内投与とすべきである。セファロスポリンアレルギーのある患者には、ゲンタマイシンやクリンダマイシンを使用できる。抗菌薬治療のみで改善しない患者には、膿瘍の経皮的ドレナージが推奨される。経皮的ドレナージが不可能な場合は、腹腔鏡もしくは開腹による外科的ドレナージが必要な場合がある。大多数の患者、特に閉経前の患者では、膿瘍のドレナージだけで十分である。卵管卵巣摘出術は、完全な感染源コントロールができるという利点があるため、重篤な全身状態の患者にのみ行われるべきである。

虫垂炎

症例提示

　現在妊娠24週の36歳、妊婦（G1P0）。右下腹部痛で救急外来を受診した。痛みは12時間前に臍周囲から始まり、現在は右下腹部に限局している。軽い嘔気を訴えるが、嘔吐はない。救急外来では、発熱はなく血圧は130/80mmHg、心拍数は105回/分である。

〈質問〉
　診断は何か？　確定診断のために次に行うべき検査は？

〈回　答〉
虫垂炎である可能性が高い。産科患者の腹痛では原因を速やかに調べて特定し、治療を行うように注意するべきである。

妊婦の急性腹症は、一般外科緊急の中で診断的にも治療的にも最も難しい課題の1つである。妊娠期間を通じて検査所見には生理的な変化が起こり、子宮の拡張により内臓が解剖学的に変位するため、正しい診断を行うのが難しい場合がある（図24.5）。さらに産科患者では嘔気・嘔吐の発生頻度が高く、それが診断を難しくしている。急性虫垂炎は妊娠中の患者が遭遇する急性腹症の原因として、最も一般的な産科以外の疾患である。

診断方法

母体および胎児の合併症発生率は通常、診断の遅れに関連している。産科患者の画像診断にはUSが選択される（図24.6）。その精度は妊娠中の腹部にUSを実施するという技術的な側面に関連するため、妊娠第1期と第2期では精度が高く第3期では低い。もしUSで診断がつかない場合、次に行うべき検査はMRIである。MRIが使用できない場合は、虫垂炎の診断のためにCTのオーダーが必要となることがある。胎児死亡は穿孔がなければ妊娠患者の3〜5%に起こるが、穿孔がある場合はその発生率は36%にもなる。最近のデータでは、不必要な虫垂切除術（negative appendectomy）が胎児死亡の増加と関連している可能性が示唆されている。したがって、産科患者における虫垂炎の正確な早期診断は極めて重要である。しかし、診断が強く疑われる、または診断が確定された場合には、虫垂切除

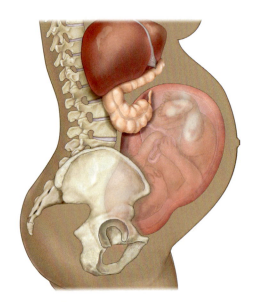

図24.5　妊娠中の子宮による虫垂の位置の変化

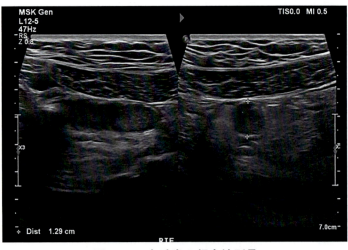

図24.6　虫垂炎の超音波所見

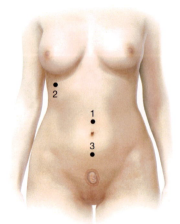

A：第1期

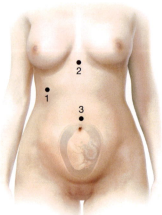

B：第2期

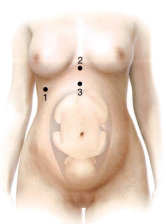

C：第3期

図24.7　妊娠患者における腹腔鏡下虫垂切除術の際のトロッカー挿入位置

術を行うという判断が妊娠という理由により左右されてはならない。

治療

補助的に抗菌薬を使用することは推奨されるが、妊娠患者の虫垂炎を抗菌薬投与のみで治療することは推奨されていない。抗菌薬はグラム陰性菌、グラム陽性菌、嫌気性菌のすべてをカバーする必要がある。妊娠患者の虫垂切除術は、腹腔鏡手術でも開腹手術でも実施可能である。

腹腔鏡で手術を行う場合は子宮の損傷を避けるためopen法（Hasson法）を用い、Veress針による気腹は避けた方がよい。腹腔鏡手術中の気腹圧はやや低め（8〜12mmHg）に設定することを考慮する。妊婦の手術中は下大静脈が圧迫されないよう子宮を用手的に左にずらし、右腰の下にはクッションを置く必要がある。腹腔鏡下虫垂切除術のトロッカー留置位置は、子宮の大きさによって変化する。図24.7に各妊娠期におけるトロッカー挿入位置の目安を示す。

胆嚢炎

症例提示

妊娠悪阻の既往がある妊娠18週の21歳、女性。右上腹部の痛みで救急外来を受診し、ベッドサイドでのUSで胆石を認めた。発熱はなく、ほかの症状の訴えはない。

〈質問〉
考えられる診断は何か？　治療は何を行うべきか？
〈回答〉
急性胆嚢炎。腹腔鏡下胆嚢摘出術。

産科患者の胆道疾患はAcute care surgeonが頻繁に遭遇する問題であり、妊娠中に産科以外で手術が必要となる外科的疾患のうち二番目に多い。妊娠中は胆嚢の運動性が低下し、胆汁中のコレステロール濃度が上昇するため胆石が発生しやすくなる。妊娠中の胆嚢病変は早産や母体合併症、新生児合併症と関連している。妊婦の腹痛では、胎児の転帰は妊婦の転帰に左右される。したがって、すべての妊婦の急性腹症において診断と治療戦略を検討する際には、リスクとベネフィットを議論することが重要である。胆道疾患は症候性の胆石症から胆管炎や膵炎までさまざまな病態を有する。

診断方法

胆嚢炎は一般的に間欠的な右上腹部痛、嘔気・嘔吐、微熱を呈する。身体診察では通常、右上腹部に圧痛があり、時にMurphy徴候陽性となる。妊婦の急性腹症の原因検索において、USは安全で効果的である。診断がはっきりしない場合はCTを撮影すべきである。

治療

歴史的には妊娠中の胆道疾患の管理は内科的治療と分娩までの手術回避であった。しかし、症候性胆石症の妊婦は早期に胆嚢摘出術を受けるべきであるということが近年のデータにより示唆されている。その理由として、薬剤使用の減少や胆道症状再発の減少、入院期間の短縮、致命的な合併症の減少などの妊娠合併症の減少が挙げられる。選択すべき治療は腹腔鏡下胆嚢摘出術である。米国消化器内視鏡外科学会（Society of American Gastrointestinal Endoscopic Surgeon；SAGES）は、妊娠中の鏡視下手術について以下の勧告を出している。

1. 腹腔鏡は妊娠のどの時期でも手術が必要なときには安全に行うことができる。
2. 気腹による下肢静脈うっ滞の増強と妊娠による凝固系亢進状態があるため、間欠的空気圧迫装置は必ず使用する。
3. 胎児および子宮の状態、ならびに母体の呼気終末二酸化炭素（EtCO$_2$）と動脈血液ガスをモニターすべきである。
4. 術中胆道造影の可能性があれば、鉛の遮蔽体で子宮を保護しながら、透視を選択的に使用する。
5. 子宮が大きくなっている場合、腹腔内への到達はopen法を用いて行われるべきである。
6. 子宮が下大静脈を圧迫するのを防ぐために適切な体位をとる必要がある。
7. 気腹圧は最低限（8〜12mmHg）とし、15mmHgを超え

ないようにする。

8.手術前に産科医の診察を受けておく必要がある。

術中、外科医は子宮の操作は避けなければいけない。さらに、24週以上のすべての継続可能な妊娠では術後直ちに胎児モニタリングを開始すべきである。

分娩後出血

症例提示

　特記すべき既往歴のない妊娠38週の30歳、女性。陣痛を訴えて来院した。特に合併症なく分娩し、推定出血量は500mLであった。分娩から約45分後、患者が強い倦怠感とふらつきを自覚した。血圧96/68mmHg、心拍数110bpm。身体診察では、子宮は中程度の硬さである。子宮マッサージが開始され、患者は麻酔下での診察のために手術室へ運ばれた。

〈質　問〉
　この患者の診断と考えられる病因は何か？　この患者の管理において最も適切な次のステップは何か？
〈回　答〉
　子宮弛緩と腟裂傷による一次分娩後出血（PPH）を第一の鑑別診断とすべきである。治療として大量輸血プロトコル、バランスの取れた蘇生、子宮収縮薬の投与を開始する必要がある。加えて、子宮内バルーンタンポナーデ、血管塞栓術、蘇生的大動脈内バルーン遮断（REBOA）、外科的止血などの手技が必要となることがある（図24.8参照）。

定　義

　分娩後出血は、米国産科婦人科学会（American College of Obstetrics and Gynecology；ACOG）によって「出産後24時間以内に循環血液量減少の徴候または症状を伴う1L以上の出血」と定義されている。これは依然として世界的に妊産婦死亡の主な原因である。初期治療は、血液製剤による蘇生と同時に出血の原因を診断することである。分娩後、弛緩した子宮は一次分娩後出血（postpartum hemorrhage；PPH）の70〜80％を引き起こすと推定されており、分娩後にこれが認められた場合には分娩後出血の原因としてまず疑うべきである。

　米国では、子宮弛緩による分娩後出血の割合は1994〜2006年の間に26％に増加した。しかし、母体死亡率は1980年代以降減少しており、これは輸血による蘇生努力の改善と、周産期子宮摘出術の実施率の増加が関係していると思われる。

治　療

　出血のprimary surveyは迅速に行わなければならない。完全に止血が得られるまで輸血による蘇生を継続する必要がある。Primary surveyの原則を守ることが重要であり、気道、呼吸、循環に異常がないことを確認する。最低でも2本の太い静脈路を確保する。トロンボエラストグラフィ（TEG）が利用可能であればそれも含めた凝固検査を検査科に提出する。血液型検査とクロスマッチも提出すべきであ

H：Ask for help and hands-on uterus(uterine massage)；人手を呼ぶ、用手圧迫（子宮マッサージ）
A：ABCs；気道、呼吸、循環
E：Establish etiology, ensure blood availability, oxytocin；原因を明らかにする、血液製剤の確認、オキシトシン
M：Massage the uterus；子宮マッサージ
O：Oxytocin infusion or prostaglandins；オキシトシンやプロスタグランジンの投与
S：Shift to operating room, ideally hybrid；手術室へ移動する（理想はHybrid OR）
T：Tamponade. Balloon or packing. TXA；タンポナーデ（バクリバルーンもしくはパッキング）、トラネキサム酸
A：Apply compression sutures on the uterus；子宮圧迫縫合
S：Systematic pelvic devascularization (uterine, ovarian, int. iliac arteries)；骨盤内血管結紮（子宮動脈、卵巣動脈、腸骨動脈）
I：Interventional radiology (still in the operating room) IVR；（手術室内）
S：Subtotal or total hysterectomy；子宮（亜）全摘

図 24.8 一次分娩後出血の出血コントロールにおける語呂合わせ

(From Varatharajan L, Chandraharan E, Sutton J, et al. Outcome of the management of massive postpartum hemorrhage using the algorithm "Hemostasis". Int J Gynaecol Obstet. 2011;113（2）:152-154.)

るが、輸血製剤投与を遅らせてはならない。輸血が必要な際に血液型やクロスマッチが未着の場合、O型Rh（－）の血液を使用する。全血輸血やトラネキサム酸を含む、バランスの取れた蘇生を行うべきである。

PPHの原因として子宮弛緩の頻度が最も高いため、分娩後大量出血の状況では子宮収縮薬を必ず投与する。オキシトシンが最も一般的であるが、メチルエルゴメトリンやミソプロストールでもよい。

薬物療法や輸血療法に加えて、出血をコントロールする手技が必要となることもある。麻酔をかけて診察を行う中で、腟裂傷が認められた場合、さらなる出血を抑えるためにこれを縫合する必要がある。子宮弛緩が出血の原因だと認知した場合、子宮双手圧迫による子宮底マッサージを行い、弛緩子宮を刺激して収縮を促す。子宮収縮薬を投与している間も子宮マッサージは継続する。子宮が完全に収縮しても出血が持続する場合は、タンポナーデ用のバルーンを使用して出血を制御する。Bakriバルーンは子宮口または帝王切開創から挿入し生理食塩水で膨らませる。Ebb子宮タンポナーデシステムは2つのバルーンを有しており、腟内と子宮内でバルーンを膨らませる。さらに、タンポナーデを追加するためにトロンビンを染み込ませたガーゼで子宮をパッキングすることもある。

局所的および保存的な止血手技が有効でない場合、インターベンショナル・ラジオロジー（interventional radiology；IVR）が利用可能であれば子宮塞栓術を行うことができる。さらに、非侵襲的に止血が得られない場合や血行動態不安定な場合は外科的介入を考慮する。最初のアプローチは両側子宮動脈の結紮である。この手技は子宮に流入する血流を減少させ、高確率で出血をコントロールできる。しかし、あらゆる保存的加療で出血性ショックを止めることができない場合や子宮破裂が確認された場合には、子宮全摘出術が大量のPPHに対する根本的治療法となる。

蘇生的大動脈内バルーン遮断（resuscitative endovascular balloon occlusion of the aorta；REBOA）は分娩後出血のような圧迫止血が困難な出血をコントロールするための低侵襲な手技である。初期の研究によると、産科出血におけるREBOAの使用は従来の手技と比較して、出血量の減少、母体の転帰の改善、子宮全摘出術の割合の減少が期待できるとしている。骨盤内の出血の場合、REBOAは総大腿動脈より挿入され、Zone Ⅲ（大腿動脈分岐部より頭側で腎動脈より尾側）に展開される。REBOAによる遠位側の虚血を避けるため、挿入後30分以内に外科的に確実な止血を行う。

死戦期帝王切開

症例提示

自動車事故に巻き込まれた42歳、女性が救急車で救急外来に搬送され、妊娠していることがわかった。患者は同乗者であり、シートベルトは装着していた。あなたは子宮底が臍よりもかなり頭側にあることに気づいた。搬送中、患者は意味の通らない発話があり、血圧は80/60mmHg、脈拍は140bpmであった。初療室のベッドに移乗した瞬間に反応がなくなり、脈を触知しなくなった。

〈質問〉
次にすべきことは何か？
〈回答〉
母体の蘇生と出血源・ショックの原因検索とともに、死戦期帝王切開（蘇生的子宮切開術、"クラッシュ帝王切開"と言われることもある）をできるだけ早く検討すべきである。

定義

死戦期帝王切開（perimortem cesarean delivery；PMCD）とは、妊娠中患者の死亡時もしくは死亡間際に行われる胎児の外科的娩出である。蘇生的子宮切開術とも呼ばれる。母体と胎児双方の生存可能性を最大限上げるために、集学的アプローチで対応しなければならない。母体の評価は迅速に行うべきであるが、子宮切開を遅らせてはならない。緊急時には、妊娠週数はわからないことが多

い。子宮底が臍の高さまであれば24週は経過していることが多い。外傷の状況では、まず母体の蘇生に主眼を置き、Advanced Trauma Life Support（ATLS）の基本である気道・呼吸・循環（ABC）から始めるべきであることを理解することが重要である。

米国産科婦人科学会（ACOG）のコンセンサスデータでは、このPMCDをいつ行うべきかの推奨を行うには不十分であるものの、妊娠23週以上の母体が心停止に陥ったときに行うべきというのが大多数の意見である。さらに、

このような状況での最適な分娩のタイミングというものはないが、母体死亡から娩出までの時間が5分を超えると、児の生存率が著明に低下することが明らかになっている。

ACOGの勧告
1. 心停止に陥った妊娠患者の蘇生が叶わなかった場合、子宮底が臍ないし臍より頭側にある場合は蘇生的子宮切開術を行うことを推奨する。
2. 蘇生的子宮切開術の必要性の検討。母体が心停止に陥ったら、直ちに蘇生的子宮切開術を行うかどうかを決定することが推奨される。帝王切開を行うことを決めたら、手術室には移さず、消毒液（があれば）をかけて蘇生的子宮切開術を行う。
3. 妊婦と新生児の生存曲線によると、母体心停止後25分以内のPMCDによる無病生存率は50％であり、たとえ4〜5分以内に娩出が完了しなくても、有益である可能性があるため、蘇生的子宮切開術を考慮すべきである。

手技

　通常、この手術は緊急度が高いため手術の準備時間が限られている。しかし、救急隊から切迫心停止状態の患者が妊婦であるとの報告を受けたら、最悪のケース（すなわちPMCD）に備える必要がある。限られた準備時間の中でも、迅速な処置のために次のような機材を準備しておく必要がある。確実な気道管理（気管挿管）、IVルート、消毒液、開腹セット、止血剤、大きなハサミ、ガーゼ、牽引器など。産科医、新生児集中治療医にも一報しておく。すべての職種が協働して治療にあたることが最も有効な蘇生につながることを認識しなければならない。

　救急室で心肺蘇生が開始された場合、CPRが行われている間、子宮は両手を用いて患者の左側に圧排しておくことが新たに推奨されている。心肺蘇生が開始されると同時に、手術チームは蘇生的子宮切開の準備を行う。

　手順は以下に示すとおり。

1. 消毒液を腹部にかける。
2. 10番メスを用いて剣状突起から恥骨結合まで切開する。
3. 腹膜に到達したら、剪刀で腹膜を縦方向に切開し、子宮に到達する。
4. 子宮の下極に小さく縦切開を入れ、そこから胎児が露出するまで剪刃で子宮底部に向かって頭側へ切開を延長する。
5. 胎児が露出したら、臍帯をクランプして切離する。胎児を娩出したら速やかに新生児蘇生チームに引き渡し、新生児の蘇生を行う。
6. 母体の腹腔内をガーゼパッキングし、蘇生に対する母体の反応に応じた介入を継続する。
7. 心拍再開（return of spontaneous circulation；ROSC）するまでACLS/ATLSを継続する。ROSCが得られたらダメージコントロール手術（damage control surgery；DCS）とし、さらなる蘇生処置を継続する。

まとめ

- 急性腹症の原因となる婦人科疾患には、異所性妊娠の破裂、卵巣捻転、卵管卵巣膿瘍を含む骨盤内炎症性疾患などがある。
- 妊娠可能年齢の女性が腹痛や骨盤痛を訴える場合、妊娠を必ず除外しなければならない。
- 妊娠初期に疼痛や出血を訴える女性は、ほかの原因が証明されるまでは異所性妊娠を考慮する必要がある。
- 異所性妊娠は、破裂や出血のコントロールが困難な場合には外科緊急となりうる。
- 卵巣捻転は外科緊急である；腹腔鏡により確定診断と即座の治療を実施できる。
- 卵管卵巣膿瘍は安定していればまず抗菌薬の静脈投与で治療できる。改善がない場合は外科的治療を行う必要がある。
- 妊婦の虫垂炎や胆嚢炎の治療をする際には、腹腔内感染や腹膜炎が続けば早期の腹腔鏡手術よりも流産のリスクが高くなることを認識しておく。
- 妊婦の手術では、子宮が下大静脈を圧迫するのを避けるため体位を左側にローテーションする必要がある。
- 腹腔鏡手術はopen法で行うのがgold standardである。
- 妊娠中の女性が手術を要する場合、胎児モニタリングと早期の産科医の関与がいかなる外科疾患においても主要となる。
- 分娩後出血では外傷の蘇生と同様のアプローチを行う必要がある；大量輸血、補助的な薬剤投与（子宮収縮薬）、用手圧迫による出血コントロール、タンポナーデ、REBOAの考慮など。

文献

ACOG Practice Bulletin. No. 211：Critical care in pregnancy. Obstet Gynecol. 2019；133(5)：e303-e319.

Bakhbakhi D, Gamaledin I, Siassakos D. Cardiopulmonary resuscitation of pregnant women. Resuscitation. 2015；91：A5-A6.

Bateman BT, Berman MF, Riley LE, Leffert LR. The epidemiology of postpartum hemorrhage in a large, nationwide sample deliveries. Anesth Analg. 2010；110：1368-1373.

Benson MD, Padovano A, Bourjeily G, Zhou Y. Maternal collapse：challenging the four-minute rule. EBioMedicine. 2016；6：253-257.

Bonney EA, Myers JE. Caesarean section：techniques and complications. Obstet Gynaecol Reprod Med. 2010；21：97-102.

Borgman MA, Spinella PC, Perkins JG, et al. The ratio of blood products transfused affects mortality in patients receiving massive transfusions at a combat support hospital. J Trauma Acute Care Surg. 2007；63(4)：805-813.

Bouyou J, Gaujoux S, Marcellin L, et al. Abdominal emergencies during pregnancy. J Visc Surg. 2015；152：S105-S115.

Brenner M, Bulger EM, Perina DG, et al. Trauma Surg Acute Care Open. 2018；3：1-3.

Creanga AA, Berg CJ, Ko JY, et al. Maternal mortality and morbidity in the United States：where are we now? J Womens Health(Larchmt). 2014；23：3-9.

Dhupar R, Smaldone GM, Hamad GG. Is there a benefit to delaying cholecystectomy for symptomatic gallbladder disease during pregnancy? Surg Endosc. 2010；24：108-112.

Diegelmann L. Nonobstetric abdominal pain and surgical emergencies in pregnancy. Emerg Med Clin North Am. 2012；30：885-901.

Fylstra DL. Ectopic pregnancy not within the(distal) fallopian tube：etiology, diagnosis and treatment. Am J Obstet Gynecol. 2012；206(4)：289-299.

Gilmandyar D, Thornburg LL. Surgical management of postpartum hemorrhage. Semin Perinatol. 2019；43：27-34.

Girard T, Morti M, Schlembach D. New approaches to obstetrical hemorrhage：the postpartum hemorrhage algorithm. Curr Opin Anaesthesiol. 2014；27：267-274.

Holcomb JB, Tilley BC, Baraniuk S, et al. Transfusion of plasma, platelets, and red blood cells in a 1：1：1 vs 1：1：2 ratio and mortality in patients with severe trauma：the PROPPR randomized clinical trail. JAMA. 2015；313(5)：471-281.

Ibiebele I, Schnitzler M, Nippita T, Ford JB. Outcomes of gallstone disease during pregnancy：a Population-based Data Linkage Study. Paediatr Perinat Epidemiol. 2017；31(6)：522-530.

Ito K, Ito H, Whang EE, Tavakkolizadeh A. Appendectomy in pregnancy：evaluation of the risks of a negative appendectomy. Am J Surg. 2012；203：145-150.

Kamaya A, Shin L, Chen B, et al. Emergency gynecologic imaging. Semin Ultrasound CT MR. 2008；29：353-368.

Kave M, Parooie F, Salarzaei M. Pregnancy and appendicitis：a systematic review and meta-analysis on the clinical use of MRI in diagnosis on appendicitis in pregnant women. World J Emerg Surg. 2019；14：37.

Lee R, Dupuis C, Chen B, et al. Diagnosing ectopic pregnancy in the emergency setting. Ultrasonography. 2018；37：78-87.

Masselli G, Derme M, Laghi F, Framarino-dei-Malatesta M, Gualdi G. Evaluating the Acute Abdomen in the Pregnant Patient. Radiol Clin North Am. 2015；53：1309-1325.

McWilliams GDE, Hill MJ, Dietrich CS III. Gynecologic emergencies. Surg Clin North Am. 2008；88：265-283.

Mercado J, Brea I, Mendez B, et al. Critical Obstetric and gynecologic procedures in the emergency department. Emerg Med Clin North Am. 2013；31：207-236.

Morel O, Malartic C, Muhlstein J, Gayet E, Judin P, Soyer P, et al. Pelvic arterial ligations for severe post-partum hemorrhage：indications and techniques. J Visc Surg. 2011；148：e95-e102.

Panici PB, Anceschi M, Borgia ML, Bresadola L, Masselli G, Parasassi T. Intraoperative aorta balloon occlusion：fertility preservation in patient with placenta accreta/increta. J Matern Fetal Neonatal Med. 2012；25：2512-2516.

Parry R, Asmussen T, Smith JE. Perimortem C-section. Emerg Med. 2016；33：224-229.

Pearl JP, Price RR, Tonkin AE, Richardson WS, Stefanidis D. Guidelines for the use of laparoscopy during pregnancy. Sages.org/publications/guidelines/guidelines-for-diagnosis-treatment-and-use-of-laparoscopy-for-surgical-problems-during-pregnancy. 2017.

Ramphal SR, Moodley J. Emergency gynaecology. Best Pract Res Clin Obstet Gynaecol. 2006；20：729-750.

Rigouzzo A, Louvet N, Favier R, et al. Assessment of coagulation by thromboelastography during ongoing postpartum hemorrhage：a retrospective cohort analysis. Anesth Analg. 2020；130(2)：416-425.

Say L, Chou D, Gemmill A, et al. Global causes of maternal death：a WHO systematic analysis. Lancet Glob Health. 2014；2：e323-e333.

Shakur H, et al.；WOMAN Trial Collaborators. Effect of early tranexamic acid administration on mortality, hysterectomy, and other morbidities in women with post-partum haemorrhage(WOMAN)：an international, randomized, double-blind placebo-controlled trial. Lancet. 2017；389(10084)：2105-2116.

Soskin PN, Yu J. Resuscitation of the pregnant patient. Emerg Med Clin North Am. 2019；37(2)：351-363.

Wang YL, Duan XH, Han XW, et al. Comparison of temporary abdominal aortic occlusion with internal iliac artery occlusion for patients with placenta accrete-A non-randomised prospective study. Vasa. 2017；46：53-57.

Weisbrod AB, Sheppard FR, Chernofsky MR, et al. Emergent management of postpartum hemorrhage for the general and acute care surgeon. World J Emerg Surg. 2009；4：43. doi：10.1186/1749-7922-4-43.

Wu Q, Liu Z, Zhao X, et al. Outcome of pregnancies after balloon occlusion of the Infrarenal abdominal aorta during caesarean in 230 patients with placenta praevia accreta. Cardiovasc Intervent Radiol. 2016；39：1573-1579.

Yoong W, Ridout A, Memtsa M, Stavroulis A, Aref-Adib M, Ramsey-Marcelle Z, et al. Application of uterine compression suture in association with intrauterine balloon tamponade('uterine sandwich') for postpartum hemorrhage. Acta Obstet Gynecol Scand. 2019；91：147-151.

CHAPTER 25

胸部の緊急疾患

訳：比良 英司

症例提示

　過去に内科的、外科的既往歴のない健康な30歳、男性。突然の右胸痛と息切れで救急外来を受診した。先行する外傷はなく、胸痛は安静時に突然始まったという。身体診察では、呼吸困難はないようである。バイタルサインは正常範囲内であり、酸素飽和度は室内気で96％である。予備検査として胸部X線検査を行ったところ緊張性気胸のX線学的特徴を伴わない広範囲の右側気胸が認められた。

〈 質 問 〉
　この患者の診断と最も適切な初期管理は何か？
〈 回 答 〉
　この患者は原発性自然気胸（primary spontaneous pneumothorax；PSP）であり、肺に基礎疾患のない患者に起こる非外傷性気胸である。伝統的なPSPの管理は、胸腔ドレナージによる減圧や胸腔内に溜まった空気の吸引であったが最近の文献では、中等度や大きな気胸であっても、PSPに対する非インターベンション管理を支持している。ある大規模多施設無作為化非劣性試験では、非インターベンション管理は、気胸後8週における肺の再膨張の成功率に関して、胸腔ドレナージに対して非劣性であった。さらに、非インターベンション管理は有害事象の減少、緊張性気胸の発症の減少、再発率の低下と関連していた。鎮痛、連続胸部X線検査、綿密な臨床経過観察が管理の要である。

肺と気管

　一般外科医にとって特に重要な肺実質と気管の緊急対応として、気管腕頭動脈瘻や結核、真菌球、その他の細菌性およびウイルス性の肺膿瘍を含む感染性肺疾患が挙げられる。

気管腕頭動脈瘻：管理の原則

関連解剖
　気管は上気道の比較的短い部分で、輪状軟骨から気管分岐部に至り、そこで左右の一次気管支に分岐する。気管は後方が欠損した不完全な軟骨輪で構成されており、気管後壁が膜状であることで、食物の通過に伴う食道の拡張が可能となる。気管は頸部で発生し、胸郭入口部を通過した後、胸部で終端する。

　気管は胸郭入口と上縦隔を通る際、腕頭動脈に近接しており、このことが気管腕頭動脈瘻（tracheo-innominate artery fistula；TIF）の発生に関連している。大動脈弓の最初の分枝である腕頭動脈は、右鎖骨下動脈と右総頸動脈に分かれる。上縦隔では、腕頭動脈は気管の右外側を前方に向かって走行する。この領域に炎症があると、腕頭動脈と気管との間隙が侵食され、その結果、気道内に致命的な出血が起こる可能性がある。

臨床症状
　TIFの典型的な臨床症状は気管切開後に起こるが、関連する部位の悪性腫瘍、放射線照射、感染によって発症することもある。典型的には、ほとんどのTIFは気管切開術後1〜2週間で発症するが、数ヵ月後に発症することもある。この致命的となりうる合併症を予防するために、気管切開術施行中および術後ケアにおいて考慮しなければならない重要な危険因子がいくつかある。気管切開の挿入部位が低いと、気管切開部が腕頭動脈に近接しびらんが発生しやすくなるため、気管切開部は理想的には2番目と3番目の気管輪の間に挿入すべきである。また、気管切開チューブのカフへの過充填を避け、気管内壁に気管切開チューブが頻繁に当たりながら移動しないように注意すべきである。

　気管切開チューブ留置中にTIF形成を回避するための措置を日常的に講じつつ、臨床医は、以降に気管切開部からの出血があれば、常にTIFを疑わなければならない。通常、気管切開後7〜14日目に発症するが、気管切開チューブ挿入後72時間以上経過した気管切開部からの出血は、そうでないことが証明されるまではTIFと考えるべきである。TIFの多くは予兆出血を呈するが、この予兆出血では、

出血が起こる数日前に少量の血液が気管切開部から流出する。予兆出血から致命的出血までの平均時間は3日と報告されている。このため、気管切開部からの出血がわずかであっても慎重に評価しなければならない。

TIFは、二通りの方法で発現する現れ方がある。少量の喀血を伴う血行動態の安定した患者に発現し、その後、じっくりとワークアップを行う時間がある場合と、これとは逆に、TIFは気道へ出血で発現する場合である。診断と管理は、これら2つのシナリオのいずれが起こるかによって異なる。

診　断

気管切開部からの少量の出血は、直ちに綿密な理学的検査で評価する。皮膚や気管断端からの出血であることが明らかでない場合は、除外診断がされるまではTIFと考えるべきである。血行動態が安定している患者には、出血の原因が下気道であることを除外するために気管支鏡検査を行い、さらに胸部および頸部のCT血管造影（CT angiography；CTA）を行って、腕頭動脈と気管の間隙をよく観察する。この付近に炎症があれば診断が可能であり、また腕頭動脈から気管への活動性の血管外漏出像があれば診断が確定する。

血行動態が不安定な患者は、より迅速かつ決定的な対応と介入が必要であり、これらの患者こそが救急外科医の介入対象となる患者である。気管切開部からの出血を伴う血行動態が不安定な患者の評価における最初のステップは、気管切開チューブのカフの過膨張である。TIFが出血源である場合、カフを過膨張させると、腕頭動脈が鎖骨に対して上方に圧迫され、一時的な出血抑制に役立つことがある。カフの過膨張で軽減する出血はTIFによるものである。カフの過膨張は、出血のタンポナーデを助ける論理的な操作であると考えられるが、最近の気管切開チューブのカフは意図的に高い圧力に耐えられないようになっている。これは気管壁の圧力壊死およびTIFのリスクを軽減することを意図した設計上の特徴である。その結果、カフ・バルーンは、出血を抑制するのに十分な圧力を発生できないことがある。最近の症例報告では、TIF後にカフを過膨張させることで、気道への出血を直接抑えることができたが、出血に対する真のタンポナーデ効果は、気管切開部に隣接してフォーリーカテーテルバルーンを導入するまで得られなかったと報告されている。

気管切開カフを過膨張させても出血を遅らせることができない場合は、患者を気管挿管し、気管切開チューブを抜去し、気管切開口から上縦隔の右側に向かって指を挿入する。指を右の鎖骨頭に当てて持ち上げると、腕頭動脈が骨に圧迫され、出血を抑えることができる。

治　療

手術室において、患者の頸部と胸部を外科的探索のために準備する。気道が確保され、一時的に止血が得られた後に診断がはっきりしない場合は、この時点で迅速な気管支鏡検査を行い、出血を伴う気管びらんを確認することができる。そうでなければ、胸骨正中切開を行う。

胸骨を切開した後、胸骨上部を横切る無名静脈の位置を確認し切離する。この静脈は、下にある大動脈にアクセスするために邪魔にならないように牽引するだけでよいが、大量出血している患者では、これを離断するのが最も有効である。次に腕頭動脈を確認し、結紮する。瘻孔部位の周囲に炎症があるため、その部位を安全に剝離することは困難であり、TIFの正式な切離は必要としない。多くの患者において、この方法は認容性に優れ、右上肢虚血や虚血性脳卒中を引き起こすことはない。

センチネル出血後にTIFが発見された血行動態が安定した患者においては、心臓バイパス術を施行したまま心臓手術を進め、瘻孔そのものを分離・切離することができる。残存している腕頭動脈自体の異常は、切除してパッチまたは移植することができる。腕頭動脈と気管の間に、舌骨下筋、遺残胸腺、肋間筋皮弁など、利用可能な組織を挿入することで瘻孔の再発を防ぐことができる。

合併症

右総頸動脈や右鎖骨下動脈の血流不全の結果として起こる虚血性脳卒中や右上肢の虚血は、腕頭動脈結紮の合併症として懸念される。失血による死亡が代替選択肢となる状況では、これらのリスクは負わなければならない。幸いにもこれらの合併症は稀ではある。TIF後の生存は極めて低いため、これらの患者における腕頭動脈結紮術後の短期または長期の後遺症については確実にはわかっていない。

感染性肺疾患：管理の原則

関連解剖

肺は胸腔内にある対を成す臓器である。右肺と左肺は肺葉に分けられ、肺葉は肺区域に細分される。右肺は3つの小葉からなり、合計10個の肺区域から構成され、左肺は2つの小葉と8個の肺区域から構成される。各肺区域は区域気管支と血管系によって供給され、ガス交換が行われる単位である肺胞のクラスターを含んでいる。肺炎は、細菌性、ウイルス性、また真菌性のいずれであっても、これらの肺胞が感染して膿を蓄積することによって起こる。

臨床症状

市中肺炎および院内肺炎はどちらも一般的だが、この総説では肺膿瘍という特殊な肺炎続発症に焦点を当てる。救急一般外科医は、外科診療の過程で市中肺炎と院内肺炎の両方に遭遇する可能性が高いが、肺膿瘍は外科的切除の検

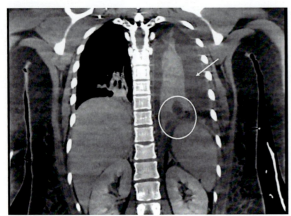

図25.1　胸郭CTスキャンによる肺膿瘍と膿胸
左下葉に空気と膿を含む限局性肺膿瘍を認める（円）。関連する膿胸も描出されている（矢印）。

討のために紹介されることがあり、救急一般外科医は介入の適応を認識しておく必要がある。

診　断

肺膿瘍の有無にかかわらず、病歴と身体所見から肺炎の可能性がある場合、診断の次のステップは、血液検査、血液培養、胸部X線検査、および患者が挿管されている場合はミニ気管支肺胞洗浄（ミニBAL）である。患者が挿管されていない場合、喀痰サンプルは口腔内細菌叢に汚染されている可能性が高く、真の原因病原体に対する感度および特異度が低く、したがって利点も低い。

ミニBALで10^3〜10^4コロニー形成単位（CFUs）/ccを超える定量培養があれば診断される。胸部X線検査では、肺膿瘍を示唆する所見（液面形成を含む限局した液貯留など）を示すことがあるが（図25.1）、この診断を確定するためには横断的画像診断法が必要である。ミニBAL陽性を伴う感染症状および/または肺症状がある状況で、肺実質内に輪状造影効果を示す集積が認められる場合は、肺膿瘍の診断が示唆される。

これらの膿瘍は、原因となる細菌、ウイルス、または真菌感染の結果である可能性があるため、各タイプの感染を徹底的に検索することが重要である。ホームレス患者や免疫抑制者などの脆弱な集団の場合は、ミニBAL検体を抗酸菌染色して、結核が根本的な感染原因であるかどうかを判断すべきである。

血液培養およびミニBAL培養で基礎となる感染病因が特定できない場合は、肺膿瘍の直接サンプリングが必要な場合がある。経皮的に肺膿瘍を吸引し、得られた液体を培養と感受性試験に提出する。これにより、肺膿瘍の原因病原体が明らかになり、診断が確定するだけでなく、抗菌薬治療の指針にもなる。

治　療

どのような病因であれ、肺膿瘍に対する治療の基本は抗菌薬の投与である。肺膿瘍が疑われる場合、適切な経験的抗菌薬の投与は、アンチバイオグラム（抗菌薬感受性率表）によって異なるが、一般的には連鎖球菌と偏性嫌気性菌を対象とすべきである。培養データの入手が可能になれば、原因菌に合わせた適切な抗菌薬療法を行うべきである。肺膿瘍を治療するための抗菌薬投与期間について明確なコンセンサスはないが、症状、検査、X線写真による改善を考慮し、数週間から数ヵ月という長期間の抗菌薬治療を推奨している。肺膿瘍の約90％では、適切な抗菌薬のみで完全に治癒する。

抗菌薬単独療法に反応しない確立された危険因子がいくつか存在する。このような患者では、適切な感染源のコントロールを得るために経皮的ドレナージまたは外科的切除が必要である。抗菌薬治療が奏効しない危険因子には、膿瘍のサイズが大きいこと、抗菌薬治療によるサイズの縮小が遅いか小さいこと、新生物や異物による気管支閉塞を伴うことなどがある。抗菌薬治療のみでは効果がないこれらの患者では、次の段階として気管支鏡検査と横断的画像診断法を行い、関連する気管支閉塞を除外し、実質内膿瘍を可視化する必要がある。適切な抗菌薬治療にもかかわらず肺膿瘍が持続する場合、臨床医は常に悪性腫瘍の可能性を考慮すべきである。

気管支閉塞が確認された場合は、次の段階として適切な管理を行う。これには、気管支ステント留置術や、原因となる腫瘍が同定された場合の計画的な腫瘍切除術が含まれる。抗菌薬治療が無効であった場合、治療の次のステップは経皮的または気管支鏡下ドレナージである。ほとんどの外科医は、これらの治療が失敗した場合にのみ外科的切除を考慮するが、手術介入の最適なタイミングは現在のところ不明である。肺膿瘍の切除は、通常、胸腔鏡下非解剖学的切除により行われる。悪性腫瘍の関与がある場合は、肺葉切除術または肺全摘術が適切な腫瘍学的手術となる。

合併症

肺膿瘍の治療で最も懸念されるのは、抗菌薬投与の失敗である。早期の適切な抗菌薬治療は、インターベンションを必要とせずに、感染を治癒する可能性を最大限に高めるため、最初から適切な治療を与えることが重要である。結核などの一部の感染症では、急性期の感染症を治療するために最大26週間の抗菌薬療法が必要となる。また、肺炎随伴性胸水が発症し、これが膿胸へと進行する可能性もある。この点についても後述する。

胸　腔

救急一般外科医は、自然気胸や胸腔内のあらゆるタイプの液貯留（膿胸、胸水、乳び胸、非外傷性血胸）など、胸腔が関与する救急疾患について十分に理解しておく必要がある。

自然気胸：管理の原則

関連解剖

　胸腔は両側の胸郭内に存在し、壁側胸膜と臓側胸膜の間に形成される。壁側胸膜は胸壁の内側にある薄い膜で、肺の表面に密着している臓側胸膜と連続している。自然気胸では、空気が肺実質を経由して胸腔に流入する。肺に基礎疾患のない患者にこのような気胸が生じた場合、原発性自然気胸と呼ばれ、破裂したブラによって生じると考えられている。ブラは肺表面と臓側胸膜の間に溜まる空気の集まりであり、肺胞の壁内の弾性線維が過度に伸展した結果生じる。この過伸展により肺胞が破裂し、胸膜下で気腔が融合してブラが形成される。ブラは肺尖部で最もよくみられる。原発性自然気胸の病態生理はブラの破裂である。続発性自然気胸もほぼ同じ様式で起こるが、慢性閉塞性肺疾患（chronic obstructive pulmonary disease；COPD）および嚢胞性線維症を含む基礎的肺疾患を有する患者に生じる。

臨床症状

　通常の少量の漿液を超えるものが胸膜腔内に貯留した場合も、同側の胸痛と息切れといった類似の症状を呈する。自然気胸の場合、これらの症状は一般的に突然発症し、ブラの破裂と一致する。小さい自然気胸では、息切れは労作時にのみ認められる。大きな自然気胸では、大量の空気が胸腔内に流入して緊張性気胸を引き起こすと、完全な呼吸虚脱および循環虚脱を起こすことがある。これについては後の合併症のところでさらに詳細に述べる。

　気胸の徴候には、頻呼吸、患側胸部の呼吸音の減弱または消失、および低酸素症が含まれる。特に生理的予備能が十分な健常者はそれに応じて代償できるため、大きな気胸があってもこれらの徴候がみられないことがあることに注意する必要がある。

　肺のブラは、特定の集団で最も一般的に存在し、この情報を基に臨床医が患者の息切れや呼吸困難の原因が自然気胸であることを疫学的に示唆することができる。性別が男性、身長が高い、体型が細い、家族歴がある、喫煙しているなどは、ブラや原発性自然気胸の危険因子として知られている。病歴には、結核を含む肺感染症の既往歴だけでなく、基礎肺疾患にも特に注意を払い、現在および過去の病状を詳細に記録する必要がある。

診　断

　自然気胸の診断を進めるには前述したように、症状、徴候、疫学的および医学的危険因子を評価するための詳細な病歴聴取と身体診察に加えて、まず立位胸部X線検査を行うことが推奨される。この画像診断法では、およそ50mLを超える空気が胸腔に貯留した時点で気胸を検出できる。

ほとんどの患者では胸部X線撮影で診断が確定する。再発性自然気胸の患者、または肺実質に基礎疾患のある患者において、胸部CTスキャンは、原発性自然気胸では肺尖ブラを同定し、続発性自然気胸では肺腫瘍や膿瘍などの基礎疾患を描出するための重要な手段である。

治　療

　急性期においては、症候性自然気胸は一般に小口径胸腔ドレーンまたは胸腔ドレナージカテーテルを迅速に挿入して治療する。これにより、胸腔内の空気を外部に排出し、気胸が緊張性気胸に進展するのを防ぐことができる。胸腔ドレーン留置の代替として、気胸に対して穿刺吸引のみ試みることを推奨するガイドラインもあるが、この手技の不成功率は20〜70%と報告されており、胸腔を減圧する方法としては信頼性に欠ける。最新の文献によると、たとえ気胸が大きくても、血行動態が安定し呼吸困難がない患者であれば、退院後の症状を安全に自己管理でき、綿密な臨床経過観察が可能な場合、自然気胸に対する経過観察のみの治療が選択される可能性がある。

　自然気胸を単発発症した患者の大部分は再発しないため、初診時に外科的介入を行うことは推奨されない。自然気胸の再発は通常、外科的介入の適応と考えられる。原発性自然気胸後の再発率は、最初の1年で29%、全体で32%と報告されている（Walkerら、2018年）。したがって、ほぼすべての再発は初発から1年以内に起こるため、1年以内に2回目の発症がない患者は、その後の再発の可能性が極めて低いことを再認識すべきである。

合併症

　自然気胸の2つの重要な合併症は、緊張性気胸の発症と胸腔ドレーン留置後の持続的な空気漏れである。緊張性気胸は、大きな気胸の結果として血行動態が悪化することで前兆が現れる。緊張性気胸では、閉塞性ショックの徴候、すなわち低血圧、頻脈、頸静脈怒張がみられる。さらに、患側の呼吸音の消失、打診に対する過共鳴音が認められる。気管が緊張性気胸の側から健側に偏位するのも典型的な特徴である。緊張性気胸では、閉塞性ショックによる心停止を防ぐために、胸腔ドレーンを挿入して緊急に減圧しなければならない。救急部に到着する前に病院前の医療者によって緊張性気胸が指摘された場合、大口径（14〜18ゲージ）の末梢静脈カテーテルを鎖骨正中線の第2肋間に挿入するか、より現代的な方法として前腋窩線の第5肋間に挿入して、穿刺減圧を試みることがある。穿刺減圧に使用される標準的な末梢静脈カテーテルの長さは5cmであるが、鎖骨正中線の第2肋間を減圧部位として使用した場合、43%の患者で胸腔に到達しなかった。前腋窩線にある第5肋間を減圧部位とした場合、胸壁が薄くなる傾向があるため、この不成功率ははるかに低くなる（17%）。

自然気胸に対する胸腔ドレーン留置後も空気漏れが持続する場合は、外科的介入の適応となる。具体的な外科的介入は、肺実質の問題のある部分を除去することである。これは典型的にはブラ切除であり、その後に機械的または化学的胸膜癒着術を行う。外科的介入を必要とする正確なエアリーク期間は最新の文献によって明確に定義されてはいないが、原発性自然気胸の患者では、一般にエアリークが5〜7日持続した後に外科的管理が推奨される。同様に、続発性自然気胸の患者では、胸腔ドレーン挿入後のエアリークが5日を超えて外科的介入が遅れると、ブラ切除術や胸膜癒着術後の術後合併症が増加する。

胸水：管理の原則

関連解剖

胸腔は、生理的状態では少量の漿液を含み、吸気時に肺が胸壁とともにスムーズに拡張できるようになっている。病的状態では、胸腔は過剰量の漿液で満たされることがあり、これは水胸（hydrothorax）と呼ばれる。膿で満たされる場合は膿胸、血液で満たされる場合は（自然あるいは外傷性）血胸、さらにリンパ液で満たされる場合は乳び胸と呼ばれる。これらの状態を総称して胸水（pleural effusion）と呼ぶ。

臨床症状

これらの患者は、息切れおよび/または胸部不快感を訴え、自然気胸の患者とほぼ同様の症状を呈する。身体診察では、これらの患者は頻呼吸で、聴診で呼吸音が減弱し、患側胸郭の打診は濁音で、酸素飽和度が低下していることがある。

診 断

原因診断の最初の手がかりとして、既往歴を聴取することが極めて重要である。水胸は、体液量の調節異常を伴う多くの疾患状態で発生する。これにはうっ血性心不全（congestive heart failure；CHF）、肝硬変、ネフローゼ症候群が含まれるため、これらの疾患の既往歴があることが重要である。膿胸は特にヒト免疫不全ウイルス患者や悪性腫瘍患者のような免疫抑制宿主においては、細菌性肺炎の続発症であることが多い。また、胸部手術の術後にも起こりうる。自然血胸は、抗凝固療法を受けている患者、血液疾患のある患者、胸腔に浸潤する悪性腫瘍のある患者に発生する。最後に、乳び胸は胸管が損傷または閉塞した結果生じる。非外傷性の場合、これは胸部手術の合併症として、または悪性腫瘍の結果としてみられる。

胸水貯留が疑われたら、確定診断のために、胸部X線検査を行う。胸腔内の液体は、その量によってさまざまな形でX線に現れる。少量の胸水であれば、肋横隔膜凹部の鈍化や消失がみられる。液量が多ければ、メニスカスサイン

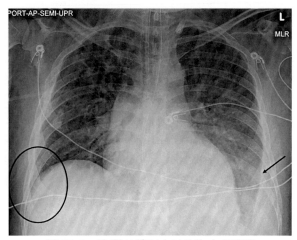

図25.2 胸部X線における胸水の出現
小さな胸水は、X線写真上、肋横隔凹部の鈍化として現れる（丸印）。より大きな胸水は、メニスカスサイン（矢印）を示すことがある。

を伴う半胸部の白色不透明化が進行する（図25.2）。

胸水の診断における胸部CTの役割は明確ではない。実際の臨床では、胸部X線で被包化（局所化）しているように見える胸水は断層画像検査を行い、効果的なドレナージのための解剖学的プランを立てるべきである。基礎疾患として胸部悪性腫瘍を有する患者に発症した胸水は、基礎病変の評価のためにCTが有用である可能性が高い。また、胸部CTスキャンは、病因が明らかでない場合にも有用である。

病歴、身体所見、画像診断から胸水の種類を推定することはできるが、穿刺吸引または胸腔ドレーン留置により胸水を採取するまで診断は確定できない。胸水の評価の多くは視覚的に行われる。水胸は漿液性（薄い黄色）、膿胸は膿性、血胸は肉眼的に血性、乳び胸は乳白色を呈する。膿として現れる前の初期段階の膿胸は滲出液であり、肉眼的には水胸でみられるような漏出液と区別がつかない。このような患者の場合、漏出液と滲出液の診断を決定するために、Light基準を用いる必要がある。

胸水貯留患者のLight基準を決定するには、採血で患者の血清を採取し、胸水を穿刺またはドレーン排液から採取する。採血と胸水はほぼ同時に採取すべきである。両者に、タンパクと乳酸脱水素酵素（lactate dehydrogenase；LDH）の検査が必要である。滲出性胸水は以下の基準のうち少なくとも1つを満たす。

- 胸水タンパクと血清総タンパクの比が0.5を超える。
- 胸水と血清LDH値の比が0.6を超える。
- 胸水LDH値が血清LDH値の正常上限の2/3以上である。

Light基準は胸水の鑑別において100％に近い感度を有するが、特異度は75％くらいである。逆に言えば、Light基準が陰性であれば、滲出性胸水の診断は除外される。しかし、Light基準が陽性であれば、その液体が実際には漏出液である可能性がある。

治　療

　ほとんどの胸水に対する初期治療は、細径の従来型胸腔ドレーンまたはピッグテールカテーテルによる胸腔ドレナージである。一部の小さな胸腔内液体、特に水胸は、無症状であればドレナージせずに経過を観察することも可能である。しかし、血胸や膿胸の場合は、感染の治療および線維化や肺実質の瘢痕化を避けるために、大きさに関係なくドレナージするのが一般的である。

　胸腔ドレーンのサイズ選択に関しては、血胸の血液でも14Fr程度のカテーテルで容易に排出される。胸水のタイプごとに適切なサイズのチューブを選択するための指針となる特定の文献はないが、ほとんどの胸水は細い胸腔ドレーンで十分に排出できることは明らかである。さらに、小さい胸腔ドレーンは、ドレナージを妨げたり、ほかの臨床転帰に影響を与えたりすることなく、患者の不快感を軽減する。

　ドレーンの抜去は、胸水が排出された時点で行うべきである。ほとんどの臨床医は、胸腔ドレーンからの排液量が日々減少していることと、立位胸部X線写真で同側の横隔膜が明瞭に見えることで胸水が排出されていることを確認する。胸腔ドレーン抜去に適した排液量に明確な基準はないが、ほとんどの臨床医は、立位胸部X線が良好であれば、排液量が200〜300mL/日未満になった時点で胸腔ドレーンを抜去する。Zhangらの報告によると、肺葉切除術後、排出量が300mL/24時間未満になった時点で胸腔ドレーン抜去した場合は、排出量が100mL/24時間未満になった時点で胸腔ドレーン抜去した場合と比較して、合併症の増加なしに在院日数が短縮した。

　その他の治療上の考慮点は、胸水の種類によって異なる。例えば、水胸は通常、ドレナージに加えて、その原因となる疾患の管理が必要である。肝硬変患者では、より積極的な利尿薬の使用や経頸静脈肝内門脈大循環シャント（transjugular intra-hepatic portosystemic shunt；TIPS）が必要となる。自然血胸では、基礎にある凝固異常の是正だけでなく、寄与している抗凝固薬のリバースが必要である。抗凝固薬を使用していない患者では、潜在的な凝固異常の鑑別のために血液学的検査を行うのが適切である。膿胸の場合は、適切な抗菌薬治療と徹底した胸腔ドレナージが必要である。最後に、低用量の乳び胸（1L/日未満）は、胸腔ドレナージ、長鎖トリグリセロールを除去した高タンパク低脂肪食による食事療法、およびソマトスタチンなどの補助薬で軽快する可能性が高い。高用量（1L/日以上）の乳び胸は、自己治癒する可能性が低く、胸管塞栓術や胸膜癒着術を併用した外科的結紮術などの介入を早期に考慮する必要がある。

合併症

　再膨張性肺水腫は、大量の胸水を排出する際に懸念される。

　再膨張性肺水腫のリスクは、従来考えられていたよりもはるかに低いようである。現在のデータによると、大量（1L未満）の胸水を排出した場合でも、発生率は1％未満である。現代の臨床実践では、患者が胸水の排出中に胸部不快感を訴えない限り、大きな胸水であっても完全に排出するのが一般的である。胸部不快感が発現した場合は、胸腔ドレーンをクランプし、胸部X線を撮影して肺水腫の徴候がないか確認すべきである。肺水腫の徴候がない場合は、患者の臨床経過を注意深く観察しながら、ドレナージの速度を遅くして再開する。再膨張性肺水腫が発生した場合、治療は対症療法であり、人工呼吸管理の有無にかかわらず、酸素の投与が中心となる。

　胸水が再発または持続する場合は、化学的または機械的胸膜癒着術を行って胸腔を閉鎖し、胸水の貯留を防ぐ必要がある。これらの手技は一般的に胸腔鏡下で行われ、どの方法を選択するかは一般的に施設や術者の好みに基づいて決定される。余命が短い患者や手術リスクの高い患者、胸水貯留の原因となる基礎疾患があり最適化可能な患者に対しては、胸膜癒着術の代わりに持続的胸腔ドレーンの使用を考慮することがある。例えば、TIPSを施行した肝硬変患者では、TIPS後数週間は胸水の改善が期待できない。このような患者では、TIPSが効果を発揮するまで一時的に胸腔ドレナージを継続することが合理的な選択肢である。

縦　隔

　救急一般外科医にとって重要な縦隔の救急疾患には、降下性壊死性縦隔炎（descending necrotizing mediastinitis；DNM）と心タンポナーデがある。

降下性壊死性縦隔炎：管理の原則

関連解剖

　縦隔炎の大半は心臓手術の術後に起こるため、救急一般外科医の診療の範囲に入らないことが多いが、上縦隔の解剖学的構造から、口腔咽頭または歯に由来する壊死性軟部組織感染症（Necrotizing soft tissue infection；NSTI）が縦隔に波及するリスクがある。DNMと呼ばれるこの感染症は、一般外科医が認識しておくべき重要な感染症である。

　縦隔は、胸骨の後方、脊椎の前方、両側の胸膜に囲まれた領域で、心臓、大血管、胸腔内気管、胸腔内食道、遺残胸腺、および両側の横隔神経と迷走神経といった重要な解剖学的構造を含む。これらの構造の大部分は頸部と自由に連絡しているため、口腔咽頭感染や歯原性感染は組織面に沿って頸部から縦隔に容易に広がる。

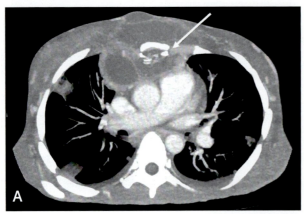 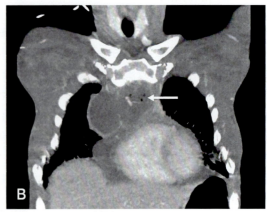

図25.3　降下性壊死性縦隔炎のCTスキャン所見
A：胸骨周囲に多房性の膿瘍が認められ、骨髄炎を示す（矢印）。
B：頸部および上縦隔に多房性の膿瘍を認め、膿瘍内に空気を含む（矢印）ことから壊死性感染が示唆される。

臨床症状

　口腔または頸部由来のこれらの感染症では、患者は通常、それらの部位の疼痛とともに発熱などの感染症状を呈し、嚥下障害または嚥下困難を伴うことがある。縦隔への感染拡大は、胸痛を含む胸部局所症状を伴うことがある。しかし、DNMの感染は極めて重篤であるため、患者はしばしば意識障害を呈して来院することが多い。この感染症は深在性であるため、皮膚症状はみられないが、頸部および胸壁の軟部組織が浮腫状を呈したり木質化することが一般的である。非特異的な感染症状が最も一般的な初期症状である。

　DNMの最も信頼性の高い徴候は敗血症性ショックである。低血圧、頻脈、発熱、終末臓器の低灌流の徴候、および血液培養陽性が予想される。この感染症は稀ではあるが致死率が高いため、この特異的な感染症を強く疑う必要がある。直近に感染症に対する歯科処置または口腔咽頭処置の病歴があれば、敗血症の原因としてDNMが示唆される。

診　断

　血液培養を迅速に行い、頭部、頸部、胸部のCTスキャンを速やかに行う。これらの横断的画像診断法は、複数の体腔にどの程度広がっているかを明確にするために必要である（図25.3-A・B）。ほかのNSTIと同様に、この感染症の壊死性の性質は臨床診断であり、画像診断で示唆されるに過ぎない。CT所見には、軟部組織の浮腫または気腫、膿瘍、筋膜の造影効果の欠如、および/または骨髄炎が含まれる。NSTIは、患部の触診で不釣り合いな激しい疼痛や血行動態の悪化を伴う場合に疑われる。しかし、NSTIの確定診断は手術室における観察および病理組織検査で行われる。

治　療

　DNMの外科的原則は、NSTIのデブリードマンの原則と同じである。それは壊死組織の即時切除および広範なドレナージの実施である。デブリードマンが遅れると死亡率が

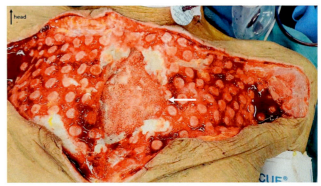

図25.4　降下性壊死性縦隔炎の術中所見
降下性壊死性縦隔炎のこの患者では、感染の広がりを抑えるために広範な縦隔のデブリードマンが必要であった。胸骨の切除が必要で、心膜が露出したままであった（矢印）。この患者には陰圧創傷治療され、肉芽組織の集積が認められる。

増加するため、緊急で徹底的な手術介入を行わなければならない。感染病巣を見逃さないよう、広範囲を探索しなければならない。DNMでは、縦隔のデブリードマンに加えて、頸部または中咽頭のデブリードマンが必要になる。縦隔そのものを膿瘍腔と見なせば、胸骨の開放は膿瘍排出と同じようなものであるため、これらの患者では胸骨切開を行うだけで感染制御になることが多い。重症例では、すべての感染巣を除去するために、胸骨と隣接する胸壁の筋組織および肋骨の切除が必要になることがある（図25.4）。生存が見込まれる患者では、創部の合併症を最小限にするため、皮膚に感染がない場合は皮膚を温存する。

　初回手術後24時間以内に手術室に戻り、その間に進行した感染組織にデブリードマンを追加する。計画された再手術の前に患者の状態が悪化した場合は、直ちに手術室に戻す。

　すべての感染組織を速やかに除去することが管理の基本であるが、疑ったら直ちに広域抗菌薬を投与することも重要である。これらの経験的抗菌薬療法では、嫌気性菌に加えてグラム陽性および陰性菌をカバーし、特にメチシリン耐性黄色ブドウ球菌をカバーすべきである。ピペラシリン/タゾバクタムとバンコマイシンの併用は、抗

菌薬レジメンの1つである。さらに、抗生物質レジメンには、連鎖球菌やブドウ球菌の内毒素に対するカバーも含めるべきであるが、これには一般的にクリンダマイシンが併用される。抗菌薬療法と迅速で徹底的な外科的デブリードマンに加えて、免疫グロブリン静注（intravenous immune globulin；IVIG）も治療の選択肢の1つである。A群溶血性連鎖球菌（Group A Streptococcus；GAS）によるNSTI患者において、IVIG投与は死亡率を低下させる。実際には、抗菌薬とデブリードマンにもかかわらず敗血症性ショックが続く溶連菌性NSTI患者、すなわちGASによる重症NSTI患者に対して、IVIGの使用を検討する。

患者が感染の急性期を乗り切ったとしても、大きな軟部組織の欠損が残ることが多い。このような患者には、罹患部位の機能を維持し、外観を改善するために、注意深く慎重な創傷ケアが必要である。創傷治癒を促進し、肉芽組織の形成を促し、皮膚移植を必要とする軟部組織の欠損を最小限に抑えるためには、特に抗菌薬を併用した陰圧創傷治療が非常に有用である。

合併症

DNM後の死亡率は非常に高いため、生存した患者の術後合併症に関する文献は限られている。入手可能な症例報告や小規模のケースシリーズからは、感染症の再発は一般的であり、予測しておくべきである。ヒトを対象としたある研究では、100％で術後膿瘍を発症し、外科的または経皮的ドレナージが必要であり、67％が人工呼吸を必要とする呼吸不全の長期化のために気管切開を必要としたと報告している。

心タンポナーデ：管理の原則

関連解剖

ヒトの心臓は、二層の胸膜をもつ肺と同様に、二層の結合組織に囲まれている。心臓を取り囲み、心臓表面と密接な関係にあるのが漿膜性心膜である。その外側の層は線維性心膜で、これは厚く比較的伸縮性に乏しい。正常な状態では、これら二層の心膜の間は15～35 mLの漿液で満たされている。これが潤滑油となり、心臓の拡張と収縮を可能にし、心拍出量を維持できる。

急性心膜炎、ある種の悪性腫瘍、自己免疫疾患などでみられる漿液の産生亢進、あるいは外傷後の血液の貯留などにより心膜腔内の液量が増加した場合、心膜腔内の液量の増加には耐えられる場合と耐えられない場合がある。この心嚢液の増加に対する病態生理学的反応は、一般に、心嚢液の貯留速度に依存する。非外傷性の心嚢液貯留は、時間の経過とともにゆっくりと貯留する傾向があり、心臓が液量の増加に適応する時間が確保され、心タンポナーデの発症を避けることができるため、救急一般外科医の診療に持ち込まれることは稀である。

臨床症状

上述のように、非外傷性心タンポナーデは極めて稀である。しかし、単純な処置である心嚢穿刺で救命が可能であるため、救急一般外科医はこの病態と治療法を理解すべきである。非外傷性心嚢液貯留は慢性であるため、先行病歴の確認は極めて有用である。血行動態が悪化している患者に心嚢液貯留を引き起こすことが知られている病歴があれば、非外傷性心タンポナーデを疑うべきである。これらの原因疾患は感染性と非感染性に分類される。

非外傷性心タンポナーデの感染の原因には、細菌感染（例：結核）およびウイルス感染（例：HIV）が含まれる。非感染性の原因としては、全身性エリテマトーデス（systemic lupus erythematosus；SLE）のような炎症性疾患、尿毒症、悪性腫瘍、心筋梗塞後の心筋破裂やA型大動脈解離の逆行性進展のような心臓や大動脈の病態に関連した疾患がある。

病歴から得られる手がかりに加えて、患者は運動不耐性を訴えることがある。例えば、心嚢液貯留は安静時には無症状であるが、労作時には心嚢液貯留による外因性圧迫の結果、心拍出量を適宜増加させることができず呼吸困難を呈することがある。

患者の身体所見は心タンポナーデと一致しており、典型的なBeck triadの三徴（低血圧、頸静脈拡張、心音減弱）を表す。

診 断

疑わしい病歴と身体所見があれば、次のステップはベッドサイドでの心エコー検査である（図25.5）。この検査は、ほぼ100％の感度と特異度で、数秒以内に診断を確定できる必須の検査である。剣状突起下または胸骨傍アプローチで心嚢液貯留を確認できるが、これは非外傷性心タンポナーデでは大量の心嚢液貯留を伴うことが多く、見逃すこ

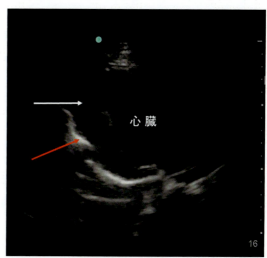

図25.5　大きな心嚢液貯留と心タンポナーデを有する患者のベッドサイド心エコー
心膜（赤矢印）と心臓の間に大きな心嚢液貯留（白矢印）が認められる。

とはほとんどない。非外傷性心囊液貯留は徐々に進行するため、容積が1Lを超えるまではよく耐容される。そのため、ベッドサイドの心臓USで容易に検出できる。心タンポナーデに特異的な心エコー所見には、心囊液貯留の所見に加えて、心腔虚脱がある。これは、心囊内圧が心腔圧を上回り、心腔充満が妨げられることで起こる。充填圧は心臓の右側、特に右心房で低いため、右房が最も早く虚脱を示す。次に、心室中隔が吸気時には左心室内に、呼気時には右心室内に膨らむのがみられ、これは外因性圧迫の増加により心室内の充満圧が上昇していることを示している。最終的に、外因性圧迫が進行すると、充満圧は急激に上昇し、その後、4腔間で等しくなり、重篤な閉塞性ショックが生じ、適切な介入がなければ心停止に至る。

治療

非外傷性心タンポナーデでは、急性期には心タンポナーデを緩和するために心囊穿刺で十分なことが多い。心囊液の増加の原因となっている基礎疾患の最適な管理に焦点を当てた治療が必要である。心囊穿刺を行うには、18ゲージの脊髄針と注射器を使用する。剣状突起周囲の皮膚を消毒した後、剣状突起のすぐ左側の皮膚から針を挿入し、左肩の方向に向かって進める。注射器は終始陰圧に保つ。空気の吸引は、胸膜腔への進入または肺実質への進入を示唆する。フラッシュ液は心囊液への到達を示唆する。この液体は、追加で液体が除去できなくなるまでゆっくりと抜き取るべきである。非外傷性心囊液貯留の場合、血液のフラッシュは心腔への誤穿刺を示唆する。このような場合は、針を抜去すべきである。超音波ガイド下での心囊穿刺は、針を正しい解剖学的位置に誘導するのに有効である。

合併症

非外傷性心タンポナーデの原因となる心囊液貯留を除去した後の最も重要な合併症は、心囊液の再貯留とタンポナーデの再発である。心囊ドレーンを留置してドレナージを継続することで、心囊液の再貯留を防ぎつつ、基礎疾患の医学的管理を最適化するための時間を確保することができる。

横隔膜

横隔膜それ自体は一般外科的緊急事態の原因とはならないが、腹部臓器が横隔膜ヘルニア内に嵌頓し、絞扼されることがある。したがって、救急一般外科医は、食道裂孔ヘルニアの管理原則に精通していなければならない。

食道裂孔ヘルニア：管理の原則

関連解剖

横隔膜は胸腔と腹腔を隔てる筋肉である。主に呼吸筋として機能し、吸気時の肺の膨張と呼気時の胸壁の弾性収縮に寄与する。横隔膜はまた、一過性の腹腔内圧の上昇を可能にし、この機能は嘔吐、排便、出産などの動作に関連する。

横隔膜には、下大静脈、大動脈、食道が通るための開口部がある。食道裂孔ヘルニアと特に関係が深いのは食道裂孔である。食道裂孔は、横隔膜と椎骨の腱性付着部である2つの脚のうち右脚によって形成される。通常、食道裂孔には食道と1対の迷走神経のみが存在する。食道裂孔から腹部内容物が縦壁内へ逸脱することを食道裂孔ヘルニアと呼び、4つのタイプがある。

I型食道裂孔ヘルニアは食道裂孔ヘルニアの大部分を占め、スライディング食道裂孔ヘルニアとも呼ばれる。I型食道裂孔ヘルニアでは、胃食道（gastroesophageal；GE）接合部が腹部から食道裂孔を通って縦隔に上方変位している。I型ヘルニアでは、食道裂孔からヘルニアになるようなほかの構造物はなく、GE接合部が腹部の正常な解剖学的範囲から外れているだけである。

II型、III型、IV型食道裂孔ヘルニアは、真性傍食道ヘルニアの構成要素によって定義される。すなわち食道裂孔から食道と併行して腹部臓器が縦隔にヘルニアを起こしている。II型はGE接合部が正常な位置にある胃の部分的なヘルニアで、典型的には胃底部が食道裂孔を通って逸脱する。III型はI型とII型の組み合わせと考えられ、GE接合部と胃底部の両方が食道裂孔から縦壁内へ脱出する。最後に、IV型食道裂孔ヘルニアは、胃以外の腹部臓器が食道裂孔からヘルニアを起こしているものと定義される。IV型ヘルニアで最もよくみられる臓器は結腸である。

傍食道ヘルニアが時間の経過とともに拡大すると、ヘルニア内に胃捻転を起こすことがある。胃捻転は回転軸によって、臓器軸捻転または腸間膜軸に分類される。胃軸捻転と裂孔ヘルニア内への嵌頓が進行すると血管障害による胃の虚血を引き起こす。

臨床症状

食道裂孔ヘルニアはしばしば無症状である。しかし、症状がある場合、一般的には嚥下障害や胸焼けなどの胃食道逆流症の症状、心窩部痛や不快感、早期の満腹感などが生じる。症候性食道裂孔ヘルニアは、内臓虚血の懸念がない限り、緊急手術の必要はない。これらの患者は、上記の症状のような、食道裂孔ヘルニアと一致する前歴を呈することがある。ヘルニア内の臓器が機能障害に陥っている患者は、心窩部痛や胸痛の悪化や、徐々に悪化する嚥下障害や嚥下困難のような新しい症状や症状の増加を示し、しばしば完全な飲水不耐性を示す。ヘルニアの内容物が縦隔を圧迫し、心タンポナーデや心囊液貯留でみられるような、心臓の充満を外因的に制限し、虚脱を引き起こすため、大きな食道裂孔ヘルニアは閉塞性ショックの徴候を示す

こともある。ヘルニア内容物が壊死している場合、患者は、発熱、頻脈、低血圧、臓器不全の徴候など、敗血症および/または敗血症性ショックの徴候や症状も呈する。

診　断

急性期では、食道裂孔ヘルニアの診断は胸部X線検査から開始する。縦隔内の気液レベルは傍食道ヘルニアを示唆するが、胸部X線では胸腔壁内気腫のような虚血の徴候を示す可能性は低い。また、食道裂孔ヘルニアは単純X線写真では心臓のシルエットにより同定できないことがある。適切な病歴を有する患者では、食道裂孔ヘルニアを強く疑うべきであり、胸部X線が正常であっても、胸部と腹部のCTスキャンを診断評価の次のステップとして推奨される。虚血の評価をするために造影CTは行うべきである。また、経口造影は誤嚥の危険性があるため好ましくない。上部内視鏡検査は、臓器障害を伴わない慢性的な食道裂孔ヘルニア患者においては主要な役割を果たすが、救急現場における食道裂孔ヘルニアの診断においては、その役割は比較的限定的である。

治　療

食道裂孔ヘルニアと診断され、陥入した内容物の機能障害が懸念される場合、一般的な治療の原則は、外科的介入、ヘルニア内容物の腹腔内への還納、壊死組織の切除、ヘルニア修復である。胃軸捻転の場合、ほとんどの外科医は再発予防のため、なんらかの胃腹壁固定術（例えば、胃瘻形成術や胃瘻チューブ挿入術）を行う。

外科的介入は開腹または腹腔鏡下のいずれでも可能である。どちらの方法であっても、上腹部、特に食道裂孔の露出が重要である。ヘルニア内容物を慎重に下方に牽引することで腹腔内へ還納し、その後、組織の障害を確認する。壊死組織の切除によって、消化管吻合が必要であれば、次にこれを行う。ヘルニア修復にはヘルニア嚢の切除が理想的であるが、絶対に必要というわけではない。ヘルニア嚢の大きさや患者の生理学的状態にもよるが、食道裂孔を経由して縦隔から嚢を剝離することは困難なことがあり、出血のリスクもある。ヘルニア嚢を摘出することで迅速な手術が妨げられる場合は、そのままにしておくこともある。緊急ヘルニア修復術は、一般的にメッシュを使用せず、食道裂孔の開口部を狭め、ヘルニア発生のリスクを軽減するために横隔膜脚縫縮術を行う。

合併症

食道裂孔ヘルニアの最も深刻な合併症は、ヘルニア内容物の絞扼と胃軸捻転である。これらの合併症がなければ、食道裂孔ヘルニアは通常、救急の一般外科医の診療対象とならない。出血や潰瘍は外科医が注意すべき食道裂孔ヘルニアのほかの合併症であるが、これらは通常、内視鏡的治療が選択される。

まとめ

一般外科医は、外傷以外の胸部救急に遭遇することが多い。気管腕頭動脈瘻（tracheo-innominate artery fistula；TIF）、肺感染症、自然気胸、胸水、縦隔炎、心タンポナーデ、食道裂孔ヘルニアなどの外傷以外の緊急症例に対応できるように準備しておくことは、特に胸部外科医がいない環境では極めて重要である。これらの緊急事態に対する治療は、一般外科医の日常診療の範囲のこともあるが、診断と治療を理解することで救命的な初期介入を行い、患者をより専門的な医療機関へ転送することができる。この章では、一般外科医が診察を依頼される可能性のあるさまざまな胸部救急に対する管理の原則を解説している。

文　献

Ando K, Okhuni Y, Matsunuma R, et al. Prognostic lung abscess factors. Kansenshogaku Zasshi. 2010；84(4)：425-430.

Bauman ZM, Kulvatunyou N, Joseph B, et al. A prospective study of 7-year experience using percutaneous 14-French pigtail catheters for traumatic hemothorax/hemopneumothorax at a level-1 trauma center：size still does not matter. World J Surg. 2018；42(1)：107-113.

Bradley PJ. Bleeding around a tracheostomy wound：what to consider and what to do? J Laryngol Otol. 2009；123：952-956.

Brown SGA, Ball EL, Perrin K, et al.；The PSP Investigators. Conservative versus interventional treatment for spontaneous pneumothorax. N Engl J Med. 2020；382：405-415.

Bruun T, Rath E, Bruun Madsen M, et al.；INFECT Study Group. Risk factors and predictors of mortality in streptococcal necrotizing soft-tissue infections：a multicenter prospective study. Clin Infect Dis. 2021；72：293-300.

Carr JJ, Reed JC, Choplin RH, Pope TL Jr, Case LD. Plain and computed radiography for detecting experimentally induced pneumothorax in cadavers：implications for detection in patients. Radiology. 1992；183(1)：193-199.

Donaldson L, Raper R. Successful emergency management of a bleeding tracheoinnominate fistula. BMJ Case Rep. 2019；12(12)：e232257.

Feller-Kopman D, Berkowitz D, Boiselle P, Ernst A. Large-volume thoracentesis and the risk of reexpansion pulmonary edema. Ann Thorac Surg. 2007；84(5)：1656-1661.

Garcia-Vazquez E, Marcos MA, Mensa J, et al. Assessment of the usefulness of sputum culture for diagnosis of community-acquired pneumonia using the PORT predictive scoring system. Arch Intern Med. 2004；164：1807-1811.

Gelbard RB, Ferrada P, Yeh DD, et al. Optimal timing of

initial debridement for necrotizing soft tissue infection : a practice management guideline from the Eastern Association for the Surgery of Trauma. J Trauma Acute Care Surg. 2018 ; 85(1) : 208-214.

Hirschtick RE, Glassroth J, Jordan MC, et al. Bacterial pneumonia in persons infected with the human immunodeficiency virus : pulmonary complications of HIV Infection Study Group. N Engl J Med. 1995;333(13): 845-851.

Inaba K, Ives C, McClure K, et al. Radiologic evaluation of alternative sites for needle decompression of tension pneumothorax. Arch Surg. 2012 ; 147(9) : 813-818.

Inaba K, Karamanos E, Skiada D, et al. Cadaveric comparison of the optimal site for needle decompression of tension pneumothorax by prehospital care providers. J Trauma Acute Care Surg. 2015 ; 79(6) : 1044-1048.

Jeon HW, Kim YD, Choi SY, Park JK. When is the optimal timing of the surgical treatment for secondary spontaneous pneumothorax? Thorac Cardiovasc Surg. 2017 ; 65(1) : 50-55.

Jones JW, Reynolds M, Hewitt RL, Drapanas T. Tracheo-innominate artery erosion : successful surgical management of a devastating complication. Ann Surg. 1976 ; 184 : 194-204.

Light RW, Macgregor MI, Luchsinger PC, Ball WC. Pleural effusions : the diagnostic separation of transudates and exudates. Ann Int Med. 1972 ; 77 : 507-513.

MacDuff A, Arnold A, Harvey J ; BTS Pleural Disease Guideline Group. Management of spontaneous pneumothorax : British thoracic society pleural disease guideline 2010. Thorax. 2010 ; 65(Suppl 2) : 18-31.

Nahid P, Dorman SE, Alipanah N, et al. Executive summary : official American Thoracic Society/Centers for Disease Control and Prevention/Infectious Diseases Society of America Clinical Practice Guidelines : treatment of drug-susceptible tuberculosis. Clin Infect Dis. 2016 ; 63(7) : 853-867.

Noppen M. Spontaneous pneumothorax : epidemiology, pathophysiology, and cause. Eur Respir Rev. 2010 ; 19 (117) : 217-219.

Papazian L, Thomas P, Garbe L, et al. Bronchoscopic or blind sampling techniques for the diagnosis of ventilator-associated pneumonia. Am J Respir Crit Care Med. 1995; 152(6) : 1982-1991.

Porcel JM. Identifying transudates misclassified by light's criteria. Curr Opin Pulm Med. 2013 ; 19(4) : 362-367.

Rahman NM, Maskell NA, Davies CWH, et al. The relationship between chest tube size and clinical outcome in pleural infection. Chest. 2010 ; 137(3) : 536-543.

Schweigert M, Solymosi N, Dubecz A, et al. Predictors of outcome in modern surgery for lung abscess. Thorac Cardiovasc Surg. 2017 ; 65(7) : 535-541.

Shamji FM, Deslauriers J, Nelems B. Recognition and management of life-threatening tracheovascular fistulae and how to prevent them. Thorac Surg Clin. 2018;28(3): 403-413.

Singhal P, Kejriwal N, Lin Z, Tsutsui R, Ullal R. Optimal surgical management of descending necrotising mediastinitis : our experience and review of literature. Heart Lung Circ. 2008 ; 17 : 124-128.

Vogiatzidis K, Zarogiannis SG, Aidonidis I, et al. Physiology of pericardial fluid production and drainage. Front Physiol. 2015 ; 6 : 62-68.

Wali SO, Shugaeri A, Samman YS, Abdelaziz M. Percutaneous drainage of pyogenic lung abscess. Scand J Infect Dis. 2002 ; 34(9) : 673-679.

Walker SP, Bibby AC, Halford P, Stadon L, White P, Maskell NA. Recurrence rates in primary spontaneous pneumothorax : a systematic review and meta-analysis. Eur Respir J. 2018 ; 52(3) : 1800864.

Wang XL, Xu ZG, Tang PZ, Yu Y. Tracheo-innominate artery fistula : diagnosis and surgical\management. Head Neck. 2013 ; 35 : 1713-1718.

Wong A, Galiabovitch E, Bhagwat K. Management of primary spontaneous pneumothorax : a review. ANZ J Surg. 2019 ; 89 : 303-308.

Zhang Y, Li H, Hu B, et al. A prospective randomized single-blind control study of volume threshold for chest tube removal following lobectomy. World J Surg. 2014;38(1): 60-67.

CHAPTER 26

食道緊急疾患

訳：村上 壮一

症例提示

64歳、女性。顔面と腹部に多発銃創を受けた。試験開腹に続いて、結腸右半切除、小腸切除、回腸瘻造設、下顎観血的整復固定術、気管切開術を施行。術後縫合不全にて再手術を繰り返し、人工呼吸器補助が長引いた。1回換気量が進行性に減少するため、カフリークを疑いカフエアを継ぎ足し、結果的に過膨脹となっていた。入院35日目、突然皮下気腫が広範囲に出現、頸部CTを撮像したところ、気管と食道の間の組織消失が示唆された（図26.1）。

〈質問〉

最適な手術アプローチは？　最適な修復方法は？

〈回答〉

気管と食道の間の組織が欠損していること、瘻孔の位置が頸部下方にあること、既に気管切開術を受けていることを考慮し、頸部襟状切開を選択した。右側より気管食道溝に沿って剥離すると、第1～3気管輪の気管膜様部に長さ3cm、幅1.25cmのびらんを認めた（図26.2）。瘻孔部の食道を完全に剥離した後、瘻孔部の食道を粘膜からなる内層は3-0PDSの連続縫合で、外層は3-0絹糸の結節縫合で、長軸方向の2層縫合で閉鎖した。胸鎖乳突筋と前頸筋群は筋弁として適さないため、左胸筋を反転させて筋弁とし、食道縫合部の補強と気管後壁の再建を行った。

食道の解剖

食道は咽頭から胃に至る管状の臓器であり、後縦隔に位置し、下行大動脈の前方に平行して存在する。その内腔表面は主に円柱上皮で覆われており、一般的には胃食道接合部で円柱上皮に移行する。食道の長さは通常25cmで、解剖学的には近位に輪状咽頭筋、遠位に噴門がある。通常、食道の遠位2～3cmは横隔膜より下にあり、腹部食道と呼ばれる。食道は横紋筋（上部に多い）と平滑筋（下部に多い）の両方からなる筋肉の管であり、漿膜を有さない。頸部食道は下甲状腺動脈から血液供給を受け、胸部食道は気管支動脈の枝および胸部大動脈から直接血流を受ける。腹部食道は左胃動脈から血液が供給される。

手術アプローチ

頸部食道

頸部食道は左頸部よりアプローチする。胸鎖乳突筋の前縁に沿って切開し、広頸筋のさらに深部に到達する。胸鎖乳突筋を外側に牽引すると肩甲舌骨筋が露出するが、これはしばしば切離される。頸動静脈を外側に牽引すると、前方に気管、後方に頸椎体、その間に食道が露出し、アクセス可能となる。食道周囲の剥離は、多くの場合、椎体前面の筋膜に沿って剥離を開始した方が安全かつ容易である。

食道全周を完全に剥離することで、食道損傷部を明らかにし、修復可能となる。あるいは、損傷部より遠位の全周剥離を行うことで、食道の側側あるいは端端吻合が可能となり、唾液瘻造設を回避できる。

頸部の両側を切開する必要がある場合は、頸部襟状切開を行う。これにより、例えば頸部銃創などにおいて、より完全なアクセスが可能となる。場合によっては、胸骨上部を切開することで、食道の遠位側を数cm確保できることもある。

胸部および腹部食道

近位胸部食道へは右後側方開胸で第4・5肋間よりアプローチする。胸部下部食道へのアクセスは、第7あるいは第8肋間より左後側方開胸で行う。横隔膜レベルの損傷に対しては、横隔膜の放射状切開により腹部食道にアクセスすることができる。粘膜の裂け目を確実に確認するために損傷部から筋層切開を縦方向に延長して観察することもしばしば行われる。食道修復は42～48Frのブジー上で粘膜を丁寧に縫合することが必要であり、内層が吸収性材料、外層が3-0絹糸の層々縫合による一時閉鎖が理想的である。

経鼻胃管は修復部を損傷しないように誘導し、損傷部を越えて留置する。通常、有茎組織による補強の適応であり、

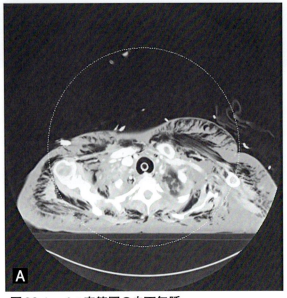
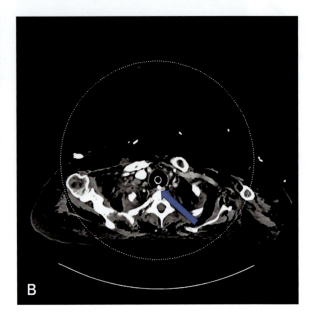

図26.1　A：広範囲の皮下気腫
　　　　B：気管膜様部と食道間の組織が消失し、経鼻胃管が気管に露出しているように見える（青矢印）

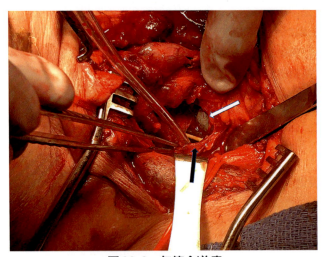

図26.2　気管食道瘻
黒矢印：経鼻胃管とともに食道側壁が見える。
白矢印：挿管チューブのカフとともに気管後壁が見える。

頸部食道では前脛筋群、胸鎖乳突筋、あるいは大胸筋などが用いられる。胸部食道修復の補強には多くの選択肢があり、胸部上部食道に対しては有茎肋間筋弁が好まれることが多いが、そのほかにも心外膜脂肪、胸膜組織、広背筋弁などがある。最下部の胸部食道修復の場合、横隔膜筋弁を用いて補強することもある。開腹手術による食道胃接合部の食道修復は、胃噴門部による部分的全周性の補強や、大網による補強が行われる。胸部や縦隔の修復では、特に広範囲のドレナージが重要であり、閉鎖式吸引ドレナージが望ましい。時に損傷が著しい、あるいは患者の生理機能が損なわれているために、最適な一次修復や治癒切除が行えないことがある。そのような場合には、食道内腔および傷害を受けた部分の食道外側にドレーンを留置し、コントロールされた瘻孔を形成する方法がよい場合もある。また唾液が吻合部を通過しないように、唾液瘻を作成することも考慮される。頸部食道を全周性に授動し、ステープラーで切離し、近位端で唾液瘻とするのである。さらに開腹して減圧胃瘻を造設するとともに、腸管栄養用の空腸瘻チューブを別に留置する。食道への逆流を最大限に防ぐため、胃食道接合部を切離することも、選択肢となりうる。

食道穿孔

　食道穿孔はどの部位にも起こりうるものであり、その原因は多岐にわたる。この病態は比較的稀で、米国では10万人に3人以下の頻度で起こる。胸部食道が最も多く（50％以上）、次いで頸部食道、腹部食道と続く。食道穿孔の大部分は医原性であり、さまざまな診断的、あるいは治療的処置中に起こる可能性がある。食道内視鏡検査は最も多い原因である。食道穿孔のリスクは、厳密に言えば、診断的手技では極めて低く、治療的手技では高くなる。表26.1に、食道内視鏡検査中の一般的な医原性穿孔の原因とそのおおよそのリスクを示す。その他の医原性穿孔の原因としては、手術、経食道心エコー、挿管、経鼻胃

表26.1　一般的な食道内視鏡手技と穿孔のおおよその発生率

食道軟性鏡検査（診断目的）	0.03％
食道硬性鏡検査（診断目的）	0.11％
凝固処置もしくは光線力学療法	2％
ステント留置	2％
拡張術（狭窄もしくはアカラシアに対する）	0.09〜14％
食道癌に対するレーザー治療	7％
静脈瘤に対する硬化療法	0.5〜5％
内視鏡的粘膜切除術	3％
内視鏡的粘膜下層剥離術	6％

表26.2 食道穿孔が疑われる、または確定診断された場合の一般的治療法

入院（全身状態不良あるいは高リスク症例なら集中治療室へ）	補液蘇生
禁飲食	広域抗菌薬、抗真菌薬の経静脈投与
全身状態のモニタリング	プロトンポンプ阻害薬の経静脈投与
栄養管理：中心静脈栄養もしくは経腸栄養（もし栄養チューブが穿孔部より遠位に留置可能な場合）	侵襲的治療の適応判断

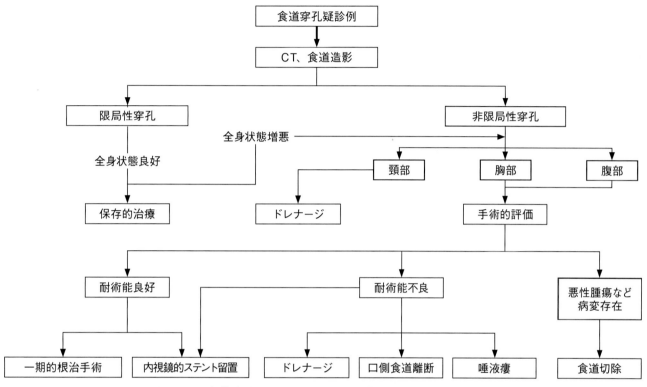

図26.3 食道穿孔が疑われる場合の評価と管理のアルゴリズム

管挿入、気管支動脈塞栓術、放射線治療などがある。食道穿孔の医原性以外の原因としては、自然破裂（Boerhaave症候群）、外傷、食物/異物による圧迫、腫瘍などがある。

食道穿孔の診断には、まず最近の病歴から食道穿孔を強く疑う必要がある。呈する症状は穿孔の部位や時期により異なるが、敗血症の全身徴候など、非典型的な症状で診断が遅れることもよくある。食道穿孔が疑われる場合のX線検査としては、胸部単純撮影、CT、食道造影などがある。経口造影剤を併用したCTは、単独の検査としては最も感度と陰性的中率が高い。食道穿孔のCT所見としては、食道内腔よりの造影剤の漏出、食道周囲の不正貯留、食道壁肥厚などがある。食道造影検査では、損傷部位に造影剤の滲出を認めることにより確診となる。食道穿孔が疑われる場合、バリウムは滲出による組織炎症反応のリスクがあるため、一般に水溶性造影剤が望ましい。バリウム縦隔炎は特に問題で、致死的な場合もある。しかし、診断の正確さ、特異性の点ではバリウム検査の方が優れている。食道内視鏡による穿孔の直接観察も選択肢の1つであるが、食道に直接器具を入れたり、送気したりすることにより、穿孔のさらなる剥離が起こることが懸念されるため、あまり行われていない。食道穿孔は緊急の治療が必要な真の緊急事態である。迅速な処置を行ったとしても、死亡率は30％を超えることがある。表26.2に食道穿孔が疑われる、または確認されたすべての患者に対して行うべき一般的な処置を示す。

食道穿孔のさらなる治療は患者固有の因子や生理的な要因によって異なるが、一般的な選択肢としては、非手術的治療、ドレナージ、内視鏡的治療（閉鎖、ステント留置など）、血管付き組織による一次被覆、切除、唾液瘻などがある。さらに長期間禁食となるため、食道穿孔を有するすべての患者に対して、外科的あるいは内視鏡的経腸栄養チューブの留置を考慮すべきである。具体的な治療法は食道穿孔の位置によって決定される。図26.3に食道穿孔が疑われる場合の評価と管理のアルゴリズムを示す。

頸部食道

食道穿孔の1/4は頸部食道に起こる。原因は前述したように主に医原性である。頸部の外科的処置、特に頸椎前方固定術もよくみられる原因である。外傷性頸部損傷も頸部食道を損傷することがあり、鈍的損傷に比べて鋭的損傷が多い。

頸部食道穿孔の一般的な症状としては、頸部痛、嚥下困

難、嚥下時痛、発声障害などがある。また、頸部に皮下気腫を認めたり、吐血を訴えることもある。頸部食道は椎骨前面の筋膜に付着しているため、汚染の広がりは限定的である。したがって、頸部穿孔は一般的に重篤な敗血症を引き起こすことは少ない。

頸部のX線写真では、皮下気腫、気管の前方変位、椎体前方ガス像が認められる。経口造影剤を用いたCTスキャンは診断の確定に有用である。CT所見が非特異的な症例では、食道造影も確診に有用である。この場合も水溶性造影剤を用いることが多いが、頸部食道では上部食道を液体物質が急速に通過するため、穿孔の確認にはバリウム検査を用いることが多い（訳者注：原文にはこのように記載されているが、リスクも高いため、バリウムの使用は慎重に検討されるべきである）。

頸部食道の穿孔は、胸部や腹部の穿孔に比べ比較的局所に限局するため、一般的に予後良好である。患者の全身状態が良好で、穿孔が小さく且つ限局性であるなら、表26.2に示したような内科的処置による非手術的治療が可能であることが多い。その後、経口摂取を再開する前に食道造影またはCT撮影を繰り返し、治癒を確認する。穿孔の程度が大きい患者には、ドレナージ術を行うことが多い。ドレナージには手術的方法と経皮的方法がある。頸部食道穿孔の大部分は、ドレナージが十分であれば、それ以上の治療を行わなくても治癒する。手術によるデブリードマンと一次閉鎖も可能であるが、頸部食道のごく近位部や遠位部の穿孔を露出させるのは困難である。一次的修復の際には、胸鎖乳突筋や前頸筋群を補強のための筋弁として用いるべきである。頸部食道へのステント留置は、ステントの移動や患者の快適性の問題から、一般的には選択されない。頸部食道に対して切除術が行われることは、新生物を除いてほとんどない。頸部食道穿孔に対する唾液瘻作成は、長さが限られているため一般的には不可能である。

胸部食道

胸部食道は穿孔の最も多い部位であり、50％以上を占める。原因としては前述のように医原性のものが最も多いが、特発性のもの（Boerhaave症候群）もよくみられる。特発性破裂は突然の食道内圧の上昇と、胸腔内圧の陰圧化によって起こる。破裂は一般的に左側で、食道遠位部に縦に起こる。特発性破裂は食道穿孔の15％を占める。外傷性穿孔は胸部食道でも起こりうるが、鈍的外傷より穿通性外傷でより頻度が高い。なお、胸部における外傷性食道損傷は、心臓、大血管、気管・気管支などのより重篤な関連傷害によってマスクされることが多いので、注意が必要である。

胸部食道穿孔の症状としては、胸背部痛、皮下気腫、呼吸困難、頻呼吸などがある。呼吸音の減少、打診時の鈍痛、音声振盪低下などの胸水貯留に伴う症状もよくみられる。

敗血症による全身状態不良は、特に来院が遅れた場合によくみられる。Boerhaave症候群の患者は、これらの症状発現前に嘔吐していることが多く、その病歴聴取が重要である。

胸部X線検査では、しばしば気胸、胸水貯留（多くは左側）、縦隔拡大を認める。経口造影剤を用いたCT撮影は確定診断が可能であり、また縦隔および胸郭汚染の程度を明らかにするのに有用である。食道造影検査も確定診断のためによく行われる検査であるが、バリウムを用いると化学的縦隔炎の懸念があるため、基本的に水溶性造影剤を用いる。

胸部食道穿孔の治療は、表26.2に挙げたような介入から開始する。治療開始がわずかにでも遅れると、合併症発生率や死亡率に大きく影響するため、速やかに行わなければならない。安定した患者で、穿孔が小さく限局性である場合には非手術的治療も可能であるが、胸部穿孔の場合はかなり稀である。生着不良が予測される組織のデブリードマン、粘膜と筋層の層々縫合による一次閉鎖、有茎組織弁による補強など、手術が治療のgold standardである。なお手術は通常後側方開胸で行われるが、ビデオ補助胸腔鏡手術（video-assisted thoracic surgery；VATS）やロボット手術などの低侵襲アプローチも報告されている。穿孔の両端は筋断裂よりも長いことが多いため、粘膜欠損部を露出させるために縦方向に筋切開の拡大が必要となることがある。胸部食道の縫合閉鎖部補強材としては、肋間筋、胸膜、心外膜、横隔膜などがある。胸部食道の穿孔にはその遠位側の狭窄や悪性腫瘍などの既存の食道病変が関与していることがあり、このような症例では、穿孔部を含む食道病変部の切除が望ましい。穿孔が早期に発見され、血行動態が不安定でなければ、一時的再建が可能である。ダメージコントロールが必要な症例では、唾液瘻や穿孔部へのTチューブ留置によるドレナージも選択肢となりうる。

胸部食道穿孔に対する内視鏡的介入はますます増加している。内視鏡による欠損部のクリッピング・縫合は、早期で、周囲粘膜の状態が良好で伸展性があり、実施が容易な部位であれば、成功する可能性が高い。内視鏡的閉鎖が最も成功するのは、病変部が同定され治療されている最中に発生した医原性の内視鏡的損傷であると報告されている。内視鏡的吸引療法も報告されている治療法の1つであるが、まだ報告例が少なく、研究的治療の域を超えない。胸部穿孔に対する内視鏡的ステント留置は、重篤な合併症や敗血症の進行による全身状態不良で胸部手術に耐えられそうにない患者にとって、よい選択肢となりうる。ステントが適切に留置され穿孔部が確実に塞がれていることは、通常食道造影で確認する。穿孔が小さく汚染も少ない患者では、ステント留置と抗菌薬の投与による保存的治療も考慮可能である。汚染がより広範囲に及ぶ患者に対して

は、ステント留置と同時に手術的あるいは経皮的ドレナージが行われるが、その場合には、通常、低侵襲手術（VATSなど）を選択可能である。ステント留置の一般的な短期合併症としては、穿孔を十分に閉鎖できない、あるいはステントの欠落がある。ステント欠落のリスクはプラスチック製ステントより金属製ステントの方が低いが、狭窄の長期的リスクは金属製の方が高いように思われる。ステント留置の期間についてはさまざまな報告があるが、6週間未満が一般的である。一次治療としてステント留置を行うかどうかについてはまだ議論の余地があるとされており、胸部食道穿孔に対する食道ステント留置術と手術とを比較した大規模なランダム化試験はないが、限られたケースシリーズやレトロスペクティブレビューによれば、成功率は同等であり、罹患率やコストが減少する可能性が示唆されている。なお、一次的な外科的修復の後、縫合不全によるリークが持続する場合には、ステント留置がしばしば行われる。

腹部食道

腹部食道は食道穿孔中最も少ない部位であり、全症例の20％以下である。病因はまたもや主に医原性であり、外科的損傷の割合が高い。一般的な手術は食道裂孔ヘルニア修復術、逆流防止術、Heller筋層切開術、肥満手術などである。腹部食道の特発性破裂は起こりうるが、腹部食道だけに起こることは稀である。

腹部食道穿孔の症状としては、肩への放散を伴う心窩部痛、嘔気・嘔吐がある。漏出物が穿孔部周囲にとどまらない場合には、限局性あるいはびまん性の腹膜炎を呈する。敗血症による全身症状は、特に来院または診断が遅れた場合にしばしば認められる。

腹部単純X線写真や胸部X線写真では、腹部食道穿孔により横隔膜下の遊離ガスを示すことがある。診断は経口造影CTや食道造影で確認できる。腹痛や腹膜炎が主症状の場合、CT検査食道穿孔でなかった場合のほかの病因を明らかにするのにも有効である。

腹腔内食道穿孔の治療は、表26.2に示した標準的治療法を用いる。穿孔が非常に小さいかあるいは限局している全身状態の安定した患者には、非手術的治療が有効であるが、手術によるデブリードマンと一次閉鎖が最も標準的な治療法である。開腹手術で行うことも可能であるが、病変部の観察がより容易であるため、多くの外科医は腹腔鏡手術やロボット手術による修復を行う。ほかの部位の穿孔と同様、腹腔内食道の一次修復は有茎組織弁で補強する必要がある。一般的な補強としては、胃底部による全周もしくは部分補強や、大網、肝鎌状間膜、横隔膜などが用いられる。胸部食道穿孔と同様、狭窄や悪性腫瘍などの既存病変がある場合は切除を行い、一期的再建もしくは段階的再建を行うのが最良の治療法である。唾液瘻や外瘻に

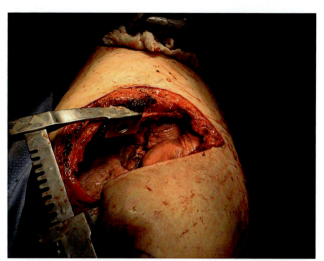

図26.4　肋間筋弁による補強を付加した食道修復術

よるドレナージはダメージコントロールとして選択可能である。

腹部食道穿孔の内視鏡治療は胸腔穿孔と同様である。一次治療としてステント留置術が行われることは少ない。これは多くの患者が腹膜炎を呈しており、より即効性のある手術を受けなければならないためである。

まとめ

食道穿孔は、さまざまな病因や病態をもつ、生命を脅かす重篤な疾患である。適時に診断し治療するためには、十分に疑うことが重要である。治療法には保存的、内視鏡的、外科的治療法（図26.4）があり、その選択は患者因子や部位に大きく依存する。

食道出血

食道出血の主な原因は肝硬変とそれに伴う門脈圧亢進症の患者における静脈瘤からの出血である。肝硬変に伴う静脈瘤は一般的であるが（肝硬変患者の50％）、出血の割合は門脈圧亢進症および肝硬変の悪化の程度に依存し、肝静脈門脈圧勾配が上昇している患者に最も多い。門脈圧亢進症における生命を脅かす静脈瘤出血は、年間5～15％、生涯では25～70％の割合で起こりうる。さらに、多くの治療法の改善にもかかわらず、再出血や効果的な出血コントロールの困難さから、死亡率は全体で20％と依然として高い。

なお、本章では予防法の詳細については触れない。しかし、出血の予防は生命を脅かす食道出血のリスクのある患者の管理の柱であり、薬理学的（心拍出量の減少、脾動脈の血管収縮の増加、門脈流量の減少を目的とした非選択的β遮断薬、バソプレシン、ソマトスタチン）、内視鏡による監視と予防的介入の両方が含まれる。

静脈瘤出血の場合、出血に対してまず第一に晶質液の投与を控え、赤血球、血漿、血小板の血液製剤をバラン

すよく投与するアルゴリズム（balanced resuscitation algorithm）に従い蘇生を進め、次いで脾動脈の血管収縮を増強する薬物療法（例えば、バソプレシンやオクトレオチド）を静脈内投与する。加えて、静脈瘤出血患者にはセフトリアキソンまたはシプロフロキサシンによる抗菌薬予防が必要である。内視鏡による食道静脈瘤出血の診断と治療は、内視鏡的静脈瘤結紮術（endoscopic variceal ligation;EVL）を中心としたインターベンション治療が主流である。EVLは、その有効性とより少ない合併症（内視鏡的硬化療法は胸痛、嚥下困難、発熱を伴い、穿孔の危険もある）から、内視鏡的硬化療法に取って代わって行われている。食道静脈瘤出血の場合、内視鏡検査（esophagogastroduodenoscopy；EGD）は蘇生の後に緊急に行うべきであり、しばしば複数回の施行が必要である。蘇生、薬物治療、EVLにもかかわらず出血が続く患者には、Sengstaken-BlakemoreチューブやMinnesotaチューブを用いた機械的バルーンタンポナーデが必要となる。これらのバルーンは粘膜下静脈のタンポナーデに効果的であるが、圧迫を止めた際に再出血を起こし、また不適切な使用による合併症を伴う。大量出血が続いている場合は、経頸静脈的肝内門脈大循環短絡術（transjugular intra-hepatic portosystemic shunt；TIPS）または外科的介入による緊急シャント造設のために、一時的に機械的タンポナーデを使用すべきである。

　TIPSはX線透視下で肝静脈と門脈の間に造られる肝内迂回路であり、より長期の開存を可能にするためにポリテトラフルオロエチレン（PTFE）で覆われたステントを用いる。前述のように、薬理学的および内視鏡的介入にもかかわらず食道静脈瘤出血が再燃する場合、またはコントロールに失敗した場合に第一選択として行われる。早期のTIPSは静脈瘤出血の治療失敗率と、最終的な合併症率および死亡率を減少させる。しかし、肝性脳症、うっ血性心不全、肺高血圧症などいくつかの病態においては禁忌である。術前に造影CTを行い、断面画像で患者の腹部解剖を評価し、門脈の開存性を評価し、肝血管の解剖学的変異を同定することは、TIPSを考慮する患者にとって重要である。一般に、肝血管の解剖学的変異がない場合、ほとんどのTIPSは右内頸静脈アクセスから右肝静脈アプローチで造設される。門脈が描出されたら、透視下で肝静脈と門脈の間を針で通過させ、ガイドワイヤーを脾静脈または上腸間膜静脈に操作してカテーテルを交換し、その後シースとPTFE被覆ステントグラフトを留置する。圧力の測定、肝動脈側副血行路の同定、手技の詳細、および直接肝内門脈シャントなどの改良型TIPS手技に関するさらなる詳細は、本章では触れない。静脈瘤出血の治療のために門脈圧亢進症を減圧するTIPSは、内視鏡的治療に比べて出血リスクを3倍減少させる。手技後の脳症の発生率は高いものの、ほとんどの報告ではこの脳症は内科的にコントロール可能であるこ

とが示唆されている。したがって、TIPSは内視鏡的管理に失敗した静脈瘤出血の治療に対する第一選択の治療法であり、以下に述べるこれまで一般的に行われていた外科的シャントに取って代わるものである。TIPSに関連した合併症にはTIPSの機能不全があるが、PTFEで覆われたステントを使用し、TIPSの開存性と狭窄および血栓症の発症を超音波duplex法で注意深く監視することにより、著しく改善した。さらに、脳症の発症や悪化は患者の30％にみられるが、薬物療法に反応せずTIPSの閉塞が必要となるのはわずか5％である。大量出血や心不全などの生命を脅かす合併症は稀である。

　かつては静脈瘤出血に対する外科的介入が治療の中心であった。しかし、薬理学的、内視鏡的、インターベンショナル・ラジオロジー（interventional radiology；IVR）的手技や肝移植の進歩により、外科的シャント術の必要性は非常に稀な症例（すなわち、非出血性門脈圧亢進症や腸間膜静脈全閉塞症）に限られている。静脈瘤出血に対する外科的介入は、減圧術（非選択的および選択的）と血行遮断術に分類できる。非選択的シャントは門脈血を肝臓を迂回して全身循環に流すもので、選択的シャントは肝臓を通る門脈血流を維持しながら静脈系を部分的に減圧することを目的としている。これらのシャント術とは異なり、血行遮断術は門脈血流をシャントするのではなく、食道（および胃）の血行遮断を行い、食道および胃の静脈還流を門脈から分離する。

　非選択的シャントには、全シャント（門脈-下大静脈端側シャント、門脈-下大静脈側側大シャント、上腸間膜静脈-下大静脈シャント、脾静脈-腎静脈シャント）と部分シャントがある。門脈-下大静脈端側シャントでは、肝門部で門脈を切離し、門脈の臓側端を下大静脈に端側吻合する。食道静脈瘤からの出血はコントロールできるが腹水はコントロールできず、肝性脳症やさらなる肝不全のリスクがある。したがってこのシャントは、肝合成機能が保たれている患者に最も適している。門脈-下大静脈側側大シャントでは、門脈を膵臓から門脈左右分岐部まで授動し、下大静脈は腎静脈から肝臓まで授動して、側側吻合を行う（肝尾状葉切除やインターポジショングラフトが必要になることもある）。

　これらのシャントも同様に、肝機能が低下している場合には肝性脳症を合併する。上腸間膜静脈-下大静脈シャントでは、上腸間膜静脈と下大静脈の間にグラフトを挿入するため、血栓症のリスクがある。脾静脈-腎静脈シャントは、遠位脾静脈の分割、脾臓摘出、脾静脈と左腎静脈の吻合を伴うため、生理学的には門脈-下大静脈端側シャントと同様の挙動を示す。選択的シャントは、門脈流をある程度温存しつつ、脾床を個別に減圧することを目的としており、食道静脈瘤の治療において、術後の肝性脳症の減少や腹水のコントロールの改善をもたらす。これ

らのシャントには、Sarfeh上腸間膜静脈-下大静脈シャント（小型のダクロンまたはPTFEグラフトを用いた上腸間膜静脈から下大静脈への側側シャントで、将来の肝移植のために肝門部を温存する）、および遠位脾腎シャント（脾静脈を授動し、脾静脈と左腎静脈を吻合することで、膵臓、門脈、左胃静脈の側副血行路を分離する）が含まれる。遠位脾腎シャントは、静脈瘤出血を治療し、肝性脳症を制限し、門脈を温存するが、脾膵枝の切断が必要なため、難治性腹水を増悪させるリスクがある。

　静脈瘤出血に対する血行遮断術では、食道静脈、短胃静脈、小彎および大彎の静脈を直接結紮し、肝門脈流を温存する。脾臓摘出術を伴う食道切除吻合を追加することもある。再出血率や生存率はさまざまであるが、血行再建術はTIPSを実施するべきでない腸間膜血栓症や門脈血栓症が広範囲に及ぶ難治性出血に対して行われる。血行離断術においては、食道裂孔を通過する食道神経叢の分離、食道切除を伴わない脾臓摘出術、選択的迷走神経切断術と幽門形成術なども行われる。これらの手技では、門脈から奇静脈への側副血行路が発達するように、左胃静脈を温存し、開存させる必要がある。最後に、門脈-肺循環シャント形成術について述べる。これは、あらかじめ脾動脈を塞栓したうえで、脾上極の実質と左肺下葉を左横隔膜を通して吻合するもので、腸間膜静脈が完全に閉塞している患者に対して、肺静脈を介して効果的に減圧することができる。なお本章で取り扱う範囲を超えているが、門脈圧亢進症に伴う静脈瘤出血に対しては、肝移植が最終的に有効な治療法である。

食道異物

　異物の誤飲は一般的に小児に多く、米国では年間約10万人に発生している。小児では、玩具や硬貨などの非腐食性物品、電池や磁石などの腐食性物品を含む小物品の誤飲が最も多く、成人では、薬物やアルコールによる酩酊、心理的障害、認知機能低下による行動状態や精神状態の障害が原因となる誤飲が多い。異物の大きさと形状を見極めることが重要であり、誤飲された異物は、解剖学的構造および筋線維から平滑筋線維への移行部における圧力の低下により、下咽頭または輪状咽頭および大動脈弓のレベルで胸部食道内にとどまることが多い。昏迷状態ではない成人や言葉を話す小児では、詰まった部位を症状や痛みの部位から特定することができるが、幼児や昏迷状態の成人では不可能な場合がある。臨床的には、患者は通常、急性の嚥下障害を経験し、唾液を飲み込むことができない。また、嚥下困難、咽頭痛、異物感、頸部痛および圧痛、胸背部痛、流涎、嘔吐を呈することもある。呼吸困難、窒息、喘鳴がある場合には、気道閉塞を除外することが最優先となる。食道穿孔の初期には身体所見はほとんどないことが多い

が、その後発熱、敗血症、頸部および胸部の皮下気腫、縦隔炎の一般的臨床症状など合併症による症状がみられるようになる（「食道穿孔」の項参照）。

　患者の病歴と身体診察以外の評価には、感染と敗血症マーカーの検査室評価を含めるべきである。さらに、頸部、胸部、腹部の単純X線撮影により、異物の存在、外観、位置、穿孔の可能性を評価することができる。しかし、穿孔と異物の評価における偽陰性率は、特に小さな異物や放射線透過性物質の場合、過去に報告されたいくつかの研究において、最高で85%と報告されている。症候性の食道魚骨異物患者を対象とした前向き調査研究によると、単純X線写真の感度は32%であったが、CT画像診断の感度は90〜100%、特異度は94〜100%であった。さらに、縦隔炎や敗血症の臨床的徴候や懸念がある場合には、特にCT撮影が確認に有用であったと報告されている。しかし、食道が閉塞し唾液が通過しない患者においては、バリウムやガストログラフィンを誤嚥する危険性があるため、経口造影によるCT撮像は避けるべきである。また、バリウムやガストログラフィンは内視鏡での可視性を損なう可能性があり、また画像診断にこだわることにより内視鏡的あるいは手術的異物除去を遅らせる可能性がある。

　食道異物の大部分は時間経過により自然に通過する。しかし、CT画像が陰性であっても症状が残る場合、第一選択として軟性内視鏡検査を行う必要がある。腐食の可能性のあるもの（電池、磁石）、鋭利なもの、食道が完全に閉塞しているものに対しては、圧迫壊死、電気もしくは化学熱傷、穿孔、誤嚥の可能性があるため、緊急に軟性内視鏡検査を行うべきである。症状があり、完全閉塞や腐食の可能性を伴わない食道異物患者においては緊急に行う必要はないが、なるべく早く軟性内視鏡検査を行うべきである。手技としては、まず最初は異物を胃内に押し込むことを試みる。しかしこれがうまくいかない場合は、バルーンカテーテルを異物の向こう側に注意深く通過させて抽出を試みる。鋭利な異物に対しては、代わりに把持鉗子、バスケット、スネアを使用すべきである。食道異物の大部分は時間経過により自然に通過し排泄される。しかし、CT画像が陰性であっても症状が残る場合、第一選択として軟性内視鏡検査を行う必要がある。腐食の可能性のあるもの（電池、磁石）、鋭利なもの、食道が完全に閉塞しているものに対しては、圧迫壊死、電気もしくは化学熱傷、穿孔、誤嚥の可能性があるため、緊急に軟性内視鏡検査を行うべきである。症状があり、完全閉塞や腐食の可能性を伴わない食道異物患者においては緊急に行う必要はないが、なるべく早く軟性内視鏡検査を行うべきである。手技としては、まず最初は異物を胃内に押し込むことを試みる。しかしこれがうまくいかない場合は、バルーンカテーテルを異物の向こう側に注意深く通過させて抽出を試みる。鋭利な異物に対しては、バルーンカテーテルの代わりに把

持鉗子、バスケット、スネアを使用すべきである。多くの場合、これらの手技を組み合わせる必要がある。内視鏡検査では、食道狭窄、食道裂孔ヘルニア、Schatzki輪と呼ばれる膜様構造物、食道炎、アカラシア、良性・悪性腫瘍など、抜去時に食道疾患が確認される患者が25%存在するため、異物停滞の原因となる食道の状態を評価することが重要である。軟性内視鏡による処置が不成功に終わった場合、硬性内視鏡を次の手段として用いてもよい。食道上部の異物や気道閉塞の発生が懸念される場合にはしばしば有用な手段となりうる。食道異物に対する軟性内視鏡と硬性内視鏡のメタアナリシスのデータから、異物の回収成功率や合併症は同程度であることが確認されている。

異物の回収が不可能な場合、穿孔を起こした場合、大動脈弓などの重要な構造物に近接している場合、その他の合併症を引き起こした場合は、外科的治療の適応となる。頸部、縦隔、胸膜、腹部の周囲の汚染が著しい食道穿孔では、緊急外科的治療を第一選択とすべきである。しかし、異物の合併症により手術が必要となる患者は5%以下である。食道異物に対する外科的アプローチは食道外科の基本方針に沿い、解剖学的位置、患者の年齢や合併症などの基本的状況、生理学的状態、汚染の程度によって異なる。汚染が限定的であれば、食道切開術（解剖学的外科的原則に基づいたアプローチ）を行い、異物の摘出と一次閉鎖を行う。穿孔部あるいは切離断端の食道壁の状態、汚染物質の洗浄、適切なドレナージが重要であり、これは低侵襲手技でも開腹手技でも同様である。稀に、一次再建または遅延再建を伴う食道切除術が必要となることがある。

腐食性食道炎

稀なことではあるが、苛性物質や腐食性物質の摂取は、合併症を引き起こし、最終的には死に至る、壊滅的な状態になる可能性がある。一命を取りとめた者も、摂食・嚥下障害やQOLの低下に悩まされ、医療システムに多大な負担を強いることになる。ほとんどの誤飲と同様、小児の誤飲も偶発的であることが多く、摂取量が限られているため、重篤な転帰をたどることは少ない。しかし成人の誤飲は、精神疾患や自殺企図に関連することが多く、患者は大量摂取や腐食力の強い物質の摂取の危険にさらされる。このような事態は常に緊急事態であり、臨床症状や身体所見が食道や消化管の損傷の程度とうまく相関しないことがあるため、診断や管理が難しいことがある。鼻や口腔に明らかな損傷がなくても、生命を脅かす食道損傷を否定することはできない。したがって、早期診断と早期治療が最も重要である。

酸もアルカリも食道や消化管に重篤な腐食性障害を引き起こす可能性がある。早期の評価では、原因物質の特定、化学的・物理的形態、摂取量が重要である（表26.3）。さらに、摂取にまつわる出来事と自発的な行動であるかを評価することは、付随する傷害や摂取状況を特定し、治療計画を立てるうえで重要である。患者の気道確保と血行動態の安定を確認した後の最初のステップの1つは、摂取した薬剤の潜在的な全身毒性を特定して治療するために、地域の毒物管理センターに連絡することである。酸もアルカリも食道の壊死を引き起こすが、傷害の表現型は摂取した薬

表26.3　腐食性物質（一般的に含まれるもの）

アルカリ
次亜塩素酸ナトリウム（漂白剤、家庭用洗浄剤、プール用品）
水酸化ナトリウムまたは水酸化カリウム（排水管洗浄剤、オーブンクリーナー、グリース除去剤、ヘアケア製品、粉末洗剤）
水酸化アンモニウム（家庭用洗浄剤、グリース除去剤）
酸
硫酸（バッテリー、洗浄剤、排水管洗浄剤）
シュウ酸（ペイントシンナー、金属研磨剤）
塩酸（溶剤、金属クリーナー、トイレクリーナー、カビ取り剤）
リン酸（トイレクリーナー、さび落とし剤）
酢酸［ピクリング（金属の艶出しなどのための酸洗い）、写真の定着液］
亜セレン酸（銃などの酸化防止被膜形成剤）
その他
炭酸ナトリウム（石鹸製造で使用）
ポリリン酸ナトリウムおよびカチオン洗剤（洗剤、クリーナー、防腐剤）
過マンガン酸カリウム（消毒剤、染毛剤）
フッ化水素酸（さび落とし剤）
フェノール類（表面洗浄剤）

（Derived from Contini S, Scarpignato C. Caustic injury of the upper gastrointestinal tract：a comprehensive review. World J Gastroenterol. 2013；19：3919；Hoffman RS, Burns MM, Gosselin S. Ingestion of caustic substances. N Engl J Med. 2020;382(18)：1739-1748.）

26. 食道緊急疾患 303

剤によって異なる。例えば、アンモニアを摂取した場合、特殊な出血性食道炎と胃炎を起こすので、モニタリングが必要である。腐食性物質を摂取した患者にとって最も重要な予後因子は、摂取した薬剤の量、薬剤の物理的形態（例えば、固形物は主に口と咽頭を傷害し、液体は主に食道と胃を傷害する）、同時摂取と蒸気吸引（例えば、ホルムアルデヒドとアンモニア）、重篤な全身影響を引き起こす薬剤（例えば、リン酸とフッ化水素酸、強酸と強アルカリ）である。

患者の病歴と身体検査以外の評価には、穿孔、縦隔炎、敗血症マーカーの検査室評価だけでなく、電解質異常も含めるべきである。食道壁の全層壊死とその合併症、および全身毒性に対する検査の一環として、検査セットには、全血球計算、電解質、肝機能検査、凝固検査、pH、乳酸、毒物検査、妊娠可能な年齢の女性の妊娠検査が含まれるべきである。さらに、腐食性食道炎においては、検査値は最初は正常であり、検査結果から食道壁の全層壊死を除外できないため、継続的に検査を行い評価すべきである。重度のアシドーシス、肝不全、炎症マーカーの上昇、急性腎障害、白血球増加または血小板減少などの臨床検査値の異常はすべて、重症化、全層壊死、最終的な合併症の予測因子である。

食道異物の場合と同様に、単純X線写真は、早急な介入を必要とする穿孔の証拠を示すことがある。しかし、重要な中心的画像モダリティはCTであり、造影CTの方が内視鏡検査よりも、腐食物摂取後の全層壊死の検出および長期的な狭窄形成の予測に優れているということを過去の報告が裏づけている。具体的には、頸部、胸部、腹部の造影CTを実施すべきであり、適切な造影のタイミングにより、消化管のどの部位でも壁の造影効果がなければ、食道壁全層壊死に対する緊急手術の適応となる。また、CTグレーディングはgold standardなグレーディング法である（図

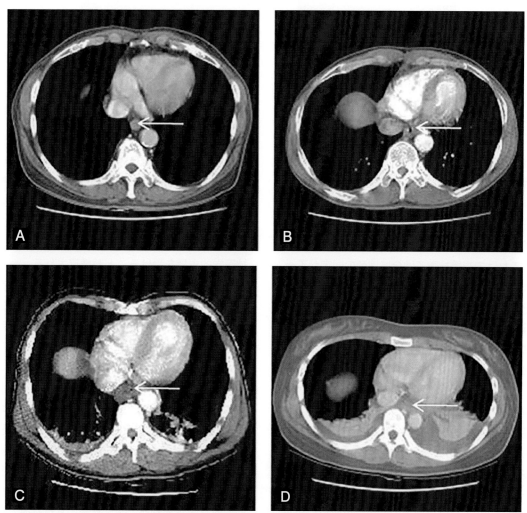

図26.5　腐食性食道炎のCTによる分類
A：Grade 1、食道壁の明確な肥厚なし。
B：Grade 2、食道周囲軟部組織浸潤を伴わない浮腫性食道壁肥厚。
C：Grade 3、浮腫性食道壁肥厚を認め、食道周囲軟部組織浸潤を伴うが、境界は明瞭。
D：Grade 4、浮腫性食道壁肥厚を認め、食道周囲軟部組織浸潤を伴い、食道や大動脈周囲との境界が不明瞭、あるいは局所的な液貯留を認めるもの。
（矢印は食道壁を示す）

[From Ryu HH, Jeung KW, Lee BK, et al. Caustic injury：can CT grading systems enable prediction of esophageal stricture? Clin Toxicol. 2010；48：138. Reprinted by permission of the publisher (Taylor & Francis Ltd, http：//www.tandfonline.com).]

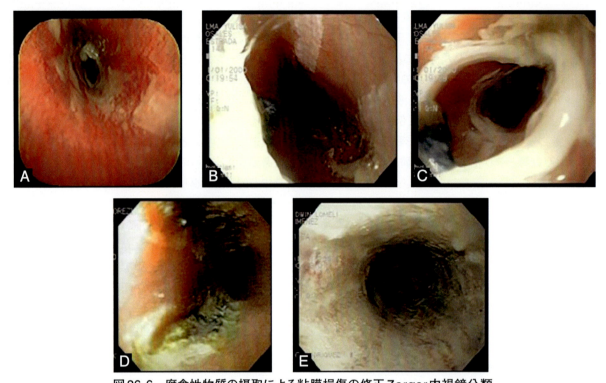

図26.6　腐食性物質の摂取による粘膜損傷の修正Zargar内視鏡分類
A：浮腫および発赤、B：びらんおよび潰瘍、C：円形潰瘍形成、D：散在する食道壊死、E：広範な食道壊死
(Reprinted from Betalli P, FalchettiD, Giuliani S, Pane A, Dall'Oglio L, de Angelis GL, Caldore M, Romano C, Gamba P, Baldo V; CausticIngestion Italian Study Group. Caustic ingestion in children：is endoscopy always indicated? The results of an Italian multicenter observational study. Gastrointest Endosc. 2008 Sep；68(3)：434-9, with permission from Elsevier.)

26.5)。

　緊急軟性内視鏡検査は、CTが使用できない場合、腎障害やアレルギーを含む造影剤投与の禁忌がある場合、CT所見が不確定である場合、小児では放射線を避けるためなどに考慮するべきである。過去には内視鏡検査が腐食物摂取の診断と管理の第一選択であったが、現在はCTに変更されている。これは内視鏡検査では全層壊死の同定が不十分であるため、診断が不十分で転帰が悪くなったり、過剰診断で不必要な手術介入が行われたりするからである。小児では、全層壊死が稀であること、CT撮影による放射線の懸念があることから、内視鏡検査は依然として第一選択の診断法である。内視鏡による分類がCTによる分類を上回ることは証明されている(図26.6)。内視鏡検査は依然として、腐食性物質誤嚥の最も一般的な長期合併症である狭窄性疾患の発症に対する主な診断法および介入法である。これらの狭窄は一般に、摂食後数ヵ月後に形成され、嚥下障害や逆流を引き起こす。内視鏡的拡張術はこのような狭窄の第一選択であり、狭窄の数および／または長さが限られている患者では、急性損傷の治癒後、摂取から数週間後に試みることができる。これらの拡張術は数週間ごとに行うことが可能で、症状を改善するために複数回行う必要があることも多い。しかし、拡張術がうまくいかなかったり、狭窄が多発したり、長かったり、不規則であったりする場合は、食道再建術による外科的治療が必要となる。
　より限定的な腐食性食道炎で全層壊死を認めない症例において臨床的増悪がみられた場合、CT画像診断の閾値を低く設定し、厳重な経過観察を行う必要がある。患者が嚥下できるようになれば食事の試行が可能であり、経口栄養に耐えられない場合は、経腸栄養を栄養補給の主軸とすべきである。さらに、これらの腐食性食道炎症例は精神的に衰弱する可能性があるため、退院前にすべての患者に精神医学的支援を受けることが推奨される。
　患者が全層壊死に対して緊急手術を必要とする場合、最初の手術で壊死部をすべて切除し、経腸栄養を目的とした空腸瘻チューブを留置しなければならない。手術は解剖学的位置に基づいた、食道への手術アプローチの原則を用いるべきである。壊死組織の切除を行わなければ、患者は穿孔から、敗血症、そして死亡へと進行する危険性が高い。最初の手術で患者の状態が改善しない場合、再手術の適応となるのは、全層壊死が見逃されていないかどうかを評価するためである。もし食道と胃の両方に全層壊死があれば、頸部食道切除と腹腔からの胃切除が適応となる。
　食道再建はすぐに行うと近位部および遠位部の狭窄形成率が高過ぎるため、遅らせることが必須である。食道の孤立した壊死の管理については議論があり、胃温存を伴う食道切除術よりも、非手術的管理を試みることを推奨するものが多い。傷害の程度によっては、隣接臓器の壊死をさらに拡大切除する必要もある。このような状況では、壊死の拡大に対する気管支鏡検査を含む補助的な検査が常に必要であり、それ自体が手術的介入を必要とすることもあ

る。腸管が汎発性に壊死している状況では、容認できない
ほど高い合併症率と死亡率のため、積極的な切除は推奨さ
れない。

まとめ

　食道穿孔は生命を脅かす病態であり、その原因や症状は
さまざまである。適時に診断し管理するためには、常に疑
う姿勢をもつ必要がある。治療は患者因子や部位によって
大きく異なるが、内科的、内視鏡的、外科的治療法がある。
静脈瘤による上部消化管出血は肝硬変患者によくみられ
る。出血のコントロールには、内科的治療、内視鏡および
IVRによる介入、稀に手術がある。異物誤嚥の管理は、患
者の年齢、症状、摂取物によって異なる。第一選択の治療
は内視鏡検査である。腐食性物質の摂取は生命を左右する
出来事である。成人の意図的な摂取とは対照的に、小児の
摂取は偶発的で量が少ない傾向がある。CTは内視鏡検査
に代わって、腐食性食道炎の病期分類を行う最初の検査と
なっている。治療は、腐食の程度と部位によって異なる。

文　献

Aiolfi A, Ferrari D, Riva CG, et al. Esophageal foreign bodies in adults：systematic review of the literature. Scand J Gastroenterol. 2018；53(10-11)：1171-1178.

Ali J, Rice R, David E, et al. Perforated esophageal intervention focus(PERF) study：a multi-center examination of contemporary treatment. Dis Esophagus. 2017；30(11)：1-8.

Benjamin ER, Inaba K. Cervical esophagus. In：Demetriades D, Inaba K, Velmahos G, eds. Atlas of Surgical Techniques in Trauma. 2nd ed. Cambridge university Press；2020：89-93.

Biffl W, Moore E, Feliciano DV, et al. Western Trauma Association critical decisions in trauma：diagnosis and management of esophageal injuries. J Trauma Acute Care Surg. 2015；79(6)：1089-1095.

Chirica M, Bonavina L, Kelly MD, et al. Caustic ingestion. Lancet. 2017；389(10083)：2041-2052.

Chirica M, Kelly MD, Siboni S, et al. Esophageal emergencies：WSES guidelines. World J Emerg Surg. 2019；14：26. doi：10.1186/s13017-019-0245-2

Chirica M, Resche-Rigon M, Bongrand NM, et al. Surgery for caustic injuries of the upper gastrointestinal tract. Ann Surg. 2012；256(6)：994-1001.

Chirica M, Resche-Rigon M, Zagdanski AM, et al. Computed tomography evaluation of esophagogastric necrosis after caustic ingestion. Ann Surg. 2016；264(1)：107-113.

Contini S, Scarpignato C. Caustic injury of the upper gastrointestinal tract：a comprehensive review. World J Gastroenterol. 2013；19：3918-3930.

Cowan T, Foster R, Isbister GK. Acute esophageal injury and strictures following corrosive ingestions in a 27 year cohort. Am J Emerg Med. 2017；35(3)：488-492.

Ferrari D, Aiolfi A, Bonitta G, et al. Flexible versus rigid endoscopy in the management of esophageal foreign body impaction：systematic review and meta-analysis. World J Emerg Surg. 2018；13：42.

Fidelman N, Kwan SW, LaBerge JM, et al. The transjugular intrahepatic portosystemic shunt：an update. AJR Am J Roentgenol. 2012；199：746-755.

Garcia-Pagan JC, Caca K, Bureau C, et al. Early use of TIPS in patients with cirrhosis and variceal bleeding. N Engl J Med. 2010；326(25)：2370-2379.

Garcia-Tsao G, Sanyal AJ, Grace ND, Carey W；Practice Guidelines Committee of the American Association for the Study of Liver Diseases, the Practice Parameters Committee of the American College of Gastroenterology. Prevention and management of gastroesophageal varices and variceal hemorrhage in cirrhosis. Hepatology. 2007；46(3)：922-938.

Geevarghese SK, Hiatt JR, Busuttil RW. Management of portal hypertensive hemorrhage in the era of liver transplantation. In：Busuttil RW, Klintmalm GB, eds. Transplantation of the Liver. 2nd ed. Saunders；2005：507-511.

Geng C, Li X, Luo R, et al. Endoscopic management of foreign bodies in the upper gastrointestinal tract：a retrospective study of 1294 cases. Scand J Gastroenterol. 2017；52(11)：1286-1291.

Kim AW, Park C. Thoracic esophagus. In：Demetriades D, Inaba K, Velmahos G, eds. Atlas of Surgical Techniques in Trauma. 2nd ed. Cambridge university Press；2020：142-149.

Lampridis S, Mitsos S, Hayward M, et al. The insidious presentation and challenging management of esophageal perforation following diagnostic and therapeutic interventions. J Thorac Dis. 2020；12(5)：2724-2734.

Methasate A, Lohsiriwat V. Role of endoscopy in caustic injury of the esophagus. World J Gastrointest Endosc. 2018；10：277.

Ngan JH, Fok PJ, Lai EC, et al. A prospective study on fish bone ingestion. Experience of 358 patients. Ann Surg. 1990；211(4)：459-462.

Richardson JD. Management of esophageal perforations：the value of aggressive surgical treatment. Am J Surg. 2005；190：161-165.

Ryu HH, Jeung KW, Lee BK, et al. Caustic injury：can CT grading systems enable prediction of esophageal stricture? Clin Toxicol. 2010；48：137-142.

Salam AA. Distal splenorenal shunts：hemodynamics of total versus selective shunting. In：Baker RJ, Fischer JE, eds. Mastery of Surgery. 4th ed. Lippincott Williams & Wilkins；2001：1357-1366.

Sancheti MS, Fernandez FG. Surgical management of esophageal perforation. Operat Tech Thorac Cardiovasc Surg. 2015；20(3)：234-250.

Temiz A, Oguzkurt P, Ezer SS, et al. Predictability of outcome of caustic ingestion by esophagogastroduodenoscopy in children. World J Gastroenterol. 2012；18(10)：1098-1103.

Watkins J, Farivar A. Endoluminal therapies for esophageal perforations and leaks. Thorac Surg Clin. 2018；28(4)：541-554.

CHAPTER 27

外科的合併症とSurgical rescue

訳：松本 紘典、向井 直樹、菊池 聡、佐藤 格夫

はじめに

米国では、100万人を超える患者が手術や医原性合併症を伴い退院している。 Acute care surgeonは、処置や外科的合併症を伴う患者の管理を支援するよう求められることがよくある。 外科的合併症の発生率は主に患者の特性に関連しており、完全には予防できない場合がある。さらなる悪化や死亡は、迅速に特定して対処すれば回避できることがよくある。

合併症による罹患率と死亡率の違いは、主に患者を合併症から迅速かつ適切に「救命（rescue）」する能力に起因する。 患者が合併症を患うたびに、救命に失敗するリスクが高まる。「救命（rescue）の失敗」とは「不都合な事態が発生した後の死亡」と定義される。 障害は、患者の病状変化の特定、上級スタッフへの病状変化の迅速な伝達、および治療の実施を含む 3 つの主要なポイントのそれぞれで起こりうる。これらの患者の治療に必要な「外科的救命（surgical rescue）」技術には、手術、外科医による蘇生、救命処置、介入処置、内視鏡処置、ベッドサイドでの処置などが含まれる可能性がある。 本章では、制御不能な敗血症（手術部位感染、縫合不全、腸管損傷）や内視鏡検査の合併症など、急性期外科医が遭遇する最も一般的な外科的救命（surgical rescue）シナリオの評価と管理について概説する。

制御できていない敗血症

手術部位感染（SSI）

> **症例提示**
>
> 37歳、女性。穿孔性虫垂炎に対して腹腔鏡下から開腹虫垂切除術に変更した手術を受け、術後 5 日目である。手術創部に若干の排液を伴い、痛みと腫れが増加していることに気づいた。 既往歴は子宮内膜症、手術歴は腹腔鏡下胆嚢摘出術。体温38.9℃、血圧103/49 mmHg、脈拍数105 拍/分と頻脈であった。
>
> 検査の結果、彼女の状態は悪く、手術創部周囲に蜂窩織炎が急速に広がり、膿性の排液がみられた。 血液検査値は、WBC：17,300/mm³、乳酸値：3.7mmol/L、Cr：1.3mg/dL、Hb：9.5g/dL、INR：1.1 であった。大口径の末梢静脈ライン2本で静脈路を確保し、等張輸液による蘇生を開始された。

〈質 問〉
　最も考えられる疾患は？
〈回 答〉
　手術部位感染（SSI）

病 因

手術部位感染（surgical site infection；SSI）は、入院中の外科患者に影響を及ぼす最も一般的な有害事象の 1 つである。国立院内感染監視システム（National Nosocomial Infections Surveillance；NNIS）のデータによると、SSIの平均発生率は2.6％で、外科患者の院内感染の38％を占めている。SSIは病院環境における患者の罹患率と死亡率の大きな要因であり、米国での年間コストは 35～100億ドルと推定されている。SSI は患者の身体的健康だけでなく精神的健康にも悪影響を及ぼす。SSI は多数の要因の影響を受ける複雑な問題であり、外科医が制御できるのはそのうちの一部のみである。これらのリスク要因は、修正可能または修正不可能な内因性（患者）要因と、外因性（手順、施設、術前、手術など）要因に大まかに分類できる（表27.1）。緊急または非常事態では、患者の併存疾患を完全に最適化する機会がない可能性があり、SSI リスクが大幅に増加する可能性がある。SSI の大部分では、病原体が手術時に持ち込まれ、創傷汚染とそれに続くSSIのリスクは、創傷の場所、手術創/切開の性質、実施される手術によっても異なる。SSI 発生率は、米国疾病予防管理センター（Centers for Disease Control and Prevention；CDC）の創傷の清潔度（清潔、清潔-汚染、汚染、

表27.1 SSIの危険因子

内因性による因子	年齢 栄養状態 糖尿病 喫煙 肥満 身体内の遠隔部位での共存感染 微生物の定着 免疫応答の変化 術前の入院期間
外因性による因子	皮膚消毒 術前剃毛 術前皮膚準備 手術時間 抗菌予防 手術室の空気清浄 手術器具の不適切な滅菌 手術部位の異物 手術ドレーン 手術技術 　不十分な止血 　創傷部における死腔の存在 　組織の損傷

不潔）が悪化するにつれて増加し、清潔で低リスクの手術では発生率が最も低く、汚染された高リスクの手術では感染率が高くなる。SSI発生率は緊急手術で高くなるが、対照的に定時手術ではただ単に併存疾患に依存するというわけではない。さまざまな環境で多数の医療提供者の監督下で発生するSSIを減らすための多面的な戦略/ガイドラインがあってもSSIは依然として発生する。

評価と管理

SSIは、深度と組織間隙によって3つに分類される。浅い手術創部のSSIは皮膚と皮下組織に限定される。深い手術創部のSSIは筋膜や筋層などの深部軟部組織が関与する。臓器/間隙のSSIはこれらの解剖学的境界をさらに超えて広がる。SSIの診断は臨床評価から始まり、SSIの症状には、切開部位の局所的な紅斑、硬結、熱感、疼痛などを認める。創部からの排膿や創部離開が起こることもある。病的肥満の患者や、開胸後などの深く多層に及ぶ手術創部のある患者では、SSIの外的徴候がわからず発見が遅れることがある。患者によっては、発熱や白血球増多など、全身的な感染徴候がみられることがある。創部感染の局所的徴候がないのにこれらの全身的な感染徴候がある場合は、臓器/間隙のSSIまたは別の部位から発生した感染が疑われる。SSIは手術後最初の48時間以内に発生することは稀で、その期間の発熱は通常、非感染性または原因不明である。この期間に発生するSSIは、一般的に*Streptococcus pyogenes*または*Clostridium*属菌による

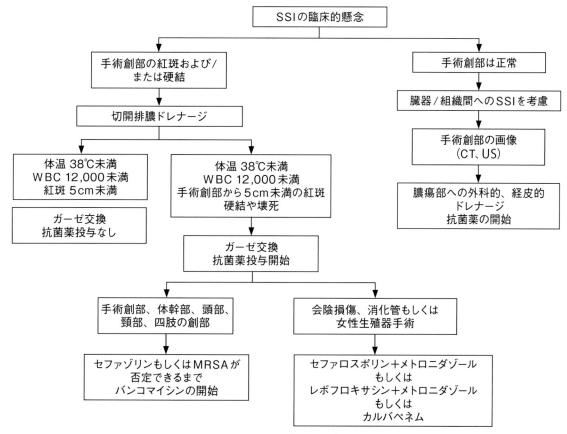

図 27.1　SSI 評価アルゴリズム
SSI：手術部位感染、WBC：白血球数、MRSA：メチシリン耐性黄色ブドウ球菌

(Adapted from Stevens DL, Bisno AL, Chambers HF, et al. Practice guidelines for the diagnosis and management of skin and soft tissue infections：2014 update by the Infectious Diseases Society of America. Clin Infect Dis. 2014；59：e10-e52.)

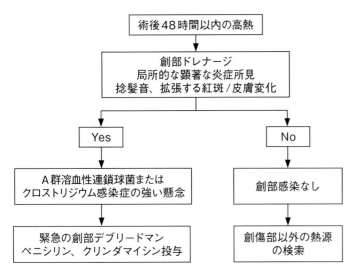

図27.2 壊死性SSIの可能性が場合のアルゴリズム
(Adapted from Stevens DL, Bisno AL, Chambers HF, et al. Practice guidelines for the diagnosis and management of skin and soft tissue infections : 2014 update by the Infectious Diseases Society of America. Clin Infect Dis. 2014 ; 59 : e10-e52.)

ものと考えられる。

SSIの治療の主要原則は、感染源の特定と制御である。浅い手術創部のSSIの場合、最も重要な治療法は、手術創部の切開排膿であり、二次治癒によって創傷が治癒するまでドレッシング交換を続けることである。局所の創傷ケアにはさまざまな選択肢があるが、最も簡単なのは生理食塩水に浸した綿ガーゼのドレッシングである。合併症のない浅い手術創部のSSIは、創部を開いて感染物質を除去したりデブリードマンしたりすることに加えて、全身症状のある患者や広がる紅斑(直径5cm超)がある患者には抗菌薬療法が必要となる。適切な臨床反応を確認するために臨床モニタリングを継続し、非典型的な症状が現れた場合は別の診断を考慮する必要がある(図27.1)。

臓器/体腔のSSIの診断には、感染部位を特定するための臨床評価に加えて診断の検査が必要になることがよくある。コンピュータ断層撮影(CT)は、優れた空間分解能で手術領域全体の断面を視覚化し、隣接する解剖学的構造を描写できるため、診断の標準となっている。CT検査は、イレウス、創傷被覆材、ストーマ、または開腹の状況でも検査精度は損なわれない。静脈用造影剤を使用すると、診断の精度が向上し、画像では、膿瘍は末梢増強に関連する低密度の集積(0〜30ハウンスフィールド単位)が示されることがある。

超音波検査(US)は便利な補助であり、USは安価で、放射線を使用せずに液体組織と固形組織を区別し、ベッドサイドで実行できる利点がある。ただし、体格、腸ガス、術後空気、または手術後の変化のために、一部の領域は視覚化が困難な場合がある。USで膿瘍は通常、残骸、隔壁、不規則な厚い壁を伴う多房性の複雑な腫瘤として現れる。臓器/体腔のSSIの治療には、感染源の制御と、局所の微生物学的疫学を考慮した適切な抗菌療法の開始が含まれる。腹腔内貯留物の治療では、可能な限り、最も侵襲性の低い非外科的治療が常に第一のアプローチとなる。治療の効果を確認するために、継続的な臨床検査が必要となる。経皮ドレナージが失敗する主な原因は、膿瘍の大きさ、範囲、複雑さ、または位置の誤診である。膿瘍に対する最小の侵襲的介入治療に効果がない/実行不可能な症例では、手術によるドレナージを行う必要も生じる。

より複雑な感染症を患い、全身性ショックの徴候を示している患者には、抗菌薬療法を開始するのが適切である。感染源管理の原則は重要であり、実施する外科手術の種類と感染源となる微生物に基づいて適切な抗菌薬を選択する。一般的に、手術創部の感染の原因となる微生物は、周囲の皮膚または外科手術部位に隣接する関連構造のいずれかに由来する。最も頻繁に特定される病原体は、黄色ブドウ球菌、コアグラーゼ陰性ブドウ球菌、大腸菌、*Enterococcus faecalis*、および緑膿菌である。各施設により特定の種の割合が異なることが知られている。メチシリン耐性黄色ブドウ球菌(Methicillin-Resistant *Staphylococcus aureus*；MRSA)などの多剤耐性(multidrug resistance；MDR)微生物が大幅に増加しているため、微生物データ蓄積、監視モニタリングが重要になる。培養検査では、手術創部のスワブよりも、注射器で吸引した膿や組織標本からの培養結果が最も有意義な情報となる。抗菌薬の適切な使用管理は、一般的には短期間で、可能であれば広範囲ではなく狭い範囲での使用が望ましく、抗菌薬使用の意思決定にはこれを含む必要がある(図27.1 参照)。

術後壊死性軟部組織感染症(Necrotizing soft tissue infection；NSTI)は、手術部位感染では稀ではあるが、重篤なサブセットとして認識をしておく必要がある。クロストリジウムによる筋壊死は、ウェルシュ菌が最も頻繁に引き起こすが、他種のクロストリジウムも関与している。クロストリジウムによる筋壊死は、手術後数時間以内に発生することがあり、高熱と手術創部を超えて拡がる激しい痛みが特徴である。周囲の組織と筋肉が壊死し、皮膚の変色と出血性水疱の形成を引き起こす。膿性排液はみられないことが多く、薄い漿液性の分泌物の方が一般的である。A群溶血性連鎖球菌(Group A Streptococcus；GAS)による壊死性筋膜炎も術後に報告されており、低血圧、腎不全、呼吸不全を伴う可能性がある。どちらの病因も緊急事態であり、壊死組織のデブリードマンには迅速な外科的介入が必要である。抗菌薬は外科的切除の次に重要である。ペニシリンおよびクリンダマイシンは、連続デブリードマンと併用した最適な治療法と考えられている(図27.2)。

縫合不全

> ### 症例提示
>
> 　77歳、女性。閉塞に近い結腸癌のため右半結腸切除術を受けて術後8日目である。食事はなんとか食べられていたが、現在腹部は膨満し鼓腸を呈していた。既往歴は甲状腺機能低下症、高血圧である。手術歴は、甲状腺部分切除術、古典的帝王切開術、腹腔鏡下胆嚢摘出術である。微熱と軽度の頻脈があり、心拍数は100拍/分、血圧は123/49mmHgであった。診察では、彼女は重症細菌感染症の徴候があり、腹部膨満、下腹部圧痛があった。血液検査値は、WBC：16,300/mm^3、乳酸値：2.9mmol/L、Cr：2.1mg/dL、Hb：9.5g/dL、INR：1.1であった。大口径の末梢静脈ライン2本で静脈路を確保し、等張輸液による蘇生を開始された。

〈質問〉
　最も考えられる疾患は？
〈回答〉
　縫合不全

病因

　縫合不全は小腸、大腸を問わず、腸の手術の主要な合併症である。腸液や便の腸管外への漏れは、合併症、入院期間、死亡率を増加させる。縫合不全のリスクは手術の種類や吻合部位によって異なる。データによると、研究対象にもよるが、消化管吻合部の2〜20％で漏れが起こることが示唆されている。小腸吻合部の漏れは大腸吻合部の約半分の頻度であり、両者とも緊急手術時には2倍以上になる。外科的切除の結果にはいくつかの因子が影響するが、手縫い、単層/層々、ステープラー使用など吻合法の種類によって縫合不全の発生率が変わることはない。

　吻合部の状態や最終的な縫合不全の形成には多くの因子が関与している。最も一般的な危険因子は、慢性肝疾患、栄養不良、心疾患などの併存疾患であり、複数の併存疾患が存在する場合最もリスクが高くなる。このようなリスクにより、リークの発生率は待機的手術の5倍まで増加する可能性がある。吻合部位もリークの発生要因である。大腸吻合は小腸吻合の2倍の頻度でリークが発生する。年齢が危険因子であることとして証明されていないが、男性患者の吻合は2倍以上リークしやすい。敗血症や輸血もリークのリスクを2倍以上増加させる。最後に、外科医の経験レベルもドレーンの留置も吻合成績には影響しないようである。しかし、手術時間が3時間を超えると、リスクが50％以上増加する可能性がある。大腸吻合と同時に行われる空置的回腸人工肛門造設術は50％近くの予防効果がある。最後に、縫合不全の形成は患者を二次的合併症のリスクにさらす。肺炎、急性腎障害、敗血症、人工呼吸器関連疾患、創部離開、死亡などの発生率が高まる。手術侵襲前から縫合不全に関連する危険因子を減少させる努力にもかかわらず、これらのリークは避けられない合併症と考えられている。さらなる続発症を減少させる

ためには、縫合不全を同定し治療する戦略が必要である。

評価と管理

　"縫合不全"という用語の問題点は、何をもって縫合不全とするかについて専門家の意見が一致していないことである。とはいえ、縫合不全の評価は、吻合部の完全性の喪失と生理学的後遺症を疑うことから始まる。最も一般的な症状としては、発熱、頻脈、白血球増加に続いて起こる遷延するイレウスである。これらの所見に続いて、局所的、あるいは明らかな腹膜炎が起こるのが一般的である。患者が正常な術後経過をたどらない場合は、縫合不全を疑う。縫合不全の徴候は、嘔気やイレウスの持続、全身倦怠感、経口摂取や経管栄養に対する不耐性など、容易には気づかない場合もある。ドレーンが留置されている場合、腸管内容物が排液中に確認されることがあり、そうでない場合は、創部に認められる腸液や便が最初の徴候となることがある。（創部またはドレーンからの）腸液が確認されずに縫合不全が疑われる場合は、経口造影剤を用いたCTスキャンが、吻合部の構造の完全性が失われた実際の部位、または関連する液体貯留や膿瘍を特定するのに役立つ可能性がある。一部の外科医の意見では、確認された膿瘍が必ずしも吻合部の実際のリークとは限らず、深部手術部位感染の可能性もある。液体貯留部位から腸管内容物が排出される場合は、吻合部からの漏出と考えるべきである。

　縫合不全が発見されたら、その管理は患者の病因と病態生理に焦点を当てるべきである。最初の判断ポイントは、手術的管理か非手術的管理かである。はじめに、敗血症の徴候があれば、感染源のコントロールに続いて蘇生が目標となる。このアルゴリズムには、深部手術部位感染のドレナージ、人工肛門形成を伴う試験開腹術、または空置的ループ回腸人工肛門造設術を伴う吻合部の修復術が

含まれる。人工肛門形成を伴う試験開腹術は、術後縫合不全のある患者の2/3の患者で行われる。汎発性腹膜炎や敗血症がなく、リークが小規模で限局している場合には、非手術的管理が可能な場合もある。吻合部からのリークは、術後1ヵ月までに起こることがある。

　縫合不全が通常の術後縫合不全の発症時期以外に発見された場合、典型的な症状は腸管皮膚瘻である。瘻孔は、正中線の創に腸内容物として現れることもあれば、ドレーン部位から現れることも、腹腔内液貯留として現れることもある。最初の2つの状況では、排液をコントロールすることが重要である。3つ目の状況ではドレナージを行うが、正中切開線から離れた部位で、ドレナージチューブを留置することが望ましい。瘻孔は、その部位から排出される内容物の量によって、低アウトプット、中アウトプット、または高アウトプットと表現される。低アウトプットな腸管皮膚瘻は24時間の平均排液が200mL未満

で、高アウトプットな腸管皮膚瘻は24時間あたり500mL以上、中アウトプットは1日あたり200〜500mLである。腸管皮膚漏としての遅発性縫合不全の管理は、まず手術介入なしで閉鎖できる可能性を模索し、不可能な場合、管理戦略は外科的介入に向かっていく。可能であれば、経口摂取を維持することが、栄養および体液維持に必要な水分を提供するための最良の補給経路である。経口摂取量の増加により瘻孔からの排液が増加する場合は、次の段階として、経口摂取を中止し、中心静脈栄養を行う。いずれの経路でも、適切な栄養管理が可能で、その栄養状態を3〜6ヵ月間継続し、断続的に外科的介入のための再評価を行うべきである。腸瘻の転帰の多様性については本章の範囲を超えるが、最終的な目標は、小腸または大腸の病的セグメントの切除および腸管の連続性の回復を目指した縫合不全の手術的修復である。

消化管損傷

症例提示

　56歳、女性。ロボット支援下手術による子宮摘出術創部からの排膿を伴う発熱、腹痛を訴えて救急部を受診した。既往歴は糖尿病、閉塞性睡眠時無呼吸、高血圧。手術歴には、術後5日目となるロボット支援下子宮摘出術と、過去に開腹右半結腸切除術、3回の帝王切開術がある。体温38.9℃の発熱があり、心拍数110回/分、血圧90/45mmHgである。診察上、切開創から胆汁様排液が認められ（図27.3）、腹膜炎を呈している。

　検査結果は、WBC：18,300/mm³、乳酸値：3.6mmol/L、Cr：2.4mg/dL、Hb：9.5g/dL、およびINR：2.1である。太い留置針で末梢静脈路2本を確保し、等張輸液で蘇生を開始する。

〈質　問〉
　最も考えられる疾患は？
〈回　答〉
　消化管損傷

病　因

　ここ数十年で、ロボット支援下手術や腹腔鏡手術の需要が高まるにつれ、これらの技術に伴う合併症の報告も増えてきた。幸いなことに、これら低侵襲手術による重篤な合併症の発生は全体的に低く維持されている。低侵襲手術における合併症の多くは、腹腔への到達時に発生する。合併症としては、皮下組織への気腹による皮下気腫や腹膜外気腫、術後感染など、軽微なものが多い。しかし、大血管や実質臓器の損傷など、生命を脅かす重大な有害事象も起こりうる。確実な気腹方法はなく、安全な腹腔への到達のためには、複数の手法を理解し、それらを駆使することが必要となる。特に腹腔へのトロッカー挿入の際には、患者の手術歴や癒着のリスクを慎重に評価すべきである。さまざまな腹腔到達方法を熟知していれば、個々の患者にとっ

て最も安全で効果的な方法を選択することができる。ただし、経験豊富な外科医による初回気腹時では、Open法とClosed法で、全体的な合併症発生率での有意差は認められていない。Veress針（気腹針）挿入に伴う合併損傷のリスクは、挿入の試行回数が増えるほど有意に増加し、3回で44〜74%、4回以上で85〜100%に達する。したがって、Veress針挿入に3回失敗したら、別の挿入法を用いることが推奨される。2つ目のトロッカーもしくはポート留置は常に腹腔鏡直視下に気腹させた状態で行うべきである。この章では腹腔鏡手技に伴う消化管損傷を扱う。

　消化管損傷は、麻酔、大血管損傷に次いで、腹腔鏡手術に伴う死亡原因の第3位である。消化管損傷は腹腔鏡手術を受けた患者の0.03〜0.18%に発生し、小腸の損傷が最も多い。消化管損傷の約1/3は腹腔への到達に際して起こ

27. 外科的合併症とSurgical rescue

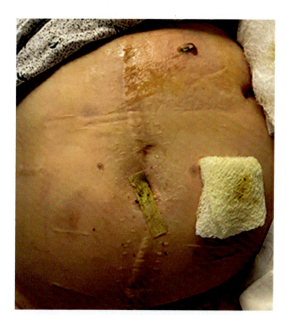

図27.3 ロボット支援下子宮摘出術後5日目の患者の腹壁の外観

り、残りは剝離や電気凝固・熱伝導、組織把持によるものである。これらの損傷の多くは、外科医の手術視野外で発生し、術中に認識されることは少ない。消化管損傷の診断の遅れは、合併症および死亡の重大な要因となり、米国では法的措置の主な対象となっている。

評価と管理

消化管損傷の多く（50％近く）は術中に認識されない。消化管損傷に関連した症状は通常、術後12〜36時間以内に現れるが、術後5〜7日程度と遅れることもある。消化管損傷の臨床症状は、上記の症例のようにポート部位からの腸液の漏出を伴う汎発性腹膜炎から、経口摂取不良、腹部膨満、腹痛増悪などの軽微な臨床所見まで多岐にわたる。一般に、腹腔鏡手術後に患者の腹痛が持続して改善せず、特に頻脈や発熱を伴う際には、消化管損傷を疑って評価を行うべきである。腹膜刺激症状のある患者には、臨床状態に応じて、開腹または腹腔鏡による再手術を行うべきである。診断が判然としない場合、最も有用な画像診断は造影CTである。CTで腹腔内遊離ガス所見は穿孔の徴候であるが、腹腔鏡手術後24時間の時点では、約40％の患者で消化管穿孔の臨床的徴候がないにもかかわらず、2cm以上の遊離ガスが認められる。ただし、腹腔鏡手術での気腹では炭酸ガスを使用するため、腹膜内に残存するガスは速やかに吸収されるはずである。腹腔内の遊離ガスや液体貯留が術後に予想されるより多く存在する場合、消化管損傷でないことを証明できるまで、その可能性を念頭に置く必要がある。

消化管穿孔が疑われる患者の初期管理には、絶食、補液、広域抗菌薬の投与が含まれる。穿孔が確認、または強く疑われる場合は、緊急の開腹または腹腔鏡による外科的介入を行うべきである。

表27.2 AAST Grading Scales　消化管損傷

臓器	損傷グレード	損傷形態
胃	I	挫滅・血腫
		非全層性裂傷
	II	裂傷<2cm；食道胃接合部もしくは幽門輪
		裂傷<5cm；噴門側1/3
		裂傷<10cm；幽門側2/3
	III	裂傷>2cm；食道胃接合部もしくは幽門輪
		裂傷>5cm；噴門側1/3
		裂傷>10cm；幽門側1/3
	IV	胃全体の2/3以下に組織欠損や血流障害を伴う
	V	胃全体の2/3以上に組織欠損や血流障害を伴う
十二指腸	I	1区画に限局する血腫
		穿孔のない非全層性裂傷
	II	1区画を超える血腫
		環周率50％以下の離断を伴う裂傷
	III	環周率50〜75％の離断を伴う裂傷；下行脚
		環周率50〜100％の離断を伴う裂傷；球部・水平脚・上行脚
	IV	環周率75％以上の離断を伴う裂傷；下行脚
		膨大部や遠位総胆管にかかる
	V	膵十二指腸に及ぶ広範な裂傷
		血流障害を伴う
小腸	I	血流障害を伴わない挫滅や血腫
		穿孔のない非全層性裂傷
	II	環周率50％未満の離断を伴う裂傷
	III	環周率50％以上の離断であるが断裂していない裂傷
	IV	断裂
	V	組織欠損を伴う断裂
		血流障害を伴う
大腸	I	血流障害を伴わない挫滅や血腫
		穿孔のない非全層性裂傷
	II	環周率50％未満の離断を伴う裂傷
	III	環周率50％以上の離断であるが断裂していない裂傷
	IV	断裂
	V	組織欠損を伴う断裂
		血流障害を伴う
直腸	I	血流障害を伴わない挫滅や血腫
		穿孔のない非全層性裂傷
	II	環周率50％未満の離断を伴う裂傷
	III	環周率50％以上の離断を伴う裂傷
	IV	会陰に及ぶ全層性裂傷
	V	血流障害を伴う

(Adapted from Moore EE, Cogbill TH, Malangoni MA, et al. Organ injury scaling, II：pancreas, duodenum, small bowel, colon, and rectum. J Trauma. 1990；30：1427-1429.)

胃、十二指腸、小腸、結腸、直腸の医原性損傷は、AAST損傷Gradeに基づいて管理する（表27.2）。胃、小腸、結腸、直腸のGradeの低い損傷（GradeⅠ、Ⅱ、Ⅲ）は通常、デブリードマンを行い、縫合閉鎖が可能である。一方、頻度は多くないが、Gradeの高い損傷（GradeⅣおよびⅤ）では、一般に縫合修復は不可能であり、適切な切除と吻合が必要である。胃や十二指腸でのGradeの高い損傷（GradeⅣおよびⅤ）では、部位や程度、患者の全身状態に応じて、複雑な修復や再建が必要となるこ

とが多い。腸管吻合は一層縫合または二層縫合の手縫い吻合、またはステープラーでの器械吻合で行う。術式の選択は、損傷部位、患者状態、外科医の経験と好みによって決まる。

遅発性または多発性の損傷に対しては、段階的なダメージコントロールアプローチを考慮する。損傷腸管を消化管切離用のステープラーで切除し、患者状態が安定するまでは腸管吻合や筋膜の閉鎖を遅らせる。

内視鏡検査の合併症

症例提示

50歳、女性。術後の失神と腹痛で救急外来を訪れた。彼女は前日に大腸内視鏡検査を受けていた。彼女の既往歴には高血圧が含まれていた。彼女の過去の手術歴には腹腔鏡下虫垂切除術の既往がある。彼女は平熱で、心拍数は120拍/分、血圧は93/48mmHgであった。身体診察では腹痛を認めた。

特筆すべき検査値としてはWBC：5,300/mm³、乳酸値：3.6mmol/L、Cr：2.4mg/dL、Hb：8.5g/dL、INR：1.1であった。大口径の末梢静脈路が2本確保され、等張液による蘇生が開始された。

〈質問〉
最も考えられる疾患は？
〈回答〉
大腸内視鏡検査後の脾損傷

上部および下部消化管内視鏡検査はありふれた処置であるが、acute care surgeonの懸念事項となる重大な合併症は幸いにも比較的稀である。

最も一般的な上部と下部の内視鏡検査の合併症は心肺疾患（例：低血圧または低酸素症；5～10％）である。ただし、acute care surgeonの関与する最も一般的な合併症は出血と穿孔である。次章では一般的な内視鏡合併症のリスクと原因、管理について概説する。場合によっては、外科医が内視鏡医である場合もあれば、手術介入を必要とする患者でないかの知識や専門知識を得るために相談されることがある。

このように、本章で概説する内容は主に外科的手術に焦点を当てるが、必要に応じて内視鏡による管理技術についても言及する。一般的なルールとして、内視鏡後の出血と穿孔の罹患率と死亡率は診断と治療までの時間に大きく依存する。医原性合併症は除外されるまで、鑑別診断リストの上位にあり、迅速にケアされる必要がある。

出　血

〈病　因〉

出血はよく認められるが、acute care surgeonの関与を要するものは稀である。出血は局所（例：ポリープ切除

術または治療手技の後）と周囲構造の損傷（例：脾臓損傷）の2つのカテゴリーに分類できる。

局所出血は、大腸内視鏡治療の0.1～0.6％で発生する。出血の危険因子には、ポリープサイズが大きい、無茎性または茎部の太いポリープ、患者の抗血栓薬または抗凝固薬の使用（発生率が0.87％増加する可能性）、未熟な内視鏡技術がある。即時出血の事象は直接的な損傷が原因でみられ、特に外傷電気メスで切った場合により認められる。発症の遅れは凝固電気焼灼術が行われた症例でより一般にみられる。処置後に数日が経過して、焼けた組織が剥がれ落ち、創傷粘膜が露出して出血する。

他臓器（脾臓など）の損傷では腹腔内出血を引き起こす可能性がある。脾臓の損傷は0.004％と報告されているが、過少報告されている可能性が高い。ナビゲートが難しいS状結腸を内視鏡が通過するとき、または脾彎曲部自体のどちらかで、内視鏡または通気による過度な力がかかり、脾結靱帯が脾嚢に裂傷を及ぼし出血すると考えられている。手術の既往（特に婦人科手術の既往のある女性）や腹腔内感染症の病歴、または膵炎の既往のある患者では、癒着をきたす可能性があり、リスクが高いと考えられる。

〈評価と管理〉

局所出血は、内視鏡検査時に直ちに認識される場合も

あれば、遅れて（処置後1～14日後）認識される場合もあり、血便や下血を伴う場合や、血行動態の変化を伴う場合もある。診断は、直接の視認（即時の場合）または病歴/検査によって行われる。CT血管造影（CT angiography；CTA）を撮影し出血の位置を特定し、治療を進める。初期対応として蘇生と出血の制御に焦点を当てる必要がある。個々の患者の要因（出血の重症度と血栓症の可能性）を考慮したリスク・ベネフィット分析に基づき、すべての抗凝固療法を中止し、治療の再開を検討する。大腸内視鏡検査後の局所出血の大部分は、保存的加療で改善する。

場合によっては、患者は腹痛や低血圧、頻脈を呈することがある。点滴液と血液製剤による治療を直ちに開始する必要がある。ベッドサイドでのUSは、遊離腹腔内液体貯留を迅速に特定するのに役立つ。USは脾臓損傷に特化したものではないが、適切な臨床状況においては診断をサポートする可能性がある。臨床検査と画像検査を行う必要がある。

この合併症は稀であり、最適な非手術管理（nonoperative management；NOM）戦略に関するデータは限られている。一般に、これらの損傷は腹部鈍的外傷の管理と同様にアプローチされ、米国外傷外科学会（American Association for the Surgery of Trauma；AAST）臓器損傷分類を使用してグレード分類する（表27.3）。このグレードは管理の指針となり、手術以外の治療のリスクを層別化するのに役立つ可能性がある。血行力学的不安定性またはNOMに抵抗性の出血の証拠がある患者は、検査値ではなく血行力学的状態に合わせ、脾臓摘出術および血液製剤投与により手術的に治療されるべきである。患者が生理学的損耗状態の場合は、凝固障害を矯正するためにダメージコントロール手術（damage control surgery；DCS）が必要になる場合がある。血行動態が正常もしくは安定している患者では、

NOMが考慮される場合がある。画像検査で造影剤の血管外漏出像や仮性動脈瘤が認められる場合は血管塞栓術を検討しなければならない。腹部所見の増悪やヘモグロビンの低下、血行動態の変化がないか、患者をモニターする必要がある。これらのいずれかがあれば、画像検査の再試行と手術介入の検討が必要である。脾臓の病理学的影響（腫瘍など）がある状況における医原性脾損傷の治療に関するデータはない。

上部消化管穿孔
〈病因〉
上部消化管内視鏡検査における有害事象発生率は全体で0.13％であるが、診断的処置と比較した場合、治療［経皮内視鏡的胃瘻造設術（Percutaneous Endoscopic Gastrostomy；PEG）、異物除去、拡張、静脈瘤の治療、ステント留置、アブレーション］では有害事象率が増加する。

医原性食道穿孔の全体的な発生率は、単純な病変における拡張で0.09～2.2％であるが、複雑な病変（より長い病変、複数の領域、放射線による狭窄）の場合はより高くなる。Barret食道に対する内視鏡的粘膜切除術［内視鏡的粘膜切除術（endoscopic mucosal resection；EMR）］または扁平上皮がんに対する内視鏡的粘膜下層剥離術（endoscopic submucosal dissection；ESD）の場合、この医原性食道穿孔の発生率は最大3％になる場合がある。その他のリスクとしては、Zenker憩室、食道狭窄、頸部骨棘、再発性異物摂取歴などがある。生検による食道穿孔も稀に発生する。

食道穿孔は最も一般的な原因は医原性であり（60％）、罹患率と死亡率は高く（10～20％）、損傷から治療までの時間が長くなるにつれて死亡率は大幅に増加する。穿孔に

表27.3　AAST脾損傷分類

臓器	損傷グレード	損傷の形態
脾臓	I	被膜下血種　表面積の10％未満
		実質損傷　深さ1cm未満
		被膜裂傷
	II	被膜下血種　表面積の10％～50％
		実質損傷　深さ5cm未満
		実質裂傷　1～3cm
	III	被膜下血種　表面積の50％超
		破裂した被膜下または実質損傷　深さ5cm以上
		実質裂傷　3cm超
	IV	脾臓被膜内での血管損傷、限定された被膜内活動性出血を伴う損傷
		実質損傷が分節または脾動脈に及び25％を超える損傷
		血管消失（閉塞）を引き起こす
	V	脾臓を超えて腹腔内に及ぶ活動性出血を伴う損傷
		脾臓の粉砕

(Adapted from Kozar R, Crandall M, Shanmuganathan K, et al. Organ injury scaling 2018 update：spleen, liver and kidney. J Trauma Acute Care Surg. 2018；85（6）：1119-1122.)

より周囲の空間や体腔が口腔分泌物や消化液で汚染され、重篤な炎症や敗血症を引き起こし、場合によっては死に至る。患者の転帰において最も重要な要素は、治療までの時間である。

胃および十二指腸における穿孔は、一般的には、胃腸吻合部の拡張や内視鏡的逆行性胆管膵管造影（endoscopic retrograde cholangiopancreatography；ERCP）中の治療器具に関連して発生する。

〈評価と管理〉

診断が遅れた場合の罹患率を考慮し、内視鏡検査後に問題がある患者の鑑別診断では医原性穿孔の可能性を強く疑い、画像による評価を適時に実施する必要がある。前腸の穿孔した部分によって、さまざまな徴候や症状が現れる。

食道の穿孔は、発声障害、嗄声、嚥下障害、皮下気腫、呼吸障害、気胸、胸水として現れることがある。

遠位食道、胃、十二指腸の穿孔は、腹痛や敗血症/腹膜炎の徴候を伴う場合がある。単純X線撮影（胸部および腹部）を行った場合、穿孔に関する所見には、気腹症、縦隔気腫、皮下気腫、胸水などがある。造影CT検査は、診断（感度92〜100％）や、追加治療が必要な可能性のある造影剤の血管外漏出像、腫瘤、膿瘍、体液の貯留を特定するのに役立つ。

食道穿孔の治療は、食道のどの部分が損傷したか、発症までの時間および基礎となる病理によって異なる。治療法には、NOM、内視鏡的修復術、外科的修復術が挙げられる。NOMの基準を表27.4に概説する。成功率は、非炎症性、病理学的異常がない組織でより高くなる。

医原性穿孔のすべての患者は、広域抗菌薬の経静脈的投与、絶飲食管理、プロトンポンプ阻害薬（proton pump inhibitor；PPI）投与を受ける必要がある。治癒には早期の栄養補給（経腸経路が好ましい）が不可欠である。内視鏡での経鼻胃管留置（nasogastric tube；NG）による減圧が推奨される。画像検査で体液の貯留（膿瘍や胸水）を認める場合、経皮的にドレナージする必要がある。

表27.4　内視鏡検査後の食道穿孔の非手術的治療の基準

治療の遅れ	早期治療：24時間未満
臨床所見	敗血症の症状、徴候を認めない
放射線学的基準	食道穿孔が頸部もしくは胸部である 周囲の組織により穿孔が限局的である ・食道壁内 ・食道内ドレナージを留置し、食道造影によるリークが最小限である ・胸膜への大量汚染がない
食道の特徴	ほかの食道疾患がない
その他	食道の専門家チームによる監視が可能 24時間体制の外科および放射線透視化での処置が可能

（Adapted from Chirica M, Kelly M, Siboni S, et al. Esophageal emergencies：WSES guidelines. World J Emerg Surg. 2019；31（14）；epub.）

一次内視鏡治療は、処置中に認識された穿孔や、来院が遅れた限られた患者（手術候補者が乏しく、外科的治療が適さない基礎疾患）に対する好ましい治療法である。これらの内視鏡治療には、スルースコープ（hrough the scope；TTS）クリップまたはオーバースコープ（over the scope；OTS）クリップ、ステント留置術、および内視鏡的陰圧療法が含まれる。クリップは小さな傷（2cm未満）の場合の第一選択である。TTSクリップはアームの長さが比較的短いため、通常は良性の（炎症を起こしていない組織）小さな穿孔に使用される。OTSクリップは、組織を掴むためのアームが長く、閉じる力が大きいため、より大きな穿孔の治療に成功する可能性がある。

完全または部分的に覆われた、自己拡張可能な金属ステントまたはプラスチックステントは、大きな穿孔や悪性組織を貫通する穿孔に特に有用である。治療効果を最大限に発揮するにはステントの移動（発生率8〜40％）や上部食道括約筋（UES）または下部食道括約筋（LES）を横切るリスクを最小限に抑える、慎重なステントの選択が必要である。穿孔部を確実に閉鎖するために、ステントは留置後2〜4週間そのままにしておく必要がある。食道穿孔に対するステント留置は、観血的修復術や観血的修復術に移行した例と比較して罹患率、入院期間、経口摂取までの時間、費用の減少に寄与するとされる（ステント留置による成功率は88％、死亡率は7.5％）。

管腔内陰圧療法も高度な内視鏡治療術の1つであり、主に手術の適応が不適格な患者や、ほかの治療法が失敗した患者に適応となる。ほかの陰圧閉鎖療法（negative pressure wound therapy；NPWT）と同様に、管腔内陰圧療法は、欠損/空洞内にスポンジと先端が陰圧となる経鼻チューブを内視鏡で留置することによって行われる。チューブは負圧に接続され、肉芽形成が可能になる。

内視鏡治療後は、造影検査で欠損部が適切に閉鎖されていることを確認できるまで、患者を観察し、絶飲食下に管理する必要がある。

患者がNOMの候補者ではない場合、または内視鏡治療が失敗した場合は、手術を検討する。

食道穿孔の外科的治療の結果は、治療成功率が83％、院内死亡率が17％である。腹腔鏡による食道穿孔の修復に成功したという報告もあるが、このアプローチはacute care surgeonの判断で行われるべきである。外科的管理において、アプローチに関係なく、適切な創部の開放、生存不能な組織のデブリードマン、損傷部の閉鎖、修復部補強への隣接組織の使用、適切なドレナージが必要である。

頸部食道の穿孔は、局所の筋膜面に封じ込められるため、NOMで可能性が最も高い。手術が必要な場合、欠損の直接修復を行う。左胸鎖乳突筋の前縁に沿った切開に損傷部にアプローチする。対側へのアクセスが必要な場合は、頸部切開を行う。食道を全周的に授動し、生存組織ま

でデブリードマンを行い、欠損部を単層または二重層の張力がかからぬよう縫合修復し、局所の健康な組織（胸鎖乳突筋など）で補強する必要がある。手術時に栄養補給のための経腸アクセス（内視鏡的NGチューブ留置もしくは外科的空腸瘻チューブ留置のいずれか）を確立しておく。損傷または組織損傷の程度が大きく（食道周囲の50％以上）正常に修復できない場合、食道バイパス術とドレナージを施行する。

胸部食道の損傷に対する対応は、個々の患者の状態に基づいて個別対応を要する。損傷部の高さに応じて最適な手術経路が変わり、食道遠位では左側、胸部中部食道では右側が最適となる。画像所見はアプローチの選択に役立つ。粘膜欠損は、外部から確認できる筋層断裂よりも長い場合が多いことに注意する必要がある。

近位および遠位の筋層切開は、損傷の実際の範囲を特定するのに役立つ。欠損部を露出し、生存不能な組織を除去した後に、欠損部は、一層目は粘膜層、二層目は外側の筋層で縫合閉鎖する。修復は無緊張とし、局所組織（心膜、胸膜、肋間筋など）によって補強を行う。体液貯留、縦隔、胸腔のドレナージを行う必要がある。栄養へのアクセス方法を確保する。欠損部が大き過ぎて外科的修復が不可能な場合、ドレナージと切除／バイパス／空置術を行う。原因に食道病変がある場合は、組織が治癒する可能性が低いため、切除が推奨される。

腹部食道穿孔は比較的稀であり、逆流防止術の合併症として最も頻繁に発生する。治療の一般原則は、頸部食道穿孔および胸部食道穿孔の原則に準じる。つまり、損傷部の露出、正常組織に至るまでのデブリードマン、張力のかからない修復、局所組織の補強が挙げられる。胃穹隆部のラッピングを使用して損傷部を補強することもできる。栄養補給のための経腸アクセスを確保し、腔内のドレナージを行う必要がある。

大腸内視鏡穿孔、腹部コンパートメント症候群
〈 病 因 〉

臨床的に実証されている穿孔の発生率は、診断目的の大腸内視鏡検査では0.016～0.8％、治療目的の大腸内視鏡検査では0.02～8％の範囲とされる。医原性穿孔の危険因子には、低BMI、高齢、女性、骨盤手術歴、憩室症、結腸閉塞、炎症性腸疾患、高度な内視鏡治療［例：空気圧狭窄拡張、ステント留置術、内視鏡的粘膜切除術（EMR）、内視鏡的粘膜下層剥離術（ESD）など］の施行が含まれる。発症／治療までの時間および患者の併存因子によって、死亡率が5～25％になる可能性もある。

穿孔率は大腸の位置によっても異なる。直腸S状結腸での穿孔が最も一般的であり、穿孔の50～60％を占め、次に盲腸（15～25％）、肝屈曲（10～17％）、横行結腸（7～9％）、脾臓屈曲（5～8％）とされる。穿孔は腸壁に対する

3つのメカニズム、剪断力／伸張圧力、過剰注入／圧外傷、または治療器具（例：熱傷または全層組織切除）などのいずれかによって発生する可能性がある。直腸S状結腸では、その鋭角さに加え、手術歴や過去の憩室疾患の既往による骨盤癒着が起こりやすいため、剪断／伸張損傷がより一般的である。盲腸は壁が薄いため、圧外傷に対して最も脆弱である。圧力の上昇により、比較的薄い盲腸壁に沿って線状の断裂が生じ、全層欠損に伸展する。治療器具による損傷は横行結腸でより一般的だが、全結腸において発生する場合がある。熱損傷は通電した電流の強度と持続時間に関連しており、生理食塩水を注入し粘膜を持ち上げる手技を利用することでリスクを軽減できる可能性がある。熱損傷は全層ではない場合があり、損傷が全層に至るまで数日間は明らかにならない場合がある。

腹部コンパートメント症候群（abdominal compartment syndrome；ACS）は稀だが、結腸鏡穿孔の緊急合併症である。吹き込まれた空気が腹腔内に入り、腹腔内圧が上昇する。腹腔内圧が一定の閾値に達すると、呼吸が制限され、心臓への前負荷が減少し低血圧や頻脈を引き起こす（第10章「腹部コンパートメント症候群とopen abdomen」参照）。

〈 評価と管理 〉

結腸穿孔の症状、診断、治療は診断までの時間、患者の状態、汚染の程度によって異なる。一般に評価と治療の方法は、穿孔が認識された状況（処置中または処置後）、症状が現れるまでの時間（早期／24時間以内または遅延）、および患者の症状によって異なる。保存療法、内視鏡療法、外科療法はすべてある程度の成功を収めていると報告されている。一般に、敗血症性ショックを呈している患者、腹膜炎の徴候がある患者、造影検査で管腔内容物の著しい流出がみられる患者には外科的治療が必要である。治療は非経口摂取（nothing per os；NPO）、経静脈的な水分補給、抗菌薬による治療が行われる。非経口栄養は、栄養失調の徴候がある患者、または7日を超えて非経口的になる患者で考慮されるべきである。

診断は即時（最大68％）に判明する場合もあるが、遅延（23％は1日目または2日目、残りは2日以上）して判明する場合がある。腹腔内の構造の視認、注入ガスの喪失、突然の痛み、腹部の膨満、血行動態の変化（腹圧上昇またはACS）などにより即時診断される場合がある。穿孔の判明とともに直ちに循環動態の増悪（低血圧および頻脈）が発生した場合には、緊急で腹部減圧を考慮する必要がある。

穿孔の大部分は手技後に認められる。これらは通常、増悪するか改善しない腹痛、排ガスの停止、敗血症の徴候（例：頻脈、発熱）や腹膜炎の徴候を呈する。診断は画像検査によって行われる。単純X線撮影では、横隔膜下に遊離腹腔内ガスを認めうるが感度は鋭敏ではない。CTは最適な画像モダリティである。経静脈的造影や腸内造影剤

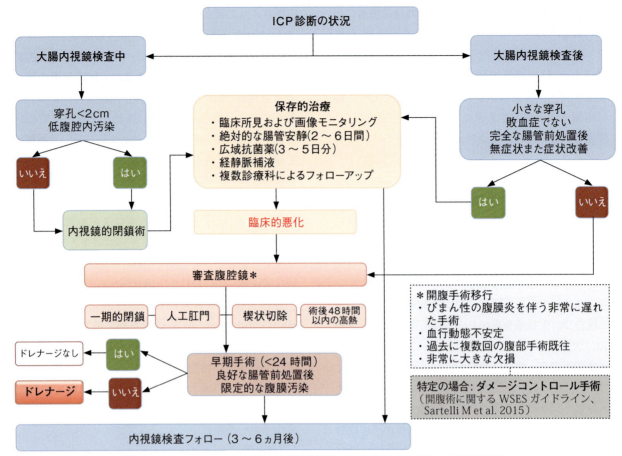

図27.4 WSESによる医原性結腸穿孔(ICP)の治療に関する推奨事項
(Adapted from de'Angelis N, Di Saverio S, Chiara O, et al. 2017 WSES guidelines for the management of iatrogenic colonoscopy perforation. World J Emerg Surg. 2018;13:5.)

投与を行うと、より感度がよくなる可能性がある。一部の患者は臨床的腹膜炎を示すものの、画像検査では穿孔の徴候を示さないことがある。ポリープ切除後症候群(発生率0.003～0.1%)は、局所性腹膜炎を伴う腸壁の熱損傷によって発生するが、X線撮影による穿孔の証拠を認めない。逆に、CT検査では「偽陽性」が示される可能性もある。例えばESD処置の最大63%で、穿孔がないにもかかわらず、縦隔気腫や腹腔内遊離ガスを認める可能性がある。このような場合では患者の検査と状態をモニタリングしながら保存的に管理する必要がある。

医原性結腸穿孔の最適な治療法(内視鏡、腹腔鏡、開腹)に関するデータは限られている。2018年にWSES(World Journal of Emergency Surgery)は、推奨事項の概要を含むデータのレビューを公表した(図27.4)。一般に治療の目標は、蘇生、汚染の制御および機能(解剖学的または非解剖学的)の回復である。内視鏡処置中に確認した穿孔が小さく(<2cm)、患者の循環動態が適切な状態に維持されている場合は、内視鏡によるクリッピングは、TTSクリップまたはOTSクリップのいずれも試行することができる。この方法は、クリップが結腸壁のより深い層を把持して適切な閉鎖ができるかどうかに依存する。OTSクリップは、TTSクリップよりもクリップアームが長く、より効果的である可能性がある。

患者が処置後に症状を示した場合、患者の臨床状態と画像検査で特定された損傷/汚染の程度によって治療を決定する。血行動態が正常で、腹膜炎または敗血症の明白な徴候がなく、造影CT検査にて造影剤の血管外流出がないか最小限である患者では、モニタリング下に、非経口摂取(NPO)とし、広域抗菌薬の投与、連続的に検査を行うことも考えられる。臨床状態の悪化があれば、外科的治療を行う必要がある。敗血症や腹膜炎をきたしている、あるいは画像検査で造影剤の血管外漏出が多量にみられる患者では、手術適応の検討が必要である。

標準的な外科的介入法を裏づけるエビデンスは限られている。開腹術が伝統的なアプローチであるが、医原性損傷は腹腔鏡手術での治療も奏効している。アプローチに関係なく、手術管理の優先事項は、汚染の管理、デブリードマンまたは生存不能組織の切除、および機能の回復(一期的修復や切除、人工肛門造設の有無にかかわらず)である。血行動態が正常な患者で、結腸穿孔が小さく(周径の25%未満)、発症から短時間の場合は、シンプルに一期的修復術を行うことができる。欠損が大きく、修復による狭窄の懸念がある場合は、その部分を切除する必要がある。解剖学的切除もしくは楔状切除の選択は、病変を考慮して行う必要がある。切除後に、正常組織であり、併存疾患がなく、血行動態が正常な患者では一期的吻合を

行う。重大な汚染がある場合や、治癒を損なう重大な病変がある場合、または不安定な患者の場合は人工肛門造設術を行う。生理学的異常状態にある患者ではDCSが適切な場合がある。

まとめ

要約すると、acute care surgeonは手術やその他の侵襲的処置の結果による合併症を管理することが引き続き求められている。術後または処置後の正常な経過をたどらない場合、合併症が存在する可能性があるという警告を発さなければならない。これらの患者の治療に必要となりうる技術には、手術、外科医による蘇生術、救命処置、IVR、内視鏡処置、ベッドサイドでの処置などがある。合併症の早期発見と迅速な治療は、罹患率と死亡率を減少させ、患者の「救命」に役立つ。

文 献

Ahmad G, Gent D, Henderson D, et al. Laparoscopic entry techniques. Cochrane Database Syst Rev. 2015；8：CD006583.

Anderson ML, Pasha TM, Leighton JA. Endoscopic perforation of the colon：lessons from a 10-year study. Am J Gastroenterol. 2000；95：3418-3422.

Andrade EG, Olufajo OA, Drew EL, et al. Blunt splenic injury during colonoscopy：is it as rare as we think? Am J Surg. 2018；215(6)：1042-1045.

Badia JM, Casey AL, Petrosillo N, Hudson PM, Mitchell SA, Crosby C. Impact of surgical site infection on healthcare costs and patient outcomes：a systematic review in six European countries. J Hosp Infect. 2017；96：1-15.

Bakker IS, Grossmann I, Henneman D, Havnega K, Wiggers T. Risk factors for anastomotic leakage and leak-related mortality after colonic cancer surgery in a nationwide audit. Br J Surg. 2014；101：424-432.

Ban KA, Minei JP, Laronga C, et al. American College of Surgeons and Surgical Infection Society：surgical site infection guidelines, 2016 update. J Am Coll Surg. 2017；224：59-74.

Bassette M. Eckmann C, Giacobbe DR, Sartelli M, Montravers P. Post-operative abdominal infections：epidemiology, operational definitions and outcomes. Intensive Care Med. 2020；46：163-172.

Briggs A, Peitzman AB. Surgical rescue in medical patients －the role of acute care surgeons as the surgical rapid response team. Crit Care Clin. 2018；34：209-219.

Burch JM, Franciose RJ, Moore EE, et al. Single-layer continuous versus two-layer interrupted intestinal anastomosis：a prospective randomized trial. Ann Surg. 2000；231：832.

Chew C, Yeung J, Faragher I. Treatment of colonoscopic perforation：outcomes from a major single tertiary institution. ANZ J Surg. 2019；89(5)：546-551.

Chirica M, Kelly M, Siboni S, et al. Esophageal emergencies：WSES guidelines. World J Emerg Surg.

2019；14：26.

Cirocchi R, Kelly M, Griffiths E, et al. A systematic review of the management and outcome of ERCP related duodenal perforations using a standardized classification system. Surgeon. 2017；15(6)：379-387.

de'Angelis N, Di Saverio S, Chiara O, et al. 2017 WSES guidelines for the management of iatrogenic colonoscopy perforation. World J Emerg Surg. 2018；13：5.

Eisner IS, Wadhwa RK, Downing KT, Singhal PK. Prevention and management of bowel injury during gynecologic laparoscopy：an update. Curr Opin Obstet Gynecol. 2019；31：245-250.

Fuller J, Ashar BS, Carey-Corrado J. Trocar-associated injuries and fatalities：an analysis of 1399 reports to the FDA. J Minim Invasive Gynecol. 2005；12：302.

Global Guidelines for the Prevention of Surgical Site Infection. 2nd ed. World Health Organization；2018.

Han ES, Advincula AP. Safety in minimally invasive surgery. Obstet Gynecol Clin North Am. 2019；46：389-398.

Härkki-Sirén P, Kurki T. A nationwide analysis of laparoscopic complications. Obstet Gynecol. 1997；89：108.

Hatchimonji JS, Kaufman EJ, Sharoky CE, Ma L, Garcia Whitlock AE, Holena DN. Failure to rescue in surgical patients：a review for acute care surgeons. J Trauma Acute Care Surg. 2019；87：699-706.

Horan TC, Gaynes RP, Martone WJ, et al. CDC definitions of nosocomial surgical site infections, 1992：a modification of CDC definitions of surgical wound infections. Infect Control Hosp Epidemiol. 1992；13：606-608.

Iwashita T, Lee JG, Nakai Y, et al. Successful management of perforation during cystogastrostomy with an esophageal fully covered metallic stent placement. Gastrointest Endosc. 2012；76：214-215.

Johnston MJ, Arora S, King D, et al. A systematic review to identify the factors that affect failure to rescue and escalation of care in surgery. Surgery. 2015；157：752-763.

Kang D, Ryu D, Choi C, et al. Clinical outcomes of iatrogenic upper gastrointestinal endoscopic perforation：a 10-year study. BMC Gastroenterol. 2019；19(1)：218.

Kelly M, Bhangu A, Singh P, Fitzgerald JEF, Tekkis PP. Systematic review and meta-analysis of trainee- versus expert surgeon-performed colorectal resection. Br J Surg. 2014；101：750-759.

Kirkpatrick AW, Baxter KA, Simons RK, et al. Intra-abdominal complications after surgical repair of small bowel injuries：an international review. J Trauma. 2003；55：399.

Ko CW, Dominitz JA. Complication of colonoscopy：magnitude and management. Gastrointest Endosc Clin N Am 2010；20：659-671.

Kowalczyk L, Forsmark CE, Ben-David K, et al. Algorithm for the management of endoscopic perforations：a quality improvement project. Am J Gastroenterol. 2011；106：1022-1027.

Kozar R, Crandall M, Shanmuganathan K, et al. Organ injury scaling 2018 update：spleen, liver and kidney. J Trauma Acute Care Surg. 2018；85(6)：1119-1122.

Kuppusamy MK, Hubka M, Felisky CD, et al. Evolving management strategies in esophageal perforation：

surgeons using nonoperative techniques to improve outcomes. J Am Coll Surg. 2011 ; 213 : 164-171.

Kutcher ME, Sperry JL, Rosengart MR, et al. Surgical rescue : the next pillar of acute care surgery. J Trauma Acute Care Surg. 2017 ; 82 : 280-286.

Lahat E, Batumsky M, Shapiro R, et al. Diagnosis and management of splenic injury following colonoscopy : algorithm and case series. Tech Coloproctol. 2016;20(3): 163-169.

Lee SG, Russ A. Predicting and preventing postoperative outcomes. Clin Colon Rectal Surg. 2019 ; 32 : 149-156.

Levy I, Gralnek I. Complications of diagnostic colonoscopy, upper endoscopy, and enteroscopy. Best Pract Clin Gastroenterol. 2016 ; 30(5) : 705-718.

Maeda Y, Hirasawa D, Fujita N, et al. Mediastinal emphysema after esophageal endoscopic submucosal dissection : its prevalence and clinical significance. Dig Endosc. 2011 ; 23 : 221-226.

Magrina JF. Complications of laparoscopic surgery. Clin Obstet Gynecol. 2002 ; 45 : 469.

Mangram AJ, Horan TC, Pearson ML, Silver LC, Jarvis WR. Guideline for prevention of surgical site infection, 1999. Hospital Infection Control Practices Advisory Committee. Infect Control Hosp Epidemiol. 1999 ; 20 : 250-280.

Martin KE, Moore CM, Tucker R, Fuchshuber P, Robinson T. Quantifying inadvertent thermal bowel injury from the monopolar instrument. Surg Endosc. 2016 ; 30 : 4776-4784.

Merchea A, Cullinane DC, Sawyer MD, et al. Esophagogastroduodenoscopy-associated gastrointestinal perforations : a single-center experience. Surgery. 2010 ; 148 : 876-880.

Michetti CP, Smeltzer E, Fakhry SM. Splenic injury due to colonoscopy : analysis of the world literature, a new case report, and recommendations for management. Am Surg. 2010 ; 76 : 1198-1204.

Moore EE, Cogbill TH, Malangoni MA, et al. Organ injury scaling, II : pancreas, duodenum, small bowel, colon, and rectum. J Trauma. 1990 ; 30 : 1427-1429.

Nduka CC, Super PA, Monson JR, Darzi AW. Cause and prevention of electrosurgical injuries in laparoscopy. J Am Coll Surg. 1994 ; 179 : 161-170.

Okabayashi K, Ashrafian H, Zacharakis E, et al. Adhesions after abdominal surgery : a systematic review of the incidence distribution and severity. Surg Today. 2014 ; 144 : 405-420.

Paspatis GA, Dumonceau JM, Barthet M, et al. Diagnosis and management of iatrogenic endoscopic perforations : European Society of Gastrointestinal Endoscopy(ESGE) position statement. Endoscopy. 2014 ; 46(8) : 693-711.

Patil N, Solanki N, Mishra P, et al. ERCP-related perforation : an analysis of operative outcomes in a large series over 12 years. Surg Endosc. 2020 ; 34(1) : 77-87.

Raju GS, Fritscher-Ravens A, Rothstein RI, et al. Endoscopic closure of colon perforation compared to surgery in a porcine model : a randomized controlled trial(with videos) . Gastrointest Endosc. 2008 ; 68 : 324-332.

Reumkens A, Rondagh E, Bakker C, et al. Post-colonoscopy complications : a systematic review, time trends, and meta-analysis of population-based studies. Am J Gastroenterol. 2016 ; 111(8) : 1092-1101.

Saur NM, Paulson EC. Operative management of anastomotic leaks after colorectal surgery. Clin Colon Rectal Surg. 2019 ; 32 : 190-195.

Silber JH, Williams SV, Krakauer H, et al. Hospital and patient characteristics associated with death after surgery. A study of adverse occurrence and failure to rescue. Med Care. 1992 ; 30 : 615-629.

Stevens DL, Bisno AL, Chambers HF, et al. Practice guidelines for the diagnosis and management of skin and soft tissue infections : 2014 update by the Infectious Diseases Society of America. Clin Infect Dis. 2014 ; 59 : e10-e52.

Stulberg JJ, Delaney CP, Neuhauser DV, et al. Adherence to surgical care improvement project measures and the association with postoperative infections. JAMA. 2010 ; 303 : 2479-2485.

The Italian ColoRectal anastomotic Leakage(iCral) study group. Colorectal surgery in Italy : a snapshot from the iCral study Group. Updates Surg. 2019 ; 71 : 339-347.

The Italian ColoRectal Anastomotic Leakage(iCral) study group. Risk factors for adverse events after elective colorectal surgery : beware of blood transfusions. Updates Surg. 2020 ; 72 : 811-819.

Ukleja A, Afonso BB, Pimentel R, et al. Outcome of endoscopic balloon dilation of strictures after laparoscopic gastric bypass. Surg Endosc. 2008 ; 22 : 1746-1750.

Vicente A, Jiminez P, Lopez M, et al. Management of esophageal perforation : 28-year experience in a major referral center. Am Surg. 2018 ; 84(5) : 684-689.

Watkins JR, Farivar AS. Endoluminal therapies for esophageal perforations and leaks. Thorac Surg Clin. 2018 ; 28(4) : 541-554.

Young PY, Khadaroo RG. Surgical site infections. Surg Clin North Am. 2014 ; 94 : 1245-1264.

CHAPTER 28

肥満外科手術における合併症

訳：齋田 文貴

はじめに

　肥満とは、健康を損なう可能性のある異常なあるいは過剰な脂肪の蓄積と言え、通常、体格指数（body mass index；BMI）で30 kg/m²以上と定義される。しかし、これは脂肪率の直接的な測定値ではなく、英国国立医療技術評価機構（The UK National Institute for Health and Care Excellence；NICE）は、BMIと併用して腹囲径を用いることを推奨している。世界では、20歳以上の推定9億人が過体重であるとされ、20歳以上の5億人が肥満であるとされる。英国保健省によると、英国の成人の61.3％が過体重または肥満で、男性の24％、女性の26％が肥満である。アイルランドの肥満国家対策委員会（National Task Force on Obesity）が発表した統計によると、アイルランドの成人の39％が過体重で18％が肥満である。

　肥満は身体的、心理的、社会的健康に影響を与え、虚血性心疾患、糖尿病、癌による死亡の重大な危険因子である。経済的負担は相当なもので、欧州連合（EU）の医療予算の2〜4％が成人の肥満に費やされていると推定されている。2006・2007年の英国国民保健サービス（The UK National Health Service；NHS）における肥満に対する治療費は51億ポンドで、アイルランドのデータでは、2009年の直接・間接的な肥満関連費用は11億3,000万ユーロと推定されている。肥満が米国経済に与える費用は年間1,000億ドルを超えると報告されている。

　生活習慣の改善が肥満治療の基本であり、そこに薬物療法や外科手術といった補助的な治療が選択的に行われる。健康増進の取り組みや薬物療法の進歩にもかかわらず、手術は非外科的介入よりも体重減少において優れていることが証明されている。その結果、肥満を対象とした外科的介入が増加している傾向にあり、世界中で年間34万件以上の肥満外科手術が行われている。これらの手術は、ますます症例数の多い専門施設で行われるようになってきており、さらにはフォローアップやアフターケアに制限があったり、そもそも存在しない海外から、このような手術を受けようとする患者層もいる。

　国際的には、手術の種類にもよるが、2.4〜10％の合併症率が報告されており、近年では、英国国立肥満外科登録（The National Bariatric Surgery Registry）が、合併症率を2.6％と報告している。合併症が発生した場合、多くの患者が最寄りの非専門施設を受診する可能性がある。したがって、このような患者を安全に管理するために、acute care surgeonは一般的に行われる手技とそれに伴う合併症を知っておく必要がある。

　本章では、肥満症に対して行われる標準的な外科的手技を、救急一般外科医が対峙する晩期関連合併症とその管理に焦点を当ててみていくことを目的とする。

症例提示1　胃バンド逸脱

　34歳、女性。4日間の嘔気、逆流症状、上腹部痛を訴えて救急外来を受診した。3年前に他国で腹腔鏡下調節性胃バンディング術の手術歴がある。入院時の腹部X線検査で、胃バンドの"slip"（逸脱）が判明した（図28.1-A・B）。

> 〈質問〉
> 　あなたなら次にどうするか？
>
> 〈回答〉
> 　フーバー針（図28.2）を皮下ポートに挿入し、バンドの生理食塩水を完全に吸引した。バンドを虚脱させると、ほぼ同時に症状は緩和された。同一入院期間中に腹腔鏡下バンド抜去術を施行した。

症例提示2　胃バンドびらん

　62歳、男性。2日前から胃バンド用ポートが腹部の皮膚に露出しているという主訴で救急外来を受診した（図28.3）。彼は8年前に別の国でバンド挿入術を受け、63kgの減量に成功していた。入院時、全身状態は良好であった。入院時にCT検査が行われ、チューブの断線と胃内腔に侵食したバンドが発見された（図28.4）。

> 〈質問〉
>   あなたなら次にどうするか？
> 〈回答〉
>   チューブが断線していたため、患者は上部消化管内視鏡検査を受け、バンドを抜去しようとしたが、うまくいかなかった。
> 〈質問〉
>   あなたなら次にどうするか？
> 〈回答〉
>   翌日、患者は腹腔鏡下バンド抜去術を受けた（図28.5）。入院期間は3日であった。

腹腔鏡下調節性胃バンディング術

概要

腹腔鏡下調節性胃バンディング術（laparoscopic adjustable gastric banding；LAGB）は、調節可能なシリコン製リングを胃食道接合部の下に装着し、パウチ（Pouch）を形成する制限的な手術である。皮下組織に設置されたポートに接続され、膨張または虚脱させて制限の程度を増減させることができる。この手術は可逆的であり、一般的に消化管内に入らず吻合もないため、ほかの肥満治療より安全な手術と考えられている。とはいえ、晩期合併症が起こることもあり、再手術率は10～20%と報告されている。

LAGB関連の最もよくある合併症は、バンドの逸脱、パウチの拡大、バンドによるびらん、ポート部位の合併症である。LAGBの既往のある患者を診察する際、よくある主訴は、新規発症の胸痛や心窩部痛、胸やけ、嚥下障害、窒息である。何かしら治療介入や、さらなる検査を進める前に、バンドを虚脱させることが賢明である。ほとんどのバンドには、4～13mLの液体で満たされたバルーンが付いている。

合併症

胃脱出を引き起こすバンド逸脱は、胃体部の頭側への脱出またはバンドの尾側への移動によって起こる。バンド逸脱を示唆する特徴としては、急性嚥下障害、嘔吐、逆流症状、疼痛（心窩部、左上腹部、胸部）などがある。放置しておくと、逸脱したパウチが虚血に陥る危険性がある。バンド逸脱の診断に役立つ検査としては、下胸部/上腹部の単純X線写真があり、通常2～8時の位置（図28.1-A・B）から4～10時の位置へのバンドのずれがみられる。脊椎の垂直軸とバンドの成す角度を"Φ角（Phi angle）"といい、58°（通常 4～58°）以下でなければならない。また、バンド中央のリングが見えることもあり、パウチの拡張と脱出がみられる。上部消化管造影や水溶性造影剤を使用した腹部CTで、拡張し絞扼したパウチの脱出を確認することができる。

バンド逸脱を伴ったバンド近位部の消化管拡張は、バンド位置異常と急性症状に有無によって、パウチ拡張と区別される。合併症として胃穿孔や胃壊死を起こす可能性があるため、緊急にフーバー針（Huber needle）または

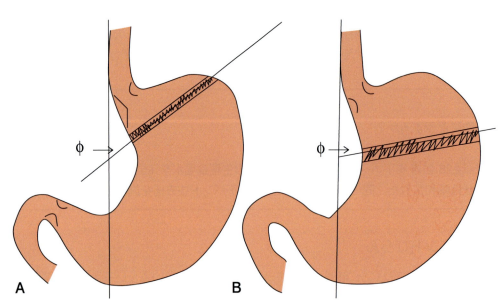

図28.1　A・B：単純X線写真における異常なΦ角（本文参照）は、バンド逸脱を臨床的に正しく判断するのに役立つ

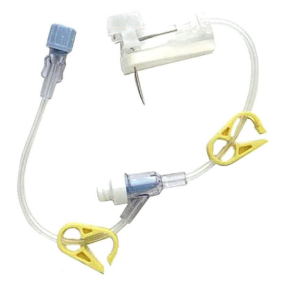

図28.2　皮下ポートにアクセスし、留置バンドを虚脱させるためのフーバー針

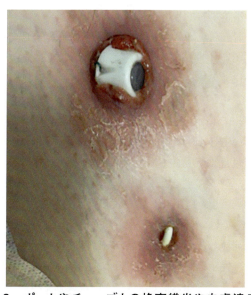

図28.3　ポートやチューブ上の蜂窩織炎や皮膚潰瘍は、バンドびらんにしばしばみられる徴候

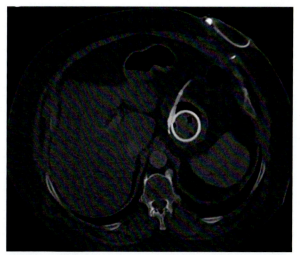

図28.4　同患者におけるバンドびらんを示すCT写真

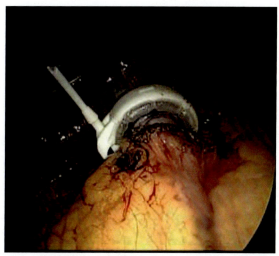

図28.5　腹腔鏡下で確認されたびらん形成し位置異常を起こしたバンド

部分的にびらん形成したバンドは腹腔鏡下または内視鏡下で除去することができる。患者には胃切除の可能性について説明を行うべきである。

脊髄針を用いてバンド（通常、左上腹部または胸骨の上にある）を虚脱させる緊急の介入が必要である。ポートへのアクセスが困難な場合は、超音波ガイドまたは透視によってアクセスすることもできる。バンドを完全に虚脱させても症状が改善しない場合、または患者が敗血症や腹膜炎の徴候を示す場合は、腹腔鏡検査または診断的開腹術にて検索を行う。手術中バンドを評価する際に、陥頓した胃の牽引や操作を避けるために、特に虚血が疑われる場合は、網嚢内でバンドの剝離を開始することを推奨する。バンドと周囲のカプセルを確認し（図28.5参照）、カプセルを分割する。バックルを確認し、バックルを外し、逸脱を整復する。バンドが外せない場合は、バンドを切断し胃から取り外す。さらなる問題を防ぐために、残存しているカプセルを特定し、分割することが不可欠である。嵌頓した胃が虚血状態にあるが、著明な壊死がない場合、再灌流後の腸管温存の可能性を評価することが有用である。この場合、セカンドルック手術が適応となる。組織が明らかに壊死している症例では、切除術が選択される。スリーブ状胃切除

術または胃底部切除術は、ブジーまたは内視鏡をガイドにして行うことができる。

　パウチ拡張とは、バンド角の変化や閉塞を伴うまたは伴わない、近位側の胃パウチの拡張である。患者は満腹感の欠如、胸やけ、逆流症状、間欠的な胸痛を呈することがあり、上部消化管造影検査で診断される。これは、過膨張や過食が原因で起こる。非手術的管理として、バンドの虚脱、低カロリー食の摂取、食事内容を少なくするなどがあり、多くて77%の患者の治療に成功している。不成功の場合（すなわち、パウチが拡大したままである場合）には、外科的バンド切除または交換が必要となる。

　前述したように、バンド逸脱とパウチ拡張は完全なバンド虚脱にてacute care surgeonが管理することができる。バルーンを虚脱させる手技を熟知していれば、両方の問題、特にバンド逸脱を改善し、壊死や穿孔などの合

併症を予防することができる。

バンドびらんは、術後早期にも、何年も経過した後にも発生する可能性がある。15,775人の患者を対象としたレビューによると、発生率は1.46％でありほかのシリーズでは0.2～3.3％であった。早期びらんは、胃損傷または微小穿孔によって生じ、慢性炎症の過程を経て、最終的にびらんが生じる。晩期びらんは、過剰収縮されたバンドによる慢性虚血から生じると考えられている。バンドびらんは、バンドによる制限の喪失、心窩部痛、消化管出血、腹腔内膿瘍またはポート部位感染で現れることがある。内視鏡検査では、バンドは胃管腔内で反転して見える。もしこれを発見した場合、腹腔鏡または開腹手術でのバンド除去術と、完全なドレナージを行う。初回手術では、びらん部の修復を試みるべきではない。内視鏡下でバンド除去することも可能かもしれない。しかし、これは肥満外科専門医または内視鏡専門医が行うことを推奨する。

ポート部位の合併症には、感染症やチューブの破損・断線などの不具合がある。感染は術後早期から局所の紅斑、腫脹、疼痛として現れることがあり、抗菌薬による治療が奏効することもある。奏効しなかったけれども、感染がポートに限局している場合は、ポートを抜去してチューブを縫合糸で縛り、感染が治まったら再びポートを挿入することができる。晩期ポート感染症は、バンドびらんが原因である可能性があり、そのような場合、バンドによる制限の喪失が起こることもある。ポート機能不全は、チューブの断線や漏れの結果として起こる可能性があり、体重増加が認められた際に疑われる。

断線は、単純X線写真または透視検査で評価でき、漏れは注入した生理食塩水とその後吸引した生理食塩水の量が異なることで明らかになる。また、生理食塩水を注入してもバンドの制限が生じない場合も証明となる。バンドびらんとポート部位の合併症は共に、一般的に、さらなる治療のため、肥満外科医または上部消化管外科医に安全に紹介することができる。しかし、患者の具合が悪い場合は、acute care surgeonがより早急に介入する必要があるかもしれない。

症例提示3　小腸閉塞

65歳、女性。24時間続く激しい腹痛、腹部膨満感、嘔吐のため、近隣病院から転院となった。9年前に胃バイパス術を受けた既往があった。近隣病院でのCT画像で、3cmのヘルニア門を伴う内ヘルニアによる小腸閉塞が発見された（図28.6-A・B）。

〈質問〉
あなたなら次にどうするか？

〈回答〉
患者は転院当日に開腹手術を受けた。術中、小腸全体が前回の手術による腸間膜欠損部からヘルニアを起こしていた。腸切開にて減圧を行い、ヘルニアを整復し、腸間膜欠損部を閉鎖した。

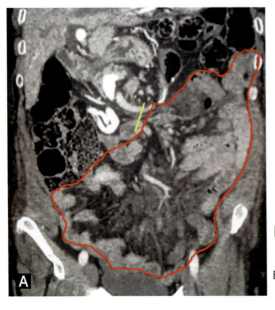
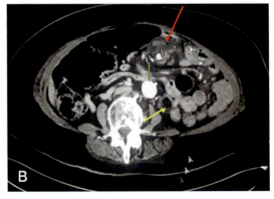

図28.6　Roux-en-Y胃バイパス術後のPetersonヘルニアを介した小腸の内ヘルニアを示す冠状面（A）および横断面（B）のCT画像
B：横断面像はヘルニア門（緑色線）、腸間膜の"捻転"（赤色矢印）、大腸左側に位置する全小腸（黄色矢印）を示す。

症例提示4　吻合部/縫合部 縫合不全

37歳、女性。単吻合を伴う腹腔鏡下胃バイパス術の術後2日目に、低血圧、頻脈、および悪化傾向の腹痛を発症した。身体所見上では、腹部板状硬が認められた。造影CTでは、食道胃角部（ヒス角）に管腔外ガス（extraluminal gas）と水溶性経口造影剤の漏出を認めた。

〈質問〉
あなたなら次にどうするか？

〈回答〉
患者は緊急で手術室に搬送され、縫合部離開の修復がされた。

症例提示5　胃スリーブ縫合部出血

28歳、女性。腹腔鏡下スリーブ状胃切除術の術後1日目の夕方、外科病棟で、不安、発汗、頻脈、低血圧を認めた。身体診察で腹部膨満と圧痛が認められ、眼瞼結膜蒼白もまた認められた。血算では、血清Hbが7.1であった。患者は手術室に搬送され、審査腹腔鏡検査を施行された。凝固した血液は洗浄され、縫合部のステープルライン上に活動性滲出性出血が認められた。凝固熱による胃損傷を起こさないように注意しながら、正確に出血点へ電気メスが使用された。

〈質問〉
あなたなら次にどうするか？

〈回答〉
患者は病棟に戻され、術後3日目には順調に退院した。

Roux-en-Y胃バイパス術

概　要

Roux-en-Y胃バイパス術では、まず近位部の胃に30mL程度の胃パウチを形成し、十二指腸空腸曲部から50〜100cm遠位部の小腸を分割する。その後、遠位小腸（Roux脚）を新しく形成された胃パウチと吻合し、胃空腸吻合を形成する。残胃と近位小腸のバイパス部分（胆膵路）は、新しく形成された胃空腸吻合部から100〜150cmの遠位部の小腸に吻合される。全体として、この手技は食事摂取量制限と吸収不良の両方によって体重減少をもたらす（図28.7）。

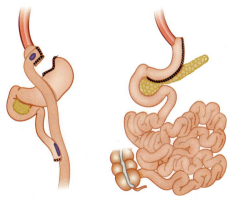
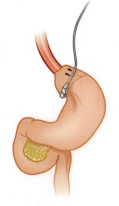
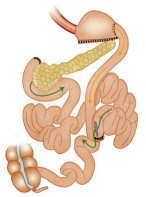
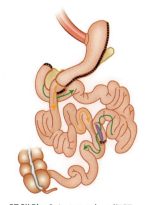

Roux-en-Y胃バイパス術（RYGB）　　垂直軸状スリーブ状胃切除術（SG）　　腹腔鏡下調節性胃バンディング術（LAGB）　　胆膵路バイパス術（BPD）　　胆膵路バイパス/十二指腸スイッチ術（BPD-DS）

図28.7　肥満・代謝手術の現状
(Reprinted with permission, Cleveland Clinic Foundation ©2022. All Rights Reserved. In：Peitzman AB, Yealy DM, Fabian TC, et al. The Trauma Manual：Trauma and Acute Care Surgery. 5th ed. Wolters Kluwer；2020. Figure 74.1.)

表28.1　Roux-en-Yバイパス術（RYGB）：小腸閉塞の原因と治療

原　因	発症時期	治　療
空腸空腸吻合閉塞	早期（術後30日以内） 晩期（術後30日以降）	閉塞予防用縫合糸の修正、空腸吻合の再吻合、癒着剥離
横行結腸間膜孔	早期	陥頓したRoux脚を整復して縫合固定
管腔内血種	早期	血種除去
内ヘルニア	早期、晩期	横行結腸間膜孔、Petersen（Roux脚と横行結腸間膜）間隙、胆膵路間隙。各々、手術的整復と修復
空腸腸重積	晩期	整復または切除
腹壁瘢痕・ポートサイトヘルニア	早期、晩期	整復とヘルニア修復

(From Peitzman AB, Yealy DM, Fabian TC, et al. The Trauma Manual：Trauma and Acute Care Surgery. 5th ed. Wolters Kluwer；2020.)

合併症

外科的合併症は、生理学的変化および解剖学的変化により発生し、閉塞（残胃拡張および吻合部狭窄）、出血、吻合部潰瘍、吻合部縫合不全などがある。その他の合併症には、短腸症候群、ダンピング症候群、栄養失調症などがあるが、初期の外科的緊急として現れることはない（表28.1）。

小腸閉塞は、新しく形成された胃空腸吻合部から回腸末端までのどの部位でも起こりうる。2,395人の患者のレビューでは、小腸閉塞の発生率は3.9％と報告されている。原因としては、癒着（48.4％）、内ヘルニア（28％）、空腸空腸吻合の屈曲（13％）などが考えられる。症状は閉塞の程度によって異なり、疝痛様腹痛、嘔気・嘔吐、腹部膨満感、便秘などがある。嘔吐は小腸閉塞によくある特徴であるにもかかわらず、閉塞が胆膵路に限局している場合には、嘔吐がみられないことがある。胃バイパス術の既往があり、小腸閉塞の所見がある患者では、ほかの原因が見当たらない場合は、内ヘルニアによるものと考える。

CTは機械的閉塞を除外するのに有用であるが、閉塞が同定された場合、移行点（Transition point）を明確にすることができる。空腸空腸吻合部より遠位でのなんらかの原因による閉塞は、胆膵路、Roux脚、残胃部が拡張することがある。胆汁性嘔吐は特徴的であり、経鼻胃管を挿入することで近位部小腸を減圧することができる。胆膵路の閉塞は、胆膵路、十二指腸および残胃の拡張をもたらし、肝機能異常および血清アミラーゼ上昇を引き起こすことがある。空腸空腸吻合部より近位部の閉塞ではRoux脚のみの拡張が起こり、この場合では胆汁性嘔吐は珍しい。しかし、胃バイパス術後では、閉塞の同定におけるCTの感度は低下する（胃バイパス術を受けていない患者が80〜90％に対して51％）。

腹腔鏡手術の利点はよく知られているにもかかわらず、Roux-en-Y胃バイパス術における腹腔鏡手術の使用は、内ヘルニア発症の増加と関連している。これは、腹腔鏡下アプローチで生じる癒着が少ないためと考えられている。ヘルニアの可能性のある部位は以下のとおりである。

A.Roux脚を結腸後（結腸間膜内）に置いた場合の横行腸間膜の間隙

B.Roux脚の間膜と横行結腸間膜の間隙（Petersonヘルニア）

C.空腸空腸吻合部の腸間膜間隙

D.Roux脚と胆膵路の間の縫合部（第16章図16.15参照）

これらの内ヘルニアは、絞扼の示す所見または、繰り返す疝痛性腹痛の病歴を急性に伴うこともある。画像では診断できないことがある。CTで腸間膜の捻転（Mesenteric swirling）があれば内ヘルニアが疑われるが、大腸まで造影剤が到達していても内ヘルニアを鑑別診断から除外することはできない。絞扼の危険性があるため、緊急での外科的介入の閾値は低くしておく。手術管理では、内ヘルニアを整復し、温存不可能な腸管を切除し、腸間膜欠損部を閉鎖する。

残胃症候群は閉塞の稀な後遺症であるが、その発症を認識できないと、穿孔、腹膜炎、死に至ることがある。特徴としては、心窩部痛、吃逆、上腹部膨満感、呼吸困難、頻脈などがある。腹部単純X線写真で胃泡を認めることがあり、経口造影剤を用いたCT撮影で診断が確定できる。虚脱した十二指腸を伴う拡張した残胃は、幽門部の閉塞を示唆するが、経鼻胃管減圧などの標準的介入では対応できないだろう。このような場合には、胃瘻造設（開腹または経皮的）による緊急減圧術が必要である。

吻合部狭窄は多いと6％に認められると報告され、嘔気・嘔吐、胃食道逆流、嚥下障害の症状を呈することがある。診断は上部消化管造影で確定できるが、内視鏡検査は診断と治療の両面で有効である。内視鏡による拡張術は安全で効果的であるが、中には複数回の拡張術を必要とする場合もあり、穿孔が起こることもある。吻合部狭窄が確認され拡張が必要な場合は、最初に手術した肥満外科医または上部消化管外科医に再紹介するのが適切である。通常、緊急介入の必要はない。

吻合部潰瘍は通常、胃空腸吻合部の空腸側に発生する。Roux-en-Y胃バイパス術の既往歴があり、吻合部潰瘍の症状（食欲不振、腹痛、嚥下困難、嘔気・嘔吐）を呈する

患者には、上部内視鏡検査の施行が望ましい。ほとんどの吻合部潰瘍は非手術的管理で治癒する。これには、非ステロイド性抗炎症薬（NSAIDs）やアスピリンの使用中止や禁煙が含まれる。プロトンポンプ阻害薬（proton pump inhibitor；PPI）の投与を開始し、ヘリコバクター・ピロリ菌の検査を行う。吻合部潰瘍穿孔が疑われる場合は、立位胸部X線または腹部骨盤CTスキャンを行う。また、広域スペクトラム抗菌薬の投与を開始し、適切な蘇生を行い、手術室で介入を行う。穿孔が確認された場合は、汚染をコントロールし、可能であれば、穿孔部に大網被覆術を施行し、十分なドレナージを行う。

上部消化管出血はRoux-en-Y胃バイパス術後には稀だが、起こるとすれば胃空腸吻合部の吻合部潰瘍による術後早期に起こる。上部消化管出血が疑われる場合は、地域および国のガイドラインに従って管理し、上部消化管内視鏡検査を実施する。出血源が特定できない場合は、大腸内視鏡検査や血管造影検査を行う。出血源がはっきり同定できないが、持続的な出血が続いている場合は、残胃と十二指腸の精査が必要になるだろう。しかし、出血コントロールのために外科的介入を必要とすることは稀である。

腹腔鏡下スリーブ状胃切除術

概　要

腹腔鏡下スリーブ状胃切除術（laparoscopic sleeve gastrectomy；LSG）は、胃の大部分を分割・切除することにより、細い管状の胃を形成する。減量法としての効果は、食事摂取制限とホルモンの変化の両方によって成される。これらの変化は、一般に空腹感を刺激する血清グレリン濃度の低下に関係していると考えられている。この手術は幽門機能を温存し、吻合や異物の挿入を避け、正常な腸管吸収を維持する。

合併症

長期的な合併症は狭窄に関連しており、狭窄は胃食道接合部や胃角部に生じることがあり、嚥下障害や嘔吐を伴う。吻合部狭窄と同様に、これらは通常上部消化管造影検査または内視鏡検査で精査され、内視鏡的拡張術で治療できる。しかし、拡張術が必要な場合は、理想的には肥満外科医または上部消化管外科医が行うべきである。

LSGの既往歴のある患者もまた、縫合不全や瘻孔形成のリスクがある。胃スリーブの縫合不全に対する再手術が必要な場合は、影響を受けている範囲の広いドレナージをすることをゴールとすべきである。これは腹腔鏡下、開腹下、経皮的ドレナージによって達成される。また、胃スリーブ縫合不全の危険因子である遠位部狭窄の評価も不可欠である。その他の修復方法としては、食道空腸吻合術を伴うスリーブ切除術、一期的修復術、内視鏡的ステント留置術

などがある。縫合不全部位にTチューブを留置し管理可能な瘻孔を作成し、また栄養経路として空腸瘻をRoux脚に作成する方法も報告されている。ほかの消化器関連の合併症と同様に、外科的な基本原則である蘇生、広域スペクトラム抗菌薬±抗真菌薬の開始、腸管安静を行うべきである。

まとめ

肥満外科手術後の合併症の発生率は、経過観察期間、合併症の種類、実施された特定の肥満外科手術、および個々の患者の特徴によって異なる。高度肥満患者では、腹膜刺激徴候は曖昧で、消失することさえある。Roux-en-Y胃バイパス術後に小腸閉塞を生じた患者は、内ヘルニアの可能性が高く、腸管壊死のリスクが高いため、保存的管理ではなく、迅速な外科的介入が必要である。RYGB後の吻合部縫合不全は早期に起こるが、LSG後のステープルラインの縫合不全は数ヵ月後に起こることがある。RYGB患者における総胆管結石症へのアプローチには、通常とは別の総胆管へのアクセスが必要である。

文　献

Copaescu C, Smeu B, Habibi M. Roux-en-Y feeding jejunostomy-the preferred surgical option for enteral nutrition in patients with leaks or fistula after gastric sleeve. Chirurgia. 2019；114：798-808.

El-Hayek K, Timratana P, Shimizu H, Chand B. Marginal ulcer after Roux-en-Y gastric bypass：what have we really learned? Surg Endosc. 2012；26(10)：2789-2796.

Kawkabani Marchini A, Denys A, Paroz A, et al. The four different internal hernias occur after laparoscopic. Roux-en-Y gastric bypass performed for morbid obesity：is there any multidetector computed tomography(MDCT) features permitting their distinction? Obes Surg. 2011；21(4)：506-516.

Lee YC, Wang HP, Yang CS, et al. Endoscopic hemostasis of a bleeding marginal ulcer：hemo-clipping or dual therapy with epinephrine injection, and heater probe thermocoagulation. J Gastroenterol Hepatol. 2002；17(11)：1220-1225.

Leyba JL, Navarrete S, Navarrete Llopis S, Sanchez N, Gamboa A. Laparoscopic technique for hernia reduction and mesenteric defect closure in patients with internal hernia as a postoperative complication of laparoscopic Roux-en-Y gastric bypass. Surg Laparosc Endosc Percutan Tech. 2012；22(4)：e182-e185.

Martin MJ. AAST Joint Panel. Bariatric Emergencies and Damage Control for the Acute Care Surgeon, 2017 SAGES Annual Meeting in Houston, TX. 2017.

Wendling MR, Linn JG, Keplinger KM, et al. Omental patch repair effectively treats perforated marginal ulcer following Roux-en-Y gastric bypass. Surg Endosc. 2013；27(2)：384-389.

Wernick B, Jansen M, Noria S, Stawicki SP, El Charr M. Essential bariatric emergencies for the acute care surgeon. Eur J Trauma Emerg Surg. 2016；42：571-584.

CHAPTER 29

創傷治癒合併症

訳：藤田 晃浩

症例提示

　慢性閉塞性肺疾患（COPD）と肝硬変の既往歴をもつ75歳、男性。地面で転倒した後に受診し、左大腿骨近位部骨折の診断で非手術的治療の方針となった。Primary surveyやsecondary surveyでは特記なく、さらに画像検査を行ったところ、ほかの損傷を認めなかったが、複数の亜区域性の肺塞栓が確認された。患者はヘパリン化、疼痛管理、および理学療法のために入院となった。入院初日、便意と腸蠕動がなく、腹部診察では圧痛や腹膜徴候を伴わない軽度の膨満を認めた。入院2日目の朝、患者の腹部膨満が増悪し、右側腹部を強く痛がっていることに気づいた。

　断層画像検査で、結腸のイレウスがあり、盲腸気腫とその直径が10cmとなっていた。患者は試験開腹術のため手術室に移された。腹腔内に入るとすぐに右側結腸と盲腸の拡張が確認され、穿孔や明らかな汚染の徴候はないものの盲腸前面に局所的に斑状壊死を認めた。残存結腸の拡張と抗凝固療法中であることを考慮し、右半結腸切除術と回腸ストーマ造設を行った。閉腹し皮下組織は緩く縫合した。

　その後の5日間、患者は食事制限となっていたが、正中創から漿液性の滲出液が出てきて、発熱や、皮膚発赤、白血球増加はなかった。手術後6日目の夜、突然腹痛の増悪、頻脈、手術創部の離開が生じた。患者は腹壁離開の修復術を受け、合併症なく回復した。6ヵ月後に回腸ストーマ閉鎖と腹壁瘢痕ヘルニア修復を行った。

〈質　問〉

　内因性疾患に対する緊急手術（EGS）集団における手術部位感染（surgical site infection；SSI）の負担はどの程度か。

　EGS集団における創傷治癒とSSIの合併症を予防・管理するためのエビデンスに基づいたアプローチとは。

　EGS患者集団における創部合併症の短期および長期両方のリスクを軽減するにはどうすればよいか。

〈回　答〉

　質問の回答は以下のセクションを参照。

はじめに

　本章では創傷治癒の臨床的側面、創合併症が患者に与える追加の負担、および合併症の治療について述べる。

　創傷治癒とは、損傷または感染した組織がその整容性と機能を回復する過程である。組織は受傷前の強度、構造、機能の約80％までは回復しうる。緊急手術（emergency general surgery；EGS）患者にみられるような生理的ストレス因子は創傷治癒を損ない、創傷に関連した合併症を引き起こすことがある。

　われわれは、acute care surgeonがEGS患者の術前、術中、術後の各段階において最大限ベストを尽くすことで、全体的なリスク軽減を提供できると考えている。

　米国では、手術部位感染（surgical site infection；SSI）は最も一般的でコストのかかる院内感染である。毎年約160,000〜300,000件のSSIが報告されており、年間コストは35億〜100億ドルと推定されている。SSIを発症した患者は、入院期間が長くなり再入院のリスクが高い。さらに重要なことは、年齢や併存疾患で調整した場合に死亡率が2倍高くなることである。

　既存の創傷ケアガイドラインを遵守すれば、SSIの55％は「合理的に予防可能」であると推定されている。しかし、エビデンスに基づいたガイドラインや質向上の取り組みにもかかわらず、医療従事者の遵守はいまだ不十分である。

術前戦略

　慢性的な健康問題と栄養失調の最適化は創傷治癒を成功させる基本である（**表29.1**参照）。EGSおよび外傷の術前状況下でこれらの戦略を実施することは困難であるが、組織灌流、体温管理、酸素療法、および血糖管理を最適化

表29.1 慢性疾患と創傷治癒合併症

疾患	リスクファクターもしくは介入	効果	エビデンスレベル（GRADE）
COPD	GOLD分類3もしくは4	オッズ比＝4.0	低
糖尿病	HbA$_{1c}$≧7％	オッズ比＝2.13	中
慢性腎臓病	ステージ3もしくは4は創感染の著明な増加に関与	相対リスク＝2.6	中
ニコチン依存（喫煙）	異質性はあるが、少なくとも4週間の術前禁煙で効果が認められる	相対リスク＝0.56	高
アルコール依存	手術部位感染の独立したリスク因子ではない	—	中

（Data from Britt LD, Peitzman AB, Jurkovich GJ, Barie PS, eds. Acute Care Surgery. Wolters Kluwer；2018：92.）

表29.2 NRS-2002

栄養障害の程度		疾患の重症度	
なし（スコア0）	栄養状態正常	なし（スコア0）	栄養状態正常
軽度（スコア1）	3ヵ月での体重減少＞5％ 食事摂取量が直近1週間で通常必要量の50～75％を下回る	軽度（スコア1）	大腿骨近位部骨折 慢性患者（肝硬変、COPD、慢性維持透析、糖尿病、悪性腫瘍）で特に急性期合併症を伴う
中等度（スコア2）	2ヵ月での体重減少＞5％ BMI 18.5～20.5と全身状態不良 食事摂取量が直近1週間で通常必要量の25～60％	中等度（スコア2）	腹部大手術 脳卒中 重症肺炎 血液悪性腫瘍
重度（スコア3）	1ヵ月での体重減少＞5％（3ヵ月で15％）BMI＜18.5と全身状態不良 食事摂取量が直近1週間で通常必要量の＜25％	重度（スコア3）	頭部外傷 骨髄移植 集中治療患者（APACHE ＞10）

年齢：70歳以上は全体のスコアに1点追加

（Data from Britt LD, Peitzman AB, Jurkovich GJ, Barie PS, eds. Acute Care Surgery. Wolters Kluwer；2018：93.）

表29.3 術前の栄養介入

調査対象	介入	効果	エビデンスレベル（GRADE）
腹部手術を受けるNRS≧5の患者	術前に最低7日間の非経口または経腸栄養	合併症の発生率は、栄養サポートを受けた群では25.6％、対照群では50.6％	中
大腸癌の切除を受ける患者	手術5日前からアルギニンとn-3系脂肪酸を経口摂取	感染率は、術前栄養サポート群で12％、対照群で32％	中
外科手術患者を対象とした無作為化試験の系統的レビューとメタ解析	異質だが、ほとんどが免疫調節性栄養剤（IN）と標準的な経口栄養補助食品（ONS）の比較	INとONSに有意差なし	高

（Data from Britt LD, Peitzman AB, Jurkovich GJ, Barie PS, eds. Acute Care Surgery. Wolters Kluwer；2018：93.）

するために、一時的に手術を遅らせ、急性の生理的異常を是正する機会を得ることのリスクベネフィット比を慎重に考慮すべきである。

少なくとも緊急時において、喫煙、創汚染、BMI、輸血回数などの修正できないリスク因子については、患者を適切にリスクで層別化することを認識し、今後の手術プランを立てることが重要である。もし、手術が待機的あるいは準緊急で安全に完了でき前述の変数を最適化できれば、創合併症はかなり減少する。

栄養状態の評価は、すべての術前評価に含めるべきである（第7章「栄養」参照）。血清アルブミン値は、周術期の合併症および死亡率の予測因子である。しかし、急性期および重篤な治療環境で従来の血清タンパクマーカー（アルブミンおよびプレアルブミン）は、しばしば炎症に対する

急性の生理学的反応を反映しているが、それらが患者の栄養状態を正確に表してはいない。

筋肉量のような他の代替測定値については、有効性の試験がまだ行われている段階である。栄養状態の評価は、最適化の目標に加えて、よりよい患者カウンセリングや意思決定の共有のための情報を提供してくれる。Nutrition Risk Screening Toolは詳細な評価を提供し、腹部手術を受ける患者において有効性が確認されている（表29.2）。スコアの範囲は0～7点で、＞3点は重大な栄養リスクを示す。表29.3に、術前の栄養最適化のための推奨事項をまとめた。

自身で摂取を維持できない重症患者では、24～48時間以内に早期栄養を開始すべきである。消化管が栄養投与に耐えられるのであれば、どの末梢栄養よりも経腸栄養が望

表29.4 標準的な消毒介入と術中管理

介　入	説　明	推奨の強さ	エビデンスレベル (GRADE)
手指消毒	ガウンと手袋を着用する前に、水なしクロルヘキシジンまたは従来の水を使用した手洗いを利用することは適切であり、同等である	強い	中
術野准備	クロルヘキシジン製剤の使用は適切であり、他のものよりも優れている	強い	低〜中
抗菌薬予防投与	適切な抗生物質を処置前1時間以内、バンコマイシンやフルオロキノロンは2時間以内に投与	強い	中
周術期酸素療法	術中および術後2〜6時間は80% FiO_2 を維持	強い	中
体温管理	加温装置使用による低体温の回避	条件付き	中
循環管理	術中の目標指向型輸液管理	条件付き	低
血糖管理	術中血糖管理（110〜150mg/dL）	条件付き	低

（Data from Britt LD, Peitzman AB, Jurkovich GJ, Barie PS, eds. Acute Care Surgery. Wolters Kluwer；2018：94.）

表29.5 正中創の閉鎖

介　入	推　奨	各合併症のオッズ比	推奨の強さ	エビデンスレベル (GRADE)
連続縫合 vs 結節縫合	連続縫合	腹壁ヘルニア（VH）のオッズ比0.59	強い	高
一括閉鎖 vs 単層閉鎖	単層	―	弱い	低
縫合糸と創の長さの比	4：1	VHのオッズ比＝3.7	弱い	中
縫合糸の素材	緩徐に吸収	VHのオッズ比＝0.6	強い	高
小さなバイト vs 大きなバイト	小さなバイト（創縁から0.5〜0.8cm、0.5cm間隔）	大きなバイトでのSSIのオッズ比=2.1、VHのオッズ比=3.7	弱い	中

（Data from Britt LD, Peitzman AB, Jurkovich GJ, Barie PS, eds. Acute Care Surgery. Wolters Kluwer；2018：94.）

ましい。昇圧薬の必要量が安定あるいは減ってきている患者では、経腸栄養の開始が推奨される。

　フレイル（身体的脆弱性）とは、栄養失調や併存疾患では捉え切れないリスクの領域を示すものである。これは生理的障害から回復する能力の低下として概念化できる。フレイルは、過去1年間の意図的しない10ポンド（約4.5kg）以上の体重減少、20パーセンタイル以下の握力、自己申告による疲労、身体活動の低さ、4分間歩行テストによる歩行速度の遅さの5項目で測定されるのが一般的である。フレイル移行期はスコア2または3、フレイルはスコア4または5である。スコアが2または3であると、National Surgical Quality Improvement Project（NSQIP）で定義された術後合併症が2倍増加し、フレイルは年齢とは無関係に術後合併症と関連している。術前リハビリテーションと栄養カウンセリングはフレイル患者の状態を最適化するために用いられており、良好な結果が得られている。

　末期肝疾患（end-stage liver disease；ESLD）と肝硬変は、特別な注意を払うべき2つの医学的併存疾患である。これらの疾患経過は、手術成績の低下や創傷治癒合併症と関連する。適切な術前・術後治療を行うためには、肝臓内科を含む集学的アプローチが重要である。もし不可能であれば、高度医療機関への転送を検討すべきである。凝固障害、門脈圧亢進症、腹水、栄養不良は肝硬変の最終的な続発症であり、致命的な合併症を予防するために集中的な評価と治療が必要である。Mayo、Meld、Childs-Pugh、およびVocal-Pennは、患者、家族、および医療者が十分な情報を得たうえで意思決定するのに役立つ有効なリスク層別化システムである。

　論じた術前戦略のほとんどは、緊急または急を要するシナリオには適用できないが、それらを初回の処置に続く介入に用いることで、創合併症のリスクを最小限に抑えることができる。

手術戦略

　創合併症を最小限にするために、術中の酸素投与、適切な循環管理と補液、体温管理、厳重な血糖管理と同じくらいすべての手術手技に標準的な無菌手技と消毒手技を行う（表29.4参照）。

　術後、閉腹は早期一次閉鎖（初回手術時に閉鎖）、早期最終閉鎖（初回入院中に閉鎖）、または遅延一次閉鎖で完了する（第9章「緊急一般外科におけるダメージコントロール」、第10章「腹部コンパートメント症候群とopen abdomen」参照）。

　ヘルニア学会とわれわれの経験から得られたコンセンサスでは、連続縫合で吸収の遅い縫合糸を用い、創と縫合糸の比率を1：4とし、緊張のかからないように状態のよい組織を寄せて閉鎖すること（表29.5参照）。外傷やひどい汚染がある状況下では、表在性SSIのリスクを軽減するために皮膚閉鎖を遅らせることを考慮すべきである。注目すべきは、生理食塩水による洗浄とポビドンヨードによる洗浄を比較した7つのランダム化比較試験（RCT）で、ポビド

ンヨードによる洗浄がSSIを有意に減少させると示されていることである。

多くの場合、生理的な異常が遅延一次閉鎖を制限する。この場合、臨床チームは阻害因子の評価を毎日完遂し、閉腹を優先事項として考えるべきである。開腹したままでは、創退縮、腹壁ヘルニア、瘻孔形成のリスクが日々高くなる。一次閉鎖率は二峰性の分布を示し、早期閉腹は術後のICUケアによって決まり、遅延閉腹は一時的閉腹法の手技が影響する。注目すべき点として、早期のメッシュ修復と早期のコンポーネントセパレーション法の転帰に差がないと報告する著者もいるが、これは非常に議論の多いところである。世界救急外科学会（World Society of Emergency Surgery；WSES）と欧州ヘルニア学会（European Hernia Society；EHS）による最近の推奨では、開腹管理中の早期コンポーネントセパレーション法は提唱していない。利用可能なデータとしては、筋膜閉鎖の補強としてメッシュを使用することにより、ヘルニア発症のリスクが減少することを示唆している。しかし、その代償として創感染の発生率が高くなり、時にはメッシュの抜去が必要となる。瘢痕ヘルニアの発生を防ぐために、閉腹時に予防的メッシュを使用することへの関心が高まっている。

EGSに特化した十分なエビデンスがないものの、一般的にとられている戦略にはイソジン®ドレープ、創傷保護具、抗菌薬含有洗浄剤のルーチンの使用などが含まれる。しかし、これらの応用の一部は待機的手術で有効性が示されたエビデンスである。そのため、WSESガイドラインでは待機的手術のデータに基づき、EGSに対する介入としていくつかの対策を提示しており、創傷保護具、抗菌縫合糸、周術期抗菌薬、正常体温管理、局所陰圧閉鎖療法などが含まれている。

術後治療

手術創の離開、漿液腫、血腫、感染を注意深く定期的に観察することは、合併症を最小限に抑えるための最重要戦略である。創合併症の迅速な発見は良好な転帰に不可欠である。漿液腫は死腔に発生する液溜まりで、創傷治癒を遅らせ、感染リスクを高める。通常、漿液腫は有症状や創部の整容面で問題がない限り自然治癒に任せることがよい。診断、吸引・減圧などの補助として腹部超音波装置が有用である。血腫は、止血不十分や自然出血による血液の溜まりである。出血が持続する場合は、致命的な出血や皮膚壊死を避けるために、創部の局所観察が必要な場合がある。

創傷治癒合併症と問題点

SSIは手術中に露出した皮膚から深部組織、臓器、あるいは体腔の感染と定義される（図29.1に分類、表29.6に要約）。SSIの罹患率と重症度は、手術要因、患者要因、および先行する感染源のコントロールによる微生物汚染量に関係する。外科処置は、微生物汚染の程度によって4つのクラスに分類される。

1. クラスI/清潔：感染症は存在せず、コロニー形成された細菌叢にのみ曝露され、感染リスクは0～2％である。
2. クラスII/準清潔：流出や重大な汚染のない管理された環境において内腔臓器の露出を含み、感染リスクは2～5％である。
3. クラスIII/不潔：通常無菌の体腔内に外部からの細菌が侵入している場合で、感染リスクは5～10％である。

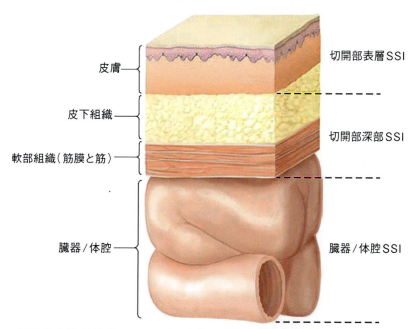

図29.1　米国疾病管理予防センター（CDC）による手術部位感染の分類を示す腹壁の断面図
(From Britt LD, Peitzman AB, Jurkovich GJ, Barie PS, eds. Acute Care Surgery. 1st ed. Wolters Kluwer；2012：596. Figure 43.1.)

表29.6 切開部および臓器/体腔SSIの診断基準　全手術後30日以内（インプラントを挿入した場合は1年以内）

切開部SSI
　表層　感染が切開部の皮膚または皮下組織を含み、かつ以下の少なくとも1つに該当：
　　1. 表層切開部からの膿性排液
　　2. 表層切開部から無菌的に採取された培養で分離された菌
　　3. 以下の1つ以上：疼痛、局所の腫脹、発赤、熱感、および外科医が切開創を意図的に開いた場合（培養陰性の場合を除く）
　　4. 外科医による切開部表層SSIの診断

　深部　感染が切開部の筋膜または筋層を含み、かつ以下の少なくとも1つに該当：
　　1. 臓器/体腔を除く深部切開部からの膿性排液[a]
　　2. 自然に離開した切開創、または発熱（>38℃）や疼痛で外科医が切開創を意図的に開いた場合（培養陰性の場合を除く）
　　3. 直接検査、再手術、または病理組織学的もしくはX線検査で感染の証拠が同定された場合[b]
　　4. 外科医による切開部深層SSIの診断

臓器/体腔SSI　術中に開いた、または操作したあらゆる解剖学的部位（例えば、臓器や外科的に形成された空間）の感染で、かつ以下の少なくとも1つに該当：
　　1. 臓器/体腔に留置されたドレーンからの膿性排液
　　2. 臓器/体腔から無菌的に採取された培養で分離された菌
　　3. 直接検査、再手術、または病理組織学的もしくはX線検査で感染の証拠が同定された場合[b]
　　4. 外科医による臓器/体腔SSIの診断

すべての分類において、感染とは、インプラントを挿入しない場合は術後30日以内に、インプラントを埋入し感染が切開部に関連する場合は1年以内に発生したものと定義する。
a：表層切開部位と深部切開部位の両方を含む感染は、切開部深部SSIとして報告する。
b：切開部から自然に排出される臓器/体腔のSSIは、切開部深部SSIとして報告する。

(Adapted from Mangram AJ, Horan TC, Pearson MI, et al. Guideline for prevention of surgical site infection, 1999. Hospital Infection Control Practices Advisory Committee. Infect Control Hosp Epidemiol. 1999 ; 20 : 250-278.)

4. クラスIV/汚染：組織壊死や膿性物質が存在し、著しい治癒の遅滞を伴う創で、感染リスクは40%である。

創管理は分類と感染発生の可能性に依存し、治療は切開排膿から再手術まで多岐にわたる。

創離開（腹壁離開）

筋膜離開は全開腹手術の0.4〜3.5%にみられ、通常は術後7〜10日間に生じる。離開と独立して関連する危険因子は、緊急介入、認知症、（chronic obstructive pulmonary disease ; COPD）、腹水、黄疸、貧血、深部スペースの感染、SSIである。筋膜離開は内臓脱出を伴うことがあり、手術に耐えられる患者では絶対的手術適応である。患者が手術候補でない場合は、腹膜炎や腸瘻のリスクを最小限に抑えるため、非接着性被覆材による局所創傷ケアを速やかに実施すべきである。

筋膜離開を予防するためのルーチンでの減張縫合は推奨されないが、Khorgamiらは、離開の危険因子が3つ以上の高リスク患者は、減張縫合により離開や内臓脱出率の低下があると述べている。

離開再発（12%）やヘルニア化する（最大50%）リスクを考慮しつつ腹壁離開に対する閉鎖を行う。データに強く裏づけされた手法は存在しないが、われわれは5mm間隔（ピッチ）で筋膜のバイトを3cmでとる方法を推奨する（図29.2）。連続縫合、結節縫合はいずれを利用してもよい。

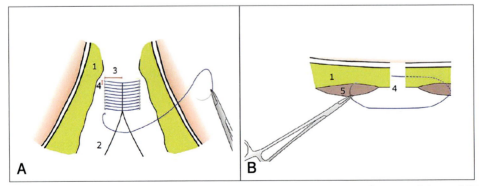

図29.2　バイトを大きく（組織をしっかりととる）かけ、ピッチ（縫合の歩み）は小さくする一括閉鎖法
　　A：皮下脂肪（1）、腹直筋筋膜（2）、3cmの大きなバイト（3）、5mmの小さなピッチ（4）
　　B：縫合糸と腹直筋との関連を示す断面図（5）

(Reprinted by permission from Springer：Springer Nature. Jensen TK, Gogenur I, Tolstrup MB. High rate of incisional hernia observed after mass closure of burst abdomen. Hernia. 2021. https : //doi.org/10.1007/s10029-021-02523-4)

腹壁瘢痕ヘルニア

手術戦略のセクションで述べたように、腹壁瘢痕ヘルニアを管理するいくつかの戦略は同じものであることが示されている。故に、その管理は手術と合併症に精通した医療者が担うべきである。術後のヘルニアリスクが高い患者を術前に認識することは、リスク軽減の第一歩である。独立した危険因子として、喫煙、不潔あるいは汚染創(class IIIとIV)、BMI＞25 kg/m^2、切開創のSSI、輸血、腹部の皮下組織の厚さがある。閉塞症状のない患者において待機的なヘルニア修復は、少なくとも4週間の禁煙期間をおくまでは延期すべきである、というのが筆者らの意見である。

回腸ストーマと結腸ストーマの合併症

最初の質問：ストーマは本当に必要か？

ストーマを造設しなければ、ストーマ関連の合併症を避けることができる。既述の多くの合併症と同じように、ストーマ造設の合併症を減らす最善の戦略は予防である。術前の状況において、この予防にはストーマケア療法士(enterostomal therapists；米国発祥のストーマケアの専門家)の早期介入とストーマ位置の慎重な選択が含まれる。この戦略は、緊急の介入を必要としないすべての患者に考慮されるべきである。手術室では、単孔式または双孔式の回腸ストーマと結腸ストーマ造設の決断は、患者の機能的状態、既存の併存疾患、ヘルニアリスク、将来のストーマ閉鎖のしやすさ、整容面を考慮すべきである。ストーマ造設を検討している外科医に特に関連する併存疾患は、腎疾患、炎症性腸疾患(inflammatory bowel disease；IBD)、病的肥満、冠動脈疾患、慢性心不全である。

ストーマ造設の位置と形状が決まったら、ストーマの合併症を減らすための技術的な側面に注意する。腸管にかかるテンションを最小限にし、ストーマや腹壁の止血維持、皮膚への刺激を最小限にするような回腸ストーマの反転といったことである。術後すぐに、内科的併存疾患を有する患者の体液および電解質バランスと、新たに造設したストーマを注意深く観察すべきである。これらの対応によって術後の体液喪失による脱水、急性腎障害リスクを低下させ、腸管蠕動抑制薬やファイバーのような膨張性薬剤の早期投与が可能となる。

ストーマ合併症については、回腸ストーマか結腸ストーマ、単孔式か双孔式、ストーマの適応、待機的か緊急か、体格、そして過去の手術歴などさまざまな因子が影響する

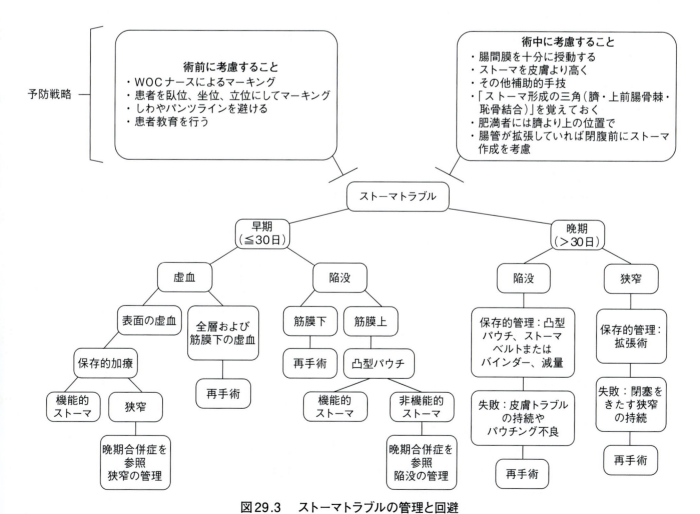

図29.3　ストーマトラブルの管理と回避

(From Suwanabol PA, Hardiman KM. Prevention and management of colostomy complication:retraction and stenosis. Dis Colon Rectum 2018;61:1344-1349.)

（図29.3）。ストーマ合併症は早期（ストーマ造設後30日以内）と晩期に分ける。早期のストーマ合併症には、虚血/壊死、傍ストーマ膿瘍、陥没、粘膜皮膚接合部離開などがある。晩期のストーマ合併症には、傍ストーマヘルニア、陥没、脱腸、稀に静脈瘤がある。

　傍ストーマヘルニアは回腸ストーマよりも結腸ストーマで一般的である。ほとんどの患者は症候性ではあるが、一般に手術は必要にならない。絶対的手術適応は、閉塞もしくは絞扼を伴う嵌頓である。相対的手術適応は、脱腸、狭窄、器具の装着困難、ヘルニアサイズが大きい、疼痛、嵌頓、難治性皮膚炎などである。ストーマ形成時にメッシュ補強を提唱する著者もいる。

　傍ストーマヘルニアの手術による修復は依然として困難なことが多く、再発率も高い。 可能であれば、消化管の連続性を回復させるためにストーマを取り除く。傍ストーマヘルニアの局所の直接縫合修復は75％で失敗する。ストーマの位置変更は第二の選択肢であり、一般に開腹手術が必要である。この場合、ヘルニアになりうる3つの部位が生じることを考慮する。Onlayやkeyholeのような傍ストーマヘルニアのメッシュ修復は20％以上で再発する。Sublay mesh（腹直筋後面）修復あるいはSugarbaker法での再発は10％以下である。

　ストーマ脱出については、双孔式結腸人工肛門の方が単孔式よりも発生頻度が高く、一般に遠位側に生じる。稀に、脱出が絞扼または閉塞となることがある。急性のストーマ脱出は、ベッドサイドで氷と砂糖の塗布により治療する。ストーマ脱出は、しばしば、修復、切除、あるいは再造設などの手術対象となる。

　ストーマ壊死は外科的緊急事態となりうる。術後の黒ずんだストーマは、静脈うっ血または動脈血流不全の可能性がある。静脈うっ血は、浮腫が軽減し静脈流出が改善するにつれて、しばしば解決する。ストーマの壊死は通常、挙上腸管の血流途絶によるものである。

　虚血ストーマの管理は虚血の程度による。単に表層だけであれば再手術は必須ではないが、最終的に陥没や狭窄となることがある。虚血がストーマ内のより近位に及んでいる場合（ガラス管とライトで見えるようにする）、早期の修復が必要かもしれない。壊死が筋膜の深部またはその近くまで及んでいる場合、再手術が必須である。

　ストーマの壊死や後の狭窄を最小限に抑えるには、ストーマを造設する際、良好な血流を確保し、腸管を十分に授動して緊張を避け、筋膜にきつ過ぎない程度の開口部を開け、筋膜より十分に突出するような確実なストーマとする。皮膚の開口部は、粘膜と皮膚の接合部がちょうど接する程度の大きさにすべきであり、皮膚開口部が大き過ぎると、粘膜が皮膚接合部まで届かず、テンションがかかってしまうまくいかない。その結果、傍ストーマ感染、ストーマの陥没や狭窄、装具の使用困難が生じる可能性がある。

　初回の入院後、患者が本章で論じた戦略を利用して医学的および栄養学的に最適化され次第、ストーマ閉鎖をして腸管の連続性の回復を行うべきである。

まとめ

・SSIの大部分とそれ以降の影響は予防可能である。
・患者の併存疾患、栄養状態、手術適応を理解することでそれらを最適化し、創合併症のリスクを軽減できる。
・エビデンスに基づいた推奨事項を急性期と慢性期両方の治療に取り入れることで、創合併症全体的のリスクは減少する。
・SSIや創合併症に対する体系的な診断アプローチとエビデンスに基づいた管理戦略により、高リスク患者集団の転帰を改善することができる。
・Acute care surgeonが術前・術中・術後において適切な介入を行うことで、全体的なリスク低減を提供できる。

文　献

Allegranzi B, Bischoff P, de Jonge S, et al. New WHO recommendations on intraoperative and postoperative measures for surgical site infection prevention：an evidence-based global perspective. Lancet Infect Dis. 2016；16：e288-e303.

Allegranzi B, Zayed B, Bischoff P, et al. New WHO recommendations on preoperative measures for surgical site infection prevention：an evidence-based global perspective. Lancet Infect Dis. 2016；16：e276-e287.

Anderson DJ, Podgorny K, Berríos-Torres S, et al. Strategies to prevent surgical site infections in acute care hospitals：2014 update. Infect Control Hosp Epidemiol. 2014；35：605-627.

Ban KA, Minei J, Laronga C, et al. American College of Surgeons and Surgical Infection Society：surgical site infection guidelines, 2016 update. J Am Coll Surg. 2017；224：59-74.

De Simone B, Sartelli M, Coccolini F, et al. Intraoperative surgical site infection control and prevention：a position paper and future addendum to WSES intra-abdominal infections guidelines. World J Emerg Surg. 2020；15(1)：10.

Itatsu K, Yokoyama Y, Sugawra G, et al. Incidence of and risk factors for incisional hernia after abdominal surgery. Br J Surg. 2014；101：1439-1447.

Jensen TK, Gögenur I, Tolstrup MB. High rate of incisional hernia observed after mass closure of burst abdomen. Hernia. 2021. Oct 21. doi：10.1007/s10029-021-02523-4. Epub ahead of print. PMID：34674087.

Justianiano CF, Temple LK, Swanger AA, et al. Readmissions with dehydration after ileostomy creation：rethinking risk factors. Dis Colon Rectum. 2018；61：1297-1305.

Khorgami Z, Shoar S, Laghaie B, et al. Prophylactic retention sutures in midline laparotomy in high-risk patients for wound dehiscence : a randomized controlled trial. J Surg Res. 2013 ; 180(2) : 238-243. doi : 10.1016/j.jss.2012.05.012.

Krishnamurty DM, Blatnik J, Mutch M. Stoma complications. Clin Colon Rectal Surg. 2017 ; 30 : 193-200.

Lopez-Cano M, Garcia-Alamino JM, Antoniou SA, et al. EHS clinical guidelines on the management of the abdominal wall in the context of the open or burst abdomen. Hernia. 2018 ; 22 : 921-939.

Magill SS, Edwards J, Bamberg W, et al. Multistate point-prevalence survey of health care-associated infections. N Engl J Med. 2014 ; 370 : 1198-1208.

Makary MA, Segev D, Pronovost P, et al. Frailty as a predictor of surgical outcomes in older patients. J Am Coll Surg. 2010 ; 210 : 901-908.

Mehdorn M, Groos L, Kassahun W, et al. Interrupted sutures prevent recurrent abdominal fascial dehiscence : a comparative retrospective single center cohort analysis of risk factors of burst abdomen and its recurrence as well as surgical repair techniques. BMC Surg. 2021 ; 21 : 208. https : //doi.org/10.1186/s12893-021-01219-x

Muysoms FE, Antoniou SA, Bury K, et al. European Hernia Society guidelines on the closure of abdominal wall incisions. Hernia. 2015 ; 19(1) : 1-24.

Sørensen LT, Hemmingsen UB, Kirkeby LT, et al. Smoking is a risk factor for incisional hernia. Arch Surg. 2005 ; 140 : 119-123.

Sørensen LT, Malaki A, Wille-Jørgensen P, et al. Risk factors for mortality and postoperative complications after gastrointestinal surgery. J Gastrointest Surg. 2007 ; 11 : 903-910.

Suwanabol PA, Hardiman KM. Prevention and management of colostomy complication : retraction and stenosis. Dis Colon Rectum. 2018 ; 61 : 1344-1349.

Tolstrup MB, Watt SK, Gögenur I. Reduced rate of dehiscence after implementation of a standardized fascial closure technique in patients undergoing emergency laparotomy. Ann Surg. 2017 ; 265 : 821-826.

Umscheid CA, Mitchell M, Doshi J, et al. Estimating the proportion of healthcare-associated infections that are reasonably preventable and the related mortality and costs. Infect Control Hosp Epidemiol. 2011 ; 32 : 101-114.

World Health Organization(WHO). Report on the Burden of Endemic Health Care-Associated Infection Worldwide. WHO Library Cataloguing-in-Publication Data. 2011. http : //whqlibdoc.who.int/publications/2011/9789241501507_eng.pdf

CHAPTER 30

特発性腹腔内出血

訳：小崎 良平

症例提示

　32歳、女性。2日前からの腹部の膨満と不快感を主訴に救急外来を受診した。本日朝から軽いめまいと息切れ、立ちくらみを自覚している。昨日、右上腹部痛が激しくなったが、その後疼痛は軽減した。経口避妊薬を10年間服用していること以外に既往歴や手術歴はない。数日前に6歳の甥と遊んでいる際に腹部を蹴られたことがあったが、本人はそれを忘れていた。来院時、血圧86/64 mmHg、心拍数115/分と異常を認めたが、酸素化や体温に異常は認めなかった。血液検査では、Hb：6.6g/dL、Cr：1.1mg/dL、乳酸値：3.4mmol/Lであり、その他の検査結果は正常であった。妊娠検査と腫瘍マーカーは陰性であった。腹部造影CT検査では、大量の腹腔内出血と肝臓に8cmの造影剤漏出を伴う腫瘍を認め、肝腫瘍破裂が疑われた。出血は腹腔全体に不均一に広がっており、一部は血腫化していた。

〈 質 問 〉
　この患者に対する適切な初期対応は何か？

〈 回 答 〉
　この患者は肝腫瘍（肝細胞腺腫疑い）からの出血が持続しているため、初期対応は出血の制御と治療に焦点を当てる必要がある。出血の制御と治療の中には血管内治療、中心静脈路確保、体温維持、輸血などによる適切な蘇生が含まれる。

はじめに

　特発性腹腔内出血とは、外傷が原因ではない腹腔内の出血のことを指す。急性腹症の中では非典型的な疾患であるが生命を脅かす可能性がある。血管や実質臓器、婦人科骨盤内臓器、凝固関連などの障害から起こりうる。特発性腹腔内出血の発生頻度は稀であるが、米国では1993年の1,434件（10万人あたり0.6件）から2010年には4,155件（10万人あたり1.3件）と増加傾向にある。特発性後腹膜出血や腹直筋血腫の原因には、血管構造の破綻や凝固障害が関連している場合がある。一部の症例では出血源が特定されないこともある。

　本章では、特発性腹腔内出血、後腹膜出血および腹直筋血腫の臨床症状、出血源、診断の基本原則および治療方法の選択肢について概説する。

臨床症状

　特発性腹腔内出血は一般的に、非特異的な腹部症状や出血による症状を呈する。急激な腹痛や腹部膨満、頻脈、低血圧などの症状や、動脈性出血が原因の場合には腹部コンパートメント症候群（abdominal compartment syndrome；ACS）を引き起こすこともある。腹直筋血腫は腹直筋鞘内に限局するため、通常は腹部正中を越えて血腫が広がることはなく、腹壁に触知可能な腫瘤と急激な腹痛を呈する。しかし、非常に大きな血腫は腹横筋筋膜や膀胱前腔に沿って広がることがある。特発性後腹膜出血も同様に、出血による症状や非特異的な腹部症状を呈するが、通常は背部や腹部に症状が現れ、出血の場所によっては腹満や突出を感じることがある。また、後腹膜出血は下肢の血管や神経の圧迫を引き起こし、脈拍の消失、四肢の痺れ、脱力を伴うことがある。稀ではあるが、このような症状を呈する際には後腹膜の血腫に対して緊急手術による減圧が必要となる場合がある。患者は腹部や側腹部の皮下出血や色調変化、または腹部腫瘤を自覚することがある。

　大量出血は、意識消失、意識変動、立ちくらみ、めまい、胸痛、呼吸困難、筋力低下などの非特異的な症状を引き起こすことがある。出血の範囲や時間経過によって、頻脈、起立性低血圧、持続的低血圧、急性貧血や鉄欠乏による慢性貧血、クレアチニン上昇などの急性腎不全、アシドーシス、乳酸値上昇といった大量出血や出血性ショックの徴候を示すことがある。特発性腹腔内出血を診断し、出血源を特定するためには迅速かつ早期の画像検査が重要

である。軽微な外傷歴があることはあるが、通常、外傷イベントは主訴とはならない。

腹腔内、後腹膜、腹壁にある血管を有する臓器や構造物は、理論的にはすべてが出血源となりうる。肝臓、脾臓、腎臓、動静脈奇形（arteriovenous malformation；AVM）や動脈瘤を形成しうる内臓や腸間膜の血管、メッケル憩室、卵巣嚢胞などの婦人科臓器など、さまざまな部位からの特発性出血が報告されている。また、特発性腹腔内出血は妊娠中にも発生する。

特発性腹腔内出血の初期対応は、主に患者の血行動態に基づいて行う。特発性腹腔内出血、腹直筋血腫、後腹膜出血を治療する際に、蘇生の基本原則と出血管理を怠るべきではない。患者の体温を保つ必要があり、血管造影室や手術室の室温を上げることや、輸血や輸液を温めるための加温器を準備し、できるだけ太い静脈路を確保する必要がある。バランスのとれた輸血を行い、凝固障害の補正をすべきである。

血行動態が不安定な患者では、致死的な出血を制御するために緊急の開腹手術が必要になることがある。血行動態が安定している患者ではCT検査が第一選択であり、その後に血管造影と塞栓術が行われることが多い。血管内治療で出血を制御できない場合や低血圧が持続する場合には手術が必要になることがある。出血制御のための外科的選択肢は出血の原因によって異なるが、結紮、修復（自家組織または人工物を使用）、切除（出血を引き起こしている臓器に応じて完全切除または部分切除）、およびその他の止血処置［電気凝固、アルゴンビーム凝固、組織シーラント、止血剤（例：Surgicel®製品）］が含まれる。悪性腫瘍による出血の場合、出血が制御された後に根治的治療を検討する必要がある。

画像検査

特発性腹腔内出血、腹直筋血腫、後腹膜出血の疑いがある場合には、さまざまな画像検査を利用することができる。しかし、各検査方法の適応と限界は患者の臨床所見に基づいて考慮する必要がある。特発性腹腔内出血の場合、画像検査が非常に重要である。画像検査により臨床医は出血源を特定し、出血が継続しているかを判断し、それに応じて治療を行うことができる。どの画像検査を選択するかは、患者の血行動態と最も疑われる原因によって決定される。

CTは、特発性腹腔内出血が疑われる急性腹症の患者に対する最も一般的な検査である。MRIは、特発性腹腔内出血を特定するための最初の検査としてはほとんど使用されない。婦人科臓器からの出血を疑う場合には、超音波検査（US）が最初に行われる場合がある。また、血行動態が不安定な患者の場合は、CT室やMRI室に移動させるべき

ではなくUSを行うことがある。次項で、US、CT、MRI検査の利点、欠点、および一般的な使用法について概説する。

USは骨盤内や肝臓、脾臓の周囲における腹腔内出血を特定することができる。USで血液は単純な低エコー性の液体として示され、腹腔内出血は一部高エコー領域が存在することで腹水と区別できる。この高エコーは血腫の形成を示している。血腫化して時間が経過すると、液体は均一なエコー所見を示すようになる。また、USは特発性腹腔内出血の原因となる婦人科疾患を特定するための検査の選択肢の1つでもある。しかし、活動性出血の有無や出血源の特定には不向きであり、特発性腹腔内出血の診断や治療方針の決定においては限界がある。

CTが可能な施設で、かつ患者の血行動態が安定している場合、CTは出血に関する詳細な情報を得られる非常に優れた検査である。出血は腹腔内で高吸収の液体として示されるが、CT画像での出血の描出は、出血してから画像検査までの時間経過や出血の速度、量によって変化する。腹腔内出血の診断が確定した後の次のステップは、出血源の特定、活動的出血の評価、およびおおよその出血時間を特定することである。血腫は通常、出血部位の近くに最初に形成され、これは「sentinel clot sign」と呼ばれる。CTは、肝臓や脾臓の病変や特発性腹腔内出血を引き起こした脈管異常を特定することができる。出血量によっては病変の特定が困難となることもある。このような場合、保存的治療で管理される患者では数週間後に再度画像評価を行い、そのままで治療可能かどうかを判断すべきである。また、初期のCT画像では原因がはっきりしない場合、血管造影中に出血源を特定できることがある。例えば、肝血管腫は早期相で辺縁が造影され、門脈相でも造影剤が残る所見が特徴であるが、中心部が造影されずにC字型の病変として現れることがある。

造影CT検査が理想的であるが、患者の全身状態や併存疾患を考慮する必要がある。造影剤が禁忌とされている場合でも腹腔内出血の特定は可能で、造影剤の使用にかかわらず出血病変をCTで検出することができる。単純CT検査で腹腔内出血は、実質臓器や腸管の周囲に高吸収の液体として描出される。しかし、単純CT検査では活動性出血を評価することは困難である。造影CT検査の利点は活動性出血を認識できるだけでなく、根本的な原因を特定することが可能な点にある。一定時間経過後にCTを再検することは、活動性出血の検出や原因疾患の特徴を把握することに役立つ。このタイミングでの活動性出血は、早期の単純CT画像と比較して、より大きな高吸収の活動性出血や造影剤漏出像の拡大がみられる場合がある。マルチスライスCT検査、特に16列および64列のCT検査の登場により活動性出血の特定が容易となった。造影CT検査で隣接する血管と同じ密度の高吸収領域が存在する場合に活動性出血と特定できる。手術または血管内治療としての緊急の介

入が必要となるため、活動性出血の特定は重要である。

さらに、CT検査からは出血の持続時間に関する情報を知ることができる。新鮮な出血、凝固した血腫、溶解した血腫は異なるhounsfield unit（HU：CT値）であり、「ヘマトクリット効果」として知られている。急性期において、腹腔内出血のCT値は血管内の血液とほぼ同じ値となる。単純CT画像で急性出血の血液は、タンパク質が高く含まれるために30〜45HUの値を示す。凝固した血液は最初の数時間でヘモグロビンの濃度が増加するため高吸収（HU＞60）となる。血腫を表す高吸収領域は、血清で構成された低吸収領域に囲まれている場合がある。また、新鮮な出血と血腫が存在する場合、低吸収と高吸収が混合した領域が描出される。3〜4週間経過し、血腫が溶解するとCT値は水に近づく。USと同様に、血液が時間とともに沈殿すると、CT検査でも液体と液体の層がみられるようになる。重い細胞成分が下に集まり軽い液体は上に残るため、下層が高い吸収値を示す。この層の重なりがみえると腹腔内出血の存在が示唆される。

MRIは活動性出血の確認には適していないが、腹腔内の出血とその原因の両方を特定することができる。特に、肝臓や脾臓の腫瘍破裂が原因となるような腹腔内出血の判断に適している。また、MRIは早期のCTで診断された肝腫瘍をさらに詳しく評価するためにもよく使用される。MRIにおける急性の腹腔内出血（＜1日）は、T_1強調画像では中程度の信号を示し、T_2強調画像では低信号を示す。数日経過すると、血液はT_1とT_2強調画像の両方で高信号となる。さらに数日後には、血液の信号はT_1とT_2強調画像の両方で低下する。腹腔内の血腫はT_1とT_2強調画像の両方で不均一な信号を示す場合がある。時間が経過した血腫はT_1とT_2強調画像の両方で、周囲の低信号と中心部の高信号または混合信号を示す場合がある。

臨床検査

画像診断に加えて、出血の原因に基づいて臨床検査を行うべきである。例えば、出血が肝臓由来の場合、肝機能の評価や肝硬変の有無、肝機能障害が凝固に及ぼす影響などを検査する必要がある。また、腫瘍マーカー［（例：癌胎児性抗原（carcinoembryonic antigen；CEA）、CA19-9、α-fetoprotein（AFP）］も測定すべきである。

出血源が副腎にあると考えられる場合、追加の臨床検査が特に重要となる。背景に褐色細胞腫をもつ患者の手術は致死的な結果を招く可能性があるため、副腎腫瘍が疑われる場合は、時間が許せばグルココルチコイドやカテコラミン過剰を含む血液検査を行うことでホルモン活性のある腫瘍を除外することができる。生理的ストレスがコルチゾールやカテコラミンの血中濃度を上昇させることがあるが、褐色細胞腫の患者のカテコラミンの血中濃度は正常上限の4倍以上となることがよくある。副腎皮質刺激ホルモン（adrenocorticotropic hormone；ACTH）は、生理学的なストレスによるコルチゾールの上昇（ACTH上昇）と機能性副腎腫瘍によるコルチゾールの上昇（ACTH抑制）を区別するのに役立つ。保存加療を選択した場合は、急性ストレスが過ぎた後に再度血液検査での評価を検討すべきである。緊急手術が必要で血液検査が不可能な場合は、褐色細胞腫やクッシング症候群の可能性を麻酔科医に伝え、α遮断薬なしのβ遮断薬の使用を避けるべきである。手術後には、ストレス用量のグルココルチコイドを必要とする副腎不全の発症を予測する必要がある。

特発性腹腔内出血の原因

実質臓器

肝出血

特発性腹腔内出血の原因として最も頻繁に報告されるのは肝腫瘍の自然破裂である（第23章「複雑性肝腫瘤」参照）。多くの場合、肝腫瘍は未診断である。前駆症状または関連因子として、直近の軽微な外傷やホルモン変化が考えられる。肝腫瘍は良性［腺腫、血管腫、限局性結節性過形成（focal nodular hyperplasia；FNH）］または悪性［肝細胞癌（hepatocellular carcinoma；HCC）または転移性肝腫瘍］である（表30.1）。肝腫瘍の破裂は典型的には右上腹部の痛みや膨満感であり、低血圧を伴う突然の激痛に襲われることもある。肝酵素の変化や高ビリルビン血症がみられることもある。

〈肝細胞腺腫〉

破裂する可能性のある最も一般的な肝良性疾患は肝細胞腺腫であり、肝腺腫とも呼ばれる。肝細胞腺腫は正常な肝組織に発生する疾患である。女性に多く、経口避妊薬の使用、妊娠、またはタンパク同化ホルモンと関連することが多い。エストロゲンの使用は用量依存的に腺腫の発生に関連すると考えられており、経口避妊薬の使用は非使用者に比べて腺腫発生率が30〜40倍増加すると考えられている。肥満やメタボリックシンドロームは男性における腺腫の発生と関連している。5cmを超える肝腺腫は出血だけでなく悪性転化のリスクもある。さらに男性患者では、悪性の可能性がはるかに高いβカテニン亜型の発生率が高いため、迅速に治療介入すべきである（詳細は第23章「複雑性肝腫瘤」参照）。単発性の出血性腺腫であれば、選択的血管塞栓術が適応となることが多い。肝血管腫と診断された患者は、経過観察のために肝臓専門医に紹介するべきである。

〈肝血管腫〉

肝血管腫は最も一般的な原発性肝腫瘍であり、人口の0.4〜20％にみられる。これらの病変は通常、非特異的な腹部愁訴のために偶発的に診断される。新規症例の大部

表30.1　特発性腹腔内出血：実質臓器の出血原因と検討事項

肝臓

出血原因	追加の検討事項
・腫瘍 　・腺腫 　・限局性結節性過形成 ・肝細胞癌 　・血管腫 　・転移性腫瘍 　・血管肉腫 ・HELLP症候群 ・アミロイドーシス	・悪性腫瘍の精査 ・塞栓症の精査 ・肝機能 ・腫瘍機能の評価 ・移植の可能性

脾臓

出血原因	追加の検討事項
・感染症 　・マラリア 　・伝染性単核球症（EBV） 　・サイトメガロウイルス 　　（CMV） 　・ヒト免疫不全ウイルス 　　（HIV） ・悪性腫瘍 　・リンパ腫 　・白血病 　・血管肉腫 ・アミロイドーシス	・病的脾腫の精査 ・外傷の病歴 ・塞栓症の精査 ・脾摘出術後の予防接種

腎臓

出血原因	追加の検討事項
・腎細胞癌 ・血管筋脂肪腫	・悪性腫瘍の精査 ・塞栓症の精査 ・治療後の腎機能

副腎

出血原因	追加の検討事項
・転移性腫瘍 ・副腎髄質細胞腫 ・腺癌	・悪性腫瘍の精査 ・腫瘍マーカー（CEA、 　CA19-9、AFP） ・腫瘍機能の評価 ・副腎不全の評価

分は30〜50歳の患者に発生し、女性の発生率は男性の3倍である。肝血管腫は、エストロゲン療法または妊娠中に増大することがある。10cmを超える大きさの血管腫は巨大血管腫とみなされる。症候性の血管腫または巨大血管腫は、出血のイベントが改善した後に治療が必要となる場合があるため、専門医による診察が必要である。肝血管腫に関連した出血に対しては、解剖学的/非解剖学的切除または切開、選択的門脈塞栓術、および肝移植などの外科的治療が考えられる。巨大血管腫、特に表在性の病変は、肝実質の温存と出血のリスクを最小限にするために核出術による治療が優先される。

〈 限局性結節性過形成 〉

　限局性結節性過形成（FNH）は、肝臓の良性腫瘍の中で2番目に頻度が高い。CT検査では偶発的なFNHが0.3〜3%に認められると報告されているが、臨床研究ではさらに低い有病率が示唆されている。患者の90％は女性で、どの年齢でも起こりうるが、好発年齢は35〜50歳である。女性の割合が高いにもかかわらず、経口避妊薬などのホルモンはFNHの発症リスクの増加とは関連していないと考えられている。FNHは画像検査で中心性瘢痕を有し、大きさが通常5cm未満で経時的に大きさが変化しない単発性病変として偶発的に診断される傾向がある。FNHは悪性化する可能性のあるほかの病変を伴うことがあるが、孤立した典型的なFNH病変は通常、経過観察する必要はない。

〈 肝細胞癌 〉

　肝細胞癌（HCC）は、腹腔内出血につながる腫瘍破裂を呈することがある（第23章「複雑性肝腫瘤」参照）。腫瘍破裂をした際はほかの病変の破裂と同様に、腹痛、腹部膨満、急性ヘモグロビン低下、低血圧を呈することがある。HCC患者は、漠然とした上腹部痛、体重減少、早期満腹感、右上腹部の腫瘤など、ほかの癌の徴候や症状のような病歴を呈することがある。低血糖発作、高カルシウム血症、電解質異常などを引き起こす腫瘍随伴症候群とも関連している。腫瘍マーカーが上昇することがあり、最も一般的なものはAFPである。造影CT検査は腫瘍だけでなく腹腔内出血も診断することができ、生命を脅かす危機的出血に対しては緊急の血管塞栓術が治療法として選択される。

　特発性肝出血、特にHCCに関連した出血については患者の背景因子を念頭におくべきである。第一に、多くの患者は肝硬変や線維症を併発しており、手術適応として不利に働くことがある。患者の全身状態によっては、治療目標について話し合い緩和ケアの可能性を検討する必要がある。HCCから出血した患者のうち、半数の患者で保存的加療が奏効する。保存的加療に失敗した患者のほとんど（80％）は血管塞栓術で出血を制御することができる。血管塞栓術ができない残りの20％の患者では、門脈血栓症や動静脈シャントなどのほかの問題がある。しかし、血管塞栓術後の再出血率は高く（最高22％）、高い死亡率（最高52％）を伴う。血管塞栓術は将来の化学塞栓療法を考慮し、コイルではなくゲルフォームを用いて行うべきである。また、血管塞栓術は、塞栓後の肝機能を最大限にするために選択的または部分選択的にアプローチするべきである。

　血管塞栓術が無効あるいは適応とならない特発性肝出血の患者に対しては、外科的治療が必要となる。外科的治療の選択肢には、縫縮術やパッキング、責任血管である肝動脈やその分枝の結紮、切除が含まれる。良好な術後成績を得るためには、初回手術ではHCCの切除を避けるべきである。

非外傷性脾出血

　脾臓は腹部外傷の際に最も損傷する頻度の高い実質臓器である。しかし、非外傷性の脾破裂は比較的稀である。多くの場合、患者は非常に軽微な外傷の病歴があり、出血性ショックの病状は軽微な外傷と矛盾してみえる。非外傷性脾出血は稀であるため、診断が困難なことが多く、

診断の遅れにつながることがある。非外傷性脾破裂は、正常な脾臓では滅多に起こらないが、病的脾腫の結果として起こることがある。病的脾腫の原因には、感染、悪性腫瘍、代謝疾患、血液疾患、血管障害などがある。血友病、多血症、アミロイドーシスなどの血液疾患や代謝疾患は以前に診断されていることもあるが、必ずしもそうではない。脾臓の原発性悪性腫瘍は極めて稀である。最も一般的な腫瘍は血管肉腫であり、予後は極めて不良である。出血や破裂の重症度によって、保存加療、血管塞栓術、脾臓摘出術が治療の選択肢となる。

腎臓

腎周囲出血の最も一般的な原因は腫瘍であり、50%が悪性である。腎血管脂肪腫も急性出血を呈することがある。腎血管脂肪腫の治療の第一選択は血管塞栓術である。偶発的に発見された場合、ほとんどの血管脂肪腫は経過観察が可能である。4cmを超える血管脂肪腫に治療介入が必要かどうかのエビデンスはまだ出ていない。

血管病変

腹部血管瘤も稀ではあるが腹腔内出血の原因となる。破裂した腹部大動脈瘤や腸骨動脈瘤の治療については、第20章「血管救急」で取り上げている。Ehlers-Danlos症候群のような全身の血管結合組織疾患もまた、破裂を伴う血管脆弱性の原因となりうる（**表30.2**）。脾動脈瘤破裂などの血管病変を伴う膵炎は、後腹膜出血や腹腔内出血を引き起こすことがある。症候性の内臓動脈瘤は破裂の危険性が高いため治療が必要である。前駆出血が破裂の前に起こることがある。一般的に無症候性内臓動脈瘤は、直径が2～3cmを超える場合、妊娠中に発見された場合、肝移植患者、または動脈瘤が多発する場合に治療介入すべきである。

破裂した内臓動脈瘤の80%は仮性動脈瘤であり破裂と高い相関がある。比較的稀ではあるが、膵十二指腸動脈や肝動脈瘤は仮性動脈瘤であるため破裂の危険性が高い。破裂した膵十二指腸動脈の仮性動脈瘤の平均サイズはわずか12.7mmである。したがって、破裂のリスクは主に仮性動脈瘤と部位に依存する。動静脈奇形もまた、特発性腹腔内出血を引き起こすことがある。消化管や子宮からの動静脈奇形が腹腔内出血の原因となることが報告されているが稀である。

内臓動脈瘤破裂に関連した出血に対しては、血管内治療が開腹手術よりも優れていることが証明されている。血管内治療の30日死亡率は7.4%、合併症発生率は8.9%であるのに対し、開腹手術では28.6%の重大合併症発生率と死亡率があるとされている。しかし、巨大嚢状動脈瘤をコイル塞栓術で治療すると長期成績が悪くなる可能性があるため、動脈瘤の血管内治療における患者選択は重要である。血管内治療で巨大嚢状動脈瘤を塞栓することができな

表30.2　特発性腹腔内出血：血管病変

動脈	
出血原因	その他の検討事項
・腹部大動脈破裂 ・腸骨動脈瘤破裂 ・内臓動脈瘤破裂 ・感染性動脈瘤破裂 ・仮性動脈瘤破裂	・動脈瘤の急速な拡大（半年で0.5cm以上） ・高リスクの解剖学的位置 　・膵十二指腸アーケード 　・胃十二指腸アーケード 　・肝実質内肝動脈 ・結合組織疾患の評価 ・開腹手術もしくは血管内手術 ・塞栓症の精査 ・血栓症や塞栓症のモニタリング ・長期間の経過観察
静脈	
出血原因	
・腹膜 ・腹部静脈瘤 ・骨盤内静脈	

い技術的な要因は、動脈瘤内の血流の乱れによってコイルが移動することや、動脈瘤をコイルで完全に詰めることができずに残存した部分が膨張し続けることにある。このような症例では開腹手術が優先される。

可能であれば、経カテーテル的塞栓術やステントグラフトによる血管内治療が行われる。血管内治療は通常、局所麻酔下で行うことができ、成功率が高く入院期間も短い。術後は、臓器梗塞や膿瘍を引き起こす動脈血栓症・塞栓症、コイルの移動、動脈瘤の再発、動脈穿刺部位の血腫や仮性動脈瘤形成などの合併症について経過観察が必要である。

婦人科/産科疾患

妊娠可能な年齢の女性では、特発性腹腔内出血の最も多い原因は生殖器にある（**表30.3**）。異所性妊娠破裂の患者は、重症の出血性ショックとなることがある。特発性腹腔内出血の女性では異所性妊娠破裂早期に考慮し、除外しなければならない（第24章「Acute care surgeryにおける産婦人科領域」参照）。その他の原因としては、黄体嚢胞や卵胞嚢胞などの卵巣嚢胞の破裂がある。婦人科臓器の血管病変も原因となりうる。子宮病変や子宮内膜症の破裂による腹腔内出血の患者も、ショックを呈することがある。

HELLP症候群は、溶血性貧血、トランスアミナーゼの上昇、血小板減少（溶血、肝酵素上昇、低血小板）を伴う。この症候群は、子癇/子癇前症に類似した病因をもつと考えられている。HELLPでは自然に肝出血が起こることがあり、その結果、肝被膜下血腫が生じ、皮膜が破れて腹腔内出血を引き起こすことがある。この合併症は高い死亡率を伴う。HELLP症候群は通常、妊娠28～36週の間に発症し、肝右葉に最も多く（75%）影響を及ぼす。造影CT検査で診断が可能である。この疾患の治療のために胎盤と胎児の緊急娩出が必要となることもある。血管造影・塞栓術は止血に有効であるが、血行動態が不安定な場合は緊急手術

表30.3　特発性腹腔内出血：産科／婦人科疾患

産科／婦人科疾患	
出血原因 ・異所性妊娠破裂 ・子宮破裂 ・子宮血管の破裂 ・HELLP症候群 ・卵巣嚢腫破裂 ・子宮内膜症性嚢胞破裂 ・子宮内膜症	その他の検討事項 ・専門医への相談 ・塞栓症の精査 ・原因疾患の根本的治療

が必要なことがある。

後腹膜出血と腹直筋血腫

　抗凝固療法が普及する以前は、後腹膜出血や腹直筋血腫は非常に稀であった。これらの合併症は増加しており、抗凝固療法を受ける患者の0.1〜0.6％の割合で発生すると報告されている。この疾患の治療に関するコンセンサスは限られているが、単一施設の観察研究によって現在の治療方針に関する一定の見解が得られている。

　後腹膜出血は後腹膜のあらゆる臓器または脈管（大動脈、腎臓、副腎、膵臓、十二指腸、膵十二指腸周囲血管、後腹膜腔を囲む筋肉など）からの出血で引き起こされる。婦人科疾患も腹腔内ではなく後腹膜に破裂することがある。医原性を含む凝固障害や軽度の外傷も後腹膜出血の原因となる。治療の選択肢としては、内科的管理と凝固障害の補正、血管内治療、外科的介入による血腫の除去がある。血管内治療を行う際に、大腿動脈を後方へ貫いて穿刺することによって術後に後腹膜出血を生じる可能性がある。

　腹腔内や後腹膜とは異なり、腹直筋の空間は限られている。通常、腹直筋内の出血は下腹壁動脈の破裂や筋断裂の結果として起こる。また、凝固障害や抗凝固療法中に発生しやすく、咳嗽、妊娠、軽度の腹部外傷によって誘発されることがある。腹直筋血腫の医原性要因には、大腿動静脈穿刺、インスリンやヘパリンの皮下注射などの針刺しがある。

　腹直筋血腫や後腹膜出血は、微小血管障害に関連した出血であるため保存的治療で止まることが多い。抗凝固療法を中止し、必要に応じて輸血を投与することで十分なことが多い。外科的治療の効果は限定的である。というのも、血腫を開放すると出血源を特定することが困難であり、タンポナーデが解除されてさらなる出血を誘発する可能性があるからである。造影CT検査での造影効果は活発な出血があることを示しており、保存的治療失敗の可能性があるため放射線科医による読影を必要とすることがある。新規の抗凝固薬には拮抗薬がないことが多く、血管塞栓術が腹直筋血腫や後腹膜出血の場合に有用な治療となりうる。患者の血行動態と出血の程度によって、血管塞栓術を行うかどうかを決定するのが一般的である。腹直筋からの出血で血行動態が不安定な患者では、同側の下腹壁動脈の血管塞栓術を考慮すべきである。

　特発性後腹膜出血や腹直筋血腫は比較的稀であることから、この分野に関する大規模な研究はない。いくつかの小規模研究（Warrenら、Baekgaardら）は、重篤な併存疾患を有していたり、抗凝固療法を受けている患者が高リスクであることを示唆している。その結果、輸血を必要とする出血性ショックを引き起こす可能性がある。しかし、ほとんどの出血は限局的であり、凝固障害が回復するにつれて治癒するため、出血に対して治療的介入が必要な患者は20％未満である。院内死亡率は25％と高いが、その多くは急性出血以外の原因によるものである。これらの研究から、特発性後腹膜出血は比較的稀な疾患であるが、重篤な合併症と高い死亡率を伴うことが示唆される。重篤な基礎疾患を有する患者に対しては緩和ケアと対症療法も重要である。

まとめ

　特発性腹腔内出血は急性かつ致死的な疾患であり、早期に強く疑うことが必要である。造影CT検査は、出血源を特定するための最も重要な診断の方法であり、これにより臨床医は原因となる病態に適した治療を行うことができる。出血は実質臓器、腹部血管系、後腹膜や腹直筋の軟部組織から生じることがある。また、これらの疾患の治療で重要なことは、凝固障害を回復させることであり、重篤な合併症を有する患者に対しては基礎疾患の治療または必要であれば緩和ケアを適用することである。

文　献

Agency for Healthcare Research and Quality Healthcare Cost and Utilization Project. Free Health Care Statistics. Accessed September 2, 2020. https：//hcupnet.ahrq.gov/#setup

Aubrey-Bassler FK, Sowers N. 613 cases of splenic rupture without risk factors or previously diagnosed disease：a systematic review. BMC Emerg Med. 2012；12：11. http：//www.biomedcentral.com/1471-227X/12/11

Baekgaard JS, Eskesen TG, Lee JM, et al. Spontaneous retroperitoneal and rectus sheath hemorrhage-management, risk factors and outcomes. World J Surg. 2019；43(8)：1890-1897.

Chaer RA, Abularrage CJ, Coleman DM, et al. The Society for Vascular Surgery clinical practice guidelines for management of visceral aneurysms. J Vasc Surg. 2020；72：3S-39S.

European Association for the Study of the Liver(EASL). EASL Clinical Practice Guidelines on the management of benign liver tumours. J Hepatol. 2016；65(2)：386-398.

Furlan A, Fakhran S, Federle MP. Spontaneous abdominal hemorrhage：causes, CT findings, and clinical implications. AJR Am J Roentgenol. 2009；193(4)：

1077-1087.

Ibrahim F, Dunn J, Rundback J, et al. Visceral artery aneurysms : diagnosis, surveillance and treatment. Curr Treat Options Cardiovasc Med. 2018 ; 20 : 97. doi : 10.1007/s11936-018-0696-x

Kasotakis G. Spontaneous hemoperitoneum. Surg Clin North Am. 2014 ; 94(1) : 65-69.

Lai ECH, Lau WY. Spontaneous rupture of hepatocellular carcinoma. Arch Surg. 2006 ; 141 : 191-198.

Lubner M, Menias C, Rucker C, et al. Blood in the belly : CT findings of hemoperitoneum. Radiographics. 2007;27(1): 109-125. doi : 10.1148/rg.271065042

Lucey BC, Varghese JC, Soto JA. Spontaneous hemoperitoneum : causes and significance. Curr Probl Diagn Radiol. 2005 ; 34(5) : 182-195.

Marti JL, Millet J, Sosa JA, et al. Spontaneous adrenal hemorrhage with associated masses : etiology and management in 6 cases and a review of 133 reported cases. World J Surg. 2012 ; 36 : 75-82.

Shukla AJ, Eid R, Fish L, et al. Contemporary outcomes of ruptured visceral artery aneurysms. J Vasc Surg. 2015 ; 61 : 1442-1448.

Tataria M, Dicker RA, Melcher M, Spain DA, Brundage SI. Spontaneous splenic rupture : the masquerade of minor trauma. J Trauma. 2005 ; 59(5) : 1228-1230.

Warren MH, Bhattacharya B, Maung AA, Davis KA. Contemporary management of spontaneous retroperitoneal and rectus sheath hematomas. Am J Surg. 2020 ; 219(4) : 707-710.

和文索引

##

アザチオプリン…186
アスペルギルス…265
アメーバ肝膿瘍…261
　赤痢アメーバ嚢子の治療…261
アルカリ性逆流性胃炎…169, 172
アルコール性膵炎…134
アルコール乱用…20
アルゴンプラズマ凝固法…214
アルベンダゾール…263
悪性腫瘍…108

##

インドシアニングリーン蛍光…118
インフォームド・コンセント…8
インフリキシマブ…186
医原性結腸穿孔…316
胃液喪失…15
胃潰瘍…124
胃気腫症…121
胃肛門の貯留…172
胃残量…62
胃十二指腸穿孔…47
胃十二指腸動脈…226
胃スリーブ縫合部出血…323
胃切開…218
胃切除後症候群…169
胃出口閉塞…169
胃捻転…47
胃バンド逸脱…319〜322
胃バンドびらん…319〜322
胃不全麻痺…171
胃瘻チューブ…26
異所性妊娠…273, 274
　診断…273
　治療…274
　　開腹手術…275
　　メトトレキサート…275
　　卵管切開術…275
異常な胃の拡張…101
硫黄コロイドスキャン…268
遺残肛門異物…212
痛み…12
一時的腹壁閉鎖法…82
一般外科的な問題…18
　内科の集中治療室…18, 26, 27
院内感染…326
院内肺炎…285
陰圧創傷治療…291
陰圧閉鎖療法…96, 245, 314
陰圧補助閉鎖…20

う

右結腸内臓回旋…74

え

エアリーク持続…288
会陰再建…210
壊死性感染症臨床複合エンドポイント…242
壊死性筋膜炎…234, 308
壊死性膵炎…20

壊死性軟部組織感染症…43, 209, 210, 233〜246, 290, 291
　CT…239
　LRINEC スコア…239
　疫学…235
　画像診断…53
　画像評価…240
　危険因子…236, 237
　外科的治療…242
　　一般原則…242
　　人工肛門造設…244
　　頭頸部…244
　　術後ケア…244
　　創傷ケア…245
　診断…238
　早期・晩期所見…239
　治療…210, 240
　　新たな治療法…242
　　クリンダマイシン…210
　　高気圧酸素療法…209, 241
　　初期治療と抗菌薬治療…240
　　微生物と抗菌薬の選択…241
　　バンコマイシン…210
　　免疫グロブリン静注療法…242
　長期予後…246, 247
　超音波検査…239
　病態生理学…235
　分類/細菌学…235
　誘因…237
　臨床的皮膚症状…239
栄養…59〜64, 136, 244
　経静脈栄養…136
　手術患者…61
　　重症…61
　術後早期回復…63, 64
　スクリーニングと介入…61
　早期の経腸栄養…136
栄養リスクスクリーニングツール…61
炎症性腸疾患…180
　潰瘍性大腸炎…180, 190〜201
　クローン病…180
　憩室疾患…195
　大腸炎…199
　腸瘻…189
塩基欠乏…35

##

オーバースコープクリップ…314
オランダの膵炎研究グループ…140
横隔膜…292
大きな滑脱嚢…255

か

カルシウム拮抗薬…212
カルバペネム…260
ガイドライン…51
下腸間膜静脈…18
下腸間膜動脈…18
下部消化管出血…50, 123, 128
　CTA…128
　$^{TC-99m}$標識赤血球シンチグラフィ…128
　アルゴリズム…130

　管理…50
　三相(単純, 動脈相, 門脈相)…128
　大腸内視鏡検査…128
　内臓血管造影…129
　病因…128
　評価と管理…128
　臨床症状…128
下部食道括約筋…172
化学療法…214
化膿レンサ球菌外毒素…237
加齢に伴う患者の全身状態の低下…8
仮性被膜…267, 268
改訂 Marshall 基準…132, 135
改訂アトランタ分類…132, 134, 152
　膵炎の重症度…152
開腹血栓除去術…116
開腹術…37, 73, 275, 296, 316, 329
　既往…104
開腹膵壊死切除術…21
潰瘍性大腸炎…190, 201
　緊急を要する症状…193
　外科的管理…192
　経過…191
　食生活…191
　診断…191
　穿孔…194
　内科的治療…192
　病態生理学…190
　　腸内細菌…191
　　プロバイオティクス…191
　　糞便移植…191, 200
　　免疫…190
　副腎皮質ステロイド…192
潰瘍の5つのタイプ(胃潰瘍の種類)…163
核酸増幅検査…200
括約筋間膿瘍…207
括約筋切開術…212
滑脱型ヘルニア…250, 255
褐色細胞腫…336
完全腹膜外修復術…249, 252
肝機能検査…262
肝血管腫…266, 335
肝硬変…328
肝細胞癌…270
　a1 アンチトリプシン欠損症…270
　ウィルソン病…270
　仮性被膜…270
肝細胞腺腫…268, 269, 334
肝腺腫…268
肝臓内科…328
肝胆道シンチグラフィ…149
肝動脈瘤…225
肝嚢胞性疾患…265
　Budd-Chiari 症候群…265
　多発性嚢胞性肝疾患…265
間接熱量計測…63
感覚異常…228
感染性救急疾患…206〜213
　遺残肛門異物…212
　　自宅での異物除去…212
　肛門周囲膿瘍…206
　　治療…208

評価と診断…207
分類…207
痔瘻…211
括約筋外痔瘻…211
括約筋貫通痔瘻…211
括約筋間痔瘻…211
括約筋上痔瘻…211
粘膜下痔瘻…211
瘻孔切開術…211
裂肛…211
外科的治療…212
非外科的治療…212
評価と診断…211
感染性大腸炎…199
感染性肺疾患…285
合併症…286
関連解剖
診断…286
治療…286
臨床症状…285
管腔内陰圧療法…314
関連解剖…284
観血的壊死切除術…21
灌流…15

き

気管支閉塞…286
気管食道瘻…295, 296
気管切開…284
気管と食道…295
気管腕頭動脈瘻…284, 285
合併症…285
診断…285
治療…285
臨床症状…284
気道・呼吸・循環（ABC）…281
気道異物…301, 302
既往歴…13
偽性の大腸閉塞…99
逆行性開腹腸間膜ステント留置術…117
急性下肢虚血…228〜231
原因…228
術後管理…230
4筋区画筋膜減張切開術…230, 231
診断…228
治療…229
発生率…228
急性期外科サービス…42
急性結石性胆嚢炎…149, 150
肝胆道シンチグラフィ…149
急性上部消化管出血…23
急性腎障害…331
急性膵炎…20
急性胆管炎…151
急性胆嚢炎…83, 149, 150
AAST グレード…150
急性虫垂炎…16, 174〜179
抗菌薬…178
高齢者の虫垂炎…176
外科的アプローチ…176
予期せぬ事態…177
臨床像…176
小児の虫垂炎…175
小児の手術時にメッケル憩室が存在する場合…175

外科的アプローチ…175
予期せぬ事態…175
臨床症状…175
虫垂切除術…174
タイミング…178
虫垂ヘルニア…177
妊娠中の虫垂炎…175
手術アプローチ…176
修正 McBurney 切開…176
予期せぬ事態…176
臨床症状…175
複雑性虫垂炎…177
急性腸間膜虚血…18, 48, 82, 111〜113, 115
CTA…114
腸間膜血管の評価…115
インドシアニングリーン蛍光…118
カラードップラー…114
壊死腸管の切除…116
血管収縮薬…116
抗菌薬…116
全身的抗凝固療法…116
蘇生…115
治療…115
特徴…114
腹部超音波検査…114
臨床検査…113
急性腹症…11, 15, 17
可能な範囲での評価…13
家族歴…13
管理の原則…11
痛み…12
痛みの移動…12
痛みの場所…12
原因…11
現病歴…11
体性痛…12
内臓痛…12
病歴…11
既往歴…13
高齢患者…17
視診…13
食事や活動…13
触診…14
身体診察…13
打診…14
聴診…13
評価…11
急性無石性胆嚢炎…157
巨大潰瘍…24
巨大十二指腸潰瘍…166
挙筋上膿瘍…207
虚血性大腸炎…51, 52, 53, 82
OA…84, 86
DCS…83
一時的腹壁閉鎖法…84, 85
急性胆嚢炎…83
重症急性膵炎…83
大腸閉塞/穿孔…82
腸間膜虚血…82
直接腹腔内灌流…87
腹部コンパートメント症候群…83
腹壁閉鎖…86
虚血性腸炎…119
Brandt と Boley の分類…120
画像…120

血液供給…120
診断…119
素因…120
大腸への動脈血供給路…119
腸内因性…120
非壊疽型…120
病因…120
病理学的スペクトラム…120
臨床検査…120
臨床所見…120
虚血性脳卒中…285
胸腔…284, 286
胸鎖乳突筋…295
胸水…288
合併症…289
関連解剖…288
診断…288
治療…289
臨床症状…288
胸部食道…296, 315
胸部の緊急疾患…284〜293
感染性肺疾患…285
気管腕頭動脈瘻…284
胸水…288
降下性壊死性縦隔炎…289
自然気胸…284
心タンポナーデ…289
胸膜腔…244
胸膜癒着術…289
凝固障害…339
菌の腸管バリアの通過…100
メカニズム…100
筋弛緩…90
筋膜切開…230, 243
筋膜離開 …330
緊急一般外科…1, 43, 46, 51, 66〜76, 236, 326
Alvarado スコア…43
ICG 蛍光血管造影…52, 53
LRINEC スコア…43
医療機関…43
患者評価…46
蛍光ガイド画像診断…52
高度画像診断…46
手術室…66〜76
COVID-19 パンデミック…69
医療インフラと医療資源の使用…67
右側内臓展開…75
開腹および閉腹…72
外科研修医のトレーニング…70
血行動態と生理学的余裕…71
左側内臓展開…74
執刀医の行動と態度…70
手術安全チェックリスト…66
自律性を促進する研修プログラム…70
チームトレーニング…70
腹膜付着部…73
ワークフローとセットアップ…68
術中画像診断…51
術中胆管造影…51
総胆管…51
単純 X 線画像…43
腸捻転…45
腸閉塞…45
腹腔鏡下術中超音波…51

腹膜気腫…44
緊急開腹手術…28
緊急外科患者の評価…7
緊急外科例における primary survery…5
　身体診察…5
　病歴…5
緊張性気胸…284, 287

く

クッシング症候群…336
クッパー細胞…269
クリンダマイシン…210, 245, 277, 291, 308
クレブシエラ・ニューモニエによる単菌性
　膿瘍…259
クローン病…180〜189, 208
　疫学…181
　管理…184, 185
　危険因子…181
　経過…182, 183
　敷石状粘膜…185
　疾患の種類…183, 184
　手術適応…186
　　狭窄…187
　　閉塞…187
　診断…184, 185
　穿通型…182, 184
　内科的治療…185
　評価…184, 185
　バルーン内視鏡による拡張術…187
　　出血…187
　　穿孔…188
　　腹腔内膿瘍…188
　病態生理学…181
クローン病活動性指標…183
クロストリジウム・ディフィシル感染症…
　199
クロストリジウムによる筋壊死…308
グラスゴー・コーマ・スケール…5
空気漏れ…288
空腸瘻チューブ…26

け

ゲンタマイシン…277
外科手術の無益性…28
外科的合併症と Surgical rescue…8, 306〜
　317
　合併症と手術適正…8
　手術部位感染…306
　　浅い手術創部…307
　　管理…307
　　危険因子…307
　　臓器/体腔…308
　　病因…306
　　評価…307
　消化管損傷…310
　　病因…310
　　評価と管理…311
　　内視鏡検査の合併症…312
　　　出血…312
　　　上部消化管穿孔…313
　　　治療…314
　　　病因…312
　　　評価と管理…312
　縫合不全…309
　　病因…309

　　評価と管理…309
　　リーク吻合部位…309
外科的減圧術…89, 90
外科的デシジョンメイキング…251
経胃内視鏡的アプローチ…141
経カテーテル的肝動脈化学塞栓療法…270
経頸静脈肝内門脈大循環シャント…289
経頸静脈的肝内門脈大循環短絡術…300
経静脈栄養…60, 136
経腸アクセス…27
　胃内容の吸引…27
　チューブの事故抜去や詰まり…27
　ベッドサイドでの単純 X 線…27
経腸栄養…60〜62, 136, 327
　胃 vs 幽門後…61
　開始…60〜62
　処方…61
　戦略…62
　役割…61
経腸栄養不耐…62
経皮的膿瘍ドレナージ…261
経皮内視鏡的胃瘻造設術…26, 27
経鼻胃チューブ…19
経鼻胃チューブによる減圧…90
経鼻空腸栄養チューブ…60
経腹的腹膜前修復術…249, 252, 254
軽症膵炎…20
憩室炎…49
憩室疾患…195
　Roux-en-Y 肝管空腸吻合術…195
　空腸・回腸憩室…195
　十二指腸憩室…195
　小腸憩室…195
　大腸憩室疾患…196
　　憩室炎…198
　　診断評価…196
　　非複雑性急性憩室炎…197
　　非複雑性憩室炎…197
　　腹腔内穿孔…198
　　腹水…197
　　複雑性憩室炎…197
　　閉塞…198
　　臨床症状…196
　　瘻孔…198
　メッケル憩室…196
血液検査…8
血管合併症…138
血管緊急…218〜231
　急性下肢虚血…228〜231
　大動脈解離…226
　大動脈腸管瘻…227, 228
　腸骨動脈瘤破裂…224
　内臓動脈瘤破裂…224〜226
　腹部大動脈瘤…219
　　危険因子…219
　　基本原則…219
　　外科的治療…220
　　診断…220
　　蘇生…220
　　超音波検査…220
　　腹部大動脈瘤破裂…219〜224
血管腫…267
血管塞栓術…338, 339
血管内血栓回収術…116
血管内治療…60, 226

血管病変…338
血胸…288
血行動態のモニタリングとサポート…19
血清アルブミン値…327
血栓除去術…229
血栓性痔核…213, 216
結石性…148
結石性胆嚢炎…149
結腸虚血…18, 224
結腸捻転…49
剣状突起…292
限局性結節性過形成…191, 200, 267, 268,
　337
原因不明の敗血症…22
減圧開腹術…25, 26

こ

コンパートメント症候群…230
コンポーネントセパレーション法…253
呼吸数と呼吸様式…5
口腔底蜂窩織炎…235
広背筋弁…296
広範囲皮下気腫…295, 296
好中球減少性腸炎…201
抗菌薬治療…244, 260
　期間…244
肛門/直腸救急疾患…209, 211
　肛門周囲壊死性筋膜炎…209
　抗菌薬療法…209
　骨盤膿瘍…37, 208
　　穿孔性虫垂炎…209
肛門がん…186
肛門挙筋上膿瘍…207
肛門周囲壊死性筋膜炎…209
肛門内超音波検査…208, 211
後天性免疫不全症候群…22
後腹膜…339
後腹膜血腫…221
後腹膜出血…334, 335, 339
後方十二指腸潰瘍…167
降下性壊死性縦隔炎…289, 290
　合併症…291
　関連解剖…289
　診断…290
　治療…290
　臨床症状…290
高次医療機関への搬送検討…7
高周波アブレーション…266, 269
　肝血管腫…266
　肝腺腫…269
高張生理食塩水…264
高トリグリセリド血症…20
高度画像診断…46
　$^{Tc-99m}$標識赤血球シンチグラフィ…47
　核医学…46
　コンピュータ断層撮影…46
　磁気共鳴画像…46
　疾患別画像診断…47
　超音波検査…46
高濃度の生理食塩水の静注…97
高ビリルビン血症を伴う Mirizzi 型症候群
　…22
高齢の患者…17
硬性内視鏡…302
絞扼性ヘルニア…249

酵素結合免疫吸着測定法…262
国内の入院サンプル…1
骨盤内膿瘍…36

さ

サイトメガロウイルス腸炎…202
左結腸内臓回旋…74
坐骨直腸窩…207
坐骨直腸窩膿瘍…207, 208
再開腹…79
再灌流症候群…230
再灌流障害…19
再手術…78
再発性胆嚢炎…22
再発性特発性急性膵炎…134
三次性腹膜炎…33

し

シプロフロキサシン…245
シミュレーション訓練…70
シルデナフィル…212
子宮弛緩…280
子宮切開…282
子宮脱…215
市中獲得型メチシリン耐性黄色ブドウ球
　　菌…237
市中肺炎…285
自然気胸…284, 287
　合併症…287
　関連解剖…287
　診断…287
　治療…287
　臨床症状…287
持続性腹膜炎…33
痔瘻…210, 211
敷石状粘膜…185
実質臓器…337
手術部位感染…306, 326, 329
集中治療医…28
十二指腸潰瘍…160
十二指腸潰瘍穿孔…163
十二指腸切断端…169
十二指腸切断端漏…167
十二指腸瘻…39
　医原性穿孔…39
重症壊死性筋膜炎…210
重症急性膵炎…20, 83, 89
重症手術患者…61〜63
　栄養管理指標…63
　開腹…62
　術後早期回復…63, 64
　昇圧薬…62
　蘇生後の回復期…63
　腸管吻合…62
重症膵炎…20, 21
　後遺症…21
縦隔…289, 290
出血…160, 162, 312, 339
　緩和ケア…339
　急性出血…339
　後腹膜出血…339
出血性合併症…138
出血性肛門腫瘍…214
　造影 CT 検査…214
　放射線療法…214

レーザー焼灼術…214
出血性ショック…38
　DCS…38
　　最終的な管理…38
出血性膵炎…138
出血による緊急事態…213
　血管瘻を伴う出血性痔核…213
　血栓性痔核…213
術後ケア…178
術前栄養スクリーニング…61
初期対応…335
初期治療…6
(初期の)ダンピング症候群…170
初期評価…3
　primary survey…3
　　初期診療…3
　　初期治療…6
　　蘇生…3
小腸・大腸の炎症性疾患…180
小腸重積…105
小腸出血…130
小腸腺がん…186
小腸吻合…309
小腸閉塞…48, 99, 101, 322
　画像所見…101
　検査所見…101
　手術治療…102
　胆石性腸閉塞…103
　腸重積…104
　保存的治療…101, 102
　予防…102
　臨床像…101
小児…54
　画像診断…54
　　放射線…54
　虫垂炎…175
消化管出血…123〜130
　管理の原則…123
消化管穿孔…37, 160〜172, 311
　胃切除後症候群…169
　　アルカリ性逆流性胃炎…169
　機械的障害…170
　　Afferent Limb 症候群…170
　　Efferent Limb 症候群…170
　　内部ヘルニア…170
　機能障害…170
　　Roux 停滞症候群…171
　　アルカリ性(胆汁)逆流性胃炎…172
　　胃不全麻痺…171
　　(初期の)ダンピング症候群…170
　　代謝異常…172
　　遅発性ダンピング症候群…171
　　非インスリノーマ性膵生成性低血糖症
　　　候群…171
　　迷走神経切断術後の下痢…171
　出血…160, 162
　　NSAIDs…161
　　再出血…161
　　手術管理…162
　　診断…160
　　非手術管理…161, 162
　　十二指腸切断端漏…168
　　チューブ十二指腸造設…168
　ストレス性胃炎…163
　穿孔…163

外科的治療…164
　診断…163
　非手術管理…164
閉塞…169
　外科的治療…169
　診断…169
　内科的治療…169
消化管損傷…310
消化性潰瘍…123, 124
消化性潰瘍疾患…23, 24
　CT 画像…24
　外科的治療…24
　腹腔内への造影剤漏出…24
上腸間膜静脈…18
上腸間膜動脈…18, 222
上腸間膜動脈瘤…225
上部消化管出血…23, 47, 123〜128, 161
　アルゴリズム…127
　胃十二指腸動脈…128
　出血源…124
　内視鏡検査…127
　病因…123
　評価と管理…125
上部消化管穿孔…47, 313
上腹部痛…20
静脈性急性腸間膜虚血…112, 117
静脈瘤出血…125, 299
静脈瘤出血に対する血行遮断術…301
食道胃十二指腸内視鏡検査…228
食道緊急疾患…295
　気道異物…301, 302
　食道出血…299
　食道穿孔…298
　腐食性食道炎…304
食道出血…299
食道穿孔…296, 297, 298, 313, 314, 315
　胸部食道…298
　頸部食道…297
　腹腔内食道穿孔…299
食道内視鏡検査…296
食道の解剖…295
　頸部食道…295
　手術アプローチ…295
　腹部食道…295
食道裂孔ヘルニア…292, 293
　合併症…293
　関連解剖…292
　診断…293
　タイプ…292
　治療…293
　臨床症状…292
心タンポナーデ…289, 291
心嚢液貯留…291
心嚢穿刺…292
身体診察…13
真菌性肝膿瘍…264
　Candida…265
　アスペルギルス…265
診察の補助となる検査…14
人工肛門造設…210

す

スコアリングシステム…20, 43
ステープルによる経肛門的直腸切除術…
　　216

索引　v

ストーマ壊死…332
ストーマ回腸…331
ストーマ合併症…331
ストーマ結腸…331
ストーマ脱出…332
ストーマトラブルの管理と回避…331
ストレス関連粘膜損傷…125
スピーゲルヘルニア…250
スルースコープクリップ…314, 316
膵壊死…139〜141
　開腹…141
　経皮的治療…141
　経皮的カテーテルドレナージ…140
　経皮的ドレナージ…140
　外科的ドレナージ…140
　内視鏡的治療…141
　内視鏡的ドレナージ…139, 140
　腹腔鏡アプローチ…141
　補助療法…139
膵炎…20, 135〜143, 338
　開腹下でのデブリドマン…138
　換気…137
　管理…135, 136, 137, 138
　急性膵炎…20
　外科的管理…138
　軽症膵炎…20
　原因…133
　高トリグリセリド血症…137
　高用量持続血液濾過戦略…137
　手術のタイミング…139
　重症膵炎…20
　重症度分類…152
　診断…132
　スコアリング…135
　体外式膜型人工肺…138
　トリグリセリド…137
　ヒドロモルフォン塩酸塩による疼痛管
　　理…137
　非感染性の全身性炎症反応性ショック…
　　136
　病態生理…133, 134, 135
　腹部コンパートメント症候群…138
　輸液蘇生戦略…135
　予防的抗菌薬…138
　臨床診断…132
膵十二指腸動脈…226, 338

せ

セフォキシチン…277
セフォテタン…277
セフトリアキソン…245
世界救急外科学会…81, 149, 251
世界の急性膵炎の年間発生率…132
世界腹部コンパートメント症候群学会…25
正中切開による開腹…90
生体由来(吸収性)メッシュ…251
制御できていない敗血症…306
切開部および臓器/体腔SSIの診断基準…
　330
積極的な輸液蘇生…174
先天性胆道拡張症…156
穿孔…296
穿孔した虫垂炎…37
穿孔性消化性潰瘍…24, 25, 82
　CT画像…25

DCS…82
　小さな穿孔性潰瘍…4
穿刺・吸引・注入・再吸引…263
全血球計算…15
全身性炎症反応症候群スコア…20

そ

ソースコントロールの緊急性…9
鼠径ヘルニア…249
　位置関係…251
　右鼠径ヘルニア…250
　間接型…249, 250
　急性嵌頓の管理…252
　絞扼性…251
　直接型…249
　分類…250
蘇生…15
蘇生的子宮切開術…282
蘇生的大動脈内バルーン遮断…281
早期の完全経腸栄養…26
創傷治癒合併症…326, 329
　手術戦略…328
　術後治療…329
　術前戦略…326
　術中管理…328
　正中創の閉鎖…328
　創離開…330
　標準的な消毒介入…328
　慢性疾患…327
　問題点…329
蒼白…228
総胆管…51, 148
総胆管結石症…53
造影CT…19, 114, 122, 128, 214, 285, 314,
　335, 337
造影剤腎症…9
臓側胸膜…287
足関節上腕血圧比…229
塞栓術…337

た

ダイナミックMRI排便造影法…216
ダクロングラフト…222, 223
ダブルターゲットサイン…259
ダメージコントロール…78, 79, 81, 251
　ICUスコアリングシステム…80
　開腹術…96
　患者選択…79
　　病態生理…79
　段階的な治療戦略…79, 80
　適応…81
ダメージコントロール手術…31, 32, 37, 38,
　78, 81〜88, 118
　原則…78
　出血性消化性潰瘍…81, 82
　生理学的異常…79
　臓器/病態生理…81
　腸間膜虚血…82
　腹腔内敗血症…31
多発性嚢胞性肝疾患…265
代謝異常…172
体外式膜型人工肺…138
体外受精…275
大規模な蘇生…21
大腿ヘルニア…249, 250

大腸炎…199
　感染性大腸炎…199
　クロストリジウム・ディフィシル大腸炎
　　…199
　下痢…199
　外科的管理…201
　劇症型…200
　再発性の治療…200
　初発の内科的管理…200
　病因と病態生理…199
　臨床症状および診断…199
大腸癌…258
大腸穿孔…82
大腸内視鏡検査…128
大腸内視鏡穿孔…315
大腸吻合…309
大腸閉塞…82, 99, 105, 106, 109
　S状結腸…109
　画像所見…105
　検査所見…106
　大腸悪性腫瘍…109
　治療…109
　保存的管理…109
　臨床像…105
大動脈解離…226, 227
　CT…227
　De Bakey分類…226
　Stanford分類…226
大動脈遮断バルーン…221
大動脈腸管瘻…218, 219, 227
大網形成…264, 265
第三世代セファロスポリン…260
単一細菌種による肝膿瘍…258〜260
単純X線検査…15, 27
単純性腹腔内感染…32
胆管結石症…150
　ASGEリスク分類…151
胆汁の逆流…172
胆汁漏…266
胆石…148
胆石イレウス…157, 158
胆石性膵炎…133, 151
胆石性腸閉塞…103
　腹部手術既往のない腸閉塞…104
胆道シンチグラフィ…53
胆道疾患…148〜159
　管理…152
　　急性結石性胆嚢炎…152
　　胆管炎…152
　　胆管結石症…152
　　胆石性膵炎…153
　　胆道疝痛…152
　　腹腔鏡下胆嚢摘出術…153
　鑑別診断…148
　診断…148〜152
　手術…153
　　fenestrated胆嚢亜全摘術…155
　　開腹胆嚢摘出術…154
　　合併症…156
　　総胆管検索…156
　　胆道造影…155
　　胆嚢亜全摘術…155
　　腹腔鏡下胆嚢摘出術…153
　　ロボット胆嚢摘出術…155
　診断…148〜152

急性結石性胆嚢炎…150
　　　急性胆管炎…151
　　　胆石性膵炎…151
　　　胆嚢機能障害…150
　　　慢性胆嚢炎…150
　　病態…157, 158
　　　Mirizzi症候群…157
　　　肝硬変…158
　　　急性無石性胆嚢炎…157
　　　高齢者…158
　　　胆石イレウス…157, 158
　　　妊娠…158
　　　無石性胆嚢炎…157
　　　予防的胆嚢摘出術…158
　胆嚢…149
　胆嚢炎…22
　胆嚢肝瘻…261
　胆嚢穿孔…260
　胆嚢のうっ滞や膨張…22
　胆嚢の画像診断…53
　胆嚢瘻造設…156
　胆嚢瘻チューブ…22
　短腸症候群…60, 186

　チニダゾール…261
　遅発性ダンピング症候群…171
　腟超音波…216
　中枢側確保…222, 223
　虫垂炎…48
　　　疑い…48
　虫垂切除術…278
　虫垂に炎症がないこと…175
　超音波検査…15, 46, 51, 239, 250, 265, 273, 278, 308
　腸間膜虚血…18, 48, 59, 82, 122, 111～122
　　　診断…111
　　　診療の原則…111
　　　造影CTA…122
　　　病因…111
　　　臨床所見…111
　腸管拡張…101
　腸管気腫…36, 115
　腸管虚血…59, 96
　腸管損傷…306
　腸管大気瘻…39
　腸管の虚血性障害…19
　腸管皮膚瘻…39
　腸管浮腫…60
　腸管吻合…62
　腸虚血…18～22
　　　病因…19
　腸骨動脈瘤…224
　腸骨動脈瘤破裂…224
　腸内細菌…191
　腸捻転…45
　腸の運動障害…99
　腸閉塞…45, 101
　　　小腸閉塞…48, 99, 101, 322
　　　大腸閉塞…82, 99, 105, 106, 109
　腸瘻…96, 189
　　　腸管瘻…189
　直接的内視鏡の壊死組織除去術…140
　直腸鞘出血…334, 335
　直腸脱…215

　直腸内圧検査…216
　直腸バルーン排出試験…216

　低アルブミン血症…184
　低血圧の許容…220
　低侵襲戦略…21
　低分子量ヘパリン…230
　鉄欠乏性貧血…172
　電解質異常…19
　電解質や腎機能関連…15

と

　トロンボエラストグラフィ…280
　ドキシサイクリン…245
　ドップラーUS…267
　疼痛…228
　動静脈奇形…335
　動脈狭窄…229
　動脈血栓性急性腸間膜虚血…112, 117
　動脈塞栓症…229
　動脈塞栓性急性腸間膜虚血…111, 112, 116
　動脈内膜切除術…229
　動脈瘤…223
　　　術後管理…223
　　　切除術…225
　特発性腹腔内出血…334, 335, 339
　　　画像検査…335
　　　　CT…335
　　　　MRI…335
　　　　造影CT…335
　　　原因…336～339
　　　　肝血管腫…336
　　　　肝細胞癌…337
　　　　肝細胞腺腫…336
　　　　肝出血…336
　　　　血管腫…336, 337
　　　　血管病変…338
　　　　腎臓…338
　　　　非外傷性脾出血…337
　　　　産科/婦人科疾患…339
　　　定義…334
　　　臨床検査…336
　　　臨床症状…334, 335
　毒物検査…15
　鈍的外傷…265, 266

な

　内科的集中治療室…18, 26, 27
　内肛門括約筋剝離術…212
　内視鏡検査の合併症…312
　内視鏡的逆行性胆管膵管造影…20, 260
　内視鏡的治療…109, 314
　内視鏡的超音波ガイド下ドレナージ…260
　内視鏡的粘膜下層剝離術…313
　内視鏡的粘膜切除術…313
　内臓静脈血栓症…138
　内臓動脈瘤破裂…224～226
　　　外科的治療…225
　　　血管救急…225
　　　診断…224
　内部ヘルニア…170

に

　ニトログリセリン…212

　ニフェジピン…213
　二次性腹膜炎…32
　乳酸…34
　乳酸脱水素酵素…288
　乳頭括約筋切開術…266
　乳び胸…288
　尿検査…15
　尿路のdiversion…244
　妊娠中…16, 53, 176
　　　修正McBurney切開…176
　　　生理学的変化…273
　　　虫垂炎…53, 175

ね

　粘膜下膿瘍…207
　粘膜損傷の修正Zargar内視鏡分類…304

の

　脳症…300
　膿胸…286, 288
　膿瘍…188, 207
　　　クローン病…188
　囊胞周囲切除…264
　囊胞性肝腫瘤…258～265
　　　CT…259
　　　アメーバ肝膿瘍…261
　　　化膿性肝膿瘍…258
　　　急性壊疽性胆嚢炎に伴う化膿性肝膿瘍…260
　　　　外科的アプローチ…260
　　　　穿孔性胆嚢炎による化膿性肝膿瘍…260
　　　原因菌…259
　　　死亡率…259
　　　症状…259
　　　診断…259
　　　リスク因子…258
　囊胞性線維症…287
　囊胞腺癌…266
　囊胞腺腫…266

　バイオフィードバック筋電図検査…216
　バリウム縦隔炎…297
　バンコマイシン…210, 260
　パンタロンヘルニア…250
　馬蹄形膿瘍…207
　肺炎…285
　肺区域…285
　肺動脈圧…91
　肺膿瘍…285, 286
　肺囊胞…287
　排便障害…216
　敗血症1時間バンドル…7
　敗血症と敗血症性ショックの定義…33
　敗血症に関連した全身性の病態生理学的変化…9
　敗血症を伴う縫合不全…28
　白線部ヘルニア…250
　白血球数…15
　発熱性毒素…237

ひ

　ヒスタミン2(H$_2$)受容体拮抗薬…160
　ビタミンB$_{12}$の不足…172

ビデオカプセル内視鏡…130
ビデオ補助胸腔鏡手術…298
ピペラシリン…290
皮下での白線切開による腹壁切開…90
肥満…319
　生活習慣の改善…319
　定義…319
　罹患率…319
肥満外科手術における合併症…319
　胃スリーブ縫合部出血…323
　胃バンド逸脱…319
　胃バンドびらん…319
　小腸閉塞…322
　縫合不全…323
非インスリノーマ性膵生成性低血糖症候
　群…171
非壊死性膵炎…21
非外傷性出血性ショック…9
非外傷性心タンポナーデ…291
非経口摂取…315
非静脈瘤性上部消化管出血…47
非侵襲的な治療方法…90
非閉塞性腸間膜虚血…18, 112～114, 118
脾臓摘出術…225
脾動脈塞栓…301
脾動脈瘤…225

ふ

フィンガーテスト…243
フルニエ壊疽…206, 207, 235, 244
　Brodie 徴候…209
フレイル…8, 328
　概念…8
　指数…17
　評価基準…8
ブデソニド…186
プロカルシトニン…34
プロトンポンプ阻害薬…160, 314
プロバイオティクス…191
婦人科/産科疾患…338
腐食性食道炎…302, 304
副腎皮質刺激ホルモン…336
腹腔鏡…142
腹腔鏡下 CBD 検索…156
腹腔鏡下外科的デブリドマン…21
腹腔鏡下手術…252, 253, 279
腹腔鏡下スリーブ状胃切除術…325
　合併症…325
腹腔鏡下胆嚢摘出術…261
腹腔鏡下虫垂切除術…278, 279
腹腔鏡下調節性胃バンディング術…320
　パウチ拡張…321
　バンド逸脱…320
　皮膚潰瘍…321
　ポート部位の合併症…322
腹腔鏡補助下後腹膜デブリドマン…21, 138
腹腔動脈瘤…226
腹腔内圧…89
腹腔内圧上昇…25, 89～97
　OA…89
　胸腔内圧…91
　血管収縮…90
　原因…90
　サイトカインの放出…90
　診断…92

頭蓋内圧…91
肺動脈圧…91
病態…92
病態生理…90
分類…93
乏尿…91
マネジメント…94, 95
無尿…91
臨床症状…91
腹腔内感染…32
　分類…32
腹腔内膿瘍…188
腹腔内敗血症…31, 33, 35, 37
　画像ガイドによる経皮的ドレナージ…36
　画像診断…35
　開腹手術…37
　確実な漏出源のコントロール…38
　感染源のコントロール…36
　治療…36
　微生物叢の変化…38
　病歴聴取と身体診察…34
　腹腔鏡アプローチ…37
　臨床判断…34
腹直筋血腫…335, 339
腹部外傷…20
腹部還流圧…92
腹部コンパートメント症候群…25, 83, 89～
　97, 138, 223, 315
　合併症…94
　原因…90
　診断…92
　病態生理…90
　分類…93
腹部食道…299
腹部大動脈手術後の大腸虚血…121
腹部大動脈ステントグラフト内挿術…220,
　221
腹部大動脈瘤…219
　破裂…219～224
腹部超音波検査…9, 114, 215
腹部の CT 血管造影…19
腹部のヘルニア…249～256
　合成メッシュ…251
　鼠径ヘルニア…251
　腹壁ヘルニア…252
　メッシュの位置…252
腹部敗血症患者の術前治療…7
腹部膨満…60
腹壁瘢痕ヘルニア…250, 331
腹壁ヘルニア…250, 252
　Spigelian ヘルニア…253, 254
　嵌頓した腹壁ヘルニア…253
　腰(背)ヘルニア…253
　上腹部(白線部)ヘルニア…252
　スピゲリアンヘルニアベルト…253
　切開ヘルニア…253
　閉鎖孔ヘルニア…254
　臍周囲および臍下ヘルニア…253
腹壁閉鎖…97
腹膜炎…32
　一次性…32
　二次性…32
　三次性…32
　持続性…32
　診断…32

　治療…32
　定義…32
腹膜気腫…44
腹膜の露出…74
腹膜付着部…72, 74
複雑性肝腫瘤…258
　悪性病変…270
　肝嚢胞性疾患…265
　嚢胞性肝腫瘤…258
　良性充実性肝腫瘤…266
複雑性憩室炎…197
複雑性虫垂炎…177
分娩後出血…280
糞便移植…191, 201, 267, 268, 337

へ

ヘマトクリット効果…336
ヘルニオスコピー…252
ベズロトクスマブ…201
ベタネコール…212
ベンズイミダゾール…263, 264
ペニシリン…245, 308
閉鎖孔ヘルニア…250
閉塞性緊急疾患…214
　直腸重積…216
　閉塞性肛門腫瘍…214
　閉塞性腸重積…215
閉塞性肛門腫瘍…214, 215
閉塞性腸重積…215
閉塞性の動脈血流途絶…18
米国医療研究品質局…64
米国外傷外科学会…1, 43, 236
米国疾病予防管理センター…306
米国消化器内視鏡学会…51, 151
米国消化器内視鏡外科学会…51
米国静脈経腸栄養学会…60
米国放射線専門医会…43

ほ

ボツリヌス毒素注射…212
ポートサイトヘルニア…250
ポリープ切除後症候群…316
ポリテトラフルオロエチレン…300
補液…311
母体死亡率…280
包虫症/嚢胞性エキノコックス…262
　感染経路…262
　肝包虫嚢胞…262
　診断…262
　包虫砂…262
放射線療法…214, 215
蜂窩織炎…188, 189
　クローン病…188, 189
蜂巣炎…236
縫合不全…309, 323
乏尿…25, 91
傍臍ヘルニア…250
傍食道ヘルニア…292
傍ストーマヘルニア…332
膀胱鏡…142
炎のリング…274

ま

麻痺…228
麻痺性イレウス…99

末期肝疾患…328
末端臓器機能障害…25
慢性重症…246
慢性胆嚢炎…150
慢性閉塞性肺疾患…287

ミニ気管支肺胞洗浄(BAL)…286
ミノキシジル…212
ミリガン・モルガン法…214
脈拍欠如…228

ムコール症…237
無石性胆嚢炎…22, 157
　画像診断の特徴…22
　初期治療…22
　胆嚢のうっ滞と虚血…22
　入院中の重症患者…22
無尿…91

メサラジン…192
メチシリン耐性黄色ブドウ球菌…237, 290, 308
メチルプレドニゾロン…186
メッケル憩室…175, 195
メッシュを用いた一時的閉鎖法…95
メトトレキサート…186

メトロニダゾール…260, 261
メルカプトプリン…186
迷走神経切断術…169
　術後の下痢…171
免疫グロブリン静注…242, 291

盲腸捻転…107
　憩室症に関連した大腸閉塞…107
　大腸閉塞…106

輸液蘇生…19
幽門狭窄…24
幽門形成術…169
幽門切除術…167

予防的抗菌薬…138
予防的なメッシュ…97
予防的なメッシュ使用による最終的な腹壁閉鎖…97
腰動脈開口部…223
溶連菌性中毒性ショック症候群…242

ら
卵管切開術…275
卵巣捻転…275
　体外受精…275

卵管膿瘍…275
卵管卵巣摘出術…275
卵巣固定術を伴う嚢胞摘出術…275

リスクの層別化…8
両側季肋部切開…90
良性充実性肝腫瘤…266
　肝血管腫…266
　肝腺腫…268
　限局性結節性過形成…267, 268
臨床検査…14

る
ループ式結腸人工肛門…215

冷感…228
裂肛摘出術…212

ロード法…212
漏出像…25
瘻…210
瘻孔造影…210
肋間筋弁による補強を付加した食道修復術…299

欧文索引

5-アミノサリチル酸塩…186
2018年東京ガイドライン(TG18)…149
　急性胆嚢炎重症度判定基準…149

A
AA(acute appendicitis)…16, 174
AAA(abdominal aortic aneurysm)…219
AAST(American Association for the Surgery of Trauma)…1, 43, 236
　Grading Scales…311
　急性胆嚢炎グレード…150
ABI(Ankle/Brachial Index)…229
ABZ(albendazole)…263
ACR(American College of Radiology)…43
ACS(abdominal compartment syndrome)…25, 83, 89〜97, 138, 223, 315
ACS(acute care surgery)…42
　産婦人科領域…276
　　異所性妊娠…275
　　死戦期帝王切開…281, 282
　　胆嚢炎…279
　　虫垂炎…277, 278
　　バルトリン腺膿瘍…276
　　分娩後出血…280
　　　子宮弛緩…280
　　　治療…280
　　　定義…280
　　　母体死亡率…280
　　卵管卵巣膿瘍…277
　　卵巣捻転…275

ACTH(adrenocorticotropic hormone)…336
AEF(aorto-enteric fistula)…218, 219, 227, 228
Afferent Limb 症候群…170
AHRQ(Agency for Healthcare Research and Quality)…64
AIDS(acquired immunodeficiency syndrome)…22
airway(気道)…5
Akkermansia muciniphila…191
ALI(acute limb ischemia)…228〜231
Alvarado スコア…43
American College of Surgeons Risk Calculator…17
AMI(acute mesenteric ischemia)…82, 111〜113, 115
APACHE II(acute physiology and chronic health evaluation II)スコア…20, 61, 80
APP(abdominal perfusion pressure)…92
ASGE(American Society for Gastrointestinal Endoscopy)…51, 151
ASPEN(American Society for Parenteral and Enteral Nutrition)…60
ATLS(Advanced Trauma Life Support)…281
AVM(arteriovenous malformation)…335

B
βラクタム/βラクタマーゼ阻害薬…210, 260
Balfour 牽引器…74, 76
Balthazar スコア…20
Bancroft 手術…166
Bouveret 症候群…158
breath(呼吸)…5
Budd-Chiari 症候群…265

C
CA-AKI(contrast-associated acute kidney injury)…9
Candida…237, 265
CBC(complete blood count)…15
CBD(common bile duct)…51, 148
　損傷…156
CCI(Charlson Comorbidity Index)…8
CCI(chronic critical illness)…246
CD(Crohn's disease)…180〜189, 208
CDAI(Crohn's Disease Activity Index)…183
CDC(Centers for Disease Control and Prevention)…306
CDC 創傷分類…251
CDI(*Clostridium difficile* infection)…22, 23, 199
　外科的管理…23
　臨床症状の悪化…23

ループ回腸瘻造設術…23
circulation(循環)…5
COPD(chronic obstructive pulmonary disease)…287
COVID-19 パンデミック…69
CRP(C 反応性タンパク)…149
CS(compartment syndrome)…230
CT…15, 16, 20, 24, 46, 211, 215, 228, 239, 250, 259, 260, 262, 265, 288, 297, 303, 304, 324, 335
CTA(CT angiography)…19, 114, 122, 128, 214, 285, 314, 335, 337

D

DC(damage control)…78, 79, 81, 251
DCS(damage control surgery)…31, 32, 37, 38, 78, 81〜88, 118
De Bakey 分類…226, 227
Delorme 経直腸粘膜切除術…216
DEN(direct endoscopic necrosectomy)…140
disability(神経機能)…5
DNM(descending necrotizing mediastinitis)…289, 290
DPR(direct peritoneal resuscitation)…96, 97

E

EAMI…111, 112, 116
ECMO(extracorporeal membrane oxygenation)…138
Efferent Limb 症候群…170
EFFORT…63
EGD(esoph-agogastroduodenoscopy)…228
EGS(emergency general surgery)…1, 43, 46, 51, 66〜76, 236, 326
　画像検査…42〜55
　ケアとプロセスの質…1
Ehlers-Danlos 症候群…338
ELISA(enzyme-linked immunosorbent assay)…262
EMR(endoscopic mucosal resection)…313
EN(enteral nutrition)…60〜62, 136, 327
Enterobacter…191
Enterococcus…191
ERCP(endoscopic retrograde cholangiopancreatography)…20, 260
ESD(endoscopic submucosal dissection)…313
ESLD(end-stage liver disease)…328
EVAR(endovascular aneurysm repair)…220, 221

F

FMT(fecal microbiota transplantation)…191, 201, 267, 268, 337
FNH(focal nodular hyperplasia)…191, 200, 267, 268, 337
Fogarty カテーテル…228, 229
Foley カテーテル…221
Forrest 分類…125, 127

G

GBS(Glasgow-Blatchford スコア)…125, 127
GCS(Glasgow Coma Scale)…5
GLIM(Global Leadership in Malnutrition) グループ…60
GOO(gastric outlet obstruction)…169
GRV(gastric residual volume)…62

H

HBO(hyperbaric oxygen therapy)…209, 241
HCC…270
Heineke-Mikulicz 幽門形成術…162
HELLP 症候群…338
HIDA scan…149
Howship-Romberg 徴候…254

I

IAA(iliac artery aneurysm)…224
IAH(intra-abdominal hypertension)…25, 89〜97
　腹腔内圧モニター…93
IAP(intra-abdominal pressure)…89
IBD(inflammatory bowel disease)…180
IC(indirect calorimetry)…63
ICG(indocyanine green fluorescence)…52, 53, 118
ICP(intracranial pressure)…91
ICU(intensive core unit)…7
　管理…60
　　栄養管理…60
　入室…7
　検討…7
　評価…7
IL-6…61
IMA(inferior mesenteric artery)…18
immunoglobulin G for patients with necrotizing soft tissue infection…242
IMV(inferior mesenteric vein)…18
INFECT(Improving Outcome of Necrotizing Fasciitis)試験…242
IRAP(idiopathic recurrent acute pancreatitis)…134
ITP(intrathoracic pressure)…91
IVIG(intravenous immunoglobulin)…242, 291

K

Kasabach-Merritt 症候群…266
Kocher 法…162, 163

L

LAGB(laparoscopic adjustable gastric banding)…320
LBO(large bowel obstruction)…82, 99, 105, 106, 109
LDH(lactate dehydrogenase)…288
LES(lower esophageal sphincter)…172
LGIB(lower gastrointestinal bleeding)…50, 123, 128
Lichtenstein 修復術…251, 256
LMWH(low molecular weight heparin)…230

Longo procedure…216
LRINEC(Laboratory Risk Indicator for Necrotizing Fasciitis)スコア…43, 210, 239
LSG(laparoscopic sleeve gastrectomy)…325
LUS(laparoscopic ultrasound)…51

M

Mallory-Weiss 裂傷…124, 125
MICU(medical intensive care unit)…18, 26, 27
　術後患者…27
　長期の腸管アクセス…26
Minnesota チューブ…300
Mirizzi 症候群…22, 157
MODS(multiorgan dysfunction score)…80
MRI…15, 46, 266, 268, 269, 335
MRI 排便造影…216
MRSA(Methicillin-Resistant Staphylococcus aureus)…237, 290, 308
Murphy 徴候…279

N

NAAT…200
NEWS 2(national early warning score 2)…81
NGT(nasogastric tube)…19
NICCE…242
NIS(nationwide inpatient sample)データ…1
Nissen 手術…167
NOMI(non-occlusive mesenteric ischemia)…18, 112〜114, 118
NPWT(negative pressure wound therapy)…96, 97, 245, 314
NRS(Nutrition Risk Screening Score)-2002…61
NSQIP(National Surgical Quality Improvement Project)…328
NSTI(necrotizing soft tissue infection)…43, 209, 233〜246, 290, 291
NUTRIC(Nutrition Risk in Critically ill)…61
Nutrition Risk Screening Tool…327
Nyhus 分類…250

O

OA(open abdomen)…82, 84, 86, 97, 118
OA(open abdomen)戦略…89〜97, 118
　DCS…118
　適応…95
　分類…96
　マネジメント…97
　有益でない診断・治療…119
Ogilvie 症候群…99, 108
open 法(Hasson 法)…279
OTS(over the scope)クリップ…314

P

P-POSSUM(Portsmouth physiological and operative severity score for en umeration of mortality)スコア…80

PAIR(puncture, aspirate, injection, and reaspiration)…263
PAP(pulmonary artery pressure)…91
PCD(pigtail catheter drainage)…140
PEG(percutaneous endoscopic gastrostomy)…26, 27
PN(parenteral nutrition)…60, 136
POCUS(point of care ultrasound)…8, 114, 215
PONS(preoperative nutrition score)…61
PPI(proton pump inhibitor)…160, 314
primary survey…3, 5, 6
Pringle 操作…267
PUD(peptic ulcer deseases)…23

rAAA(ruptured abdominal aortic aneurysm)…219〜224
Ranson 基準…20
REBOA(resuscitative endovas-cular balloon occlusion of the aorta)…281
ring of fire…274
Rockall スコア…124, 127
ROMS(retrograde open mesenteric stenting)…117
Roux-en-Y 胃バイパス術…323〜325
　残胃症候群…324
　小腸閉塞…324
　上部消化管出血…325
　吻合部潰瘍…324
　吻合部狭窄…324
Roux-en-Y 肝管空腸吻合術…195
Roux 停滞症候群…171
Rutherford 分類…229

S 状結腸鏡検査…224
S 状結腸捻転…107
SAGES…51
SAP(severe acute pancreatitis)…20, 83, 89
　ACS…90

SAPS(simplified acute physiology score) II…80
Sarfeh 上腸間膜静脈-下大静脈シャント…301
SBO(small bowel obstruction)…48, 99, 101, 322
SBS(short bowel syndrome)…60, 186
secondary survey…7〜9
Sengstaken-Blakemore チューブ…300
Sepsis-3…33
　コンセンサス基準…33
SGA(Subjective Global Assessment)…61
Short Nutritional Assessment Questionnaire…61
Shouldice 修復術…251
SIRS(systemic inflammatory response syndrome)スコア…20
SMA(superior mesenteric artery)…18, 222
SMV(superior mesenteric vein)…18
SOFA(Sequential Organ Failure Assessment)スコア…6, 33, 34, 61
SRMD(stress-related mucosal damage)…125
SSI(surgical site infection)…306, 326, 329
Stanford 分類…226, 227
STARR…216
STSS(*Streptococcal* toxic shock syndrome)…242

TAC(temporary abdominal closure)…82
TACE(transcatheter arterial chemoembolization)…270
TAMI…112, 117
TAPP(transabdominal preperitoneal)…249, 252, 254
TC-99m 標識赤血球シンチグラフィ…47, 128
TEC…280
TEN(total enteral nutrition)…26
TENSION 試験…141
TEP(totally extraperitoneal)…249, 252

TIF(tracheo-innominate artery fistula)…284, 285
TIPS(transjugular intra-hepatic portosystemic shunt)…289, 300
TLR(Toll like receptor)…182, 190
TNF-α に対するモノクローナル抗体などの生物学的製剤…186
　インフリキシマブ…186
Toll 様受容体…182, 190
TTS(hrough the scope)クリップ…314, 316

UC(ulcerative colitis)…180, 190〜201
UGIB(upper gastrointestinal bleeding)…23, 47, 123〜128, 161
UGIB(upper gastrointestinal hemorrhage)…23
US…15, 46, 51, 239, 250, 265, 273, 278, 308

V-Y 粘膜移植…212
VAC(vacuum-assisted closure)…20
VAMI…12, 117
VARD(video-assisted retroperitoneal debridement)…138
VARD(videoscopic-assisted retroperitoneal debridement)…21
VATS(video-assisted thoracic surgery)…298
VCE(video capsule endoscopy)…130

WBC…15
WSES(World Society of Emergency Surgery)…81, 149, 251

Zollinger-Ellison 症候群…172

The ESTES/AAST 緊急手術コースハンドブック
ISBN978-4-907095-96-3 C3047

令和 7 年 4 月 10 日　第 1 版発　行

編　訳————森　下　幸　治

発 行 者————山　本　美　惠　子

印 刷 所————三　報　社　印　刷 株式会社

発 行 所————株式会社 ぱーそん書房

〒101-0062 東京都千代田区神田駿河台 2-4-4(5 F)

電話(03)5283-7009(代表)/Fax(03)5283-7010

Printed in Japan　　　　　　　　　　　Ⓒ MORISHITA Koji, 2025

・本書の複製権・翻訳権・上映権・譲渡権・公衆送信権（送信可能化権を含む）は
　株式会社ぱーそん書房が保有します.

・ JCOPY ＜出版者著作権管理機構　委託出版物＞
　本書の無断複製は著作権法上での例外を除き禁じられています. 複製される場合
　には, その都度事前に出版者著作権管理機構(電話 03-5244-5088, FAX 03-5244-
　5089, e-mail：info@jcopy.or.jp)の許諾を得て下さい.